实用磁共振成像原理与技术解读

主编　张英魁　黎　丽　李金锋

北京大学医学出版社

SHIYONG CIGONGZHEN CHENGXIANG YUANLI YU JISHU JIEDU

图书在版编目（CIP）数据

实用磁共振成像原理与技术解读 / 张英魁，黎丽，李金锋主编 . —北京：北京大学医学出版社，2021.2（2021.4 重印）

ISBN 978-7-5659-2335-7

Ⅰ. ①实… Ⅱ. ①张… ②黎… ③李… Ⅲ. ①核磁共振成像 Ⅳ. ① R445.2

中国版本图书馆 CIP 数据核字（2020）第 237994 号

实用磁共振成像原理与技术解读

主　　编：张英魁　黎　丽　李金锋

出版发行：北京大学医学出版社

地　　址：（100191）北京市海淀区学院路 38 号　北京大学医学部院内

电　　话：发行部 010-82802230；图书邮购 010-82802495

网　　址：http：//www.pumpress.com.cn

E-mail：booksale@bjmu.edu.cn

印　　刷：北京信彩瑞禾印刷厂

经　　销：新华书店

策划编辑：陈　奋　**责任编辑**：安　林　**责任校对**：靳新强　**责任印制**：李　啸

开　　本：889 mm×1194 mm　1/16　**印张**：33.5　**字数**：1026 千字

版　　次：2021 年 2 月第 1 版　2021 年 4 月第 2 次印刷

书　　号：ISBN 978-7-5659-2335-7

定　　价：298.00 元

编委名单

主　编： 张英魁　黎　丽　李金锋

副主编： 李琳琳　付贵峰　郭红梅　王永昊

编　者：（按姓名汉语拼音排序）

陈春林　通用电气医疗集团磁共振产品部培训部

陈　琳　粤北人民医院影像诊断科

陈夏眉　通用电气医疗集团磁共振产品部培训部

付贵峰　通用电气医疗集团磁共振产品部培训部

戈明媚　中国人民解放军总医院第七医疗中心放射科

郭红梅　新疆巴音郭楞蒙古自治州人民医院放射科

黎　丽　粤北人民医院影像诊断科

李海梅　首都医科大学附属复兴医院

李金锋　中国人民解放军总医院第一医疗中心放射科

李琳琳　河南省登封市中医院

龙　惠　通用电气医疗集团磁共振产品部培训部

齐旭红　北京电力总医院

乔德育　恩施土家族苗族自治州中心医院中医部放射科

王　晓　北京协和医院放射科

王永昊　中国人民解放军总医院第八医疗中心放射科

吴　涛　通用电气医疗集团磁共振产品部培训部

熊晓双　通用电气医疗集团磁共振产品部培训部

张英魁　首都医科大学附属北京天坛医院天坛神经影像研究中心

郑志超　通用电气医疗集团磁共振产品部培训部

内容校对小组： 通用电气磁共振产品部培训部

陈春林　陈夏眉　宋　海　熊晓双

杨　鑫　郑志超

主编简介

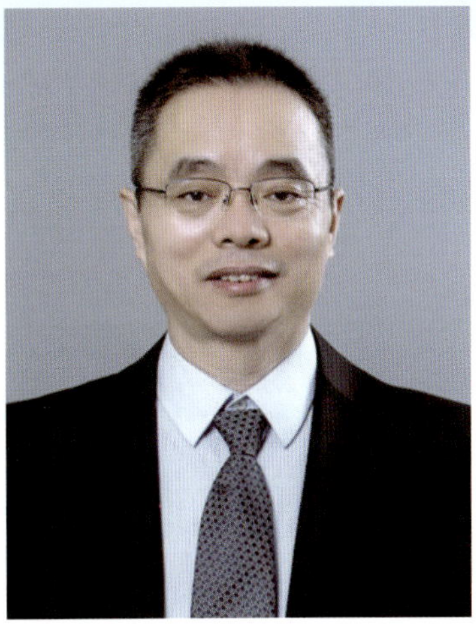

张英魁　首都医科大学附属北京天坛医院天坛神经影像研究中心

美国通用电气医疗集团（GE 医疗集团）原大中华区磁共振产品部临床应用经理，磁共振临床应用资深专家。1989 年毕业于白求恩医科大学（现吉林大学）临床医学专业，在北京航天总医院从事 X 线、CT 及磁共振成像（MRI）等影像学诊断工作 14 年，1999 年晋升为副主任医师。2003 年 4 月加入 GE 医疗集团磁共振产品部从事专职 MRI 临床应用培训。2008 年 10 月加入东芝医疗集团（日本总部）磁共振事业部任全球产品临床应用技术支持。2011 年 4 月回国重新加入 GE 医疗集团从事磁共振大客户临床应用支持工作。2018 年开创个人公众号“天师论道”，陆续发表 100 余篇系列推文，获得业界的强烈反响。2021 年 1 月，加入首都医科大学附属北京天坛医院天坛神经影像研究中心。

具有和多家国内顶尖医院专家教授合作的丰富经验，成功推动 GE 三维动脉自旋标记技术、IDEAL-IQ 技术等精准量化解决方案的临床及科研应用。近年来成功推动缺血性脑卒中磁共振多模态评估解决方案，参与编写《脑卒中影像学》中“磁共振成像技术”部分内容。

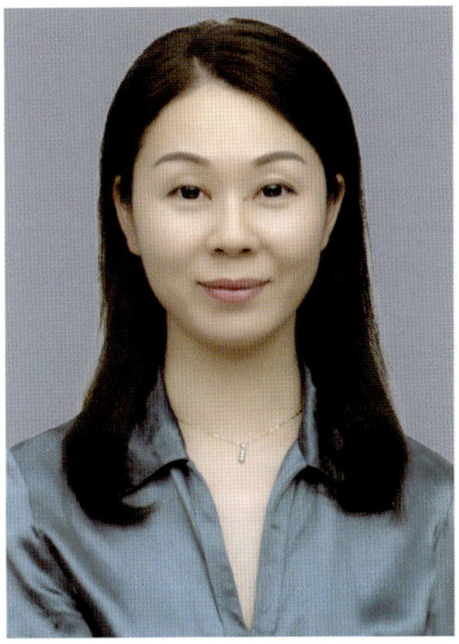

黎　丽　粤北人民医院影像诊断科技师长

粤北人民医院影像诊断科技师长、副主任技师。2001 年 10 月毕业于韶关学院医学院，于粤北人民医院影像科从事影像技术工作至今。2001 至 2005 年从事 X 线影像技术工作；2005 年至今开始从事 CT、磁共振成像的影像技术工作。2017 年 7 月被医院任命为影像诊断科技师长，负责影像诊断科技术组及护理组工作。2019 年晋升为副主任技师。

多年来坚持学习磁共振成像相关原理及技术，并成功应用于日常的质控管理中。率领团队成员将各项磁共振成像新技术成功推广到临床实际应用。多年来坚持临床工作与科研工作并行发展，作为负责人主持的课题“联合动脉自旋标记和磁敏感加权成像评价急性缺血性脑梗塞”获得科技进步三等奖，同时以第一作者身份发表多篇学术论文。

2018 年以第一联系人身份加入中国人民解放军总医院放射科由马林、娄昕主任牵头的“基于多模态影像学的缺血性脑病疗效预测模型研究”多中心的项目。至今收集了大量有临床意义的病例，并得到了解放军总医院和临床医生的大力支持与认可。

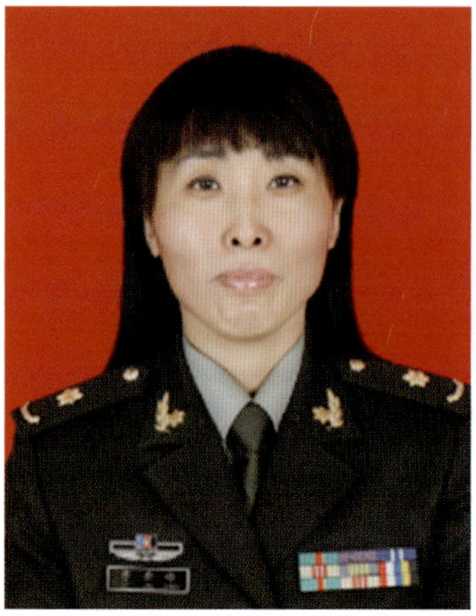

李金锋 中国人民解放军总医院第一医疗中心放射科磁共振技师长

中国人民解放军总医院第一医学中心放射科，博士，副主任技师。1996 年入伍，2002 年开始在中国人民解放军总医院从事磁共振成像技术工作，2011 年晋升为副主任技师。多年来对于磁共振成像原理及相关技术坚持持之以恒的学习研究。除全身心投入一线临床实际工作外，还置身于多个科研课题项目中。已先后署名及以通讯作者发表科学论文 20 余篇，其中 10 余篇均为第一作者在 SCI、Medline 等收录的期刊和国内核心期刊上发表。并多次在国际和国内会议上进行论文交流及讲座。参与了国家自然科学基金研究工作及多部影像学论著的编写工作，在中华医学会及全军医学会中的多个学组担任委员。并于 2019 年出任北京医师协会放射技师分会副会长。

2012 年以副主编身份参与《现代 MR 新技术》一书的编写。

序　言

对于一名磁共振诊断人员和操作人员而言，最困难的一件事就是学习和理解相应的磁共振成像原理及技术。因为磁共振成像原理本身涉及很多交叉学科的知识，如物理学知识、数学知识等。中国的医学教育背景对这些领域的内容涉及很少，因此给医学背景的人学习磁共振成像原理、技术带来很多障碍。尽管国内有一些相关磁共振成像原理或技术的书，但这些作者更多的是具有理工科背景或生物医学工程背景，他们和医学背景的人群有着不同的思维模式，因此在这些原理书上常常会出现大量的繁琐公式或微积分表达式等，给医学背景的人群阅读带来很多障碍。另一方面，理工科或生物医学背景的学者们对医学知识缺乏足够的了解，使得他们在写作过程中很容易忽略读者群的真正需求，所撰写的原理知识和具体的临床应用之间有一定的脱节，有些术语也和临床医生实际使用的术语有一定距离。换言之，广大磁共振医生和技术人员在阅读后对实际工作帮助有限。凡此种种都在一定程度上影响了磁共振医技人员对于磁共振成像原理和技术学习的积极性。事实上，如果对磁共振成像原理和技术理解不够深入，就很难在实际临床工作中充分体现每一种技术的临床价值。每一个磁共振成像技术都有其适合的应用场景，如果不能更好地把握这些技术的原理，就无法充分理解和发挥它们在临床上的应用价值。

当我获悉并初读 GE 医疗集团磁共振培训部首席培训专家张英魁经理与粤北人民医院放射科技师长黎丽、我中心技师长李金锋等联合编著的这本《实用磁共振成像原理与技术解读》后甚感欣慰。张英魁和我们科室有很长时间的相互合作，他个人也曾做过多年的放射科医生。他的这种工作经历使得他无论在临床应用培训还是在临床科研合作过程中都能更多地从临床实际问题出发，能够更好地解决我们在工作中所遇到的很多困惑。与此同时，他又有多年专业的磁共振成像临床应用培训实战经验，而且在这个过程中通过不断的努力学习使得他对于磁共振成像硬件和软件原理都有比较深的理解和造诣。这些独特的工作经历也使得这本原理书具有更强的实用性和可读性。更难能可贵的是这本书的很多作者是来自不同医院的磁共振成像医技人员，他们在写作中融入了自己宝贵的工作经验和诸多思考。我科的李金锋博士从事磁共振成像专业已近二十年，多年来她在工作中不断思考、及时总结，使得她对于磁共振成像原理和技术有着很深入的理解。我相信广大读者如果有机会阅读本书，将会和我有共同的感觉：这本书真正能够对我们工作中的很多问题做到答疑解惑，而且通过学习这些原理和技术，也能使我们对磁共振成像技术的临床和科研应用找到更多的切入点。最后，我诚挚期望这本书能早日出版并与读者见面，也期望今后能有更多这样具备不同工作背景的人群之间强强联合，写出更多更实用的磁共振成像原理的书，这对于我国磁共振成像事业的蓬勃发展显然具有深远的重大意义！特别是在今天大量的磁共振成像设备在基层医院不断普及，类似的原理书越多，越有助于更充分地发挥磁共振成像设备的临床和社会效益。

马林

中国人民解放军总医院第一临床中心放射科

序　言

获悉英魁和几位医院同仁共同编著了《实用磁共振成像原理与技术解读》一书，很替他高兴。时间过得真快，最早和英魁的合作还是在 2005 年，转眼就是 15 年了。期间几乎每次见面我都会聆听到他对磁共振成像应用的一些新的想法，能深刻感受到他对磁共振的热爱与分享精神。近几年来，英魁花了大量时间、投入了很多精力推广 3D ASL 技术在临床中的应用，获得了特别好的反响。毫不夸张地说，很多医院对于 3D ASL 这个技术的了解几乎都是源于多次聆听英魁有关 3D ASL 的临床讲课。他对于 3D ASL 这一技术的推广不仅仅停留在技术层面的解读和推广，更是把这一技术融入到缺血性脑卒中解决方案以及颅内肿瘤病变等的评估方案之中，这些出色的工作使得很多业内人士会误以为英魁的专业方向是神经系统疾病。我想，一个设备供应商的技术人员能够做成一个技术领域的标杆式人物，在业界也不是一件容易的事。事实上，在我们仔细聆听英魁有关 ASL 这些技术讲座中不难发现，在对这些技术诠释的背后体现的是他对磁共振成像原理及技术的深厚积累。

英魁主编的这本《实用磁共振成像原理与技术解读》共有二十三章内容，其中包括了磁共振成像基本原理如空间定位、信号读取、组织的弛豫时间属性及其影响机制，这些是我们学习和使用磁共振过程中必须具备的理论基础。同时，书中也详细讨论了成像过程中参数优化以及许多临床解决方案的技术解读，这些对于我们的质量控制及规范检查工作具有重要的推动作用。在本书的最后章节，英魁根据自己的工作经验和对很多客户的深入了解，收集了 100 个不同的热点话题以 PPT 形式进行语音讲解，这种实战解读也铸就了本书的一个突出特色。这本专著所囊括的内容不仅全面而且更注重实用性，在我看来这种写作手法极具挑战性，非常人所能驾驭。单纯的解读一个技术也许不困难，但把这些技术融入到具体的临床实际应用中去解读，就既需要有较为深厚的磁共振成像理论基础，更需要有一定的临床实战经验。曾经做过十余年放射科医生的经历让英魁能更加理解医生的痛点，也正是这些亲身体会为他解读这些技术找到了一个更具鲜明特点和更强实战实用性的切入点。他不但拥有精湛的专业知识，更是一位创新者。

纵观本书所涉猎的内容，我深信这本书一定会让读者获益匪浅。作为一名磁共振技术的热衷及推广者，如何让中国的放射技术人员在临床工作中发挥更大的作用，是我们一直深度思考的问题。而多年从事磁共振技术工作的实践经验更让我坚信只有更好地理解磁共振成像原理和相关的成像技术，才能把磁共振成像技术在临床中的价值发挥得更加淋漓尽致。在我们努力推广技术人员的继续教育项目过程中，也发现大家对于磁共振成像原理相关知识的匮乏是一个特别突出的问题。在这样一个大环境下，英魁这本专著的问世对于很多从事磁共振临床工作的人员来说都是一件值得庆幸的事。这本专著尽量避免了枯燥繁琐的公式罗列，用更容易理解的语言深入浅出地阐述复杂的磁共振成像原理，专著中所讨论的各种问题都是我们实际工作中经常遇到的问题。我相信本书会让我们心中的很多困惑得到答案，也会让我们在工作中能最大限度地做到不仅知其然而且知其所以然。

承蒙英魁邀请为本书作序，内心深感欣慰。这不仅仅是一种信任，也是我们多年友谊的象征。我祝愿本书能够早日出版并与读者见面，这样才能让这本专著的价值早日发挥和体现出来。感谢英魁及其创作团队的宝贵奉献！

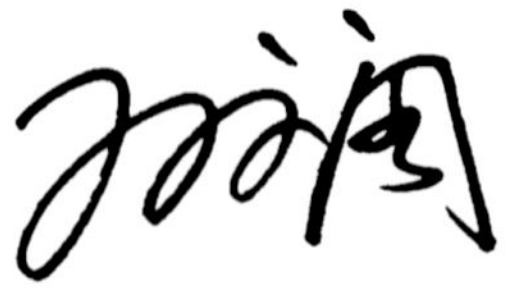

中国医科大学附属第一医院放射科

前　言

当这本《实用磁共振成像原理与技术解读》即将出版并与读者见面时，作为主编的我内心既激动又忐忑不安。激动，是因为这本专著历经近两年时间的整理撰写即将交卷了，这对于经历了近两年时间大考的人而言，不由得会深感激动；忐忑则是源于不知道这样一份考卷会取得什么样的成绩。虽然表面上看这本书的创作过程花了近两年的时间，但实际上这本书背后凝聚的是多名编著者多年来对于磁共振成像原理和相关技术的持之以恒学习和应用的心路历程。

随着磁共振成像设备的不断普及和推广，磁共振成像在临床工作中的应用也越来越广泛。而在磁共振成像的临床应用过程中对于磁共振成像原理相关知识的需求也越来越强烈。无论是磁共振诊断医生还是操作人员，如果不具备必要的磁共振成像原理的相关知识，对于发挥磁共振成像设备临床性能将是一个严重的瓶颈。正是在这样一种临床背景下，我们编写了这样一本更贴近于临床应用的《实用磁共振成像原理与技术解读》。

作为本书的第一主编，我也曾经做过十余年的放射科医生，经历过从普通放射到CT再到磁共振的一系列学习过程。在不同设备的学习过程中深深感受到磁共振成像原理的学习是最困难的。基于对磁共振成像原理与技术的一份热爱，我于2003年放弃了医院的诊断工作，开启了专职的磁共振临床应用培训工作，转眼间又是十几年的光阴了。在这个学习与工作过程中我有幸接触了很多一线磁共振从业人员，深深体会到他们对于磁共振这份工作的热爱，当然也深深感受到他们在磁共振成像原理学习过程中所经历的那份艰辛和无助。我个人的这些工作经历让我不由自主地产生了一个藏在内心很久、很强烈的愿望：尽早把自己所了解的一些磁共振成像原理知识总结出来并分享给大家，让更多的一线磁共振工作人员把他们的磁共振性能充分发挥出来，从而为疾病的诊断、治疗和疗效评估提供更丰富的磁共振成像解决方案。基于这样的想法，我和本书的其他几位编著者共同开始着手这本书的编写工作。

本书在编写过程中始终坚持一个中心、两个基本点：一个中心就是以解决临床问题和实际应用为中心；两个基本点就是努力做到兼顾实用与解读。这也是创作之初的出发点。磁共振成像原理和技术涉及很多交叉学科的知识，中国磁共振医技人员的教育背景往往对于过于复杂的物理原理和数学公式会望而生畏，这也往往成为他们学习磁共振成像原理的一个绊脚石。因为我和他们有着相同的教育背景，所以能体会到其中的痛苦和困惑。也正因这个原因，在编写本书过程中我尽量坚持用更容易理解的语言来阐述复杂的原理和技术。同时，所选择的讨论问题都是作为一名磁共振成像诊断和操作人员必须要掌握的内容。更重要的是，无论对于一般的成像原理还是具体的成像技术讨论，基本出发点都是临床实际应用中经常遇到的问题，这样就让原本枯燥的磁共振成像原理和技术解读变得有更强的生命力，相信读者在学习本书的过程中只要认真研读就能更好地理解实际工作中的很多困惑，也会激起大家更浓厚的学习兴趣。

在本书创作过程中，为了最大限度保持内容的统一和前后呼应，所有章节内容都由第一主编逐字审阅定稿；同时为了方便读者的学习，每一个章节都对相应问题进行更完整的描述和讨论。在此，我深深感谢其他几位编者对我的宽容和理解。

在本书的整个编写过程中，得到了北京大学医学出版社陈奋老师的全程悉心指导和帮助，这些指导既解除了我们的困惑，更是对我们编写工作的鞭策。正是这些默默无闻的幕后工作才确保本书能尽快和广大读者见面。在此，我代表所有编者对于陈奋老师的无私帮助和指导表示由衷的感谢。

一本书的分量有多重？或轻于鸿毛，或重于泰山。这完全取决于编者的态度和投入，也取决于阅读者的期望和学习目的。本书的所有编者虽然已经竭尽全力旨在为大家奉献一本更实用的学习书籍，然而，我们的这份答卷会取得什么样的成绩还有待各位读者的审阅和评判。我们深知限于个人理解水平和学识，本书也一定还有许多需要不断完善之处，我们深切期望与各位读者共同成长、进步。

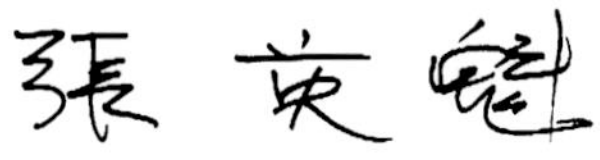

2020 年 8 月于北京

致 谢

当这本《实用磁共振成像原理与技术解读》即将出版之际，我们对那些无私给予我们帮助的人充满了感激之情：

首先，要感谢GE磁共振培训部的很多同事，他们牺牲自己大量宝贵的个人时间对本书进行审阅、查对并提出宝贵的修改意见。为了能让本书更加完美，他们对于内容的修订精确到每个标点符号，每次收到他们的修改稿，我都有耳目一新的感觉，内心也充满了感激之情。我们几位共同主编对以下编者表示由衷的感谢：熊晓双、陈春林、郑志超、陈夏眉、宋海。还需要单独隆重感谢本书的副主编付贵峰先生，他除了逐字审阅本书文稿外，还负责艰巨的插图修订和文献整理工作，特别是很多原理图都由他夜以继日地一点一点制作。在这个过程中他既要了解作者所欲表达的思想，更需要用图的形式来更直观更形象地展示出这种思想，其中的艰辛和痛苦不言而喻。正是有了这些同事的无私支持和鼓励，才让本书顺利完稿并付诸出版。

其次，要感谢多年来支持、理解我的广大用户朋友。文稿中很多精彩的病例图像都来自于这些医生们的辛苦工作和无私奉献。这里虽不逐一列举名字，但作者对于这些医生的努力工作充满感激之情。

最后，要感谢支持和理解我们的家人们。没有家人的支持和理解，就没有一个更安静的创作环境和心情。安心创作意味着放弃很多物欲的追求，而这也意味着家人的很多牺牲，这在当今的社会实属难得。这本专著中虽然不能出现他们家人的名字，但却凝聚着他们的心血和努力，这本专著的出版也算是本书作者们献给家人的一份礼物。

这里也要感谢在百忙之中为本书作序的马林主任和孙文阁主任，因为在序言的字里行间无不蕴含着对本书著者的信任和支持。这种信任和支持就是对我们最好的鼓励和一份由衷的大爱。我们要不断努力以不辜负这份信任和支持。

张英魁　黎　丽　李金锋

2020年8月

内容导读

本书是从临床实用角度出发所编写的一本实用磁共振成像原理与技术解读。和很多其他同类题材的书籍相比，本书尽量避免过于繁琐的公式罗列，更多地采用广大临床工作者读得懂的语言进行相关原理和技术解读。整个解读围绕着临床实际工作中经常遇到的问题展开，因此读者在整个阅读过程中会有更深的感受和体会。

全书正文内容共分二十三章，其中，第一章至第四章主要讲述磁共振成像的基本原理，包括有关磁共振成像的基本概念如空间定位、磁共振成像设备基本硬件构成，磁共振成像过程中的能量即射频脉冲的基本属性。第五章解读 K 空间相关概念，这些概念的理解和把握是学习磁共振成像的基础。第六、七章详细解读了磁共振成像过程中有关弛豫属性及成像脉冲序列，对于弛豫属性及其相关机制的了解是磁共振信号解读的基础，而对于脉冲序列的学习则是最大化发挥磁共振临床性能的决定性因素。接下来，进入到成像实战讲解，第八、九章解读了参数优化与门控技术，第十章则解读了伪影产生的机制及解决策略等。从第十一章到第十六章侧重临床解决方案解读，包括灌注成像、脂肪定量、化学位移与波谱成像、血管成像、扩散加权成像等。第十七到第二十二章则是针对一些常用部位和疾病进行了必要的成像方案与技术解读，如脑血管病解决方案，心脏、乳腺、腹部、盆腔及脊柱骨关节成像解决方案进行了详细的讲解。在这些具体临床解决方案中，编者重点和大家讨论了这些部位成像中的常见问题，包括操作细节、序列选择及必要的质控因素等，这里不涉及具体诊断内容，那些超出了本书的范围，但相信通过学习这些内容能更好地理解临床实际工作中的很多困惑。第二十三章实战解读部分是编者精选了 100 页不同内容范畴的 PPT 进行语音讲解，并转化为微信二维码以方便读者获取阅读。这些内容中包括基本原理如磁共振硬件概念、K 空间相关概念以及门控、参数优化等内容，也包括一些成像解决方案的临床案例解读，通过这些解读旨在让各位读者能对一些内容有更深的理解和体会。

本书所有章节内容遵循以临床实际问题为中心，坚持实用与解读两个基本点。希望通过阅读本书能让读者对于磁共振成像过程中所遇到的各种问题有更深刻的理解和更合理的解决方案。

目　录

第一章

磁共振成像基本原理概述

第一节　宏观磁化矢量的诞生

在学习磁共振成像原理的过程中了解和掌握一些基本概念是至关重要的。虽然这些概念可能在具体的成像中不会被用到，但它们却是我们理解磁共振成像原理的重要基石。笔者发现很多磁共振使用者在学习磁共振成像原理的过程中总是想着寻找一条捷径，从而快速地掌握一些更实用的成像原理和技术解读，但这样的捷径是不存在的。在磁共振成像原理学习过程中只有一步一个脚印地去积累、去沉淀，才能够越来越深刻地理解磁共振成像的原理和技术。很多使用者在学习原理过程中在一些深奥的公式面前望而生畏，其实也不用为这些过于烦恼。有些公式或者理论过于深奥，无须或者可能也做不到都能深入了解和理解，但要学会从这些公式或理论中提取出对我们有帮助的一些重要依据，这些对于我们理解磁共振成像过程中的一些现象会非常有帮助。这里，和大家讨论几个磁共振成像过程中比较重要的概念。

一、元素与原子

表面看来，元素与原子似乎是和磁共振成像原理没有关系的概念，但实际上清晰把握元素、原子等重要概念对于理解磁共振成像的深层次基础却非常必要。元素与原子是两个不同的概念，它们有区别但也有联系。元素是从宏观角度来描述物质世界的构成，而原子则是从微观角度来描述物质世界的构成。什么是元素？要想深入理解这个概念，首先要理解什么是原子及其构成。原子是构成物质的最小的不可分的基本微粒，而原子由质子（proton）、中子（neutron）和电子（electron）三种粒子构成。其中，质子带有正电荷，中子不带电，电子带负电荷。质子和中子位于原子的核心，故被称为原子核，而电子则是在原子核周围的壳层或者说轨道上。事实上原子核周围的这些电子的运动和宏观运动的概念不同，尽管我们把原子核周围电子运动称为轨道，但这个轨道和宏观概念上的轨道意义不同。核外电子的运动没有确切的方向和轨道，通常对于核外电子的运动需要用统计学的方法来描述它在某处出现的概率。这种描述核外电子运动的概率图就是电子云。在讨论化学位移的章节中（见第十四章），我们会提及因为不同分子中氢质子周围的电子云密度不同，使得相应的氢质子感受到的“合成磁场”强度不同，从而产生了化学位移现象。通常原子核由质子和中子两种基本粒子构成，但是，其中有些原子核可能不含中子或所含中子数不同。这里要提到一个重要概念：原子序数（atom number）和原子量（atom weight）。原子序数指的是原子中所含质子的数目；原子量的定义比较麻烦，简单地说原子量就是原子核中质子数目与中子数目的和。到这里就可以建立元素和

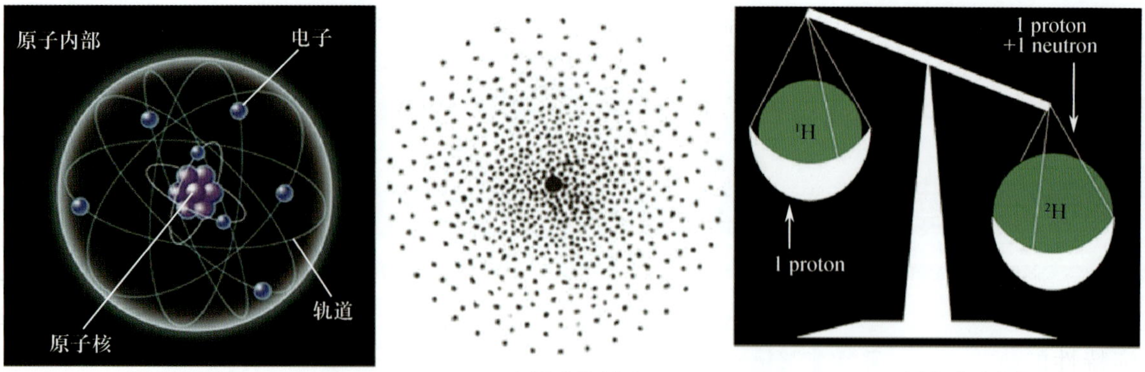

原子示意图　　电子云示意图　　同位素示意图

图 1-1　原子核和核外电子及同位素概念：核外电子的运动轨迹即电子云；同位素是质子数相同但原子量不同的同一类元素的不同核素互称为同位素

同位素这些概念了：元素是指原子核中质子数目相同的一类原子的总称。因为质子带正电而中子不带电，所以元素也可以定义为具有相同的核电荷数的一类原子的总称。通过这个概念可以看出同一元素中它们所含的中子数可能不同，这就是同位素的概念：同位素是指具有相同的质子数、不同中子数的同一元素的不同核素，如图 1-1 所示。

二、磁共振成像的探测对象

了解了原子、元素、同位素等概念对于理解磁共振成像中采用的探测对象非常有帮助。迄今为止医用磁共振成像所探测的对象是氢质子（^{1}H），这是氢元素的几个同位素中只含有一个质子（proton）而不含有中子的那个。因为 ^{1}H 只含有质子，所以在讨论磁共振成像的过程中经常提及诸如质子密度成像（proton density，PD）、质子波谱成像（proton brain examination，Probe）等。为什么 ^{1}H 质子会成为磁共振成像的探测对象呢？

1. ^{1}H 是氢元素几种同位素 ^{1}H、^{2}H、^{3}H 中含量最高的，占 99.985%，这就意味着在分子构成中含有氢元素的物质中其中的氢元素绝大多数是 ^{1}H。另一方面，在人体的组织构成中占比最大的两个部分是水和脂肪，而在水和脂肪构成中氢元素又都占有很大比重，这些为 ^{1}H 作为磁共振成像的探测对象奠定了物质基础。

2. ^{1}H 具有自旋（spin）属性且带有正电荷。自旋是微观粒子（质子、中子）的一个基本属性，其运动规则类似于经典力学的角动量，并产生一个磁场（图 1-2）。然而对于一个具体的原子或原子核而言，它的自旋特性由其所含的各种微粒子自旋的综合结果所决定。讨论自旋特性需要涉及非常复杂的量子力学理论，这超出了本书的讨论范围。但关于自旋读者需要了解的是：原子的自旋状态有半奇数自旋、0 自旋和整数自旋。大家需要牢记一点，只有呈半奇数自旋的原子才能与外磁场发生作用，并发生磁共振现象。如果一个原子具有偶数的原子量和偶数的质子数，那么这个原子就表现为整数自旋，这样的原子与外加磁场不会相互作用，因此不能成为磁共振成像的探测对象。^{1}H 具有半奇数自旋（1/2 自旋）属性，且带有正电荷，因此可以与外加磁场相互作用而发生核磁共振现象，这是 ^{1}H 成为磁共振成像探测对象的另一个重要基础。

3. ^{1}H 具有更高的旋磁比 γ，这个 γ 值决定了在特定场强下低能级状态与高能级状态之间具有更大的能量差距，这是磁共振成像过程中实现更高的能量转换的基础。带正电的氢质子在自旋过程中形成了一个微观磁矩，在外加磁场的作用下这些微观磁矩有两种排列方式：一种是顺磁场方向排列，一种是逆磁场方向排列。在达到热平衡后顺磁场方向排列的低能级氢质子数目略多于逆磁场方向排列的高能级氢质子数目，虽然只有百万分之量级的差别，但因为总的氢质子数目庞大，这种差距也足够产生可供成像的磁共振信号强度。磁共振成像和其他成像设备类似，从本质上看都是一个能量传递和守恒的过程。在成像过程中信号检测期间能够检测到多大的磁共振信号取决于有多少外加能量被共振吸收，而决定这个共振吸收多少的因素是处于低能级和高能级两种微观磁矩之间的能量差，所以我们需要了解这个能量差的量化公式：

$$\Delta E=\frac{h\times\omega_0}{2\pi}=\frac{h\times\gamma B_0}{2\pi}$$

其中 h 就是普朗克常数，ω_0 是共振角频率（除以 2π 就是通常所说的共振频率 Hz），γ 是具有自旋特性的不同原子核在外加磁场中的旋磁比。显然这个值越大，处于低能级和高能级之间的能量差距越大，在外加能量作用下吸收的能量也越多，这样在信号检测过程中释放的能量也越大。了解这个能级差还有一个重要意义，那就是它能帮助我们理解为什么随着场强的升高，组织的纵向弛豫时间会变长。从能级差 ΔE 的计算公式还可以发现，这个能级差与外加磁场的磁感应强度 B_0 成正比关系，这就意味着在 3.0 T 磁共振成像设备中低能级和高能级之间的能量差是 1.5 T 成像设备的 2 倍。更重要的是，这个能级差还会影响到处于高能级和处于低能级两种排列间数目的差距。我们把高能级的写成 N_{upper}，把低能级的写成 N_{lower}，高低能级之间的比值遵循以下公式：

$$N_{upper}/N_{lower}=e^{-\Delta E/KT}$$

这个公式告诉我们高能级排列和低能级排列的比值随着能级差 E 的增大会变小，这就意味着随着磁共振成像设备磁感应强度的增高，顺磁场方向排列的自旋磁矩就会增多。对比 1.5 T 和 3.0 T 成像，同样是 90° 射频脉冲作用，在 3.0 T 成像设备中，会有更多的低能级质子需要吸收共振能量转化为高能级。当外加能量停止作用后（即 RF 脉冲关闭后），就有更多处于高能级的自旋磁矩需要完成与邻近组织之间的能量交换而恢复到原有的平衡状态，这就是为什么随着成像设备场强的升高，组织的纵向弛豫时间延长的原因。

三、外加磁场作用下的宏观磁化矢量的产生

在学习磁共振成像原理的过程中，要求大家能够逐步学会用微观和宏观两个维度来观察思考。从微观上思考能让我们更多地理解深层次的机制，而从宏观上看是能够更好地把控和理解这些微观机制所导致的宏观结果。我们需要在两种世界中不断相互转化，这样才能更好地理解磁共振成像的相关原理和机制。在前文中我们提及，在外加磁场作用下自旋质子会有不同的排列方式，这种顺磁场方向排列和逆磁场方向排列的自旋质子之间的差距就是宏观磁化矢量产生的根源。在讨论磁共振成像原理的过程中宏观磁化矢量是一个特别重要的概念。它既是磁共振成像的基础，也是决定图像信噪比的重要内在因素。在具体成像过程中，通过成像参数把组织的固有对比度转化为图像对比度，这其实就是利用了不同组织的弛豫属性不同，导致它们在相同扫描参数时实现的宏观磁化矢量的动态平衡对比。

如图 1-3 所示，当人体进入到外加主磁场后，在外磁场作用下低能级原子顺着主磁场方向排列，而高能级原子逆磁场方向排列，且低能级原子数量占优，这就使磁场内组织产生了一定的与主磁场方向相同的磁化矢量，这个磁化矢量就是组织的宏观磁化矢量，用 M_0 表示。尽管人体内这些自旋氢质子在没有外加主磁场作用也能产生各自的微观磁矩，但因为它们的排列方向是随机分布的，也就是组织内自旋氢原子在各个方向

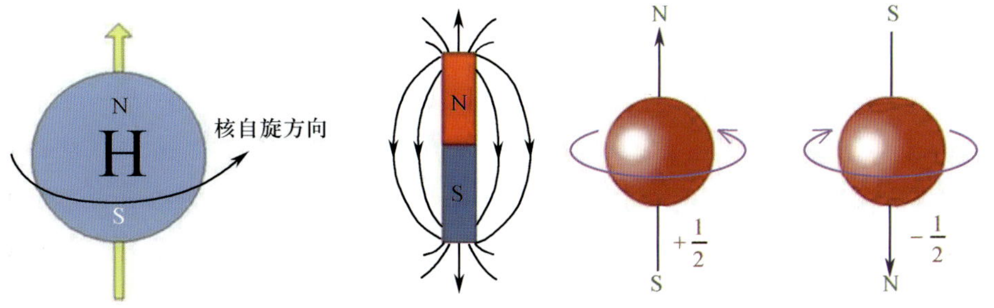

图 1-2　带电原子核的自旋：带电原子核在自旋过程中可以产生一个微观磁矩，而且随着自旋方向的不同所产生的微观磁场方向不同

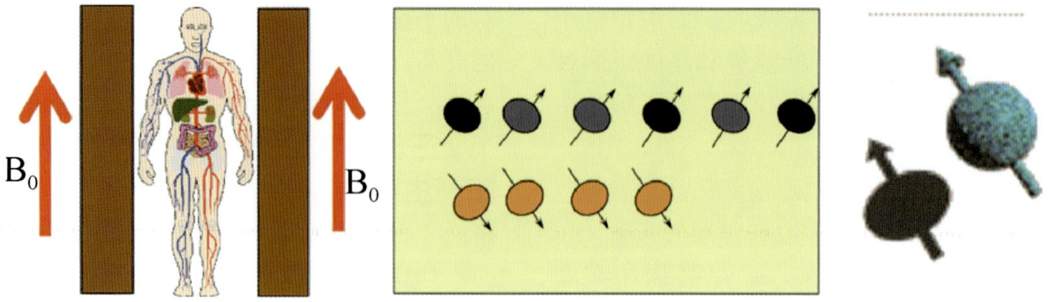

图 1-3 宏观磁化矢量的产生：当人体进入主磁场 B_0 后自旋的氢质子排列状态发生变化，顺磁场方向排列的低能级自旋氢质子数目略多于逆磁场方向的高能级自旋氢质子，这种排列上的差距产生了宏观磁化矢量

产生了相等的微观磁矩，因此无法形成有效的宏观磁化矢量。前文我们也讨论过外加的磁场设备磁感应强度越大，就意味着处于逆磁场方向排列的自旋质子和顺磁场方向的自旋质子之间的能级差越大，为了使得系统处于尽可能低的能量状态，会有更多的自旋质子顺磁场方向排列，这也是为什么随着场强升高组织的纵向弛豫时间（T1）延长的原因。

为了更好地理解宏观磁化矢量 M_0 在磁共振成像中的具体意义我们需要引入另一个重要概念：磁化率。磁化率代表组织中不同物质在磁场中被磁化的程度，用字母 χ 表示。在一个具体的外加磁场作用下组织被磁化的程度或者说产生的宏观磁化矢量 M_0 的公式为：

$$M_0=\chi B_0$$

可见宏观磁化矢量由组织的磁化率和外加主磁场强度共同决定。因为不同组织之间的磁化率 χ 不同，它们所形成的宏观磁化矢量也不同。这种宏观磁化矢量的不同一方面会导致组织之间的信号强度的差别，而另一方面由于这种宏观磁化矢量的不同导致相应区域氢质子感受到的“合成磁场”强度也不同，相当于局部区域磁场均匀度变差。在临床上广泛应用的磁敏感加权成像利用的正是这一特点。

（张英魁　黎丽）

第二节　磁共振成像过程中的能量传递与共振现象

上一节中比较详细地介绍了与宏观磁化矢量相关的基本概念以及宏观磁化矢量的产生。宏观磁化矢量的产生是磁共振信号产生的前提和基础，而磁化矢量的动态变化是磁共振信号产生的必要条件。如果从能量的传递与转化的角度来分析和学习磁共振成像原理时，可以将磁共振信号的产生过程看做是外来能量（射频脉冲）使宏观磁化矢量发生变化的过程，这个变化过程包括了组织对外来能量的吸收和释放，引起的宏观磁化矢量变化被线圈检测继而产生磁共振信号。

一、自旋氢质子在磁场中的进动

前文中介绍了自旋氢质子在外加主磁场作用下重新排列并产生了宏观磁化矢量的过程。事实上，当人体进入主磁场后自旋氢质子除了会发生这种排列方向的变化，另一个重要的现象是这些自旋氢质子在外加主磁场作用下还会围绕着主磁场按一定频率旋转，这就是自旋氢质子的进动（precession）。学习和理解自旋氢质子在主磁场内的进动具有特别重要的意义。关于进动学习的一个至关重要的内容就是描述进动频率的拉莫尔方程：

$$\omega_0=\gamma B_0$$

通常 ω_0 指的是进动角频率，而实际应用中常用的是线频率，线频率可以用 f 或 v 来表示，f 或 $v=\omega_0/2\pi$。有关拉莫尔方程的讨论后面会有专门的章节讨论（见第三章），因为它是磁共振成像过程中一个重要公式，也是每个磁共振使用者应该做到脱口而出的公式。

二、共振现象即能量传递与转化的过程

在磁共振成像过程中的共振现象其实就是外加射频场与处于主磁场中进动的自旋氢质子之间相互作用的过程。前文中在讨论高能级和低能级之间的能量差时提及到能量差公式即：$\Delta E=h\times\gamma B_0/2\pi$，其中 h 是量子力学中的普朗克常数，而 $\gamma B_0/2\pi$ 就是自旋氢质子在该主磁场磁感应强度下的进动频率。这个公式表明两种不同排列状态的氢质子之间的能量差与拉莫尔频率相关，而要让处于低能级态的氢质子实现跃迁，也必须使用符合拉莫尔频率的交变射频场，这就是通常所说的射频脉冲。射频脉冲的施加方向在垂直于主磁场 B_0 方向进行。在射频脉冲的作用之下，自旋氢质子会有两个方面的变化：其一，处于低能级的自旋氢质子吸收能量跃迁到高能级，当顺主磁场方向排列的氢质子和逆主磁场方向排列的氢质子数目相等时，这时原来存在的与主磁场方向相同的宏观磁化矢量不复存在；其二，因为交变射频场的频率和自旋氢质子的进动频率相同，此时这些自旋氢质子又会绕着这个交变射频场以一个相对更缓慢的进动频率进动，这就形成了横向磁化矢量。在此，应该运用运动与静止的观点来理解射频场与自旋氢质子之间的共振现象。不难发现这里面的自旋氢质子是处于绝对运动中的，它既围绕着主磁场进行进动，同时又围绕着交变射频场进行进动，这里自旋氢质子的运动是绝对的。但在它的绝对运动中又存在着它和交变射频场之间的相对静止，因为交变射频场的频率和自旋氢质子的进动频率相同，而这个相对静止又使得自旋氢质子围绕着这个交变射频场进行了另一个进动。因为交变射频场的磁感应强度非常低，通常在几个高斯，所以自旋氢质子围绕着交变射频场的进动频率相当缓慢，然而正是这个极为缓慢的进动使得宏观磁化矢量实现了从纵向（M_0）向横向（M_{xy}）的转化（图 1-4）。

三、共振后的能量释放即弛豫过程

当外加射频场关闭后此时外来的能量消失。此时在共振过程中吸收了外来射频脉冲能量从低能级跃迁到高能级的那部分氢质子将要回归到原来的低能级状态，这个过程就是纵向弛豫过程。在射频脉冲作用下自旋氢质子还产生了相位相干，即它们围绕着射频场进行缓慢的进动而产生了一个横向磁化矢量。当射频脉冲关闭后，这种让自旋氢质子产生相位相干的外在因素不复存在，此时这些氢质子又开始以微弱不同的频率绕着主磁场进动，这种进动频率的微弱差别可能由于分子本身的排列状态不同产生不同的微弱晶格磁场，也可能由于其他原因导致主磁场均匀度不同程度差异。总之，这些因素会使得这些处于横向的相位相干的磁化矢量逐步去相干化，这个过程就是横向弛豫。关于弛豫的内容我们在后面的章节（第六章）中详尽讨论。

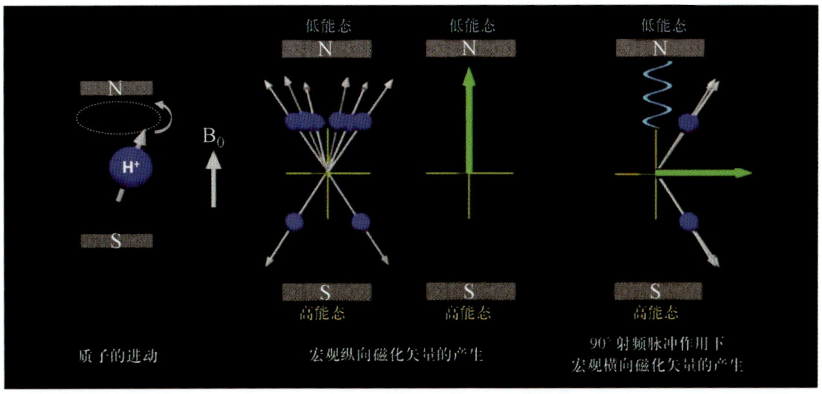

图 1-4　当人体进入主磁场后自旋氢质子会围绕主磁场方向进动，其中因为顺着主磁场方向进动的自旋质子的数目略多于逆着磁场方向进动的自旋质子，产生了一个顺主磁场方向走行的宏观磁化矢量。在 90° 射频脉冲作用下部分顺磁场方向进动的质子吸收能量后跃迁到逆磁场方向进动，当两个方向进动的质子数相等时主磁场方向的宏观磁化矢量消失。此时，因为自旋氢质子绕着射频场进动而产生了横向磁化矢量

（黎丽　张英魁）

第三节 磁共振成像过程中的空间定位与信号解读

与 CT 成像设备相似，磁共振成像设备也是一个基于计算机断层的数字化成像方法。从本质上说，一幅磁共振图像可以理解为某一选择层面内不同体素的磁共振信号强度的分布图。这里我们就需要了解在磁共振成像过程中如何获得成像的层面；对于成像层面又如何把所获得的磁共振信号与相应组织的空间位置之间进行一一对应？这就是本节所要讨论的磁共振成像过程中的空间定位问题。

一、磁共振成像空间定位与拉莫尔方程

在讨论有关磁共振成像空间定位的问题时必须提及拉莫尔方程，因为它是实现空间定位的最重要的理论基石。磁共振成像中外来施加的交变射频场能否和人体内的氢质子原子核发生共振？这完全取决于射频脉冲的频率和体内自旋氢质子的进动频率是否一致，只有当两种的频率完全一致时才会发生共振现象。磁共振成像过程中的空间定位无论是层面选定还是层面内像素编码都是基于这样的频率对应关系来实现的。如果不了解拉莫尔方程和拉莫尔频率就无法理解磁共振成像过程中的空间定位问题。

二、磁共振成像空间定位与梯度磁场

通过引入外来的线性梯度场人为改变主磁场内不同空间位置的磁场强度，从而实现了层面选择以及层面内体素位置与信号频率或相位之间的一一对应是实现磁共振成像的一个重要的突破。这一利用梯度进行空间定位的方法由保罗·劳特布尔（Paul Lauterbur）提出，他也因此获得了诺贝尔奖。在磁共振成像过程中梯度场具有特别重要的意义，它既是实现空间定位的方法，但同时也可以是实现快速成像的重要手段。梯度磁场由梯度线圈产生，如图 1-5 所示，在磁共振成像系统有三组不同的梯度线圈来实现 X、Y、Z 三个方向的梯度磁场。说明一下，为了使讨论变得简单这里人为规定了 Z 轴方向为层面选择方向，X 方向为频率编码方向，Y 方向为相位编码方向。实际工作中根据扫描方位这种关系会相应变化。通过这些梯度线圈的协同工作使得磁共振成像可以在不改变体位的情况下实现任意方位成像，这是磁共振成像的一个重要的临床优势。这里也要强调梯度场的线性度是实现磁共振成像精准定位的前提和基础。任何原因干扰或破坏了梯度场的线性度都可能导致空间定位错误。

三、磁共振成像过程中的层面选择

断层成像或体层成像在英文中称为 tomography，其中的“tom”是一个比较重要的词根，表示“切下来的一片”；其中的“graphy”是另一个词根，表示“描述”。在 CT 成像过程中利用准直器来选择特定的层面，那么在磁共振成像过程中如何获得这“切下来的一片”呢？这就是磁共振成像过程中的层面选择问题。

1. 层面选择梯度与射频脉冲带宽共同作用实现成像层面位置与层面厚度选定。在磁共振成像过程中通过施加层面选择梯度（slice selection gradient）与主磁场共同作用，使得成像区域不同位置产生一个线性变化的“合成磁场”，这种

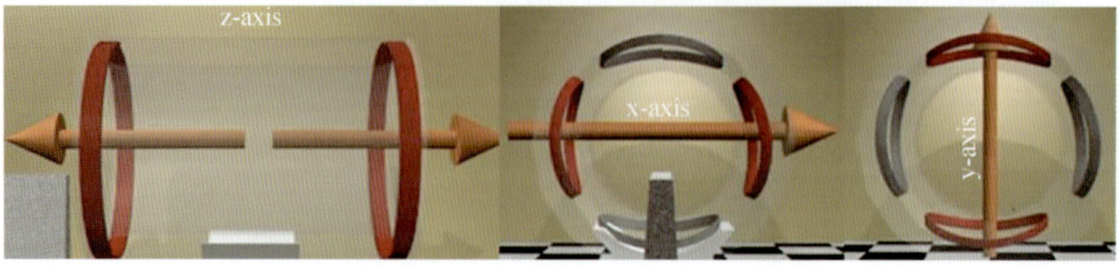

图 1-5 磁共振成像系统中三组不同的梯度线圈简化示意图。每个轴的梯度线圈由一对平行线圈组成，工作时通过施加方向相反的电流，叠加出具有一定斜率的梯度磁场

“合成磁场”强度的差异使得不同区域自旋质子的拉莫尔频率也产生相应的差异。对于某一个特定层面而言，只有所施加的射频脉冲的频率与该区域的进动频率相同时，才能发生磁共振现象。正是利用这样的原理，通过对射频脉冲频率的选择，实现了磁共振成像过程中的层面选择，即选择激励法。目前在磁共振成像设备上通常采用的层面选择方法就是这种选择激励法。在射频激发的过程中通过调整射频脉冲的中心频率便实现了选择成像层面位置的目的。那么在确定了层面位置后，如何确定层面厚度呢？简单地说就是由选层梯度的强度和射频脉冲的频率带宽所共同决定的。实际上在射频激发过程中，射频脉冲的频率不是单一的，而是围绕着所确定的拉莫尔中心频率给出一个很小的频率带宽 Δf，通常这个射频带宽固定且范围较窄，Δf 通常为 1~2 kHz。射频带宽 Δf 与选层梯度相互作用决定了激发层面的厚度。这里必须了解并尽可能掌握以下这个公式：

$$\Delta f=(\gamma/2\pi)\times G_{ss}\times S_{th}$$

G_{ss} 代表层面选择梯度，S_{th} 代表层面厚度。这个公式在实际临床应用过程中有很重要的意义。因为通常射频带宽 Δf 是固定的，所以主要由层面选择梯度场强度决定选择层面的层厚。当选择的层面厚度越薄时所需要的层面选择梯度场强就越强，梯度的爬升时间会相应延长，如果将相应序列设置为使用最短 TE 和最短 TR 对应的极限参数时，可能导致图像 TR 和 TE 的延长（图 1-6）。例如，在扫描 2D 稳态自由进动（FIESTA）序列时，层厚设置薄到一定程度，TR、TE 就会随之延长。

2. 层面偏移时射频脉冲的频率偏移。在磁共振成像过程中对于相应所选择的一组层面而言，总有一些层面会偏移在磁体和梯度物理中心以外。在梯度的物理中心即过磁体中心的点梯度场强度为 0，此时射频脉冲的中心频率就是对应主磁场磁感应强度 B_0 的拉莫尔频率 f_0，可以把这个频率称为标称拉莫尔频率。事实上，在实际扫描过程中很多成像层面会偏移在这个真正的中心点层面之外，这时所发射的射频脉冲频率必须在这个标称中心频率 f_0 之上进行调整。在图 1-6 右侧示意图我们可以通过相似三角形的原理得到以下比例关系：

$$\delta f : \Delta f=\delta z : \Delta z$$

前面我们提到了另外一个重要公式：$\Delta f=(\gamma/2\pi)\times G_{ss}\times S_{th}$，其中的 S_{th} 就是图 1-6 中的 Δz。于是我们可以推导出以下两个重要的公式：

$$\delta f=(\gamma/2\pi)\times G_{ss}\times\delta z$$

$$\delta z=(2\pi\times\delta f)/\gamma\times G_{ss}$$

从第一个公式，根据扫描层面与参考中心层面之间的位置偏移，可以计算出需要调整的频率值；而第二个公式可以解释很多成像过程中的现象，例如，如果选择的成像范围过大或者由于各种原因导致梯度的线性遭到破坏，都可能导致实际扫描层面位移和预计位移出现偏差，这种偏差是由于局部的梯度场线性度变差，导致相应层面组织进动频率偏移，此时使用正确的激发脉冲频率却会激发错误的层面，这往往是导致层面间周边信号伪影的原因。这个公式的另一个重要意义是帮助我们理解层面间水脂化学位移伪影。虽然在讨论化学位移伪影时讨论更多的是发生在层面

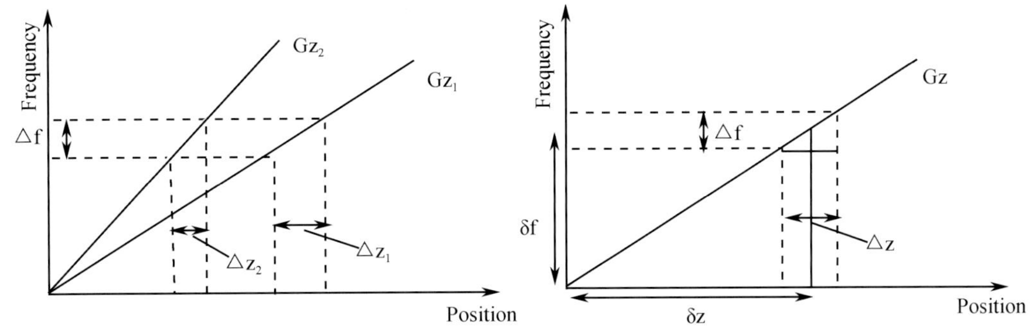

层面厚度与选层梯度关系　　层面位置偏移与频率偏移关系

图 1-6　射频脉冲与层厚及层面间位置偏移的关系。左图表明当射频脉冲的带宽 Δf 固定时，随着选层梯度的场强增加（斜率变陡），选择的层面厚度越薄；而随着选层梯度场强变低（斜率变平坦），则选择的层面厚度越厚。右图说明以梯度的等中心点（物理上过磁体中心的点）为参考点所选择的层面作为参考平面，与该层面偏移距离为 δz 时频率偏移 δf 的计算方法

内的化学位移伪影，但实际上在层面间也可以发生化学位移伪影。对于所选定的同一层面而言，如果其中同时含有水和脂肪，水和脂肪中的氢质子存在着一定程度的化学位移，如在3.0 T上会有440 Hz的频率差别，这个频率差别δf_{cs}就可以导致层面方向的位移δz_{cs}，这里的角标cs强调的是因为化学位移所导致的频率差和层面位置偏移。据此可以定性地看到当使用较弱的选层梯度时，由水和脂肪的化学位移所导致的化学位移伪影也越明显。

四、磁共振成像过程中层面内信号空间定位

前文比较详细地讨论了磁共振作为计算机断层成像（computed tomography）的一种，是如何获得“切下来的一片”。然而在进行信号解读时还要把图像中不同的体素和成像的组织结构进行空间上的一一对应，这样才能够避免传统X线中组织结构之间相互重叠。在磁共振成像过程中如何实现一个平面内的像素空间标记和解读？利用梯度进行空间编码是实现磁共振成像的基础，包括层面选择和层面内像素空间定位。

1. 利用频率编码的投影采集法。这是保罗·劳特布尔提出的利用梯度进行空间编码的成像方法。在这种空间编码过程中每次沿着一个方向施加一个频率编码梯度以X代表，这样在垂直于X的方向上每条直线上的质子的共振频率相同，而在X方向这条线上不同位置的质子共振频率不同。反复进行多次获得多次采样并利用傅里叶变换获得一维傅里叶数据。最后利用这些傅里叶数据可以通过反投影法形成与成像层面相对应的平面图像。不过迄今为止更广泛采用的方法是对这些投影数据进行网格化（gridding）处理，然后再进行傅里叶重建。投影采集过程中不需要相位编码，因此可以获得更短的TE时间，这对于超短T2物质成像有很好的应用前景。

2. 直接满足傅里叶变换的空间编码方法。在磁共振成像过程中，更多时候是直接采集能够满足傅里叶变换的K空间数据。在这样的数据采集过程中，表面线圈采集到的磁共振时域信号经过频率和相位编码，傅里叶转换为可填充到K空间的频域数据，这个过程从本质上也可以理解为对一个连续的模拟信号进行离散的数字化过程。通过对这些经过空间编码的磁共振信号再进行反傅里叶变换便实现了磁共振信号与组织体素之间的一一对应。无论是频率编码还是相位编码，尽管观察维度有所不同，但本质上它们都是通过梯度磁场的叠加形成了一个在空间上呈线性分布的磁感应强度的差别，这种差别使得不同空间位置的质子的进动频率产生差别。频率编码是直接收集在频率编码梯度影响下所形成的不同频率成分的信号；而相位编码则是关注因相位编码梯度所导致的进动频率不同所带来的质子进动空间上相对位置的差别。

（1）频率编码：在大多数成像序列，包括前述的投影采集都会使用到频率编码。频率编码是通过施加频率编码梯度来实现。频率编码梯度在磁共振成像过程中有着特别重要的临床意义，作为使用者需要充分了解与频率编码梯度相关的几个重要概念以及它们在磁共振成像中的意义。

1）频率编码梯度的基本组成：在大多数脉冲序列中频率编码梯度由两个部分构成：相位准备梯度（也称散相位梯度，prephasing gradient），除了在投影采集等直接读取FID信号的序列外，大多数序列在频率编码过程中都会有相位准备梯度，这是回波形成的前提，也是避免频率编码与相位编码相互影响的必要措施。频率编码梯度的另一个重要组成部分是回波读出梯度（readout gradient），也正是通过这个读出梯度的作用实现了信号的频率编码过程。在梯度回波序列，相位准备梯度和回波读出梯度之间极性刚好相反，这样在相位准备梯度作用下发生相位发散的进动质子在读出梯度作用期间发生重聚并形成回波信号。在自旋回波序列家族，因为有射频聚焦脉冲的参与，相位准备梯度与回波读出梯度之间的极性关系取决于相位准备梯度和射频聚焦脉冲之间的相对位置关系。因为射频聚焦脉冲具有镜像反转质子累积的相位功能，如果相位准备梯度放在射频聚焦脉冲的前方，则相位准备梯度和回波读出梯度之间就要保持相同的极性关系；而如果相位准备梯度放在射频聚焦脉冲的后方，则相位准备梯度和回波读出梯度之间就要具有相反的极性关系。

在此简单介绍以下相位准备梯度的几个重要意义，包括①相位准备梯度可以加速射频激励后

产生的横向磁化矢量的自由感应衰减信号衰减过程，因为自由感应衰减信号容易受射频脉冲的干扰，如果不使用相位准备梯度加速其衰减，就要人为多等一段时间。当然，在那些直接读取 FID 自由感应衰减信号的序列如超短 TE（UTE）或零 TE（ZTE）序列就不会使用相位准备梯度了；②相位准备梯度的面积也决定读出梯度回波的峰值时刻，相位准备梯度面积变小，回波峰值时刻向左移位；而相位准备梯度面积变大则回波峰值时刻向右移位。之所以相位准备梯度可以影响回波峰值时刻的位置，是因为当回波梯度的面积和读出梯度的面积相等时回波信号才能达到最大的峰值时刻。

在讨论相位准备梯度对回波的影响时顺便强调一下：在自旋回波序列家族中会有射频聚焦脉冲参与回波形成，要特别强调的是，真正的回波是通过相位准备梯度和回波读出梯度之间的相互作用而形成的。即便在合并使用了射频聚焦脉冲的自旋回波序列家族，射频聚焦脉冲的主要作用是消除化学位移以及空间上有规律分布的磁场不均匀等偏中心效应对信号的干扰。如果射频聚焦脉冲所决定的“回波时刻”和相位准备梯度所决定的“回波峰值”时刻刚好重叠，此时射频聚焦脉冲可以最大化地发挥其克服各种偏中心效应的作用；而如果两个“回波时刻”不能刚好重叠，则在最后的读出回波中会有一定的磁场不均匀对信号的干扰。我们说此时读取的回波信号具有 T2* 对比成分。事实上正是利用这一点，实现了在 FSE 序列信号采集中的同反相位成像，而且基于 FSE 的 IDEAL 等水脂分离成像中的同反相位就是这么获得的。在具体序列实施过程中保持相位准备梯度的面积不变，此时回波时间就保持不变。通过调整射频聚焦脉冲的位置来人为制造出两个“回波时刻”之间的错位，从而实现同反相位成像。另外需要强调的是，连续的信号读取如回波链采集技术中前一个回波读出梯度的后半叶可以担当下一个回波采集的相位准备梯度，所以相位准备梯度通常在第一个回波采集时单独存在，在其后的回波中就不用单独的相位准备梯度（图 1-7）。

2）频率梯度场强决定信号的接收带宽：在参数界面中的接收带宽是一个特别重要的参数，虽然在不同厂商的设备上给出的接收带宽的概念有所不同，但二者之间很容易相互转换。在读出梯度方向上的总的接收带宽代表的是在读出梯度方向上信号采样频率范围。这个总带宽也决定了频率编码矩阵上一个采样点的采集时间。如果总带宽是 $2\Delta v$，那么频率编码矩阵上一个采样点的采集时间就是 $1/2\Delta v$。这个总带宽由什么来决定呢？其实就是由所施加的读出梯度的梯度场强来决定。后面章节会进一步讨论读出梯度场强和信号采集时间、接收总带宽之间的关系，在此希望大家了解一下两个重要公式：

$$2\Delta v=(\gamma/2\pi)\times G_x\times L_x$$

G_x 代表读出梯度场强，L_x 代表读出梯度方向上的 FOV。

$$t_{echo}=T_{Tamp}+\frac{nx\cdot f}{2\Delta v}$$

掌握这两个公式对于理解临床梯度的概念、最短 TE、TR 的影响因素等都非常重要。尽管采用相对低的接收带宽会导致相对信噪比提高，但因为过窄的带宽会增加回波间隔并影响对比度，

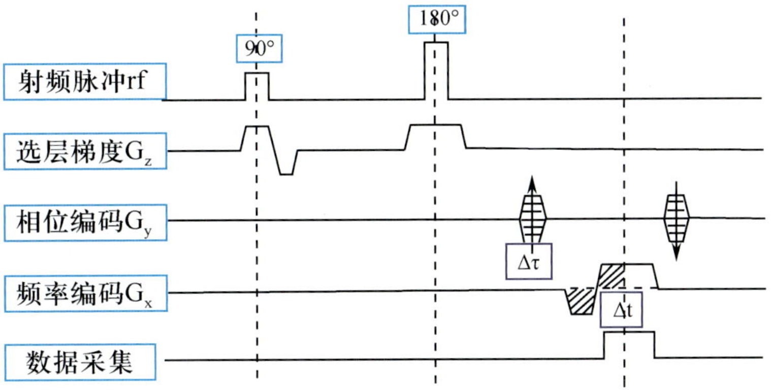

图 1-7　这是一个 SE 序列示意图，不过这里把相位准备梯度放在 180° 聚焦脉冲的后方，所以可以看到相位准备梯度和读出梯度极性相反

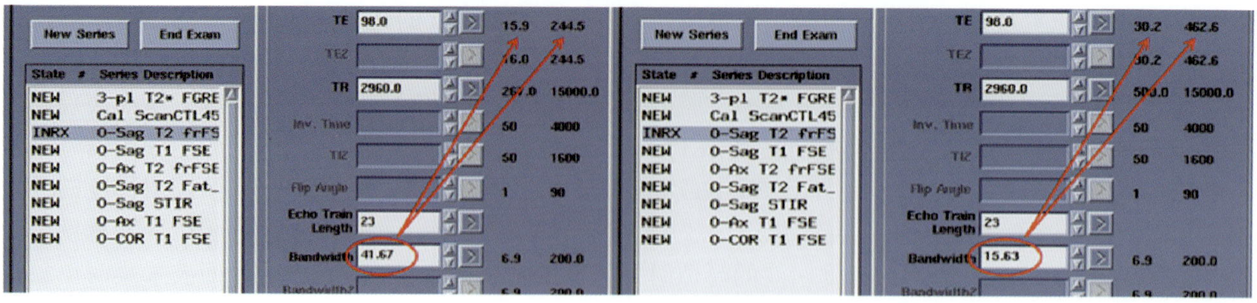

图 1-8 参数界面上的接收带宽会影响信号的读取时间并因此影响相同回波链时信号采集的时间跨度，这个时间跨度过大会导致图像对比度变差。当接收带宽为 41.67 kHz 时回波采集的时间跨度是 15.9~ 244.5 ms，而当接收带宽为 15.63 kHz 时信号采集的时间跨度是 30.2~462.6 ms。显然后者的时间跨度过大，最后的图像会明显模糊。详细内容见后续专题讨论

因此必须综合考虑各种参数的平衡。接收带宽对回波间隔的影响如图 1-8 所示。

3）除了 EPI 信号读取外，化学位移伪影通常出现在频率编码方向上：通常所说的化学位移伪影是指水和脂肪之间的化学位移伪影。如前文所述，因为水分子和脂肪分子中共振氢原子核周围的电子云密度不同，而电子云具有一定的抗磁（磁屏蔽）作用，这样水和脂肪分子中氢质子核感受到的“合成磁感应强度”不同，两者的差距是 3.5 ppm。这样在 1.5 T 设备上两者共振频率差异是 220 Hz，在 3.0 T 设备上两者共振频率差异是 440 Hz。频率编码的本质是通过施加一个线性的读出梯度场，这样人为导致频率编码方向上不同的空间位置对应着不同的共振拉莫尔频率。因此经过读出梯度作用收集到的磁共振信号是一组不同频率的混杂信号，而不同的频率代表的是不同的空间位置，这是因为线性的梯度磁场会导致空间上一一对应的磁场强度差距，这种磁场强度差距经过拉莫尔方程转换为对应的频率差别。水和脂肪中的共振氢质子核因为周围电子云不同产生了频率差异，当我们以水中的氢质子核作为参考频率时那么脂肪中的氢质子核相对慢 220 Hz（1.5 T）或 440 Hz（3.0 T）。这种因化学结构引起的频率差异会被误认为是频率编码位置差异，这就是所谓的化学位移伪影。这种水和脂肪之间因为化学位移所导致的伪影在一般的扫描序列出现在频率编码梯度方向，但在 EPI 信号读取方式该伪影出现在相位编码方向（图 1-9）。详细讨论见后续 EPI 章节。

4）关于频率编码的几个误区：在实际工作中，对频率编码总会存在着一定的误区，这些误区会导致参数优化过程中的一些图像质量问题。对于频率编码的正确理解需要建立在对频率编码过程中读出梯度场强会产生哪些具体影响的深入理解。在此通过以下两个实例说明一下这个问题：①误区之一，频率编码过程不会影响扫描时

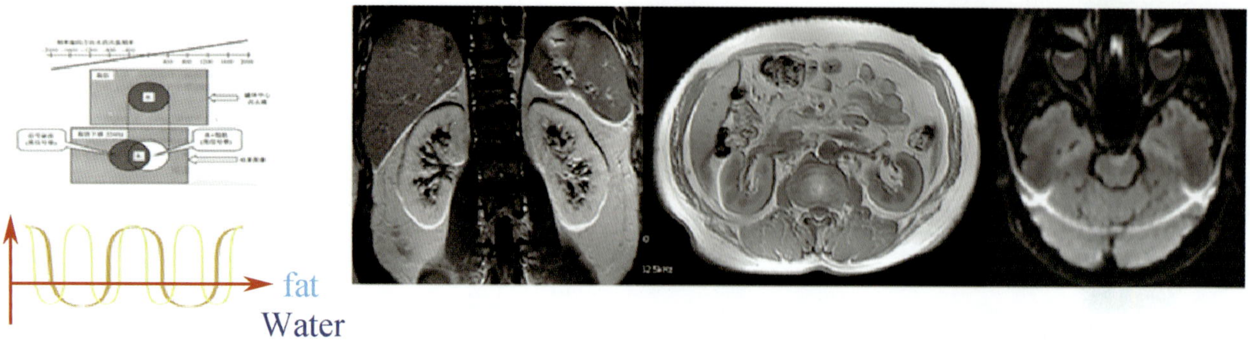

图 1-9 水脂化学位移示意图及其所导致的 I 类化学位移伪影。在冠状位腹部图像可以发现肝、脾及肾下缘可见高亮信号带，而肾上缘可见低信号带；在轴位腹部图像双侧肾脏在右侧缘可见高亮信号带，而左侧缘可见低信号带。在冠状位腹部成像时梯度场强的方向是从上到下的方向；而在轴位腹部成像时梯度场强的方向是从左到右的方向。这里我们展示的基于 EPI 信号采集方式的 DWI 序列其化学位移伪影出现在相位编码方向

间。之所以会产生这样的误区是因为在参数设置过程中相位编码矩阵的变化和扫描时间之间的关系更直接更容易被感觉到，每增加一步相位编码步，就需要重复一次相位编码过程，成像时间也会相应延长。但是频率编码对于扫描时间的影响则更间接一些，它是通过影响信号读取时间来影响最短 TE、回波间隔的时间，从而影响最短 TR 时间或影响一个固定 TR 内可以采集的最多扫描层数。通过这些因素频率编码矩阵也会在一定条件上影响扫描时间。在那些采用最短 TR 和最短 TE 的极限参数序列中，频率编码对扫描时间的影响相对直接一些，而在那些因为影响回波间隔并进而可能会影响到扫描时间的成像序列中，频率编码对扫描时间的影响显得更间接。不过在我们的头脑中一定要牢记那种通常认为频率编码不影响扫描时间的说法是不正确的或者说至少是不准确的。②误区之二，频率编码矩阵越大图像的空间分辨率更高。因为通常在更改频率编码矩阵的时候扫描时间的变化不那么直接，所以很多使用者习惯于调高频率编码矩阵以期获得更高的空间分辨率。诚然，在一定范围内相对高的频率编码矩阵确实能获得相对高的空间分辨率，但事实上这里我们也必须平衡空间分辨率和对比度之间的关系。前面的讨论中已经表明当频率编码矩阵增大时，信号的读取时间就会延长，这对于采用回波链采集技术的序列来说，同样的回波链长度时，带宽减小会导致整个回波采集时间延长。切记在整个信号采集过程中每个回波信号都会受其采集时刻的具体回波时间不同而产生不同的 T2 弛豫衰减，这种 T2 弛豫衰减会导致采集每条 K 空间线时其信号强度不仅会受相应相位编码梯度幅值的调制，同时还会混有这种 T2 弛豫的对比。当采集点对应的回波时间过长时，这部分 K 空间数据会因为信号强度过低而失去实际作用，这种影响在一定程度上等同于减少了采集到的有效 K 空间数据的覆盖面积，而 K 空间覆盖面积的减少带来的影响就是图像空间分辨率变低和图像模糊。基于这样的原因过高的频率编码矩阵带来的可能不是空间分辨率的提高，而恰恰相反可能导致图像模糊，同时伴随一定程度的信噪比下降（图 1-10）。在参数优化的相关章节（第八章）中将会深入讨论参数之间的相互关系。此处需要明确的一点是参数之间是相互联系、相互影响、相互制约的一个全局。我们对于参数的理解也必须建立大局观，综合分析、多维度思考才能做好磁共振成像过程中的参数设置。读出梯度场强决定了信号读取的接收带宽或者说采样频率范围，这个采样频率对于最短 TE 或回波间隔的影响是频率编码过程影响图像质量的重要机制。

（2）相位编码：磁共振成像过程中同时需要 X、Y、Z 三维空间坐标信息，同时明确每个体素的信号幅度。在前文讨论了层面选择和频率编码问题，但对于一般的磁共振成像而言这些信息还不够，因为它们只是确定了层面（Z）和频率编

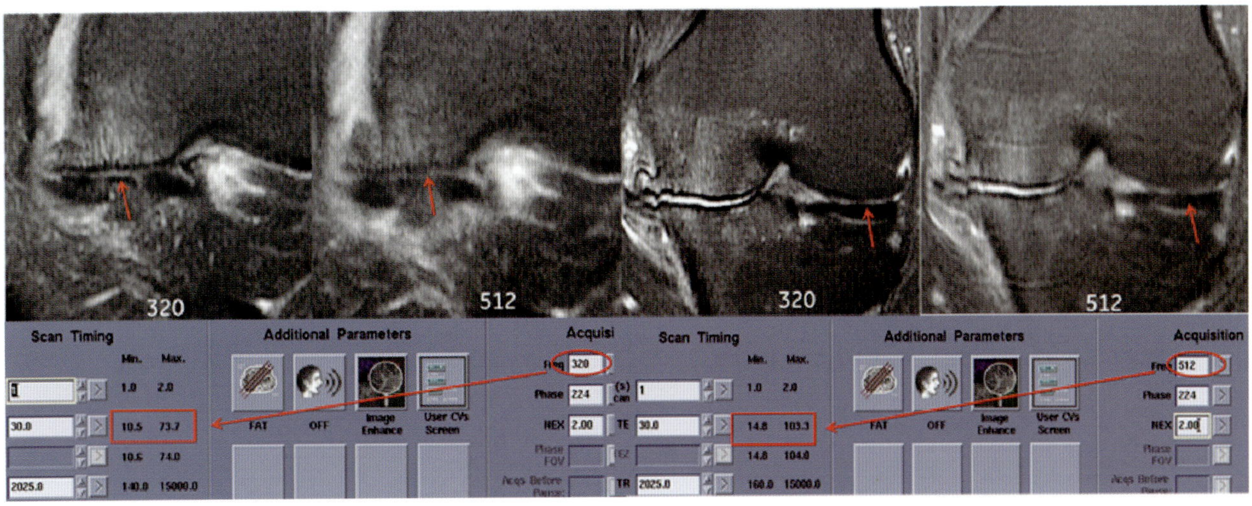

图 1-10　不同的频率编码矩阵会影响回波间隔并因此影响回波链采集过程中的时间跨度。注意频率编码为 320 和 512 时对应的最小和最大 TE 时间。因为频率编码为 512 时最大 TE 时间相对应于所选定的 TE 时间而言过大，最后导致图像对比度变差同时图像的空间分辨率降低

码方向（X）的空间信息，显然还缺少 Y 方向的空间信息，这个 Y 方向的空间信息就是这里要讨论的相位编码问题。为了使讨论变得简单，在此人为规定了 Z 轴方向为层面选择方向，X 方向为频率编码方向，Y 方向为相位编码方向。实际工作中根据扫描方位这种关系会相应变化。

虽然首先讨论了层面选定和频率编码问题，但实际成像过程中相位编码是在频率编码之前进行的。在选层梯度和射频脉冲作用下产生了一定的横向磁化矢量，而相位编码是通过相位编码梯度作用于横向磁化矢量产生差异所进行的空间标记过程。频率编码是通过频率编码梯度作用使得频率编码梯度方向上不同的空间位置对应着不同的拉莫尔频率成分。与频率编码梯度相比，相位编码梯度则是通过相位编码梯度场的作用使得相位编码方向上不同空间位置点的质子因为进动频率不同而导致其横向磁化矢量与同一参考线之间的夹角不同，这个夹角就是大家所关心的相位信息。频率编码过程中通过施加一个频率编码梯度便可以区分开频率编码方向上不同空间位置的质子，而相位编码过程相对复杂。每一次相位编码期间所形成的信号强度和相位差异，都来源于参与成像的所有质子横向磁化矢量的相位变化，而这个变化与相位编码梯度面积，即梯度变化幅度与持续时间的乘积是密切相关的。关于相位编码梯度有如下几个特点需要了解和掌握：

1）K 空间线的位置：在笛卡尔 K 空间填充方式中，每一次相位编码采集的是笛卡尔 K 空间栅中的一条 K 空间线。采集该 K 空间线所使用的相位编码梯度的强度不同时，对应的 K 空间位置也不同。位于 K 空间中心或附近的 K 空间线所使用的相位编码梯度强度更低，这些 K 空间线被称之为低频 K 空间线。反之位于 K 空间边缘的那些 K 空间线在采集时所使用的相位编码梯度幅值更高，称之为高频 K 空间线（图 1-11）。

2）相位编码的次数决定了 K 空间线的数目：虽然在每条 K 空间线中都包括了成像层面内所有体素的位置信息，但因为每一次信号采集实际上是在不同相位编码梯度调制下的信号反映。相位编码梯度幅度越大，信号的幅度也越低。仅仅根据一条相位编码梯度所对应的 K 空间线无法区分开在相位编码方向上的空间信息。事实上，相位编码方向的矩阵决定了相位编码的次数，从而也决定了需要采集的 K 空间线的数目。

3）相邻两条 K 空间线的距离决定相位编码方向的 FOV 大小：虽然 K 空间的概念很复杂，但一些和实际应用相关的概念还是有必要搞清楚。相位编码梯度面积的大小决定了 K 空间线的位置，而相邻两次相位编码梯度面积的差距决定了相邻两条 K 空间线的距离（Δk_y）。这个 Δk_y 和相位编码方向 FOV（L_y）之间存在着以下关系：

$$\Delta k_y = \frac{1}{Ly} = \frac{1}{N \times \Delta y}$$

通过以上公式进而推导出：

$$N \times \Delta k_y = \frac{1}{\Delta y} \text{ 和 } Ly = \frac{1}{\Delta k_y}$$

通过这些公式可得出以下结论：①相邻两条 K 空间线之间的距离决定了相位方向 FOV 的大小。这个可以帮助我们理解为什么当使用隔行采集的并行采集技术时会导致相位方向 FOV 变小，就是因为当采用隔行采集时等同于两条 K 空间线之间间距变大；②K 空间线的覆盖面积决定了相位编码方向的空间分辨率。K 空间覆盖的面积越大，相位编码方向的像素就越小。这里我们举个例子：当相位编码矩阵从 256 减少到 128 时，我们可以有两种不同的采集策略，如图 1-12 所示，

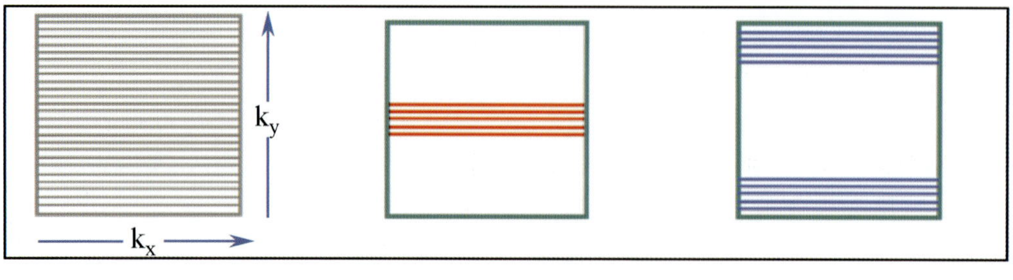

图 1-11　K 空间平面示意图：K 空间平面由一组不同的相位编码线构成，其中位于 K 空间中心部（用红色线条表示）的称为低频 K 空间线，该部分决定图像的对比度和信噪比；而位于 K 空间边缘部的称为高频 K 空间线（蓝色线条），该部分 K 空间线主要决定图像的空间分辨率

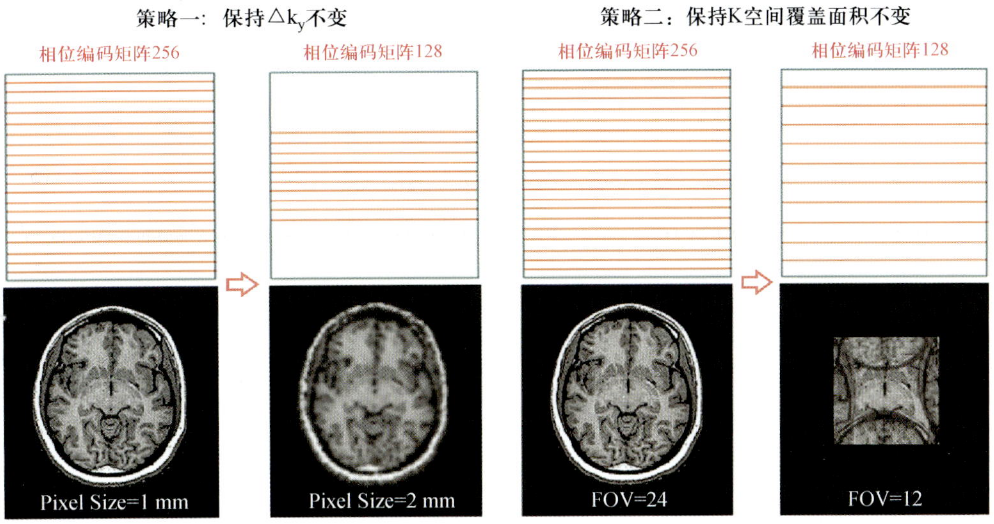

图 1-12　K 空间线减少时不同的扫描策略：一种是相邻 K 空间线间距不变而 K 空间覆盖面积减少，这种 K 空间填充方式保持图像相位编码方向 FOV 不变，但图像分辨率降低；另一种策略是相邻 K 空间线间距变大而保持 K 空间覆盖面积不变，对图像的影响是图像在相位编码方向的 FOV 减少而图像的空间分辨率不变

一种是保持两条 K 空间线之间的间距不变即 Δk_y 不变，那么与 256 矩阵时相比，整个 K 空间的覆盖面积变小，此时反映到图像上是相位编码方向上的 FOV 不变但空间分辨率下降；另一种策略是保持 K 空间的覆盖面积不变，这时就意味着增大 Δk_y，此时对应的图像改变是相位编码方向上的空间分辨率不变，但相位方向的 FOV 减小了一半。在临床实际扫描时直接减少相位编码矩阵而不改变 FOV 则采用的就是第一种策略；而如果采用 0.5 的 Phase FOV，此时系统采用的是第二种策略。

4）Spin-Warp 采集方法：前文提及相位编码梯度的面积决定了所对应的 K 空间线的位置，在不同的相位编码过程中会采用不同的相位编码梯度面积。要想获得不同的相位编码梯度面积要么提高相位编码梯度的幅度值，要么延长相位编码梯度的作用时间，但在实际应用中采用的是保持相位编码梯度作用时间不变而提高相位编码梯度的幅值，这种 K 空间的采集方式就是 Spin-Warp 序列。

5）K 空间是个傅里叶频率空间：对于磁共振初学者而言，容易产生把 K 空间平面上每个点和所看到的图像中的每一个像素一一对应的错觉。在此要需强调的是：K 空间上每个点和图像上每个像素不是这种一一对应关系。K 空间是通过施加频率编码梯度和相位编码梯度所获得的一组数据，它和频率编码和相位编码存在空间对应关系。

6）相位编码更直接地影响扫描时间：因为 K 空间的每条相位编码线都需要通过施加一个新的相位编码梯度来完成，所以在非回波链采集技术序列就意味着相位编码方向的矩阵等同于 TR 重复的次数，因为每条相位编码线都需要一次新的射频激励，这是采用笛卡尔 K 空间采集扫描速度慢的原因。在采用回波链采集技术的扫描序列如 FSE 或 EPI 在每个 TR 时间内可以采集多个回波，这大大提高了扫描效率。不过，这种基于回波链采集的序列对序列的细节以及磁共振成像硬件平台都提出了很高的要求。

7）利用 K 空间共轭特性的部分傅里叶采集：K 空间在频率和相位两个方向上都是共轭对称的（图 1-13），利用 K 空间共轭特性在实际扫描中可以通过部分傅里叶采集技术实现快速扫描，特别是在一些超快速的扫描序列可以采集一部分相位编码线，而其他的相位编码线通过 K 空间共轭进行插值填充。虽然理论上采集一半的相位编码线就可以通过共轭填充方式完成 K 空间填充，但通常都要采集一半以上的 K 空间线，在 K 空间中心多采一些，因为 K 空间中心对图像的对比度贡献最大。

8）利用 K 空间平面内不同位置对图像的贡献不同可以有不同的 K 空间填充方式：K 空间中

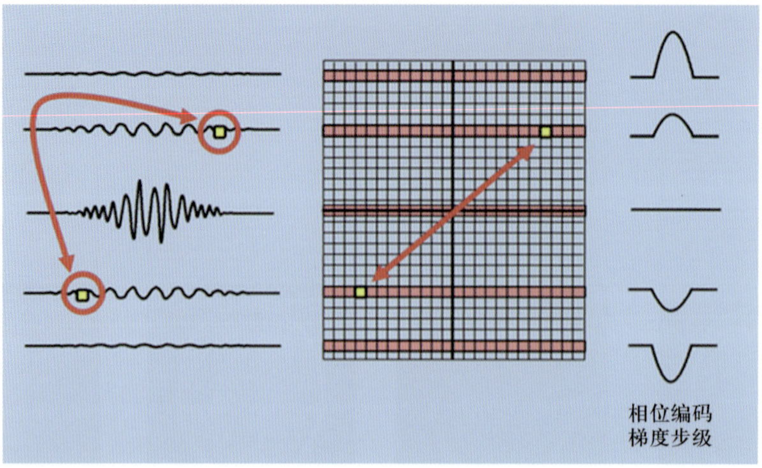

图 1-13 K 空间的共轭对称性。跨 K 空间原点的镜像位置，振幅相同，相位相反

心和低频 K 空间线采集时施加的相位编码梯度幅值低，横向磁化矢量散相不明显，此时回波信号幅度更高。随着相位编码梯度幅值的增加，横向磁化矢量的相位发散越来越明显，采集到的回波信号幅度也越来越低。所以，K 空间中心和低频 K 空间线决定图像的信噪比和对比度；而 K 空间外围或高频 K 空间线主要决定图像的空间分辨率（图 1-14）。了解这些对于理解一些特殊的 K 空间填充方式很有帮助，如 K 空间中心填充、K 空间椭圆中心填充等等。另外，因为高频 K 空间线决定了 K 空间的覆盖面积因而也决定了图像的空间分辨率，任何原因导致高频 K 空间采样时信号过低或消失，都等同于高频 K 空间线减少或 K 空间覆盖面积变小，反映到图像上就是空间分辨能力的降低。在采用回波链采集的序列如 FSE 或 SSFSE，当回波链过长时，一些短 T2 的物质在过长的回波时间采集时信号过低或完全衰减，导致其外围或高频有效 K 空间线数目“减少”，因此这些短 T2 的物质在图像上显得模糊。理解 K 空间的这些特性对于理解图像表现至关重要。

9）相位编码方向的伪影：相比于频率编码方向而言，相位编码方向更容易出现伪影而且种类繁多，例如卷褶伪影、运动伪影、各种几何畸变、血流搏动伪影等等。相位编码梯度施加在频率编码梯度之前，而这部分相位信息代表着相位编码方向上的空间信息。为了确保这种相位编码信息能和成像组织之间具有更精准的空间对应关系，在成像过程中会采用一系列措施消除其他因素对相位信息的干扰。相位编码过程是在横向磁化矢量产生后才开始的，通过反复的相位编码实现相位编码方向的空间解析，在理想状态下，使横向磁化矢量产生相位变化的唯一因素，应该就是相位编码梯度。为了达到这一理想态，客观上就要求消除各种其他因素所导致的相位改变。首

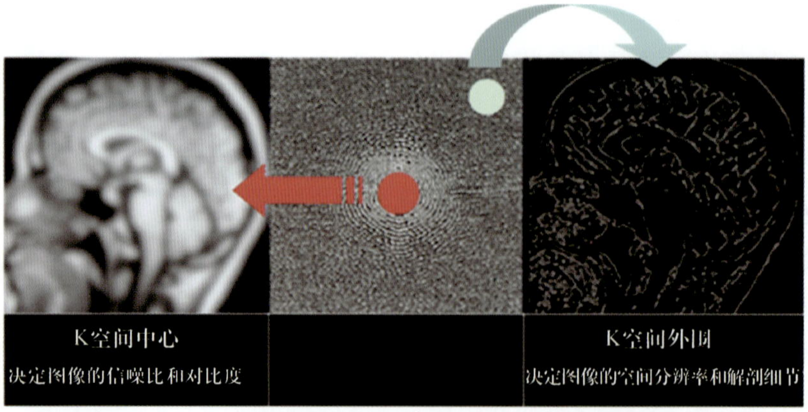

图 1-14 K 空间平面内不同位置对图像的贡献不同。K 空间中心区域数据主要决定图像的信噪比和对比度，而 K 空间的边缘区域数据主要决定图像的空间细节。这里展示的是利用不同区域 K 空间数据所重建的图像

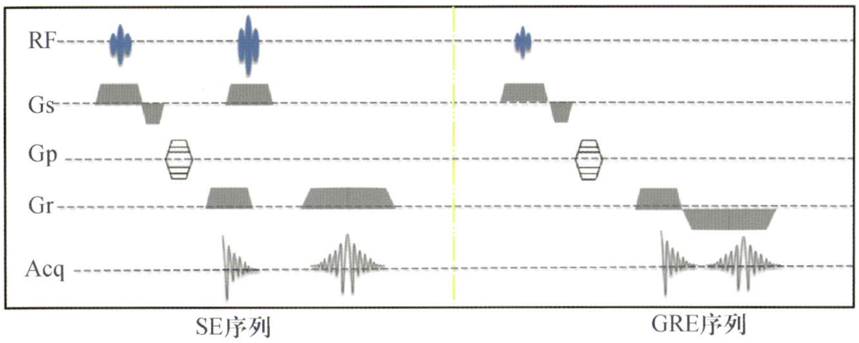

图 1-15 SE 序列与 GRE 序列示意图。在 SE 序列家族选层梯度不仅用于层面选择激发，而且在射频聚焦脉冲期间也采用选层梯度，这是 SE 序列家族产生流空效应的原因。在梯度回波序列选层梯度只用于射频激发，在利用梯度场极性反转进行信号读出过程中没有选层梯度作用，这是梯度回波序列产生流入增强的原因

先必须予以考虑的就是层面选择梯度。层面选择梯度与射频脉冲相互配合使得特定层面的质子群产生了横向磁化矢量，但层面选择梯度也会导致横向磁化矢量产生散相位效应，如果不去除层面选择梯度的这个散相位作用就会导致相位编码方向上空间信息错误，所以在层面选择梯度后会跟随一个聚相位梯度，该梯度面积是层面选择梯度面积的一半。在施加相位编码梯度后相应的横向磁化矢量具有一定的相位变化，理想状态是这种相位变化由单纯的相位编码梯度引起。但在信号读出过程中，需要施加一个比较强大的读出梯度，这个读出梯度显然也会导致横向磁化矢量的相位发散，如果不消除读出梯度的这种相位效应就会对“事先贮存”在横向磁化矢量中的由“相位编码梯度”所导致的相位信息被“污染”，这种被“污染了的”相位信息在进行逆傅里叶变换时会被错误地解读为相位编码方向的空间信息。所以，在相位编码梯度施加后如何保护由相位编码梯度导致的相位变化信息就至关重要了。为了消除信号读出过程中读出梯度可能带来的相位污染，在读出梯度之前会使用一个相位准备梯度（prephasing gradient）或者散相位梯度（dephasing gradient），这个梯度的面积是信号读出梯度面积的一半，其方向取决于施加该梯度的位置。如果该梯度在自旋回波序列家族施加在射频聚焦脉冲之前则其极性与读出梯度极性相同，如果施加在射频聚焦脉冲之后则其极性与读出梯度极性相反（图 1-15）。通过该梯度就消除了读出梯度可能带来的相位信息污染。实际成像过程中由于磁场均匀度、成像过程中产生的涡流等干扰，也可能导致相位信息错误。血流流动，特别是不规则的流动等也可能产生相位信息干扰。在实际成像过程中通过各种补偿措施尽可能把这些额外因素导致的相位变化降至最低或消除，以达到消除各种因空间错误解码而导致的图像模糊或鬼影。

通过上面的讨论不难发现：当利用梯度场的叠加来实现磁共振信号的空间定位时，磁场均匀度、梯度的线性度和保真度、序列设计的每一个细节都会对最后的图像产生深远的影响。理解影响图像的这些因素对于正确地解读图像非常重要。关于磁共振成像过程中有关 K 空间的讨论在后续专题文章中会继续讨论。

（黎丽 张英魁）

参考文献

[1] Darwin C G. The Structure of the Atom [J]. Nature, 1920, 106 (2654): 51-54.

[2] Urey H C, Brickwedde F G, Murphy G M. Names for the hydrogen isotopes [J]. Science, 1933, 78 (2035): 602-603.

[3] Beringer R, Heald M A. Electron Spin Magnetic Moment in Atomic Hydrogen [J]. Physical Review, 1954, 95 (6): 1474-1481.

[4] Larmor J. LXIII. On the theory of the magnetic influence on spectra; and on the radiation from moving ions [J]. The London, Edinburgh, and Dublin Philosophical Magazine and Journal of Science, 1897, 44 (271): 503-512.

[5] Hendee W R, Morgan C J. Magnetic resonance imaging part I—physical principles [J]. Western Journal of Medicine, 1984, 141 (4): 491.

[6] Hanson L G. Is quantum mechanics necessary for understanding magnetic resonance? [J]. Concepts in Magnetic Resonance Part A: An Educational Journal, 2008, 32(5): 329-340.

[7] Ditchfield, R. Molecular Orbital Theory of Magnetic Shielding and Magnetic Susceptibility [J]. Journal of Chemical Physics, 1972, 56(11): 5688.

[8] Shampo M A, Kyle R A. Felix Bloch--developer of magnetic resonance imaging [J]. Mayo Clinic Proceedings, 1995, 70(9): 889.

[9] Purcell E M, Torrey H C, Pound R V. Resonance Absorption by Nuclear Magnetic Moments in a Solid [J]. Physical Review, 1946, 69: 37-38.

[10] Bloch F, Hansen W W, Packard M. Nuclear Induction [J]. Physical Review, 1946, 69(3-4): 127-127.

[11] Block F, Hansen W W, Packard M. The nuclear induction experiment [J]. Physical Review, 1946, 70(7-8): 474-485.

[12] Goldman M. Formal Theory of Spin-Lattice Relaxation [J]. Journal of magnetic resonance, 2001, 149(2): 160-187.

[13] Pipe J G. Spatial Encoding and Reconstruction in MRI with Quadratic Phase Profiles [J]. Magnetic Resonance in Medicine, 1995, 33(1): 24-33.

[14] Bottomley P A. Spatial localization in NMR spectroscopy in vivo [J]. Annals of the New York Academy of Sciences, 1987, 508(1): 333-348.

[15] Stingl, Alexander, I. Paul Lauterbur and the Invention of MRI [J]. Isis An International Review Devoted to the History of Science & Its Cultural Influences, 2016.

[16] Lauterbur P C. Image formation by induced local interactions. Examples employing nuclear magnetic resonance. 1973. [J]. Clinical orthopaedics and related research, 1989(244).

[17] Gallagher T A, Nemeth A J, Hacein-Bey L. An introduction to the Fourier transform: relationship to MRI [J]. Ajr American Journal of Roentgenology, 2008, 190(5): 1396-405.

[18] Dwyer A J, Knop R H, Hoult D I. Frequency shift artifacts in MR imaging [J]. J Comput Assist Tomogr, 1985, 9(1): 16-18.

[19] Soila K P, Viamonte M, Starewicz P M. Chemical shift misregistration effect in magnetic resonance imaging [J]. Radiology, 1984, 153(3): 819.

[20] Edelstein W A, Hutchison J M, Johnson G, et al. Spin warp NMR imaging and applications to human whole-body imaging [J]. Physics in Medicine & Biology, 1980, 25(4): 751-6.

[21] 杨正汉，冯逢，王霄英. 磁共振成像技术指南：检查规范、临床策略及新技术应用 [M]. 北京：人民军医出版社，2010.

[22] 黄继英，梁星原. 磁共振成像原理 [M]. 陕西科学技术出版社，1998.

第二章

磁共振成像基本硬件介绍

第一节　磁体及相关性能评估

磁体是磁共振成像系统的核心部分，也是磁共振成像性能的重要决定因素。按磁场的产生原理可将磁体分为永磁体、常导磁体和超导磁体。由于稀土材料匮乏，永磁体的造价越来越高，加之永磁体的磁场强度通常很低，所以永磁体通常仅用于低场强的开放磁共振。常导磁体（也称电阻磁体）现在已基本不再使用，除了其电能消耗大外，其场强还会受到供电电流的稳定性影响。相比之下，超导磁体具有更广阔的发展前景。原理上，超导磁体的磁场线圈的绕制与常导磁体相似，但超导磁体采用的是超导材料（如铌钛合金）作为导线，因而在临界温度可使其达到电阻为零的超导状态，在励磁之后便不再需要继续供给电流。与其他类型的磁体相比，超导磁体的稳定性更好，是高场强磁共振的首选。就超导磁体而言其发展方向无外乎以下几个方面。

一、磁场强度

更准确地说是磁感应强度。因为信噪比与磁场强度呈正相关，所以不断提升磁场强度成为超导磁体发展的一个重要方向。实际上随着场强的升高，不同组织间的磁敏感差别和化学位移也越大，这是很多高级临床应用及科研序列能够实现的前提。如脑功能成像、脑灌注成像、波谱成像、磁敏感加权成像等序列，都依赖于更高的磁场强度。但高场强也带来新的问题，一个突出的问题是随着场强的升高，质子的进动频率也越高，这就意味着需要更高频率的射频脉冲用于激发质子产生共振信号。快速变化的射频脉冲实际上可以理解为交变的电磁波，频率越高其穿透深度越低。这是高场强磁共振伪影产生的一个原因。另外随着频率升高，电磁波波长变短，当其接近成像物体的大小时还有可能产生驻波效应，因此射频场不均匀也是高场强磁共振面临的一个新问题。对于受检者而言，射频脉冲所导致的特定吸收率（specific absorption rate，SAR），也称比吸收率，与场强的平方呈正比。也就是说场强增高一倍，相同脉冲序列的 SAR 值将增大 4 倍。由于以上种种限制，到目前为止临床上允许使用的最高场强是 3.0 T。尽管许多厂家都在开发更高场强的磁共振如 7.0 T，但目前还主要停留在一些科研应用阶段。

二、磁场均匀度

优异的磁场均匀度是实现各种高级临床和科研应用的重要质量保证。在成像区域范围内磁场均匀度是决定图像空间分辨率和信噪比的基本因素，同时磁场均匀度还决定系统所能使用的最低磁场强度。到目前为止还没有办法直接衡量磁场均匀度，所以通常采用磁场非均匀度指标来间接评估磁场均匀度的指标。磁场非均匀度定义为：成像范围内两点之间磁感应强度的最大偏差 ΔB

与标称磁感应强度 B_0 之比，一般用 ppm（parts per million），即百万分之一作为衡量单位，代表了 ΔB 相对于 B_0 的偏离程度，这个数值越小代表磁场均匀度越好，目前主流超导磁共振磁场均匀度一般在几个 ppm 之内。

三、磁体开放度及其挑战

磁体开放度由磁体的有效孔径和磁体长度两个方面来决定。为了追求患者检查的舒适度以及适应一些特殊体型人群的需求，MR 制造商也在研发开放度更大的磁体。应该说这种理念本身是好的，但迄今为止大孔径磁共振也存在着一定工程学上的挑战，同时这种挑战也为开发高性能磁共振成像系统带来一定瓶颈。

1. 大孔径磁共振及其面临的挑战：为了更清楚说明大孔径磁共振带来的工程学上的挑战，我们首先需要明确几个基本概念，如：磁体净孔径和磁体有效孔径。必须强调磁体净孔径和磁体有效孔径是两个不同的概念。前者指的是磁体本身的孔径，而后者指的是可以用于临床扫描患者时的孔径。显然，通常我们所说的大孔径磁共振指的是磁体有效孔径更大的磁共振。为了实现磁共振成像，在磁体腔内会内置有射频线圈、梯度线圈两大组件。而对于通常的具有主动屏蔽功能的磁共振成像系统而言，梯度线圈又分为主梯度线圈和屏蔽梯度线圈。如图 2-1 所示，磁体腔内有三层基本结构，从外往内有：屏蔽梯度线圈、主梯度线圈和射频线圈。对于具有相同磁体净孔径的磁共振成像系统而言，如果我们能把磁体内内嵌的三层结构即屏蔽梯度线圈、主梯度线圈和射频线圈压缩变薄时，磁体有效孔径就会增大。那么我们来分析一下如何获得更大的磁体有效检查孔径呢？

这里通过图 2-1 简要说明一下如何扩大磁体有效孔径。图中黄色区域是射频线圈和主梯度线圈之间的间隙，这个间隙肩负着射频和梯度线圈之间的屏蔽作用，距离不能随意缩小。绿色区域是主梯度线圈和屏蔽梯度线圈之间的距离。为了屏蔽主梯度线圈在其外方所产生的变化磁场，屏蔽梯度线圈内会施加一个反向电流，二者间相互抵消。这两个线圈之间的距离越近，需要施加的屏蔽电流就越大；反之需要施加的屏蔽电流就小。为了扩大磁体有效孔径，通常的做法是压缩两个梯度线圈之间的距离，但随着距离的变小屏蔽线圈对主梯度线圈的功率损耗就越大，这会在一定程度上限制大孔径磁共振设备的梯度性能。尽管设备的标称梯度值有时会标注的很高，但在实际的临床应用中通常是无法达到的。这方面在本章第三节的梯度系统部分再进行详细讨论。

2. 短磁体设计理念及面临的问题：理论上为了实现更大的开放度可以采用短磁体设计。磁体变短可以节省昂贵的绕制磁体超导线圈的超导材料，可以减小客户的安装场地面积，同时也可以减轻磁体的重量等等。那么这种短磁体给临床带来的损失是什么？磁场均匀度变差、磁体 Z 轴方

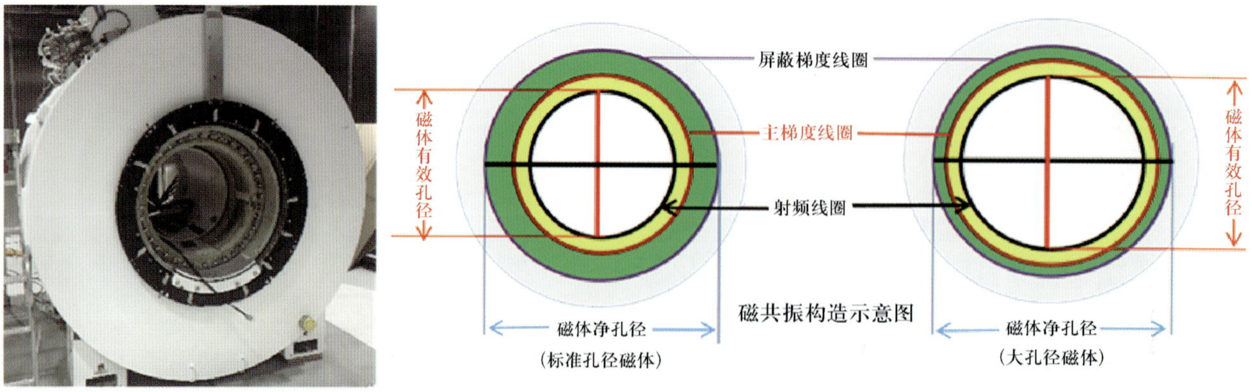

磁体实物图与示意图

图 2-1 磁体实物图及示意图：从内向外看磁体内有射频线圈、主梯度线圈和屏蔽梯度线圈三层结构，其中主梯度线圈与射频线圈之间距离为射频屏蔽，该间隙不能减小。要想获得更大的磁体有效孔径，通常都是缩小主梯度线圈和屏蔽梯度线圈之间的距离，这会带来一定的负面影响

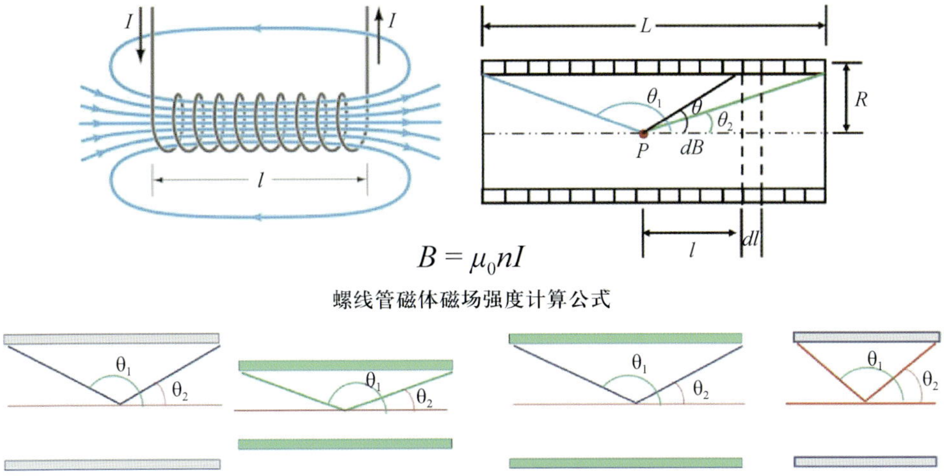

图 2-2　螺线管磁体磁感应强度计算公式及相关示意图。这个公式理论上是当磁体长度无限长的时候螺线管磁体磁场强度的计算公式。磁体越长，就能更大范围内满足这个假设条件

向有效 FOV 变小是其最突出的矛盾。为什么会带来这样的结果？一起来复习一下超导磁共振磁场强度公式：

图 2-2 中给出通常的用以计算磁场强度的公式，同时也给出几个磁体长度、磁体孔径对磁场强度计算公式产生的影响。公式 $B=\mu_0 nI$ 表明磁场强度取决于绕制磁体线圈的匝数 n 和通过的电流 I，但须知这个场强计算公式实际上是个近似公式，该公式成立是有条件的，实际上真正的计算公式应为：$B=\frac{1}{2}\mu_0 nI(\cos\theta_2-\cos\theta_1)$。通过上面的示意图我们可以发现只有当磁体长度足够长时，才能使 θ_2 趋近于 0°、θ_1 趋近于 180°，$\cos\theta_2-\cos\theta_1$ 的值更趋向于 2。相对于长磁体而言，短磁体在磁场均匀度最好的轴心上能满足这个条件的范围变小，因此短磁体磁共振在 Z 轴方向有效扫描视野变小，并因此导致有效均匀脂肪抑制范围变小。这样的短磁体无法在临床实际工作中完成大范围冠状位、矢状位扫描。

磁体是磁共振成像设备中最重要的硬件组成部分，也是影响图像质量和制约临床应用的关键因素（如图 2-3 所示）。本文就有关磁体的几个重要概念进行简单介绍和总结，根本目的是帮助大家更好地理解磁体不同的设计理念对临床应用的影响。更好地理解有关磁场均匀度以及其制约因素对于磁共振设备的选择有着重要的参考价值。作为一名磁共振使用者，不能只局限在临床应用，也需要对影响这些临床应用的背后因素有一些了解和理解，这样才能真正做到知其然也知其所以然。

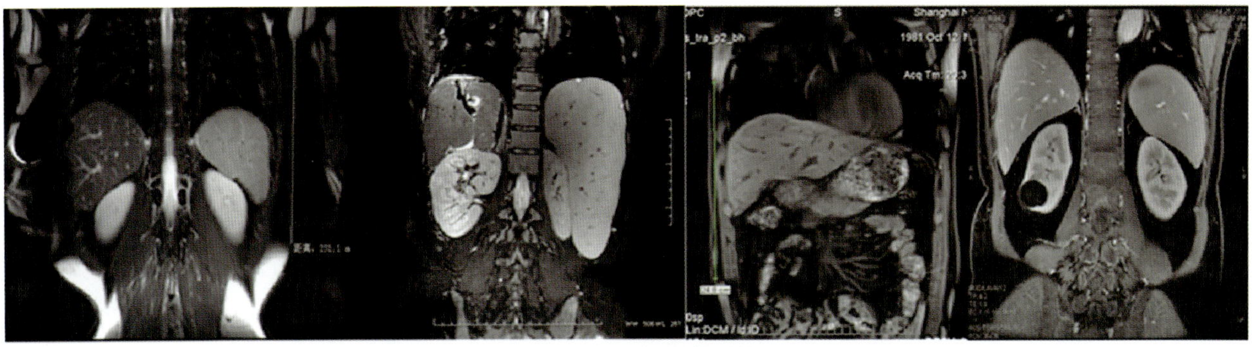

短磁体与长磁体图像对比

图 2-3　短磁体与长磁体图像对比。当磁体较短时因为 Z 轴方向上只有更小的范围接近主磁场的磁场强度，所以在短磁体磁共振冠状位脂肪抑制时常常无法实现大范围均匀脂肪抑制

（李金锋　张英魁）

第二节　射频系统及相关概念

从能量转换与守恒定律的角度而言，任何一种影像设备都可以理解为设备和人体之间存在某种能量转换关系，磁共振成像也是如此。在磁共振成像系统中，射频系统提供用于成像的能量。在这里射频系统担负两方面的任务：射频发射和射频接收。根据拉莫尔方程 $\omega=\gamma B_0$，在特定场强的磁共振对应特定的质子（如 ^1H 质子）进动频率。要想使该特定进动频率的质子发生共振，客观上要求施加一个与之进动频率一致的射频脉冲。射频发射线圈就是用来发射这个特定频率射频脉冲的装置。射频线圈采用的是由电感、电容和电阻所组成的谐振电路。谐振是交流电路的一个特定属性，当该电感、电容、电阻电路的感抗和容抗相等时，此时线圈的电流便只与输入电压呈正比，此时就是谐振状态。当达到谐振时交流电的频率由电感、电容来决定，所以通过调整电感、电容便可以得到特定频率的谐振电路了。如此便实现了谐振电路发射频率和质子进动频率的完美统一。射频接收线圈和发射线圈一样也是谐振电路。有些线圈既是发射线圈也是接收线圈，相控阵线圈通常是接收线圈。

一、射频发射线圈

射频发射线圈，简单地说就是能够产生射频脉冲从而激发人体内的氢质子核产生核磁共振现象的硬件装置。射频发射和接收线圈都是由电感、电容和电阻构成的交流电路，当感抗与容抗相等时该交流电路达到谐振状态。当达到谐振状态时，该交流电路的振荡角频率为 $\omega=\dfrac{1}{\sqrt{LC}}$，对应的线频率为 $f=\dfrac{1}{2\pi\sqrt{LC}}$。为了能够激发处于主磁场为 B_0 内的氢质子发生共振，这个振荡频率需要满足拉莫尔频率。可见通过拉莫尔方程实现了射频发射和接收系统与人体内氢质子核之间的有机统一。

1. 正交发射射频线圈：为了激发特定进动频率的质子发生共振，对正交发射线圈发射的射频脉冲有两方面要求：①该脉冲频率与质子的进动频率相等；②该射频脉冲的极化方向与质子的进动方向相同。就正交发射线圈来说，当从两个耦合点输入两个大小相等但存在 90° 相位差的电流时，便可激发产生一个圆极化的射频场。现行的正交发射体线圈采用鸟笼状线圈如图所示。在如图 2-4 所示的鸟笼状线圈中每一个箭头所示的横杆被称为列线（rungs）。实际上一个鸟笼状线圈上含有 8 到 16 个列线。电磁学上已经证明当这些列线内通过强度相等但有相同位差而且总的位差满足 2π 分布时，在该鸟笼线圈内便可形成一个横向均匀的圆极化射频场。

2. 多源发射射频理念：在高场强磁共振如

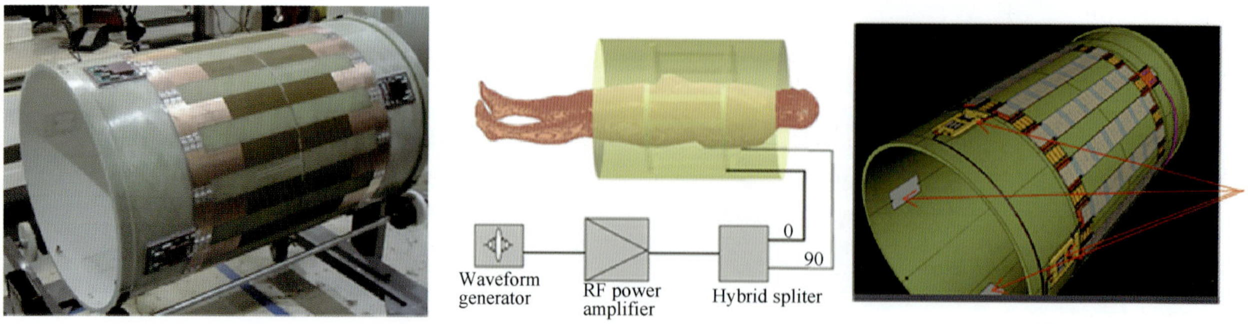

大体发射线圈实物图　　正交发射线圈示意图　　电流输入点

图 2-4　大体线圈示意图：鸟笼状发射体线圈上通常由 16 条列线（rungs）构成，每个列线上通过的电流相等，但满足一定的相位分布，这是产生均匀横向交变磁场的基础。正交发射线圈有两个电流输入点即 0° 和 90°。理论上这个正交电流输入后会形成一个满足一定相位分布的各个列线电流

3 T 面临的一个严峻挑战是射频场不均匀，如何获取均匀的射频场是所有 MR 厂商需要解决的问题。通过上面的描述我们知道产生均匀横向射频场的前提是在这个鸟笼线圈的所有列线内通过的电流相等且总相位差满足 2π 分布。如何满足这个条件呢？ 通常的正交发射线圈从两个耦合点输入电流，我们把电流输入的端口称为输送端口（feeding port）。从这两个点输入电流最后再流过不同的列线，但由于误差或损耗等造成列线上总的相位差不一定刚好能满足 2π 分布，这是导致射频场不均匀的重要原因。设想如果能从多个输入端供给电流，并能对每个输入端电流进行幅度和相位调整，那么输入的点越多显然就能越准确地控制列线中电流强度和相位差。这就是多源射频的来由。这里需要强调：多源射频的一个重要概念是不仅仅要关注使用多少个射频放大器，而且还要关注有多少个电流输入点。只有输入电流的点更多才能更精确地控制电流强度和相位差。尽管原则上使用更多的射频放大器可以更容易精确控制每一个列线内的电流强度和相位，但前提是每个射频放大器必须有相应且独立的电流输入点。假如一个系统虽然使用了两个射频放大器，但其电流输入点仍是两个，这样的射频线圈就和通常的正交发射线圈类似。还有一点必须澄清：多源射频解决的是射频场的均匀度问题，其优点是确保整个图像更均匀，但该技术不是解决腹水问题的有效方案。3 T 磁共振在腹水患者不能取得满意图像是因为 3 T 磁共振射频脉冲频率更高从而有更明显的趋肤效应，该效应导致其穿透性变低。在腹水患者如果腹水中含有大量电解质，则腹水的导电性能提高，这会使得穿透深度降低。由此可见了解一个概念的重要性不仅仅是对这个概念本身理解有多深，更重要的是，它能帮助我们更好地解决或解释临床应用中的问题。

射频发射线圈通常同时也可以作为射频接收线圈，所以也称之为射频发射接收线圈。比较常见的发射接收线圈如用于全身成像的大体线圈、传统头部正交发射接收线圈和正交膝关节发射接收线圈（图 2-4）。

二、射频接收线圈的分类

如果说射频发射线圈是激发体内质子发生核

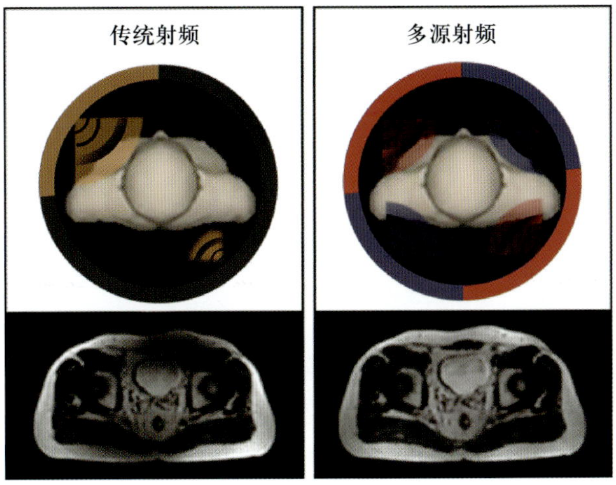

图 2-5　传统射频与多源射频比较示意图。多源射频可提高射频场的均匀度，使图像整体信号更均匀。虽然通常大家都特别重视主磁场均匀度问题，但实际上射频场均匀度对于图像质量也会产生重要的影响。当射频场不均匀时就无法保证整个成像层面内的氢质子具有相同的翻转角，这会导致射频激励后同种组织产生的横向磁化矢量存在着空间上的差异，而这些差异直接影响图像的信号强度

磁共振的能量来源，射频接收线圈就是接收体内质子共振后能量转换过程中所产生的感应电流，这就是我们所说的 MR 信号。由于 MR 信号本身相对很弱，这对接收线圈的灵敏度等提出了很高的要求。射频接收线圈可以分为表面线圈、正交线圈、相控阵线圈，相控阵线圈从本质上说是一种特殊的表面线圈。近年来，根据接收线圈的覆盖范围又有两种不同的设计理念：高密度靶线圈和全身一体化线圈。这里有几个概念需要掌握：

1. 表面线圈：这类线圈的一个重要特点就是靠近线圈的区域信噪比非常高，而远离线圈区域的信号下降明显。表面线圈的覆盖深度为线圈单元大小的一半左右。显然线圈单元大其覆盖的组织深度就更深。这类线圈通常用于靶器官扫描，如眼部、血管壁成像等。

2. 正交线圈：这一类线圈是发射、接收一体化线圈，如用于射频激发的大体线圈，用于头部和膝关节的正交发射、接收一体化线圈。正交线圈所采集的图像通常更均匀。同时，在膝关节扫描时因为正交发射接收一体化膝关节线圈的激发范围和成像范围更匹配，这就避免了用大体线圈激发而后用表面线圈采集所容易导致的周边信号伪影。由于相控阵线圈的广泛使用，迄今，正交

线圈更多地用于大体线圈发射，但大体线圈发射在小视野成像时容易导致周边信号伪影的出现。适当地增大 FOV 可以把周边信号伪影向外移动，这是一种折中的解决方案。

3. 相控阵线圈：由多个表面线圈组成的接收线圈阵列。对于相控阵线圈而言经常被提及的两个概念就是单元和通道。需要澄清一下严格意义上讲“单元”和“通道”是两个不同的概念，一个相控阵线圈可以有很多的线圈单元，而通常所说的通道，指的是相控阵线圈所对应的信号接收装置（receiver）。每个接收装置可以采集一幅单独的图像。举个例子，某相控阵线圈可能有 19 个线圈单元，这些线圈单元可以通过不同的组合方式与接收装置相连接。如果对应的接收装置是 8 个，那么我们说这个相控阵线圈就是 8 通道。每个通道可以采集一幅完整的图像，而最后的图像是每个通道的图像融合在一起形成的。显然通道越多通过叠加最后图像的信噪比就越高。使用相控阵线圈时，使用者需要对不同的线圈选项对应的通道数、线圈单元的组合有一定了解，这样才能更好地发挥相控阵线圈的临床优势。笔者的建议是：在使用相控阵线圈时，一定要根据具体的扫描范围开放对应的线圈单元和接收通道，盲目地开放过大的范围对于实际扫描无益，反而会带来一些应用的问题。以 GE 公司的头颈部联合线圈为例，在进行头部扫描时，强烈建议大家选择相应的头部相控阵线圈选项，这样可以确保所开放的单元和通道更充分地发挥作用。而有些客户盲目地开放所有单元和通道，这时整个线圈的通道布局就发生了变化，特别是空间布局上的变化对于图像均匀度产生影响，而开放的颈部单元和通道也有可能采集到周边信号产生伪影等。图 2-6 展示的是几个常用的射频接收线圈。

三、相控阵线圈的表面强度校准

在线圈的学习和使用过程中有些物理现象需要花时间去理解。对于相控阵线圈而言，由于它是由多个线圈单元和通道所组成，这就面临一个实际问题：线圈的单元有多大？它的穿透或覆盖深度有多大？了解这些是我们深入理解表面强度校准的基础。我们知道，对于一个具体的线圈单元而言，它的覆盖深度可以简单理解为该线圈单元物理尺寸的一半。这就是说线圈单元越大，其覆盖的深度也越深；而线圈单元越小，其覆盖的深度也越浅。对于一个实际扫描部位或器官而言，对应的相控阵线圈的空间尺寸越接近这个部位的大小越合理。如头部相控阵线圈的大小尺寸非常接近头颅的尺寸，这样才能确保扫描时线圈单元距离人体扫描部位距离更近。但这种物理上的对应关系也带来一个新的问题：以头部为例，受头颅大小的限制，头部相控阵线圈的大小不会很大。这样，如果对应的相控阵线圈的通道和单元越多，每个线圈单元的物理尺寸就越小。如果采用这样的线圈进行头部成像而不做任何处理，采集到的图像表面很亮，而中央区域则很黑，这显然不利于大家的观察和诊断。为了解决这个问题，各个厂商都会有相应的表面强度校准技术。非常遗憾的是笔者在实际工作中仍发现很多扫描人员忽略了这个基本点，导致最后的图像不利于观察和诊断。这里以 GE 磁共振为例介绍一下常用的表面强度校准技术。这里只简单介绍每种校

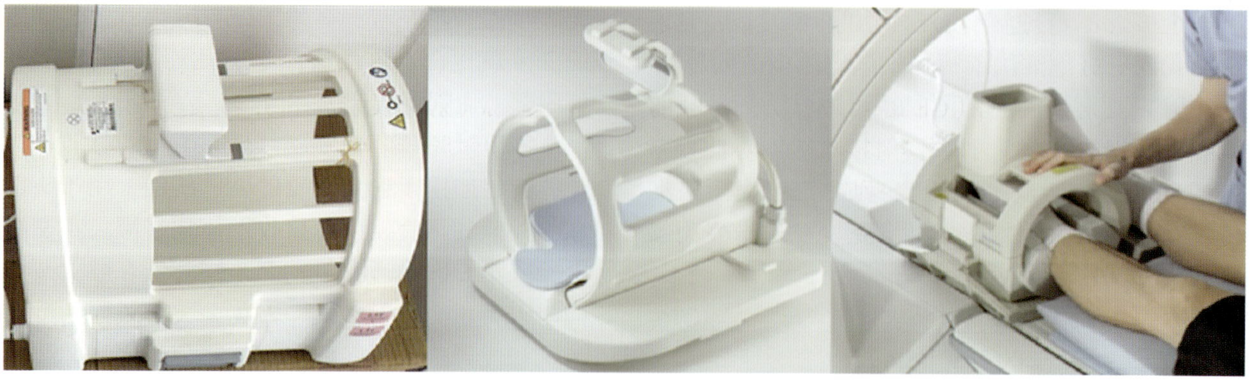

图 2-6 几个线圈实物图：正交头线圈、相控阵专用头线圈和正交膝、踝线圈。相比之下，相控阵线圈具有更高的信噪比，但正交线圈通常具有更佳的图像均匀度

准技术的临床特点，不介绍具体的校正方法。

1. SCIC：是 Surface Coil Intensity Correction 的缩写，这是 GE 公司磁共振平台最早推出的相控阵线圈表面强度校准技术。

（1）SCIC 校准技术的一个特点是能有效纠正相控阵线圈的表面效应，适用于大多数相控阵线圈。

（2）SCIC 更关注的是相控阵线圈的表面强度校准而不过多关注整体图像的均匀度和对比度，使用 SCIC 不需要额外的校准数据。带来的一个好处是 SCIC 也可以扫描后实施。

（3）SCIC 带来的一个问题是会改变图像的对比度，因此该校准技术不能用于 DWI 等需要进行定量分析的成像。另外，特别需要提醒大家在临床科研工作中对那些需要后期处理得到定量数据的扫描序列，切勿使用 SCIC 表面强度校准，这会导致这些数据无法使用。

（4）SCIC 对相控阵线圈本身的空间布局要求低，不会出现因为线圈单元不对称所导致的图像噪声被放大，因此在那些线圈单元非对称分布的相控阵线圈强烈建议选择 SCIC 校准，如用于脊柱扫描的 CTL 线圈以及一体化脊柱扫描线圈等建议选择 SCIC。如果在这些线圈单元呈非对称分布的相控阵线圈采用 PURE 校准技术，就会导致没有线圈单元覆盖的区域会看到明显的噪声。

2. PURE：是 Phase-array UnifoRmity Enhancement 的缩写。这是较 SCIC 稍晚推出的相控阵线圈表面强度校准技术。与 SCIC 相比，PURE 有以下几个特点：

（1）PURE 校准需要额外扫描的校准数据：在一个具体的扫描序列如果采用 PURE 表面强度校准，在该序列之前需要一个额外的校准扫描序列（calibration）。这个校准扫描序列是在原有并行采集 ASSET 校准序列基础之上拓展而来。与原来的 ASSET 校准序列（GE 磁共振 HD 平台以前的校准序列）相比，既能兼容 ASSET 又能兼容 PURE 的校准。目前使用的序列在校准图像采集时会有两组图像采集：一组是用相控阵线圈采集的图像，仔细观察这组图像周边明显信号更高；而另一组图像则是采用大体线圈进行信号采集，这组图像的均匀度更好。前文我们提及：正交接收线圈的均匀度更好，所以在采用 PURE 进行表面强度校准时采用这组用大体线圈获取的图像作为参照。对 PURE 简单总结就是一句话：力争用相控阵线圈获取和大体线圈一样均匀的图像。

（2）PURE 校准不改变组织原有对比度：这是 PURE 校准技术的一个突出优点。因为它不改变组织原有对比度，因此 PURE 校准可以用于 DWI 等需要后处理的序列扫描。

（3）PURE 对相控阵线圈本身的空间分布具有很高的要求：如前所述，PURE 校准的终极目标是实现用相控阵线圈获取和大体正交线圈相媲美的均匀度，这本身对于相控阵线圈的空间分布就提出了很高的要求。简单地说，PURE 只适用于那些空间上呈对称分布的容积采集的相控阵线圈，这个线圈的线圈单元至少满足容积对称，了解这点对于日常临床工作的质控非常重要。如果我们使用头颈联合线圈进行头部扫描时开放了头颈联合的众多单元，这不仅导致用于头部扫描的对应线圈单元和通道减少，同时也会带来线圈单元空间上的不对称。在这种情况下使用 PURE 校准就可能导致最后图像的信号明显不均匀且出现明显的噪声。PURE 以大体线圈的均匀度作为参考基础，这会导致没有线圈单元分布的区域或原有信号偏低的区域信号下降更明显。

（4）PURE 校准对大体线圈的均匀度也有很高的要求：尽管我们说正交发射大体线圈具有更好的均匀度，但在高场强磁共振设备正交发射的大体线圈的均匀度也面临着很大的挑战。当使用 PURE 校准时，如果发现图像出现明显的均匀度问题如周边特别黑而中间偏亮，提醒大家注意查看校准序列原始图像中大体线圈采集的那组图像，如果此组图像出现问题，此时只能关掉 PURE 校准后再进行扫描。

有关 PURE 与 SCIC 的对比参考如图 2-7、2-8 所示。

在磁共振成像过程中，射频系统既是成像能量的来源（射频发射线圈），也是信号采集的装置（各种射频接收线圈）。无论是射频发射线圈还是射频接收线圈，从本质上讲都是由电感、电容和电阻组成的一个交流电路，这里通过精密调整电感、电容的感抗和容抗使得它们刚好相等而相互抵消，从而使得交流电路达到了谐振电路状态。通过调整电感、电容的参数使得谐振电路的振荡频率满足于在特定场强下由拉莫尔方程决定的氢质子共振频率，从而实现了线圈的振荡频率

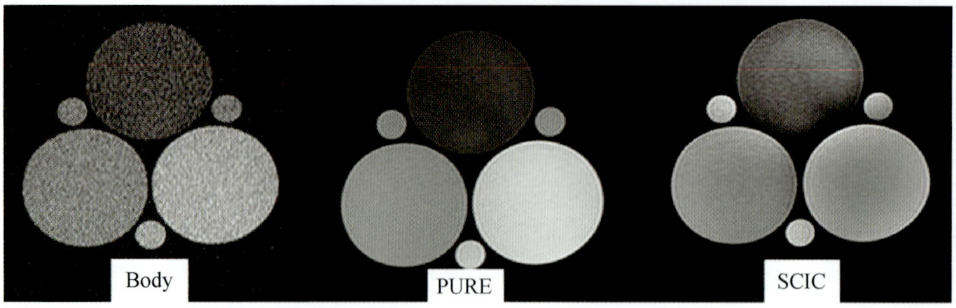

图 2-7 PURE 和 SCIC 校准对比。与大体线圈扫描图像对比，当采用相控阵线圈成像时用 PURE 进行图像校准时所获得的图像对比度和大体线圈接近；而采用 SCIC 校准时相比大体线圈对比度变差。大体线圈属于正交发射接收线圈，理论上具有更好的射频场均匀度，因此其对比度最真实。对比表明，PURE 可以保留图像原有对比度，而 SCIC 会更大程度破坏原有图像对比度

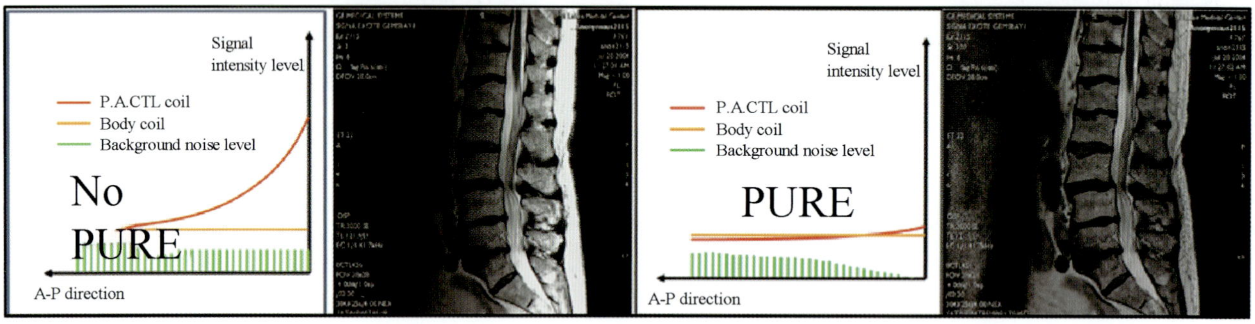

图 2-8 PURE 校准对线圈的要求。PURE 以大体线圈的校准图像作为参考，理论上可以获得和大体线圈相似的图像对比。基于此，PURE 对于相控阵线圈的空间布局也有很高要求，只有空间上呈对称容积包裹的相控阵线圈才更适合 PURE 校准。这里展示的 CTL 相控阵线圈是开放式线圈设计，前方没有线圈覆盖。当采用 PURE 校准时导致前方噪声明显突出

和氢质子的拉莫尔频率的有机统一。希望大家能初步了解不同的射频发射线圈和射频接收线圈使用过程中存在的一些影响图像和成像性能的内在因素，将这些知识点用于实际临床工作，这是磁共振成像质量控制和质量保证的一个重要部分。

（李金锋　张英魁）

第三节　梯度系统及基本概念

如果把磁体比喻成磁共振成像系统的心脏，那么把梯度系统就是磁共振成像设备的发动机。在磁共振成像过程中梯度系统担负多方面的功能。除了大家熟知的空间定位外，还肩负许多其他作用如：用于产生梯度回波；各种校正梯度如流动补偿梯度、扰相梯度；用于产生特殊对比如弥散成像中的运动检测梯度等。特别重要的是，目前大多数高级临床应用多是基于梯度回波序列基础之上的，如用于腹部动态增强的三维增强序列、对比剂增强血管成像、脑功能成像、脑灌注成像、弥散成像等。一台磁共振成像设备如果没有高性能的梯度系统，就好像一部跑车没有好的发动机一样。所以，在日常工作中大家如何客观地评价梯度系统的临床性能？一个优异的梯度系统会给临床科研带来哪些突破？这是值得花时间来讨论和学习的问题。衡量梯度系统的两个常用指标是最高梯度场强和最大梯度切换率（爬升率）。事实上梯度保真度、稳定度也是确保高性能梯度系统的关键。在讨论梯度系统的性能时，有几个重要概念必须澄清。

一、梯度线圈的基本构成

在磁共振成像过程中梯度场的形成依赖于梯度线圈。梯度场在磁共振成像过程中具有多方面的作用，大家所熟知的便是通过梯度场的叠加实现空间定位。利用梯度进行空间定位是保罗・劳特布尔（Paul Lauterbur）于 1973 年提出，对磁共振成像技术的推动有着深远影响，他本人也因此获得了诺贝尔奖。不过，用梯度场进行空间定位只是梯度系统在磁共振成像中作用的一个方面。事实上，梯度不仅仅是实现空间定位的手段，它还参与回波形成、运动校正、匀场以及超快速成像等高级应用。很多高级磁共振应用和快速成像都是借助于梯度系统来实现的。梯度线圈构成如图 2-9 所示。

1. 主梯度线圈构成：因为要通过梯度磁场的叠加实现三维定位，所以在 X、Y、Z 三个逻辑轴上要分布有梯度线圈。每个轴的梯度线圈需要两组梯度线圈协同工作，所以主梯度线圈由六组梯度线圈缠绕而成，一对 X 轴方向，一对 Y 轴方向，一对 Z 轴方向。

2. 屏蔽梯度线圈：为了克服主梯度线圈工作过程中所导致的涡流效应，现在的磁共振成像设备的梯度线圈都采用主动屏蔽梯度线圈（active shield gradient coil，ASGC）设计理念。这种主动屏蔽的梯度线圈设计就是在主梯度线圈外放置与主梯度线圈完全平行的另一组梯度线圈，也是共六组。这些屏蔽梯度线圈中通过的梯度电流的电流方向和主梯度线圈中电流方向刚好相反，这样它可以产生一个和主梯度线圈产生的梯度场方向刚好相反的梯度磁场，二者之间可以相互抵消。

3. 大孔径磁共振设备的梯度挑战：在本章前面的磁体部分中，我们讨论了大孔径磁共振设计中梯度设计的挑战。这里详细分析一下带来这种梯度性能挑战的原因。如果说屏蔽梯度线圈的目的是用来克服主梯度线圈所导致的涡流效应，那么现在的问题是：屏蔽梯度线圈需要施加多大的电流能刚好抵消主梯度线圈中电流在屏蔽梯度线圈位置所产生的梯度磁场呢？这里面需要介绍一个特别重要的定律：毕奥 - 萨伐尔定律（Biot-Savart law）。该定律可以说是奠定电磁学的另一个重要的理论基石。对于从事磁共振成像的专业人士而言，至少有两个定律需要熟知：一个是法拉第电磁感应定律，一个就是毕奥 - 萨伐尔定律。前者大家更熟悉，后者一定很陌生。这个定律的数学公式在此忽略，但它的物理意义需要了解。毕奥 - 萨伐尔定律简单地说就是描述一个电流在空间上某一点所产生的磁场的定律。这个电流产生的磁场和电流本身的强度呈正比，而与这个空间点到电流元之间的距离的平方呈反比。这个定律带给大家两个重要启示：其一，对于固定的电流元而言，距离越远在该点产生的磁场就越弱；而对于同一个空间点而言，要想产生更高的磁场就要求电流元的强度更大。理解这两点对于理解大孔径磁共振的挑战非常有帮助。因为当前所见到的大孔径磁共振设备通常都是通过压缩主梯度线圈和屏蔽梯度线圈之间的距离（即所谓的“薄”梯度设计）来获取更大的磁体有效孔径。随着主梯度线圈和屏蔽梯度线圈之间的距离变短，意味着用于产生磁共振成像梯度的主梯度线圈在屏蔽梯度线圈位置产生的磁场就变强，为了克服它就必须施加更大的屏蔽反向电

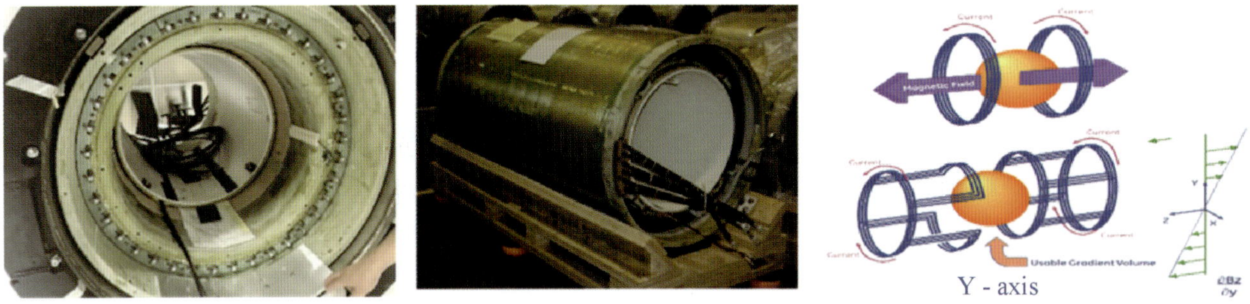

图 2-9　磁体剖面图及梯度线圈实物图。三个逻辑轴上的每个轴由两组梯度线圈协调工作，共有六组梯度线圈构成。主梯度线圈外侧还有主动屏蔽梯度线圈，该线圈与主梯度线圈相平行

流来消除这个磁场。但有一点需要注意，这个屏蔽梯度线圈也会在我们的成像区域产生一个反向梯度场，它会削弱主梯度线圈在成像区域产生的成像梯度场强。显然，这两个梯度线圈之间的距离越大，所需要的屏蔽电流就越小，相对就更容易实现高效能的梯度性能。

二、梯度的工程值与梯度临床性能

最高梯度场强和最大梯度切换率是用于评估梯度性能的两个最直接的指标，也是最为重要的参数。但有必要澄清梯度的工程值和梯度临床性能值这两个不同的概念。简单地说，梯度的工程值就是购买设备时标书上给出的值，譬如梯度切换率（爬升率）200 T/m/s，最大梯度场强是 40 或 80 mT/m 等。但一个实际问题是：在临床实际工作中机器所能达到的最大梯度爬升率和最大梯度场强是多少？这个在临床上实际能够达到的最大梯度场强和最大梯度切换率就是这里要强调的梯度临床性能值。由于受周围神经刺激征（PNS）等安全因素或受梯度系统本身保真度和稳定度限制，通过计算可以发现梯度的工程值和梯度的临床性能值存在着一定的差距，这些是大家需要了解的。通常，在进行 FSE 这些序列扫描时所需要的最大梯度场强和切换率都相对比较低，但在进行 DWI 或一些快速动态增强扫描时通常会使用到系统的极限参数，如最短的回波间隔、最短的重复时间、最短的回波时间等。而制约一台磁共振设备极限参数的因素除了扫描时选用的参数如采集矩阵、扫描视野等外，另一个因素就是系统的梯度性能。这里有一个非常重要的公式可以帮助大家计算在临床应用中梯度系统可以达到的最高梯度场强：$2\Delta v=(\gamma/2\pi)\times G_x\times L_x$。这里，$2\Delta v$ 就是系统进行信号读取时的总接收带宽，γ 就是旋磁比（此处以角频率表示），而 G_x 就是读出梯度，L_x 就是读出梯度方向上的 FOV。显而易见，如果知道对应于某一接收带宽时系统允许采集的最小 FOV，就能计算出系统允许使用的最大的读出梯度场强。通过这个公式就能很容易地计算出最大临床梯度性能。学习磁共振成像原理的最大目的就是学以致用，掌握这些原理能够帮助大家学会透过现象看本质。

三、梯度保真度和稳定性是评价梯度性能的重要指标

最大梯度场强和梯度切换率是评价梯度性能时最常提到的两个指标，是因为这两个指标可以被量化。事实上，在客观评价梯度性能时还需要同时客观地评价梯度的保真度和稳定度。我们知道梯度线圈在工作时会面临自感和互感两个问题，这些是产生涡流的根本原因。涡流不仅会导致实际的梯度波形和理想的梯度波形存在严重误差，同时还会导致梯度线圈发热而导致其稳定性变差。如何有效地抑制涡流是梯度设计中必须严肃对待的问题。很多厂家的磁共振平台采用双反馈回路调节并结合使用更高保真的梯度放大器从而实现了真正的绿色梯度设计。这种高保真的绿色梯度设计实际上是实现许多高级临床应用和科研的保障。譬如临床上广泛使用的螺旋桨采集技术以及其他一些特殊的 K 空间填充方式如放射状填充或螺旋式填充等，都对梯度的保真度提出了很高的要求。同时高保真梯度也是实现更高梯度临床性能的前提，只有在足够高的梯度保真度和稳定性时系统才能够使用更高的梯度场强和切换率。磁共振扩散成像过程中所采用的斜坡采样技术就是依托于梯度的高保真性能基础之上的。斜坡采样大大提高了梯度的工作效率，在梯度爬升或下降的斜坡期间进行采样也等同于提高了梯度的有效场强（图 2-10）。诸如 Spiral 螺旋采集、斜坡采样等采集到的 K 空间数据都不能直接用于傅里叶变换，必须通过插值处理拟合出线性 K 空间数据，在插值过程中所依赖的预估数据必须在梯度具有很高的保真度和稳定度时才能更接近真实偏差。

这里总结并讨论了磁共振成像设备中梯度系统的一些相关概念。关于梯度性能的认识和评估有很多被混淆了的市场概念，这里建议各位磁共振实际使用者建立起临床梯度性能的概念。相对于一台具体的磁共振设备而言，由于受患者安全因素（PNS）、梯度系统本身的性能（保真度、稳定度）等制约，真正在临床成像过程中能够呈现出的性能才是最重要的。了解梯度线圈的构造、主动屏蔽梯度线圈的功能以及屏蔽梯度线圈和主梯度线圈之间的相互关系，对于大家理解大孔径

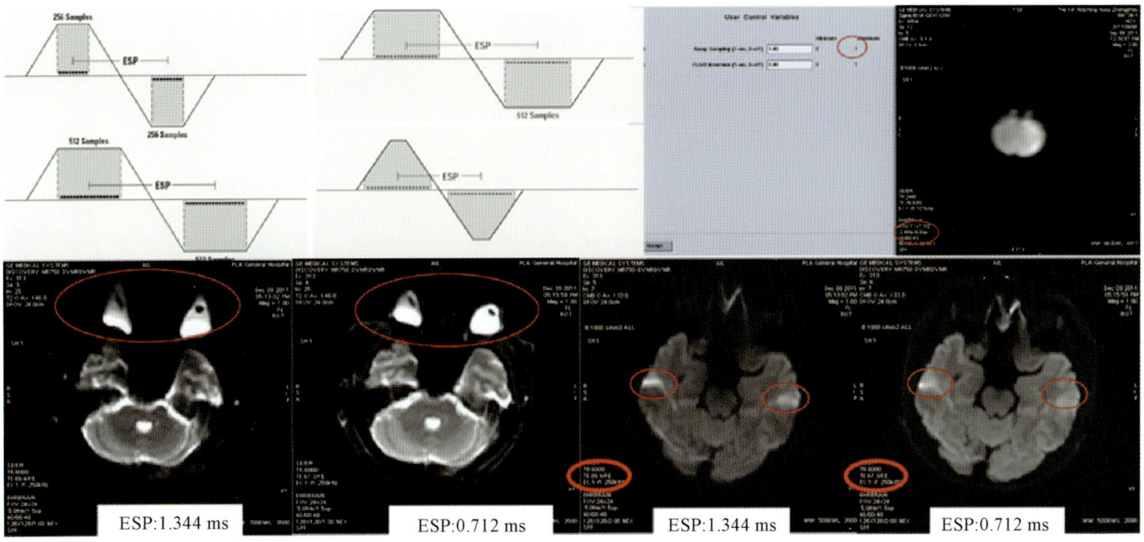

不采用斜坡采样　采用斜坡采样　不采用斜坡采样　采用斜坡采样

图 2-10　用斜坡采样和不用斜坡采样回波间隔（ESP）及对图像的影响：采用斜坡采样时 ESP 明显缩短，对应的图像磁敏感伪影明显减轻，图像几何畸变减轻

磁共振的梯度挑战非常有帮助。希望通过这些内容能让读者渐渐学会客观理性地评估磁共振成像设备中的梯度系统性能。

（李金锋　付贵峰　张英魁）

参考文献

[1] Grissom W A, Sacolick L, Vogel M W. Improving high-field MRI using parallel excitation [J]. Imaging in Medicine, 2010, 2 (6): 675-693.

[2] Katscher U. Basic and Tailored RF Shimming in a Multi-transmit Whole Body MR System [J]. Piers Online, 2008, 4 (7): 781-784.

[3] Gruber B, Froeling M, Leiner T, et al. RF coils: A practical guide for nonphysicists [J]. Journal of magnetic resonance imaging, 2018, 48 (3): 590-604.

[4] FUJITA, Hiroyuki. New horizons in MR technology: RF coil designs and trends [J]. Magnetic Resonance in Medical ences, 2007, 6 (1): 29-42.

[5] Kaufman L, Arakawa M, McCarten B M, et al. Switchable MRI RF coil array with individual coils having different and overlapping fields of view: U.S. Patent 4, 881, 034 [P]. 1989-11-14.

[6] Vovk U, Pernus F, Likar B. A review of methods for correction of intensity inhomogeneity in MRI [J]. IEEE transactions on medical imaging, 2007, 26 (3): 405-421.

[7] Wallner B K, Edelman R R, Bajakian R L, et al. Signal normalization in surface-coil MR imaging [J]. American journal of neuroradiology, 1990, 11 (6): 1271-1272.

[8] Hidalgo-Tobon S S. Theory of gradient coil design methods for magnetic resonance imaging [J]. Concepts in Magnetic Resonance Part A, 2010, 36 (4): 223-242.

[9] Ahn C B, Cho Z H. Analysis of the eddy-current induced artifacts and the temporal compensation in nuclear magnetic resonance imaging [J]. IEEE transactions on medical imaging, 1991, 10 (1): 47-52.

[10] Schmitt F. The gradient system. Understanding gradients from an EM perspective: (gradient linearity, eddy currents, maxwell terms & peripheral nerve stimulation) [C]. Int Soc Magn Reson Med. 2013, 21: 159-172.

[11] Glover G H, Pelc N J. Method for correcting image distortion due to gradient nonuniformity: U.S. Patent 4, 591, 789 [P]. 1986-5-27.

[12] Mansfield P, Chapman B L W, Turner R, et al. Magnetic field screens: U.S. Patent 4, 978, 920 [P]. 1990-12-18.

第三章

磁共振成像中几个基本概念

第一节　磁感应强度单位特斯拉的实际意义

在磁共振原理学习过程中，清晰掌握一些基本概念是深入学习和研究的基础。基本概念之所以重要，是因为它们自始至终贯穿在整个知识链当中。在日常工作和学习过程中经常会遇到很多看起来不是问题的问题，其背后却蕴含着重要的基本概念和知识点。学习基本概念是一个漫长的积累和沉淀过程，但掌握了这些基本概念能让学习更加高效和事半功倍。本章节将带大家一起回顾一下磁共振学习中几个重要的基本概念，如磁感应强度等。在讨论磁共振设备时经常会提到 1.5 T 或者 3.0 T，磁感应强度是磁共振成像设备的一个最重要的标志。但这里的“T”指的是什么？它具有怎样的实际意义？这就是接下来要讨论的特斯拉的概念。特斯拉这个概念看似离我们的实际工作很远，但了解这个概念的含义对于深入理解一些磁共振成像的现象是非常必要的。

一、磁场强度与磁感应强度

磁场强度这个概念虽常被经常提及，但严格来说，大家谈论的其实是磁感应强度的概念。磁场强度和磁感应强度在物理学上是两个不同的概念。磁场强度用符号 H 表示，磁感应强度用 B 来表示。这两者都是用来表示磁场强弱和方向的物理量，但实际意义有一定区别：如果不考虑磁介质的影响时，用磁场强度 H 来表述；如果考虑到磁介质的影响时就用磁感应强度 B 来表示。磁介质在磁场作用下也可以产生一定的磁场，该磁场会与源磁场相互叠加。在磁共振成像过程中更需要考虑的是人体进入磁场的叠加磁场强度，因此在谈及磁场强度时其实就是谈论的磁感应强度的大小。简单的理解就是物理学上磁场强度 H 是用来表述源磁场的物理量，而磁感应强度 B 是用来表述存在磁介质（如人体时）时叠加磁场的物理量。虽然磁场强度和磁感应强度严格意义上的物理学意义不同，在磁共振成像过程中这二者有时也不是严格区分开的。人体未进入磁体可以理解为磁场中没有磁介质的存在，这时静磁场强度或主磁场强度便可用 B_0 表达。

二、特斯拉的物理学意义

这里要和大家讲述的“特斯拉”是和磁共振成像设备密不可分的一个物理学单位。在使用一台或购买一台磁共振设备时，磁感应强度 B_0 的概念常被提及，诸如高场和低场或 1.5 T 和 3.0 T 等。不同场强的磁共振其固有信噪比是不同的，3.0 T 场强的磁共振其固有信噪比要高于 1.5 T 磁共振，当然，与 1.5 T 磁共振相比，3.0 T 场强磁共振也具有更明显的磁敏感效应、更明显的运动伪影和更明显的化学位移伪影等等。了解这些特点使用者就可以通过合理设定扫描参数扬长避短。现在的问题是在讨论是 1.5 T 还是 3.0 T 的时候，这里的“T”是如何定义的？可能认真思考这个问题的人并不太多。经常听到的回答是1 T就是1个特斯拉，相当于10 000高斯。不深究特斯拉的概念固然不会影响大家对于磁共振的使用和开发，但如果了解了特斯拉这个概念会不会帮助使用者更好地理解一些现象呢？比如磁共振扫描过程中的声音到底和什么相关？为什么扩散加权序列或一些3D快速扫描的序列声音会更响？想要理解特斯拉这个概念需要首先了解一个概念：安培力。因为特斯拉这个定义是由安培力推导出来的。安培力指的是载流导线在磁场内所感受到的力的大小。物理学中安培力的表达公式为：

$$F=IB_0Lsin\theta$$

I是通过导线的电流强度，单位为安培。B_0是主磁场磁感应强度，单位是特斯拉。L是导线长度，单位是米。θ是载流导线和主磁场之间的夹角。当θ为0^o时，导线感受到的安培力为0牛顿，而当θ为90^o时，公式简化为$F=IB_0L$。简单解释一下这两个特定情况下的物理意义：当导线和主磁场方向平行时导线感受到的力是0，而当导线和主磁场方向垂直时导线感受到的力最大。安培力F的单位是牛顿，通过$F=IB_0L$可以推导出$B_0=F/IL$描述磁感应强度的单位——特斯拉的物理学意义：一根一米长的导线通过的电流是一个安培，当它垂直于主磁场方向切割磁力线时，如果感受到的力是一个牛顿，那么该载流导线所处的磁感应强度就是一个特斯拉。显而易见，如果上述导线感受到的力是1.5个牛顿，那么相应磁感应强度就是1.5特斯拉。同理，如果感受到的力是3个牛顿，那么相应磁感应强度就是3个特斯拉。对物理学单位特斯拉的深入理解离不开安培力的概念，而理解安培力的概念还可以帮助大家理解梯度线圈在通过电流时在磁场内的感应力现象。这里还需要提及电磁学中具有奠基意义的一个定律：毕奥-萨伐尔定律。这个定律是描述导线中通过的电流在空间上某一点产生的磁感应强度的量化规律。事实上，超导磁体的磁感应强度就是通过超导线圈的电流在空间内产生的磁感应强度，超导线圈中的电流在空间中某一点的磁感应强度就是通过毕奥-萨伐尔定律精准计算出来的。有一个简单的规律：要想在空间上某一点产生的磁感应强度越强那么通过导线中的电流也要求越大。众所周知，梯度场由梯度线圈中所通过的电流产生的，因为电流大小和方向的切换导致梯度场的大小和方向随之动态变化。如果在空间上某一点产生的梯度场强越大，这就要求通过梯度线圈的电流也越大。那么根据安培力定义，此时梯度线圈在主磁场内所感受到的安培力也就越大。因为梯度线圈内电流的大小和方向在不断切换，这就导致梯度线圈所感受到的安培力大小和方向也在变，从而导致梯度线圈的被动往返震动，这是磁共振扫描过程中梯度工作噪声的产生机制。显然通过梯度线圈的电流越大，对应的安培力也越大，梯度线圈的震动幅度也越大，相对应的噪声也越大。需要注意的是：在进行不同序列成像过程中所使用的读出梯度场强是不同的，可以通过以下公式计算所使用的读出梯度场强：$2\Delta v=(\gamma/2\pi)\times G_x\times L_x$，其中$2\Delta v$是信号接收总带宽，$\gamma/2\pi$为拉莫尔线性频率，$G_x$代表读出梯度场强，$L_x$是频率编码方向FOV。如果知道某序列信号读出总带宽和所使用的L_x，就能计算出该序列成像过程中所采用的读出梯度场强。场强越大产生的梯度噪声也越大。通常在扩散加权序列或一些快速的3D序列扫描中，系统会采用系统允许的最大的梯度场强来获取最短的TR或TE（或ESP回波间隔），从而产生更大的噪声。此外，根据读出梯度场强计算公式，通过具体计算还可以进一步证明临床上所能使用的最大读出梯度场强和厂家的工程值存在一定差别，因此有必要建立临床梯度和标称梯度的概念。通过计算也会发现，有些磁共振成像设备尽管标称梯度值很高，但临床上所能使用的临床梯度值却很低，这就是为什么这些成像设备在扫描过程中产生的噪声似乎更小的一个主要原因。但这种低噪声是以牺牲临床梯度性能为代价的，而采用低的临床梯度牺牲的一定是图像质量，譬如在扩散加权成像中，降低梯度性能会延长ESP而导致更大的几何畸变。

本文介绍特斯拉这个单位的物理学意义，也想借着这个概念和大家复习一下安培力、毕奥-萨伐尔定律等基本内容，这对于大家深入了解和学习磁共振成像背后很多深层次的原理具有重要的指导意义。

（张英魁）

第二节　磁共振成像中的拉莫尔方程

尽管磁共振成像原理非常复杂枯燥，但有些成像原理还是需要了解和掌握的。拉莫尔方程作为磁共振成像过程中最灵魂的公式对于理解很多磁共振成像中的参数或现象都至关重要。比如为什么在 1.5 T 磁共振上同反相位的回波时间分别是 2.2 和 4.4 ms 左右，而在 3.0 T 磁共振上同反相位的时间则分别是 1.1 和 2.2 ms 左右？再比如，如果采用相同的信号接收总带宽 31.25 kHz 和相同的频率编码矩阵 256，那么在 1.5 T 磁共振上和 3.0 T 磁共振上水脂化学位移分别是几个像素？对于这些问题的回答必须建立在拉莫尔方程基础之上。

一、有关拉莫尔方程的解读

拉莫尔方程是用来计算特定自旋质子（通常用于磁共振成像的是氢质子）在特定主磁场内进动频率的方程，根据这个方程计算出来的进动频率被称为拉莫尔频率。在大多数磁共振成像书籍上拉莫尔方程通常被写为：$\omega=\gamma B_0$，但这里有几点需要进一步明确说明：ω 在物理学上通常代表的是角频率，其单位是弧度，从这个角度理解这里的 γ 即旋磁比（代表单位场强时特定自旋质子的进动频率）的单位也应该是角频率。需要注意的是：在描述氢质子的磁旋比时，有的文献描述为 42.57 MHz/T，有的文献描述为 267 Mrad/T。显然，第一种情况是把 ω 看成了线频率，而第二种情况则是把 ω 看成了角频率。这里有必要区分一下线频率和角频率的概念。线频率是大家传统概念中的频率概念，其单位是 Hz，通常用符号 f 表示；而角频率是在线频率基础上进行的单位转换，其单位是弧度（rad），通常用符号 ω 表示；两者之间的转化关系为：$\omega=2\pi f$，也可以写成：$f=\omega/2\pi$，严格意义上用线频率表达的拉莫尔方程应为：$f=(\gamma/2\pi)\times B_0$。很多关于磁共振成像的专业文献或书中对公式的描述都会引入（γ/2π）这一项，如 $2\Delta v=(\gamma/2\pi)\times G_x\times L_x$，而这里的 γ/2π 实际上是个常数即 42.57 MHz/T，这里面的 γ 就是基于角频率概念基础之上的。这里之所以要非常详细地来区分线频率与角频率概念，旨在帮助大家更深入地理解拉莫尔方程和拉莫尔频率。有一点需要强调的是：通常所使用的拉莫尔方程或拉莫尔频率是基于线频率概念基础之上的，所以可以把这个方程写成：$f=(\gamma/2\pi)\times B_0$，而这里的 γ/2π 就记作 42.57 MHz/T。

二、有关拉莫尔方程的临床应用

拉莫尔方程几乎贯穿了磁共振成像的每一个环节，如层面选择过程中就是通过施加选层梯度使得各个层面的进动频率不同，这样只有和射频脉冲频率相同的层面才能被激发。而通常所使用的各种化学位移成像也是基于拉莫尔方程基础之上的。这里举两个实际工作中的例子：

1. 利用拉莫尔方程计算同反相位双回波的回波时间：同反相位化学位移双回波成像在临床上是一个常用序列，通过观察同反相位信号差别（在相同窗宽、窗位下）可以评判有无弥漫或局灶性脂肪变性，当然这个序列因为受 T_2* 弛豫影响在有铁过载或明显纤维化时可能无法准确量化肝内脂肪含量。同反相位双回波成像利用的原理就是水和脂肪中的氢质子周围电子云不同所带来的化学位移。电子云具有一定的磁屏蔽效应，质子周围的电子云密度越大，该质子所感受的磁感应强度就会变得越弱。通常将电子云所导致的相应自旋质子磁感应强度的不同称为化学位移现象。水中的氢质子和脂肪中的氢质子（脂肪中甘油三酯中 $-CH_2-$ 峰）的化学位移是 3.5 ppm 左右。那么这 3.5 ppm 会导致多大的共振频率差异，这就需要用拉莫尔方程计算。对于 1.5 T 磁共振来说，两者共振频率差为 $\Delta f_{cs}=(\gamma/2\pi)\times 1.5\times 3.5=220$ Hz；而在 3.0 T 磁共振上，两者共振频率差为 $\Delta f_{cs}=(\gamma/2\pi)\times 3\times 3.5=440$ Hz。既然在 1.5 T 上每秒钟进动频率差 220 Hz，在 3.0 T 上每秒钟进动频率差 440 Hz，就可以计算第一次进动相差半个 Hz（相当于 π 弧度）的时间。在 1.5 T 上是 2.2 ms，而在 3.0 T 上则是 1.1 ms，这就分别是 1.5 T 和 3.0 T 的第一个反相位时间，而相差一个 Hz（相当于 2π 弧度）的时间在 1.5 T 和 3.0 T 则分别是 4.4 ms 和 2.2 ms。由此可见，运用拉莫尔方程能很容易地计算出不同场强下第一个反相位和同相位时间，如图 3-1 所示。

2. 利用拉莫尔方程计算不同接收带宽下水脂化学位移像素数：如前所述，利用拉莫尔方程可以很容易地计算出在任意场强下水脂化学位移的频率差异，如在 1.5 T 上水脂化学位移的频率差异是 220 Hz，而在 3.0 T 上水脂化学位移的频率差异是 440 Hz。同时根据成像过程中所采用的信号接收总带宽及频率编码矩阵也可以计算出每个像素的频率带宽，从而就可以计算出在这种情况下水脂化学位移为几个像素。假设扫描界面上所显示的带宽（bandwidth）为 31.25 kHz，那么对应的总接收带宽为 62.5 kHz，如果所选择的频率编码矩阵为 320，那么对应的每个像素带宽为 62500/320=195 Hz/ 像素。在 1.5 T 磁共振上，水脂化学位移频率为 220 Hz，因此其化学位移像素数为 220/195=1.12 个像素；而在 3.0 T 磁共振上水脂化学位移频率为 440 Hz，因此其化学位移像素数为 440/195=2.24 个像素。通过计算不难发现：采用相同的接收带宽时在 3.0 T 上的化学位移像素数是 1.5 T 的两倍。这就是为什么在高场强磁共振中通常使用更高的信号接收带宽的原因。化学位移效应可以区分为Ⅰ类和Ⅱ类，Ⅰ类通常表现在频率编码方向，但在基于 EPI 信号读取的序列出现在相位编码方向，如图 3-2 所示。

3. 学习拉莫尔方程有助于理解参数选择：前面的讨论中，以同反相位时间和化学位移像素数计算，简单说明了拉莫尔方程在实际工作中的临床意义。事实上，深入理解拉莫尔方程并能做到活学活用才能帮助大家更好地理解很多参数上的选择。如在磁敏感加权成像序列的 TE 时间选择中，通常推荐 1.5 T 成像设备选择 TE 时间 40 ms

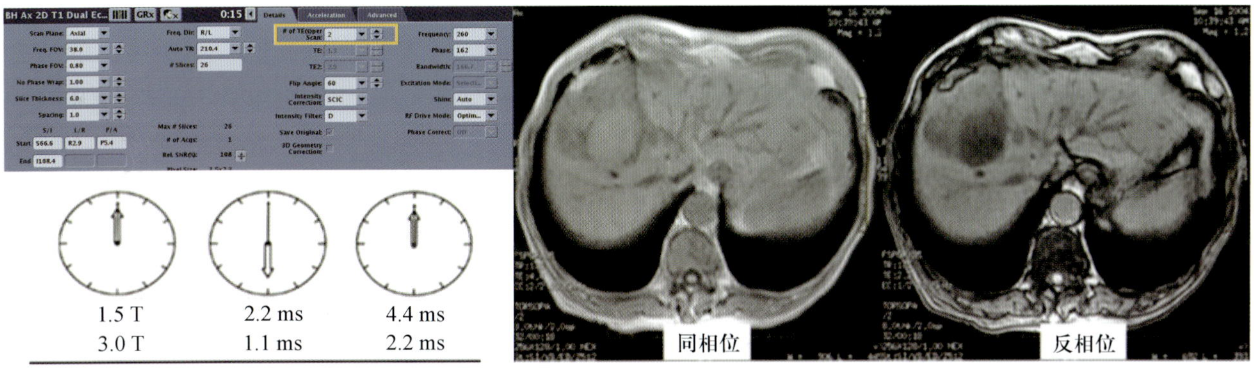

图 3-1 同相位与反相位概念。如果采集序列是梯度回波序列，因为没有聚焦脉冲的聚相位效应，在某个特定时刻水和脂肪中氢质子进动处于反相位，这时它们的相位差是 180° 或其奇数倍，而在某一时刻水和脂肪中氢质子进动处于 360° 或其整数倍。同相位信号是水和脂肪中氢质子信号相互叠加，反相位是二者相减。根据同反相位信号有无衰减用以鉴别同一体素中有无脂肪变性

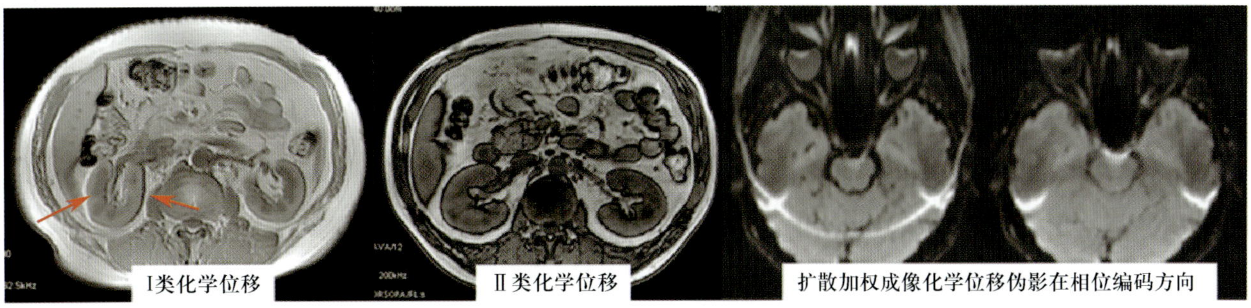

图 3-2 水和脂肪中氢质子进动频率不同所导致的化学位移效应：Ⅰ类化学位移发生在水和脂肪交界处，Ⅰ类化学位移表现为脂肪信号的相对移位；而Ⅱ类化学位移发生在水和脂肪处于同一体素时，Ⅱ类化学位移表现为反相位上的同一体素内水和脂肪信号相减

左右，而3.0 T成像设备选择TE时间为20 ms左右。这个TE时间是如何计算出来的呢？这里的TE时间也是根据化学位移现象计算出来，不过这里利用的是氧合血红蛋白和脱氧血红蛋白之间的化学位移现象达到反相位那个时刻所对应的时间。脱氧血红蛋白和氧合血红蛋白的化学位移约为0.18 ppm，根据拉莫尔方程可以计算出二者的频率差异是（以3.0 T为例）：128×0.18约为23 Hz。那么相差一个Hz即同相位时间约为43 ms，相差半个Hz的时间约为21.5 ms。通过这个计算就可以理解：在3.0 T磁共振设备进行磁敏感加权成像时，采用22 ms左右的回波时间就可能刚好实现氧合血红蛋白和脱氧血红蛋白之间的信号抵消，从而更好地显示脱氧血红蛋白所导致的磁敏感效应。

4. 通过拉莫尔方程计算线圈的共振频率：无论是发射线圈还是接收线圈，其共振频率必须满足于拉莫尔频率，这是实现核磁共振成像的基础。线圈的共振频率由线圈的感抗和容抗来决定。用于磁共振成像的发射线圈和接收线圈采用的是由电感、电容和电阻组成的交流电路。在这样一个交流电路中，当感抗和容抗相等时就发生谐振现象。根据拉莫尔方程计算出相应的拉莫尔频率，并以此确定由电感、电容所决定的线圈共振频率。线圈的共振频率由其所使用的电感和电容元件所决定，这属于硬件范畴。这就是为什么1.5 T上的线圈和3.0 T上的线圈无法互换使用的原因。

三、关于拉莫尔方程的补充说明

通常所说的拉莫尔方程即 $\omega=\gamma B_0$ 成立的前提是氢质子是一个裸露原子核。事实上，人体内能参与共振的氢质子并不是一个真正的裸露原子核，相反在氢原子核周围会有不同密度的电子云存在。电子具有磁屏蔽的作用，电子云密度越大，磁屏蔽作用就越强；电子云密度越薄，相应的磁屏蔽作用就越弱。不同分子中的氢原子核其周围电子云密度也不同，这样就会产生不同程度的磁屏蔽作用。对于这些不同分子的氢原子核而言其真实感应到的磁感应强度是主磁场强度和电子云磁屏蔽作用相互叠加的磁感应强度，如图3-3所示。因此，不同分子中氢原子核的进动频率由这个“合成或叠加”的磁场强度来决定。其实这就是化学位移成像的基础。水和脂肪分子中氢原子核由于这种电子云密度不同所带来的共振频率不同，相差3.5 ppm。同、反相位时间的计算正是根据这个频率差别所得。深入理解拉莫尔方程是学习化学位移成像、波谱成像的前提和基础。

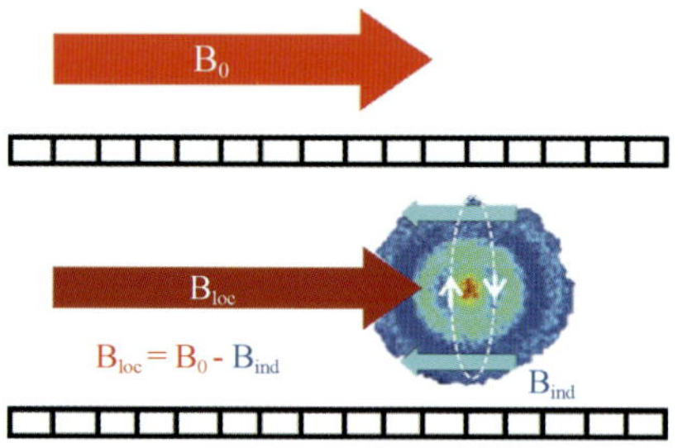

图3-3 主磁场强度和电子云磁屏蔽作用相互叠加产生的真实磁感应强度示意图。氢原子核周围的电子云将产生一个感应场（Induction Field，B_{ind}），该感应场通常与施加的场相反，称为磁屏蔽作用

四、拉莫尔方程是磁共振成像空间定位的基础

在磁共振成像过程中引入梯度场进行空间位置标记是保罗·劳特布尔对医用磁共振成像的一个巨大贡献，而劳特布尔利用梯度场进行空间定位的基础就是拉莫尔方程。只要局部磁场发生了变化，那么相应区域的氢原子核的共振频率会依据于拉莫尔方程而发生相应的变化，而且共振频率和梯度场之间具有明确的空间对应关系。磁共振成像就是利用这种对应关系通过引入梯度场而实现了信号与体素之间的一一对应，所有这一切的基础就是拉莫尔方程。

（付贵峰　李金锋　张英魁）

第三节 磁共振成像相关的重要定律

磁共振成像过程中常会涉及一些重要的电磁学定律，虽然这些定律离实际工作看起来距离很远，但了解这些定律对于理解图像质量、评估磁共振成像设备性能都有非常大的帮助。这里简单介绍一下法拉第电磁感应定律和毕奥 - 萨伐尔定律。

一、法拉第电磁感应定律

正是法拉第电磁感应定律奠定了核磁共振成像的基础。在整个磁共振成像链中，法拉第电磁感应定律渗透在很多环节。中学物理学知识告诉我们：当通过一个闭合电路的磁通量发生变化时就会产生一个电动势，这个电动势称为感生电动势，而在这个感生电动势作用下产生的电流被称为感生电流。这个定律就是法拉第电磁感应定律。这里一个关键点是“变化的磁通量”，这种变化既可以是磁通量自身发生了变化，这时产生的电动势就是所说的感生电动势；也可以是闭合电路在一个磁场中运动切割磁力线，这时通过闭合回路中的磁通量也是发生变化的，因为这种闭合回路运动而产生的电动势称为动生电动势。区分这些对于理解磁共振成像不是必须的，但是需要了解：在磁共振成像过程中，线圈单元之所以能够检测到核磁共振中产生的信号，其实就是因为在线圈单元的闭合回路中因为横向磁化矢量的变化（相当于磁通量的变化）而产生了感应电动势和感应电流。

电磁感应现象中既有“磁生电”现象，也有“电生磁”现象。变化的电流可以产生一个变化的磁场，稳定的电流则可以产生一个稳定的磁场。了解这些对于理解磁共振成像过程中的一些现象非常有帮助。在超导线圈内通过一个恒定的电流后便产生了一个恒定的主磁场。而在梯度线圈工作过程中的爬升和下降过程中其内的电流是快速变化的，这个快速变化的电流会产生一个变化的磁场。这个变化的磁场会诱导周边的导体结构产生一定的感应电流，这个感应电流就是通常所说的涡流。在磁共振成像设备工作过程中要尽量避免和克服涡流，因为涡流反过来又会产生一个相应的变化磁场，这个变化的磁场与梯度线圈本身工作产生的梯度磁场方向是相反的，它会导致梯度的爬升和下降延迟。如果不能进行有效的涡流克服和补偿就会产生各种各样的相位信息错误和相关伪影。为了克服这种涡流效应，现在的梯度线圈多采用主动屏蔽梯度线圈设计，即在主梯度线圈外一定距离内放置一个和主梯度线圈平行的线圈，其内施加的电流方向和主梯度线圈电流方向相反，从而达到克服涡流效应的目的。主动屏蔽梯度线圈也在一定程度上降低了主梯度线圈的工作效率。

二、毕奥 - 萨伐尔定律

毕奥 - 萨伐尔定律是电磁学中另一个重要的理论基石。该定律是用来描述电流在空间上某一点产生的磁场强度的数学表达式。公式本身比较复杂，作为磁共振用户需要定性理解毕奥 - 萨伐尔定律的意义。该定律表明电流在空间上某一点所产生的磁场的磁场强度和电流本身的强度呈正比，与该点到电流元之间的距离的平方成反比。由于导体形状或长度的不同，该公式可能会有一些不同的变化，但这些可以不必了解。需要牢记的是这种定量关系。毕奥 - 萨伐尔定律告诉我们：要在空间上某一点产生的磁场强度越强，则导线中需要施加的电流就越大；与距电流元更近的点相比，距离电流元更远的点要产生相同场强所需要的电流强度就越大。对于具有相同匝数的螺线管磁体而言，场强越高，其内施加的电流也越大。在成像过程中需要的梯度场强越大，在梯度线圈内施加的电流也越大。另一方面，对于某一特定空间点而言，如果要产生相同的梯度磁场强度，那么该点距离梯度线圈距离越远则客观上需要的电流就越大。这就意味着：在大孔径磁共振要想产生相同的梯度场强，其所需要的梯度电流要较小孔径时更高。施加的梯度电流越大，在其周边感应的涡流就会越强，为了克服这个涡流，在屏蔽梯度线圈内施加的屏蔽电流要求也更高。前面说过这个屏蔽梯度电流和主梯度线圈的电流方向是相反的，它所产生的磁场和主梯度线圈产生的磁场相互抵消，这也是大孔径磁共振在梯度性能上所面临的一个挑战。

（李金锋　王永昊）

参考文献

［1］Manuel R. Mourino. From Thales to Lauterbur，or from the lodestone to MR imaging：magnetism and medicine［J］. Radiology，1991，180（3）：593-612.

［2］Jackson J D . Classical Electrodynamics［J］. Physics Today，1999，52（9）：78.

［3］J. Larmor D.Sc.F.R.S. LXIII. On the theory of the magnetic influence on spectra；and on the radiation from moving ions［J］. philosophical magazine，1953，44（271）：503-512.

［4］Proctor W G，Yu F C . The Dependence of a Nuclear Magnetic Resonance Frequency upon Chemical Compound［J］. Physical Review，1950，77（5）：717-717.

［5］Haacke E M . Susceptibility Weighted Imaging（SWI）［J］. Ztschrift für Medizinische Physik，2006，16（4）：237-237.

［6］Harris R K，Becker E D，Cabral d M S M，et al. NMR nomenclature：Nuclear spin properties and conventions for chemical shifts（IUPAC recommendations 2001）［J］. Solid State Nuclear Magnetic Resonance，2002，22(4)：458-483.

［7］黄继英，梁星原 . 磁共振成像原理［M］. 陕西科学技术出版社，1998.

第四章

磁共振成像中的能量来源——射频脉冲

第一节　射频脉冲的基本概念和基本属性

在磁共振成像过程中大家会经常谈及脉冲序列这个概念，而所谓脉冲序列其实就是指按一定时序施加的射频脉冲和梯度脉冲的组合。在磁共振成像过程中射频脉冲肩负着不同的角色和功能，了解射频脉冲的基本概念对于理解磁共振成像非常有意义。

一、射频脉冲的基本概念

任何一种成像技术都可以理解为某种能量与人体相互作用并完成能量的传递与守恒过程的过程，需要了解的是在不同的成像设备中能量的来源是什么？该能量具有什么特点？这里先分析一下大家比较熟悉的X线和CT成像，在这两种成像过程中其能量来源是X线球管和CT球管所发射的X线。当X线穿过人体过程中因为遇到的组织密度不同使得相应的X线能量有不同程度的吸收，最后到达胶片或探测器上的X线束平均能量不同并进而形成图像上的黑白对比。在磁共振成像过程中肩负着类似X线、CT中X线功能的就是射频脉冲。射频脉冲是由射频线圈（通常是体线圈）所发射的交变电磁场，本质上就是一种电磁波。为了实现该电磁波和人体内特定质子的共振，该电磁波的频率必须满足根据拉莫尔方程所计算的拉莫尔频率。譬如，在1.5 T磁共振，该电磁波的频率应该为63.8 MHz，而在3.0 T磁共振该电磁波的频率应该为127.6 MHz。因为这个频率刚好和平时收听的无线电频率相近，加之该电磁波的持续时间通常很短，因此用于磁共振成像的这种电磁波被称为无线电发射频率脉冲（radiofrequency pulse），简称RF脉冲，中文译为射频脉冲。其中的“射频”指的是无线电发射频率。

二、电磁辐射与电离辐射

如果要回答用于磁共振扫描的这种射频脉冲的安全性问题，首先需要建立起电磁辐射与电离辐射的概念。从本质上讲，无论磁共振扫描使用的射频脉冲还是X线或CT使用的X线都属于电磁波范畴，其最大区别在于电磁波频率的不同，因此它们与人体作用后产生的生物学效应也不同。如前所述，如果使用的是3.0 T磁共振，其射频脉冲的频率应该在127.6 MHz，对应的电磁波波长约为2.35米；而X线或CT成像所使用的X线频率约为1000亿兆，其波长在纳米水平。对于电磁波而言，频率越高则波长越短，其电磁波的能量也越大。常规X线或CT的电磁波可以对细胞产生电离辐射，而磁共振的电磁波的能级距离发生电离辐射相差约10^9倍（就是10亿倍）。RF脉冲的电磁波对于人体产生的是电磁辐射而不是电离辐射。通常手机的工作频率在900 MHz

左右，而家用微波炉的工作频率在2000 MHz水平，而磁共振成像的RF脉冲的频率远低于这些常见的引起电磁辐射的电磁波频率。射频脉冲对于人体的影响主要是产热，这是因为电磁波本身相当于一个交变的电磁场，而人体本身又相当于具有一定电阻的不良导体。变化的磁场可以导致感应电流的产生，这种感应电流与人体电阻相互作用转化为热能。RF脉冲中大部分能量与人体相互作用转化为热能，很少一部分用于激励人体内氢质子产生核磁共振现象。注意，通常所说的核磁共振中的“核”指的是人体内的原子核而不是放射性元素中的那个“核”。

三、射频脉冲与SAR值影响因素

用于磁共振扫描的射频脉冲与人体相互作用会产生射频能量沉积，该电磁波能量大部分转化为热能。为了更好地管理这种射频能量沉积对人体产生不必要的伤害或不适，提出了特定吸收率或叫比吸收率（specific absorption rate，SAR）这一概念。SAR所关注的是一段时间内单位质量组织平均射频沉积能量。影响SAR值的因素很多：首先，SAR值和主磁场的磁感应强度的平方成正比，即3.0 T是1.5 T SAR值的4倍；其次，SAR值与扫描过程中所使用的翻转角相关，即在同样翻转角下180°射频脉冲产生的SAR值是90°射频脉冲的4倍。也因此，FSE序列的SAR值明显高于梯度回波序列。在实际扫描过程中可以通过缩短回波链长度或使用修饰脉冲改变聚焦脉冲的翻转角等方法在一定程度上合理控制SAR值。当采用修饰脉冲如GE磁共振平台中的TRF（Tailored RF）时，意味着在FSE序列的回波链中不是每个聚焦脉冲都采用180°射频脉冲，而是在早期的回波中采用稍微小一点的翻转角。这样既可以保证FSE序列对比度相对稳定，同时也在一定程度上降低SAR值。这对于SAR值管理非常重要。实际扫描中还可以通过合理排布扫描序列顺序而适当降低平均SAR值累积，如可以将梯度回波序列或弥散序列与FSE序列交叉组合，这样有利于SAR值回落。因为射频脉冲能量的累积可以在一定程度上导致受检者体温有所升高，一些发热患者进行磁共振检查时，要适当注意，避免引起高热惊厥。此外，受SAR值的限制，使得高场强磁共振扫描速度受到一定限制，这也是为什么3.0 T的扫描速度并没有像大家想象的那样会比1.5 T更快的一个重要原因。

四、从趋肤效应探讨射频脉冲的穿透深度

这里之所以要引入趋肤效应这一概念是因为在临床工作中大家可能会发现这样的现象：当一个患者有大量腹水时，扫描出来的图像往往中间是黑的，且这种现象在3.0 T扫描时比在1.5 T上扫描会更明显。要想理解这个现象，就需要引入和了解趋肤效应及趋肤深度以及其影响因素。严格来讲，趋肤效应是一个物理学概念：当电磁波作用于一个物体时会导致物体内电荷以和电磁波一样的频率往返移动，产生一个交变电流。这个交变电流幅度最强处位于物体的表面，这种现象就是趋肤效应（skin effect）。这里还需要引入另一个重要概念：趋肤深度（skin depth），当交变电流密度下降到其初始强度的1/e时的深度时被定义为趋肤深度。为了解释在成像过程中所碰到的现象，有必要引入一个公式供大家参考：

$$\delta=\sqrt{\frac{2\rho}{\omega\mu}}$$

公式中的δ代表趋肤深度，ρ指的是导体电阻率，ω是交变电流（等于入射电磁波的角频率，相当于2πf）的角频率，μ是物体的磁导率。这个公式对于理解磁共振成像的一些现象很有帮助。当磁共振成像刚用于人体成像时，有些先驱被这个公式搞得很悲观，为什么呢？还记得前面讲的拉莫尔方程和拉莫尔频率吗？场强越高，需要使用的射频脉冲的频率也越高（因为此时人体内特定原子核如氢质子的进动频率即拉莫尔频率也越高）。上面的公式提示：频率越高，它与人体作用后的趋肤深度就越浅。如按着这个理论推算，能够用于人体成像的磁共振场强不可能很高，当时推算出的最高场强是在零点几特斯拉，但事实上并非如此。现在临床上可以使用的3.0 T磁共振已经很普遍了，而且各个厂家还在开发更高的场强如7 T或更高。为什么会这样？因为人体并非一个良性导体。换而言之，人体的电阻率ρ很大，这就在客观上使得高场强磁共振用于人

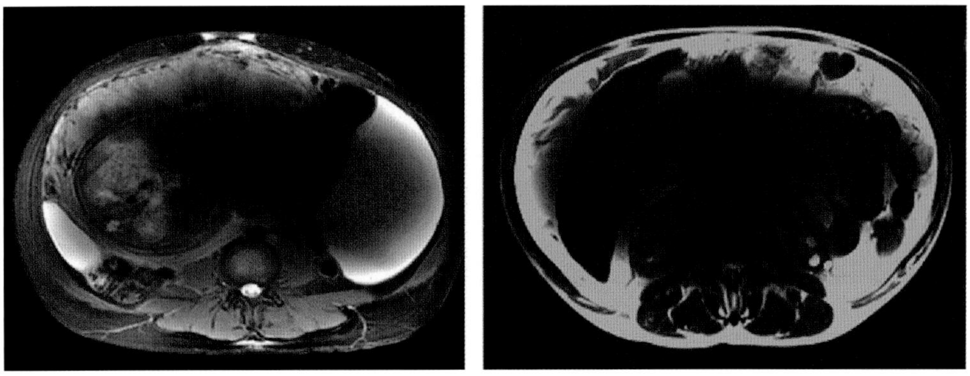

图 4-1　3.0 T 下的趋肤效应。腹部（有腹水）中心区域异常低暗。3.0 T 磁共振成像射频脉冲频率更高，因此相应的趋肤效应会更敏感。这对于有腹水的患者进行磁共振成像挑战很大

体成像成为可能。但不论如何，对于同一人体而言，场强越高对其趋肤深度就会越小。

当人体腹部或胸部存在腹水或胸腔积液时，趋肤效应的影响就发生了很大变化。腹水或胸腔积液中可能含有更多的电解质溶液，这种情况下人体的电阻率变低，这就可能导致射频脉冲电磁波传播过程中突然碰到了相对良性的导体并因此发生趋肤效应。发生了趋肤效应的电磁波等同于被吸收了，在最后的图像上就形成了图像中间的黑色区域（图 4-1）。3.0 T 的射频脉冲频率更高，这种效应也会更明显，这导致很多腹水的患者在 3.0 T 上扫描失败。磁共振成像是一个交叉性特别强的学科，很多看起来不相关的知识，其实恰恰是打开大家对各种成像过程中不解现象的钥匙。

射频脉冲作为磁共振成像过程中的能量来源，在成像过程中肩负着充当能量传递与守恒媒介的作用。射频发射线圈所发射的射频脉冲与人体相互作用最终产生了回波信号，而回波信号又通过与接收线圈相互作用而产生电流信号。接收线圈同样具有和发射射频脉冲相同的共振频率。无论是射频发射脉冲的电磁波频率还是接收线圈的工作频率，都是由拉莫尔方程来决定的。拉莫尔方程决定了体内参与共振的氢质子的进动频率，而这个频率也决定了射频脉冲和接收线圈的频率。

（黎丽　张英魁）

第二节　几种常用的射频脉冲类型

前面一节讨论了有关射频脉冲的几个基本概念，如射频脉冲的安全性问题包括电磁辐射与电离辐射的区分、SAR 值问题以及射频脉冲的穿透问题。本节将换一个角度来了解有关射频脉冲的基本概念。

一、射频脉冲的分类

根据射频脉冲在一个扫描序列中所发挥的作用可以将其分类为：射频激励脉冲、反转脉冲以及聚焦脉冲；从射频脉冲的波形形状可以分为：矩形脉冲、SINC 脉冲、SLR 脉冲、可变脉冲；从射频脉冲的频率选择属性又可分为：频率相关脉冲如复合脉冲、磁化传递脉冲、频率选择脉冲；从射频脉冲的空间选择属性又可分为：多维脉冲、斜坡脉冲、空间饱和脉冲、空间频率脉冲；考虑到射频脉冲的均匀性属性又区分为绝热脉冲、非绝热脉冲。此外，根据射频脉冲的临床性能又可衍生出硬脉冲、软脉冲等等。本文从和磁共振成像最相关的几个方面出发，分享几个重要的射频脉冲属性，从功能上提炼一些和日常工作相关概念。

二、激励脉冲相关概念

磁共振成像过程中首先需要一种能量激发人

体内氢质子产生共振，这个过程其实就是使原本顺磁场方向排列、处于低能级的部分质子吸收射频脉冲的能量转变为逆磁场方向排列的高能级。为了实现这个能量传递过程，就需要发射激励脉冲，且该激励脉冲的频率必须符合氢质子的进动频率。在激励脉冲作用下，从微观上看，处于低能级的氢质子跃迁高能级，使得高、低能级之间的氢质子数目差距变少或消失，进而导致纵向磁化矢量的减少；从宏观的效果看，原本处于纵向的宏观磁化矢量以不同的角度向横向倾斜，这个倾斜的角度就是通常所说的翻转角。根据纵向宏观磁化矢量的翻转角的不同，射频激励可以分为：90° 射频激励或小于 90° 的小角度射频激励。尽管 90° 射频激励常用于自旋回波序列，而小于 90° 的射频激励（小角度激发）常用于梯度回波序列，但这个不是区分自旋回波和梯度回波的最重要因素。有时候自旋回波也可以采用小角度激发（如 75°）；而梯度回波序列有时也可以采用 90° 激发。

三、硬脉冲和软脉冲

根据激励脉冲的层面轮廓可以进一步区分硬脉冲和软脉冲。其实硬脉冲的典型代表就是射频脉冲形状分类中的矩形脉冲，这种脉冲的持续时间短且激发过程中射频脉冲的幅度不变，所以其脉冲本身的包络（或说脉冲形状）呈矩形。这种矩形脉冲的特点是激发范围大，层面选定不精准，因此被称为硬脉冲。硬脉冲简单理解就是缺乏精确层面或层块选择的激励脉冲，因为该脉冲的最大特点是脉冲持续时间短，所以通常用于 3 D 容积激发或常规成像中的空间饱和带等对层面轮廓要求不高的射频激励（图 4-2）。采用硬脉冲时激发范围大，所以通常会导致层面间卷褶伪影，一般重建过程中会删除两侧的具有卷褶伪影的层面，如图 4-3 所示。

与硬脉冲相对应的就是软脉冲。软脉冲从波形上看属于 SINC 脉冲或 SLR 脉冲，具有这种波形的脉冲经过傅里叶变换后具有更精确的层面轮廓。在日常磁共振成像过程中，理论上 2 D 扫描应该采用 SINC 脉冲这一类的软脉冲。SINC 脉冲理论上是在一个主叶两旁有无数个旁小叶，两侧的旁小叶越多，经过傅里叶变换后层面轮廓越接近矩形。但实际工作中不可能采用无限个旁小叶，因为这要求 RF 激励脉冲的持续时间无限长。通常的做法是在主叶旁仅保留几个旁小叶，

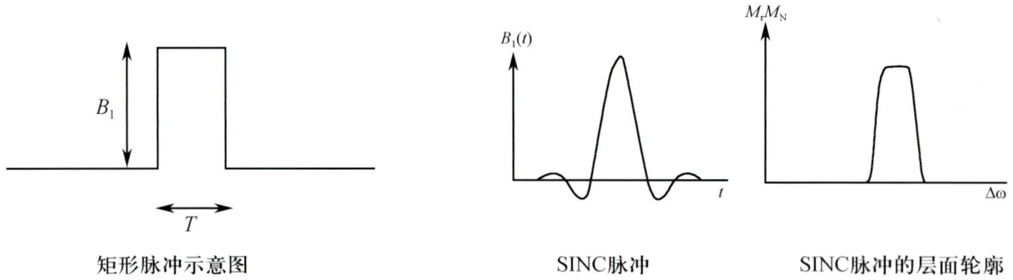

图 4-2 不同的射频脉冲类型示意图：临床实际成像过程中不同的射频脉冲类型用于不同的临床成像目的。矩形脉冲常用于 3 D 成像，其激发范围大且缺乏精准轮廓，这种脉冲也被称为硬脉冲；SINC 脉冲是由若干个脉冲合成的激励脉冲，通常具有精准的激发层面轮廓，2 D 成像时经常采用的脉冲就是 SINC 脉冲，这种脉冲也叫软脉冲

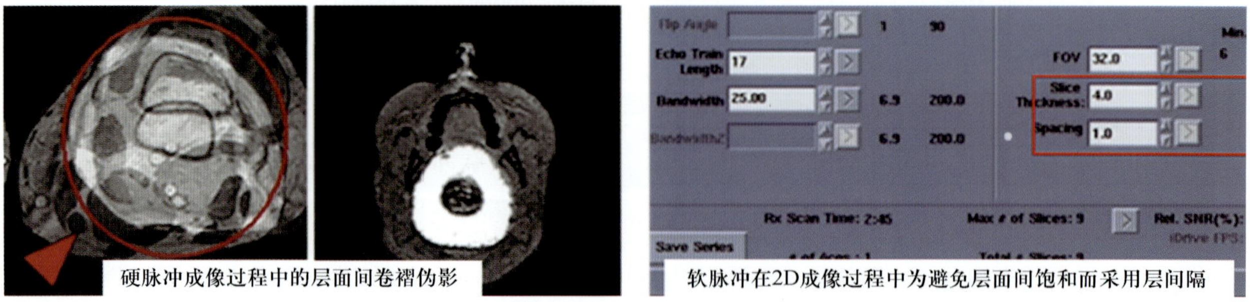

图 4-3 硬脉冲与软脉冲成像成像时需要注意的事项：硬脉冲在 3 D 成像过程中会产生层面间卷褶伪影；软脉冲尽管有相对精准的层面轮廓，但为了避免层面之间相互饱和也会在层与层之间设定层间隔

保留的小叶越多，层面轮廓越精准；而保留的小叶越少，则层面轮廓越不精准。了解这个事实后就可以想象一下：假定在扫描界面上设定的扫描层厚是 5 毫米，但是因为射频脉冲的精度没有那么高，实际上激发的层厚可能会到 6 毫米，所以假设不在两层之间设定间隔，就会导致部分组织被重复激励而导致层面间相互饱和并导致信噪比下降。了解硬脉冲和软脉冲的概念对实际的临床工作还是非常有必要的，至少它能帮助我们理解很多现象的背后本质是什么？大家知道在 3.0 T 磁共振上水脂化学位移成像第一个反相位时间是 1.1 ms，第一个同相位时间是 2.2 ms，这就给 2 D 化学位移双回波成像带来很大困难。因为如果要保证具有更精准的层面轮廓，就需要采用更长的 RF 脉冲激发时间（或者说保留更多的旁小叶），这样很可能就抓不到第一个反相位时间。如果为了能够抓到第一个反相位时间，可以以牺牲层面轮廓精准度为代价，通过减少旁小叶而实现更短的 RF 激发时间。如果在脉冲序列设计过程中，不充分考虑不同射频脉冲波形对应的傅里叶变换后的层面轮廓，就可能带来信噪比、对比度等一系列问题。作为磁共振设备使用者虽然不涉及到脉冲波形的设计等问题，但如果能对不同射频脉冲波形的激发特点有更深入的了解，就能更好地解决使用中的一些问题。

四、磁化传递脉冲

在射频激励过程中只有那部分被激励的氢质子才能参与磁共振成像。前面反复提及射频脉冲的频率只有符合氢质子的进动频率即拉莫尔频率时，才能实现能量传递并发生共振。在人体组织内，氢质子可以有两种存在状态：一种是可以理解为“可移动的、自由的、液态池”中的氢质子；而另一种可以理解为“运动受限的、半固态的、大分子池”中的氢质子。所谓大分子池中的氢质子比较常见的就是存在于蛋白质等大分子中的那些氢质子。通常，一种物质的 T2 弛豫时间越短，其共振频率谱就越宽；而一种物质的运动度越大即 T2 弛豫时间越长，则其共振频率谱就越窄，这种现象被称之为“运动缩频”。磁化传递脉冲其实就是利用的这个现象。因为蛋白质等大分子池中的氢质子具有极短 T2 弛豫属性，因此其共振频率谱远远大于液态池那部分氢质子。当人为施加一个远离标称氢质子拉莫尔频率（根据水中氢质子计算的拉莫尔频率）的射频脉冲后，液态池中的氢质子几乎不受影响，但大分子池中的氢质子因为共振频谱较宽，这个射频脉冲频率能与之匹配产生共振效应，这部分大分子池中的氢质子吸收射频能量而被饱和，之后将射频能量通过偶极交叉联合和化学交换等途径传递给临近的液态池中的氢质子，这个过程称为磁化交换，而这个偏离共振中心频率的脉冲被称为磁化传递脉冲。需要强调的是，并非所有的液态池中的氢质子都会和大分子池中氢质子发生磁化交换，比如：血液、脑脊液、皮下脂肪中的质子几乎不发生磁化交换；而其他组织如脑白质、软骨、肌肉以及肝实质，则表现出比较明显的磁化交换，因此这些组织可以因为磁化传递效应的影响而发生饱和。在实际工作中为了更好地抑制背景组织信号有时会用到磁化传递效应，最常用的检查就是头部的 3D TOF MRA 血管成像。通过施加磁化传递脉冲，可以实现更彻底的背景抑制从而提高小血管的显示能力。磁化传递脉冲因为可以导致背景信号抑制，所以在三叉神经扫描过程中建议不采用磁化传递脉冲，否则不利于显示神经结构。有关磁化传递脉冲请记住这个关系：一种组织的共振频率谱的半高全宽（FWHM）与组织的 T2 成反比，T2 越短，FWHM 越宽。

本文重点和大家分享了硬脉冲、软脉冲及磁化传递脉冲等基本概念。在日常工作中学习射频脉冲这些概念还是要紧密结合临床工作，在抽象中有具体，在具体中有抽象，这样会让原理学习更加落地而且实用。之所以比较详细地讨论有关脉冲的基本概念，是因为不同类型的脉冲无论在频率域还是空间域都具有不同的特点。在使用这些脉冲时，需要注意这些脉冲的特点以及其可能带来的问题。譬如，空间饱和脉冲一般持续时间比较短，频带宽，空间上缺乏足够的精准度。所以，在使用饱和带技术时一定要注意到这点。这里以图 4-4 和图 4-5 来举例说明。

图 4-5 中的乳腺实际扫描图像很好地说明了：在磁共振成像过程中，不同脉冲的特性以及脉冲之间的相互影响。空间饱和脉冲虽然可以通过图形进行定位，但它的影响不局限在所画定的图形范围内，因为这个脉冲具有硬脉冲属性，因

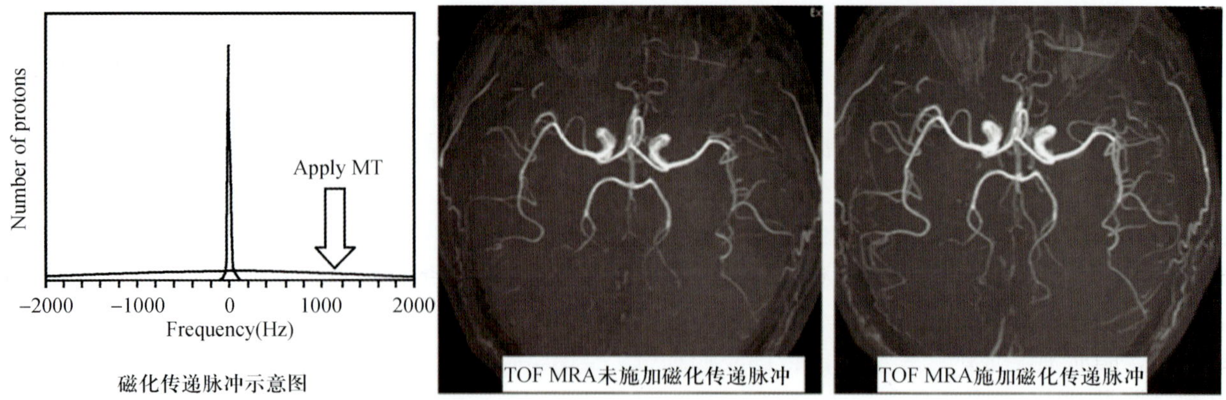

图 4-4　磁化传递脉冲工作示意图及其在 TOF MRA 的临床应用：对比 TOF MRA 是否使用磁化传递脉冲可以发现：当使用磁化传递脉冲后，小血管显示明显更丰富，这是因为磁化传递脉冲可以获得更好的背景抑制，从而增加了血管与背景组织之间的对比

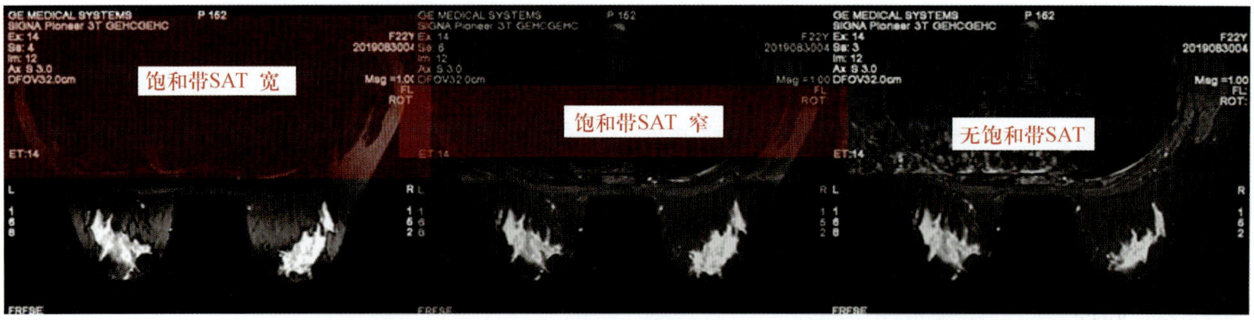

图 4-5　不同性质脉冲之间相互干扰现象：采用 STIR 序列进行乳腺扫描，因为乳腺是双侧偏中心器官，短时反转脂肪抑制 STIR 适用于大范围偏中心脂肪抑制。在扫描过程中为了克服心脏运动伪影，在双侧乳腺后方施加了视野内饱和带。这里可以对比一下饱和带对图像的影响：当施加的视野内饱和带很宽时，且距离双侧乳腺比较近时，发现双侧乳腺的脂肪信号不能被充分抑制；当饱和带比较窄时，双侧乳腺脂肪信号抑制比较彻底，但腋窝区域脂肪信号是亮的；当不使用饱和带时成像视野内脂肪信号抑制彻底，但可见心脏搏动伪影

此对临近组织会产生一定的作用，同时其磁化传递效应也比较明显。当实际的空间饱和脉冲范围比较大，同时又距离双侧乳腺较近时，双侧乳腺在一定程度也受饱和脉冲的影响，这样在施加 180° 反转脉冲时很可能二者相互抵消，这时前序的饱和脉冲在一定程度上干扰了后续成像序列反转脉冲的反转效果。这是为什么采用大范围饱和带时双侧乳腺脂肪信号无法被抑制的原因。饱和带比较窄时对临近组织也可以产生一定影响，但影响范围小。未施加饱和带时，成像视野内脂肪信号均得到较好抑制，缺点是心脏搏动会导致视野内运动伪影出现。

（黎丽　张英魁）

第三节　几种特殊的射频脉冲类型

学习磁共振成像原理的根本目的是为了更好地解读在工作中碰到的各种问题，这也应该是大家学习射频脉冲相关内容的出发点。通常大家可能关注更多的是最后的图像结果，但了解射频脉冲的基本概念有助于理解决定图像质量的一些参数如：最短 TR、TE 等内在的决定因素。

一、频率选择脉冲与化学脂肪抑制

以氢质子为探测对象的磁共振成像中，信号主要有两大来源：其一是存在于水分子中的氢质子，其二是存在于脂肪中的氢质子。在其他成像设备如X线、CT、钼靶等成像过程中，脂肪在很多器官检查可以提供良好的天然对比。在CT腹部成像，脂肪就是很好的天然对比；在钼靶乳腺成像，脂肪也提供了很好的天然对比。CT和钼靶成像利用的是组织吸收特性成像，脂肪的存在可能构成病变和正常器官组织之间的一种对比，但在磁共振成像时情况却变得更复杂。磁共振成像利用的是组织的弛豫特性成像。脂肪或脂类物质在T1或T2像中都表现为中等偏高的信号，这可能会降低病变和正常组织之间的对比。如在肝脏的T2加权对比成像，含水量增多的病变应该表现为高信号，但如果因为脂肪的存在，导致背景信号偏高就不利于检出病变。在乳腺和很多其他部位都面临相似的问题。因此，脂肪抑制很多时候是磁共振成像中必不可少的一个需求。在众多实现脂肪抑制的方法中，频率选择法脂肪抑制在高场强磁共振应用非常普遍，但在实际应用中也常会遇到一些问题。现在笔者就从频率选择脉冲出发来讨论化学脂肪抑制。

频率选择法脂肪抑制基于水和脂肪之间的化学位移现象。因为水和脂肪中氢质子周围的电子云密度不同，导致其内的氢质子感受到的磁感应强度有3.5 ppm的差别，这种微弱的差别导致水和脂肪中的氢质子拉莫尔进动频率有一定差别，在1.5 T上这种差别是220 Hz，在3.0 T上这种差别是440 Hz。这种共振频率的微小差别就是实现频率选择法脂肪抑制的基础。当机器通过预扫描明确了水峰和脂峰共振频率位置后，系统就可以针对脂峰频率点施加一个激励脉冲将其翻转到横向上，然后再施加一个扰相梯度干扰其产生的横向磁化矢量，以此实现脂肪信号的抑制。不过在实际工作中这种方法会遇到很多挑战：其一，频率选择法脂肪抑制是建立在化学位移基础之上，一旦主磁场均匀度变差或是外来干扰破坏了主磁场的均匀度，都会导致系统难以区分水峰和脂峰的准确位置，这就可能导致脂肪抑制失败或错误地把水的信号压掉。比较常见的例子如在一些富含气体的区域如胸部或胸椎扫描，或在一些关节等偏中心部位，由于磁敏感效应的干扰或偏中心区域主磁场均匀度变差，都可能导致化学脂肪抑制的失败。其二，频率选择法脂肪抑制对于频率选择脉冲的带宽和精准度提出了很大的挑战。通常的射频脉冲带宽一般在2 kHz左右，这个显然不能用于频率选择脂肪抑制脉冲，因为水和脂肪的化学位移在1.5 T上才220 Hz，即便在3 T上也才440 Hz。这就在客观上要求这个频率选择脂肪抑制脉冲的带宽必须控制在很窄的带宽内，否则很容易造成污染。即便如此，一旦因为磁场均匀度变差或磁敏感效应干扰，还是有可能导致这个脂肪抑制脉冲发生位置偏移而错误抑制了水的信号。这里面临一个进退两难的境界：如果在脉冲设计上，人为地把这个频率选择脉冲做得非常窄，就可能在一些均匀度稍差的区域无法抑制脂肪信号；而如果把这个脉冲做得很宽，可能会经常导致一部分水的信号被抑制，这会导致图像信噪比降低。另一点也需要大家了解：一个射频脉冲的带宽越窄，在客观上要求实现这个脉冲所需要持续的时间也越长，这会导致那些TR设置为最小值（minimum）的序列（系统允许的最短TR时间）TR被延长。这也是为什么在一些3D动态增强扫描的序列如LAVA、各种对比增强血管成像或2D Fiesta序列没有直接采用化学脂肪抑制方法（即GE扫描界面上的FAT选项），而是采用了一种特殊的频率与反转相结合的方法（spectral inversion at lipids，SPECIAL）。

二、反转脉冲与聚焦脉冲

首先需明确一个射频脉冲的命名是根据它在序列中所起的作用。对于180°反转脉冲和180°聚焦脉冲而言，在非绝热脉冲时，这两个脉冲本质上并无区别。只不过反转脉冲的作用是把纵向磁化矢量从一个方向转到另外一个方向，也就是从+Z到–Z方向，而聚焦脉冲则是作用于处于横向上的进动质子，使得它们发生进动方向的镜像调转。反转脉冲用于各种反转恢复序列，常用来抑制某种特定组织的信号，如STIR（短时翻转）用于抑制脂肪类信号，而T2 Flair则是用于抑制脑脊液信号。通过调整从反转脉冲到激励脉冲的时间（称为翻转时间inversion time，TI），从而达到实现抑制某种特定组织的目的。有时，反转脉冲也可以理解为一种磁化准备脉冲，如用于 3 D 梯度回波序列的 TI Prep，在这些序列中通过调整 TI 时间，获得最大化的组织间对比如灰白质对比。反转脉冲会同时翻转水和脂肪，通过把 TI 时间设为脂肪的纵向磁化矢量回零点，从而达到脂肪抑制的目的。但必须清楚，在所选定的这个脂肪回零点，不是全部类型的脂肪都能到零点，也不是只有脂肪才回到零点。这就使得 STIR 脂肪抑制既难以实现彻底的脂肪信号抑制，同时也可能使得某些和脂肪组织 T1 值接近的组织也被抑制。所以使用 STIR 序列时信号被抑制的组织不一定真的是脂肪。如图 4-6 所示，女性的巧克力囊肿，其内可能含有慢性出血，从而导致其 T1 弛豫时间缩短并和脂肪接近，在使用 STIR 序列扫描时，无法确定被抑制掉的是不是脂肪成分，因此在这种情况下采用频率选择法脂肪抑制可能更有利于明确病变的性质。

此外，还有一些反转恢复序列不是为了抑制某种组织信号，而是为了实现组织间的最大对比度差距，比如 T1 Flair 序列。两种弛豫率有一定差别的组织，用反转恢复序列比用 SE 序列最后看到的对比差距会更明显。这是因为反转恢复序列中 180° 脉冲能提供更长的纵向弛豫路径。这就好比两个速度有一定差距的运动员，如果他们奔跑速度不变，那么让他们跑 200 米时看到的差距会比让他们只跑 50 米时看到的差距更大。

提到了聚焦脉冲，大家更容易想到 FSE（快速自旋回波）这个序列，因为在传统的 FSE 序列中会有一连串的 180° 聚焦脉冲的存在。聚焦脉冲最大的作用是消除了空间上有规律分布的磁场不均匀（主磁场不均匀、各种原因导致的磁敏感效应等）对横向弛豫的干扰，但聚焦脉冲不能消除组织本身水分子排列晶格场对 T2 弛豫的影响，因此 FSE 序列能够用于标准 T2 加权成像。传统的 FSE 序列采用的是 180° 聚焦脉冲，但这种重复并密集使用具有较大能量的脉冲会造成 SAR 偏高，而且回波链末端的长 TE 回波会因为自由感应衰减信号明显弱于其他回波，影响组织的 T2 对比。现在的磁共振平台通常会对这些聚焦脉冲进行一定的修饰，如在 GE 磁共振平台在成像选项中勾选 TRF 这个选项后，系统会自动调节回波链中每个聚焦脉冲的翻转角来解决上述问题。

另外，还有一点需要注意：一些 TR 非常短的梯度回波序列如 Fiesta 序列，因为该序列按一定的时间间隔快速地进行射频激励，其 TR 短到每次射频激发前仍保留上次激发残存的横向磁化矢量，在这种情况下，后一次的射频激励脉冲又相当于上次射频激发脉冲所产生的横向磁化矢量的聚焦脉冲，所以说 Fiesta 这个序列的信号有两种成分：既有前一次激发所产生的 FID 信号，又有后面激发脉冲聚焦的射频回波信号。举这个例子是想和大家说明在学习射频脉冲这部分内容时要活学活用，切不可机械地去记忆。还需强调的是：无论哪一种射频脉冲，它的频带宽度和脉冲持续时间是呈反比的。也就是说脉冲的持续时间越短，其频带宽度就越大，这样的脉冲适合大范围激发，因此也叫硬脉冲。而当脉冲的持续时间越长时，其频带宽度就越窄，这样的脉冲适合与选层梯度相互结合使用，也就是前面讨论的软脉冲。显然，如果射频脉冲的频带越窄，就需要该脉冲具有更长的持续时间。

有关射频脉冲的内容还很多，鉴于篇幅的限制，就不一一讨论了。一些其他的概念如绝热脉

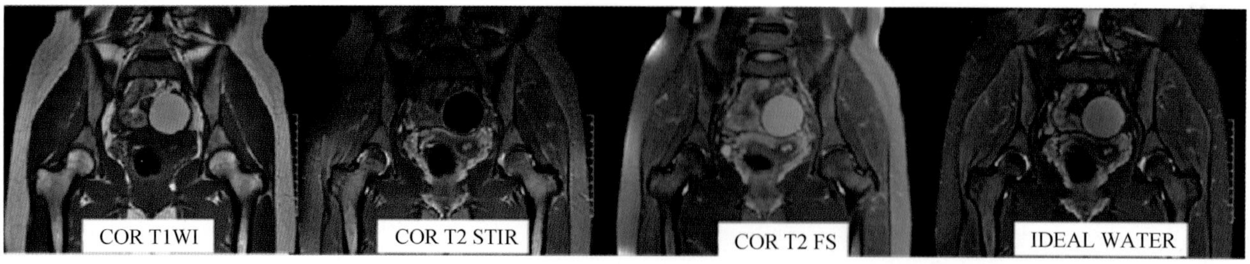

图 4-6　STIR 脂肪抑制的非选择性可能带来的诊断困扰。女，30 岁，在 T1 加权像上可见左侧附件区一卵圆形高信号病灶，在 STIR 序列上高信号被抑制。但在频率选择法脂肪抑制像上病变仍呈高信号。后又进行 IDEAL 成像，在其水相上显示病灶呈高信号。结合频率选择法脂肪抑制和 IDEAL 水相，提示该病灶内不是含脂肪病灶，提示其内可能为含血信号

冲、频率空间脉冲、复合脉冲等，如果大家感兴趣可以阅读一些相关原理书籍或文献。

（黎丽 张英魁）

参考文献

[1] Zamanian A, Hardiman C. Electromagnetic radiation and human health: A review of sources and effects [J]. High Frequency Electronics, 2005, 4 (3): 16-26.

[2] Fedorowski A, Steciwko A. Biological effects of non-ionizing electromagnetic radiation [J]. Medycyna Pracy, 1998, 49 (1): 93-105.

[3] Shellock F G. Radiofrequency Energy-Induced Heating During MR Procedures: A Review [J]. Journal of Magnetic Resonance Imaging, 2015, 12 (1): 30-36.

[4] Collins C M, Liu W, Schreiber W, et al. Central brightening due to constructive interference with, without, and despite dielectric resonance [J]. Journal of Magnetic Resonance Imaging, 2005, 21 (2): 192-196.

[5] Pauly J, Le Roux P, Nishimura D, et al. Parameter relations for the Shinnar-Le Roux selective excitation pulse design algorithm (NMR imaging)[J]. IEEE transactions on medical imaging, 1991, 10 (1): 53-65.

[6] Conolly S, Nishimura D, Macovski A. Optimal control solutions to the magnetic resonance selective excitation problem [J]. IEEE transactions on medical imaging, 1986, 5 (2): 106-115.

[7] Meyer C H, Pauly J M, Macovskiand A, et al. Simultaneous spatial and spectral selective excitation [J]. Magnetic resonance in medicine, 1990, 15 (2): 287-304.

[8] Aue W P, Müller S, Cross T A, et al. Volume-selective excitation. A novel approach to topical NMR [J]. Journal of Magnetic Resonance, 1984, 56 (2): 350-354.

[9] de Graaf R A, Nicolay K. Adiabatic water suppression using frequency selective excitation [J]. Magnetic resonance in medicine, 1998, 40 (5): 690-696.

[10] Piotto M, Saudek V, Sklenář V. Gradient-tailored excitation for single-quantum NMR spectroscopy of aqueous solutions [J]. Journal of biomolecular NMR, 1992, 2 (6): 661-665.

[11] Man P P, Klinowski J, Trokiner A, et al. Selective and non-selective NMR excitation of quadrupolar nuclei in the solid state [J]. Chemical physics letters, 1988, 151 (1-2): 143-150.

[12] Atkinson D, Brant-Zawadzki M, Gillan G, et al. Improved MR angiography: magnetization transfer suppression with variable flip angle excitation and increased resolution [J]. Radiology, 1994, 190 (3): 890-894.

[13] Henkelman R M, Stanisz G J, Graham S J. Magnetization transfer in MRI: a review [J]. NMR in Biomedicine: An International Journal Devoted to the Development and Application of Magnetic Resonance In Vivo, 2001, 14 (2): 57-64.

[14] Delfaut E M, Beltran J, Johnson G, et al. Fat suppression in MR imaging: techniques and pitfalls [J]. Radiographics, 1999, 19 (2): 373-382.

第五章

磁共振成像中的数据空间——K 空间

第一节　有关 K 空间的基本概念

磁共振成像的临床优势有很多，譬如多对比度、多参数等。其实磁共振成像还有一个在其他成像过程中不具备的明显优势，那就是使用者具有更灵活的操作空间，也有更多的想象空间和挖掘空间来打造满足特殊需求的图像。在磁共振成像过程中，序列开发人员和使用人员可以根据自己的主观愿望“制造”出更多样化的磁共振图像，而这些都是借助于磁共振成像过程中一个神秘的频率空间。这就是本章节要讨论的磁共振成像过程中的一个重要概念：K 空间。

对于很多磁共振使用者来讲，K 空间可能一直都被蒙上了一层神秘的面纱，看不见它也摸不着它。然而无论理解还是不理解它，它都一直像个黑匣子一样客观地存在。对很多磁共振成像技术的深入理解，如用于运动伪影校正的螺旋桨采集技术、对比剂增强血管成像技术以及超快速动态增强扫描技术等，其真正的切入点都基于 K 空间。一个无须争论的事实是，学习 K 空间是打开大家磁共振学习和探索之旅的一把万能的金钥匙。

一、有关 K 空间的基本概念

K 空间本质就是由三维的空间频率所组成的一个空间概念。首先要理解什么是空间频率？要想理解空间频率这个概念，需要先理解时域频率这个概念。时域频率就是在时间轴上某信号的周期变化的频率，或者说在单位时间内信号的变化周期数，其单位为 Hz，或者周期 / 秒。通常说的某种电磁波的频率其实就是一个时域频率概念。而与时域频率相对应，空间频率指的是在空间域上信号的变化规律，严格的定义就是在单位距离内（如厘米）信号的变化周期数，其单位是周期 /cm。这里需要强调一下磁共振成像过程中所采集的信号通常被赋予相位编码和频率编码信息，这些被赋予空间编码信息的信号数据构成了磁共振成像中的数据空间。数据空间其实也可以理解为“模拟的”K 空间，但这个数据空间还不能直接进行傅里叶变换形成磁共振图像。数据空间中的横坐标轴和纵坐标轴的单位都是时间，数据空间的数据经过数学运算转换为单位为周期 / 厘米的空间频率，这就是 K 空间数据。在磁共振成像过程中的空间频率即 K 空间具有 K_x、K_y、K_z 三个分量，通过这三个分量实现了组织中每个体素在 MR 图像中的空间解析和定位。因为 K_x、K_y、K_z 刚好构成了一个三维空间坐标体系，因此被予以空间这一概念，如图 5-1 所示。大家可能会好奇：为什么叫 K 空间而不叫个其他名字？K 这个字母有什么特殊的寓意吗？其实采用字母 K 完全是基于一种传统习惯，因为在很久以前大家就用 K 这个字母来解读热的传播分析等，在磁共振成像领域也就顺其自然地沿用了这个习惯。字母“K”在光学、声学、力学和电磁学领域已经使用了一个多世纪，用以指代各种介质中波的空间频率。直到

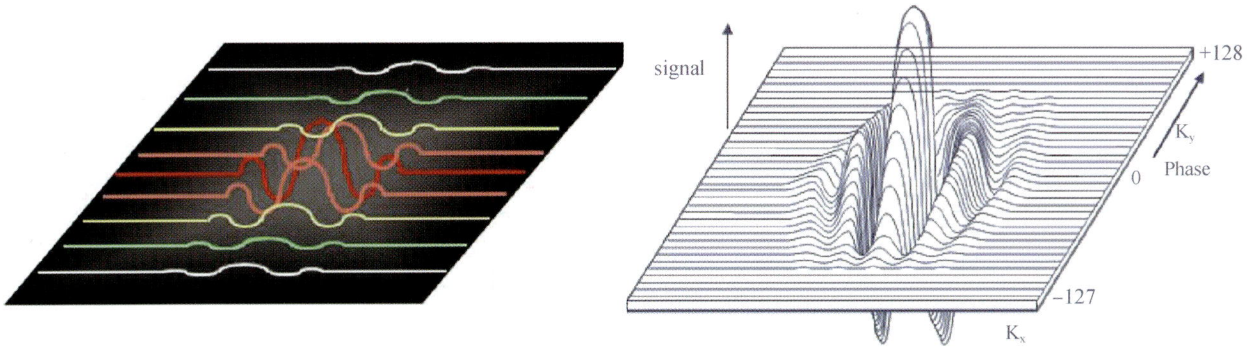

图 5-1　K 空间就是磁共振成像过程中的数据空间。K 空间数据是通过频率、相位编码过程，把时域连续的磁共振信号离散数字化过程而形成。K 空间数据中包含着图像中体素的位置信息及信号强度的幅值信息。虽然 K 空间中每一个点和图像中的体素并不存在一一对应的关系，但 K 空间中每个点和频率、相位编码存在着空间对应关系。在 K 空间中心部，因为相位编码梯度幅值低，因此相位编码梯度所造成的横向磁化散相不明显，因而具有更高的信号强度幅值

1980 年代初，“K 轨迹”或“K 空间”的概念才应用于 NMR，直到 20 世纪 90 年代才开始流行。

二、K 空间的形成过程

这是学习 K 空间需要理解的另一个重要内容。提到频率编码、相位编码和层面选择，相信大家都不陌生，而事实上正是通过对采集到的时域信号进行这些编码，得到了一组被编码了的数据，这组被编码了的数据就是通常所说的数据空间，而这个数据空间经过数学转换就形成了 K 空间数据。由此可见，用于 MR 成像的 K 空间数据其实就是通过频率编码、相位编码以及层面选择编码被“嵌入”空间信息标记的数据。磁共振成像的梯度线圈有 X、Y、Z 三个轴向，而 K 空间数据就是通过这三个轴梯度线圈共同作用编码而得到的。有一个概念需要牢记：层面选择梯度决定了成像层面的位置，频率编码（即读出梯度）决定 K 空间线的长度，相位编码决定了 K 空间线在 K 空间平面中的位置。对应于一个二维 K 空间平面来说大家还需要考虑的一个变量是：这个 K 空间平面的所覆盖面积。如图 5-1 所示，K_x 代表频率编码（读出梯度）方向，K_y 代表相位编码方向。频率编码方向的长度和相位编码方向的宽度共同决定了 K 空间的面积。稍后会详细说明几个重要的 K 空间属性，因为了解和掌握这些基本属性是灵活运用 K 空间来控制磁共振成像的前提和基础。

三、有关 K 空间的几个重要属性

如前所述，对于笛卡尔直线型 K 空间平面而言，它是由一组 K 空间线排列组成。K 空间线的长度由频率编码梯度来决定，而 K 空间线的宽度由相位编码梯度来决定。必须明确的一点是：K 空间平面的每个点和图像中的每个点不存在一一对应的关系。事实上每条 K 空间线都包含一幅图像的全部信息。但每条 K 空间线对最后图像的贡献取决于 K 空间线在 K 空间平面中的位置。那么，每条 K 空间线在 K 空间平面中的位置由什么来决定呢？其实就是由通常所说的相位编码梯度的梯度场强来决定。

1. 信号的空间定位与数据空间的形成：为了更好地理解 K 空间数据和图像之间的关系，大家需要回顾一下磁共振信号的采集过程以及在这个过程中空间信息是如何被“嵌入”进去的。对于一个具体成像的脉冲序列而言，在射频脉冲的作用下纵向磁化矢量被不同程度地翻转到横向而形成横向磁化矢量。空间定位就是针对这个横向磁化矢量进行的。首先施加的是相位编码梯度，在相位编码梯度作用下，成像体素中的质子在相位编码方向上形成了和空间位置一一对应的相位差别，当相位编码梯度停止作用后，这个相位差别却被记录了下来，这里称之为相位记忆（如图 5-2 所示）。

因为相位编码梯度是在信号采集之前就施加了，因此相位编码梯度也称为准备梯度。随后，

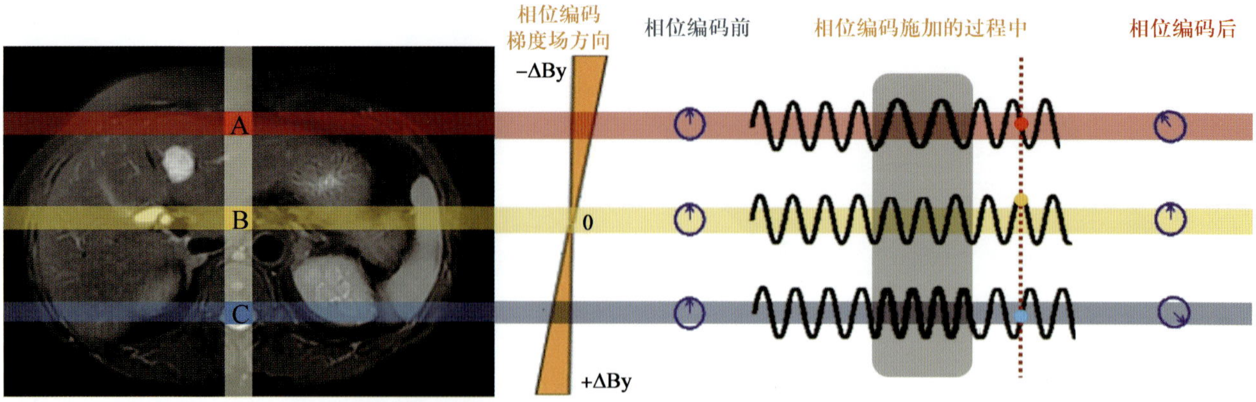

图 5-2 相位编码梯度对不同空间位置成像体素的相位影响示意图。图像中的相位编码方向为从前向后，相位编码梯度场打开前，A、B、C 三点所感受到的磁场强度一致，进动频率也一致，没有明显相位差；相位编码梯度场打开的过程中，A、B、C 三点所感受到的磁场强度发生变化，进动频率也发生相应改变；当相位编码梯度场施加完并关闭之后，A、B、C 三点所感受到的磁场强度恢复一致，此时进动频率也一致，累积的相位改变就被记录下来

根据具体实施的序列不同会对横向磁化矢量进行不同的处理，如自旋回波序列家族会有一个或多个聚焦脉冲的施加，而梯度回波序列则没有聚焦脉冲的施加。不论是否施加聚焦脉冲，最后回波类信号的读取是通过频率编码梯度来完成的。也是因为这个原因频率编码梯度也称为读出梯度。前面说过，在相位编码梯度作用下，保留在横向磁化矢量中的相位记忆信息代表着相位编码梯度方向上的空间位置信息。这个相位记忆信息在后续的任何操作中必须予以充分的考虑要加以保护而免遭污染。因此，在使用读出梯度进行信号读取之前，必须充分考虑到这个读出梯度对相位信息的干扰。为了克服读出梯度对相位信息的污染，在信号读出梯度施加之前先施加一个前置相位梯度（prephasing gradient）或者说散相位梯度，其实这个梯度作用之一就是用来中和和抵消信号读出梯度可能带来的额外相位信息的。前置相位梯度的大小为信号读出梯度的一半，至于其极性或说方向，取决于该梯度的施加位置。在自旋回波类序列，该梯度通常放在聚焦脉冲前方，这时它和信号读出梯度的极性是相同的；在梯度回波序列，没有聚焦脉冲存在，这个前置相位梯度和读出梯度的极性就是相反的。在信号读出梯度作用下，使得在前置相位梯度作用下发生散相的横向磁化矢量再次重聚并形成回波，在回波读取过程中完成了频率编码过程。信号读取过程就是在信号读出梯度开启状态下由模 / 数转换器（A/D converter）完成了对于线圈中所感应的模拟信号的离散采样过程。至此，就完成了数据空间中一行数据的采集。通过对这个数据空间的数据进行数学上的运算便形成了 K 空间平面中的一条 K 空间线。这里大家可以看到，在这条 K 空间线中有相位编码梯度作用后保留下来的相位记忆信息，这个信息包含了相位编码梯度方向上的体素空间位置信息；同时这条 K 空间线中也有频率编码梯度作用下的频率编码方向的信息。事实上，这样一条 K 空间线已经包含了整幅图像的所有体素位置信息，但遗憾的是，仅仅用这一条线我们还不能重建一幅完整的图像。为了重建出完整的图像，相位编码方向上矩阵多大，理论上就需要采集多少条 K 空间线。一个重要的区别是：在每条 K 空间线的采集过程中施加的相位编码梯度幅值是不同的。因为相位编码梯度等同于对于横向磁化矢量人为造成了磁场不均匀而导致相位发散，因此相位编码梯度的幅值越强，最后读出梯度期间可以获得的回波信号就越弱。同时，在 K 空间平面内，不同的相位编码梯度幅值也决定了相应 K 空间线的不同位置。最后，由这些不同相位编码梯度幅值的 K 空间线组成了 K 空间平面。通过上面的讨论不难理解：K 空间平面其实就是一组幅度不同的回波信号，在这些回波信号中储存着不同的相位记忆信息。

2. K 空间平面中不同位置的 K 空间线对图像的贡献不同：根据 K 空间线在 K 空间平面中的位置，可以把 K 空间分为低频 K 空间（K 空间中心部）和高频 K 空间（K 空间边缘部），如图 5-3

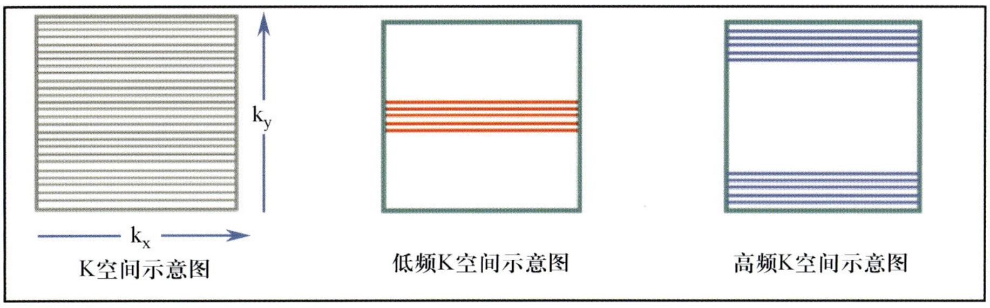

图 5-3 K 空间平面及低频、高频 K 空间示意图。K 空间平面中的每条 K 空间线都包含着整幅图像的完整空间信息，因为相位编码梯度幅值不同，相应 K 空间线中包含的相位记忆信息不同，同时对应的信号幅度也不同。低频 K 空间线使用的相位编码梯度幅值低，信号幅度更强，这部分 K 空间线对于图像的信噪比和对比度贡献更大，高频 K 空间线使用的相位编码梯度幅值高，信号相对弱，但对图像的空间细节贡献大

所示。因为在编码低频 K 空间时，相位编码梯度幅值低，此时相位编码梯度所导致的信号相位发散不明显，故在采集这些 K 空间线时具有更高的信噪比和对比度。在一幅 MR 图像中 K 空间中心部决定了其对比度和信噪比；而在采集高频 K 空间线时所使用的相位编码梯度幅值更高，所导致的信号相位发散明显，因此这部分 K 空间线对图像的信噪比和对比度影响不大，但这部分 K 空间线决定了图像的细节显示能力。

3. K 空间覆盖面积决定图像的空间分辨率，而两条 K 空间线之间的距离（ΔK_y）会决定图像的 FOV 大小：这些确实有些抽象，但对于理解最后产生的图像很重要。例如，对于一幅原本矩阵为 256×256 的图像而言，要想把扫描时间减少一半，有两种做法：其一，直接把相位编码从 256 降至 128；其二，采用并行采集技术如 ASSET 并选择加速因子为 2。在前一种情况，在采集 128 条相位编码线时，保持相位编码梯度的增幅不变，这样，最后采集的这 128 条线，以 K 空间中心线对称密集地分布在 K 空间中心线的两侧，但最后实际采集的 K 空间面积较原来减少了一半。K 空间平面的面积减少，伴随着高频 K 空间线减少，此时所采集图像的 FOV 不变，但最后图像的空间分辨率下降。当采用 ASSET 或 SENSE 类并行采集并选择加速因子为 2 时，此时 K 空间的采集方式是隔行 K 空间采集，相当于相邻两条 K 空间之间的间距增加了一倍。最后采集的 K 空间平面的面积不变，也就是采用了 K 空间的稀疏采样。这等同于在实际采集的 K 空间线减少的情况下，通过拉大相邻两条 K 空间线之间的间距（也相当于把相邻两条相位编码线之间的相位编码梯度增幅增加了一倍），最后确保 K 空间平面的面积不变。这个面积不变确保了高频 K 空间得以采样，这就保持了图像的空间分辨率不变。但因为相邻两条 K 空间线之间的相位编码梯度增幅增加了一倍，这种两条 K 空间之间的相位编码幅度增幅增加可以保持 K 空间的高频部分得以采样，但最后导致相应图像的 FOV 减少了一半，见图 5-4 和图 5-5。

4. K 空间具有共轭属性：轭，原指两头牛背上的架子，其目的是让两头牛能同步行走。共轭就是说按一定规律相配的一对。K 空间的另一个重要属性是具有共轭属性，相对于 K 空间平面而言，相位编码方向 Ky、频率编码方向 Kx 均具有 K 空间共轭现象。这种 K 空间的共轭现象给我们实施部分 K 空间采集提供可能。后续的讨论中会谈到这一属性的实际应用。利用 K 空间相位编码方向的共轭属性可以减少相位编码线来减少扫描时间或者降低图像的模糊效应；而利用 K 空间频率编码方向上的共轭属性，则是实现部分回波采样并从而获得更短 TE 和更短 TR 的采集。同时，通过部分回波采集也可以减低回波间隔如在 EPI 信号读取过程中。

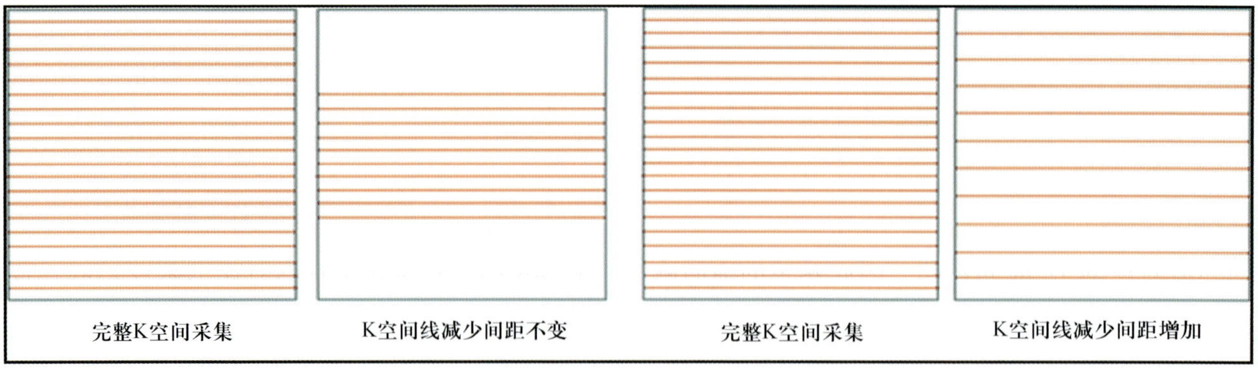

图 5-4 本图用以说明当相位编码数降低时不同的 K 空间线采集方式。当 K 空间线减少时可以不增加相位编码梯度的增幅值，这样保持相邻两条 K 空间线间距不变，此时相位编码数的降低导致 K 空间平面的面积减少，对图像的影响是 FOV 不变，但空间分辨率降低；ASSET 等 SENSE 类并采技术使 K 空间线减少同时也增加相位编码梯度的增幅值，这样导致相邻两条 K 空间线间距增大一倍，相应 K 空间平面的面积保持不变。对图像的影响是空间分辨率不变，但图像的 FOV 减少一半

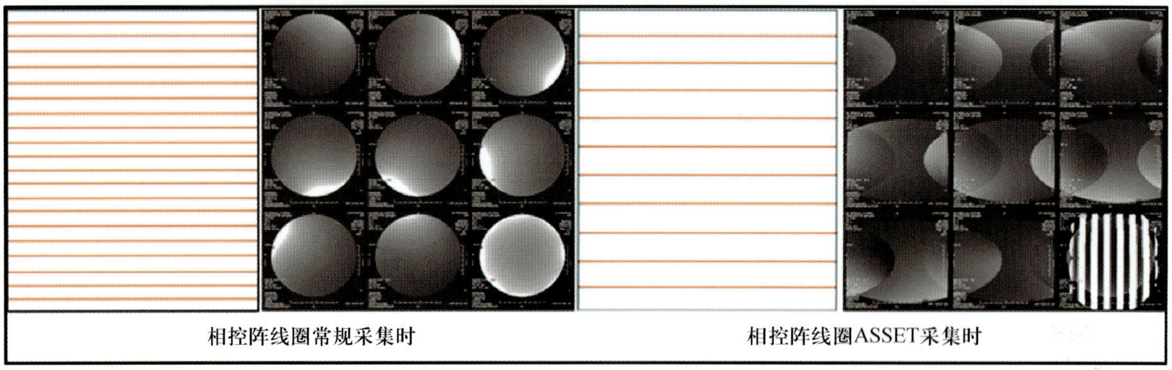

图 5-5 本图通过对比，用以说明相控阵线圈不使用并行采集 ASSET 和使用 ASSET 所采集的原始图像的对比，未使用 ASSET 时，每个通道采集的图像都是完整 FOV 的图像；采用 ASSET 后每个通道的采集的原始图像，因为采用 ASSET 类并行采集时采用了 K 空间隔行采集方式，这等同于相邻两条 K 空间线间距增大一倍，导致成像 FOV 减少到原来的一半

（张英魁　吴涛）

第二节　有关 K 空间的相关临床应用

前面的讨论中重点介绍了有关 K 空间的几个基本概念和基本属性，了解这些概念和属性最重要的目的是更好地服务于临床工作，这也是学习 K 空间的宗旨。另一方面，了解这些 K 空间知识也是理解磁共振成像技术的一把钥匙。基于此，这里简单介绍几个 K 空间的相关填充方式及临床应用。

一、有关 K 空间填充方式

K 空间的填充方式在磁共振成像过程中至关重要。根据不同位置 K 空间线对图像对比度、信噪比以及空间分辨率的贡献不同，在成像过程中 K 空间的采集和填充都会有不同的方式。常规 K 空间填充方式是顺序填充，即 K 空间线从相位编码一侧外围开始向中心填充，再继续向另一侧外围方向直至 K 空间填完。但实际工作中这种填充方式是经常需要调整的。特别是对于快速自旋回波序列或单次激发 FSE 序列，对于所采集的不同回波在 K 空间平面内的排列是一个特别需要认真对待的问题。以单次激发 FSE（SSFSE）为例，假设回波间隔是 10 ms，相位编码矩阵是 256，如

果采用从外围向中心的顺序填充方式的话，那么第一个回波 TE 10 ms 放在 K 空间最边缘，等填到 K 空间中心时 TE 时间会达到 1280 ms，如此长的 TE 时间除了水还可能有信号外，大多数组织信号已经完全衰减，因此其信噪比和对比度是很低而且很差的。对于 FSE 序列而言，考虑到不同回波对应的 TE 时间不同，因此剩余的横向磁化矢量幅度也不同。为了减少 K 空间线之间的信号波动，通常将不同射频激励期间内回波链中序数相同的回波排列在一起，这样尽可能减少因为不同 TE 时间对应的横向磁化矢量不同而产生的信号波动。由此可见，即便是看起来非常简单的一个序列，在 K 空间线的采集和排布上都必须精心设计，否则就会产生明显的伪影或导致图像的信噪比以及对比度变差。

对于 SSFSE 序列而言，如果把早期的回波放在 K 空间的外围，而晚期的回波放在 K 空间的中心部，不仅图像的信噪比低，而且因为早期的回波信号更强，还会带来边缘增强的效果。而如果把早期的回波放在 K 空间的中心，而把晚期的回波放在 K 空间外围部，则因晚期回波信号本身就因为 T2 弛豫明显衰减，此时再施加更大的相位编码梯度，可能导致这部分 K 空间线的信噪比过低，如果低到淹没在噪声之中时，等同于有效 K 空间面积的减少，这是 SSFSE 序列图像模糊的重要原因。在 FSE 或 SSFSE 序列的扫描过程中，系统会根据界面上 TE 时间的设置而决定哪个回波信号采用最低的相位编码，即填充至 K 空间中心去决定对比，这个回波所对应的回波时间也称为有效回波时间。

1. 顺序 K 空间填充方式：顺序 K 空间填充是指 K 空间填充方式从外围部向中心部逐渐填充，也被称为逐行 K 空间填充。如果序列使用者或序列设计者未对 K 空间填充方式做特殊修改或规定，系统都会按着这种顺序填充的方式进行。对于动态增强扫描序列或一些对比剂增强血管成像序列来说，如果采用的是顺序 K 空间填充，操作者在计算扫描期相时应该充分考虑 K 空间从外周填充到中心的时间。要确保所需的动态扫描期相或对比剂浓度达峰时刻刚好是 K 空间填充中心位置的时刻。举个例子，在做 LAVA 或 LAVA Flex 增强扫描时，如果每个期相的时间是 20 秒，那么采集到 K 空间的中心部需要的时间是 10 秒，因为通常认为肝的动脉期一般在注射对比剂后 25 秒，按着上文的计算方法，动脉期启动时间 =25 s−10 s，所以在肝动态增强扫描时通常推荐在注射对比剂后第 15 秒启动动脉期扫描，刚好在动脉期相所需的 25 秒延迟时间采集 K 空间中心部。顺序 K 空间填充也可以用于对比剂增强血管成像（CeMRA），但动脉血管的对比剂浓度达峰速度很快且时间窗很窄，如果采用这种 K 空间填充方式必须事先用少量对比剂进行达峰时间测定，这样才能准确制定启动扫描的时间点，操作相对繁琐，这给顺序性 K 空间填充方式在对比剂增强血管成像中的应用带来了一定程度的限制。

2. K 空间中心优先填充方式：K 空间中心优先填充指的是在一个扫描期相中，前 1/3 的时间优先采集 K 空间中心部数据，这样在启动扫描后很短时间就采完决定图像对比度的数据，这种填充方式在不同的公司有不同的描述方法，在 GE 磁共振平台被称为 Centric 填充方式，主要用于对比剂增强血管成像。采用这种 K 空间填充方式就可以通过实时对比剂跟踪技术监测靶区血管，在对比剂到达时立即启动扫描，这样就可以准确把握成像时机。以腹主动脉 CeMRA 为例，可以将监测点放在近心方向的胸主动脉下段，这是因为在腹部血管成像时需要预设一定的启动延迟时间用于嘱咐被检者屏气，当对比剂到达胸主动脉下段时启动扫描，此时系统会进入扫描前延迟阶段，迅速嘱患者屏气，延迟结束后系统自动开始数据采集。如果一个扫描期相的时间是 15 秒，那就意味着开始扫描的前 5 秒内采集 K 空间中心部数据（或说低频 K 空间数据），此时给予的相位编码梯度很低，可以获取更高信噪比和对比度的增强血管图像。当然，当采用这种 K 空间中心优先填充方式时，在客观上要求操作者必须能更准确地捕捉到对比剂到达靶向血管的时机，否则启动过早会导致血管内强化不充分，启动过晚导致动脉强化程度下降和静脉污染，造成对比剂增强血管成像的扫描失败。

3. K 空间椭圆中心填充：与 K 空间中心填充相比，K 空间椭圆中心填充可以理解为：同时在层面内相位编码和层面间相位编码两个方向上的 K 空间中心优先填充方式。从时间域上看，相当于一个扫描期相的前 1/9 用于填充 K 空间中心。因为椭圆中心填充仅在前 1/9 用于填充 K 空间中心，这意味着只有很短的时间窗用于填充K空间中心，这要求我们必须更准确捕捉到对比剂到达时机。这种K空间椭圆中心填充也是经常被用于对比剂增强血管成像技术。通常椭圆中心K空间填充方式常用于颈部或小腿部对比剂增强血管成像。采用这种K空间填充方式，可以把每个扫描期相时间调得长一些，一方面可以有相对更长的填充K空间中心的时间，同时也有利于提高对比剂增强血管成像的空间分辨率。在颈部血管成像，通常每个期相可以调整在40秒左右，因为颈动静脉之间循环窗很窄，设定参数时要注意K空间中心的采集时间控制在5秒以下。小腿部动静脉循环窗相对长一些，每个扫描期相时间也可适当长一些。

4. K空间匙孔技术：这种K空间填充技术本质上就是依据于K空间中心决定图像对比度和信噪比的特点。匙孔技术中，把K空间分为几个不同的节段如：A、B、C、D，其中，A为K空间中心部，B、C、D是K空间外围部。K空间中心部的采样频率更高且总是优先采集，而其他部分通过不同扫描期相间共享方式减少采样频率，这等效于通过减少单个期相的数据采集量提高了时间分辨率。K空间匙孔技术主要用于超快速动态增强扫描技术，如快速的对比剂增强血管成像、快速的动态增强扫描技术等。在不同公司匙孔技术有着不同的商品名称，在具体的K空间填充过程中也可能存在一定程度的差别，但大体原理上比较接近。GE公司的TRICKS技术（time-resolved imaging of contrast kinetics）即对比剂动力学时间分辨成像技术，把一个K空间平面由中心向外分为A、B、C、D四个部分，如图5-6所示，在每个期相采集过程中首先采集处于K空间中心的A段，然后再采集B、C、D三段中的一段，每个期相并不采集整个K空间的四个部分，但确保A段总被采样，K空间的其他几个部分B、C、D则在不同期相间相互共享。TRICKS技术主要用于快速的对比剂增强血管成像。这个技术最早用于下肢血管成像，因为在下肢对比剂增强血管成像有时会出现延迟充盈现象，采用TRICKS扫描可以实现多时相扫描，另外TRICKS也可以用于充盈速度非常快的颈部血管成像。使用TRICKS进行不同部位的扫描时扫描策略要有所不同。下肢血管成像要解决的主要问题是延迟充盈问题，总的扫描时长必须更长，以便完整观察各级血管充盈过程，且下肢动静脉之间时间窗间隔相对较长，所以每个时相之间的时间分辨率不用要求太高，7或8秒即可；而颈部血管成像要解决的主要问题是动静脉之间的污染，这个区域动静脉循环时间窗相对较短，在扫描时必须尽可能提高时间分辨率以获得高质量的血管图像，通常控制在3秒左右。采用了匙孔技术的TRICKS等其时间分辨率不是一个期相的扫描时间，而是要短于这个时间，这正是该技术的优势所在。

二、部分傅里叶（半傅里叶）变换技术

K空间的一个重要属性就是共轭属性，利用这一属性可以在相位编码方向采集部分K空间线，而剩余的K空间线可以利用K空间共轭属性

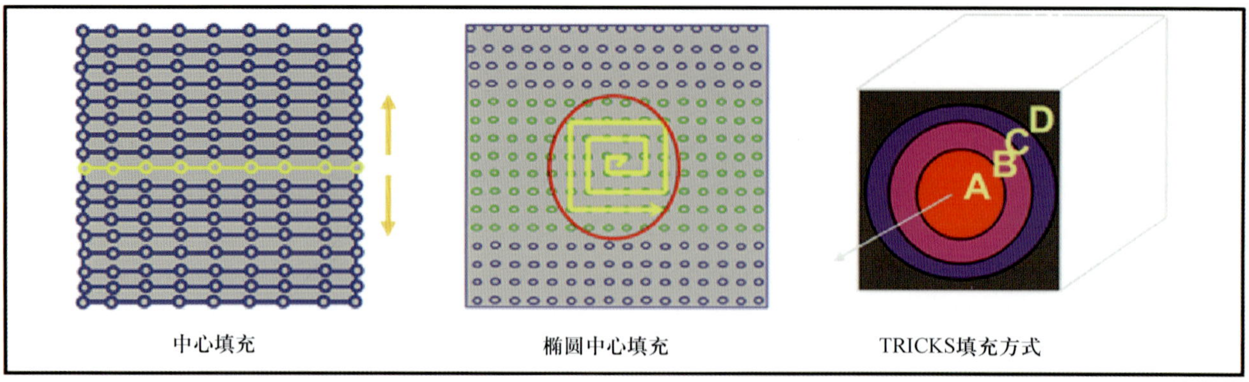

图5-6 几种特殊的K空间填充方式包括中心填充、椭圆中心填充和TRICKS填充，这几种特殊的K空间填充方式都是用于对比剂增强血管成像。因为K空间填充方式不同，在临床上应用的策略也不同，使用者需要了解每种K空间填充方式的特点以及它们在临床上的应用部位和扫描策略

通过计算而得到。我们把这种利用 K 空间共轭属性而采集部分 K 空间线的成像技术称为部分傅里叶变换技术。在磁共振成像过程中，最有代表性的一个利用部分傅里叶变换技术的序列就是：单次激发快速自旋回波序列。这种采集方式在不同公司有不同的名称，如 GE 公司称之为单次激发快速自旋回波（single shot FSE，SSFSE），而西门子公司称之为 HASTE，尽管叫法有所不同但其具体的实施策略基本相同。这里需要指出的是尽管这种部分傅里叶变换也被称为半傅里叶变换，但实际上采集的 K 空间线要比一半多出几条。比如，对于一个单次激发序列而言，如果选择了相位编码矩阵是 256，实际采集过程中并非只采集 128 条线，而是要多出 8 条线以上，这是考虑到 K 空间中心决定图像的对比度和信噪比，因此在 K 空间中心部要尽可能多覆盖几条。另外这些多采集的低频 K 空间线也是进行相位校正的基础。部分傅里叶变换技术除了可以在相位编码方向上使用来减少扫描时间外，也可以用于频率编码方向即读出梯度方向，在频率编码方向的部分傅里叶变换技术也称为部分回波技术。采用这种部分回波技术的主要目的是为了减少回波时间。当采用部分回波技术时通常采集频率编码的 60% 左右，如图 5-7 所示。

三、K 空间的螺旋桨采集技术

这种 K 空间采集技术主要用于运动伪影校正，尽管不同公司的专用术语会有所不同，但 K 空间采集的方式基本相同。在螺旋桨采集技术中的每个桨片的宽度其实就是快速自旋回波中的回波链长度。采用的回波链长度越长，意味着桨片越宽，这样在螺旋桨采集后 K 空间中心重叠的面积就越大，所以螺旋桨采集属于 K 空间中心的一种过采样技术。前文业已述及，图像的信噪比和对比度主要由 K 空间中心数据来决定，这种 K 空间中心的过采样技术使得螺旋桨采集技术具有更高的信噪比，这种 K 空间中心的过采样也是校正运动伪影的基础。对于螺旋桨采集技术而言决定其信噪比和运动伪影校正能力的两个主要因素是：其一，回波链的长度，这决定了每个桨片的宽度；其二，在每采完一组 K 空间线即一个桨片后，桨片以多大的角度旋转，显然这个旋转的角度越小则 K 空间过采样就越多。K 空间螺旋桨采集和稍后将要讨论的 K 空间螺旋采集不同，螺旋桨采集在采集每个桨片时都是在静止状态下采集的，而每采完一个桨片，桨片又以一定角度旋转然后再采集下一组 K 空间线，显然这是一个动中有静、静中有动的完美组合。随后会讨论这种采集的 K 空间数据如何完成图像的重建。K 空间的螺旋桨采集可以理解为介于放射状采集和直线型笛卡尔 K 空间采集之间的一种特殊采集方式。放射状采集可以理解为桨叶宽度只有一条 K 空间线时的螺旋桨 K 空间采集；而直线型笛卡尔 K 空间采集则可以理解为桨片足够宽，一个桨片即可以完全覆盖整个 K 空间面积时的采集。螺线桨 K 空间采集过程中没有固定的相位编码方向，因此其卷褶伪影表现较特殊。为了避免卷褶伪影在螺旋桨 K 空

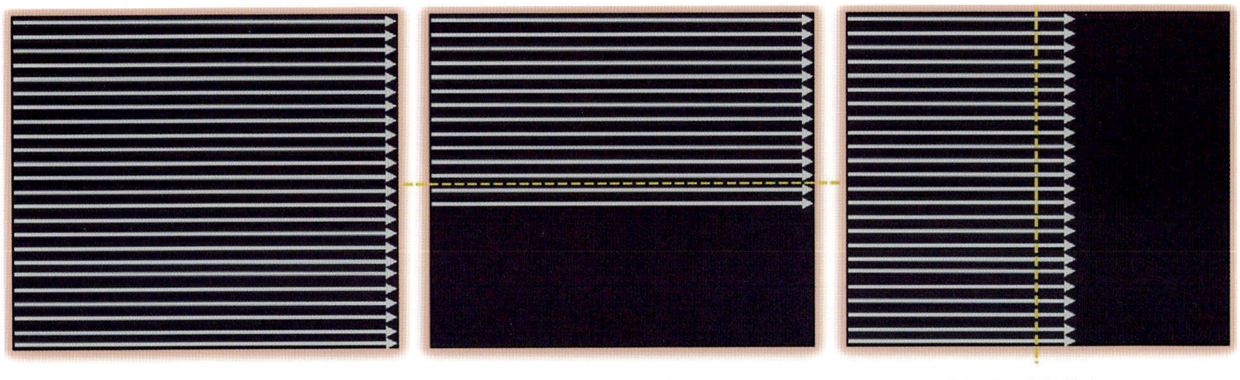

图 5-7　完整 K 空间填充及部分 K 空间填充技术。部分 K 空间填充技术可以区分为相位编码方向上的部分 K 空间填充和频率编码方向的部分 K 空间填充。相位编码方向的部分 K 空间填充也称为部分傅里叶变换，而频率编码方向的部分 K 空间填充也称为部分回波技术

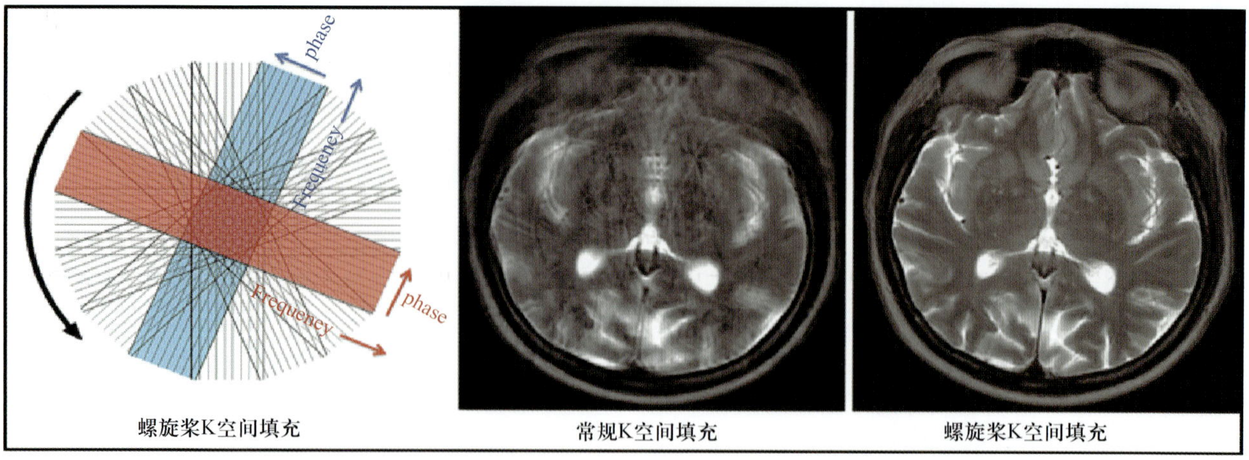

图 5-8　螺旋桨 K 空间填充示意图及其临床应用。临床上这种 K 空间采集方式通过 K 空间中心的过采样和特殊的后处理实现了运动伪影校正。螺旋桨 K 空间采集技术也可以用于腹部等成像

间采集过程中需要满足：$N_{etl}\times N_{shot}=\frac{\pi}{2}N_{phase}$。这个公式表明：螺旋桨 K 空间采集要比常规的直线型笛卡尔 K 空间采集多采集约 57% 的相位编码线。螺旋桨 K 空间采集技术具有较强的运动伪影校正能力（图 5-8）。

四、K 空间螺旋采集技术

K 空间螺旋采集是比较特殊的一种 K 空间填充方式。众所周知，当时钟的分针在匀速旋转的过程中，如果一只蚂蚁沿着分针匀速爬动，那么分针旋转一周后蚂蚁的运动轨迹就是我们所说的阿基米德螺旋。在磁共振成像过程中，如何能够获取这种阿基米德螺旋的 K 空间填充轨迹呢？分针上的蚂蚁之所以在分针旋转一周后能够形成阿基米德螺旋的运动轨迹，那是因为分针的匀速旋转和蚂蚁的匀速运动两者叠加的结果。事实上在磁共振成像过程中，如果频率编码梯度和相位编码梯度两个梯度同步驱动且按着一定规律协调工作的话，所采集到的 K 空间轨迹就是阿基米德螺旋，这种 K 空间填充方式称为 K 空间螺旋采集（spiral），如图 5-9 所示。与前面的螺旋桨采集有所不同，K 空间螺旋采集是两个梯度轴同步工作且相互叠加的结果，因此这种 K 空间采集是在“动”的状态下完成的。因为两个梯度轴同时工作，这就涉及既要克服自感又要克服互感的双重挑战，对梯度放大器的稳定性和精准度有极高的要求。螺旋采集是迄今为止采集效率最高的采集模式。在 GE 磁共振平台的 3D ASL 是螺旋采

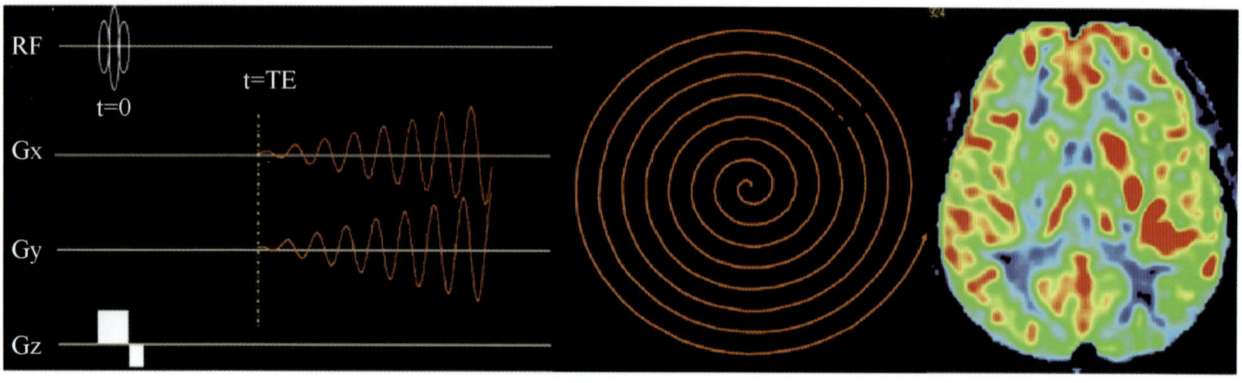

图 5-9　K 空间螺旋采集和 K 空间螺旋桨采集是完全不同的采集方式。在 K 空间螺旋采集过程中所采集的 K 空间轨迹是阿基米德螺旋。该种 K 空间采集方式是两个梯度轴同步驱动并匀速正旋递增。K 空间螺旋采集实现了 K 空间中心的过采样，而且也实现了对血流及运动相对不敏感的成像特点。另外，这种螺旋采集也是迄今为止效率最高的采集方式。GE 公司的 3D ASL 灌注成像依托于 K 空间螺旋采集实现了基于 FSE 信号读取的全脑灌注成像

集的代表性应用。

五、K空间放射状采集技术

这是最早期的K空间采集方式，也称为投影采集（projection acquisition）。这种采集方式与直线型笛卡尔坐标采集形成了鲜明的对比。在这种放射状K空间采集中，每条采集的K空间线称为一个辐射线（spoke）。一个基本遵循原则是如果成像的FOV越大，则需要采集的辐射线就越多。与直线型笛卡尔坐标K空间采集相比，采用放射状采集其辐射线采集的数目要比相应的相位编码线多采集57%的数据。这就意味着这种采集理论上需要更长时间。采用放射状采集的一个突出优势是其K空间中心的过采样，同时由于采集K空间中心时梯度幅值较低，所以这种采集方式对于运动和流动伪影相对不敏感。另外，这种采集方式结合FID信号读取是实现超短TE或近似零TE成像的成像方式。由于放射状采集对于主磁场均匀度、梯度的线性度及稳定度都有更高的要求，所以这种采集方式更多地被后来的笛卡尔坐标采集方式取代。但是近年来随着磁共振成像设备整体性能的提高，这种放射状K空间采集方式再次被用于超短TE或零TE成像技术中。

（张英魁　陈春林）

第三节　频率编码方向上几种特殊的K空间采集方式

前文重点讨论了几种特殊的K空间采集方式，这些K空间采集方式主要侧重于在相位编码方向的K空间采集方式。大家可以发现：在相位编码方向的K空间采集利用了K空间的几个重要属性，如K空间中心能更多地决定图像的对比度和信噪比，K空间具有共轭属性等等。这些K空间填充的方式要么采用中心、椭圆中心、匙孔技术更早捕捉K空间中心数据或实现K空间中心数据的过采样；要么采用K空间螺旋桨采集（propeller）或螺旋采集（spiral）实现K空间中心的过采样；半傅里叶变换（或部分傅里叶变换）则是利用K空间共轭属性减少相位编码线从而提高采集速度。事实上，在完成一个K空间平面采集过程中还需要讨论一下频率编码方向的K空间采集方式。因为在每次相位编码过程中频率编码梯度保持不变，所以对于K空间的采集就更多地关注在相位编码方向上。事实上，在频率编码方向也有很多值得大家关注的地方。

一、频率编码矩阵与最短TE或回波间隔时间

频率编码方向的K空间采样决定了K空间线的长度，而该长度直接决定了最短TE时间和回波间隔的长度。对于超快速梯度回波序列和基于回波链采集技术的FSE或EPI而言，最短TE和回波间隔具有特别重要的意义。前面已经提及，有时为了获得更短的回波时间，在频率编码方向上可能会采用部分回波技术，这也是利用了K空间在频率编码方向上的共轭属性。为了缩短回波间隔，在一定范围内可以采用相对比较大的信号接收带宽，但随着信号接收带宽的增大，频率编码梯度的场强也随之增高，这会导致用于梯度爬升和回落的时间延长。这里重温以下几个公式：

$$t_{echo}=T_{ramp}+\frac{nx\cdot f}{2\Delta v}$$

公式1：最短TE

$$ESP=2T_{ramp}+\frac{nx\cdot f}{2\Delta v}$$

公式2：回波间隔

$$2\Delta v=\gamma/2\pi\times Gx\times Lx$$

公式3：接收带宽与读出梯度

公式说明：这几个公式是磁共振信号采集过程中计算最短TE、回波间隔（ESP）以及接收带宽与读出梯度场强之间关系的公式。不难发现，当接收总带宽增加时，用于信号采样的时间会缩短，但此时读出梯度场强会随之增大，这就意味着用于梯度爬升和回落的时间增加。总接收带宽的增加所导致的采样时间缩短和梯度爬升、回落时间的延长是对立的。最后，最短回波时间或ESP的

变化取决于两个因素的综合结果。显然，一味地增加信号接收总带宽不能总使得最短 TE 或回波间隔（ESP）缩短。

利用公式 1 可以量化分析最短 TE 的几个影响因素：首先可以看到，频率编码方向的采样矩阵（$nx \cdot f$）越大，那么相应的采样时间就更长，这里 $2\Delta v$ 是信号接收总带宽，$1/2\Delta v$ 其实就是频率编码方向采样时间间隔，也可以理解为采样时间，也被称为驻点时间（dwelling time）。公式 2 是量化分析回波间隔时间的公式。通常的信号读取是在读出梯度爬升到平台期后进行采样，所以计算最短 TE 要考虑到梯度爬升到这个平台期所需要的时间，而如果要计算回波间隔，还要考虑梯度回落需要的时间。公式 1 和 2 都表明当接收总带宽 $2\Delta v$ 增大时，用于信号采样的时间就短，但问题是：不要忘了还有爬升和回落时间。而公式 3 提示：当接收总带宽大时，可以推出读出梯度场强就大，这就导致梯度爬升和回落时间就长。显然，要想获取更短的 TE 或回波间隔时间，单纯增大接收带宽就一定会遇到一个瓶颈或者说拐点，也就是说如果由于接收总带宽的增大，导致梯度爬升和回落时间的延长，当这部分时间超过了由接收总带宽增大带来的信号采集时间变短的影响后，净时间改变就是延长的。这就带来一个新的思考，除了增加接收总带宽外，还能否借助于其他手段？上篇讨论中谈及的部分回波技术，也是利用 K 空间共轭属性，这种方法可以作为一种获取更短 TE 的方法，但这种部分回波技术也有一定的局限性，比如由于信号读取的减少会导致信噪比某种程度的降低，加之受磁场均匀度、梯度线性等影响，K 空间共轭属性也不是绝对的。下面介绍一下用来减少回波间隔（主要用于 EPI 信号采集）的特殊频率编码采集技术，即斜坡采样技术，和获取最短 TE 的部分回波采集技术。

二、频率编码或信号读取的斜坡采样技术

通常的信号读取或者说频率编码都是在读出梯度达到其所需最大平台值后在平台期进行采样，这样做的一个原因是：梯度在爬升或下降过程中会产生明显的自感效应而影响图像质量。而梯度编码的一个重要理论基础就是基于拉莫尔方程，当梯度达到平台期后可以建立一个线性的梯度场，这种梯度场和主磁场叠加在一起使得梯度方向上每个空间点的磁感应强度都会有所不同，从而导致相应点的拉莫尔频率也有所不同。因为这种拉莫尔频率的不同和线性梯度场之间有一对一的空间对应关系，因此这种被线性梯度场"标记"了的拉莫尔频率就可以通过解码而获得空间信息。通过图 5-10 可以发现：同样的平台期采样，频率方向的采样点越多则回波间隔（ESP）就越长；而在采样点相同时，使用斜坡采样可以明显缩短 ESP。所谓斜坡采样就是指在梯度爬升和下降过程中也进行信号读取。需注意，在梯度爬升和下降过程中梯度线圈内的电流刚好处于急剧变化过程中，此时会有明显的自感现象存在。另外在上升和下降过程中，梯度场强也在变化过程中，这就给空间编码带来很大挑战，稍后会讨论到特殊的 K 空间填充方式对于梯度系统的

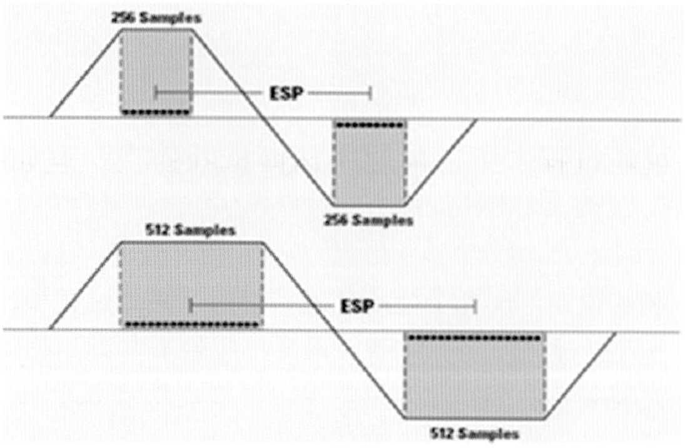

常规采样方式随着采样点增多ESP延长

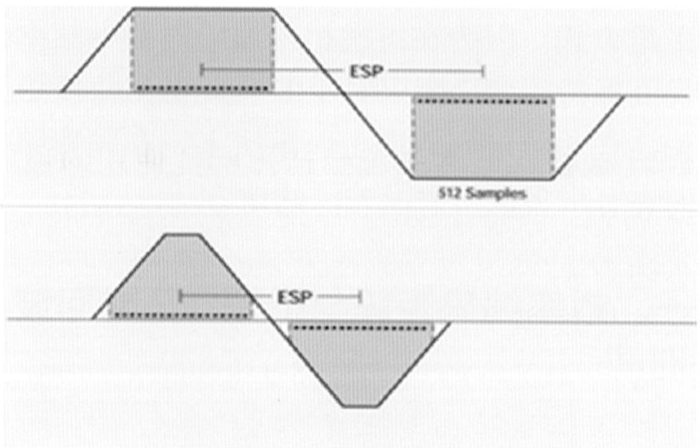

常规采样方式与斜坡采样方式ESP对比

图 5-10 读出梯度方向的常规采样方式与斜坡采样方式：在常规采样方式时随着采样点的增多回波间隔 ESP 延长；而在采用斜坡采样技术后相同的采样点时其 ESP 明显短于常规采样方式

挑战。

斜坡采样技术主要用于 EPI 信号读取方式，因为在 EPI 信号读取时，ESP 这个参数对图像质量影响非常大。众所周知，在基于 EPI 信号读取的扩散加权成像或动态磁敏感对比灌注成像时图像的几何形变、化学位移伪影等都给成像带来了很大挑战。EPI 信号读取的 K 空间线不是一行一行采集的，而是呈“Z”形的连续读取。这给 EPI 信号读取带来很多独特现象。如化学位移伪影通常出现在频率编码方向上，但在 EPI 信号读取时这个伪影则出现在相位编码方向上。这是为什么呢？这是因为这种相位编码方向上的 K 空间连续读取，相当于在相位编码方向上也是一个连续的信号读取过程。所以可以近似地把相位编码方向看成是另一个频率编码，有时称之为“伪频率”编码，笔者认为称之为“准频率编码”更准确。需要思考一个问题：在相位编码方向或说“准频率编码”方向上的接收带宽是多少？根据图 5-10 不难看出，完成一个变化周期的时间是 ESP，那么在这个方向的采样频率 = 1/ESP。假设 ESP 是 0.5 ms，那么这个方向的采样频率 =1000 ms/0.5 ms=2000 Hz，如果相位编码矩阵是 128，则每个像素的频率带宽为：2000/128=15.625 Hz。如果在 3.0 T 磁共振上水、脂化学位移为 440 Hz，那么化学位移像素数 =440/15.625=28 个像素。在 EPI 信号读取如 DWI 成像，通常频率编码的接收带宽通常非常大，如 250 kHz，如果频率编码也是 128 的话，则在频率方向的像素带宽是 250 000 × 2/128=3906 Hz，所以在频率编码方向水、脂化学位移（3 T 磁共振平台）像素数为：440/3906，完全可以忽略不计。这就解释了为什么在 DWI 成像，如果脂肪抑制不彻底则会在相位编码方向出现明显的化学位移伪影。在 DWI 成像过程中采用斜坡采样有特别重要的意义：因为在 DWI 成像，通常系统会选择所能使用的最大梯度场强，而一般不选择最大梯度切换率，这就意味着如果只在平台期采样，那么就会有非常长的梯度爬升和回落时间，这会极大延长 ESP 时间。斜坡采样大大提高了梯度的工作效率，减少了信号读出过程中的无效等待时间。通过斜坡采样可以明显缩短 ESP，在基于 EPI 信号读取方式的脉冲序列，通常会采用这种斜坡采样技术。

三、频率编码方向的部分 K 空间采集

频率编码方向上的部分 K 空间采集技术也称为部分回波技术。如前面所说频率编码方向上的 K 空间线采集决定了 K 空间线的长度，这个采样点越多就意味着 K 空间线的长度越长，在读出梯度方向上的空间分辨率就越高。在频率编码方向也存在着 K 空间共轭现象，利用这种共轭现象在信号读出过程中只采集部分信号点，这种技术就是部分回波技术。部分回波技术在一些对于 TR、TE 要求非常高的序列中，如真正稳态自由进动序列、对比剂增强血管成像技术等，为了获取更短的 TE，从而获取更短的 TR，通常可以采用部分回波技术。在 GE 磁共振平台，这些序列的 TE 时间有 TE Minimum 和 TE Min Ful 选择，当选择了 TE Minimum 时就意味着开启了部分回波采集方式。这种采样方式一般采集 60% 的信号点。它带来的好处是 TE 时间更短，因此磁敏感伪影相对更轻，TR 时间也更短，因此总体扫描时间也更短，这对于对比剂增强血管成像来说很重要，因为这些检查通常都需要患者屏气进行。而在稳态自由进动序列，更短的 TR、更短的 TE 也是维持稳态的前提和保证。部分回波技术因为没有采集完整的信号，因此带来的一个固有缺点就是信噪比有一定程度的牺牲，同时这种采集也可能带来更明显的截断伪影，所以在临床实际工作中要权衡利弊进行合理取舍。

四、网格化重建

在 MR 成像过程中，反傅里叶变换就是把 K 空间数据变换成可视化的 MR 图像的过程。如果所采集的 K 空间数据是均匀的呈直线形分布，在重建过程中可以采用快速傅里叶变换。但如果采集到的 K 空间数据存在着不均匀的非直线形 K 空间数据的话，其图像重建就变得非常复杂。比如螺旋 K 空间填充、放射状填充、EPI 中的斜坡采样等，都存在着采样不均匀且不符合直线形 K 空间的数据。对这些数据进行反傅里叶变换之前需要对这些数据进行网格化（gridding）处理，这个处理过程就是把这些非均匀分布的、非直线形的 K 空间数据变换成均匀分布且呈直线形分布的 K

空间数据。无论是螺旋采集还是EPI采集中的斜坡采样，都是在梯度变化中进行数据采集。当对这些数据进行网格化处理时，采用的方法是通过插值的算法实现。K空间螺旋填充、EPI斜坡采样、Propeller螺旋桨采集以及放射状采集等都对梯度的保真度提出了很高的要求，否则经过网格化处理后会导致K空间数据的失真。这里还需要强调的是，这种网格化处理对原始数据的采集也有很高的依赖性。譬如，在K空间螺旋采集时，每个螺旋臂上的采样点和采集的螺旋臂数目对最后的空间分辨率都有影响。在Spiral采集过程中，螺旋臂即ARM，和每个ARM上的采样点数是两个重要的参数。如果直接减少螺旋臂的数目或每个臂上的采样点数，都会导致实际采集的K空间面积减少，而K空间面积的减少，会导致图像的空间分辨率下降。

K空间通常也被称为傅里叶变换空间，对这个空间的反傅里叶变换便形成了大家所看到的MR图像。很多快速成像序列或技术归根结底都是通过改变K空间填充方式来实现。在学习一门新的快速成像技术时也需要从K空间水平了解其技术关键点。任何K空间采集方式的变化都可能带来正负两个方面的影响，理解了其K空间采样的方式，才能更好地理解该成像技术的临床优势和可能带来的潜在问题。学习K空间知识能够加深大家对MR技术的理解，同时了解K空间知识也有助于大家分析MR图像特别是伪影的原因，总之，学习和理解K空间是学习MR成像原理不可逾越的一个重要环节。

（张英魁　陈春林）

参考文献

[1] Mezrich，R. A perspective on K-space [J]. Radiology，1996，199（2）：874-5.

[2] Zhi-PeiLiang，Paul C. Lauterbur. Principles of magnetic resonance imaging：a signal processing perspective [M]. SPIE Optical Engineering Press，2000.

[3] Twieg DB. The k-trajectory formulation of the NMR imaging process with applications in analysis and synthesis of imaging methods [J]. 1983，10（5）：610-21.

[4] Vaals J J V，Brummer M E，Dixon W T，et al. "Keyhole" method for accelerating imaging of contrast agent uptake [J]. Journal of Magnetic Resonance Imaging，2010，3（4）：671-675.

[5] Mcgibney G，Smith M R，Nichols S T，et al. Quantitative evaluation of several partial Fourier reconstruction algorithms used in MRI [J]. Magnetic Resonance in Medicine，2010，30（1）：51-59.

[6] Semelka R C，Kelekis N L，Thomasson D，et al. HASTE MR imaging：Description of technique and preliminary results in the abdomen [J]. Journal of Magnetic Resonance Imaging，2010，6（4）：698-699.

[7] James，G，Pipe. Motion correction with PROPELLER MRI：Application to head motion and free-breathing cardiac imaging [J]. Magnetic Resonance in Medicine，1999，42（5）：963-9.

[8] Meyer C H，Macovski A. Continuous fluoroscopic MRI using spiral k-space scanning：U.S. Patent 5，485，086 [P]. 1996-1-16.

[9] Poustchi-Amin，Mirowitz，Brown，et al. Principles and applications of echo-planar imaging：a review for the general radiologist [J]. Radiographics，2001，21（3）：767–79.

[10] Nordell. A，Bammer. R，Skare.S. Major speed-up of Nyquist ghost correction in ramp-sampled EPI [J]. 2007，1833.

[11] Sha L，Guo H，Song A W. An improved gridding method for spiral MRI using nonuniform fast Fourier transform [J]. Journal of Magnetic Resonance，2003，162（2）：250-258.

[12] 杨正汉，冯逢，王霄英. 磁共振成像技术指南：检查规范、临床策略及新技术应用 [M]. 人民军医出版社，2010.

[13] 黄继英，梁星原. 磁共振成像原理 [M]. 陕西科学技术出版社，1998.

第六章

磁共振成像中的弛豫及其影响机制

第一节　与弛豫相关的基本知识

与其他成像设备相比，磁共振成像一个质的改变就是实现了从组织吸收成像到组织特性成像的飞跃。众所周知，在常规的 X 线、CT 等成像设备其能量来源都是 X 线。X 线是一种混合线束，由波长和能量不同的线束所组成。当这种混合线束穿过人体时，由于人体的组织密度不同导致混合线束中能量相对低的线束（软 X 线）被不同程度的吸收，而能量高的线束（硬 X 线）则可以穿过人体到达胶片（或平板探测器），或者 CT 探测器。因为软 X 线被吸收的程度不同，导致到达胶片（平板探测器）或 CT 探测器的 X 线束的平均能量也不同。穿过的组织密度越大，则达到胶片或探测器的 X 线束的平均能量越高。这种平均能量不同的 X 线到达胶片或探测器便形成了黑白不同的对比图像。从这个原理上来说，X 线和 CT 成像也被称为吸收成像。由于这种吸收成像的一个重要决定因素就是组织的密度差别，所以 X 线和 CT 成像也可以称为密度成像。

与 X 线和 CT 不同的是，在磁共振成像过程中射频脉冲（RF 脉冲）作为能量的来源照射到人体，在该射频脉冲的作用下，处于低能态且顺磁场方向排列的那部分氢质子吸收射频能量后跃迁为高能态。当射频脉冲停止后，吸收了射频脉冲能量的那部分高能态质子又要释放出所吸收的能量，从高能态回归到低能态，这个过程就是我们所说的弛豫过程。这里需要说明一点，虽然在谈及弛豫时通常会从射频脉冲停止后开始讨论，但真正的弛豫是从射频开始激励的那一刻就开始了。只不过射频脉冲的持续时间很短，为了更方便讨论，省略了射频脉冲持续时间内所发生的弛豫。弛豫过程不仅仅是这种伴随着自旋质子和周围环境之间能量交换的弛豫（T1 弛豫），同时还有在自旋质子内部的能量传递和相位发散的另一种弛豫（T2 弛豫）。两种弛豫的机制都和组织自身的特性如含水量的多少、水分子的存在状态等息息相关。所以，弛豫特性反映的是组织的一种特性。从这个角度而言，磁共振成像也可以理解为组织弛豫特性成像。磁共振的这种组织弛豫特性成像使得它具有更高的软组织对比分辨能力，如图 6-1 所示。

一、有关指数衰减的基本概念

在学习磁共振成像过程中有关弛豫的基本概念之前，大家有必要学习一下有关指数衰减的基本概念。因为磁共振成像过程中纵向弛豫和横向弛豫的过程其实也是一个指数衰减的过程。什么是指数衰减呢？指数衰减是自然界中一种很常见的衰减现象：如果某物质衰减的速率和它的量呈正相关，我们就把具有这种衰减属性的衰减称之为指数衰减。数学上有关的表达方程为公式 6-1：其中 λ 是衰减常数，N 是物质的量。这个方程的解就是公式 6-2：

$$\frac{dN}{dt}=-\lambda N \quad (6\text{-}1)$$

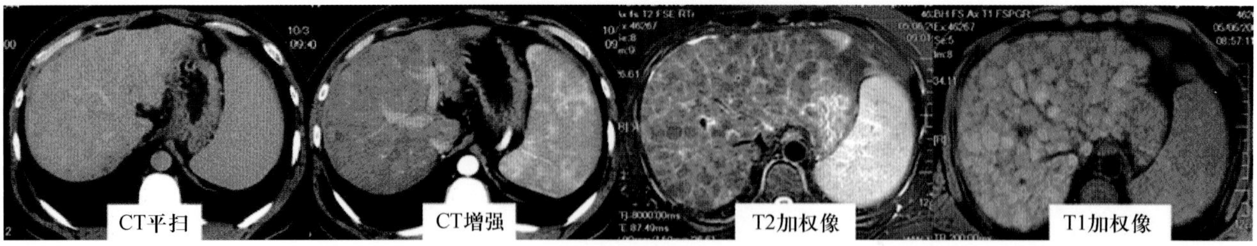

图 6-1 在病理上弥漫性肝硬化的肝实质内有弥漫分布的增生性肝硬化结节改变。在 CT 平扫及增强扫描中因为增生结节所导致的密度改变不明显因此图像没有明显的异常改变。磁共振成像过程反映的是组织的弛豫改变，结节中增多的糖原、结节周围的纤维分隔等都会引起不同弛豫特性的改变，因此肝硬化增生结节在磁共振的 T2 及 T1 像可以有明显的影像学改变

$$N(t)=N_0e^{-\lambda t} \quad (6\text{-}2)$$

公式说明：这两个公式代表的是自然界中物质呈指数化衰减的一个变化规律，如放射学核素的衰减。在磁共振成像过程中横向磁化矢量的衰减和纵向弛豫的恢复都遵循指数化衰减。

了解这两个公式对大家理解磁共振成像过程中的 T1、T2 弛豫还是很有意义的。这里顺便介绍一下“*e*”这个常数。大家都知道 *e* 是自然对数的底，其实它还有个专用名称叫欧拉常数。欧拉是 18 世纪伟大的数学家，也被称为 18 世纪数学界的莎士比亚。他把自然对数的底命名为 *e* 的原因，很可能是因为 *e* 是指数“exponential”的首字母。公式 6-2 这个形式在大家学习磁共振成像原理的过程中并不陌生，比如在学习扩散加权成像时大家可能会记得有个这样的公式：$S=S_0e^{-bd}$（当 b 值不是很高时，扩散加权成像的信号通常会随着 b 值的增大呈指数式衰减）。这个扩散加权成像的信号强度公式和公式 6-2 是不是很相似？这里还需要引入另一个重要参数：平均衰变时间 τ，$\tau=1/\lambda$，这样公式 6-2 就变成了公式 6-3 的形式：

$$N(t)=N_0e^{-t/\tau} \quad (6\text{-}3)$$

公式说明：这个公式其实就是横向磁化矢量 T2 弛豫的衰减公式，只是在磁共振成像中横向磁化矢量的衰减时间常数用 T2 来表示。

二、射频脉冲对磁化矢量的影响

当人体进入到具有一定磁感应强度 B_0 的主磁场后，人体内具有自旋特性的氢原子核将发生一个微弱磁化的过程，这个磁化过程其实就是那些原本杂乱无章的自旋磁化磁矩（每个带有微弱正电的原子核在自旋过程中都会产生一个微弱磁矩）在主磁场内进行重新排列，最后的结果是顺着主磁场方向排列的氢质子自旋磁矩略多于逆着主磁场方向排列的氢质子自旋磁矩。从宏观的角度来看就是产生了一个很微弱的、顺着磁场方向排列的磁化矢量，这个磁化矢量就是通常所说的宏观磁化矢量。因为宏观磁化矢量是顺着主磁场的方向，所以也称为纵向磁化矢量。在射频脉冲的作用下，纵向磁化矢量会不同程度的转变为横向磁化矢量。现在的问题是：在施加的射频脉冲结束后会发生哪些变化？当然，在回答这个问题之前有必要了解一下射频脉冲会导致原有宏观磁化矢量发生哪些变化呢？

三、有关射频脉冲的作用机制

前文已对射频脉冲的作用做了比较详尽的阐述。射频脉冲与体内自旋氢质子发生共振的前提是必须满足拉莫尔频率。在这种情况下，处于低能态的自旋氢质子才能吸收射频脉冲的能量实现跃迁。这里还是要讨论一下在射频脉冲作用下体内的自旋氢质子到底发生了什么变化？其实对这个问题的回答就是要说明一下射频脉冲的具体作用。自旋氢质子在主磁场内有两种运动：其一是自身旋转也叫自旋，这种自旋是产生自旋磁矩的原因；其二是这种自旋磁矩也围绕主磁场进行旋转，这种围绕主磁场的旋转被称为进动（precession）。事实上这种围绕主磁场方向进动的自旋氢质子在顺着主磁场方向和垂直于主磁场方向（横向）都会有投影分量。那么大家会问为什么在通常的情况下只有纵向磁化矢量而没有横向磁化矢量呢？这是因为这些在横向上投影的磁化矢量因为方向杂乱无章而相互抵消了，而在纵向

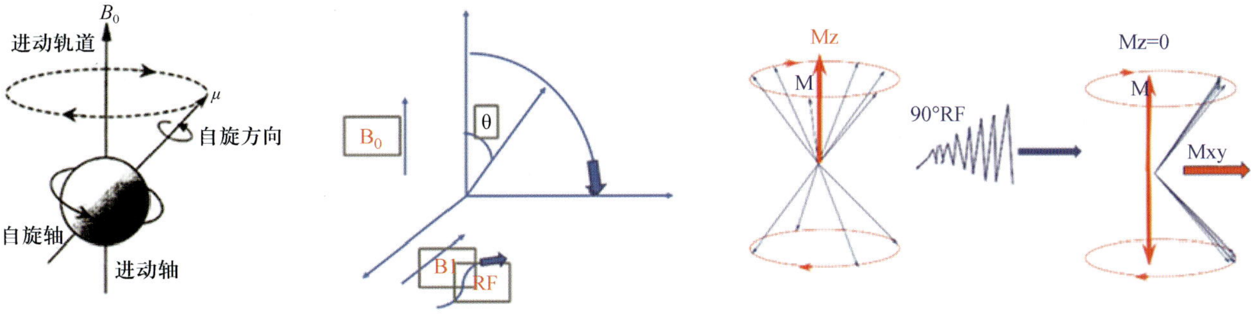

图 6-2 自旋进动及其在射频脉冲作用下发生的变化。在射频脉冲作用下纵向磁化矢量会向横向发生不同程度的倾斜，这个倾斜的角度也被称为翻转角。这种倾斜就会产生一定的横向磁化矢量

上它们的方向比较一致，所以产生了一定的纵向磁化矢量。

这里用图 6-2 来说明在射频脉冲作用下宏观磁化矢量究竟发生了哪些变化。当在垂直于主磁场方向（譬如在 Y 轴上）发射一个射频脉冲，该射频脉冲和氢原子核具有相同的进动频率（拉莫尔频率），这对于本来绕着主磁场方向（如 Z 轴）进动着的自旋磁化矢量而言相当于引入了另一个垂直的磁场（有时我们把射频脉冲也叫交变磁场），因为它们的进动频率是相同的，所以在它们彼此的绝对运动中存在着一种相对静止。在这个相对静止的交变磁场作用下，原本绕着主磁场进动的磁化矢量开始绕着交变磁场（相对于静磁场）以另一个拉莫尔频率进动了（这个拉莫尔频率等于 γB_1）。这里我们可以看到，射频脉冲的作用从微观上看是把能量传递给顺着主磁场方向排列的低能态的自旋氢质子，使之跃迁到高能态；而从宏观上来看其实等同于引入第二个垂直于主磁场方向的水平“静”磁场。在这个“静”磁场作用下，宏观磁化矢量绕着引入的交变静磁场开始新的进动。从宏观上分析大家似乎更容易理解射频脉冲的作用机制。不过，是采用微观解释还是采用宏观解释各有所长。对于翻转 90° 的激励脉冲用宏观解释更通俗易懂，而对于小于 90° 或大于 90° 的（如 180° 反转脉冲）脉冲从微观的能量传递解释更容易些。在射频脉冲作用下，宏观磁化矢量向横向倾斜的这种运动也被称为章动，其倾斜的角度称为翻转角。牢记这些概念对于我们理解后面的内容很重要。同时，这里也必须强调，射频脉冲的作用不仅仅是使原有纵向磁化矢量倾斜，而且还会使得原本在横向上杂乱无章的进动变得步调一致，这个作用称之为相干作用，这是产生横向磁化矢量的另一个重要机制。

四、纵向磁化矢量与横向磁化矢量

以直角坐标系作为参照，通常把主磁场 B_0 方向理解为 Z 轴方向，也称为纵向，而与主磁场垂直的方向理解为 XY 平面，也称为横向。在射频脉冲作用下使得原来单一的纵向磁化矢量发生变化，产生了一个沿 XY 平面分布的磁化矢量，这就是横向磁化矢量。与这两个方向的磁化矢量相对应，当射频脉冲结束后，两个方向的磁化矢量将会发生一个新的变化，通常把这两个方向的磁化矢量的恢复过程分别称为纵向弛豫和横向弛豫。在射频脉冲的作用下会有多少纵向磁化矢量转化为横向磁化矢量取决于射频脉冲所产生的翻转角大小。90° 翻转角就是将纵向磁化矢量完全转化为横向磁化矢量。从能量转化的角度来看，90° 翻转角就是在射频脉冲作用下处于低能态的氢原子核吸收能量跃迁到高能态。当高、低能态的氢原子核相等时就意味着纵向磁化矢量的消失，而此时在射频脉冲的作用下纵向磁化矢量转化为横向磁化矢量。

以图 6-3 举例说明不同组织成分具有不同的弛豫属性，而了解这些弛豫属性对于诊断具有重要的临床意义。

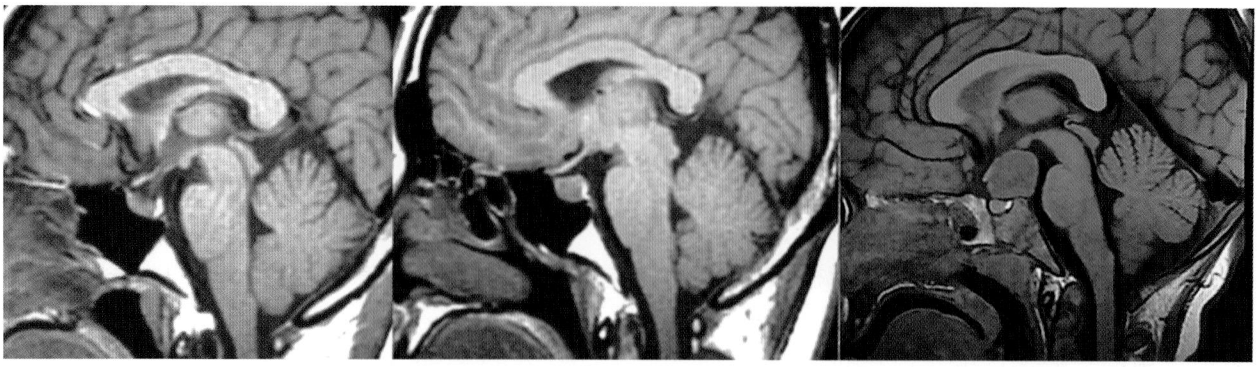

图 6-3 不同的组织成分具有不同的弛豫属性因而在磁共振成像过程中有不同的表现。这里以垂体为例，垂体后叶（神经垂体）具有来自于下丘脑的神经内分泌颗粒，其中的抗利尿激素具有短 T1 特性，在 T1 加权像垂体后叶区呈高信号改变。明确有无这种高信号很重要，因为垂体腺瘤本身对垂体后叶可以产生挤压，但垂体后叶内的高信号不会消失，这对于诊断、鉴别诊断以及解释临床症状都很有意义。下丘脑病变可以导致垂体后叶功能异常，其中的抗利尿激素可以消失。这类患者可以有尿崩症的临床表现。本组图像在正常垂体和垂体腺瘤以及鞍区占位病变时均可以在垂体后方见一高信号。此高信号便是其中储存的抗利尿激素

（黎丽 张英魁）

第二节 弛豫相关的基本概念

前文介绍了几个和弛豫相关的基本概念，诸如指数衰减的基本概念，射频脉冲对纵向磁化矢量的影响，同时也提到了纵向磁化矢量、横向磁化矢量等概念。了解这些概念对于讨论具体的弛豫及其机制至关重要。下文将探讨时刻伴随且又困扰大家的纵向弛豫（T1 弛豫）和横向弛豫（T2 弛豫）。本节内容旨在通过这些讨论能让大家通过这些知识点能更好地进行磁共振成像信号的解读，同时能够更好地帮助诊断和鉴别诊断。在很多疾病所伴发的病理改变过程中如脂肪变性、液化坏死、纤维化形成等，都可以导致病变区特定弛豫属性的改变。通过理解这些影响弛豫的机制有助于大家根据弛豫属性的改变来推断可能伴发的病理改变，这不仅仅有利于信号解读，更有利于对病变的理解以及进一步的诊断和鉴别诊断。同时，组织的弛豫属性也可能在某些顺磁性物质的影响下发生变化，如出血、磁共振顺磁性对比剂等可以使临近组织的纵向弛豫加快，这是磁共振诊断出血及进行增强扫描的机制。

一、有关弛豫的基本概念

在磁共振成像原理中“弛豫”译自英文“relaxation”一词。可以理解为“从一种紧张的状态恢复到安静平和的状态”。前文提及在射频脉冲的作用下原本处于平衡状态的宏观磁化矢量发生变化，导致纵向磁化矢量的减少和横向磁化矢量的产生。这个射频激发的过程从微观上看就是使原本处于低能态的自旋氢质子接收了射频脉冲的能量，实现了从低能态向高能态的跃迁。当射频脉冲停止后，被激发的处于高能态的自旋氢质子会逐渐释放能量而重新回归到射频脉冲作用前的热平衡状态。此时，从磁化矢量的角度来看就是纵向磁化矢量的逐渐恢复。另一方面，处于横向的磁化矢量因为自旋与自旋之间的相互作用而渐渐出现散相位，加之纵向弛豫的进程也会导致横向磁化矢量的减少，这两种因素都会导致横向磁化矢量的逐渐减少，这个过程称为 T2 弛豫。注意，因为磁化矢量本身不仅有大小而且也有方向，所以相位发散就会导致横向磁化矢量的减少。横向磁化矢量逐渐衰减的过程被称为 T2 弛豫。

T1 与 T2 弛豫的基本概念：T1 弛豫即纵向弛豫，也称自旋晶格弛豫（spin-lattice relaxation），这里要注意自旋（spin）就是被激发了的自旋氢质子，而晶格（lattice）指的是自旋氢质子周围的环境。T1 弛豫是个能量交换和释放的过程，不

过必须注意这种能量的交换发生在自旋氢质子和周围环境之间，而不是自旋氢质子和自旋氢质子之间。换句话说，这种能量交换不会再激发一个处于低能态的原子核使其跃迁到高能态去，这样才能达到原有纵向磁化矢量的逐渐恢复。T2 弛豫即横向弛豫，也称自旋 - 自旋弛豫（spin-spin relaxation），显然这是发生在自旋核之间的一种相互作用。从磁化矢量的维度来看，射频脉冲有两种作用：一种作用就是使纵向磁化矢量以不同的倾斜角向横向倾斜并因此产生了横向磁化矢量；而另一种作用就是使得横向上的磁化矢量相位产生相干，这其实也是横向磁化矢量存在的基础。产生这种横向磁化矢量相位相干的原因是这些共振氢质子在射频场的作用下，围绕射频场产生了一个新的进动行为，其进动频率是由射频场强度所决定的拉莫尔频率。当射频脉冲停止后，自旋核系统会发生两种变化：一种就是纵向弛豫，这是自旋氢原子核和周围环境之间的相互作用，也是个能量交换的过程；而另一种变化就是在射频脉冲作用下的相位相干性逐渐消失，导致这种相位发散的机制主要是自旋氢质子之间的相互作用，所以也称为自旋 - 自旋弛豫。这里需特别强调的两点是：其一，尽管我们谈及 T1、T2 弛豫时总是从射频脉冲关闭谈起，但实际上从射频脉冲激发开始时也就开始了 T1、T2 弛豫的过程，只不过是因为射频脉冲的持续时间通常都非常短，短到这个时间发生的弛豫可以忽略不计；其二，尽管伴随着 T1 弛豫的过程也会导致横向磁化矢量的减少，但必须牢记的是 T1 和 T2 弛豫是两种不同的弛豫过程，且 T2 弛豫的主要机制是源于自旋 - 自旋相互作用。换言之，不是说一种组织如果具有长 T1 就会同时具有长 T2，比如固体类或大分子类，它们可能具有很长的 T1 弛豫时间，但同时它们也具有极短的 T2 弛豫时间。了解这些对于磁共振信号解读具有重要的意义。

二、T1 与 T2 弛豫时间

在磁共振成像过程中我们经常会提及 T1 加权图像、T2 加权图像等概念，这里的“加权”一词译自于英文“weighted”，表示“被突出了的”含义。这里面的 T1、T2 加权像也无形中考量和利用了不同组织具有不同的 T1 弛豫时间、T2 弛豫时间这些组织属性。众所周知，因为测量 T1、T2 弛豫时间需要单独的扫描序列而且非常耗时，所以无法像在 CT 成像过程中那样直接把 CT 值拿来用于作为诊断的依据。T1 或 T2 加权成像的过程意味着把组织本身的 T1 或 T2 弛豫属性信息编码到相应图像的信号强度中。因为无论在 T1 像还是 T2 像，总是有很多对比机制在起作用，所以就采用了“加权”这一术语。大家在解读磁共振信号时必须了解 T1、T2 弛豫时间基本概念及其相关的影响因素。

1. T1 弛豫时间：T1 弛豫时间也叫纵向弛豫时间，是用来定量描述组织纵向弛豫快慢的一个时间常数。前文提及，组织的纵向弛豫过程是一个指数衰减的过程。这里假设射频脉冲激发前处于平衡状态的纵向磁化矢量为 $M_{z,eq}$，射频脉冲关闭后 t 时刻的瞬间纵向磁化矢量为 $M_z(t)$，射频脉冲刚结束那一瞬间剩余的纵向磁化矢量为 $M_z(0)$，那么用于描述 t 时刻的瞬间纵向磁化矢量的指数公式为：

$$M_z(t)=M_{z,eq}-\{M_{z,eq}-M_z(0)\}e^{-t/T1} \quad (6\text{-}4)$$

公式 6-4 看上去是不是有点繁琐？大家注意，其实这里的 $\{M_{z,eq}-M_z(0)\}$ 代表的是由射频脉冲作用而转化为横向磁化矢量的那部分纵向磁化矢量，当射频脉冲停止后，这部分被射频脉冲转化了的纵向磁化矢量开始按着指数规律进行衰减。显然，随着时间的推移这部分被转化为横向磁化矢量的纵向磁化矢量衰减的就越来越多，当它衰减为 0 时，$M_z(t)$ 就重新回到平衡状态时的纵向磁化矢量强度了。为了更好地理解和运用这个公式，我们考察一下在几种特定条件下这个公式的实际意义，这些恰恰是工作中需要了解和掌握的。首先，我们设定系统采用的是 90° 射频脉冲，那就意味着在射频脉冲结束的瞬间即 t=0 这一时刻，$M_z(0)=0$（因为所有的纵向磁化矢量都转化为横向磁化矢量了，所以此时在纵向上剩余的纵向磁化矢量就是 0 了）。在这种情况下，公式 6-4 可简化为：

$$M_z(t)=M_{z,eq}(1-e^{-t/T1}) \quad (6\text{-}5)$$

事实上我们就是利用公式 6-5 来量化 T1 时间的。当 t=T1 时，公式 6-5 变为 $M_z(T1)=M_{z,eq}(1-e^{-1})=0.63M_{z,eq}$，$e^{-1}$ 就是 e 的倒数，前面说过 e 是个常数，约为 2.718，它的倒数就是 0.37。通过这个推导过程，大家就应该了解到为什么会规定 T1 弛豫时间就是当纵向磁化矢量恢复到原来平衡状态下纵向磁化矢量的 63% 的时间了吧？虽然大家可能记不住那么多公式，但如果了解了有关 T1 弛豫时间定义的这个来龙去脉就会帮助大家记忆和理解 T1 弛豫时间这个基本概念。前面，我们设定系统采用的是 90° 的射频脉冲，这里再设定另外一个特定条件，系统采用 180° 射频脉冲的反转恢复脉冲对宏观纵向磁化矢量进行反转。此时，即 t=0 时，$M_z(0)=-M_{z,eq}$，这时公式 6-4 可以表达为：

$$M_z(t)=M_{z,eq}(1-2e^{-t/T1}) \qquad (6\text{-}6)$$

所以，当 t=T1 时，$M_z(t)=0.26M_{z,eq}$。也就是说被反转的组织在经历一个 T1 弛豫时间后，纵向弛豫才恢复到原来的 26%。显然，在反转恢复序列中，组织要想恢复到其初始纵向磁化强度就需要花更长的时间。之所以有时会采用反转恢复序列来进行 T1 加权成像，是因为在反转恢复序列中组织恢复到初始平衡纵向磁化矢量强度需要花的时间更长，从而提供了更充裕的时间来实现 T1 加权对比，也有利于通过使用相对更长的时间窗来观察两种组织的 T1 弛豫差别。这就好比两个奔跑速度不同的运动员，如果我们只给他们 10 秒的时间进行赛跑，这时跑得快的和跑得慢的相比可能拉开的距离不一定很显著，如果我们给他们相对更长的时间如 30 秒进行赛跑，这时跑得快的将会与跑得慢的拉开更大的距离。这就是利用反转恢复序列进行 T1 加权成像的一个原因。看到这里可能大家也会有所困惑，既然在采用 90° 的射频脉冲和采用 180° 的反转脉冲时，在 t=T1 的情况下，它们所对应的纵向磁化恢复程度不同，那么是不是意味着组织的 T1 弛豫时间会因为使用的序列不同而不同？这里需强调的是：组织的 T1 弛豫时间是在特定场强下组织自身的一个弛豫时间常数，和用什么样的序列测量无关。只是这里我们采用 90° 射频脉冲作用后纵向弛豫的恢复程度来具体量化评估组织的 T1 弛豫时间而已。所以，当在谈及组织的 T1 弛豫时间是指组织的纵向磁化矢量恢复到初始 63% 的时间这一概念时，一定要明确是在采用 90° 射频激发的特定条件下。在特定的扫描参数下，组织的 T1 弛豫时间会影响到相应图像的信噪比、对比度等，如图 6-4 所示。

2. T2 弛豫时间：T2 弛豫时间也叫横向弛豫时间，是用来定量描述射频脉冲停止后横向磁化矢量衰减快慢的时间常数。前文提及在射频脉冲作用下自旋核系统会发生两种变化：其一是纵向磁化矢量向横向磁化矢量的转化；其二是在横向上自旋与自旋之间的相位相干性。这两种变化都是产生横向磁化矢量的原因，但是这里还需指出的是：虽然横向磁化矢量的产生是纵向磁化矢量转化的结果，也就是说伴随着横向磁化矢量的产生一定有相应的纵向磁化矢量的减少，然而，反过来横向磁化矢量的减少并不等同于纵向磁化矢量的恢复。事实上，纵向弛豫和横向弛豫是在不同机制影响下的两个相对独立的过程。理解这一点对于信号解读很有必要。明确了上述的一些重要概念后，我们现在来了解：什么是 T2 弛豫时

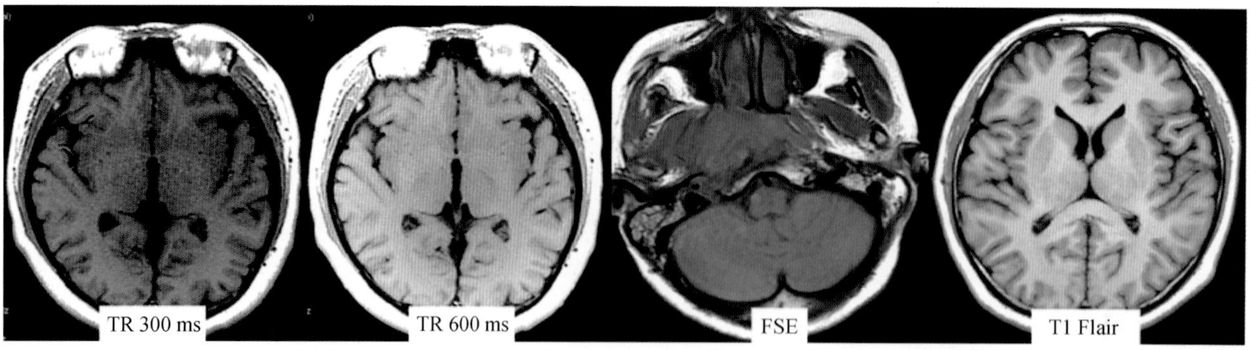

图 6-4 尽管在进行 SE 或 FSE 序列 T1 加权成像时短 TR、短 TE 是获得更佳 T1 加权对比图像的关键，但此时也要充分考虑当 TR 很短时组织的纵向弛豫程度，特别是随着磁场强度的不断增高组织的纵向弛豫时间 T1 会延长。这是因为场强越高顺磁场方向排列的自旋氢质子就越多，这样在射频激发过程中意味着有更多的自旋氢质子从低能态跃迁到高能态，这就意味着在纵向弛豫过程中会有更多的高能态自旋氢质子要释放能量回到低能态。在高场强磁共振中如果 TR 过短会导致 T1 加权像信噪比过低。同时，随着场强增高，组织间的 T1 对比也变差，而采用反转恢复序列可以增加组织之间的对比度

间呢？如果说纵向弛豫我们关注的是纵向磁化矢量不断恢复不断增长的一个过程，那么横向弛豫我们关注的就是横向磁化矢量的不断减少的衰减过程。这里用 M_{xy} 来代表横向磁化矢量，且依然设定在 90° 射频脉冲这个特定情况下来观察横向弛豫的过程。那么此时用来描述横向磁化矢量指数衰减的公式是：

$$M_{xy}(t)=M_{z,eq}e^{-t/T2}$$

当 t=T2 时，$M_{xy}(t)=0.37M_{z,eq}$，也就是说组织的 T2 弛豫时间就是横向上最大磁化矢量衰减到剩余其初始最大值 37% 的时间。这里再次重申：T1 与 T2 弛豫是两个相对独立的过程，尽管伴随着 T1 的弛豫会伴随着一定程度的 T2 弛豫，但绝不是因为 T1 弛豫导致 T2 弛豫，T2 弛豫的影响机制并不是依赖于 T1 弛豫的长短；同时，要强调的是 T2 弛豫过程中的横向磁化矢量的减少未必伴随着纵向磁化矢量的增加，因为影响 T1 弛豫的重要原因不是横向弛豫时间的长短。下文会进一步讨论影响 T1 和 T2 弛豫的主要机制，以及了解这些机制对于信号解读有着怎样重要的意义。虽然 T1 弛豫和 T2 弛豫是两个不同的弛豫过程，但它们对图像的影响是交叉在一起的，如图 6-5、6-6 所示。

虽然 T1 弛豫和 T2 弛豫是两个相互独立的弛豫机制，但在实际成像过程中因为受参数即 TR、TE 及所使用的脉冲序列的制约，总是几种机制相互混杂并影响所观察到的信号强度。

日常工作中常会提及 T1 加权和 T2 加权这些不同对比度的成像，但实际上，无论是 T1 加权像还是 T2 加权像其中总是混杂着 T1 弛豫与 T2 弛豫两种机制的影响。只要 TE 时间不为零，就存在着横向弛豫的衰减；尽管 T2 加权像 TR 相对很长，但实际上对于游离水而言仍然存在着纵向弛豫的不完全恢复，特别是为了缩短扫描时间而采用相对短的 TR 时候。人体中不同组织中水分子的存在状态不同因而也具有不同的 T1 和 T2 弛豫属性，相同的扫描参数时对于不同组织的影响也是不同的，这些在实际成像过程中都需要予以充分的考虑。

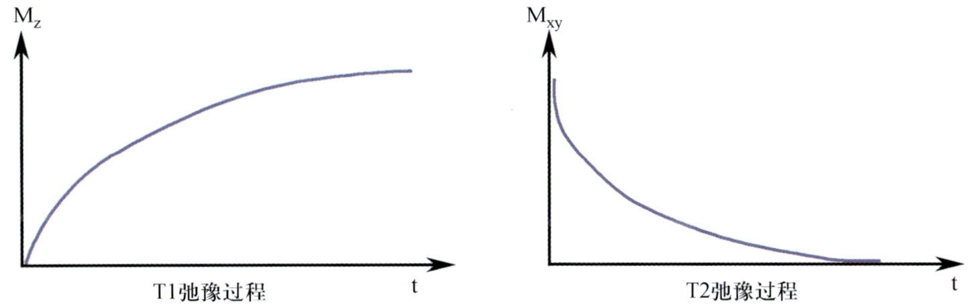

图 6-5 组织的 T1 弛豫和 T2 弛豫是两个不同的相互独立的过程。T1 弛豫的快慢决定了成像过程中信号强度的幅值；T2 弛豫的快慢决定了信号读取过程中剩余信号的强度。在实际成像过程中通过不同的 TR、TE 决定了图像的对比度

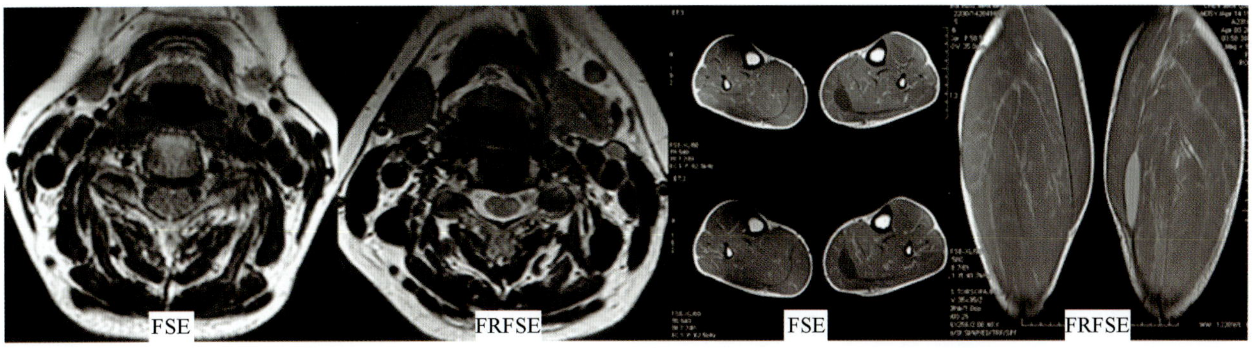

图 6-6 磁共振成像过程中 T1 弛豫与 T2 弛豫共同决定了图像的对比和信噪比。在颈椎横轴位 T2 加权像扫描过程中尽管使用了很长的 TR 和 TE 但脑脊液仍然不亮，当改用 FRFSE 序列时脑脊液明显变亮。FRFSE 是一个快速恢复快速自旋回波序列，其优势能使得横向残存磁化快速恢复到纵向，但该序列不适合 T1 加权成像，当误用于 T1 加权像时会导致原本长 T1 的液体变亮

（张英魁 黎丽）

第三节 影响组织弛豫属性的基本因素

前面讨论了有关弛豫、弛豫时间等基本概念。接下来将换个维度进一步讨论影响T1、T2弛豫的机制。当了解这些影响弛豫的机制后，我们也就有可能根据所观察到的组织在某种对比加权图像中所发生的信号强度改变，进而推断组织的T1、T2弛豫特性改变，并以此来推断组织发生了哪些病理改变。正如前文所提及的磁共振成像的一个明显优势就是实现了组织特性成像，这和X线、CT等设备依赖于组织密度的吸收成像形成了一个鲜明的对比。当然，如果不能深刻理解影响T1、T2弛豫的背后机制，我们就很难透过现象看本质。作为一名磁共振使用人员，不能仅仅硬背什么病理改变有什么样的信号改变，因为真正的临床情形往往是一种病变可能会导致几种不同的病理改变，譬如肿瘤病变可以有出血，也可以有囊变，也可以有不同程度的脂肪变性，这些都可以导致T1弛豫时间的变短并在T1加权像表现为高信号。然而这些不同的病理改变所导致的T2弛豫或T2*弛豫则可能是不同的，我们通过不同的序列也许就可以把它们区分开来。学习影响弛豫属性的机制还有一个重要概念需要牢记：无论在什么序列我们所能探测到的信号强度的幅度都由某组织在射频激发时的瞬间纵向磁化矢量幅度所决定，所以不同的T1弛豫速度有时也会导致T2加权像上信号的不同改变，这些对我们理解信号强度的变化非常重要（图6-7）。

一、影响T1弛豫的主要因素

前文已反复提及纵向弛豫即T1弛豫是处于高能态的自旋氢质子和周围环境之间的能量交换过程，那么哪些因素会影响这个能量交换过程呢？从组织自身的维度来看就是自旋氢质子周围分子的运动频率是一个重要的决定因素。自旋质子的进动频率由拉莫尔频率决定，这个以拉莫尔频率进动的质子能否把其从射频脉冲摄取的能量传递出去？这取决于其周围不断运动的分子和自旋氢质子能在多大程度上达成同步。如果周边环境中分子的运动速度过快或过慢，显然都会使得它们之间达成同步运动的概率降低，这就会导致能量交换受阻，T1弛豫变得缓慢。固体或依附于大分子物质中的水分子运动频率通常较慢，因此

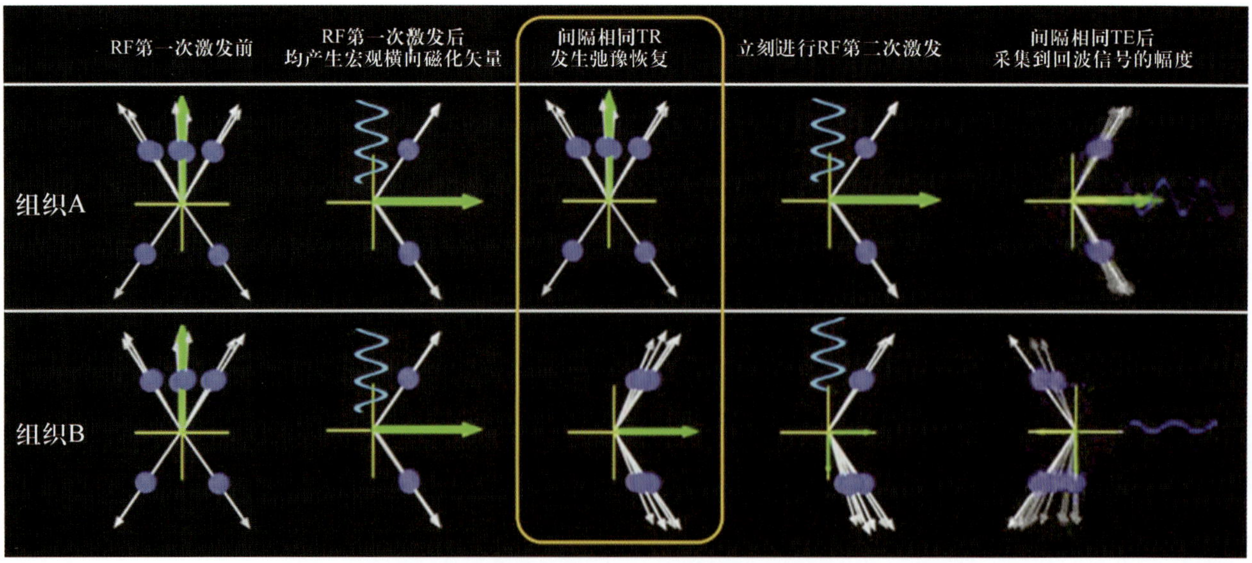

图6-7 组织A和组织B具有不同的弛豫属性：组织A的T1和T2弛豫速度均较快，组织B的T1和T2弛豫速度均较慢。第一次射频激发后，因A、B两组织T1弛豫速度的差异导致在第二次射频激发时A、B瞬间纵向磁化矢量不同（黄框内），进而影响随后采集到的回波信号的幅度

表现为 T1 弛豫时间长；而自由水中水分子的运动频率则非常快，这也不利于共振自旋氢质子和这些水分子之间的能量传递，因此也表现为 T1 弛豫时间很长。这种 T1 弛豫时间长的组织在 T1 加权像会表现为低信号，如肌肉、韧带、瘢痕等在 T1 加权像上均表现为低信号；而脑脊液、胃肠道液体、膀胱、胆囊中的水通常也表现为低信号。但对于胆囊、膀胱中的水而言，如果胆汁或尿液中有很多固形物存在，可能会导致原本运动特别快的水分子的运动频率有所降低，这种运动频率的降低可能导致其运动频率更接近于拉莫尔频率，从而使得运动同步的概率提高，从而导致 T1 弛豫时间变短。黏性液体如固形物含量相对较高的囊肿、脓肿或脂肪类其内的分子运动频率比较适中，使得其运动频率更接近于拉莫尔频率，这是导致这些成分 T1 弛豫较快的基础。为了描述分子的运动频率有时会引入一个分子转动相关时间的概念，这个分子转动相关时间过短或过长都表现为其运动频率相距拉莫尔频率更远，这时就表现为 T1 弛豫较慢，而分子转动相关时间比较适中的那部分分子则更接近于拉莫尔频率，这时就表现为 T1 弛豫相对更快。了解这些机制对我们理解一个具体序列的信号改变很有必要。举个实际例子：T2 Flair 序列通常会给一个相对较长的 TI 时间，这个 TI 时间是根据脑脊液中游离水分子的 T1 弛豫时间计算得来的，通常在这个 TI 时间脑脊液等自由水刚好处于纵向弛豫的回零点，从而表现为黑的。那么为什么脑实质内的病变所导致的水分增多却可以表现为高信号呢？要想理解这个问题就得同时从 T1、T2 两种弛豫机制同时考虑。需要澄清一点，有时我们把脑实质内病变中的水称为结合水，这个说法不够准确，也容易引起歧义。这里需先明确一下自由水和结合水的基本概念。自由水指的是生物体内或细胞内可以相对更自由活动的水，如人和动物血液中的水，多为自由水。而结合水是指细胞内与其他物质结合在一起的水。水是极性分子，氧侧带部分负电荷而氢侧带部分正电荷，因此水分子很容易与其他分子间形成氢键，如氨基、羧基、羟基很容易与水结合形成结合水。所有这些水不再能溶解其他物质，较难流动。如心肌内的含水量约为 79%，接近血液中的水含量。但心肌内的水均为结合水，故呈坚实的形态。结合水不参与代谢。另外一个结合水的例子就是软骨基质，其内的软骨蛋白多糖通过透明质酸与硫酸软骨素等构成分子筛，大量的水分子与分子筛结合形成结合水。结合水在植物的种子中也存在，保持了种子的原生质活性。相对于磁共振成像而言，显然结合水属于类固态性质，具有长 T1 和极短 T2 的弛豫特性。自由水与结合水之间在某些病理情况下也可以相互转化，如果有过多的结合水转化为自由水，就表现水含量的增多。那么，对于缺血性脑卒中或某些肿瘤性病变中增多的水分而言，严格上说肯定不属于结合水的范畴，但这些水分子又会因细胞间隙变小或细胞内各种细胞器的阻挡而在运动上处于不完全自由或半束缚状态。相对于自由水如脑脊液而言，其运动频率有所减慢，也正是这种减慢使得其更接近于拉莫尔频率，因而相对于自由水而言其 T1 弛豫时间有所变短。因此，在系统设置的自由水纵向弛豫回零点的时刻这部分病变中的水已经有一定程度的纵向磁化矢量的恢复，在随后的射频脉冲激发下可以产生一定的横向磁化矢量，而这部分半自由运动的水分子其横向弛豫又长于邻近正常的脑实质，因为正常脑实质内自由水含量极低。这就使得病变内的水分增多在具有 T2 权重对比度、同时脑脊液自由水信号又被抑制的图像中更容易被显示出来。

二、影响 T2 弛豫的主要因素

T2 弛豫也称横向弛豫，它和 T1 弛豫的一个重要区别是 T2 弛豫发生在自旋核系统内部，是自旋质子和自旋质子之间相互作用的结果。T2 弛豫在本质上就是原本具有相位相干的自旋质子发生相位发散，这会导致横向的磁化矢量因为相位不同而相互抵消，从而导致横向磁化矢量的衰减。任何原因导致的局部磁场的不均匀都可能导致相应的自旋质子的进动频率不同，而这种进动频率的不同就会导致进动方向的不一致，此即所谓频散导致相散。这里，我们把主磁场等空间上有一定规律的磁场不均匀所导致的横向弛豫称为 T2* 弛豫，而把纯粹由于组织特性不同所导致的横向弛豫称为 T2 弛豫。在序列上人为通过在回波之前施加聚焦脉冲而实现获得评估组织 T2 弛豫的手段。因为这个聚焦脉冲是通过射频脉冲如180°射频脉冲来实现的，所以此时所采集的回波也称为射频回波，这部分内容留作以后进一步讨论。那么，影响组织T2弛豫特性的主要机制是什么呢？简单地说，影响组织T2弛豫的决定性因素是相对于一个自旋质子而言其周围自旋质子能否形成一个稳定的干扰小磁场。相对于任何一个自旋质子而言，与相邻自旋质子之间的相互作用会导致进动频率的波动，这种小的波动会导致相位相干的自旋质子发生散相。关于T2弛豫还有另一种解读方法：相对于一个自旋质子而言，其周围的自旋质子的相互作用形成一个小的磁场，通常把这个小磁场也称为晶格磁场。注意，我们知道T2弛豫也被称为自旋-自旋弛豫，而这里却引入了晶格磁场的概念，但这里的晶格磁场和T1弛豫中的自旋-晶格弛豫中的晶格含义不同。不难理解：相对于一个自旋质子而言如果其周围的自旋质子能形成一个相对稳定的晶格场，显然就更容易引起自旋质子的相位（其实也可以理解为进动频率）变化，这就会导致原本一致的横向磁化矢量的步调逐渐变得不一致，从而导致这些小的磁化矢量相互抵消，宏观上就表现为横向磁化矢量的衰减。固体类如肌肉、韧带等因为能形成稳定的晶格磁场，因而具有极短的T2弛豫时间；而自由水如脑脊液等因为水分子运动频率快而无序，因此不能形成有效的晶格磁场，因而表现为更长的T2弛豫时间。如果说每次射频激发所能产生的最大横向磁化矢量取决于激发瞬间的纵向磁化矢量幅值的话，那么在回波信号采集时所能采集到的横向磁化矢量大小则取决于在回波采集时刻经过T2弛豫仍然残存的瞬间横向磁化矢量的多少。相同的回波时间，具有长T2弛豫特性的组织最后表现为相对更高的信号。这也就是为什么在进行T2加权像时采用相对较长回波时间的原因。尽管TE时间越长我们看到的T2对比就越强，但需要注意的是，随着TE时间的延长所有组织的横向磁化矢量都是无一例外要减少的，只是磁共振成像过程中我们更关注的是不同组织间的对比差别。

虽然这里将T1弛豫和T2弛豫分开讨论，临床实际工作中也可以分别进行T1加权成像或T2加权成像，但实际上，在很多时候在一个具体的序列中常常是两种弛豫机制共同决定着图像的对比度的。即便是常规的SE或FSE序列，受TR、TE的制约，也总是两种弛豫机制相互混杂。而在反转恢复序列，这种混合机制更加突出。在反转恢复序列中，反转恢复模块反映的是组织的T1弛豫属性，而信号读取模块则反映的是组织的T2弛豫属性。这里以短时反转恢复序列（STIR）为例。这个序列在临床实际工作中常常以脂肪的T1时间来计算脂肪纵向弛豫的回零时间，计算公式为：$TI_{null}=T1_f \times \ln 2$，其中$T1_f$是相应场强下对应的脂肪组织的T1时间。理论上，在这样的反转时间脂肪组织纵向磁化矢量刚好恢复到零点，因此在进行射频激发及信号采集过程中其信号得到有效的抑制。但是，有些组织成分如慢性出血、高蛋白囊肿等其T1弛豫时间和脂肪组织刚好接近，那么这些成分的信号也可能被抑制。可见STIR这样的短时反转恢复序列尽管有时被称为脂肪抑制序列，但因为这种脂肪抑制是T1弛豫属性依赖性的，所以会导致很多不是脂肪的其他成分的信号也被抑制，这会造成诊断上的错误判断。另外，在STIR这样的反转恢复序列中反转恢复模块也会导致一部分水中的纵向磁化矢量发生弛豫，这样会导致总的磁化矢量有所降低。以肝脏为例，按公式在针对脂肪的回零点来计算，此时肝实质的纵向磁化矢量为45%左右，也就是说在这个TI时间水的信号损失约55%，这是导致STIR序列信噪比低的一个主要原因。在反转恢复序列中需要考虑T1弛豫影响的另一个例子是T2 Flair序列。在这个序列其TI时间是按自由水的T1弛豫时间来计算的回零时间。那些T1弛豫较自由水更快的组织都可以在信号采集模块获得信号。病变中的水因为其运动相对受束缚，因此其T1弛豫相对于自由水更快，这是T2 Flair可以敏感发现病变的重要原因。另外，在增强扫描过程中在对比剂的作用下脑膜病变的T1弛豫变快，因而在增强后扫描其信号有所提高。这些信号改变都和反转恢复模块所决定的T1弛豫相关。可见，我们在对一个序列的信号进行解读时首先要认真分析该序列信号影响的弛豫机制有哪些。

三、影响T2*弛豫的机制

前面讨论的T2弛豫以及影响T2弛豫机制的因素都是建立在射频回波基础之上的。然而在实际工作中除了采用射频回波即自旋回波序列家族外，还有一大类采用梯度场极性翻转而读取的回波即梯度回波序列家族。在梯度回波序列家族，信号读取之前没有使用聚焦脉冲，因而无法消除空间上有规律分布的磁场不均匀对信号的干扰，因此这种信号读取机制对各种因素导致的磁场不均匀都非常敏感。在这种情况下所能探测到的横向磁化矢量衰减不只是受组织自身的T2弛豫特性影响，同时还混杂了各种原因引起的磁场不均匀所导致的横向磁化矢量衰减，因此把梯度回波序列家族的横向磁化矢量衰减机制称为T2*弛豫。有时，我们把利用梯度回波序列所获取的对比度图像根据参数不同描述为准T1加权、准T2加权，这里面的“准”字含有接近的意思，也是因为在梯度回波序列其信号弛豫不完全由组织自身特性决定，而是不同程度地受其他因素的影响。能够导致磁场不均匀的因素很多，如病变出血、钙化等，也可能是一些磁化率差别明显的组织间如含气结构。外来的因素如主磁场本身不均匀、某些金属特别是具有超顺磁性或铁磁性的金属等都会使得T2*弛豫明显加快，在这种情况下信号衰减也更快。我们在临床工作中如果能够了解这些导致信号快速衰减的机制也能够帮助我们更好地进行信号解读。这里以肝脏同反相位双回波序列为例：这个序列本身是梯度回波序列，理想状态下我们认为同相位时水、脂信号相加，反相位时水、脂信号相减。所以一般情况下同相位信号会高于反相位，特别是在存在有明显的脂肪变性时。但当有严重的铁过载时则会发生相反的情况。

四、影响弛豫的其他因素

上文围绕着组织自身的弛豫特性讨论了弛豫及相关的弛豫影响机制。在临床实际工作中有时也可以通过引入对比剂来改变组织的弛豫特性，并通过这些弛豫特性的改变来检测病变并对病变进行诊断和鉴别诊断，这就是通常所说的增强扫描。磁共振对比剂是一种间接对比剂，它和CT、DSA等所使用的造影剂不同。在CT或DSA所使用的造影剂直接吸收X线而参与对比形成。磁共振对比剂本身不能为磁共振成像所显示，但这种对比剂可以改变与其临近的组织中氢质子的弛豫属性，因而会导致这部分氢质子弛豫更快，在T1加权成像上表现为高信号。磁共振对比剂和相应共振氢质子之间的距离必须足够近才会影响其弛豫属性，所以只有渗透到组织或病变中才可能起作用。因为对比剂渗透到组织或病变中需要通过血液携带，所以这种对比增强在一定程度上也反映了组织的血供和血管通透性。不过，在头部增强扫描时强化与否却不能反映血供的真实水平，相反，在头部增强扫描中因为受血脑屏障的限制这些大分子对比剂通常不能渗入到脑组织中，因此头部增强扫描出现强化首先说明的是血脑屏障的破坏。需要注意的是，磁共振增强扫描的信号改变与对比剂浓度不呈直接的线性关系，所以在头部增强扫描时不能简单地根据强化程度来判断血供的多少。弛豫属性还可能和一些慢性病变相关，如高血压或脑淀粉样变性所致的微出血等。这些微出血所引起的密度改变不明显，所以依赖

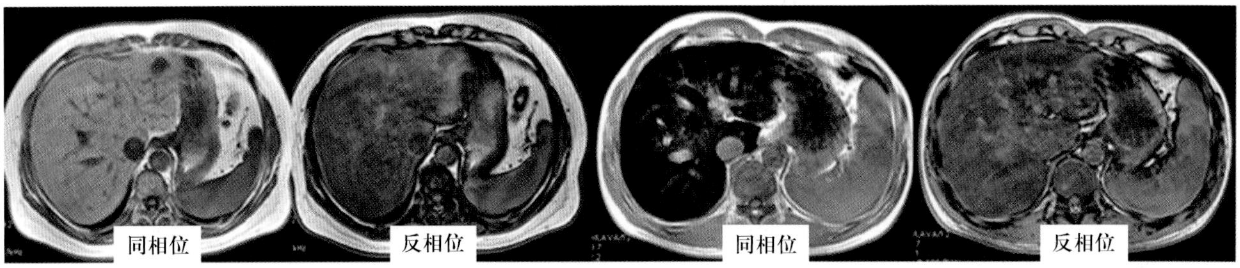

图6-8　肝脏双回波序列中的T2*弛豫衰减。这是在3.0 T上扫描的两个肝双回波序列，同相位TE时间为2.2 ms，反相位为1.1 ms。通常同相位较反相位长出的这1.1 ms所导致的信号衰减被认为可以忽略不计。有脂肪肝时同相位信号会明显高于反相位。但是，当患者因为肝硬化等原因导致铁过载时，因为铁具有强顺磁性效应，此时会导致明显的T2*变快，这时我们发现同相位的信号会明显低于反相位。当然，在这种情况下我们就无法利用同反相位来判断是否有肝的脂肪变性了

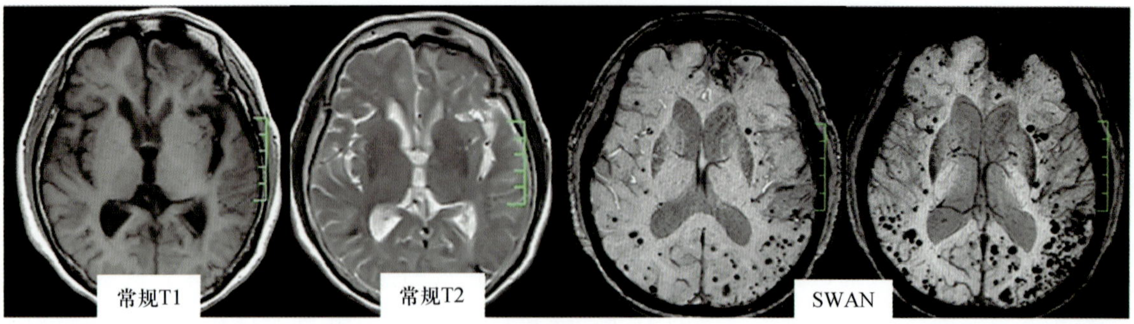

图 6-9 淀粉样变性引起皮质下多发微出血。在常规 T1 及 T2 像未见明显信号改变，但在 SWAN 成像时则清晰显示多个小圆形低信号病灶。微出血中的含铁血黄素可以改变临近组织的弛豫特性，主要是使 T2* 弛豫变快，在常规 T1 及 T2 像因为采用的是 FSE 序列，该类序列中多个聚焦脉冲的存在最大化消除了微出血中含铁血黄素对于 T2* 弛豫的影响，而 SWAN 序列是一个三维容积重梯度回波序列，因此能清晰地显示相应病灶

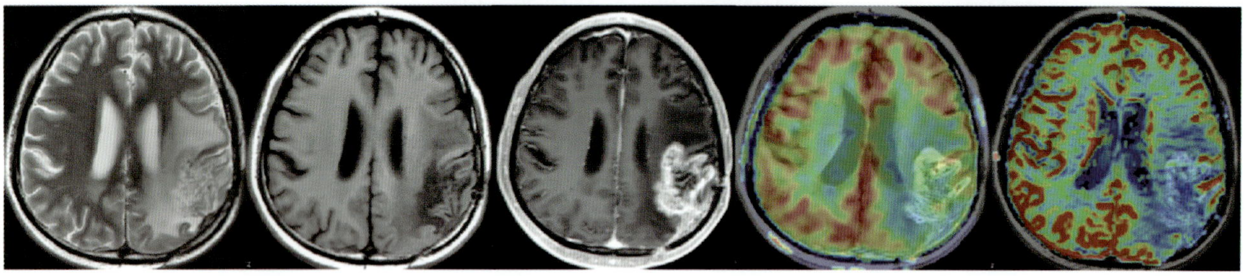

图 6-10 头部胶质瘤术后并放疗后复查，增强扫描病变明显强化，提示有对比剂渗入，但灌注成像显示病变为低灌注。通过该病例对照可以发现，在头部增强扫描强化程度不能说明血供多少，只能反映血脑屏障存在与否

于密度对比的吸收成像如 CT 等可能没有阳性表现。但在磁共振成像的特殊序列如磁敏感加权成像中则可以通过突出这类微出血所致的 T2* 弛豫改变而发现病变。我们在理解一种特殊的成像手段所带来的新的对比时，应该逐步学会如何通过参数或某些特殊手段再现组织的弛豫特性或者通过改变组织的弛豫特性而达到发现病变、诊断病变的目的。这对于深入的信号解读极为必要。有关影响弛豫的其他因素参考图 6-9 和 6-10。

（张英魁　付贵峰）

参考文献

[1] Bloch F. Nuclear Induction [J]. Physica, 1950, 17: 460-474.

[2] Block F, Hansen W W, Packard M. The nuclear induction experiment [J]. Physical Review, 1946, 70 (7-8): 474-485.

[3] Goldman M. Formal Theory of Spin-Lattice Relaxation [J]. journal of magnetic resonance, 2001, 149 (2): 160-187.

[4] Traficante D D. Relaxation. Can T2, be longer than T1? [J]. Concepts in Magnetic Resonance, 1991, 3 (3): 171-177.

[5] Bottomley P A, Foster T H, Argersinger R E, et al. A review of normal tissue hydrogen NMR relaxation times and relaxation mechanisms from 1-100 MHz: dependence on tissue type, NMR frequency, temperature, species, excision, and age [J]. Medical physics, 1984, 11(4): 425-448.

[6] Stanisz G J, Odrobina E E, Pun J, et al. T1, T2 relaxation and magnetization transfer in tissue at 3T [J]. Magnetic Resonance in Medicine: An Official Journal of the International Society for Magnetic Resonance in Medicine, 2005, 54 (3): 507-512.

[7] Carr H Y, Purcell E M. Effect of Diffusion on Free Precession in Nuclear Magnetic Resonance Experiments [J]. Physical Review, 1954, 94 (3): 630-638.

[8] Solomon, I. Relaxation Processes in a System of Two Spins [J]. Physical Review, 1955, 99 (2): 559-565.

[9] Woessner D E. Spin Relaxation Processes in a Two-Proton System Undergoing Anisotropic Reorientation [J]. Journal of Chemical Physics, 1962, 36 (1): 1-4.

[10] Bloembergen, N. Proton Relaxation Times in Paramagnetic Solutions [J]. The Journal of Chemical Physics, 1957, 34 (2): 572-573.

[11] Goldman M. Formal Theory of Spin-Lattice Relaxation [J]. journal of magnetic resonance, 2001, 149 (2): 160-187.

[12] Chavhan G B, Babyn P S, Thomas B, et al. Principles, techniques, and applications of T2*-based MR imaging and its special applications [J]. Radiographics, 2009, 29 (5): 1433-1449.

[13] Chavhan G B, Babyn P S, Thomas B, et al. Principles, techniques, and applications of T2*-based MR imaging and its special applications [J]. Radiographics, 2009, 29 (5): 1433-1449.

[14] 黄继英，梁星原. 磁共振成像原理 [M]. 陕西科学技术出版社，1998.

第七章

磁共振成像脉冲序列

第一节　脉冲序列概述

在磁共振成像原理学习过程中，脉冲序列相关内容既是和每个磁共振从业人员最密切相关的内容，同时也是影响和制约一台磁共振成像设备临床性能能否充分发挥的一个瓶颈。之所以说脉冲序列和临床应用关系最密切是因为我们可以通过不同的脉冲序列来实现不同的临床目的，提供不同的临床解决方案。然而，如何能够在恰当的时候选择恰当的序列？这正是广大磁共振使用者几乎每天都要面对同时又必须快速做出回答的问题。遗憾的是，很多时候因为大家不够了解每个序列的独特临床价值，导致在最该使用某个序列的时候没有使用。这不仅会给诊断和鉴别诊断带来困惑和瓶颈，有时还需要进行二次扫描以补扫遗漏的序列。能够认识到问题而采取补扫措施还算幸运，如果完全不知道该用什么样的序列来解决问题那就无法充分发挥磁共振成像的临床优势。比如在临床实践工作中对于儿童生殖细胞瘤而言，发病早期的影像表现在常规序列上没有特异性，但是往往会合并有不同程度的微出血或含铁异常改变，如果在扫描过程中能够加扫一个磁敏感加权成像序列就能更敏感的显示这种特征性的病理改变，这样就能为临床早期诊断和早期治疗提供有力依据。生殖细胞瘤对于放射治疗非常敏感，早诊断、早治疗可以明显改善患者的预后。很多时候，实现更早期的诊断、更精准的治疗也许就是一个序列的选择问题。然而磁共振成像序列众多，加之各种不断推向临床的新序列，使得广大医技人员在众多脉冲序列面前常常难以抉择。学习和理解每个脉冲序列的成像原理是做好序列选择的前提和基础。如图 7-1 所示，不同的脉冲序列选择对于诊断带来截然不同的区别。

一、磁共振成像脉冲序列的基本概念

脉冲序列就是在磁共振成像过程中射频脉冲和梯度脉冲在时序上的有机组合。在这里时序是个非常重要的概念，也是决定脉冲序列属性的很重要的分水岭。时序包括时间和顺序两个不同的维度。譬如，同样是 180° 射频脉冲，在自旋回波和快速自旋回波序列，放在 90° 激励脉冲之后是作为信号读取的一个准备脉冲，被称为聚焦脉冲或复相位脉冲。此时这个 180° 脉冲的主要作用是消除空间上有规律分布的磁场不均匀对横向弛豫的影响，从而确保一个更纯粹的 T2 弛豫对比图像。而在反转恢复序列，这个 180° 脉冲则是放在 90° 激励脉冲之前，和 TI 时间相配合以达到抑制某种组织信号（如脂肪或自由水）的目的，也可以用以突出两种组织之间的对比度。在这种情况下这个 180° 脉冲的作用就相当于一个磁化准备脉冲。可见，同样的射频脉冲，因为出现的顺序不同其作用也不同。而时序的另一个维度是时间上的长度不同，这是获取不同对比度的一种手段。同样是自旋回波或快速自旋回波序列，如果选择不同的重复时间（TR）或回波时间

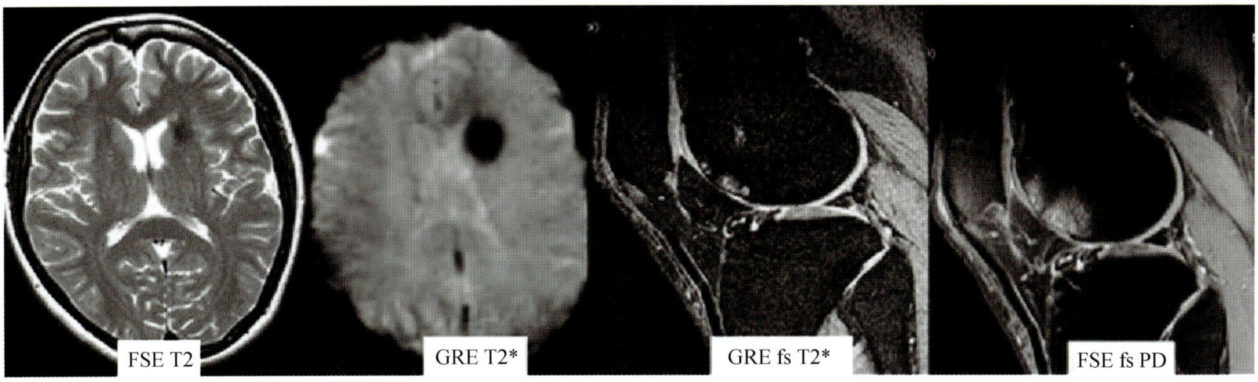

图 7-1　头部图像是对比在显示陈旧性出血病变时 FSE T2 和 GRE T2* 的差别。因为 FSE（快速自旋回波序列）具有明显的克服磁敏感效应的特点，所以陈旧性出血灶所导致的信号丢失得到明显克服，病灶显示不明显；而相同的病灶在 GRE（梯度回波序列）因为磁敏感效应而放大，病灶显示更清晰。膝关节扫描时当采用 GRE（梯度回波序列）时因为磁敏感效应的影响导致骨髓内部分高信号水肿带因衰减显示不清，而在 FSE PD 像因为可以克服磁敏感效应的影响，所以可以更准确地显示骨髓内水肿信号改变及范围。这里通过对比可以发现在解决不同的临床问题时需要采用不同的脉冲序列，而正确选择序列的前提和基础是正确、深入地理解每一个脉冲序列

（TE）就可以实现不同权重及对比度的成像，长 TR、长 TE 可以获得 T2 加权对比图像；长 TR、短 TE 可以获得质子密度加权对比图像；短 TR、短 TE 则可以获得 T1 加权对比度图像。当然，由于脉冲序列可能有很多细节的变化，有时候参数不是唯一的决定性因素。如在 FRFSE（fast recovery FSE，快速恢复快速自旋回波）序列，尽管我们使用了很短的 TR 和很短的 TE，但是因为这个 FR 即快速恢复模块（180° 和一个负 90° 脉冲的组合）的存在，使得组织之间纵向弛豫差距基本被消除，因此这个序列从根本上就不适合用于 T1 加权对比成像（图 7-2）。这些是学习磁共振成像脉冲序列过程中必须加以注意的。对于一个具体的脉冲序列而言，有两个方面是学习过程中需要考虑的：其一是信号的产生，这里需要弄清楚的是激励脉冲的翻转角、激励脉冲前是否有磁化准备脉冲、如有磁化准备脉冲那么这一脉冲后等待的时间（反转恢复时间，inversion time，TI）；另一个需要考虑的方面是信号的读取，信号读取的方式是脉冲序列分类的一个重要依据，也是临床应用的一个切入点，稍后会做详细讨论。梯度系统在脉冲序列中的作用除了进行空间编码产生 K 空间数据外，也是信号读取的一个手段。另外梯度还有各种修饰和补充作用，如流动补偿、扰相梯度等等。射频脉冲除了用于产生信号或参与信号读取外，也会用于空间饱和等。所以一个脉冲序列不是简单的射频脉冲与梯度脉冲的组合。

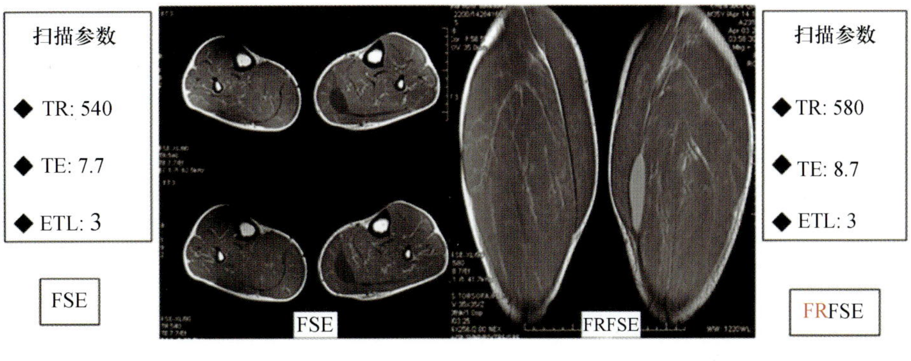

图 7-2　FSE 序列和 FRFSE 序列图像对比。尽管它们参数接近，都是满足 T1 加权的短 TR、短 TE，但在 FSE 序列上肌肉间液体表现为长 T1 的低信号；但在 FRFSE 序列上该病变却表现为高信号，这是因为 FRFSE 中的快速恢复（fast recovery）脉冲组合抵消了纵向弛豫间的差别，这也是 FRFSE 序列不适合用于 T1 加权像的原因

二、磁共振成像脉冲序列的基本分类

脉冲序列的分类方法很多，学习过程中至少要掌握根据信号读取方式的分类方法。根据信号读取方法可以把脉冲序列分为自旋回波序列家族和梯度回波序列家族。这二者的重要差别是在信号读取过程中是否使用一个聚焦的射频脉冲。如果使用了射频聚焦脉冲，那么其回波也称为射频回波；与射频回波相对应的是梯度回波，梯度回波序列在信号读取时不使用射频脉冲作为聚焦脉冲，而只采用读出梯度的极性切换来形成回波。因为梯度回波的回波是单纯通过读出梯度场极性切换而读取，所以也叫场回波。当然，即便在自旋回波或快速自旋回波序列，其信号读取过程中也是通过读出梯度的极性切换来获取回波，只是在读取前有聚焦脉冲的参与而已。

1. 自旋回波序列家族　自旋回波序列家族包括自旋回波序列、快速自旋回波序列以及某些反转恢复脉冲序列。这一序列家族的一个重要特点是在信号读取过程中会施加射频脉冲作为复相位脉冲，从而最大化消除空间上有规律分布的磁场不均匀以及水脂化学位移等偏中心效应对信号的干扰。由于聚焦射频脉冲的这一作用使得该信号读取方式对磁化率差别等不敏感。利用这一特点我们通常会使用这些序列作为金属伪影校正的基础序列。另外，因为聚焦脉冲可以消除外来磁场不均匀对信号的干扰，所以通过这一序列所反映的横向弛豫快慢主要由组织自身的T2弛豫特性来决定。自旋回波序列家族之所以能够消除空间上恒定的或者说有规律分布的磁场不均匀对回波信号的干扰，是因为聚焦脉冲具有使质子的进动方向发生镜像翻转的功能。当然，这里笔者必须补充一点的是：尽管自旋回波序列家族可以通过聚焦脉冲的作用消除磁场不均匀对横向弛豫的影响，但这是在理想的状态下才能实现的。事实上，在自旋回波或快速自旋回波序列所读取的信号，严格意义上是聚焦脉冲和梯度场极性切换所形成的两种不同性质的回波在某一特定时间点上的完美融合，这样才达到了反映组织T2弛豫属性的目的。如果两种回波信号不是刚好重叠在一个特定时间点的话，那么最后的回波成分中就会混有一定磁场不均匀带来的干扰。有时也会人为造成两种不同性质回波之间的错位，这是自旋回波或快速自旋回波序列实现同反相位成像（如水脂分离解决方案）的基础。有兴趣的读者可以自己思考一下其中的道理。

2. 梯度回波序列家族　与自旋回波序列家族相对应，梯度回波序列的一个重要特点是其回波仅仅是通过读出梯度场的极性切换而实现。因为梯度回波序列家族不使用聚焦脉冲，所以它不具备克服空间上恒定的磁场不均匀对信号干扰的特性。梯度回波序列的这一特点使得它更适合用于发现出血及各种导致磁敏感效应增加的病变。

三、自旋回波序列家族与梯度回波序列家族的区别

清晰了解这两大家族序列的本质差别在临床实践工作中有重要的意义。谈到脉冲序列需要强调的一个观点就是：序列没有优点、没有缺点，只有特点！作为一名磁共振设备的使用人员，一个很重要的任务就是在恰当的时候选择恰当的序列，这样才能恰当地解决临床问题。面对不断涌现出来的各种新序列、新技术使用者常常会感觉无所适从。建议大家在学习一个序列或技术时首先要了解这一序列基于哪个序列家族？在一个具体技术中采用了这个序列家族的哪个特点？这里想先和大家简单探讨一下这两大家族的本质区别，然后再用几个具体技术来讨论如何发挥每个序列的特点。当问及自旋回波序列、梯度回波序列的区别时，常常会听到很多不同的答案：如，自旋回波序列采用90°射频激励，梯度回波序列采用小角度激励；自旋回波序列的信噪比高，梯度回波的信噪比低等等。应该说这些都在不同方面给出了一个回答。这些回答对不对呢？对，但不确切。首先，大家要了解的一点是自旋回波序列家族也不一定都用90°射频激励，有时也可以采用小于90°的射频激励，特别是在高场磁共振扫描过程中有时为了提高T1对比也可能人为调小射频激励的翻转角；而在梯度回波序列有时也用90°射频激励，例如大家熟悉的脑功能成像（fMRI）、动态磁敏感对比灌注成像（DSC）等都可能采用的是90°的射频激励。显然，激励角的大小不是区别这两大序列家族的根本依据。如

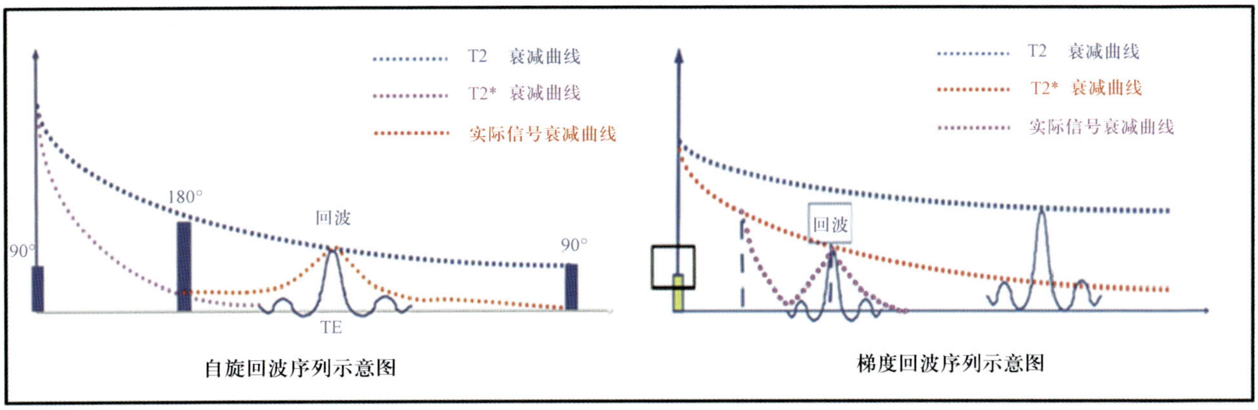

图 7-3 自旋回波和梯度回波脉冲序列图对比。两者最主要的差别就是在自旋回波序列中有 180° 聚焦脉冲（注意，聚焦脉冲也可以不是 180°）。这个 180° 聚焦脉冲可以使横向磁化矢量发生镜像反转，从而克服空间上有规律分布的磁场不均匀、水脂化学位移以及其他磁敏感效应所导致的信号衰减。这是一个简化图，其实自旋回波序列的信号最后也是经过读出梯度的作用获取

果单纯说梯度回波的信噪比低其实也不准确。在考量一个序列的信噪比高低时还需要考虑到扫描参数与时间的问题，要同时兼顾一个序列的信噪比效率。那么，这两大序列家族最本质的区别究竟落点在哪？这里建议各位读者还是需要回归到回波是如何产生的这个切入点上。正如前文所谈及的自旋回波序列家族的回波中有聚焦射频脉冲的存在，这一聚焦脉冲带来的一个突出的优势就是最大化的克服了空间上有规律分布的磁场不均匀对信号的干扰，包括主磁场不均匀、水脂化学位移效应、磁敏感效应差距及外来金属物等的影响。而梯度回波序列在回波形成过程中没有射频聚焦脉冲参与，只是通过读出梯度场的极性切换产生回波，所以梯度回波序列家族的重要特点是其信号容易受磁场不均匀等因素影响。在自旋回波序列家族其信号更多的是反映成像组织 T2 弛豫属性，而在梯度回波序列家族其信号更多的反映是成像组织的 T2* 弛豫过程（图 7-3）。

不过，正如在自旋回波序列有时也可能含有不同程度的 T2’ 对比（即由磁场不均匀所导致的弛豫差距）一样，梯度回波序列在某些特定条件下也能反映纯粹的 T2 对比。如在真正稳态自由进动序列，因为 SSFP-FID 信号与 SSFP-Echo 信号在某个特定的时间点完美融合，最后这个回波所反映的是 T2/T1 对比而不是 T2* 对比。在学习脉冲序列的过程中，大家需要从对立统一的观点出发，对立是帮助大家记住差别，统一是让大家发现更多的和谐之美。磁共振原理的学习原本就很枯燥，如果能够从枯燥的学习中感受到一种美的存在，也是一种享受。

在临床实际应用中很多新技术的开发在选择基本序列时首先需要考虑的就是序列本身的特点。譬如，各种金属伪影抑制技术选择的序列通常都是自旋回波序列家族，如 FSE 序列，因为具有多个聚焦脉冲能够更好地克服金属植入物所导致的金属伪影；在那些为了突出组织横向弛豫特性的扫描序列如通常的 T2 加权像，采用 FSE 序列更有利于发现因为含水量变化或细胞排列变化导致的 T2 信号改变。而在为了突出磁化率差别的各种技术，如基于血氧水平依赖的脑功能成像（fMRI）和动态磁敏感对比灌注成像（PWI）则采用 EPI 作为信号读取方式，这里充分利用了梯度回波信号读取更有利于突出磁敏感效应影响的特点。为了更敏感地发现微出血、出血、钙化等磁敏感效应的磁敏感加权序列也是采用的梯度回波序列，且用比较长的回波时间来突出这种磁敏感效应。另外，很多快速动态增强扫描的序列、对比剂增强血管成像采用的也是梯度回波序列，这是因为梯度回波序列可以在小角度翻转时便可以获取相对较高信噪比从而实现相对快速的扫描。大家在学习一个新技术时首先要了解和掌握该技术基于的基本序列是什么，这对于理解技术的临床应用会有很大帮助。

（张英魁 龙惠）

第二节　经典自旋回波序列家族

前文介绍了脉冲序列的基本概念和基本分类。事实上，在临床实践工作中大家可能会碰到各种各样的脉冲序列名称，但经深入分析总能将其归类为自旋回波或梯度回波序列家族。本节重点介绍有关自旋回波家族的具体序列，同时介绍一下这些序列的临床应用、实际使用中的一些细节等，讨论这些细节的着眼点是具体的临床应用。

一、经典自旋回波序列

经典自旋回波序列（spin echo，SE）的构成就是一个 90° 激励脉冲后跟随一个 180° 聚焦脉冲（图 7-4）。从时序上看，90° 射频脉冲到 180° 聚焦脉冲的时间间隔为 τ，而 180° 聚焦脉冲到回波中心的时间也是 τ，这个时间上的对称性确保了聚焦脉冲可以克服空间上有规律分布的磁场不均匀、水脂化学位移以及其他偏中心共振效应等对弛豫的干扰，因此采用 SE 序列可以获得比较标准的反映组织 T2 弛豫特性的对比度图像。早期 SE 序列可以用于 T1 及 T2 加权成像，但由于 SE 序列每个 TR 重复时间内只能采集一条 K 空间线，所以该序列成像时间比较长。目前临床上高场磁共振通常用 FSE 序列取代 SE 序列。在高场磁共振成像中由于组织的平均 T1 时间延长，导致组织间 T1 对比度变差，有时可以用稍小的翻转角取代经典的 SE 序列，如可以采用 75° 翻转角等。

SE 序列在低场强磁共振上可用于 T1 加权成像如头部、膝关节等部位的 T1 加权成像，在高场强磁共振因为 SE 序列 T1 对比度变差，很少用于头部 T1 加权成像。同时由于 T2 加权成像需要的 TR 时间很长，而 SE 序列在每个 TR 时间内只能采集一条 K 空间线，所以 SE 序列也不适合用于 T2 加权成像。这就在客观上需要在 SE 序列基础之上开发出一个既保留自旋回波序列对比度特点而扫描时间又切实可行的序列，这就是下面要介绍的快速自旋回波序列。

二、快速自旋回波序列

与 SE 序列相比，FSE（fast spin echo，FSE）序列的根本性变化就是在一个 90° 射频脉冲后不是只施加一个射频聚焦脉冲而是施加了多个射频聚焦脉冲，对于每个聚焦脉冲产生的回波信号赋予不同幅值的相位编码梯度，这样在每个 TR 重复时间内就能采集多条 K 空间线（图 7-5）。所施加的聚焦脉冲的个数也被称为回波链长度 ETL（echo train length）或 FSE factor 或 Turbo factor，这些不同的名称对应的是不同厂商所用的专用术语。不难发现，快速自旋回波序列的“快”是通过提高了 K 空间线的采集效率，但这也带来不同程度的图像质量的变化。这些是在临床使用过程中使用者必须认真思考的。

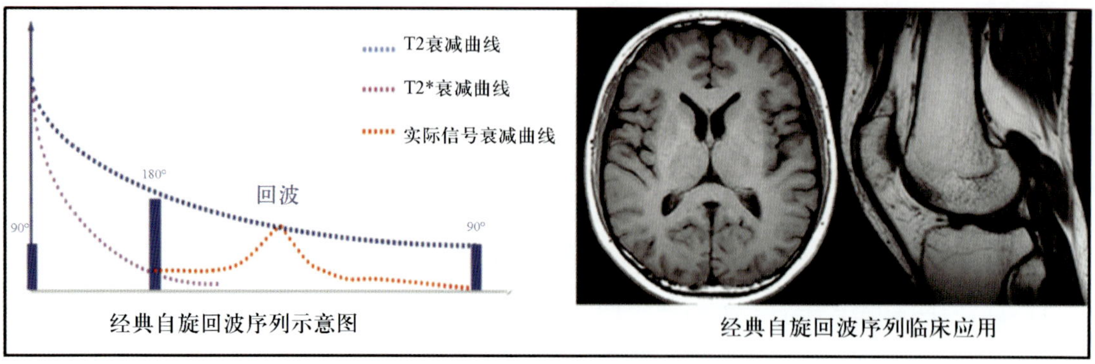

图 7-4　经典自旋回波脉冲序列因为扫描速度的限制现在在高场磁共振中很少使用，较 FSE 序列相比经典自旋回波序列对比度更真实。在进行 T2 加权像时因为没有 J 耦合现象所以脂肪信号不亮

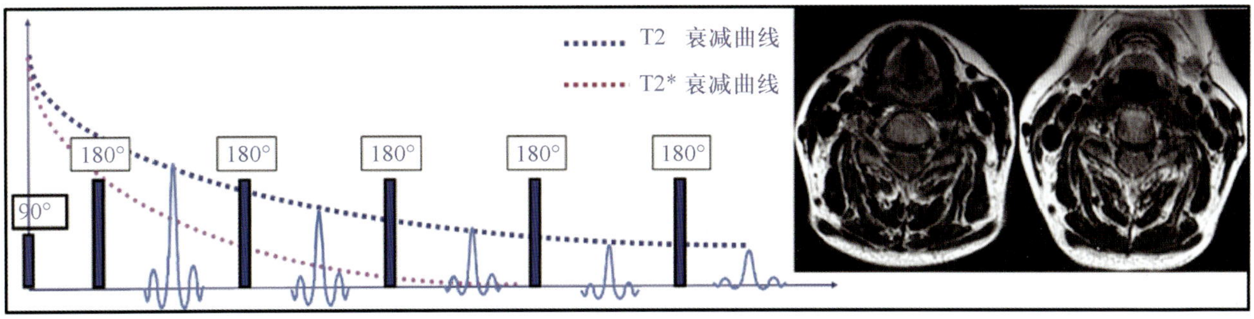

图 7-5　快速自旋回波就是一个激励脉冲后跟随多个聚焦脉冲，每个聚焦脉冲后都会采集一个回波，这些回波被予以不同的相位编码幅值形成 K 空间平面的不同 K 空间线。这里展示的是简易图，其实每个回波都是通过读出梯度获取的。FSE 序列是迄今为止最常用的脉冲序列，无论 T1 加权还是 T2 加权都可以通过 FSE 序列获得

1. 回波间隔与回波链长度　在使用 FSE 序列的过程中，回波链长度（ETL）和回波间隔（echo space，ESP）是两个重要的质控因素。回波间隔指的是相邻两个回波之间的时间间隔。从 FSE 序列的示意图中可以看出越靠后的回波其信号越低，这就意味着如果采用的回波链过长就会导致靠后的回波信号过低。事实上与 SE 序列的相位编码相比，FSE 序列因为回波链上不同回波之间存在着 T2 弛豫衰减，这种衰减导致每条 K 空间线的本底信号强度不同。这种由于回波链采集过程中不同回波因对应的回波时间不同所带来的 T2 弛豫信号衰减对图像的影响称之为 T2 加权函数（T2 weighting function）。在 SE 序列或梯度回波序列这个加权因子是 1，而在 FSE 序列这个加权因子取决于回波间隔的长短和回波链的长度。简单地说，每条 K 空间线原始信号强度的 T2 弛豫差别会导致最终图像的不同程度的模糊效应。回波间隔越短、回波链长度越短，这种模糊效应就会越轻。了解这些大家就能更深刻地理解在 FSE 序列中的“快”的益处与代价，在二者之间寻求一个最佳的平衡点是序列开发人员和磁共振使用者所共同追求的一个目标。尽管在讨论 K 空间属性时强调过 K 空间中心部更多地决定图像的信噪比和对比度，但过长的回波链依然会导致图像的对比度变差和信噪比降低。现在的问题是：在一个 TR 时间内到底可以采用多长的回波链？能不能有一个考量的标准呢？首先，需要了解的是在相同的回波时间跨度内，回波间隔越短则允许使用的回波链长度就可以更长。降低回波间隔可以从序列设计本身，也可以通过参数调节。为了解释如何缩短回波间隔的问题，这里引入一个简单的射频脉冲翻转角度的计算公式：$\theta=\gamma B_1\tau$。尽管过多的公式会让我们头痛，但如果理解了这些公式会帮助我们更好的理解序列上的技术细节。这里面 B_1 就是射频场的强度，τ 是射频脉冲的持续时间。大家可以发现如果要达到相同的翻转角，B_1 场强度大则需要的持续时间就短。GE 磁共振平台的 FSE-XL 序列就是默认选用相对更高的射频场强度来缩短聚焦脉冲的持续时间（图 7-6）。当然，缩短 ESP 还可以通过采用较大的接收带宽或适当减少频率编码矩阵等方法实现，但每种方法都有一定的局限性。

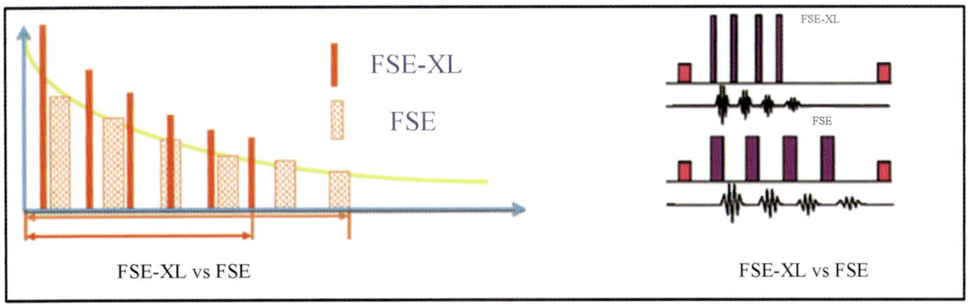

图 7-6　FSE 与 FSE-XL 脉冲序列对比。在 FSE-XL 施加聚集脉冲时采用更高的射频场强度，从而缩短聚焦脉冲的持续时间，这样允许在相同的时间跨度内使用更长的回波链长度

如图 7-6 所示，采用更高的射频场强度便可以减少射频场持续的时间，这对于缩短回波间隔有一定的意义。

2. 聚焦脉冲与 SAR 值问题　在快速自旋回波序列，通过使用回波链采集技术使得 FSE 的扫描速度明显快于经典 SE 序列的同时，也带来了 SAR 值问题。第四章中提及 SAR 值和翻转角的平方呈正比，也就是说 180° 射频脉冲所引起的能量蓄积是 90° 射频脉冲的 4 倍，所以采用回波链采集技术会带来 SAR 值增高的问题，且该问题在高场强变得更加突出。因为受这个 SAR 值的影响，系统也会减少或者说限制在每个 TR 时间内所允许的最多采集层数。显然，这和使用回波链技术的初衷是相矛盾的。如何解决这个问题呢？不同的厂家可能有不同的解决方案，在 GE 磁共振平台中有相应的成像选项叫 TRF（Tailored RF，裁饰射频），当勾选该选项后系统便会改变回波链中聚焦脉冲的翻转角。通常靠前的回波会采用更小一些的翻转角，而靠后的回波翻转角稍大一些。这样既可以在一定程度上克服聚焦脉冲所带来的 SAR 值问题，同时也有利于维持相对更平衡的对比度。这里花点笔墨和大家聊聊 SAR 值问题。大家知道，磁共振成像设备通常配置的射频放大器功率在千瓦级水平。在 FSE 序列需要消耗的瞬时功率最大，可以达到几个千瓦或更大的功率水平。事实上，真正用于质子射频激励的那部分功率消耗很低，其中大部分功率是被人体组织吸收转化成热能。根据法拉第电磁感应定律，变化的磁场会产生电场，人体组织是个不良导体，于是会有一定程度的电流转化。而根据欧姆定律，在一个不良导体内电流又会转化为欧姆热，这就是 SAR 值产生的原因。

3. 回波链长度与组织对比度　这部分内容在参数优化分享章节会做重点讨论。这里需了解的是，快速自旋回波序列的“快”在一定程度上是以牺牲图像的对比度和信噪比以及空间分辨率作为代价的。当在使用 FSE 这一类序列进行成像时，一定注意决定对比度的不仅仅是扫描序列中所设定的 TR、TE 等参数，回波链长度其实对对比度、信噪比及空间分辨率也有重要的影响，只不过它作为一种暗线参数存在着。特别是当采用 FSE 序列进行 T1 加权对比度成像时，回波链长度必须控制在很短的范围内。结合恰当的信号读取带宽、频率编码矩阵等，一般在 FSE T1 加权成像时回波链长度需要控制在 3 或 4 左右。除了类似垂体动态增强扫描时偶尔会把回波链放在 5 左右，这是因为垂体动态增强更强调的是时间分辨率，在确保时间分辨率的基础上观察对比剂引起的 T1 弛豫改变。具体问题具体分析是实现磁共振个性化扫描的基础，但遵循总的原则是做好质量控制的前提。在 FSE T2 加权成像中，回波链长度也需要控制在合理的范围之内，否则将带来严重的图像质量问题（图 7-7）。

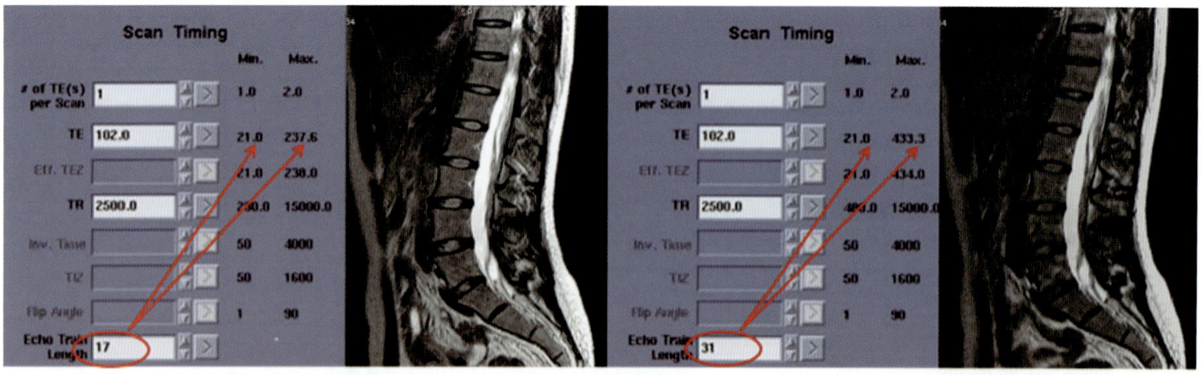

图 7-7　在 FSE 或 FRFSE 序列回波链长度对图像对比度以及空间分辨率会产生明显的影响。这里对比回波链长度为 17 和 31 时图像质量的变化。注意当回波链长度为 17 时对应的回波信号读取时间跨度为 21 ms 到 237.6 ms，而当回波链长度为 31 时对应的回波信号读取时间跨度为 21 ms 到 433.3 ms。两个序列的信号接收带宽、频率编码矩阵等保持相同，界面上选择的 TE 时间也相同。但对比图像发现回波链 17 时椎体边缘锐利、椎间盘信号较亮；而回波链为 31 时椎体边缘模糊，椎间盘信号减低。注意对于 TE 时间过长的回波如 433.3 ms 的这个回波，放在 K 空间边缘会因为其信噪比过低导致有效 K 空间面积减少因而导致图像模糊，如果放在 K 空间中心部则会因其信噪比过低导致整体图像信噪比偏低。回波链过长尽管在界面上看相对信噪比并没有变化，但其实那些信号过低的回波对于图像的空间分辨率和信噪比都有很大的影响

三、快速恢复快速自旋回波

如前所述，通过采用回波链技术使得快速自旋回波序列较 SE 序列相比明显缩短了成像的时间，但其回波信号也会因 T2 弛豫衰减而呈逐渐下降的趋势。此外，多个 180° 脉冲还会带来 SAR 值增高等问题，这些往往会限制回波链长度的使用。在 T2 加权对比度成像中，为了最大化消除 T1 弛豫的污染，客观上要求使用比较长的 TR 时间，这就意味着会有一部分重复时间是用来等待组织弛豫，这无疑降低了扫描效率。有没有一种更高效的方式能在相对较短的重复时间内促进完成组织的 T1 弛豫呢？这就是快速恢复快速自旋回波序列开发的基础。快速恢复快速自旋回波（fast recovery fast spin echo，FRFSE）中的快速恢复机制，也被称为驱动平衡（driven equilibrium），在不同公司可能有不同的实现机制。在 GE 磁共振平台中，这个快速恢复模块包括两个步骤：首先施加一个 180° 聚焦脉冲使残存的横向磁化矢量相聚，但系统对这个重聚的磁化矢量并不进行相位编码，而是随后施加一个负 90° 的射频脉冲把这些横向磁化矢量翻转到纵向，这样就通过人为干预使得那些残留的横向磁化矢量快速恢复到纵向方向，如图 7-8 所示。这个过程有点像拔苗助长，它能够在更短的时间内完成纵向弛豫，所以如果用这个序列进行 T2 加权成像，TR 就可以适当缩短，这样有利于实现更快的扫描。但即便如此，通常 TR 也不宜过短，在 2000 ms 左右。同时必须强调，这种快速恢复的机制使得 FRFSE 不适合用于 T1 加权对比成像，因为这个序列中的快速恢复模块脉冲组合在一定程度上消除了组织间的纵向弛豫属性对比，如图 7-9 所示。打个比方：两个孩子在奔跑中同时摔倒在地，

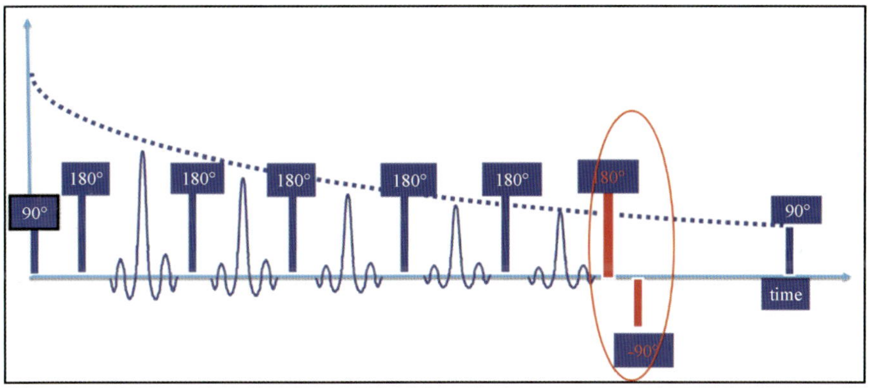

图 7-8　FRFSE 序列示意图。FRFSE 与 FSE 序列的区别是在最后一个回波采集后会再施加一个 180° 聚焦脉冲，图中用红色表示。该 180° 脉冲后没有继续采集回波信号，而是施加了一个 -90° 激励脉冲，在该脉冲作用下由 180° 聚焦脉冲所重聚的横向磁化矢量被快速送回到纵向方向，这个 180° 及 -90° 脉冲对就是快速恢复模块。该序列的优点是可以在相对短的 TR 时间获取更优异的 T2 加权对比图像，但该序列不能用于 T1 加权对比度图像采集

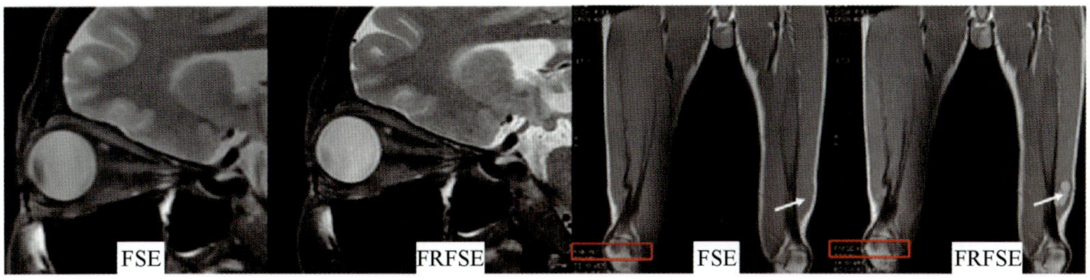

图 7-9　FRFSE 可以在相同的 TR 时间内获得更高权重的 T2 对比图像，但该序列不能用于 T1 加权成像。在眼球扫描过程中采用相同的 TR 2000 ms、TE 102 ms 和 ETL 18 时，可以发现 FRFSE 眼球及脑脊液亮度明显高于 FSE 序列；而双下肢扫描时，通过比较 FSE（TR 740 ms，TE 10.9 ms，ETL 3）和 FRFSE（TR 64 9ms，TE 10.9 ms，ETL 3）发现在 FSE 序列上呈等 T1 信号改变的病变在 FRFSE 呈“短 T1”信号改变，似乎提示这是一个出血或脂肪性或蛋白含量高的囊性病变，但此时的 T1 高信号并不能反映病变的 T1 弛豫特性，因为快速恢复脉冲的存在消除了组织间 T1 弛豫的差别，尽管 TR 很短，但相应图像具有一定质子密度对比的存在

因为每个孩子的体质和应变能力不同，他们自己慢慢站立起来需要的时间可能就不同，大家通过观察这些差别一定程度也反映了孩子的某种内在属性；如果此时两个孩子的家长看见孩子摔倒马上用力把他们拉起来，大家就不能通过站立起来的这个动作所花费的时间来考察孩子自身的应变能力了。因此我们利用FRFSE序列只能进行T2加权成像或质子密度成像，而不能将其用于T1加权对比成像。大家在学习这些不同的序列时一定要牢记这些序列的特点，这样才能在临床实际应用中扬长避短，更好地满足临床和诊断的需要。

（张英魁　付贵峰　李金锋）

第三节　自旋回波序列家族衍生序列

前面讨论了经典自旋回波序列、快速自旋回波序列及快速恢复快速自旋回波序列。在讨论中一个重要的着眼点是关于这些序列的基本概念、序列特点以及它们在临床中的应用。回归到临床应用是大家学习磁共振成像原理最最重要的目的，如果所学习的原理不能用于临床工作，那就等同于在做无用功。本节将继续讨论几个由自旋回波序列衍生的序列。

一、螺旋桨采集 FSE 序列

在讨论K空间过程中曾提及螺旋桨K空间采集技术，而实现这种K空间采集技术所基于的序列是FSE序列。该序列在不同公司具有不同的商品名，GE磁共振平台称为PROPELLER螺旋桨扫描技术，其他厂商平台有类似的技术如Blade、Multivane、JET等。在螺旋桨采集FSE序列中，回波链的长度至关重要。这里，可将回波链长度类比于螺旋桨的一个桨片，显然，回波链长度越长，桨片的宽度就越宽，这就会增加桨片在旋转过程中K空间中心重叠的面积，或说K空间中心过采样的面积。影响这个过采样面积的另一个因素是桨片每次旋转的角度，显而易见，每次旋转的角度越小那么K空间中心过采样的面积就越大，不过这时需要的采集时间也会越长。桨片每次旋转的角度由参数调整中的过采样因子或激励次数决定，过采样因子或激励次数越大就意味着桨片每次旋转的角度越小，过采样因子或激励次数越小就意味着桨片每次旋转的角度就越大。也有的公司可以直接限定旋转角度。因为螺旋桨采集技术中每组K空间线是在桨片旋转后进行采集，这里有一个动与静相结合的过程。但这和通常的笛卡尔直线型K空间采样形成了一个鲜明的对比：那就是在螺旋桨采集过程中没有明确的频率编码和相位编码方向。在常规采样过程中我们可以很明确地把频率编码方向置于扫描部位的解剖长轴方向，这对于预防卷褶伪影以及使用相位编码方向的部分FOV采集（用以减少扫描时间）都更加容易。而在PROEPLLER等螺旋桨采集时不能通过类似的方式预防卷褶伪影。这在客观上也要求使用PROPELLER等螺旋桨技术扫描时必须慎重选择FOV的大小，过小的FOV容易导致卷褶伪影出现；而且由于该种采集技术的相位编码方向是旋转的，所以其卷褶伪影不像常规扫描时容易被识别，而是可能弥漫在整个图像中。另外，当使用螺旋桨采集技术进行矢状位及冠状位采集时，应该加大过采样因子，这有利于避免卷褶伪影的产生。在使用K空间螺旋桨采集技术的序列回波链长度和采集次数共同决定无卷褶伪影区域的大小，用公式表达如下：

$$N_{etl} \times N_{shot} = \frac{\pi}{2} N_{phase}$$

该公式表明在K空间螺旋桨采集技术中，需要采集的K空间线数目比直线型笛卡尔K空间线数目要多出57%左右。另外，回波链长度越长，需要采集的总次数越少。需要注意的是，回波链过长也会影响图像的对比度和信噪比，所以受这个因素限制回波链长度也不能过长。这就导致一般采用螺旋桨K空间采集时需要的扫描时间会更长一些。GE磁共振平台上早期的PROPELLER序列只能用于头部成像，这是因为头部的运动以平面内旋转运动为主。但在近些年也实现了头部以外部位的临床应用。如在腹部PROPELLER T2可以与呼吸门控相结合进行腹部T2加权成像，这对于克服呼吸运动伪影、血管搏动伪影以及胆囊、胃的蠕动伪影都发挥了重要作用并明显提高了图像质量，如图 7-10，7-11 所示。

螺旋桨采集 FSE 序列还可以用于扩散加权成像，如 GE 磁共振平台的 PROPELLER DWI 成像。该种扩散加权成像的信号读取方式是 FSE 信号读取，因此可以克服基于 EPI 信号读取的 DWI 成像过程中的磁敏感伪影。相比于传统基于 EPI 的 DWI 成像，基于螺旋桨采集的 PROPELLER DWI 采集时间较长，临床上多用于那些容易产生明显磁敏感伪影的区域，如富含气体的解剖结构。PROPELLER DWI 成像主要解决的是磁敏感伪影的问题，这和基于 PROPELLER 采集的其他序列有所区别(图 7-12)。

二、单次激发 FSE 序列成像

该序列是利用 K 空间共轭属性进行的部分 K 空间采集，不同公司的序列名称有所区别，单次激发（SSFSE）或者半傅里叶采集（HASTE）等。与 FSE 序列相比，SSFSE 在一个 TR 时间内采集完相位编码矩阵一半以上的 K 空间线，所以其回波链非常长。在临床上该序列通常用于快速屏气扫描，但因为其回波链过长导致图像对比度变差，因此不建议用该序列代替常规的 FSE T2 序列，否则容易导致小病灶的遗漏，如图 7-13 所示。因为其回波链很长，所以临床实际工作中常用该序列进行重 T2 加权成像，如胆胰管水成像 MRCP 等。为了减少图像的模糊度，在 SSFSE 类序列通常会合并使用并行采集技术如 ASSET 等。提醒大家注意：在单次激发序列如 MRCP 或者 DWI（单次激发 EPI 信号读取）使用并行采集技术如 ASSET，并不是为了减少扫描时间，而是通过减少 K 空间线的采集数目而减少图像模糊（SSFSE）或减少磁敏感伪影（如 DWI 等 EPI 信号读取）。虽然不主张采用 SSFSE 这样的序列来替代常规回波链长度的 FSE T2，但有时采用重 T2 的 SSFSE 序列结合使用长 TE 时间可能有助于

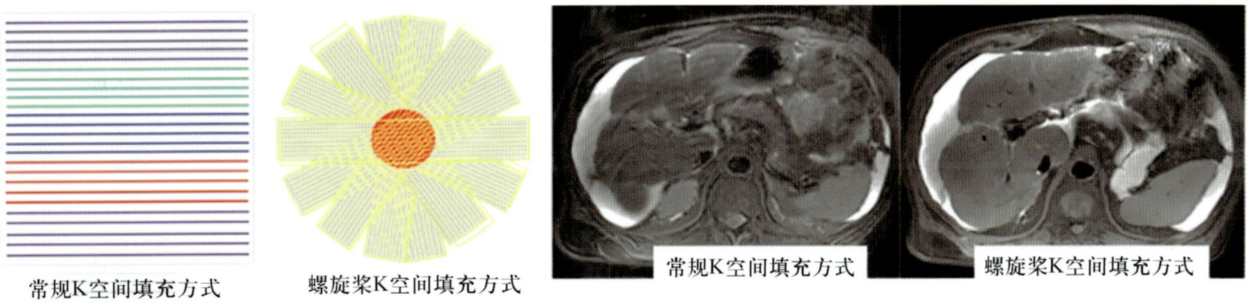

图 7-10　常规的笛卡尔线性 K 空间填充方式有明确的频率和相位编码方向，而在螺旋桨采集时没有明确的频率和相位编码方向；这里对比一下腹部扫描时常规笛卡尔 T2 和螺旋桨 T2 成像，可以发现后者有明显的运动伪影校正功能。腹部扫描时注意 FOV 的选择，避免产生卷褶伪影

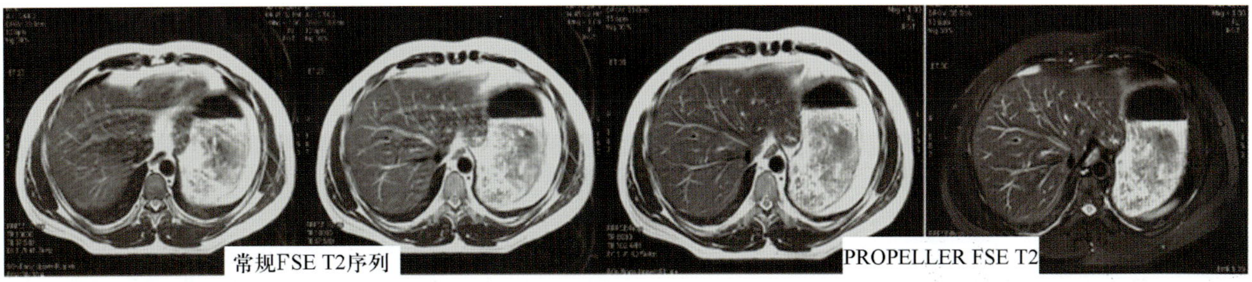

图 7-11　PROPELLER 序列用于腹部 T2 加权像采集，可以明显减少腹部呼吸所导致的运动伪影。尽管在腹部成像时会采用呼吸门控技术，但因为每次呼吸的呼吸频率及呼吸幅度不一致，会导致在每次射频激励过程中腹壁位于不同的初始位置，这种位置差别将导致它们在相位编码过程中产生的相位记忆信息不一致，从而在重建的图像中表现出明显的运动伪影，非脂肪抑制序列对这种伪影更加敏感。采用螺旋桨采集技术时即便不加脂肪抑制，呼吸运动伪影也明显减轻。在脂肪抑制的螺旋桨采集技术 T2 序列显示肝内胆管非常清晰

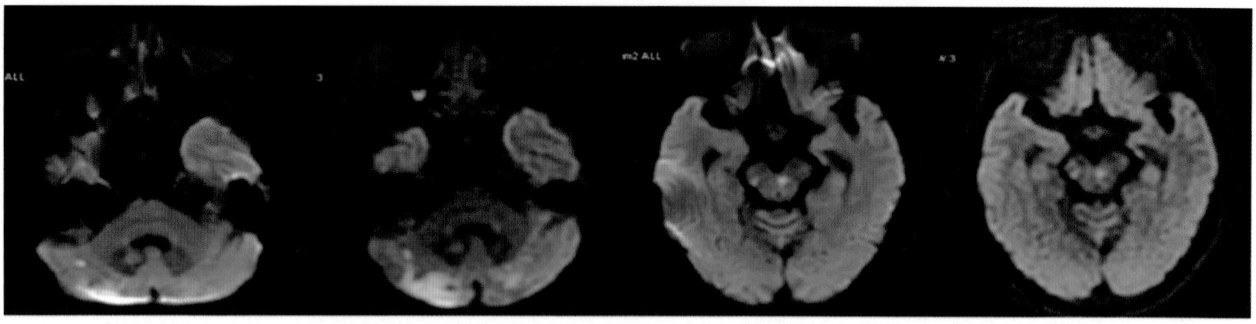

图 7-12 PROPELLER DWI 是基于 FSE 信号读取的扩散加权成像，其临床优势是在富含气体或在常规 DWI 有明显义齿伪影影响时，PROPELLER DWI 能够最大化克服磁敏感伪影及义齿伪影的干扰。这里展示的是两个不同的患者，其中一个病例为右侧小脑半球皮质梗死。在基于 EPI 的 DWI 图像上因为受临近气体所产生的磁敏感效应的影响病变显示不确切，而在基于 FSE 的 PROPELLER DWI 图像上可见明确片状高信号；另一病例展示 PROPELLER DWI 可以明显克服筛窦区域在常规 DWI 图像上所产生的磁敏感伪影

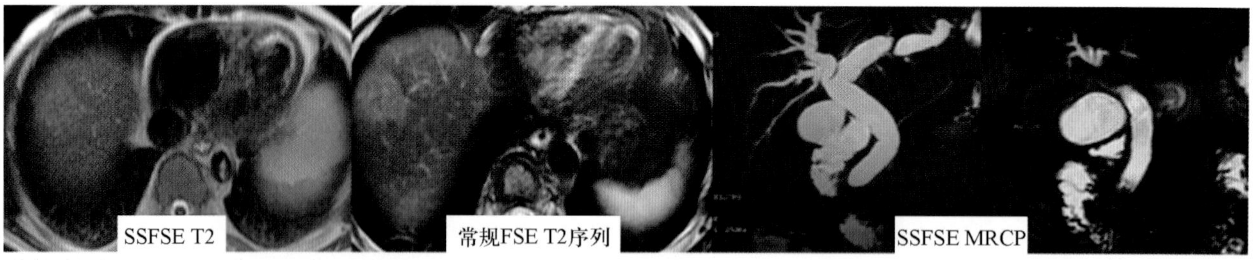

图 7-13 肝内占位性病变在 SSFSE T2 序列因为回波链过长导致图像对比度变差，所以病变显示非常不清晰容易被漏诊；而在 FSE T2 序列因为回波链长度比较合理，有很好的 T2 对比，病灶显示比较清晰；因为 SSFSE 的回波链比较长，所以可用于水成像等重 T2 加权像，用于 MRCP 成像可清晰显示胆道系统及充盈的十二指肠，清晰显示肠道病变及壶腹区病变所导致的充盈缺损改变

鉴别肝内血管瘤和单纯囊肿，这两种病变在常规 FSE 序列的中等长度 TE 所获取的 T2 像可能都呈现高信号改变，但因为血管瘤是由很多扩大的血窦所构成，不同于单纯囊肿的液体成分，当 TE 时间特别长时可能因为血管瘤病变信号衰减而实现鉴别诊断的目的，如图 7-14 所示。不过这二者鉴别更可靠的方法还是推荐动态增强扫描成像。

三、三维快速容积扫描成像

基于 FSE 序列的三维容积成像在不同厂商具有不同的商品名称，如 GE 公司称之为 CUBE，西门子公司称为 SPACE，飞利浦公司称为 VISTA。尽管名称不同，但成像原理很接近。这类序列一个共性是采用可变翻转角的长回波链

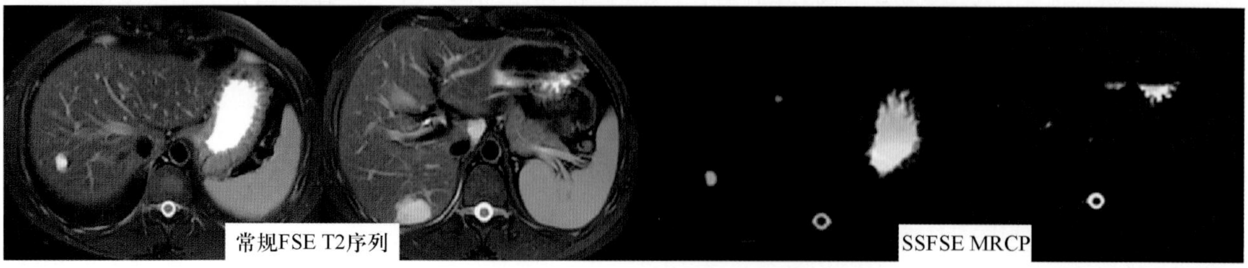

图 7-14 通过对比不难发现：在常规 T2 像上肝囊肿和肝血管瘤都表现为比较明显的高信号，但在重 T2 加权的 SSFSE 序列上囊肿依然很亮，但血管瘤病变信号明显衰减而显示不清

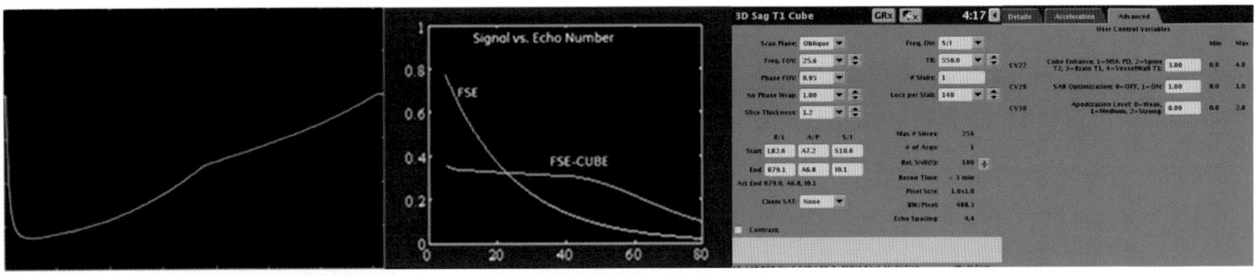

图 7-15　CUBE 序列采用可变翻转角技术，在前期回波采集过程中采用比较低的翻转角，而在后期的回波信号采集过程中采用比较大的翻转角，这样确保了在长回波链采集过程中信号的相对稳定，这对于获得优异的图像对比度非常重要。在 CUBE 扫描序列中 CUBE Flair 是一个单独的成像序列，而 CUBE T1，PD，T2 基于一个相同的序列模板，通过成像参数的选择而实现不同的对比度

的 FSE 容积扫描序列（图 7-15）。与普通的 3D FSE 序列相比，CUBE 等容积成像序列采用可变翻转角技术从而确保对比度相对稳定。另外，这类序列通常会联合使用容积并行采集技术如 GE 公司的 CUBE 与 ARC（K 空间自校准并行采集技术）联合使用，使得其扫描速度明显提升。GE 磁共振平台上有 CUBE 和 CUBE FLAIR 两个序列选项，CUBE 可以用于 CUBE PD，CUBE T2 及 CUBE T1 等不同对比度扫描。对于这些不同对比度的选择可以在用户控制变量 user CV 中更改，也可以通过更改 NEX 和 TE 范围来实现。早期的 CUBE 序列采用的是硬脉冲激励，所以在层面选定方向没有明确的边界，这会导致层面间卷褶伪影的产生。基于这个原因 CUBE 扫描锁定在矢状位或冠状位，这样才可能在层面选择方向上把相应的解剖结构尽可能完全包括。如果选择轴位扫描则层面选择方向为人体长轴方向，此时在扫描层面范围内无法完全包括所有解剖结构。在新的版本上对激励脉冲进行了改进并结合精确饱和带技术，所以也在部分扫描部位支持 CUBE 轴位扫描。因为 CUBE 类容积成像 FSE 序列采用了比较长的回波链，用这个序列进行不同的对比度成像需要在序列具体实施方案做一些内在的修订，因此在 GE 的磁共振平台可以在高级选项中进行相应选择。当我们进行了这种特殊选择后系统在参数设定上会进行自动调整和界定。譬如，如果我们要把一个 CUBE T2 序列改成 CUBE PD，我们可以在高级选项中选择 MSK PD 这个选项，此时我们发现 TE 时间的范围就会自动发生改变，所允许的最小 TE 变短。另一种途径就是在扫描界面上改成部分 NEX 采集。总之，大家在使用 CUBE 序列进行扫描时要根据所期望获得的对比度进行扫描参数的调整，并注意 TR、TE 的选择范围以及回波链长度的调整等。CUBE 序列在临床应用中可以获得 T1、T2、T2 Flair 等对比度，其中 CUBE Flair 是一个单独的序列，而 CUBE T1、PD、T2 等都是基于同一序列模板，通过调整对比度选项和扫描参数来获取。

从临床应用的层面而言，容积成像 FSE 序列扫描有几个优势：其一，可以在相对短的时间内完成三维容积扫描，这样可以减少常规 2D 扫描时所存在的部分容积效应和小病变遗漏的问题；其二，这类容积成像 FSE 序列采用相对长的回波链长度，具有更好的血流流空效应，这对血管壁黑血成像具有一定的临床意义；其三，长的回波链通过利用聚焦脉冲的饱和效应也可以实现更好的背景抑制，有文献报道 CUBE T1 增强扫描对于发现颅内转移病变相对更敏感（图 7-16 和 7-17）；其四，CUBE Flair 序列更有利于发现蛛网膜下腔出血等病变，而增强扫描后 CUBE Flair 则可能对于一些脑膜病变更敏感。CUBE Flair 虽属于 T2 对比度序列，但同时也混有 T1 对比成分，部分脑膜病变在顺磁性对比剂作用下其纵向弛豫过程会加快，这样，在自由水如脑脊液等达到纵向弛豫回零点的翻转时间时刻，这部分病变已经有明显的纵向弛豫，因此更容易被显示出来。

在临床实际工作中 CUBE T2 Flair 有时也可用于增强后扫描，这对于显示一些脑膜病变等非常敏感。很多医生会困惑一个 T2 对比加权的成像序列为什么能用于增强扫描呢？这里需要说明一下在反转恢复序列中反转恢复模块反映的是组织的 T1 弛豫属性。病变在对比剂作用下纵向弛豫加快，所以

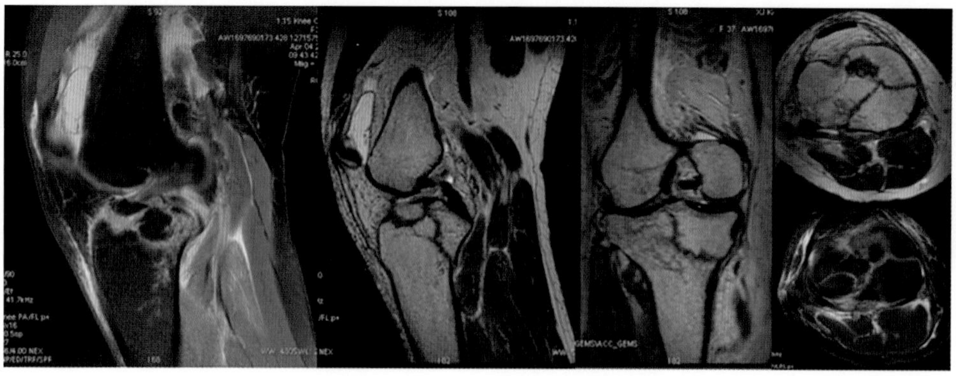

图 7-16 CUBE 是一个三维容积采集的 FSE 序列。该序列采集后可以进行任意面重建，这对于细微病变如粉碎性骨折的游离骨片显示非常有意义

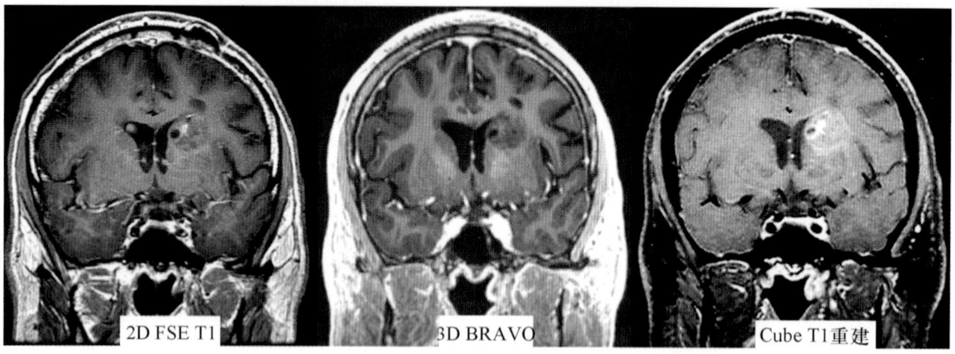

图 7-17 不同 TI 序列左侧侧脑室旁占位性病变增强扫描图像对比。2D FSE 序列隐约可见病变强化，3D Bravo 灰白质对比度好但病变强化不明显，CUBE T1 灰白质对比度欠佳但病变强化更明显。因为 CUBE T1 使用的回波链较长，因此其 T1 对比度欠佳，但因为长的回波链可以伴有更明显的磁化传递效应，因此在增强扫描后病变与临近脑组织对比更明显。CUBE T1 的这一特点更有利于发现脑实质内小的转移性病变

在信号采集阶段这些强化的病变会有更高的信号。在此，笔者需要特别强调一下反转恢复序列的对比机制是 T1 和 T2 在同时起作用。虽然 CUBE T2 Flair 在信号读取模块因为 TE 时间以及回波链的长度较长决定了该序列的 T2 对比属性，但在反转恢复模块的 T1 弛豫机制决定了信号采集阶段信号的幅值。理解这一点对于理解反转恢复序列的图像对比度和临床价值非常重要（图 7-18）。

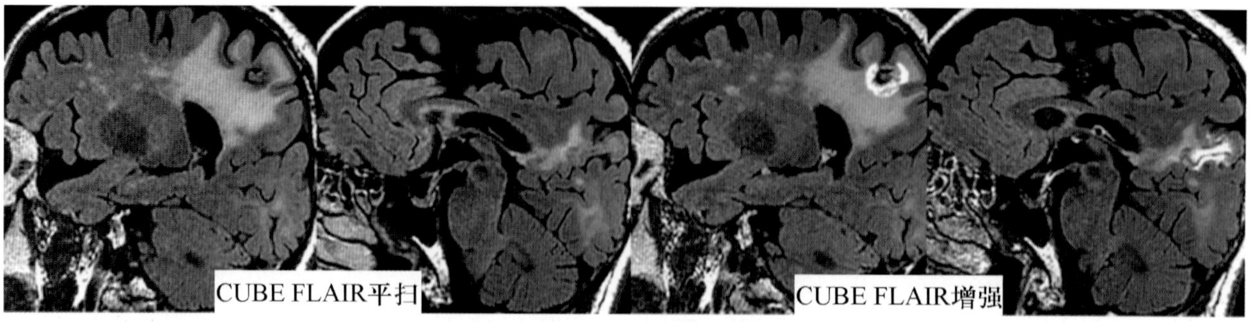

图 7-18 脑内转移性病变平扫及增强后 CUBE T2 Flair 对比。增强后扫描水肿中强化病变实际范围显示较清晰，同时可见部分脑膜强化改变，提示脑膜转移可能。这里充分利用了反转恢复模块的 T1 弛豫机制对图像对比度的影响

（张英魁 黎丽）

第四节　反转恢复序列家族概述

前面和大家一起讨论了经典自旋回波序列以及由此衍生的一系列自旋回波家族序列如快速自旋回波、快速恢复快速自旋回波、螺旋桨采集快速自旋回波、单次激发快速自旋回波等序列。现在要和大家讨论的是几个反转恢复快速自旋回波序列。在日常磁共振成像临床工作中，经常会碰到几个序列杂合在一起的序列，英文中有个专用的术语叫“Hybrid”，接下来要讨论的反转恢复快速自旋回波序列就是这种杂合序列中的一个代表。

一、饱和和部分饱和恢复序列概述

饱和恢复脉冲序列的构成相对比较简单，在施加一个射频激励脉冲如 90° 射频激励后马上就进行信号读取，所以饱和恢复序列读取的信号属于自由感应衰减（free induction decay，FID）信号（图 7-19）。根据所选择的射频脉冲重复时间（TR）的不同，在下一次射频激励前纵向磁化矢量会有不同程度的恢复，据此饱和恢复序列又可以分为部分饱和恢复和饱和恢复两种情形。显而易见，如果选择很短的 TR，即在部分饱和恢复情形时，所得图像对比度更能反映不同组织成分的 T1 弛豫差别，也就是 T1 加权对比；而如果 TR 选取的足够长时，就意味着每次射频激励时组织都有充分的纵向弛豫，在这种情况下如果选择短的 TE 就可以获得质子密度加权像。因为饱和恢复序列的设计理念所采集的信号是 FID 信号而不是一个回波信号，这样做带来的一个好处是可以获取更短的回波时间，但缺点是对线圈提出了很高的要求。另外，FID 信号也很容易受射频脉冲的干扰，这些原因导致这一序列在临床上没有获得广泛的使用。不过近年来，随着磁共振成像硬件设备性能的提高以及线圈技术的进步，在部分序列可以实现这种信号采集。如在一些超短 TE 或零 TE 成像技术通常是基于放射状 K 空间填充并结合 FID 信号采集，从而实现了超短回波或零回波时间信号读取。

二、反转恢复自旋回波序列及相关重要参数

与饱和、部分饱和恢复序列不同，反转恢复序列由两个模块构成：反转恢复模块（inversion recovery，IR module）和宿主序列模块（host sequence module）。宿主序列其实就是具体完成最

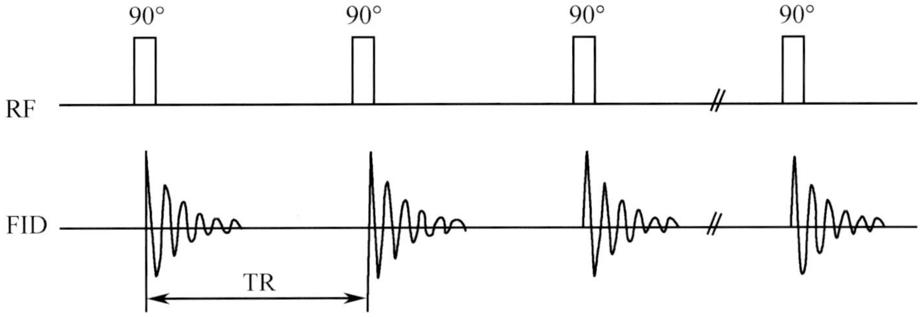

图 7-19　饱和恢复序列在施加 90° 射频脉冲后马上检测 FID 信号。相邻两个 90° 脉冲之间的时间即 TR 时间决定了在下一次激励之前纵向磁化矢量恢复程度，如果 TR 比较短则纵向磁化矢量不能完全恢复，此即部分饱和恢复序列，这种部分饱和恢复序列采集的图像反映组织的 T1 弛豫对比；如果 TR 足够长则下一次射频激励时组织的纵向磁化矢量完全恢复，此即饱和恢复序列。饱和恢复序列在短 TE 时反映组织的质子密度对比。需要强调虽然这里也用回波时间的概念，但在部分饱和和饱和恢复序列采集的信号是自由感应衰减（FID）信号，而不是真正的回波信号。因为 FID 信号很容易受激励脉冲的干扰，加之采集 FID 信号对线圈的切换也提出了更高的要求，所以部分饱和或饱和恢复序列并未广泛应用于临床

后信号采集的序列，可以是自旋回波序列家族，也可以是梯度回波序列家族。本节只讨论自旋回波序列家族。这里先就反转恢复自旋回波序列的共性进行简要的说明。在该类序列中，反转恢复模块由一个反转脉冲（如 180° 当然也可以是非 180° 反转脉冲）加上其后一个针对横向磁化矢量的扰相梯度共同构成，通常还要同时施加选层梯度。这里，这个扰相梯度的作用是彻底去除由反转脉冲所产生的横向磁化矢量。在施加反转脉冲后的一段时间便进入宿主序列模块。宿主序列从射频激励脉冲开始，在射频激励脉冲后再进行信号读取。从施加反转脉冲到施加射频激励脉冲这一段时间被称为反转时间（inversion time，TI），因为在这段时间内会伴随不同程度的纵向磁化矢量恢复，这也是反转恢复这一概念的由来（图 7-20）。在一个给定的 TI 时间内不同组织的纵向磁化矢量能有多大程度的恢复？这由不同组织的 T1 弛豫属性以及 TI 时间长短共同决定。而这个纵向磁化矢量的恢复程度也决定了射频激励脉冲所能产生的横向磁化矢量的大小。所以，首先必须强调在反转恢复自旋回波序列中这个反转恢复模块考察的是组织的纵向弛豫即 T1 对比。而随后的宿主序列模块则是根据具体的参数不同可以获取不同的对比加权，如 T1 加权、T2 加权等。因此，在解读反转恢复自旋回波序列时必须综合考虑两个模块的作用对最后图像对比的影响，这样才能更好地进行信号解读。

这里通过图 7-20 来说明反转恢复序列的基本组成和各个参数的具体意义。

1. 反转时间：从施加反转脉冲到施加射频激发脉冲之间的时间间隔称为反转时间。此时组织经历的是一个纵向弛豫过程，弛豫的程度取决于不同组织之间的 T1 时间的差别以及 TI 时间的长短。

2. 回零点或回零时间：如果某种组织的纵向磁化矢量经过一个反转时间 TI 后刚好由反向最大回归到零，此时的 TI 时间可称为该组织的回零时间。若在此时进行射频激发采集信号，弛豫回零的组织信号将被抑制。不同的组织因为 T1 弛豫时间不同因而也就表现出不同的回零时间，这就是使用反转恢复序列实现某种组织信号抑制的理论基础。稍后将会讨论到如果不同的组织具有相同的回零时间，那么在这个 TI 时间内这些组织的信号都可能被抑制。这是大家在使用反转恢复序列进行信号抑制时必须考虑的问题。

3. 回波时间（TE）：回波时间指的是从施加射频激励脉冲到信号读取的时间。在这个时间段组织经历着 T2 弛豫过程，不同的组织因为 T2 弛豫时间不同表现的信号强度也不同。

4. 重复时间（TR）：指的是特定层面相邻两个反转脉冲之间的时间。

通过上面的参数解读可以发现：反转恢复序列图像上信号强度由组织的混合弛豫机制来决定：某种组织在射频激励脉冲作用后所能产生的最大横向磁化矢量由组织的 T1 弛豫时间及 TI 时间长短共同决定，因为它反映了射频激励脉冲时刻某种组织的瞬间纵向磁化矢量；而在回波时间时刻所能采集的信号强度则又反映了组织的 T2 弛豫属性，不同的 T2 弛豫属性在相同的回波时间时残存的横向磁化矢量不同。当然，我们所

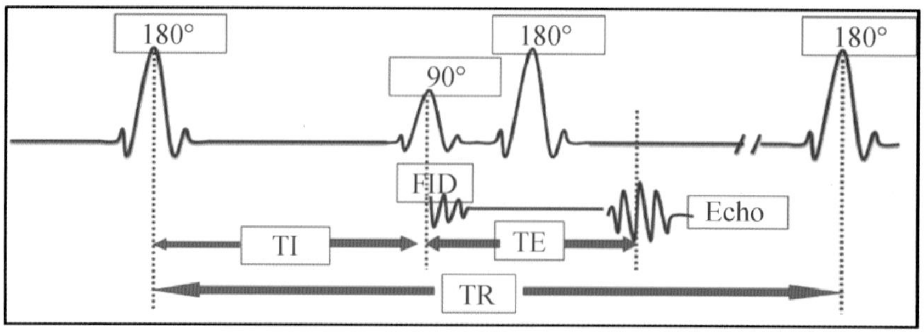

图 7-20 反转恢复序列示意图。从 180° 反转脉冲中点到 90° 射频激励脉冲中点的时间间隔称为反转恢复时间，这个时间内考量的是组织的 T1 弛豫快慢。90° 射频激励脉冲中点到回波中点的时间称为回波时间。基于 FSE 的反转恢复序列在激励脉冲和回波中心的中点会有聚焦脉冲的存在。两个 180° 反转脉冲之间的时间称为 TR 时间。这里注意一个问题，同样是 180° 脉冲这里区分为反转脉冲和聚焦脉冲，其实对于这个 180° 射频脉冲而言我们需要考虑其作用期间磁化矢量的方向。如果磁化矢量位于纵向，则 180° 脉冲为反转脉冲；如果磁化矢量在横向，则 180° 脉冲为聚焦脉冲

能看到的信号强度自然也受组织的质子密度的影响。

三、关于回零时间的计算

反转恢复序列实际上包括了两个阶段的弛豫过程，第一个阶段就是发生在反转时间（TI）这个时间段，这是个 T1 弛豫的过程。在第六章有关弛豫相关基本概念中曾提及：对于反转恢复序列而言，其纵向弛豫遵循这样的指数衰减规律遵循公式 7-1：

$$M_z(t)=M_{z,eq}(1-2e^{-t/T1}) \quad (7\text{-}1)$$

当 t=TI 且 TI 为回零点时，公式 7-1 可进一步演变成：

$$0=M_0(1-2e^{-TI_{null}/T1}) \quad (7\text{-}2)$$

通过公式 7-2 进而推导出 $1-2e^{-TI_{null}/T1}=0$，也就是说 $2e^{-TI_{null}/T1}=1$，两边分别取自然对数：$\ln2+(-TI_{null}/T1)=0$，即 $TI_{null}/T1=\ln2$，从而算得：

$$TI_{null}=\ln2\times T1 \quad (7\text{-}3)$$

根据公式 7-3 就可以计算出在某一场强下某种组织的纵向弛豫回零时间。因为组织的 T1 弛豫时间随着场强的升高而升高，所以对于某种组织（如脂肪）而言，随着场强升高其对应的回零时间也相应有所提高。但这里仍需强调，公式 7-1 的使用是假定在 TR 无限长的条件下，所以在反转恢复序列中特别是 T2 Flair、STIR 等序列中，TR 都要求相对比较长。

四、反转恢复序列的采集策略

这里所谈及的采集策略指的是反转恢复模块和宿主序列模块之间的关系。①按顺序采集方式：如果 TI 相对比较短，可采用反转恢复模块和宿主序列模块按顺序完成，也就是施加反转恢复模块并等其达到 TI 时间后就进行射频激励并完成信号采集；在这个 TI 时间内不施加其他脉冲，这种采集方式称为按顺序采集。但需注意，这里的“按顺序”指的是反转恢复模块和宿主序列模块之间的按顺序采集，和其他 2D 采集中所说的按顺序是两个不同的概念。通常所说的按顺序采集指的是在一段时间内一直在采集同一层面的 K 空间数据。另外，在按顺序采集反转恢复序列采集过程中，层面与层面之间仍然是间隔采集的。②间隔采集方式（interleave IR acquisition）：如果反转恢复序列所使用的 TI 时间很长，那么我们不会在反转脉冲施加后一味的等到 TI 时刻完成再进行射频激励并完成信号采集。我们会在这个 TI 时间段内针对不同的层面施加反转脉冲，所以在这种情况下 TR 时间指的不是相邻两个 IR 之间间隔的时间，而是指的相对于同一层面而言相邻两次 IR 脉冲之间的时间。这种间隔采集的方式大大提高了反转恢复序列的采集效率，在每个 TI 时间段内完成了很多其他层面的反转恢复模块，从而大大减少了闲置的时间（图 7-21）。

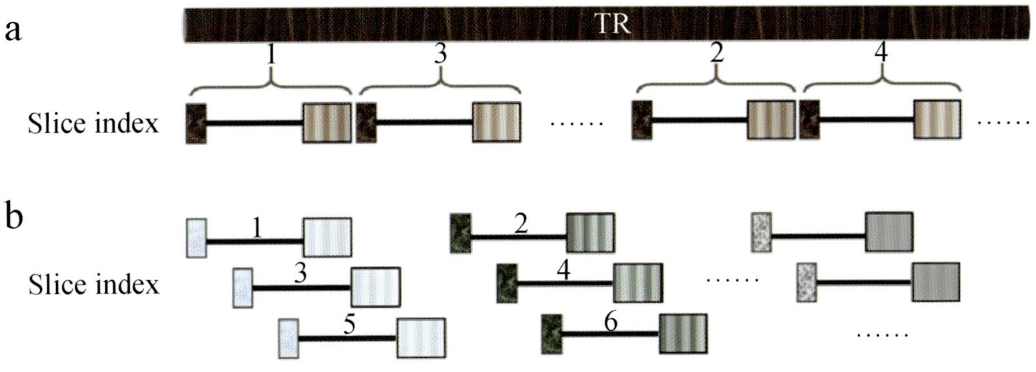

图 7-21　a 示意图说明在反转恢复序列中的 sequential 采集模式指的是在反转脉冲结束后直接进行宿主序列采集，这种情况适用于 TI 比较短的 STIR 序列；但这里需要强调层面与层面之间仍是采用间隔采集模式。b 示意图说明当 TI 时间很长时，在对某一层面施加了反转脉冲后在 TI 时段内系统会针对其他层面施加反转脉冲，达到 TI 时间后再对该层面进行宿主序列采集。间隔反转脉冲时遵循层面间以间隔模式按奇数或偶数顺序进行

本节所讨论的反转恢复序列的宿主序列是自旋回波序列家族，在大的分类上属于自旋回波序列家族。通常大家也可以把这个反转恢复模块理解为磁化准备脉冲或反转恢复准备脉冲。对于一个反转恢复自旋回波序列采集到的图像而言，它包含了两个阶段的弛豫机制影响：第一个阶段就是反转恢复模块，这一阶段反映的是不同组织间T1弛豫不同所导致的射频脉冲激励瞬间不同组织间的瞬间纵向磁化矢量的不同；宿主序列则根据参数设置不同对最后的图像影响也不同，这一阶段更多的反映的是组织间横向弛豫的差别。那么，使用一个反转恢复自旋回波序列最终能获得什么样的对比度呢？下文将会进行详细的讨论。

（熊晓双　李金锋　张英魁）

第五节　临床常用反转恢复序列

上一节中概括介绍了反转恢复自旋回波序列家族的基本构成以及相应的几个重要的时间参数。清晰把握这些概念对大家理解反转恢复序列的对比度属性、具体的信号解读都至关重要。在实际临床工作中会涉及很多反转恢复自旋回波序列，如利用特定的回零时间实现某种组织信号抑制的短时反转恢复脂肪抑制序列STIR、自由水抑制的T2 Flair、用于心脏扫描的黑血序列Double IR、Triple IR等；也有利用反转恢复序列来实现更强T1对比的序列如T1 Flair，CUBE DIR等。本节将就其中几个重要的序列进行讲解。

一、短时反转恢复序列（STIR）

短时反转恢复序列（short-tau inversion recovery，STIR）是较早用于脂肪抑制的一个序列。因为这个序列的TI时间是根据脂肪组织的T1时间来计算的回零时间，所以这个序列通常也被理解为短时反转脂肪抑制序列。与其他组织相比脂肪有相对较短的T1弛豫时间，根据 $TI_{null}=\ln2\times T1$，可以计算出针对脂肪组织的回零时间。因为在不同场强下脂肪组织的T1时间不同，所以在不同场强下针对脂肪组织的回零时间也不同。在1.5 T上，脂肪组织的T1时间200~250 ms，所以其回零时间为150~160 ms，而在3.0 T上脂肪组织的回零时间则约为200 ms。采用STIR进行脂肪抑制具有几个突出的临床优势：

1. 场强依赖性低：和化学脂肪抑制相比，STIR脂肪抑制的一个突出的优势就是对场强的依赖性低。因为脂肪组织在不同场强的T1时间会有所不同，我们可以据此计算出与场强相对应的脂肪回零时间，从而实现抑制脂肪信号的目的。STIR脂肪抑制是低场强磁共振最重要的脂肪抑制方法。因为水和脂肪的化学位移是3.5 ppm，在低场强时水和脂肪的化学位移频率Hz差异很小，如在0.2 T磁共振水和脂肪相差仅30 Hz，如此小的频率差距使得我们无法使用频率选择法脂肪抑制技术。

2. 更适合大范围、偏中心脂肪抑制：相比于频率选择法脂肪抑制技术而言，STIR对磁场均匀度要求低，因此更有利于实现大范围、偏中心的脂肪抑制成像。因为STIR更适合大范围、偏中心脂肪抑制，所以在全身背景抑制DWI中会选择STIR作为实现背景抑制的手段。尽管STIR本身具有独特的临床优势，但它也同样会面临一些临床问题：

（1）在所选择的回零时间点不是所有的脂肪都回到零点，也不是只有脂肪才回到零点。记住这一点对于STIR图像的解读非常重要。不是所有的脂肪都回到零点意味着很难实现脂肪组织的彻底抑制，这个并不是最可怕的。最可怕的是，不是只有脂肪才回到零点，这就意味着有些原本不是脂肪的组织因为和脂肪组织有接近的T1弛豫时间，因此也有接近的回零点。譬如，有些慢性出血的病变如巧克力囊肿，因为血液的顺磁性效应导致出血病变具有较短的T1弛豫时间，这时在STIR序列这部分出血病变也可以被抑制成低信号，如不仔细甄别，很容易被误认为是脂肪组织成分，如图7-22所示。

（2）相对更低的信噪比：在TI时间内组织中会有多少水的磁化矢量仍存留在纵向上是值得大家思考的。按照公式 $M_z(TI)=M_{z,eq}(1-2e^{TI/T1})$，

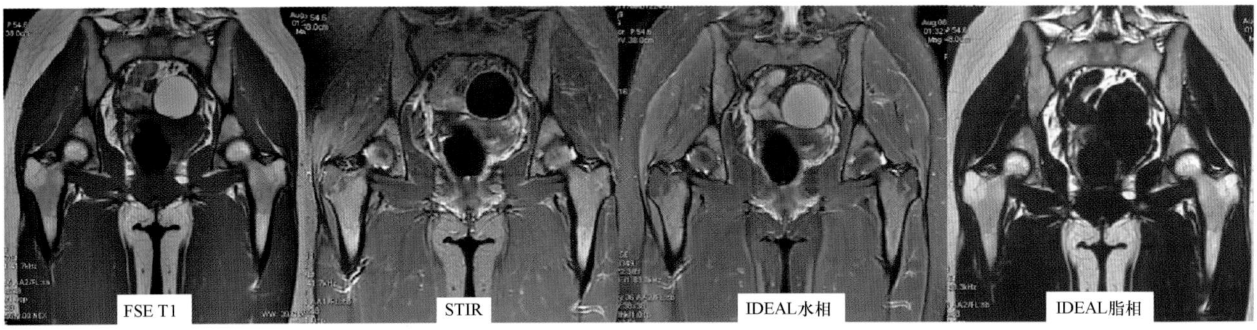

图 7-22　STIR 序列脂肪抑制的非特异性有时会导致病变被错误解读。这是一个女性盆腔扫描，左侧附件区发现一个 T1 呈高信号的类圆形病灶；在 STIR 序列扫描时该病变呈明显的低信号改变，似乎病变以脂肪组织为主；当对该病变进行 IDEAL 成像时发现病变在水像仍呈高信号改变，而在 IDEAL 脂相上该病变不亮，提示病变内并不含脂肪。综合分享考虑病变内含有出血成分，因为具有顺磁性效应导致病变的 T1 弛豫时间和脂肪组织相近，进而在 STIR 序列上病变高信号被抑制掉

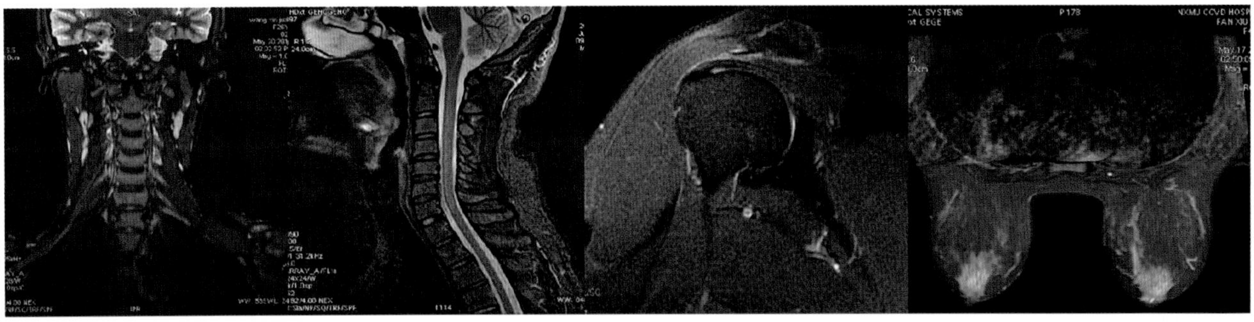

图 7-23　短时反转脂肪抑制序列 STIR 对主磁场均匀度依赖性较低，同时对场强依赖性也低，因此是低场磁共振主要的脂肪抑制方法。在高场磁共振尽管化学位移法脂肪抑制更常用，但在那些对主磁场均匀度挑战大的区域如颈部、偏中心的关节以及双侧偏中心的乳腺等还会使用到 STIR 脂肪抑制方法。颈部因为人体解剖结构复杂性导致主磁场均匀度变差，化学脂肪抑制非常困难。使用 STIR 序列需要注意有些非脂肪成分也可能被抑制掉如慢性出血，同时该序列也会导致信噪比有所降低

这里以肝 T1 时间 500 ms 来计算，在 TI 为 160 ms 时，$M_{water}=M_0(1-2e^{TI/T1})=-0.45M_0$，这就意味着组织中水的信号会损失 55% 左右。所以，STIR 序列的信噪比相对更低。这也解释了为什么在临床应用中想要获得较好的 STIR 图像往往需要更长扫描时间的原因（图 7-23）。

二、快速反转恢复 T1 加权序列 T1 Flair

随着磁场强度的提高组织的平均 T1 时间会延长，这会导致在自旋回波序列上组织 T1 对比度变差。所以在高场强磁共振成像通常采用反转恢复序列来实现 T1 加权成像。特别是在中枢神经系统，采用反转恢复序列可以提高灰白质之间的对比。前文提及反转恢复序列较 SE 或 FSE 自旋回波序列的 T1 对比度可以明显提高。使用反转恢复序列实现 T1 加权像的一个挑战是扫描时间延长，这会限制其在临床上的可行性。正是在这种情况下快速反转恢复 T1 加权成像应运而生，这个序列在不同公司具有不同的商品名称，GE 磁共振平台对应的专用序列名称是 T1 Flair。该序列的核心是反转脉冲与宿主序列之间的核心细节调整，使得其成像速度明显提高。T1 Flair 序列是反转恢复脉冲和 FSE 信号采集的有机融合。在 1.5 T 磁共振平台上反转恢复时间通常在 750 ms，而在 3.0 T 磁共振上反转恢复时间通常在 860 ms。其后所跟随的 FSE 序列回波链长度通常在 6 到 8，而其回波时间 TE 则选择在 24 ms 左右。前面讨论到对于 T1 Flair 这样的反转恢复自旋回波序列而言，其最终的信号强度由两个弛豫机制来决定：反转恢复模块反映的是组织的 T1 弛豫差别，而宿主序列 FSE 的回波信号反映的是

组织的横向弛豫对比。因为这里选择的 TI 时间是 750~860 ms，此时刚好是灰白质之间 T1 对比最大的时刻，而其后的 FSE 序列选择的是短 TE 信号读取，因此 T1 Flair 能够获得更优异的 T1 加权对比图像（图 7-24 和 7-25）。这里需知，在 TI 750 ms（1.5 T）或 TI 860 ms（3.0 T）的反转恢复时间点，脑脊液这些具有极长 T1 弛豫时间（在 1.5 T 约 4000 ms）的组织在这个反转恢复时间只有非常少的纵向弛豫，因此在最后的图像上表现为低信号。T1 Flair 这里作为一个商品名是为了和 T2 Flair 序列进行对照。还需要强调的一点是，对于 T1 Flair 这样的序列，TI 时间是决定对比度的更重要的因素，而这里 TR 的主要意义是决定了下一次反转脉冲激励时刻不同组织的瞬间纵向磁化矢量，对于确保整体图像的信噪比很有意义。注意在反转恢复序列中反转时间是影响图像对比度的一个重要因素。因为随着场强升高组织的平均 T1 值有所延长，所以 T1 Flair 的 TI 时间随着场强升高而适当升高。

尽管很多原理书上把反转恢复自旋回波序列如 T1 Flair、T2 Flair 统称为磁化准备脉冲序列，但从图 7-26 中的对比可知 T1 Flair 作为一个专用的序列时嵌入了很多独特的脉冲时序设计。事实上对于 T1 Flair 序列来说，每个 TI 后都嵌入了其他层面的 FSE 信号采集模块，只是这个 FSE 信号采集模块的反转恢复模块是在前一段时间所施加的。正是通过这种时间与空间的有机完美组合才大大提高了 T1 Flair 采集效率。这也是这个专门序列存在的价值所在。另外，由于 T1 Flair 序列侧重于采用反转恢复序列来增加灰白质 T1 对比度，且脑脊液在该序列上表现为低信号，加之该序列的 TR 时间相对没有那么长且其后的 FSE 采集又结合了回波链采集技术，因此有时需要采用 Auto TI 来获得更优异的灰白质对比度和脑脊液信号的抑制。

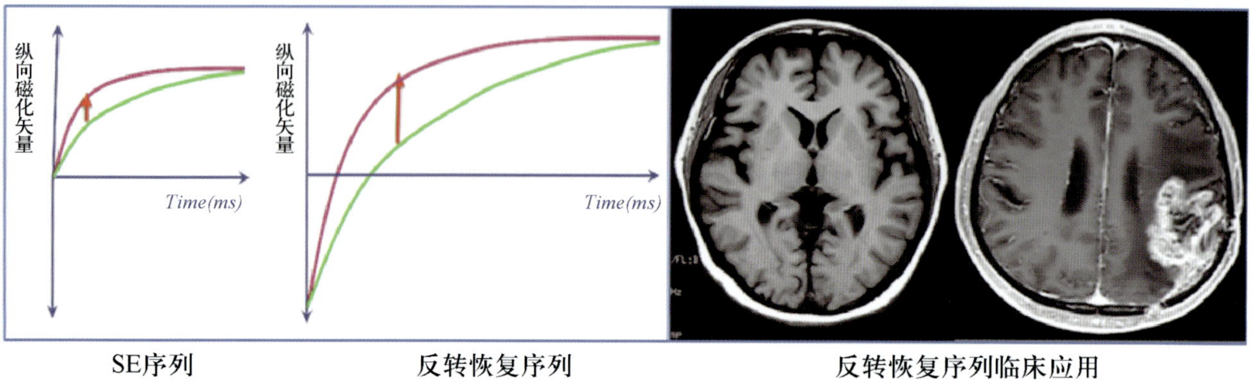

图 7-24　反转恢复序列具有更明显的 T1 对比。通过 SE 序列和反转恢复序列的对比可以发现反转恢复序列较 SE 序列有更明显的 T1 弛豫对比。临床上 T1 Flair 不仅可以用于平扫获取优异的 T1 对比图像，也可以在增强扫描时清晰显示强化病变。相比于 SE 序列而言，在 T1 Flair 序列拥有更长的时间窗来观察不同组织之间的 T1 弛豫对比差别。在更长的时间窗内不同组织之间因为不同的 T1 弛豫而拉开了更大的对比差距

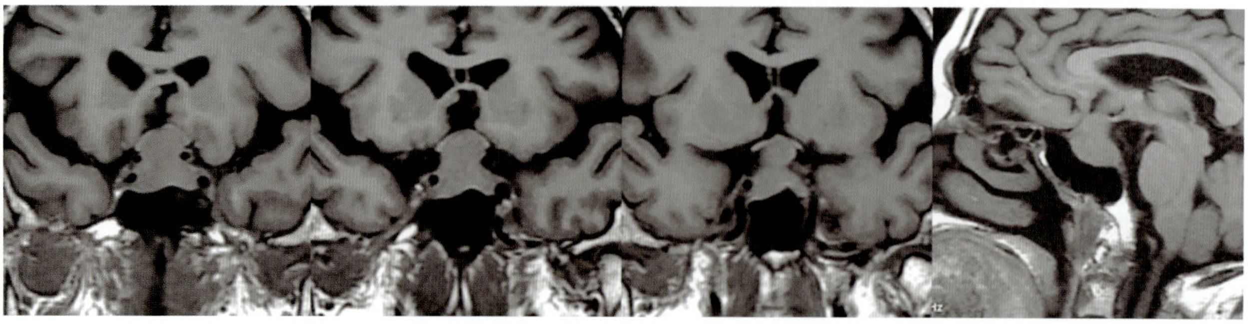

图 7-25　T1 Flair 序列在头部的临床应用。图中为垂体瘤病例。作为常规头部 T1 加权成像序列，T1 Flair 序列清晰显示鞍区病变大小、与临近血管关系等重要信息

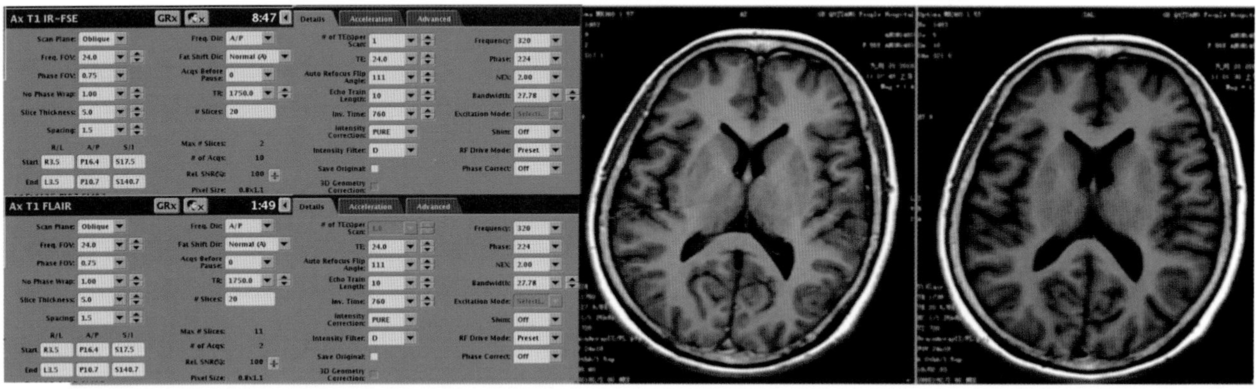

2D FSE直接加IR Prep与选择T1 Flair时间对比　　IR Prep FSE　　T1 Flair

图 7-26 T1 Flair 序列不是简单的反转恢复磁化准备序列。这里通过一个简单的实验说明一下 T1 Flair 不是一个简单的 IR Prep FSE。当针对一个 FSE 序列选择 IR Prep 后对比直接选择 T1 Flair，即便两个序列选择的参数完全一致但前者扫描时间是后者的 5 倍，最后的图像质量两者接近且 T1 Flair 对比更佳

三、液体衰减反转恢复快速自旋回波序列 T2 Flair 序列

前文在讨论回零时间计算时引入公式，$M_z(TI_{null})=M_0(1-2e^{TInull/T1})$ 并推导出 $TI_{null}=\ln2\times T1$。需要强调的是，这是一个简化了的公式，这个公式来源于：

$$TI_{null}=T1\times\{\ln2-\ln(1+e^{-TR/TI})\}$$

（宿主序列为 SE 时）

或 $$TI_{null}=T1\times\{\ln2-\ln(1+e^{-(TR-TElast/TI)})\}$$

（宿主序列为 FSE 时）

如果想利用简化公式来计算回零时间，必须满足 TR>>T1 的前提。只有当 TR>>T1 时，上述的公式才能简化为 $TI_{null}=T1\times\{\ln2-\ln1\}$。因为 ln1=0，从而推导出 $TI_{null}=\ln2\times T1$。这里之所以强调这些，是因为当 TR 不是足够长时我们就不能完全套用这个简化公式来计算回零时间了。在随后的讨论中我们需注意到，在心脏的黑血序列中因为 TR 相对较短，而且随着心率的变化 TR 也会发生相应的变化，在这种情况下推荐选择自动 TI，系统会根据 TR 的变化来计算对应的 TI 回零时间。这里笔者花笔墨讨论回零时间的计算是为了帮助大家更好地理解扫描中的一些参数设置。回归正题，T2 Flair 就是利用液体的纵向弛豫回零时间以实现脑脊液信号的抑制，该序列在反转恢复模块所选择的 TI 时间通常为 2200 ms 左右。脑脊液的 T1 弛豫时间约为 4000 ms，如果根据简化的回零时间计算公式对应的回零时间约为 4000×0.693 约为 2500 ms。实际临床工作中 TR 不可能无限长，所以在采用回零时间上也做了适当折中。另外，这里也需要提醒各位使用者，在使用这个序列的过程中不要盲目地缩短 TR，否则可能会导致液体信号抑制问题。T2 Flair 序列的宿主序列是 FSE T2 序列，其 TE 时间通常采用 120 ms 以上。尽管 T2 Flair 序列获得的是 T2 对比度加权，但其反转模块部分反映的是组织的 T1 弛豫对比，在解读信号时必须综合考虑进去。同时，利用其反转恢复模块的 T1 弛豫对比还可以在增强扫描后进行 T2 Flair 扫描，这对于发现一些脑膜病变如炎性病变、肿瘤的脑膜浸润等会有一定的诊断和鉴别诊断价值。

通过图 7-27 可以发现，由于 T2 Flair 序列的 TI 时间相对较长，所以在一个反转脉冲后会继续施加针对其他层面的反转脉冲，这样就减少了反转脉冲后闲置的等待时间，这对于实现快速的 T2 Flair 成像有重要价值。这种反转脉冲的施加方式被称为间插性反转恢复，这和 STIR 序列的按顺序施加反转脉冲形成了对比。在施加一组反转脉冲后，当达到回零时间点后会针对不同的层面进行 FSE 信号采集。在扫描过程中通过声音也可以感受到 T2 Flair 的这种脉冲的时序方式。T2 Flair 序列在临床上具有很重要的临床应用，因为它可以抑制脑脊液在 T2 加权像上的高信号，从而可以更加突出地显示脑实质内的异常病变（如早期脑梗死，肿瘤病变等），也可以更清晰地显示蛛

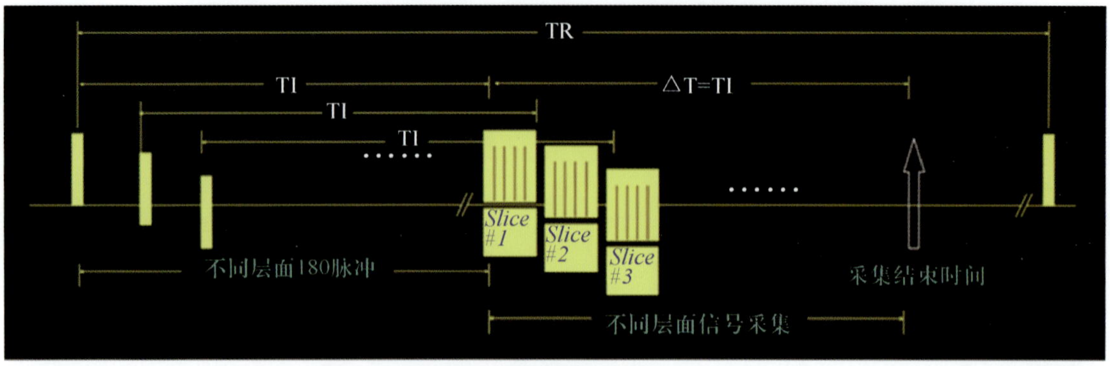

T2 Flair脉冲序列示意图

图 7-27 T2 Flair 脉冲序列示意图。很明显在 T2 Flair 序列因为 TI 时间很长，所以在每个 TI 时间内会插入针对不同对应层面的反转脉冲，这样做大大节省了成像采集时间

网膜下腔或脑膜等病变，如亚急性蛛网膜下腔出血、脑膜炎性病变或肿瘤的脑膜浸润等。在缺血性脑卒中病例，T2 Flair 可以比较敏感地发现早期梗死，同时其与 DWI 成像相结合也是判断醒后卒中病例发病时间的一个重要手段。如果 DWI 像可以发现病变而 T2 Flair 像未能显示，通常被认为是发病 4.5 小时时间窗内，这部分病例可以纳入溶栓治疗，如图 7-28 所示。

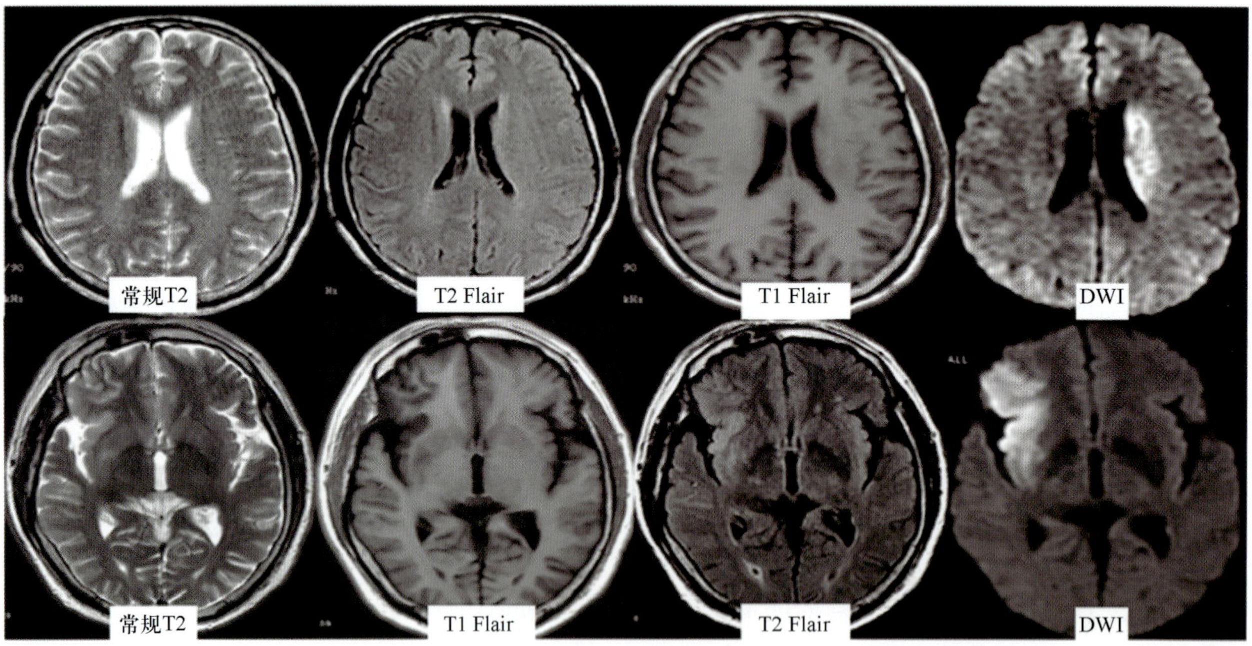

图 7-28 T2 Flair 与 DWI 联合应用判断醒后卒中发病时间。这里展示两个醒后发现卒中发作的病例。上下两排两个病例都是在睡眠中卒中发作，对于这样的病例患者无法明确具体的起病时间，这对于判断就诊时是否处于溶栓时间窗内带来困难。目前临床上根据磁共振检查影像学表现可以作为判定时间窗的一个证据。上排病例在 DWI 像上显示左侧放射冠区域明确高信号病灶，而在 T2 Flair 像上病灶显示不清，据此判断发病时间可能在 4.5 小时内，可以纳入溶栓治疗。下排病例 DWI 像上右额颞叶高信号病灶，相应病灶在 T2 Flair 像上也表现为稍高信号改变，提示发病在 6 小时以上

（张英魁 王晓）

第六节　多反转脉冲反转恢复序列

正如前文所讨论的使用反转恢复序列可以实现几个不同的目的：要么用于突出组织间的T1弛豫对比如T1 Flair；要么用来抑制某种特定组织的信号如STIR、T2 Flair等。前文所讨论的反转恢复序列的一个共同属性是都只使用了一个反转恢复脉冲。事实上，有时为了实现某些特殊的临床目的可能还需要使用更多的反转恢复脉冲。本节主要介绍具有多个反转恢复脉冲的双反转或三反转恢复序列。

一、用于黑血成像的双反转、三反转恢复序列

在心脏大血管成像过程中，为了更好地突出心肌或血管壁结构需要把其内流动的血液抑制成低信号。SE序列或FSE序列利用血液的流空效应可以在一定程度上实现黑血成像，这是因为在SE或FSE序列，相对于运动着的血流而言，90°射频激励脉冲和180°聚焦脉冲之间就可能存在着流动导致的错层效应。90°激励脉冲所激励的血液，在使用聚焦脉冲进行相位重聚时可能已经离开了成像层面，而此时进入成像层面内的血流可能是未被激励过的新鲜血流，这就导致其内血液呈低信号改变。但SE序列或FSE序列的这种黑血效应显然很容易受到血流速度的制约。如果血流速度很慢则可能导致成像层面内的血液同时经历射频激励脉冲和聚焦脉冲的双重作用，从而产生了MR信号。为了更好地抑制血流高信号，于是人们提出了利用反转恢复脉冲序列进行黑血成像的理念。强调一下这里的黑血指的是成像体素本身的信号强度是低的。血液的T1弛豫时间在1.5 T和3.0 T分别约为1200 ms和1600 ms。根据前面所讲的回零时间，反转血液的回零时间约为 $TI_{null}=\ln2\times T1_{blood}$，但这个公式是个简化了的公式，只有当TR足够长即纵向磁化矢量完全恢复时才成立。如果考虑到TR未能达到足够长而导致组织存在一定程度的饱和时，则需要用原始公式 $TI_{null}=T1_{blood}\times\{\ln2-\ln(1+e^{-TR/T1})\}$。根据简化公式，要想实现血流信号被抑制，相应的TI时间在1.5 T应该在830 ms左右，但实际工作中常选择使用自动TI时间，这时系统会根据心率变化所导致的TR时间变化而实时调整TI时间。

从理论上讲，实现血流信号的抑制也可通过使用单一的反转脉冲实现，但是正如前文所述，单一的反转脉冲除了可以抑制血流信号外，也可能导致其他和血液T1值接近的背景组织信号如心肌信号被抑制。背景组织即便不会被完全抑制，也可能导致不同程度的信号降低。显然，这对于心脏或血管壁结构显示是不利的。为了解决这个问题人们便提出了多个反转脉冲的理念。

1. 用于黑血成像的双反转自旋回波序列：这里介绍的是特指用于黑血成像的双反转自旋回波序列，随后也会简单介绍用于其他目的的双反转恢复序列如脑灰白质成像。在用于不同目的的双反转恢复脉冲序列中，双反转脉冲的设计理念是完全不同的。在黑血成像的DIR序列中，第一个反转脉冲是一个空间上非选择性的反转脉冲，该脉冲可以是一个硬脉冲，反转整个射频线圈覆盖范围的组织。在这个空间上非选择性反转脉冲施加结束后，立即施加另一个层面选择性的反转脉冲，第二个反转脉冲是一个软脉冲，而且在脉冲施加过程中同时配合使用选层梯度。针对所选定的成像层面而言，两个反转脉冲的作用刚好相互抵消。这时层面外的血液实际上只经历了第一个反转脉冲的作用，在这部分层面外的血流达到或接近回零时间时我们再针对选定层面施加90°射频激励脉冲，这时流进成像层面内的血流信号就被抑制了。随后我们施加一连串的聚焦脉冲进行信号读取。在心脏和大血管黑血成像过程中的DIR序列是默认选择心电门控的，这时的TR不是人为选定的，而是由受检者的心率和操作者选择的RR（心动）周期数共同决定。因为TR会随着心率变化而变化，所以在黑血成像的DIR序列的BSP TI（blood suppression TI，血流抑制反转时间）通常选择自动（auto），这样根据心率的变化系统也会自动计算并调节BSP TI时间的长短，以

实现更优化的血流信号抑制。黑血成像的心动周期数可以人为调节，这样使得我们能够根据诊断需求来调节心动周期数、FSE 序列回波链的长度和 TE 时间来获得 T1 加权或 T2 加权对比度的图像。通常心率在 75 次左右时选择一个心动周期再结合短回波链和短 TE 就可以获得更偏 T1 对比的 T1 加权成像；同样也可以选择两个心动周期、结合长一些的回波链和长 TE 来获得更偏 T2 对比的 T2 加权图像。T2 加权成像对于发现心内膜下梗死或炎症更有优势。在使用黑血 DIR 序列时需要患者屏气配合，这时在调整扫描时间时一定要注意患者的心率变化，同时在选择回波链长度时一定要注意到对比度的平衡。如果我们为了减少扫描时间一味地增加回波链长度会导致相应的心肌或血管壁结构非常模糊。另外，在黑血成像序列中所使用的心电门控技术属于前瞻性门控范畴，这时推荐把数据采集放在舒张期，因为舒张期特别是等容舒张期时心肌的动度小（图 7-29）。当然，如果心率过快，也不妨试试把数据采集放在收缩期尝试一下，当心率增快时受影响比较大的是舒张期。

2. 用于黑血成像的三反转序列（Triple IR，TIR）：双反转序列黑血成像实现了血流信号抑制，但临床工作中有时可能还需要同时抑制脂肪，譬如当怀疑有心包积液时可能首先需要排除脂肪存在的可能（图 7-30）。三反转黑血成像技术就是在双反转黑血成像技术基础上再施加一个反转脉冲，然后在脂肪的回零点进行射频激励，从而实现同时抑制血流和脂肪的目的。不过，现在也经常会在双反转基础之上加频率饱和脂肪抑制来抑制脂肪，信噪比相对更高。

二、用于脑灰白质成像的双反转自旋回波序列

用于脑灰白质成像的双反转自旋回波序列中，使用两个反转恢复脉冲的作用是实现两种不同组织的信号抑制，分别是水和白质或水和灰

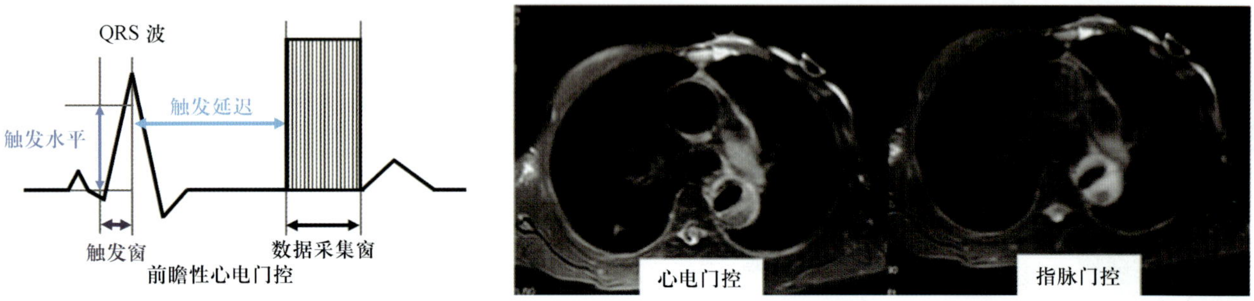

图 7-29 前瞻性心电门控示意图。在前瞻性心电门控中可以见到 Trigger delay 这个选项，通常我们通过这个设定把数据采集窗放在心动周期中的舒张期。单纯利用 FSE 进行黑血成像当血流速度慢时血流表现为高信号。该例为夹层动脉瘤，因为假腔血流速度慢表现为高信号，这对于发现夹层动脉瘤及鉴别真假腔很有帮助。另外，这里也注意当使用心电门控时（左侧图）图像很清晰，而使用指脉门控时因为时间误差图像模糊

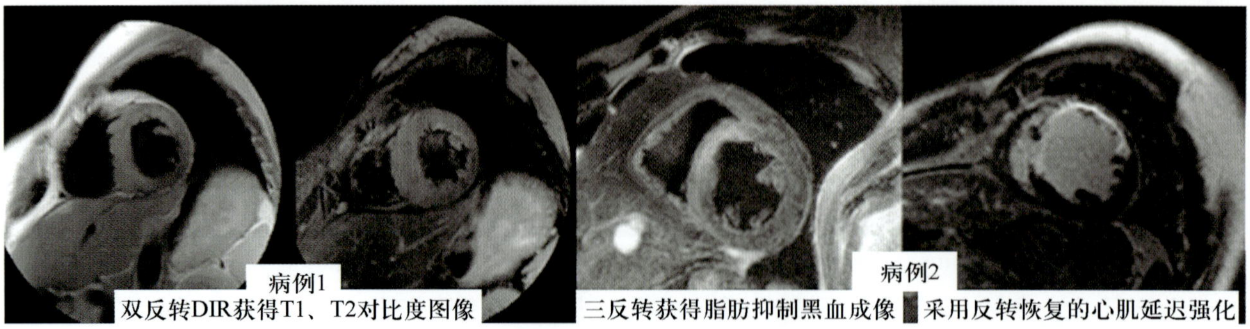

图 7-30 双反转及三反转黑血成像序列的临床应用。这是两个不同的受检者。利用 DIR 序列可以获取 T1 加权、T2 加权对比度图像。利用 Triple IR 可以获取脂肪抑制的 T2 加权图像。在 Triple IR 像上可见室间隔心室壁高信号，心肌延迟强化扫描显示相应心肌有延迟强化，提示心肌梗死

质。这种灰白质成像在临床有很重要的临床意义。譬如，尽管多发硬化一般认为以白质侵犯为主，但实际通过灰白质成像发现该病变单独侵犯灰质的也不少见。另外，使用灰白质成像有利于发现癫痫病灶，这对于癫痫患者的进一步治疗很有指导意义。因为灰质中自由水的含量较白质高，加上白质中有很多脂类成分，所以灰质的 T1 时间高于白质。在不同的场强灰白质的 T1 弛豫时间也会有不同的变化，所以实现灰白质抑制的 TI_{null} 也会有所不同。根据所使用的不同 TR 时间和不同场强，系统会计算出相对应的水和白质或水和灰质对应的回零时间。脑脊液的反转回零时间通常在 2500 ms 左右，灰质回零时间 700ms 左右，白质回零时间 400 ms 左右（图 7-31）。这里还需要强调的一点是，在脑灰白质成像的双反转序列中两个反转脉冲的作用机制和实现血流信号抑制的双反转的作用机制不同。很显然，这两个反转脉冲都是选择性的，也就是两个脉冲都是和选层梯度同步工作的。

本章用了很多篇幅来讨论自旋回波序列家族和反转恢复序列。即便是本节所讨论的反转恢复脉冲序列其实也可以归类为自旋回波序列家族，因为信号采集部分依赖的宿主序列是自旋回波序列家族。反转恢复序列中的反转恢复时间的选择是由几个参数共同制约的。既依托于组织本身的 T1 弛豫时间，同时又受所使用的重复时间 TR 所制约，因为这个 TR 时间会决定组织被饱和的程度。理解了这些对大家理解参数设定非常有帮助。譬如，在心脏黑血成像中，因为患者的心率可能随时会发生变化，所以应当选择自动 TI，以确保系统就会根据心率变化所导致的 TR 变化而灵活的调整 TI 时间。

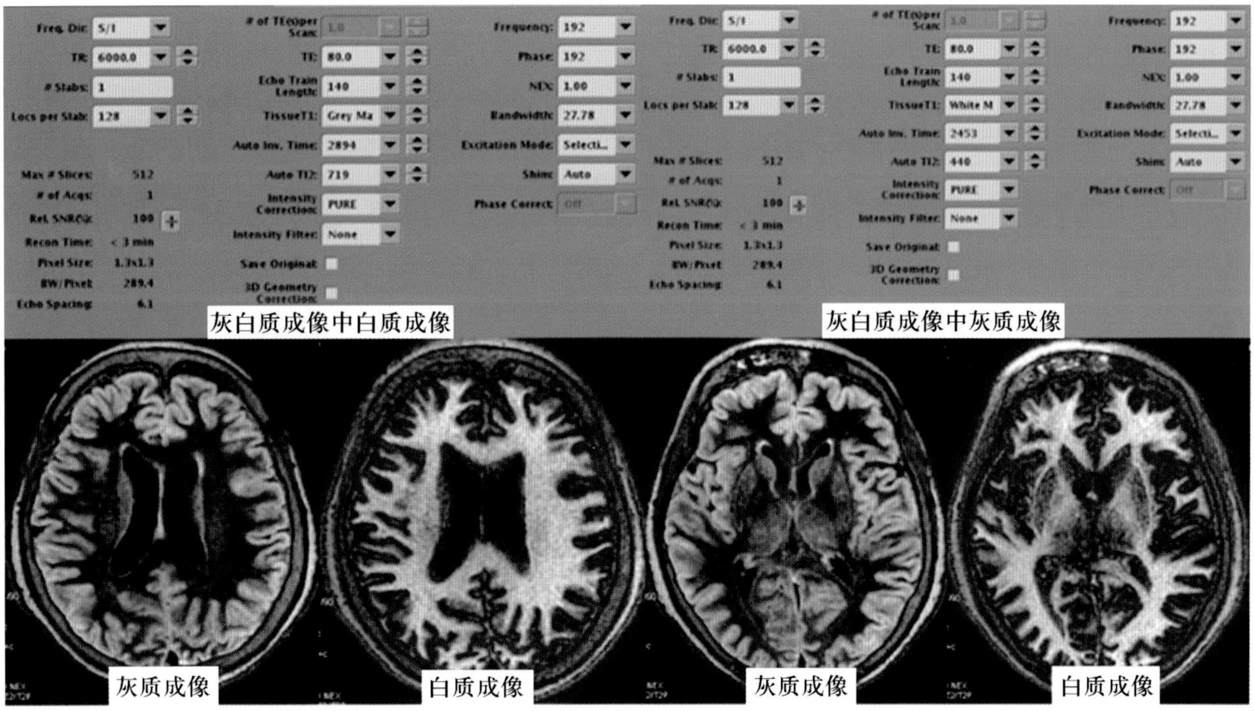

图 7-31　灰白质成像的临床应用。在灰白质成像过程中在界面中上选择灰质意味着把灰质抑制掉显示白质；而如果选择白质则意味着把白质抑制掉显示灰质。因为灰质的 T1 时间较白质更长，所以进行抑制灰质时的反转时间长于抑制白质时的反转时间，同时，在灰白质成像时抑制灰质或白质时与对应的抑制 CSF 的反转时间也有所不同

（张英魁　付贵峰　熊晓双）

第七节 梯度回波序列家族概述

前面所讨论的脉冲序列主要是自旋回波序列家族，其中包括自旋回波序列、快速自旋回波序列以及几种特殊的自旋回波序列。即便是所涉及的反转恢复序列，所依托的宿主序列也是自旋回波序列家族。正如在脉冲序列概述中所提及的，磁共振成像的基本脉冲序列可以分为两大家族即自旋回波序列家族和梯度回波序列家族。在临床实际工作中大家会经常使用到梯度回波序列，如用于血管成像的 TOF MRA、用于腹部化学位移成像的双回波序列、用于动态增强扫描的各种快速序列以及用于对比剂增强血管成像的脉冲序列等等，这些都是基于梯度回波序列的成像技术。可以说很多高级成像技术都是基于梯度回波序列，学习梯度回波序列对于学习磁共振成像的新技术有着很深远的意义。

一、梯度回波信号的影响因素

在学习梯度回波序列过程中，首先需要从宏观层面了解一下梯度回波序列的一些基本属性。为了方便理解和记忆，大家在学习过程中要经常将梯度回波序列与自旋回波序列进行对比，这样才能更深入地理解和掌握梯度回波序列的属性。下面先从信号影响因素做一个基本介绍。

梯度回波序列与自旋回波序列的一个最重要的区别是梯度回波是单纯通过读出梯度场的极性切换所形成的。因为在其回波产生过程中没有施加射频聚焦脉冲，所以通常梯度回波序列所反映的横向弛豫对比属于 T2* 对比。这个 T2* 也称表观 T2（apparent T2），因为 T2* 对比中包含了空间上有规律的磁场不均匀对弛豫的干扰即含有 T2’ 成分，从公式上看：$\frac{1}{T2^*}=\frac{1}{T2}+\frac{1}{T2'}$。该公式中 $T2'=1/\gamma\Delta B$，代表由于各种原因导致的空间上有规律分布的磁场不均匀所导致的横向弛豫衰减。不难发现，如果 ΔB=0，即主磁场绝对均匀，则 $T2^*=T2'$。所以梯度回波序列所反映的 T2* 中也包含反映组织自身特性的 T2 弛豫成分。同样，尽管文中多次强调自旋回波序列家族能够消除空间上有规律变化的磁场不均匀对横向磁化矢量衰减的影响，但这是指 90° 射频激励脉冲到 180° 聚焦脉冲的时间刚好是 TE/2 时间，这样在 180° 聚焦脉冲前因各种原因所引起的相位差距经过聚焦脉冲后的 TE/2 时间刚好被抵消。换言之，在 SE 或 FSE 序列，180° 聚焦脉冲也必须满足这种时序上的对称性时才能最有效地克服空间上有规律变化的磁场不均匀或化学位移等对信号的影响。任何原因导致 180° 聚焦脉冲时序上的对称性遭到破坏或 180° 脉冲本身不精准都会导致自旋回波或快速自旋回波序列中含有 T2’ 的影响因素。通常，在 FSE 序列中从 90° 射频脉冲到第一个回波中心的时间刚好等于回波间隔的时间。如果我们人为地把每一个聚焦脉冲提前或延后，或者通过改变读出梯度的设计，从而导致聚焦脉冲的回波时刻和读出梯度场的回波时刻发生错位，这时在 SE 或 FSE 序列中就包含了 T2* 成分。在 FSE 水脂分离解决方案中如 FSE IDEAL 等正是通过人为设计使得自旋回波信号和梯度回波信号发生错位，从而实现了同相位与反相位信号采集，这里面实际上人为引入了 T2* 对比成分。

讨论到这里，需要特别声明一下：虽然梯度回波序列反映是横向弛豫的 T2* 弛豫属性，但在那些保持横向磁化矢量稳态的梯度回波序列（包括常规梯度回波序列、真正稳态自由进动梯度回波序列）中都存在着反映组织 T2 弛豫属性而不是 T2* 弛豫属性的回波，这个稍后再详细介绍。有关梯度回波与自旋回波序列的对比可参考图 7-32 和图 7-33。

二、梯度回波序列的基本分类

梯度回波序列开发和应用的一个重要临床目的就是实现快速成像。为了达到快速成像的目的，通常在梯度回波序列中都会采用比较短的甚至是系统所能允许的最短 TR 时间。这种短 TR 的应用带来一个很现实的问题是：如果 TR<T2*（或 T2），那么就意味着在下一次信号采集开始时在横向上仍然会有残存的横向磁化矢量存在，如

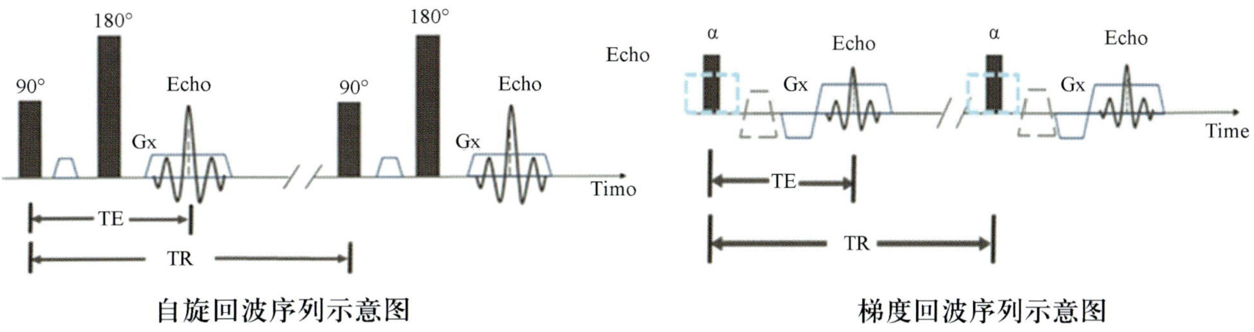

图 7-32　自旋回波序列与梯度回波序列的一个主要区别是在自旋回波序列有聚焦脉冲参与回波信号的形成，这对于克服空间上有规律变化的磁场不均匀、化学位移以及其他引起偏共振效应对于信号的干扰具有重要价值。梯度回波序列中的回波形成只有读出梯度场的极性切换参与，因而对各种原因导致的偏共振效应更敏感

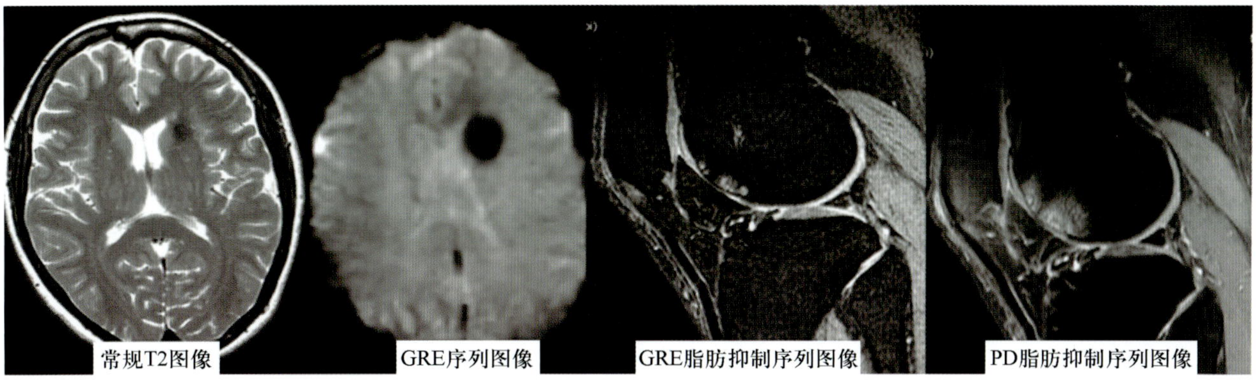

图 7-33　与自旋回波序列相比梯度回波序列对任何原因所致磁场不均匀更敏感，所以左侧基底节陈旧出血在梯度回波序列显示更清晰，但病变范围有夸大；在膝关节采用梯度回波序列则因骨髓内磁敏感效应影响导致骨髓内水肿高信号大部分被衰减，而在自旋回波序列（PD 脂肪抑制序列）上病变大小、范围更清晰，更真实地反映了病变的程度

何处理这个残存的横向磁化矢量呢？事实上，对残存横向磁化矢量的不同处理方式对于梯度回波序列的对比度、信噪比以及进一步的临床应用都具有深远的影响。在梯度回波序列的学习中首先必须清晰认识和理解这些知识点。对于残存横向磁化矢量可以有两种截然不同的处理方式：要么去掉，要么保留。根据这种不同的处理方式梯度回波序列就被分为：去除横向磁化矢量的扰相梯度回波序列和保留横向磁化矢量的稳态梯度回波序列（图 7-34）。

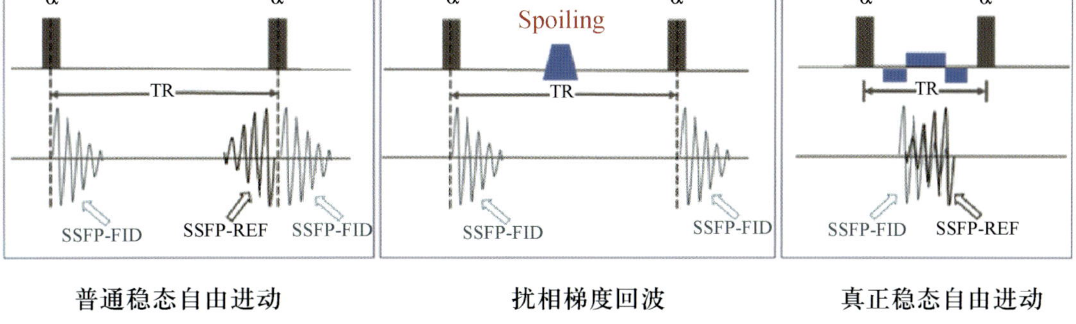

图 7-34　对于梯度回波序列而言当 TR 非常短时就可能在下一次射频激励时在横向上仍然存在着残存横向磁化矢量。而针对这种残存横向磁化矢量不同的处理方式就衍生出两类不同的梯度回波序列：去除残存横向磁化矢量的扰相梯度回波序列和保留残存横向磁化矢量的稳态梯度回波序列

扰相梯度回波序列主要用于各种 T1 加权对比度成像；而非扰相梯度回波序列又可分为普通（常规）稳态梯度回波序列和真正稳态自由进动梯度回波序列两大类。相比于扰相梯度回波序列而言，非扰相梯度回波序列的对比度更复杂，而且不同组织之间对比度也相对更差。关于梯度回波序列的不同分类后续会详细讨论。

三、梯度回波序列的翻转角与 SAR 值

虽然梯度回波序列有时被称为快速小角度激励，但事实上在实际应用过程中可能选择的翻转角会有很大不同。通常，在扰相梯度回波序列，为了突出 T1 弛豫对比会采用比较大的翻转角，如 70° 或 80° 翻转角。采用大的翻转角可以有相对更多的纵向磁化矢量转化为横向磁化矢量，此时在纵向上残存的纵向磁化矢量更少。这就意味着不同组织要完成 T1 弛豫需要花更长的时间，这在客观上留出了更宽的时间窗来观察不同组织之间的 T1 弛豫属性差别。不过在那些采用非常短的 TR 的扰相梯度回波序列，考虑到信噪比、对比度等综合因素此时也可能配合小角度翻转角。梯度回波序列相比于自旋回波序列家族而言，具有更高的转化效率。如图 7-35 所示，当施加一个小角度 θ 角后，产生的横向磁化分量为 $M_0 \times sin\theta$，而残存的纵向磁化矢量为 $M_0 \times cos\theta$。假设我们采用一个 30° 的翻转角，经计算得知：此时产生的横向磁化矢量为 0.5 M_0，而此时残存的纵向磁化矢量为 0.87 M_0，这就相当于花了 13% 的纵向磁化矢量换来了 50% 的横向磁化矢量转化。通过一组类似的计算，我们可以发现在梯度回波序列有时尽管采用比较小的翻转角时，但却可以换来相对比较多的横向磁化矢量。这就是为什么利用梯度回波序列小角度激励却可以能够满足临床成像信噪比的需求。当然，采用相对更大的翻转角则会获得相对更明显的 T1 对比度图像。梯度回波序列采用小角度激励的另一个好处就是减少了组织的饱和现象，这给使用短 TR 成像提供了保证。

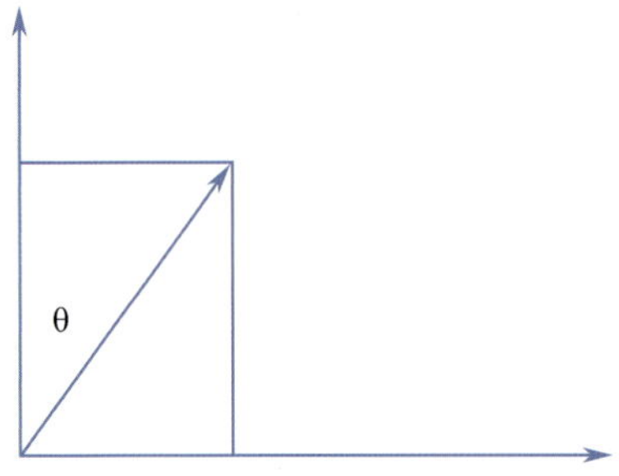

图 7-35　梯度回波小角度激励

这里需要讨论一个问题：为什么梯度回波序列可以使用小角度射频激励而自旋回波序列通常采用 90° 射频激励呢？这是因为采用小角度射频激励可以在纵向上有更多的 Mz 存留。梯度回波序列中的梯度极性切换不会影响纵向磁化矢量；而在自旋回波序列通常会跟一个 180° 聚焦脉冲，这个聚焦脉冲除了可以引起横向磁化矢量发生相位重聚外，同时也会引起纵向磁化矢量发生翻转，从而从 Mz 转化为 -Mz，这样就会导致下一次射频激励时瞬间纵向磁化矢量变小，同时图像中也会混有更复杂的对比机制，如在进行 T2 对比加权成像时会引入更多的 T1 污染。这就是为什么梯度回波序列可以使用小角度激励而 SE 序列则通常采用 90° 射频激励的原因。

相比于自旋回波或快速自旋回波序列而言，梯度回波序列的 SAR 值更低：梯度回波序列的回波信号形成是通过梯度场的极性切换，而不像自旋回波或快速自旋回波序列那样要施加一个或多个聚焦脉冲，这就大大减少了梯度回波序列扫描过程中 SAR 值的累积。在临床实际工作中特别是高场强磁共振的扫描过程中，合理安排序列组合可以避免因为 SAR 值超标而导致的扫描暂停。

四、梯度回波序列中的稳态概念

相比于自旋回波和快速自旋回波序列而言，梯度回波序列的参数组合对于图像对比度、信噪比的影响因素相对更复杂。理解在某一套参数组合下图像的对比度时需要采用动态分析的方法，如 TR 的长短与翻转角的大小必须相互配合才能获取更好的对比度、信噪比等，这些内容随后会进行更详细地讨论。这里需要和大家讨论一下梯度回波成像过程中的稳态问题。稳态（steady state），在介绍梯度回波序列的相关原理书中也被称为动态平衡（dynamic equilibrium），这是与静态平衡（static equilibrium）形成了一个对比。静态平衡是指一个系统处于静止状态，该系统的各项参数不发生变化；而动态平衡指的是一个系统

处于不断变化中，但在这个变化过程中最后达到了一个平衡状态。其实动态平衡可以说是一种更广泛的客观存在形式，比如人体的各种代谢、激素水平的调节、体温的维持都是一种动态平衡的表现，这也就是生理学中所谈到的内环境稳态。在梯度回波脉冲序列中大家需要考虑两种稳态的形成：纵向磁化矢量稳态和横向磁化矢量稳态的建立和维持。以纵向磁化矢量为例，在快速的射频激励过程中纵向磁化矢量在每一次射频激励过程中都经历一次从纵向磁化矢量向横向磁化矢量的转化过程，但在每次射频脉冲停止后又立即进入纵向弛豫的过程。纵向弛豫过程是一个指数衰减的过程。前文在谈到指数衰减时曾提及，指数衰减的速率与初始的量成正相关。这就是说如果被转化为横向磁化矢量的纵向磁化矢量越多，那么这个纵向弛豫的速率就越快，反之亦然。这样，在经历一连串的射频激励后就会达到一个动态平衡：每次射频激励被转化的纵向磁化矢量与下一次射频激励之前恢复的纵向磁化矢量的量相等，这样就确保了每次激励过程中瞬间的纵向磁化矢量是相同的，这就是所谓纵向磁化矢量的稳态。梯度回波序列中的稳态正如动态平衡一词所描述的那样，是一个在绝对运动中达到了一个相对静止的状态。由于不同组织的弛豫属性不同，在这个相对静止的时刻组织之间形成了差别和对比。磁共振成像也恰恰是通过把这种相对静止时刻的组织之间的差别和对比以信号的形式传递出来。

五、关于信号与信息的思考

在谈到磁共振成像原理的时候，大家经常会听到或提到信号解读这一很常用的说法。什么是信号解读？为什么要进行信号解读？回答这个问题其实就是要回答一下信号与信息的关系问题。信号是传递信息的一种手段，譬如我们的喜怒哀乐可以通过语言传递，也可以通过肢体语言和表情来传递；而信息是信号的内涵。在磁共振成像过程中我们会看到各种各样的信号，在这些信号的背后蕴含着深层次的组织内在的各种弛豫特性信息，而这些弛豫特性又是和组织成分的改变、组织结构的改变等息息相关。我们只有深入了解影响弛豫过程的各种机制以及各种成像序列的信号决定因素才能够更好地解读这些信号的内涵。那么在梯度回波序列所呈现出的各种信号改变中又蕴含着哪些重要的信息呢？在随后的讨论中笔者将继续解读。

梯度回波序列在实际工作中具有重要的临床价值，它不仅仅是实现超快速扫描的常用成像方案，也是实现很多高级临床功能成像的解决方案。在梯度回波序列的学习过程中要深入理解梯度回波与自旋回波之间的区别与联系；要深入理解不同种类梯度回波序列的成像特点及其相关临床应用；同时也需要了解和理解影响和决定梯度回波序列对比度、信噪比的相关参数及其调节原则。

（张英魁　黎丽）

第八节　扰相梯度回波序列

在梯度回波序列的概述中谈到扰相梯度回波序列这个概念。事实上扰相梯度回波序列在临床上具有非常广泛的应用，各种利用梯度回波序列实现的T1加权对比图像基本上都是利用扰相梯度回波序列实现的，如各种腹部动态增强扫描技术、对比增强血管成像技术、腹部化学位移双回波成像、TOF MRA等都是利用扰相梯度回波序列进行成像的。

一、扰相梯度回波序列的基本概念

梯度回波序列一个很重要的临床应用就是实现快速成像，而为了实现这个快速成像客观上常常需要采用比较短的射频脉冲重复时间（即采用短TR）。这就带来一个问题：如果TR < T2* 时就意味着在下一次射频脉冲激励之前在横向上仍有上次激励残存的横向磁化矢量。我们该如何对待这个残存的横向磁化矢量呢？一种方式是去除，这就是本节所要讨论的扰相梯度回波序列；而另一种方式是保留，这是下节将要讨论的稳态梯度回波序列。如何能够去除这个残存的横向磁化矢量呢？理论上有三种方式可以选择：其一，可以选择长的TR时间，这样横向磁化矢量在下一次

射频脉冲激励时就已经完全衰减，但这种利用长TR时间的方式显然不符合利用梯度回波序列进行快速成像时的需求，除非在2D多层面间插式采集模式；其二，采用梯度扰相，这种扰相方式在连续的射频激励后扰相作用渐渐消失；其三，是采用射频脉冲扰相，这是效果最理想也是最常用的去除残存横向磁化矢量的方式。具体的工作原理很复杂，在此不予讨论。扰相梯度回波序列在不同的厂商有不同的对应名称：GE磁共振平台称之为SPGR（SPoiled Gradient Recalled Echo），其他厂商名称有FLASH或T1 FFE等。扰相梯度回波序列最常用于梯度回波序列中的T1加权对比度成像（图7-36）。

二、扰相梯度回波序列的纵向磁化矢量稳态问题

对于扰相梯度回波序列而言，需要讨论的稳态问题就是纵向磁化矢量的稳态问题。前文曾提到稳态（steady state）实际上是一个动态平衡问题。这里借用水桶灌水同时又漏水的例子来解释这个纵向磁化矢量的稳态或动态平衡问题：假设有一个水桶我们不停地往其内注水，同时该水桶又不停漏水。如果注水的速度和漏水的速度刚好相等时，水桶内的水位就达到一种稳态或者说是动态平衡。回到要讨论的纵向磁化矢量稳态问题：这里，纵向磁化矢量的大小就等同于水桶内水位的高度，射频脉冲每次把纵向磁化矢量转化为横向磁化矢量的过程就相当水桶的不停漏水，而射频脉冲作用后的纵向弛豫过程就好比不停地往水桶内注水。显然，如果在每个TR时间内恢复的纵向磁化矢量与每次射频脉冲后纵向磁化矢量转化为横向磁化矢量的量相等的话，就达到了纵向磁化矢量的稳态问题。

三、恩斯特角法则与扰相梯度回波序列的信噪比问题

梯度回波序列的参数调节往往让大家感到非常复杂。譬如，针对一个具体的翻转角而言，到底应该采用多长的TR时间才能获得更高的信噪比呢？同样的，对于不同的TR时间而言应该配合使用一个多大的翻转角？从定性维度来看，如果采用了一个比较大的翻转角就意味着每次射频激励后会有更多的原有纵向磁化矢量被转化为横向磁化矢量，被转化的越多，完成T1弛豫所需要的时间就越长，这就在客观上要求TR要适当延长。只有这样才能保证在每次射频激励时有更大的瞬间纵向磁化矢量，实际上MR信号的强弱反映的是射频激励时的瞬间纵向磁化矢量强度。但如果在射频激励过程中采用的是比较小的翻转角，此时，如果我们继续采用比较长的TR时间的话，则可能也降低了扰相梯度回波序列信噪比转化的效率。事实上，对应于某种特定的组织而言，在TR时间与翻转角之间存在着一个重要的恩斯特角法则来帮助大家理解在扰相梯度序列中TR与翻转角之间的平衡关系。如果把翻转角记为θ，那么能够确保扰相梯度回波序列获得最大信号强度的θ角与TR、T1之间的关系即恩斯特角法则是：$\theta_E=arccos\,(e^{-TR/T1})$，其中$\theta_E$就是相应的恩斯特角。为了更深入地理解这个恩斯特角法则并用之帮助大家理解实际工作中的参数设定原则，这里需要重温一下中学时学习的相关数学知识点——三角函数与反三角函数。如果$cos\theta=x$，那么对应的反三角函数就是$\theta=arccos\,(x)$。由于扰相梯度回波序列的θ角是在0°到90°之间，所以暂不考虑周期性问题。利用这个对应关系可以很容易对恩斯特角法则公式进行一个变换，那就

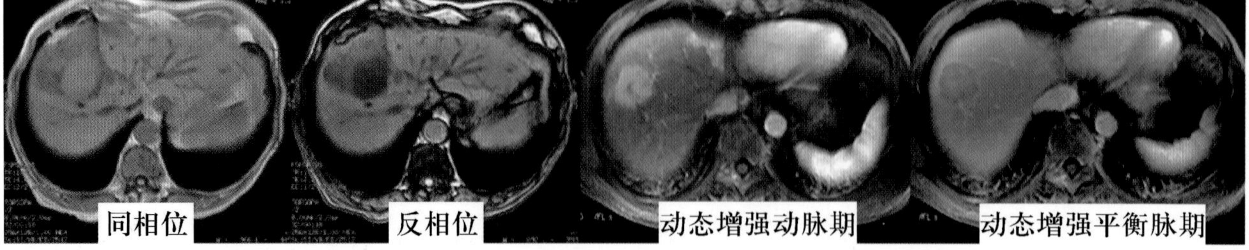

图7-36　腹部双回波化学位移成像、腹部动态增强扫描成像等都是利用的扰相梯度回波序列。当然，对于多层面成像而言，如果TR非常长，普通的GRE序列也不会残存横向磁化矢量

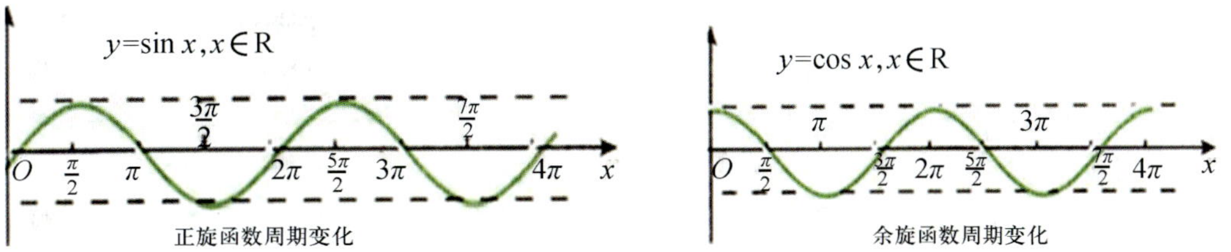

图 7-37　三角函数值的周期变化。正旋函数在 0° 到 90° 呈递增变化，而余弦函数在 0° 到 90° 呈递减变化

是 $cos\theta_E=e^{-TR/T1}$，进而得到 $e^{-TR/T1}=cos\theta_E$。恩斯角法则严格意义上说是根据 TR 来界定应该选择的翻转角问题，因为特定组织的 T1 时间是组织的自身特性，可以作为一个定量对待。中学时的三角函数知识告知：如果 θ 角的取值范围在 0° 到 90° 之间，那随着 θ 角的增大，对应的 $cos\theta$ 值在降低。

这里借助图 7-37 来帮助大家理解和记忆。其中，正弦函数值在 0 到 π/2（即 0° 到 90° 时）区间时是递增函数关系。此时随着角度增大，对应的正弦函数值增大。而余弦函数在此区间则呈递减关系，角度增大，其函数值减小。回到恩斯特角法则公式 $e^{-TR/T1}=cos\theta_E$，如果对应的恩斯特角在 0° 到 90° 范围之内越大，那么就意味着 $cos\theta_E$ 值越小，也就是 $e^{-TR/T1}$ 值越小。而 $e^{-TR/T1}=1/e^{TR/T1}$，其中 e 是欧拉常数，为 2.718，T1 是组织的弛豫特性，为一定量值。所以，要想使得 $1/e^{TR/T1}$ 值变小，就意味着 $e^{TR/T1}$ 值变大。又因 $e>1$，所以随着这个指数函数值增大就意味着 TR/T1 增大，而 T1 不变，就等同于 TR 增大。综上可得，θ_E 与 TR/T1 呈正相关，即恩斯特角增大，TR 增大。反之，恩斯特角越小，则 TR 就得减小。这个结论对于大家理解实际扫描中的参数设置非常重要。到此我们得到的一个结论就是：对于扰相梯度回波序列而言，如果选择的 TR 越长，那么要获得最大的信噪比就需要配合使用更大的翻转角；反过来，如果使用更大的翻转角时，所使用的 TR 也应该更长。而如果使用较短的 TR 的话，那么所使用的翻转角也应该随之减小；反过来，如果选用了较小的翻转角，此时使用的 TR 也应该较短。不知道大家注意到没有，在那些使用系统极限参数的序列如 LAVA，VIBRANT 等进行扫描时，当我们调整翻转角时系统也会自动调整 TR 时间，这些调整背后所依据的就是恩斯特角法则。这里之所以进行深入讨论来诠释恩斯特角法则就是为了能够帮助大家在实际工作中能够更好地理解扰相梯度回波序列的参数设置。注意，这里讨论的恩斯特角法则只适用于扰相梯度回波序列，这一点必须牢记。另外，深入理解恩斯特角法则也可以留给大家很多想象的空间：前面的讨论中我们假定组织的 T1 不变，而临床工作中如果我们在进行对比剂增强扫描后，强化组织的 T1 值缩短，在这种情况下就意味着 TR/T1 增加，$1-e^{-TR/T1}$ 减小，$cos\theta_E$ 减小，即 θ 要增大。这就是为什么在进行对比剂增强血管成像时选择相对比较大的翻转角时更有利于显示增强的血管而相应的背景组织显得更黑的原因。另外，相对于更高场强而言如，从 1.5 T 到 3.0 T，组织的 T1 时间有所延长，如果 TR 时间相同，则 $(TR/T1)_{1.5T}>(TR/T1)_{3.0T}$，对应的 $(e^{TR/T1})_{1.5T}>(e^{TR/T1})_{3.0T}$。根据前述的恩斯特角法则可以推出：对于相同的 TR 而言，理论上在 1.5 T 可以选择相对更大的翻转角。可见，尽管有些公式显得比较复杂，但准确地理解其实际意义对于大家理解参数选择却是必不可少的。正所谓：感觉到的东西不一定能够理解它，只有理解了的东西才能够更深刻地感觉它。图 7-38 便是恩斯特角法则应用的一个实际例子。

四、扰相梯度回波序列的对比度及其临床应用

与保留横向磁化矢量的稳态梯度回波序列相比，扰相梯度回波序列具有更好的组织之间的对比度，尽管其信号衰减遵循 T2* 衰减规律，但在临床上扰相梯度回波序列主要用于快速的 T1 对比加权成像。与保留横向磁化的梯度回波序列相比，扰相梯度回波序列的一个特点是游离液体如脑脊液等表现为低信号。同时，通过对回波信号的计算分析也能发现，与保留横向磁化矢量的梯度回波序列相比，在相同的参数时扰相梯度回波序列的信噪比不如保留横向磁化矢量的梯度回波序列。所以大家也可以这样理解：扰相梯度回波序列更优异的组织之间对比度是通过牺牲自由水

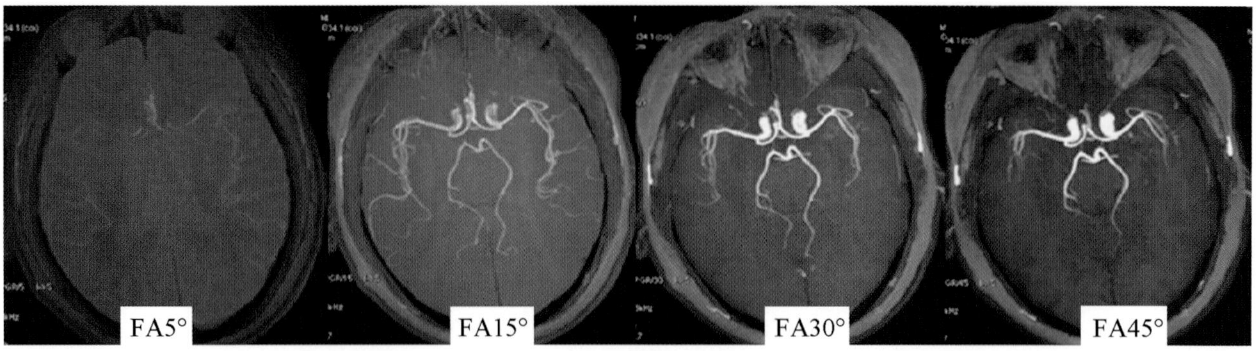

图 7-38 TOF MRA 成像过程中所使用的翻转角与 TR 以及血液的 T1 弛豫时间相关。这里我们固定 TR29 ms，对比不同的翻转角时血流对比，在 FA15° 时血管分支显示最丰富。但翻转角过小如 5° 时几乎没有血管显示，而当翻转角较大时血流信号较亮，但小血管分支显示差，这说明过大的翻转角有更多的纵向弛豫转化为横向弛豫，这在客观上要求更长的 TR 时间才能有更充分的 T1 弛豫。可见，对于梯度回波序列而言，翻转角与 TR 时间具有高度的依赖性，这样才能获得更优异的信噪比和对比度

等长 T2 信号来换取的，这也可以解释为什么其信噪比要低于稳态梯度回波序列。在临床上扰相梯度回波序列可用于各种显示 T1 对比的增强扫描如腹部、乳腺等动态增强扫描、对比剂增强血管成像。此外，TOF MRA 成像利用的也是扰相梯度回波序列，因为在扰相梯度回波序列上脑脊液等自由水表现为低信号，这样可以避免因为自由水等的高信号对血管内血流高信号的干扰（图 7-40）。

与 SE 或 FSE 序列相比，梯度回波序列回波信号的形成完全靠读出梯度场的极性切换形成，在整个回波形成过程中没有使用射频聚焦脉冲。在理想的情形下，SE 或 FSE 序列中的聚焦脉冲能够刚好抵消在回波前 TE/2 时间内由于磁场不均匀或化学位移等所导致的相位累积，这样就使得同一体素内水和脂肪在回波信号形成时处于相同相位。在梯度回波序列，因为没有使用聚焦脉冲，因此在回波形成过程中不能消除水脂化学位移所导致的相位改变，这就使得位于同一体素内的水和脂肪因为化学位移导致的进动频率不同所累积的相位差距无法抵消，因此在梯度回波序列就可能通过在特定的回波时间点采集信号而显示第二类化学位移效应，即相位抵消（phase cancellation）。这就是大家通常所说的同反相位双回波化学位移成像。双回波成像也是基于扰相梯度回波序列，在不同的场强下可以通过拉莫尔方程计算出水、脂化学位移的 Hz 数，从而计算出对应的同反相位回波时间。如在 1.5 T 上，反相位时间是 2.2 ms 而同相位时间是 4.4 ms；而在 3.0 T 上对应的反相位时间为 1.1 ms 而同相位时间则为 2.2 ms（图 7-39）。

扰相梯度回波序列在临床实际工作中主要用于 T1 加权对比成像，但因该序列受扫描参数以及回波形式的制约，其所获得的 T1 加权对比度也称准 T1 对比加权成像。后续讨论中还会提及对于梯度回波序列而言只有在 TR 非常短的时候才有可能在下一次射频激励过程中仍然有横向磁化矢量的残存，此时是否扰相对于序列对比度以及信噪比才会产生影响。如果 TR 足够长时，即便不施加消除横向磁化的扰相脉冲或者扰相梯

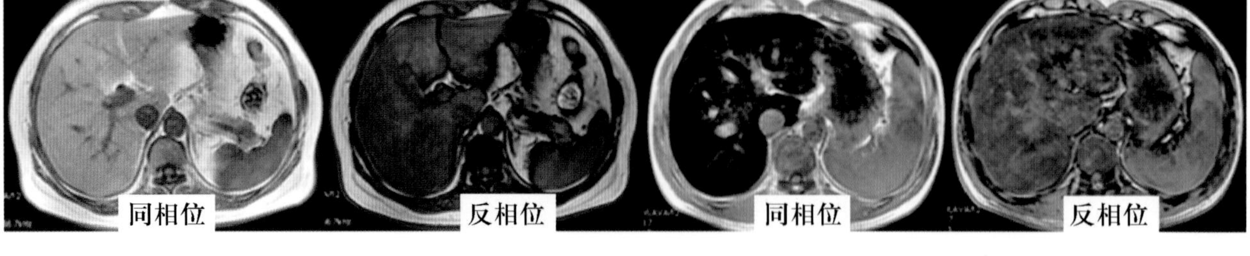

图 7-39 同反相位双回波是基于 SPGR 的扰相梯度回波序列，其图像对比度为 T1 加权对比。通常在含有脂肪变性时同相位信号会高于反相位。但因为反相位回波时间短而同相位回波时间长，如在 3 T 上反相位和同相位的回波时间分别是 1.1 ms、2.2 ms，从反相位到同相位存在着 T2* 信号衰减，所以在有铁沉积时就可能导致同相位的信号明显低于反相位

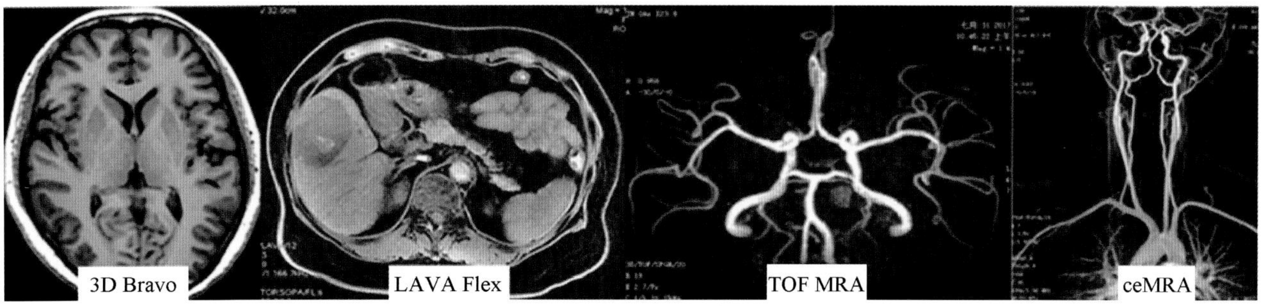

图 7-40　扰相梯度回波序列在实际成像过程中常用于获取 T1 加权对比图像，如 3D Bravo，肝动态增强扫描序列如 LAVA，头部 TOF MRA 及各种对比剂增强血管成像等

度，在下一次射频激励过程中也不会有残存横向磁化矢量的存在。这时无论选择扰相梯度回波序列还是普通稳态梯度回波序列，只要成像参数相同它们获得的图像对比度、信噪比就不会有大的区别。

（张英魁　李金锋　付贵峰）

第九节　梯度回波序列家族之稳态梯度回波序列

前面讨论了有关梯度回波序列的基本概念，也介绍了有关扰相梯度回波序列的基本概念及其信噪比和对比度的影响因素。在梯度回波序列学习过程中，笔者切身感觉有很多困难：其一，关于梯度回波序列的术语众多而且不统一，这给初学者会带来很多障碍；其二，梯度回波序列的技术细节和参数更多，如果没有掌握基本概念则在使用过程中常常会束手无策，在总结讨论这部分内容过程中也是倍感困难。尽管如此，梯度回波序列作为磁共振成像过程中一个大的脉冲序列家族，大家还是要对其有着更多的了解，了解得越多，用起来也会更得心应手。作为临床磁共振使用者，学习相关原理的最终目的是学以致用，所以没有必要也无需花费过多精力去深究那些具体的细节和繁杂的公式。接下来就和大家一起共同探索梯度回波序列中的另一大类家族：保留横向磁化矢量的稳态梯度回波序列。显然，这里的稳态梯度回波序列是和前面所讨论的扰相梯度回波序列相对应的。由于对残存的横向磁化矢量的处理方式不同，使得这两类梯度回波序列在临床上提供的对比度不同，临床应用也不同。

一、稳态与稳态形成的基础

前文其实已经讨论过了稳态这个概念，只不过在扰相梯度回波序列中稳态仅仅是在纵向磁化矢量方向的稳态。当讨论到保留横向磁化矢量的稳态梯度回波序列时，这里的稳态要同时包括纵向磁化矢量稳态和横向磁化矢量稳态两个方面。那如何实现横向磁化矢量的稳态呢？在讨论相关序列技术细节之前，笔者必须明确两点：

1. 谈及横向磁化矢量稳态的一个重要前提是所成像的组织本身相对于所使用的 TR 而言必须具有长 T2 弛豫属性，这一点至关重要。因为，那些原本 T2 非常短的组织如肌肉、韧带等结构其横向磁化矢量在很短的时间内便完成衰减。因此，从这个意义而言，横向磁化矢量的稳态只对于长 T2 的那些组织（如液体）更有意义。

2. 总体的信号相位在不同的 TR 间期必须保持相同。这里有两个方面重要的启示：①在每个 TR 间期内针对所使用的不同相位编码梯度进行信号读取后采用一个大小相等但极性相反的回绕梯度，这样才能把残存的横向磁化矢量重新回聚（这个回聚的横向磁化矢量在下一次射频脉冲作用下可以补充到纵向，从而对整个信号产生贡献）；②普通的稳态梯度回波序列 SSFP 只适用于静止组织，对于运动引发的相位变化不适用。

以上两个基本条件即组织必须具备相对于 TR 而言有更长的 T2 弛豫属性和在每个 TR 间期内保持相同的信号相位是实现横向磁化矢量稳态

的前提和基础。根据具体的序列执行方案的不同，这种保留了横向磁化矢量的梯度回波序列又可以分为：普通稳态梯度回波序列和真正稳态梯度回波序列。

二、普通稳态梯度回波序列

如果确保在每个TR间期内RF脉冲处于相干状态（在旋转坐标系内RF脉冲的相位是相同的或只是重复一个简单的相位循环如极性相反），同时在任意梯度轴上的梯度面积恒定，这时就满足了普通稳态梯度回波的条件。这种普通的稳态梯度回波序列在不同公司有不同的名称，如GE称之为GRASS（Gradient Recalled Acquisition in Steady State），其他公司对应的名称如FISP（Fast Imaging Steady state Precession）。从技术层面看这一类稳态可以共同理解为稳态自由进动（Steady State Free Precession，SSFP）。这里希望各位读者了解一下，对于SSFP这样一个稳态自由进动的序列而言，从一个连续的时间轴上看，可以产生两类不同的信号：一类是在每一个射频脉冲后所产生的SSFP-FID信号；另一个是在每个射频脉冲之前产生的SSFP-Echo信号。很多原理书上对这两类信号进行了非常繁琐的解释并给出了每个信号的计算公式。实际上，从临床应用层面来看，各位磁共振使用者需要对这两类信号有个定性的了解并牢记于心就够了。这两个信号具有不同的属性，SSFP-FID信号是在保留了横向磁化矢量并达到了纵向、横向磁化矢量两个方向稳态的梯度回波序列所采集的信号。这个SSFP-FID信号和前文讨论的扰相梯度回波序列的FID信号相比具有更高的信噪比，因为SSFP-FID信号中保留了具有长T2属性的组织所残存的横向磁化矢量对于信号的贡献，在图像上一个最大的特点就是具有长T2弛豫属性的液体表现为高信号。换言之，如果在相同的扫描参数即相同的TR、TE及翻转角时，SSFP-FID图像上液体是亮的高信号，而扰相梯度回波序列上的FID信号图像上液体则是表现为暗的低信号。从对比度角度而言，SSFP-FID图像的对比度不如扰相梯度回波序列，这里需要明确的是扰相梯度回波序列的更优异的组织对比度是通过牺牲长T2弛豫属性的横向磁化矢量的贡献而换取的。SSFP序列的另一类信号是SSFP-Echo信号。因为在SSFP序列理论上TR通常非常短，这样，从长的时间轴上看每一个RF脉冲对前面的RF脉冲残存的横向磁化矢量也具有一定的聚焦的作用。为方便理解我们可以把它理解定义为“准聚焦射频脉冲”，在这个“准聚焦射频脉冲”作用下所形成的回波信号性质上属于射频回波的性质，因此它反映更多的是组织的T2弛豫属性。通常情况下实际工作中并不采集这个信号进行成像。这里我们再总结一下也希望大家牢记：SSFP-FID信号是RF脉冲作用下产生的FID信号经过梯度场极性切换而得到的回波信号。与扰相梯度回波序列相比，SSFP-FID信号中储存有前一次信号读取过程中残存的横向磁化矢量对这个信号的贡献，所以在SSFP-FID图像中具有长T2弛豫属性的组织如液体或液体增多的病变表现为高亮信号。对于那些本身T2过短的组织SSFP-FID读取的信号和扰相梯度回波序列读取的信号没有明显差别。另外，如果TR过长或翻转角过小（远远小于恩斯特角）时，在这种极限状态下SSFP-FID就转化为扰相梯度回波的FID了。

SSFP的另一类信号SSFP-Echo在临床中很少使用，这种类型的回波信号成像通常被真正稳态自由进动成像所取代。偶尔有公司也会采用这种回波，此时称之为PSIF，PSIF这一称呼由FISP的镜像颠倒而来。FISP采集的是SSFP的RF脉冲的FID信号，而PSIF采集的是SSFP的RF脉冲的聚焦Echo信号，SSFP-FID和SSFP-Echo可以理解为镜像对称，所以把采用SSFP-Echo进行成像的序列称之为PSIF。

三、真正稳态自由进动成像

前面在讨论SSFP时谈到，如果在每次激励过程中RF脉冲保持相干（即RF脉冲相位相同或只进行简单循环）而同时在三个梯度逻辑轴上梯度的面积在每个TR间期不变，此时就可以达到纵向与横向两个方向的磁化矢量的稳态，此时称之为稳态自由进动SSFP。接下来要讨论的是一个更特殊的情形：如果在连续的射频激励过程中既能满足RF脉冲保持相干状态，同时又能保持在梯度三个逻辑轴上梯度的面积保持为零，也就是采用1∶2∶1的梯度波形（更简单地说就是三个方向施加流动补偿），这时就形成了一种非常特殊的稳态。在这种稳态下 SSFP 的两个回波信号 SSFP-FID 和 SSFP-Echo 的峰值相互融合并叠加。理论上这时两个信号的回波峰值刚好在 TR/2 这一点相互交汇。这种特殊的稳态进动就是真正稳态自由进动。有关真正稳态自由进动通用的名称是 True-SSFP，各个厂家对应的商品序列名称各不相同，如 GE 称之为 FIESTA，其他公司则分别称为 True FISP 或 Balanced FFE。尽管笔者在本书中尽可能避免引用一些让大家望而生畏的公式，但对于这个真正稳态自由进动的信号公式还是得照搬过来，不需要记住但需要理解：

（1）当 RF 脉冲极性交换时，$SSFP_{balalt}=$

$$M_0 sin\theta \frac{1-E_1}{1-(E_1-E_2)cos\theta-E_1E_2}e^{-TE/T_2}$$

（2）当 RF 脉冲极性不变时，$SSFP_{balnoalt}=$

$$M_0 sin\theta \frac{1-E_1}{1-(E_1-E_2)cos\theta+E_1E_2}e^{-TE/T_2}$$

（公式引自：<Handbook of MR pulse sequence> 一书）

这两个公式都是用于计算 True SSFP 信号强度的公式。有几个定性特点需要牢记：①无论公式（1）还是公式（2），大家可以发现其信号衰减遵循 T2 指数衰减而不是 T2*，这说明当达到这种真正稳态自由进动状态后，我们利用一种快速的梯度回波序列实现了射频回波的信号读取；②对比公式 1 和公式 2 不难发现，两个公式的分子相同但分母不同，而且公式 1 得到的信号强度大于公式 2 得到的信号强度。公式 1 中相邻两个 RF 脉冲极性相反，这时，后一个 RF 脉冲同时起到了驱动平衡的作用，它能把横向上的磁化矢量翻转到纵向上去，类似于 FRFSE 快速恢复脉冲。显然这种 RF 脉冲极性改变的方式能获得更高的信噪比。但如果由于扫描区域存在因磁化率差别等导致的磁场不均匀时，就有可能因为这种外来的干扰导致在相邻的采集信号之间存在相位差，如果这个相位差刚好是 180° 就等同于把一个 RF 极性反转的稳态自由进动序列转化成一个 RF 极性不反转的稳态自由进动序列，而极性不反转的稳态自由进动序列的信号要低于极性反转的稳态自由进动序列，这就导致该区域出现信号减低，这种因为磁场不均匀所导致的稳态自由进动序列的区域性信号减低被称为带状伪影（banding artifact）。事实上，实现真正稳态自由进动的条件非常苛刻，任何原因破坏了实现真正稳态自由进动的条件都会导致这个序列的信号衰减就不是单纯的 T2 指数衰减，而是引入了 T2*，这也是为什么该序列对磁场均匀度等要求严苛的一个客观原因。为了更好地理解真正稳态自由进动的图像对比，这里还要照搬另一个公式：

（3）当 $TR<<T_2$ 时，

$$SSFP_{balalt} \approx \frac{M_0 sin\theta}{(T_1/T_2)(1-cos\theta)+(1+cos\theta)}e^{-TE/T_2}$$

（公式引自：<Handbook of MR pulse sequence>）

当 *TR*<<*T*2 时，公式（1）便可简化为公式（3）。公式（3）的分母中有 T1/T2 这一项，所以大家经常能听到说真正稳态自由进动的对比度取决于组织的 T2/T1 值。一定要牢牢记住真正稳态自由进动成像 T2/T1 这一对比特点，也就是说在 FIESTA 这类图像上信号的高低取决于 T2/T1 的比值。液体、血液、脂肪这三种组织有相对比较高的 T2/T1 值，因此在 FIESTA 图像表现为亮的信号。这是这一序列可以用于一些部位水成像如内听道成像或用于心脏亮血电影成像的原因。但如图 7-41 所示，该对比特点对于病变检出就可能出现缺乏对比的问题。譬如，肝内一个以细胞增殖为主的占位病变，其内的含水量有可能增多，这会导致 T2 弛豫时间延长，但细胞密度的增加却导致 T2 缩短，但无论含水增多还是细胞密度增加都会导致 T1 弛豫时间延长，这样综合的结果可能会导致病变的 T2/T1 不变或降低，即使只是含水增多而细胞密度增高不明显，这时 T2 弛豫时间延长，但 T2/T1 也可能变化不明显，因为此时的 T1 也是延长的。总之，切不可把这类稳态自由进动的序列误认为是 T2 对比图像，否则会导致病变的漏诊。但利用真正稳态自由进动序列水亮、血亮的对比特点有助于大家对富含水或富含血的病变与实性占位病变进行鉴别（图 7-42）。归根结底还要再次重复：序列没有优点也没有缺点而只有特点。牢牢记住每一个序列的特点是大家用好这些序列的前提和基础。

如图 7-43 和图 7-44 所示，在使用 FIESTA 这一类真正稳态自由进动序列时如何保证稳态相干的维持和尽可能地减少扫描过程中相位累积错误是极为重要且值得思考的。有时这是一个问题的两个方面。在这里力争更短的 TR 时间是极为关键的一个影响因素。所以，在使用这类序列时

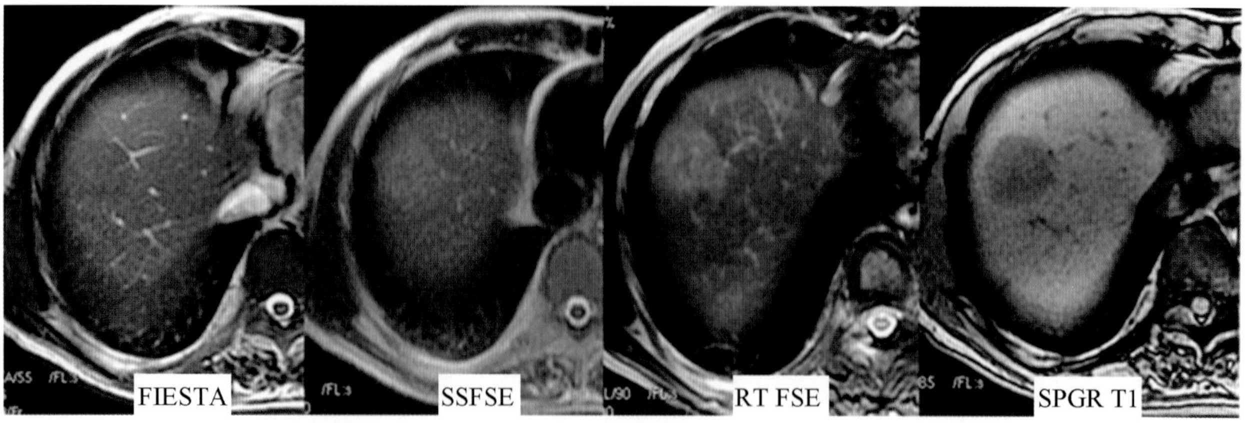

图 7-41 FIESTA 序列不是 T2 对比图像。通过对肝内实性占位病变在几个不同序列中的对比可以发现，病变在呼吸触发 FSE T2 和 SPGR T1 图像中显示最清楚，SSFSE 隐约可见病灶呈高信号但非常模糊。相应的病变在 FIESTA 序列上呈稍低信号改变，这是因为 FIESTA 反映的是组织的 T2/T1 对比，这使得病变在这一序列上的显示充满不稳定性。因为病变水分增多会导致 T2 延长，但同时也导致 T1 延长；而增生病变的细胞密度增大导致 T2 变短却引起 T1 延长，所以 T2/T1 可能是降低的。这也是为什么这个序列不能误认为是 T2 加权像

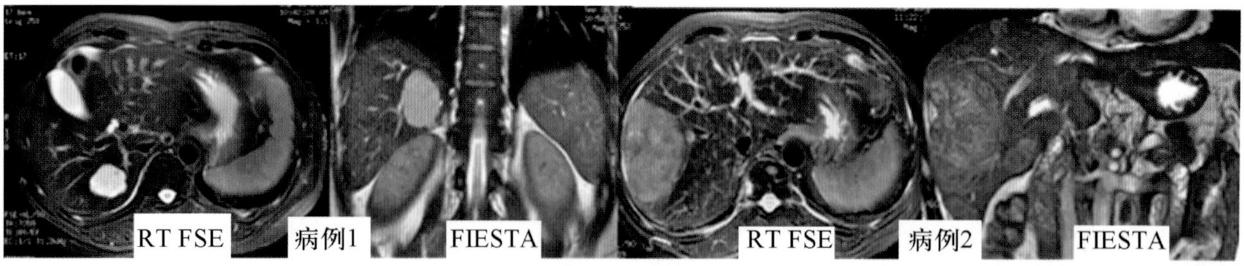

图 7-42 这是两个不同病例不同序列的对比。病例 1 是肝血管瘤，因为病变内富含血液，所以在 FIESTA 序列上表现为明显高信号；而病例 2 为肝细胞肝癌，在 FIESTA 序列上近似等信号改变。这两个病例中病变在 FIESTA 序列的不同表现也证实了一点：稳态自由进动序列中只有针对那些具有更长 T2 弛豫时间的组织或病变才能获取更高的信号。这也是为什么 FIESTA 序列具有血亮、水亮、脂肪亮的原因

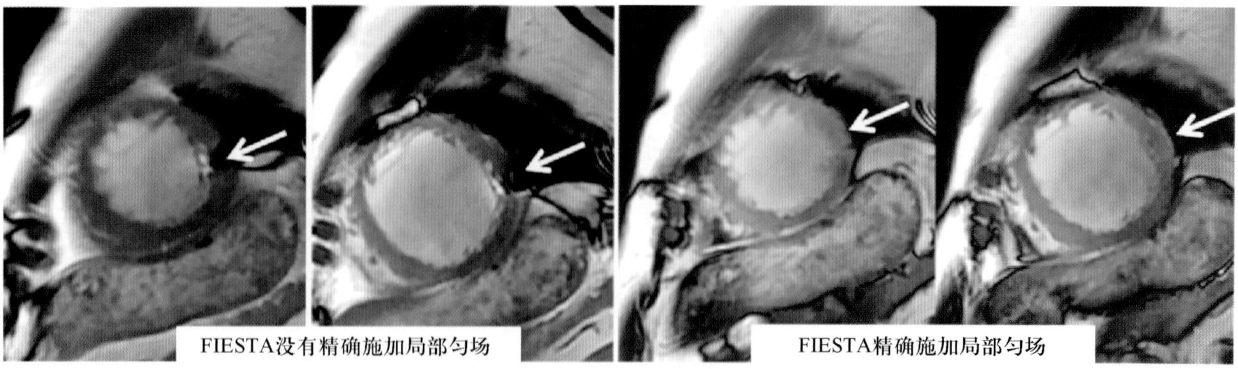

图 7-43 在心脏亮血电影序列扫描中所使用的脉冲序列是真正稳态自由进动序列 FIESTA，该序列对于磁场均匀度有特别高的要求，任何原因导致磁场均匀度变差在该序列都可以表现出明显的信号丢失伪影。这里可以发现当扫描心脏电影序列而未施加精确的局部匀场时，在心脏和肺交界处的心肌信号丢失；施加局部匀场后伪影消失

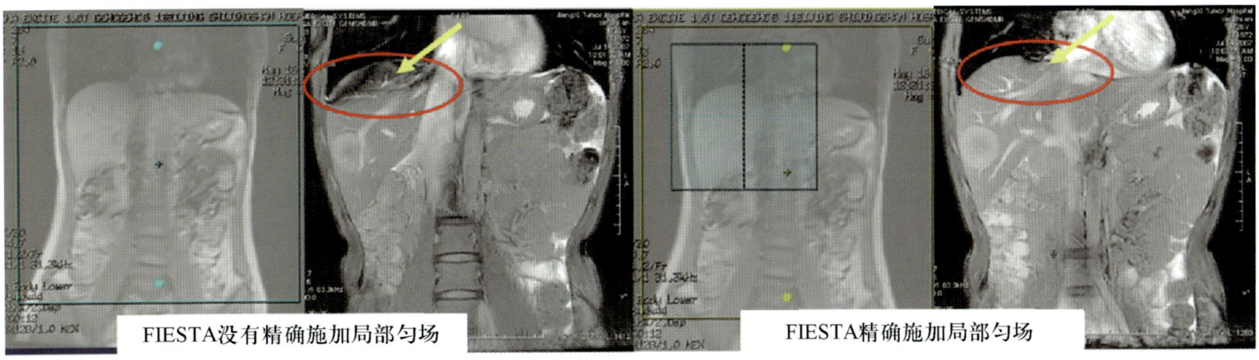

图 7-44　在腹部扫描过程中会扫描 FIESTA 脂肪抑制这个序列，虽然该序列的对比度既不是 T2 也不是 T1 而是 T2/T1，但该序列具有水亮、血亮、脂肪亮的特点，采用脂肪抑制后只剩血亮和水亮，可用于观察管道结构。同样这个区域扫描要特别注意磁场不均匀所导致的伪影。在肝和肺交界处磁场均匀度相对更差，如不施加局部精确匀场会导致相应区域内信号丢失而出现带状伪影，施加局部匀场后伪影消失

在调整扫描层厚、FOV、扫描矩阵时一定要注意 TR 时间的变化。如果 TR 时间过长就可能导致这种稳态遭到破坏，导致图像中出现带状伪影。为了解决 TR 延长所导致的带状伪影问题有时会用多次采集的真正稳态自由进动成像，即所谓的 CISS（Constructive Interference in Steady State，稳态下的相长干涉）。这个对应的 GE 的序列就是用于内听道成像的 FIESTA-C，其他公司也有类似的对应序列。

（张英魁　黎丽）

第十节　超快速平面回波采集技术 EPI 相关基本概念

在自旋回波序列家族中我们讨论了快速自旋回波序列，事实上这是利用一连串的聚焦脉冲实现了回波链（echo train）采集的方式。在 FSE 序列中的这种回波链采集技术明显提升了自旋回波序列的采集速度，使得很多基于自旋回波序列的临床应用切实可行。当然，这里需要强调一下在自旋回波序列中对于所采集的多个回波有两种不同的利用方式：一种利用方式是多回波中各个回波用以填充不同的 K 空间平面，这样如果采集了四个回波最后就形成了四组不同对比的图像。另一种利用方式就是所采集的回波用于填充同一 K 空间平面，这就是 FSE 序列读取方式。FSE 序列大大提高了图像的采集速度，但同时也带来一些固有的问题。如对比度变化、图像模糊效应、J 耦合效应减弱导致的脂肪信号升高以及相位累积错误导致的伪影等等，不过这些问题通过细节的改进都得以明显改善。与 FSE 序列相对应，采用单纯的梯度回波信号读取方法是否也能实现回波链方式采集呢？答案是肯定的，这就是接下来要讨论的 EPI 信号采集方式。

一、EPI 采集方式概述

EPI 不是一个单独的序列而是 K 空间采集的一种方法，这是首先需要特别强调的一个概念。在磁共振成像原理学习过程中，概念越清晰对于具体的临床应用就越有帮助。EPI 是采用连续的读出梯度场极性切换来进行的回波链采集方式，然而这一连串的梯度回波信号是在什么弛豫机制影响下所形成的信号包络？据此，EPI 采集可以区分如下：一种是与自旋回波序列（SE）相结合；而另一种是与梯度回波序列（GRE）相结合。与 SE 序列相结合的 EPI 读取方式其磁敏感效应相对轻一些，而与 GRE 序列相结合的 EPI 读取方式则可以表现出更明显的磁敏感效应。在临床实际工作中有时我们可能会有不同的选择，然而无论选择哪种主序列，一定要明确所要达到的临床目的，只有这样才能做到有的放矢。

二、K 空间填充方式

这里所说的EPI的K空间填充方式也就是EPI采集过程中相位编码梯度的施加方法。理论上有两种选择：一种是使用连续的相位编码梯度，在整个EPI回波链信号读取过程中相位编码梯度始终处于开启状态。通过这种相位编码梯度方法采集到的K空间线呈迂回“Z”形排列。因为这种方法采集的K空间线呈非直线型分布，不能直接用于快速傅里叶变换，因此通常不采用这种相位编码方式。另一种选择是采用“blip梯度”相位编码梯度方式。“blip”的原意就是指雷达上的尖峰信号，这里用“blip”一词是因为在这种EPI采集方式中采用的相位编码梯度因为增值幅度很弱且持续时间很短，从形状上看酷似一个一个小的尖峰信号。采用这种“blip梯度”的相位编码梯度方式与前面的相位编码梯度方式相比有两点不同：①在这种情况下相位编码梯度只是在每个回波读取前开放，而不是一直处于开放状态；②用这种相位编码梯度方式采集的K空间线呈直线型分布，可以直接用于快速傅里叶变换。也正是基于这个原因这种“blip”相位编码梯度方式被更广泛的采用。另外，在EPI利用梯度回波进行回波链采集时因为没有FSE回波链采集中聚焦脉冲的作用，所以其读出梯度极性在交替反转，这导致所采集的K空间线的方向也在不断变换着，呈迂回状走行，在进行傅里叶变换时需要对其K空间方向进行翻转（flip），所以在很多讲述EPI原理的文献中会见到row flipping类似的说法，希望大家了解其背后的含义。

三、基于梯度回波的回波链采集方式带来的问题

在回波链采集技术中容易导致相位错误的不断累积并形成各种伪影，而这个问题在EPI采集变得更加突出。在FSE序列，因为在每个回波之前存在着射频聚焦脉冲，这一射频聚焦脉冲可以克服那些有规律的偏共振效应如化学位移、磁敏感差异以及一些分布恒定的磁场不均匀等所引起的相位错误，当然对于那些因为涡流等原因所导致的相位错误依然可能会导致出现ghost伪影。在EPI采集，因为其回波链是通过单纯的读出梯度场极性切换来实现的，其中没有射频聚焦脉冲，这样就会带来很多突出的问题，如水脂化学位移、富含气体的区域以及任何导致磁场均匀度破坏的因素都可能导致明显的伪影。这里需要强调一下水脂化学位移伪影在EPI采集方式的特殊表现。众所周知，在一般的扫描序列中Ⅰ类化学位移伪影出现在频率编码方向上，但在EPI采集时Ⅰ类化学位移伪影却出现在相位编码方向上。这是因为在这种读取方式中相位编码是一个连续的过程，所以这里有必要了解或说引入另一个重要的概念：相位编码方向频率带宽。相位编码梯度方向的频率带宽由EPI采集方式的回波间隔（ESP）来决定，简单地说就是由回波间隔的倒数来决定。譬如，如果回波间隔为0.5 ms，那么相位编码方向的频率带宽就是1000/0.5=2000 Hz。如果相位编码矩阵是128，那么在相位编码方向上对应的每个像素的带宽为2000/128=15.63 Hz。以3T磁共振为例，水脂化学位移为440 Hz，那么在这种情况下在相位编码方向的化学位移为440/15.63=28（像素），可见相位编码方向上的化学位移伪影相当明显。虽然理论上化学位移伪影也会出现在频率编码方向，但因为通常在EPI采集时在频率编码方向上都会使用非常大的接收带宽，如在GE界面上通常选择半带宽为250KHz，那么总带宽就是500KHz，这样如果频率编码矩阵也为128时，那么每个像素的带宽为：500 000/128=3906 Hz/像素，依此计算水脂化学位移像素为：440/3906=0.11个像素，完全可以忽略不计。通过上面的计算大家也可以理解为什么在EPI采集时非常重视回波间隔这个重要的参数。当然，在实际工作中采用EPI采集时常规要把脂肪信号抑制掉，其中脂肪抑制可以采用空间频率脉冲SPSP（spatial spectral）的水激励方法，这种空间频率脉冲是一种比较复杂的复合脉冲方式，可以实现更彻底的脂肪信号抑制。或者是采用其他脂肪抑制的方法。一旦某种原因导致脂肪抑制不彻底时，便可出现明显的化学位移伪影。

四、EPI 采集方式的 TE 时间

在EPI信号采集方式中，回波时间TE指的

是相位编码梯度为 0 即回波链中 Ky=0 时所对应的回波时间。和一般序列的读出梯度（即频率编码梯度）相似，在 EPI 信号采集时在相位编码梯度开始前也有一个相位准备梯度。该相位准备梯度的面积会决定 EPI 信号采集的回波时间长短，因为该相位准备梯度和 EPI 回波链采集过程中所使用的尖峰相位编码梯度极性相反，当累加的尖峰相位编码梯度的面积和该相位准备梯度面积相等时，此时所对应的回波即是 Ky=0，该回波对应的时间点就是 EPI 信号采集的回波时间。EPI 采集回波时间的选择主要基于不同的临床目的，譬如在进行动态磁敏感对比灌注成像时 TE 时间通常选择 40 ms 左右。图 7-45 中展示了 EPI 相位编码梯度方式及 TE 时间的决定因素。

五、基于 EPI 采集的脉冲序列 GRE-EPI vs SE EPI

如前所述，EPI 本身只是信号读取的一种方式而不是一个独立的脉冲序列。EPI 这种信号读取方式既可以和梯度回波序列相结合，也可以和自旋回波序列相结合（图 7-46）。它所结合的主序列可以在很大程度上影响最后图像中的对比度。

1. 与梯度回波序列相结合的 EPI 采集：这种类型的 EPI 采集也称为 GRE-EPI 或 GE EPI。和梯度回波序列一样，首先施加一个选择性的激励脉冲，在这个射频激励脉冲所产生的 FID 信号包

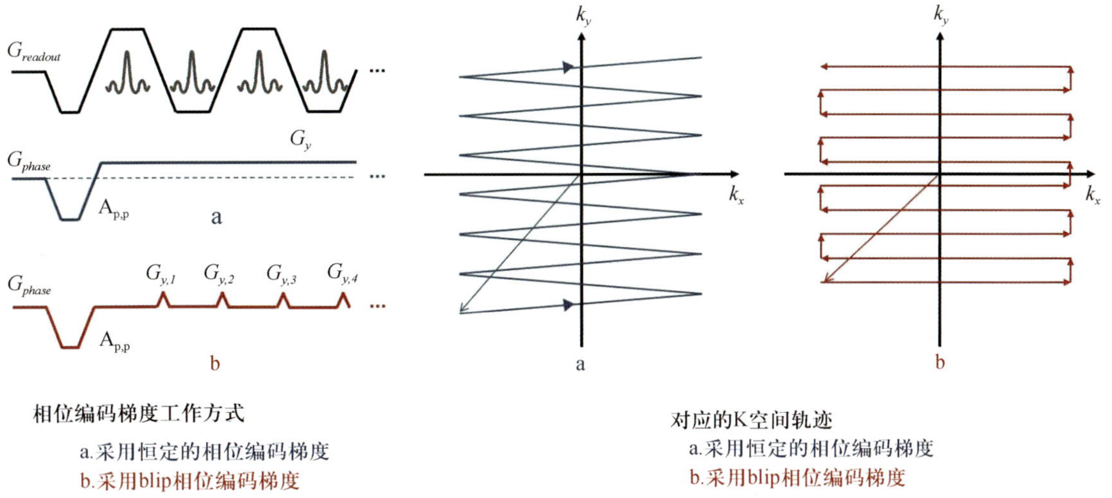

图 7-45　EPI 采集 TE 时间的决定因素：在 EPI 采集过程中第 j 个回波所对应的相位编码梯度值为：$K_{y,j}=(\gamma/2\pi)\{A_{p,p}+(j-1)A_{blip}\}$，其中 $A_{p,p}$ 即相位准备梯度（散相位梯度），它决定 K 空间的起始位置；而 j 的最大值决定了 K 空间的终点。当 $|A_{p,p}|=|(j-1)A_{blip}|$ 时，Ky=0

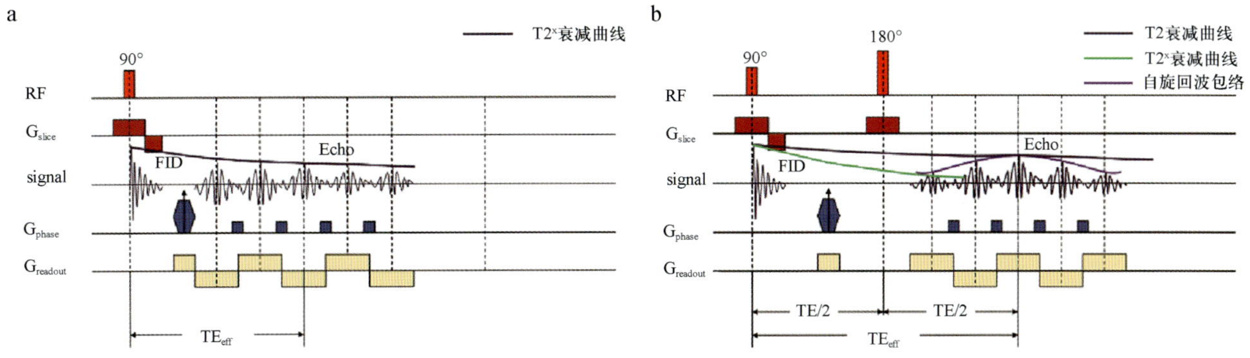

图 7-46　GRE-EPI 和 SE-EPI 脉冲序列示意图，与不同的主序列结合其信号衰减的包络曲线是不同的，这对于最后图像的对比度、信噪比以及一些特殊的伪影如磁敏感伪影都有不同的影响

络内完成 EPI 采集。因为 EPI 采集的 TR 相对都很长，所以通常采用 90° 的射频激励脉冲以获得更高的信噪比。EPI 所读取的一连串回波信号中每个回波信号对应于一个不同的回波时间。因为 K 空间中心的回波对整个图像的对比度和信噪比影响最大，通常把该回波所对应的回波时间称为有效回波时间（TE_{eff}）。所以，TE_{eff} 被定义为相位编码梯度 Ky=0 即 K 空间中心线时的回波时间。和 FSE 序列的回波链读取类似，在 EPI 所读取的回波链中每个回波信号都不同，其信号幅度遵从于 T2* 弛豫衰减，用公式表示为 $S_{(n)}=S_0e^{-TE(n)/T2^*}$，这其实也是 EPI 采集图像模糊的一个原因。GRE EPI 在相位编码方向的相位准备梯度（或称散相位梯度）的极性和后续的相位编码梯度是相反的。相位准备梯度 $|A_{p,p}|$ 的大小决定了中心 K 空间线的位置。如果 $|A_{p,p}|$ 很大，则在后续的回波中需要更多的回波后所累积的相位编码梯度的面积才能等于 $|A_{p,p}|$，这就导致比较靠后的回波才能满足 Ky=0，这就意味着 TE_{eff} 更长；如果 $|A_{p,p}|$ 很小，这就意味着花很短的时间所累积的相位编码梯度面积就可以和 $|A_{p,p}|$ 相平衡，此时有效回波时间前移。所以我们可以通过调整相位编码梯度方向上的相位准备梯度达到控制 K 空间中心线出现的时间点，从而达到控制有效回波时间 TE_{eff} 长短的目的。以 BOLD fMRI 为例，为了突出功能激活区和非激活区之间的 T2* 对比，通常会选择比较长的 TE_{eff} 来突出这种 T2* 对比度，如控制在 40 ms 到 60 ms。而在 3.0 T 磁共振因为受磁敏感效应影响更明显，这会导致其信号衰减的速度更快。这时，我们就需要适当调整 $|A_{p,p}|$ 的面积而促使有效回波时间前移，如 TE 控制在 30 ms 左右。图 7-47 和 7-48 是 GRE EPI 临床应用实例。

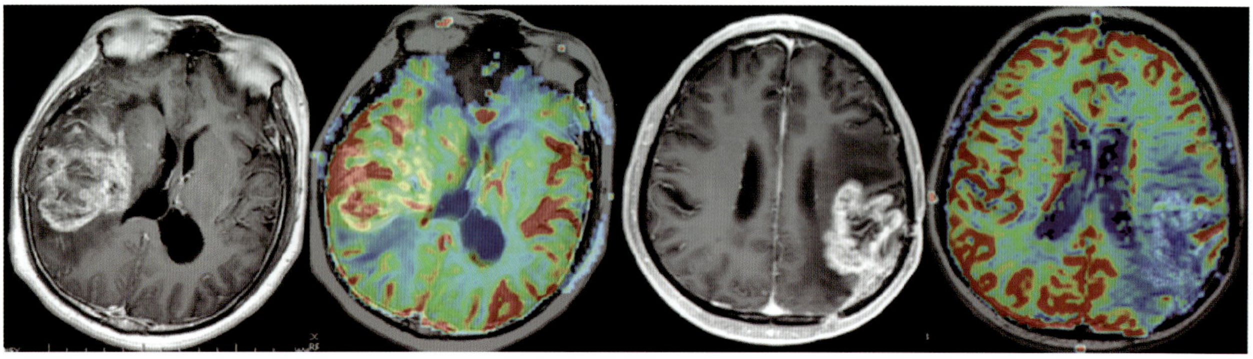

图 7-47　这是两个胶质瘤放疗后患者的图像。在增强扫描时均可见较明显的强化表现，单纯根据是否强化无法区分放疗后改变还是复发，因为这二者均可因为血脑屏障破坏而表现为强化。在对比剂增强动态磁敏感加权灌注图像上发现两个病例表现不同，其中一例表现为强化区的高灌注，提示为肿瘤复发；而另外一例强化区表现为低灌注，提示为放疗后改变

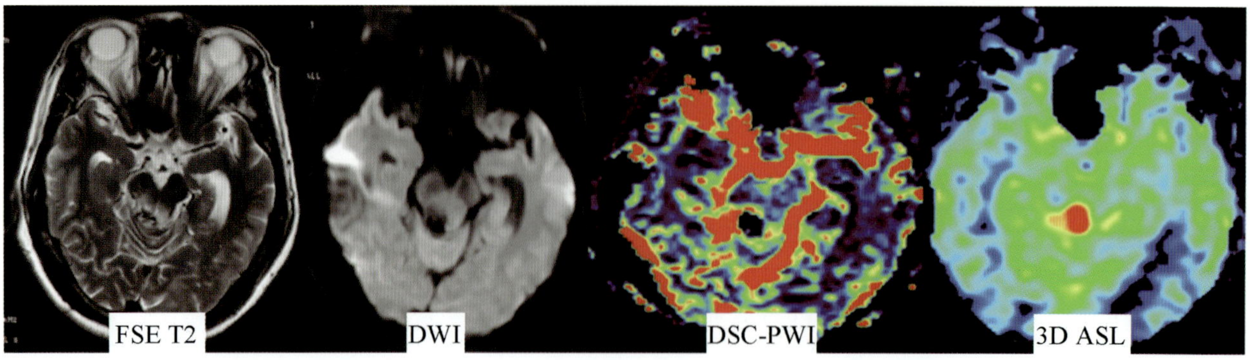

图 7-48　脑干肿瘤病变在 T2 加权像上可见病变内少许低信号改变，提示可能存在微量出血；在扩散加权图像上相应病变区呈低信号，进一步提示肿瘤病变内可能因为出血导致磁敏感效应并进而引起信号丢失，因为扩散加权成像基于的是 SE-EPI 序列；在对比剂动态磁敏感对比灌注成像上病变区信号丢失，而在 3D ASL 灌注成像上相应区肿瘤病变呈明显的高灌注改变。对比剂灌注成像基于 GRE-EPI 序列，出血引起的磁敏感效应导致相应区信号丢失，而 GE 的 3D ASL 是基于 Spiral K 空间填充的 FSE 信号读取，所以可以最大化消除出血所引起的磁敏感干扰，从而更真实地估肿瘤的灌注水平

2. 与自旋回波相结合的EPI采集：这种类型的EPI也称为SE-EPI。与GRE-EPI相比，SE-EPI在90°射频激励脉冲后会施加一个180°射频聚焦脉冲。在SE-EPI序列所有的K空间线也是通过一连串的梯度回波来采集的，只是这些梯度回波的采集是在SE所形成的弛豫衰减包络内完成。在SE-EPI序列中有两种弛豫机制影响最后的图像质量：一种是源于射频聚焦脉冲的T2弛豫机制；而另一种是源于梯度回波读取本身的T2*弛豫机制。如果由聚焦脉冲所决定的回波时刻和由EPI信号采集所决定的K空间中心对应的回波时间刚好重合，此时整体图像可以最大限度地克服T2*弛豫效应。如果聚焦脉冲的回波时间点和EPI决定的K空间中心回波时刻不能完全重合，则图像中就会存在一定程度的T2*弛豫影响。与GRE-EPI序列相比，SE-EPI具有相对低的T2*对比效应。一方面可以在一定程度上克服EPI采集所导致的几何形变，但另一方面也降低了该序列的磁敏感效应，不利于满足一些利用磁敏感效应进行成像的临床需求，如fMRI。在对比剂动态磁敏感灌注成像，通常会选择GRE-EPI序列，但也可选择SE-EPI序列。两种选择各有特点，前者可以更敏感地反映首过期间所导致的灌注改变，而后者则可以减少邻近气体区域的磁敏感干扰。在具体的临床工作中大家要清楚了解基于EPI的不同序列组合形式的各自特点，才能在选择过程中有的放矢。

在序列细节方面，与GRE-EPI序列有所不同的是：在GRE-EPI序列相位准备梯度与后续的相位编码梯度极性是相反的，而在SE-EPI二者是相同的。因为有180°聚焦脉冲的存在，所以无论是相位编码方向还是读出梯度方向的相位准备梯度（散相位梯度，prephasing gradient）都可以放在射频激励脉冲和聚焦脉冲之间，这样这些相位准备梯度的极性就可以和后续的相位编码梯度或读出梯度的极性相同，因为180°聚焦脉冲可以使其前的相位准备梯度的相位累积反向。

SE-EPI序列一个很重要的临床应用就是扩散加权成像（图7-49）。此时在聚焦脉冲的前后施加一对大小相等、极性相同的扩散梯度。为了最大化地降低磁敏感伪影和几何形变，序列设计上要充分考虑聚焦脉冲所导致的自旋回波（TE_{se}）和EPI的有效回波时间（TE_{eff}），使两者尽可能重合。

EPI作为一种超快速的信号读取方式，它利用梯度场的快速切换实现了用梯度回波进行回波链采集的技术。与快速自旋回波序列相比，EPI在信号读取过程中每个回波之前没有聚焦脉冲的存在，这样就不能有效克服磁场不均匀、水脂化学位移以及其他偏共振效应所导致的相位累积错误。同时，因为EPI读取时回波的读取是一个连续的过程，因此，任何原因所导致的相位累积错误都可以导致相位编码方向的伪影。I类水脂化学位移伪影在EPI读取方式出现在相位编码方向上，这是该信号读取方式的一个特点。

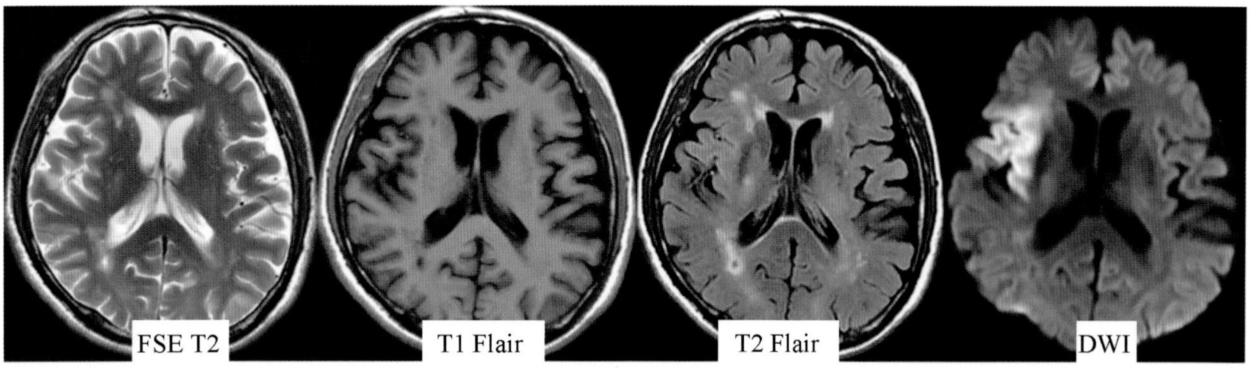

图7-49 基于EPI信号读取方式的DWI成像是SE-DWI的一个常见临床应用。这里采用SE-EPI能在一定程度上减轻EPI信号读取的几何形变

（黎丽 张英魁）

第十一节 基于 EPI 信号读取的挑战与解决方案

上一节讨论了有关 EPI 信号采集方式的一些重要概念，如 EPI 信号采集的 K 空间填充方式、EPI 信号采集方式带来的问题、EPI 信号采集有效回波时间 TE_{eff} 的概念及如何获取该有效回波时间等等。本节将继续讨论有关 EPI 信号采集的挑战和一些特殊伪影。希望通过这些讨论能让大家在临床实际工作中更好地理解 EPI 信号采集方式的临床应用和所遇到的实际问题。

一、EPI 信号采集对梯度系统的极限挑战

在所有成像序列中基于 EPI 信号采集方式的序列对于梯度系统的挑战几乎是最大的。这里包括两个方面：其一，EPI 信号采集通常会使用更高的梯度场强；其二，EPI 信号采集对梯度的稳定性、保真度提出了更高的要求。在谈及一台磁共振成像设备的梯度性能时大家通常会关注该设备具备的最高梯度场强和最大梯度切换率。但在通常的成像序列如 FSE 序列一般不会使用到那么高的梯度场强和梯度切换率。前文在提到在 EPI 信号采集方式中为了获取更短的 ESP，在客观上要求使用更高的梯度场强和更高的梯度切换率，但是过高的梯度场强和过高的梯度切换率很难同时实现，因为这会导致患者发生周围神经刺激征（PNS）。通常在 EPI 信号采集时系统会使用比较大的梯度场强但通常不会同时采用过高的梯度切换率，这样可以最大限度地避免 PNS 的发生。大家是否还记得如何通过使用的扫描参数计算某序列在成像过程中所采用的读出梯度场强？因为读出梯度或者说频率编码梯度会直接影响信号的采样时间并因此影响回波间隔（ESP），所以我们可以通过计算读出梯度场强考察一个序列所使用的最大梯度场来量化评估。读出梯度场强可以通过以下公式来计算：

$$2\Delta v=(\gamma/2\pi)\times G_x\times L_x$$

其中，$2\Delta v$ 就是信号读出的总带宽；（γ/2π）就是旋磁比，不过这里涉及把采用角频率描述的旋磁比转化为线频率，（γ/2π）就是大家熟悉的用 Hz 表示的旋磁比，为 42.57 MHz/T；Gx 代表的是读出梯度场强；Lx 代表读出梯度方向的 FOV。在一般的 FSE 序列，实际使用的读出梯度场强通常在 10 mT/m 左右，而在基于 EPI 信号采集的序列如 DWI 序列，其读出梯度场强通常会使用系统允许的最大梯度场强（图 7-50）。通过计算就会发现标称梯度性能和临床梯度性能是两个不同的概念。前者是厂家标书中的工程值，而后者才是在临床工作中实际能够使用到的最大梯度场强。因为受 PNS、梯度保真度等因素限制，很多具有很高标称梯度值的设备在实际使用过程中所能达到的最大梯度场强值却很低。

二、斜坡采样与 ESP

与 FSE 序列相比，基于 EPI 信号采集的序列会采用更大的梯度场强，显然采用更高的梯度场强理论上更有利于获取更短的 ESP，不过这同时还受梯度切换性能的制约。回顾一下这个公式：$t_{echo}=T_{ramp}+\dfrac{Nxf}{2\Delta v}$，这个公式寓意深刻。通过这个公式可以看出影响最短 TE 及回波间隔 ESP 的因素有三个：①由总带宽所决定的单个数据点采样时间；②由总带宽及梯度切换率所决定的爬升时间，当然对于 ESP 而言还涉及一个梯度回落时间，因此公式应该修改成：$ESP=2T_{ramp}+\dfrac{Nxf}{2\Delta v}$，总带宽越宽，对应的读出梯度场强也越大，因此梯度的爬升和回落所需要的时间也越长。据此读者就可以理解一个现象：在一定范围内调整接收带宽时可以发现，随着带宽增加对应的最短 TE 或 ESP 会相应变短，但在某个拐点会发现，随着接收带宽的增加最短 TE 或 ESP 不再变短而是变长了，这个拐点的出现在一定程度上反映了梯度切换性能；③频率编码矩阵和总带宽一起共同决定读出完整回波所需要的时间。在 EPI 信号采集方式中，为了缩短 ESP 通常会采用相对较小的频率编码矩阵如 128，同时也会采用相对更高的读出梯度场强。然而伴随着 $2\Delta v$ 的增大，读出梯度

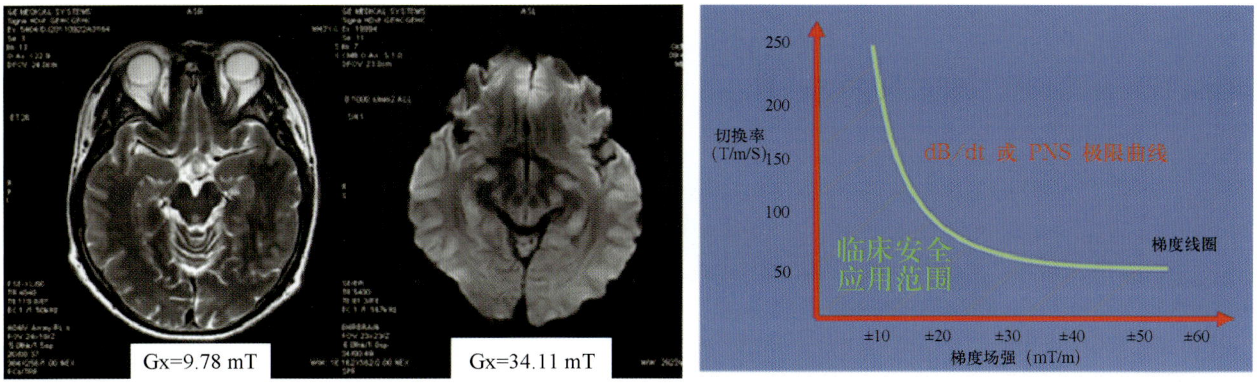

图 7-50　梯度性能对比和梯度安全曲线。通过计算可以发现在一般的 FSE 序列信号采集时，系统所使用的读出梯度场强在 10 mT 左右，而在 DWI 的 EPI 信号采集时却使用了 34.11 mT。因此，EPI 信号采集对梯度场强提出了更高的要求。梯度性能安全曲线是用来描述梯度工作安全性能的曲线，该曲线表明为了避免 PNS 发生当使用较高的梯度场强时就不得不降低相应的梯度切换率

场强也增大，那么用于梯度爬升和回落的时间也延长了。如果系统继续采用平台期采样，那么这个梯度爬升和降落的时间显然会导致 ESP 有所延长。而且前文也说过为了避免 PNS 的产生，在基于 EPI 信号采集的序列如 DWI 等通常系统会采用更高的梯度场强但不会同时采用更高的梯度切换率。现在的问题是，可否把用于梯度爬升和回落的这段时间利用起来进行数据采集呢？这就是接下来要讨论的斜坡采样技术。斜坡采样（ramp sampling）简单地说就是在梯度爬升和回落时进行数据采样，这样就大大提高了信号采集的效率。在学习斜坡采样技术时请大家一定不要将其和在 TOF MRA 成像时所采用的斜坡脉冲相混淆。斜坡采样发生在信号采集阶段，而 TOF MRA 的斜坡脉冲发生在射频激励阶段，是两个不同领域的概念。仔细观察有关斜坡采样的示意图不难发现：采用斜坡采样可以明显缩短回波间隔，这对于提高基于 EPI 信号采集方式的图像质量有特别重要的意义，特别是可以降低磁敏感伪影和几何形变（图 7-51）。

正如在有关 K 空间部分所讨论的，斜坡采样可以理解为在频率编码方向上一种特殊的 K 空间填充方式。这种 K 空间填充方式给成像带来了一定的好处，但同时也对梯度性能特别是梯度保真度提出了更高的要求。因为采用斜坡采样所读取的 K 空间数据呈非线性分布，这样的 K 空间数据不能直接用于傅里叶变换而是要先经过网格化重建。网格化重建就是通过对所采样的数据进行插值处理，重建出符合快速傅里叶变换所需求的直线型 K 空间数据。为了完成这种网格化处理，在斜坡采样过程中实际采集的数据点要多于频率编码矩阵；而且网格化处理也在客观上要求梯度具有更高的保真性能，这样才可以通过插值处理得到更符合实际采集的直线型 K 空间数据。斜坡采样是在梯度爬升和下降过程中进行数据采集，此时梯度线圈内的电流是处于快速变化中的，这种变化中的电流会感应出涡流，这些都使得斜坡采样数据具有更多的不确定性。可见，采用斜坡采样实际上也是梯度系统具有高保真性能的一个体现。作为磁共振使用者，大家可能更关注的是能否获得更理想的图像用于诊断，但如果能够对图像采集背后的一些制约因素有所了解，那么就会更有理性地设计扫描参数，也能更客观地解读采集图像所出现的各种问题。

本节侧重和大家讨论了有关 EPI 信号采集方式对硬件特别是梯度性能的挑战。阅读本文后希望大家能够掌握：①梯度性能不是简单的梯度标称性能，事实上我们可以精确计算出在临床上所能使用的临床梯度性能值。作为磁共振的使用者需要学会透过现象看本质才能更好地评估和理解磁共振设备性能；② EPI 信号采集方式对梯度性能提出了更高的要求，包括系统所能实现的最大梯度场强。但受 PNS 安全隐患制约，使用更高的梯度场强客观上就很难同时使用过高的梯度切换率，这是限制 EPI 读取方式的一个瓶颈；③建立在高保真梯度性能基础之上的斜坡采样能够更加有效地应对 EPI 信号采集方式对梯度性能的挑战。

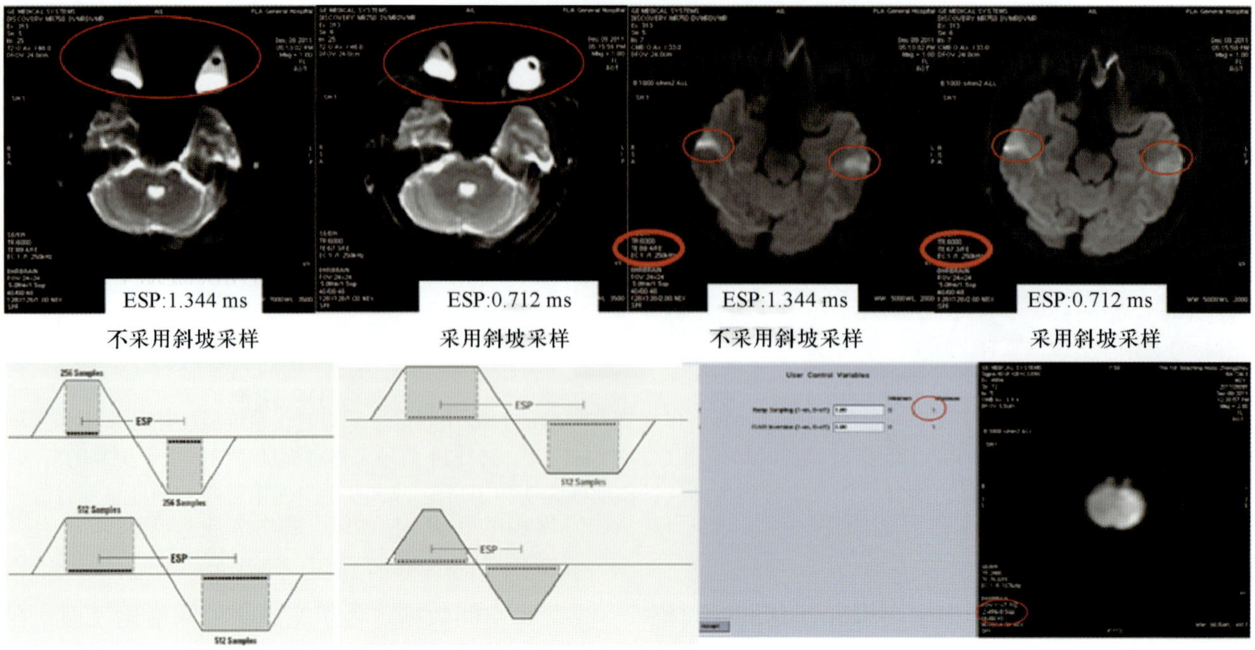

图 7-51　斜坡采样及其应用。上排图在使用相同的信号接收带宽即读出梯度场强相同时采用斜坡采样和不采用斜坡采样之间的一个对比。采用斜坡采样技术后 ESP 明显缩短，在该图像采集参数下 ESP 从 1.344 ms 降低到 0.712 ms，同时我们发现使用了斜坡采样技术后图像的几何形变和磁敏感伪影都明显减低。下排图表明在使用斜坡采样技术后有效梯度工作面积明显变大，这等同于提高了梯度的临床性能。这里我们展示了在 GE 的 HDxt 平台的 ZOOM 模式时（标称最大梯度场强为 50 mT），当采用斜坡采样技术后，信号接收总带宽为 2 × 167 kHz 时可以采集的 FOV 为 11 cm，根据公式 $2\Delta v = (\gamma/2\pi) \times Gx \times Lx$ 可以计算出此时的读出梯度场强为 71.3 mT。可见斜坡采样等同于大幅度提高梯度的临床性能

（张英魁　李金锋　付贵峰）

第十二节　多次激发平面回波成像及 EPI 中特别相关伪影

前面详细讨论了有关 EPI 信号采集方式的一些重要概念以及该信号读取方式对于硬件平台特别是梯度系统性能的挑战。接下来会讨论有关 EPI 信号采集方式的另外几个重要概念，如单次激发 EPI、多次激发 EPI 以及常见的 EPI 信号采集方式的伪影。通过这些学习希望大家能够对 EPI 信号采集方式有更深入的认知。

一、单次激发 EPI 和多次激发 EPI

EPI 是利用读出梯度的快速极性切换而实现的回波链采集技术。和 FSE 序列相似，在 EPI 信号采集过程中每个回波被赋予不同的相位编码梯度值并填充到同一 K 空间平面的不同 K 空间位置。在基于 EPI 信号采集方式的成像序列中，参数设置中的相位编码矩阵可以在一个 TR 间期或说一次射频激励后完成，也可以分配到几个 TR 间期或几次射频激励后完成，据此 EPI 信号采集方式可以分为单次激发 EPI 信号采集和多次激发 EPI 信号采集两种方式。

1. 单次激发 EPI：这种 EPI 信号采集方式理论上在一次射频激励后采集全部的相位编码数，或者说其回波链长度等同于相位编码矩阵。譬如，假设参数设置中相位编码矩阵为 128，则单次激发 EPI 中在一次射频激励后应该采集 128 个回波。完成如此多的回波采集客观上要求要获得更短的回波间隔（ESP）才能尽可能减少回波之间的信号衰减，这种依赖于 T2* 弛豫的信号衰减是导致 EPI 信号采集方式图像模糊的一个重要的内在原因。事实上，考虑到每次射频激励后所产生的信号生命周期通常较短，所以单次激发 EPI 信号采集通常在相位编码方向会采用部分 K 空间

填充技术。一般会采集一半稍多的K空间线，或者说在单次激发EPI信号采集其回波链长度通常是相位编码矩阵的一半稍多。这里很显然采用的就是相位编码方向上的部分傅里叶采集。对于单次激发EPI信号采集而言，如何获得更短的ESP对图像质量有重要影响，包括信噪比、图像模糊程度、相位错误的累积所导致的伪影等。前面章节中针对如何获得更短的ESP进行了较为详细的讨论，这里不再赘述。需要强调的是，对于EPI信号采集而言，ESP的大小决定了相位编码方向的总带宽Δv_{phase}。简单地说ESP的倒数就是相位编码方向的总带宽，即$\Delta v_{phase}=(1/t_{esp})$，这个相位编码方向的总带宽具有很重要的意义，随后会进一步讨论。

2. 多次激发EPI：顾名思义，多次激发EPI就是通过多次射频激励来完成相位编码的步数。每一次激励称为一个Shot。根据多次激励的具体K空间采集方式多次激发EPI又可以分为马赛克多次激发EPI（mosaic multishot EPI）和间插式多次激发EPI（interleaved multishot EPI）两种方式。前者简单的理解就是把几次激励所采集的K空间数据拼凑在一起，类似于马赛克拼图，因此称为mosaic multishot EPI，其中每次激励所获得的K空间数据称为一个“瓦片”，如果采用了四次激励则会生成四个“瓦片”，把这四个“瓦片”拼到一起组成完整的K空间。因为每次激励过程中的K空间数据会含有不同的相位信息错误，所以组合的K空间会存在不连续的相位信息错误；另外，在这种形式的多次激发采集方案中，每次射频激励后和单次激发一样采集一组回波链，相位编码方向上的总带宽仍为$1/t_{esp}$，这就意味着其化学位移伪影等不会减轻。由于存在这些问题这种方式的多次激发EPI没有在临床上常规采用。临床工作中使用的更多的是间插式多次激发EPI（interleaved multishot EPI），这种多次激发的EPI信号采集方式可以简单理解为把原来单次激发所要完成的相位编码数分配到几次激励中完成，而后这些在不同激励过程中采集到的K空间线再相互穿插组成一幅完整的K空间平面。这种多次激发带来几个好处：①每次激励后回波链长度变短，这样就不像单次激发那样分辨率受信号衰减的严格限制；②因为采集的回波链变短，这样相位累积的错误也变小，每次激励都会重新产生一个新的信号，这样等同于减少了相位累积错误；③相位编码方向带宽增大，与单次激发时的相位编码方向带宽（$1/t_{esp}$）相比，间插式多次激发EPI的相位方向的带宽为（N_{shot}/t_{esp}），因此这种方式的多次激发EPI相位编码方向的化学位移伪影减轻，如图7-52所示。

多次激发EPI所带来的一个问题是总的采集时间延长，而且不像单次激发EPI那样能在一次采集过程中能冻结生理运动。多次激发EPI总的采集时间延长，对于运动伪影的克服能力变差。当采用了相应的运动伪影校正技术后，多次激发EPI能够实现更高空间分辨率的成像。

二、EPI读取方式的伪影

EPI这种独特的K空间采集方式带来了特殊的挑战和图像问题，这些问题会以不同方式表现

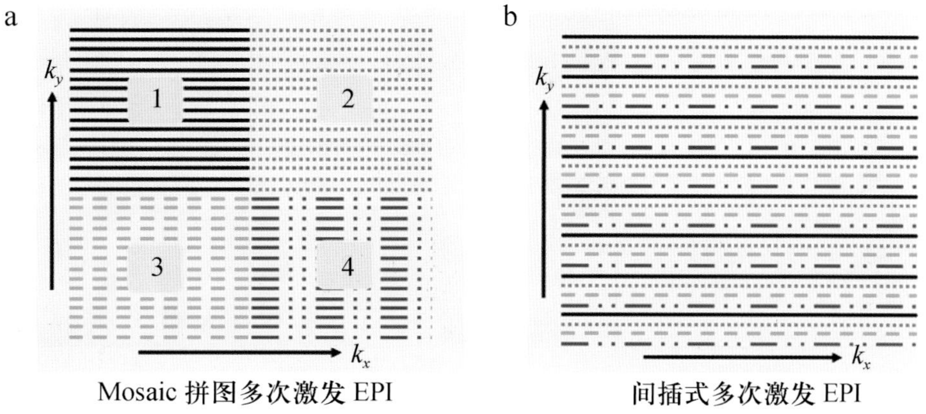

图7-52　多次激发EPI采集时K空间填充方式，Mosaic这种填充方式未被常规使用。相比之下，间插式多次激发EPI在临床上常被使用

在各种伪影上。我们这里专门讨论 EPI 的特殊伪影表现是为了帮助大家能够更好地理解基于 EPI 采集方式的序列图像。

1. 相位编码方向的化学位移伪影：这里所说的化学位移伪影指的是水、脂 I 类化学位移伪影。因为水和脂肪分子中氢质子周围电子云厚度不同而导致它们在相同的主磁场强度下所感受到的磁感应强度存在很微小的差别，即约 3.5 ppm 的差别。这种差别会导致二者的进动频率有很小的差别，这就是所谓的化学位移现象。根据拉莫尔方程可以算出，在 1.5 T 磁共振设备上二者的进动频率差别是 220 Hz，而在 3.0 T 磁共振设备上二者的进动频率差别是 440 Hz。大家知道磁共振成像过程中是通过梯度编码实现进动频率差异，而这种差异代表着空间位置信息。所以，水和脂肪中氢质子的这种进动频率的差异在傅里叶变换过程中会被误读为空间上来自不同位置，这就是 I 类化学位移伪影。I 类化学位移伪影发生在水和脂肪交界处如肾脏的边缘部。在一般的成像序列 I 类化学位移伪影出现在频率编码方向上，而在 EPI 信号采集序列该化学位移伪影则出现在相位编码方向上。这是因为 EPI 信号采集方式是利用一连串的梯度回波来实现的回波链采集，每个回波被赋予不同的相位编码梯度幅值。因为这些 K 空间线是连续采样的，这就意味着各种原因导致的化学位移或相位错误可以累积。从这个角度而言，该序列在相位编码方向上也是一个连续采集的过程。读到这里大家可能会问 FSE 序列也是利用回波链采集技术，为什么它的化学位移伪影不出现在相位编码方向上呢？这是因为 FSE 序列是通过一连串的聚焦脉冲参与回波的形成，这里聚焦脉冲可以有效克服化学位移所导致的相位累积，每次回波都是化学位移一次新的开始。普通的梯度回波序列则是每一次回波都是在新的射频脉冲作用下开始。所以在 FSE 序列和普通的梯度回波序列在相位编码方向上化学位移所导致的相位变化不会累积（图 7-53）。为了更好地理解 EPI 序列在相位编码方向上的化学位移伪影，这里需要引入相位编码方向全带宽的概念。这个相位编码方向的全带宽在单次激发 EPI 就是 ESP 的倒数即 $1/t_{esp}$，而在间插式多次激发 EPI 该相位方向全带宽则是 N_{shot}/t_{esp}。如果 ESP 为 1 ms，那么在单次激发 EPI 相位编码方向的总带宽为 1000 Hz，而在激励次数为 4 次的间插式多次激发 EPI 其相位方向的总带宽为 4000 Hz。如果相位编码步数是 128，那么每个像素的带宽分别是 7.8 Hz 和 31.2 Hz。据此我们可以计算一下如果在 3T 的磁共振平台在相位编码方向的化学位移分别为：440/7.8=56 个像素（单次激发时）和 440/31.2=14 个像素（多次激发时），如果 FOV 为 24 cm，那么对应的化学位移距离分别为（24/128）×56=10.5 cm 和（24/128）×14=2.62 cm。可见在基于 EPI 信号采集的序列中，如果不能够有效抑制脂肪的信号将会导致相位编码方向出现严重的化学位移伪影。这里我们还想说明一点，因为 EPI 信号采集方式通常会采用更强的读出梯度强度，这就意味着读出梯度方向会采用更大的信号接收带宽，如 GE 的 DWI 序列通常采用的半带宽为 250 kHz，对应的全带宽为 500 kHz，假设频率编码也是 128，那么每个像素的带宽为

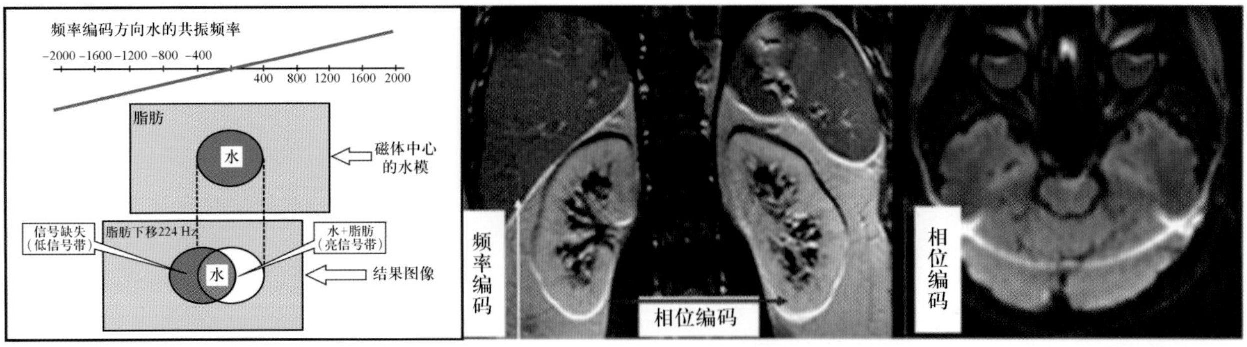

化学位移伪影示意图　　常规序列频率化学位移伪影　　DWI序列化学位移伪影

图 7-53　EPI 信号读取，I 类化学位移伪影出现在相位编码方向上。通过与常规序列相比可以发现在 EPI 信号读取方式，其化学位移伪影出现在相位编码方向上

3906 Hz。这时在 3 T 磁共振平台在频率编码方向的化学位移为 440/3906=0.11 个像素。可见在频率编码方向化学位移可以忽略不计。

2. EPI 信号采集方式的 Nyquist ghost 伪影：EPI 独特的 K 空间采集方式使其对于相位累积错误的伪影更加敏感。在 EPI 的信号采集过程中更强的梯度场和相对更快的切换率导致明显的涡流产生，这些涡流的存在会导致 EPI 信号采集过程中的相位累积错误。同时，磁化率差别、主磁场的均匀度等都可能导致 EPI 信号采集过程中相位累积错误更加严重。在 EPI 信号采集过程中系统会进行参考扫描用来校正这些相位错误所导致的伪影，尽管如此，在那些存在明显磁化率差别的区域如腹部和胸部交界区域，仍然会出现相位错误累积的伪影。Nyquist ghost 伪影也称为 N/2 伪影（N 这里代表相位编码矩阵），这是因为这类伪影会出现 N/2 个像素位移。为了更好地理解 Nyquist ghost 伪影，这里引入一个公式：

$$I'(l,m)=I(l,m)\cos\varphi+iI\left(l,m-\frac{N_y}{2}\right)\sin\varphi$$

该公式中 $I'(l,m)$ 代表采用 EPI 信号采集实际获得的图像，公式右边第一项代表理想的信号强度，而第二项代表的就是 Nyquist ghost 伪影，φ 代表的是相位错误。理想的信号强度受 cosφ 制约，而 Nyquist 伪影受 $\sin\varphi$ 制约。如果这个 φ 等于 0 时，我们能得到的信号强度刚好就是理想的信号强度。如果这个相位错误导致的角度变大，则理想的信号强度变弱而伪影的信号强度变强。在单次激发 EPI 信号采集时，伪影和理想的信号之间有 $N_y/2$ 个像素移位，所以这个伪影也称为 N/2 伪影。定性理解这个公式可以帮助大家更好地理解 EPI 中因为涡流等导致的相位错误所产生的 Nyquist ghost 伪影，而且也可以理解为什么在单次激发 EPI 时把这个伪影称为 N/2 伪影（图 7-54）。

3. 更明显的磁敏感伪影：EPI 信号读取方式采用梯度场极性切换而实现了回波链采集技术。该方法在大大提高扫描速度的同时也带来一些特殊的挑战。其中，因为连续的梯度回波信号采集过程中没有聚焦脉冲的作用，这样在回波之间不能消除信号采集过程中各种原因所导致的相位信息错误，从而因为磁敏感效应所导致的磁场不均匀对于弛豫的干扰也变得更加敏感。在 EPI 信号读取的序列磁敏感效应可能对成像带来两种影响：其一，信号丢失；其二，图像几何形变。为了克服磁敏感伪影的影响，在基于 EPI 信号读取的序列通常需要进行相位频率颠倒，同时确保对称结构连线与相位编码方向垂直，这样所产生的磁敏感伪影对于诊断的影响更小（图 7-55）。同时，为了减少磁敏感效应所导致的相位信息错误，在基于 EPI 信号读取的成像序列中通常也会使用并行采集技术。并行采集技术的使用不是为了减少扫描时间，而是为了减少相位编码的步数并进而减少磁敏感伪影的影响。事实上在单次激发序列中，并行采集技术对于扫描时间的影响不大。

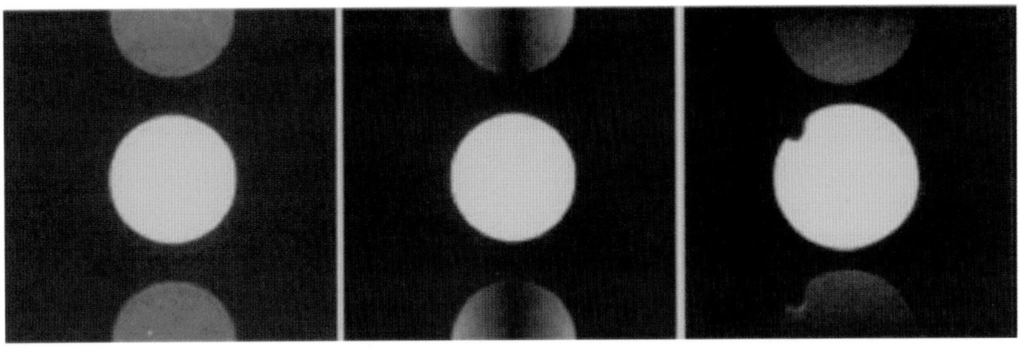

图 7-54　在 EPI 信号读取时相位累积错误会导致明显的伪影出现。因为相位编码过程中所储存的相位记忆信息代表着成像物体的相位编码方向上的空间位置。如果出现累积的相位信息错误就会出现相位编码方向上的鬼影出现

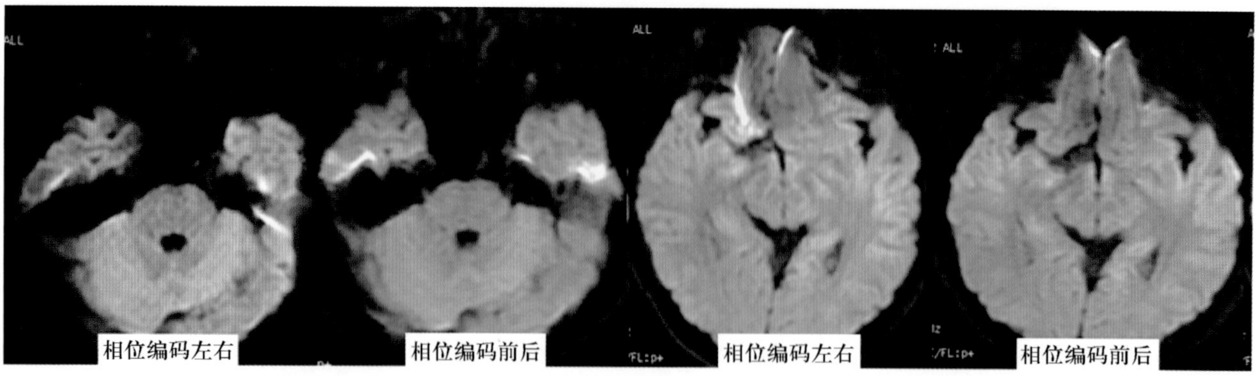

图 7-55 基于 EPI 的 DWI 成像序列中不同相位编码方向对磁敏感伪影的影响。当相位编码在左右方向时图像左右变形比较明显，而且可见明显高亮的磁敏感伪影；而当相位编码在前后方向时伪影对于图像质量的影响明显减轻

（付贵峰 张英魁）

参考文献

[1] Ernst，R. R. Application of Fourier Transform Spectroscopy to Magnetic Resonance [J]. Review of Scientific Instruments，1966，37（1）：93.

[2] King，Kevin Franklin. Handbook of MRI Pulse Sequences [M]. Handbook of MRI pulse sequences /.

[3] Elster A D. Gradient-echo MR imaging：techniques and acronyms [J]. Radiology，1993，186（1）：1-8.

[4] Winkler M L，Ortendahl D A，Mills T C，et al. Characteristics of partial flip angle and gradient reversal MR imaging [J]. Radiology，1988，166（1）：17-26.

[5] Hahn，Erwin L. Spin Echoes [J]. Physics Today，1950，3（12）：21-21.

[6] Burstein D. Stimulated echoes：Description，applications，practical hints [J]. Concepts in Magnetic Resonance，1996，8（4）：269-278.

[7] Chavhan G B，Babyn P S，Jankharia B G，et al. Steady-state MR imaging sequences：physics，classification，and clinical applications [J]. Radiographics，2008，28（4）：1147-1160.

[8] Haase A，Frahm J，Matthaei D，et al. FLASH imaging. Rapid NMR imaging using low flip-angle pulses [J]. Journal of Magnetic Resonance（1969），1986，67（2）：258-266.

[9] Nitz W R，Reimer P. Contrast mechanisms in MR imaging [J]. European Radiology，1999，9（6）：1032-1046.

[10] Elster，Allen D. An index system for comparative parameter weighting in MR imaging [J]. Journal of Computer Assisted Tomography，1988，12（1）：130.

[11] Bydder G M，Young I R. MR imaging：clinical use of the inversion recovery sequence [J]. Journal of Computer Assisted Tomography，1985，9.

[12] Moran P R，Kumar N G，Karstaedt N，et al. Tissue contrast enhancement：Image reconstruction algorithm and selection of TI in inversion recovery MRI [J]. Magnetic Resonance Imaging，1986，4（3）：229-235.

[13] Krinsky G，Rofsky NM，Weinreb JC. Nonspecificity of short inversion time inversion recovery（STIR）as a technique of fat suppression：pitfalls in image interpretation. AJR Am J Roentgenol. 1996，166（3）：523-6.

[14] Sugimoto H，Sakai O，Shinozaki T，et al. Effect of water fraction in selection of optimal TI value for STIR sequences [J]. Journal of Computer Assisted Tomography，1994，18（1）：119.

[15] Melhem ER，Israel DA，Eustace S，Jara H. MR of the spine with a fast T1-weighted fluid-attenuated inversion recovery sequence. AJNR Am J Neuroradiol. 1997，18（3）：447-54.

[16] Hajnal J V，Coene B D，Lewis P D，et al. High signal regions in normal white matter shown by heavily T2-weighted CSF nulled IR sequences [J]. J Comput Assist Tomogr，1992，16（4）：506-513.

[17] Hajnal J V，Bryant D J，Kasuboski L，et al. Use of fluid attenuated inversion recovery（FLAIR）pulse sequences in MRI of the brain [J]. Journal of Computer Assisted Tomography，1992，16（6）：841.

[18] Redpath T W，Smith F W. Technical note：use of a double inversion recovery pulse sequence to image selectively grey or white brain matter.J]. Br J Radiol，

1994, 67 (804): 1258-1263.

[19] Hargreaves B. Rapid gradient-echo imaging [J]. Journal of Magnetic Resonance Imaging, 2012.

[20] Denolin V, Céline Azizieh, Metens T. New insights into the mechanisms of signal formation in RF-spoiled gradient echo sequences [J]. Magnetic Resonance in Medicine, 2010, 54 (4): 937-954.

[21] Epstein F H, Mugler J P, Brookeman J R. Spoiling of transverse magnetization in gradient-echo (GRE) imaging during the approach to steady state [J]. Magnetic Resonance in Medicine, 2010, 35 (2): 237-245.

[22] Zur Y, Wood M L, Neuringer L J. Spoiling of transverse magnetization in steady-state sequences [J]. Magnetic resonance in medicine, 1991, 21 (2): 251-263.

[23] Buxton R B, Edelman R R, Rosen B R, et al. Contrast in Rapid MR Imaging: T1- and T2-Weighted Imaging [J]. Journal of computer assisted tomography, 1987, 11 (1): 7-16.

[24] Carr H Y. Steady-state free precession in nuclear magnetic resonance [J]. Physical Review, 1958, 112 (5): 1693.

[25] Chhabra A, Subhawong T K, Bizzell C, et al. 3T MR neurography using three-dimensional diffusion-weighted PSIF: technical issues and advantages [J]. Skeletal radiology, 2011, 40 (10): 1355-1360.

[26] Teng-Yi Huang, Ing-Jye Huang, Cheng-Yu Chen, et al. Are TrueFISP images T2/T1-weighted? [J]. Magnetic Resonance in Medicine, 2002, 48 (4).

[27] Scheffler K, Hennig J. Is TrueFISP a gradient-echo or a spin-echo sequence? [J]. Magnetic Resonance in Medicine: An Official Journal of the International Society for Magnetic Resonance in Medicine, 2003, 49 (2): 395-397.

[28] Casselman J W, Kuhweide R, Deimling M, et al. Constructive interference in steady state-3DFT MR imaging of the inner ear and cerebellopontine angle [J]. American Journal of Neuroradiology, 1993, 14 (1): 47-57.

[29] Ordidge R. The development of echo-planar imaging (EPI): 1977-1982 [J]. Magnetic Resonance Materials in Physics, Biology and Medicine, 1999, 9 (3): 117-121.

[30] Li T. Principles and applications of echo-planar imaging: a review for the general radiologist [J]. Radiographics A Review Publication of the Radiological Society of North America Inc, 2001, 21 (3): 767.

[31] Buonocore M H, Gao L. Ghost artifact reduction for echo planar imaging using image phase correction [J]. Magnetic Resonance in Medicine, 2010, 38 (1): 89-100.

[32] 杨正汉，冯逢，王霄英. 磁共振成像技术指南：检查规范、临床策略及新技术应用 [M]. 人民军医出版社，2010.

第八章

磁共振成像参数优化与解读

第一节　有关参数的基本概念

几乎所有从事磁共振工作的人员无论是扫描技师还是诊断医生都会有一个共同的感触：磁共振成像原理太复杂了！不仅扫描序列多而且成像参数也多。而且由于很多医技人员缺乏对磁共振参数的正确、全面的理解，在工作中可能会比较盲目地修改某些参数从而导致图像质量变差甚至无法达到诊断的要求。如果各位操作相关人员能够遵循规范化扫描的建议并坚持用推荐参数扫描固然是好事，然而在临床工作中总是难免会遇到这样或那样的特殊情况。有时根据患者的个体差异进行个性化扫描也是必要的，在这种情况下如果大家对于每一个扫描参数的意义缺乏深刻的理解则会让自己感到无所适从。磁共振成像参数固然较其他成像设备多而且更复杂，但只要能够通过深入学习来发现每个参数的意义和规律，就完全可以更好地驾驭这些参数并更好地发挥磁共振成像的临床优势。这里想和大家一起讨论和学习磁共振成像过程中的一些重要参数以及它们对于图像的影响。

在磁共振成像原理学习过程中清楚地理解每个概念是深入学习的前提和基础。在参数学习过程中会涉及很多基本概念，强烈建议大家首先要牢记基本参数和导出参数这些基本概念。这些概念区分能让大家在参数学习过程中更清晰地把握主线，不仅方便记忆也更有利于活学活用。

一、基本参数

基本参数也称为初级参数或一级参数。这些参数简单地说就是扫描界面上大家既看得见也能够修改的扫描参数。如重复时间（TR）、回波时间（TE）、接收带宽（bandwidth）、回波链长度（ETL）、成像视野（FOV）、频率及相位编码矩阵等，如图 8-1 所示。这些参数是使用者可以随时修改的，但其实每修改一个参数都会导致图像质量发生这样或那样的变化。所以有必要了解成像参数中的另一类参数即导出参数。

二、导出参数

导出参数也称为二级参数，它是由基本参数决定的一组参数。导出参数说的更确切一些就是大家所能看到的图像的各种属性，包括对比度、信噪比、空间分辨率等，如图 8-2 所示。通常所说的图像质量其实就是通过评估这些导出参数而给出的一个主观感受。尽管对于图像质量的评估或多或少带有一定的主观色彩，但事实上有关图像质量的几个重要属性如对比度、信噪比和空间分辨率等也可以给出客观的量化分析。在所有的导出参数中图像对比度是最重要的一个参数，也是在确定扫描方案中最有决定意义的指标。

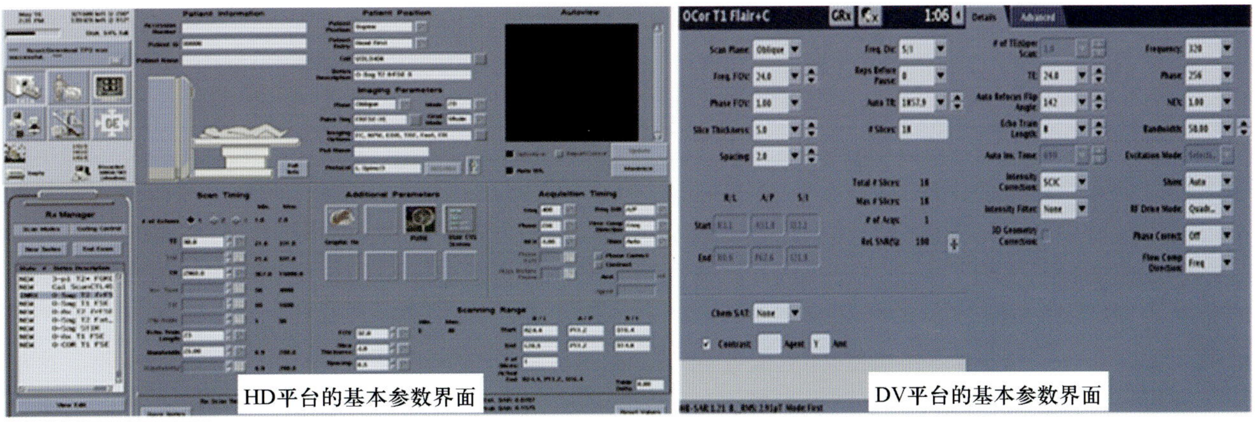

图 8-1 GE 磁共振平台参数界面。这里展示的是 GE 磁共振两个不同平台的参数界面，因为这些界面上的参数都是可以直接调整的，所以这些参数也称为基本参数或者一级参数。但因为这些参数的变化都会对图像属性产生一定的影响，所以这种一级参数的调整其实会导致图像导出参数或说二级参数的改变

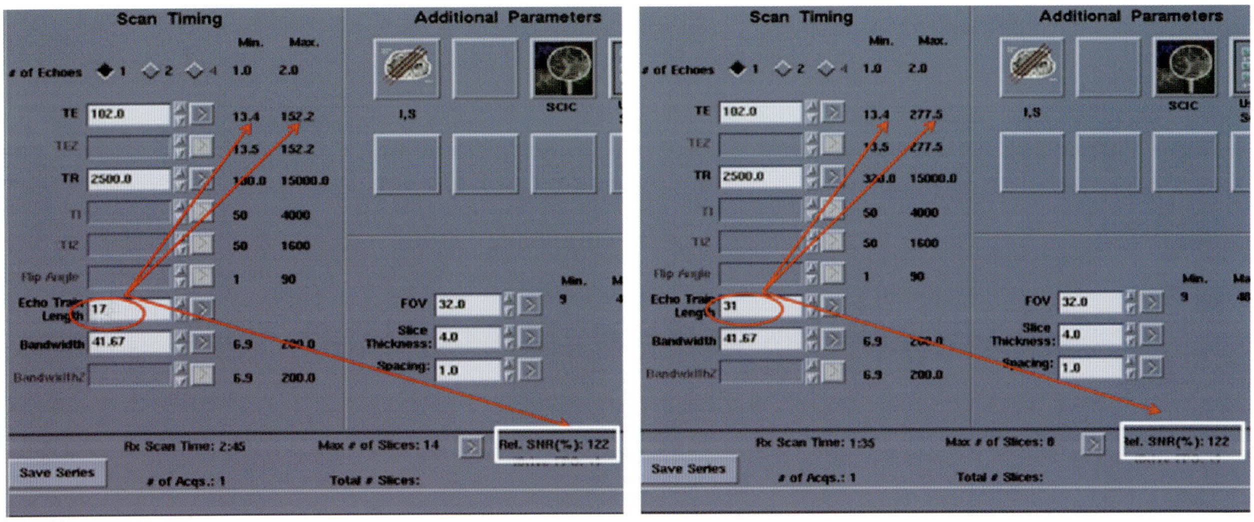

图 8-2 基本参数与导出参数。这里以回波链长度为例说明一级参数和二级参数的关系。当回波链长度被修改时，红色箭头所示的 TE 时间后面对应的值会发生变化。回波链长度为 17 时对应的值是 13.4 ms 和 152.2 ms；回波链长度为 31 时对应的值为 13.4 ms 和 277.5 ms。其实 TE 时间对应值的变化意味着回波链采集的时间跨度发生了变化，而这个变化会影响到图像的对比度和分辨率。这里也可以发现在回波链变化时界面中的相对信噪比并未变化，其实这是很多用户经常修改回波链长度的原因。事实上，尽管界面上显示的相对信噪比未发生变化，但因为回波链增加会导致 TE 时间跨度增加，在 K 空间采集中带来更明显的 T2 弛豫效应，这个效应会导致图像模糊和图像信噪比下降

三、基本参数与导出参数的关系

基本参数与导出参数的关系其实就是明线与暗线的关系。明线是那些可以直接加以调整和改变的，而暗线则是由明线所导出的。这里可以把导出参数看成是基本参数的导出函数。然而由于各个基本参数之间相互制约且互相影响，这导致在参数优化调整过程中会出现很多不确定性。如果大家对于一个明线参数理解不够深入，不能够准确理解一个参数调整后对最后所形成的图像的潜在影响，就会导致参数调整过程中的一叶蔽目不见森林，事实上这也是很多时候磁共振图像质量不好的重要原因。比如说某些操作人员为了减少扫描时间在扫描 FSE 序列一味地增加回波链长度这个参数，这会导致信号采集的回波时间跨度变大，其结果是导致图像对比度变差和图像模糊。再比如说有些操作人员由于混淆了绝对信噪比和相对信噪比的概念，把这二者视为等同，结果在扫描过程中一味调整某些参数如采用过窄的

接收带宽，这时看到界面上的相对信噪比提高了，但却忽略了窄的接收带宽会导致回波间隔的增加从而也导致快速自旋回波序列的信号采样时间跨度过大，此时非但没有提高信噪比反而导致图像对比度变差且图像模糊。通过设定不同的基本参数来进行成像，这个过程等同于把一段外文原文翻译成中文的过程。所使用的参数等同于翻译时所选择的中文词汇。此时需要思考所选择的扫描参数能在多大程度上把组织的固有对比属性转变为可视化的图像？这完全等同于在翻译过程中需要思考译文在多大程度上表达了原文作者所欲表达的含义。

磁共振成像参数的学习过程和阅读理解有些类似。通常在深度阅读一篇文章时读者一定不会也不应该止于阅读字面上的字，而是会深度思考字面背后的含义是什么？学习磁共振成像参数也应该是这样。大家不能片面地去理解某一个参数，而是需要理解这个参数变化后会对图像或者说导出参数所产生的深度影响，只有通过这样的方式才能逐渐深入地理解这些参数。另外在学习磁共振成像参数时也要遵循认识的一般规律：从感性认识上升到理性认识、再从理性认识指导和加深感性认识。这里推荐大家不妨多做些理论联系实际的工作，可以在扫描中对比调整一些参数然后再去观察所得到的图像有什么变化，这样就可以对某一参数变化对最终图像的影响有更深刻的认识。正所谓：学而时习之。在磁共振成像参数学习过程中“学”与“习”就更加重要。这里的“习”指的是不断实践。只有不断的“学”、不断的“习”，才能更深刻地理解磁共振成像的各个参数，也才能真正做到“知行合一”。

必须坦承：磁共振成像参数的学习只要得法绝对是可以熟练掌握的，但这个过程也一定是一个非常漫长的过程。磁共振的学习永远都不会一蹴而就。接下来的几节将重点介绍磁共振成像过程中参数调整的基本概念和常见误区。

（张英魁　黎丽）

第二节　磁共振成像过程中的回波链使用问题

在磁共振成像临床应用过程中快速自旋回波序列是常用基本序列之一。快速自旋回波（FSE）序列因为采用了回波链采集技术使得其扫描速度远快于自旋回波序列，从而使得很多基于自旋回波序列家族的磁共振成像临床应用切实可行。与梯度回波序列相比，快速自旋回波序列采用多个180°或近似于180°聚焦脉冲来重聚信号，因而具有更强的消除空间上有规律分布的磁场不均匀所造成的信号干扰。通常快速自旋回波序列FSE可用于T1加权、T2加权和质子密度加权（PD）成像。快速自旋回波序列在通过采用回波链采集技术提升扫描速度的同时也会导致图像对比度发生改变。比如说，采用快速自旋回波序列会导致脂肪的信号更亮；回波链长度过长还会导致图像对比度变差并且会带来一定的模糊效应，这些是使用FSE序列时需要深刻认识的。

一、FSE 序列使用过程中的几个误区

回波链采集技术既是构成FSE序列的核心同时也是FSE序列成像过程中影响图像质量的重要决定因素。首先，来看看关于FSE序列认识和理解过程中通常存在的几个误区：

1. 常见误区一　使用FSE序列时回波链长度越长扫描速度越快。的确，在一定的扫描层数时增加回波链长度确实可以减少扫描时间，但这里一定要注意这种情况存限于所使用的重复时间TR具有一定冗余，这样就允许在这个重复时间TR内可以采集更多的K空间线。如果这个重复时间TR内没有冗余时间时，盲目地增加回波链就不能减少扫描时间反而有可能增加扫描时间（图8-3）；

2. 常见误区之二　在使用呼吸门控的FSE序列时，当扫描层数超过允许的采集层数时可以通过降低回波链长度来提高一次采集最大允许采

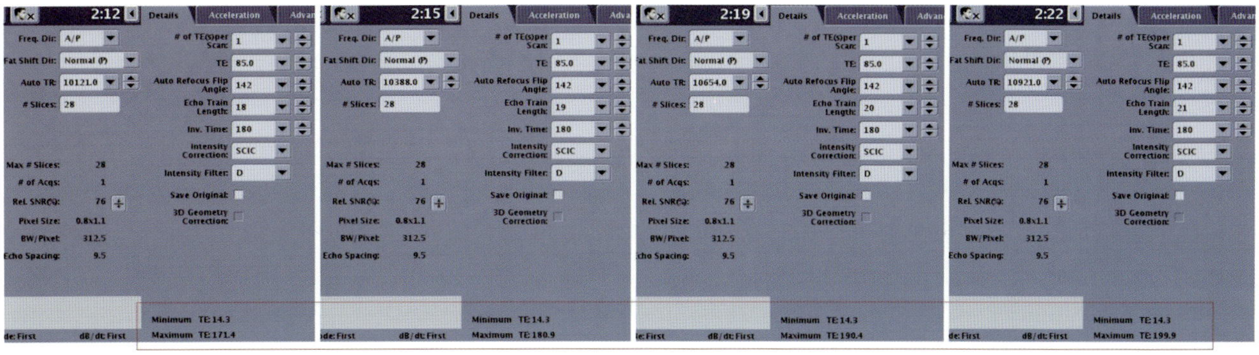

图 8-3　回波链长度与扫描时间。这里选择的回波链长度分别是 18、19、20、21。可以发现，回波链延长时，扫描时间随之延长，提示 TR 没有冗余时间。所以不要盲目地认为回波链长度越长成像的扫描时间就会缩短。只有当所使用的 TR 很长，具有冗余时间来采集更多的回波时增加回波链长度才能在一定程度上减少扫描时间

集的层数；

3. 常见误区之三　增加回波链长度时界面上所显示的信噪比不变，所以可以通过增加回波链长度来节省扫描时间，这样就可以又快又不影响图像质量（图 8-4）。

二、FSE 序列回波链解读

显而易见，以上几个想法都是认识上的误区，这些想法或做法在实际临床工作中是非常不可取的。在使用回波链采集这个关键参数时，有几个问题必须清楚：回波链长度决定了在每一个 TR 时间内所采集的 K 空间线的数目，通过这样的 K 空间采集方式可以减少 TR 重复的次数，也因此可以减少扫描时间。但需要注意的是因为这些 K 空间线是在不同的回波时间读取的，这就导致在不同回波之间存在着信号的弛豫衰减问题，这个衰减符合 T2 弛豫衰减的规律。这种衰减会导致不同 K 空间线采集时刻本底回波信号是不同的（图 8-5）。不同的回波时间对应的本底信号不同，这相当于在 K 空间水平使用了一个滤波函数，这个滤波函数的调制会对最后的图像产生影响。这个具体影响下文接着讨论。

这里给出一个 FSE 序列的示意图，在 90° 射频脉冲后方所跟随的 180° 脉冲的个数就是通常所说的回波链长度。有几个重要的概念需要了解并牢记：①越往后的回波信号幅度越低，这就是说当采用过长的回波链时后面回波所采集到的信

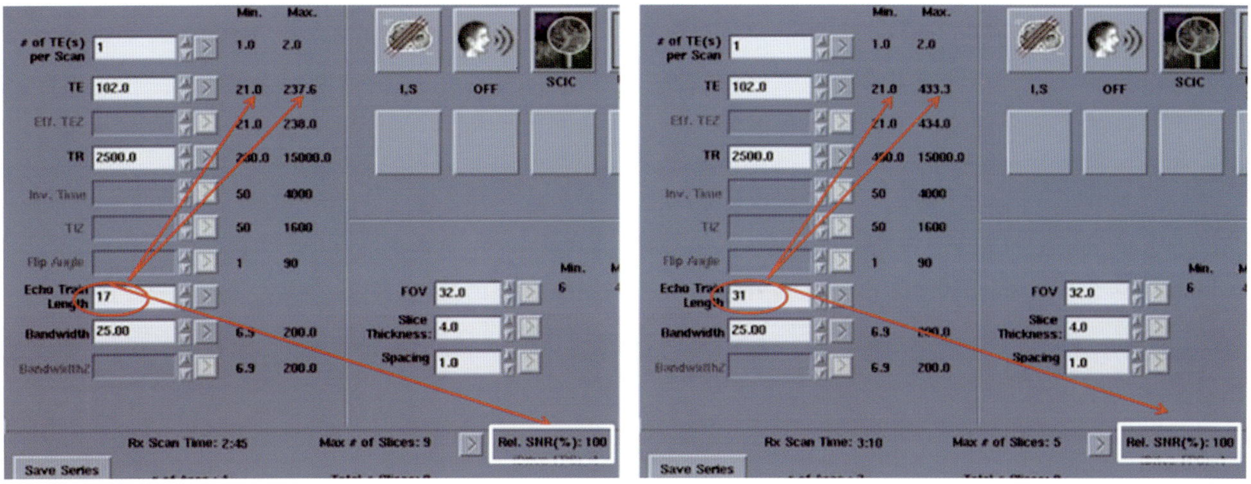

图 8-4　回波链长度与 TE 时间及相对 SNR。回波链长度增加时，最大 TE 时间也在延长。当回波链长度为 17 时对应的回波采集时间分别是 21 ms 和 237.6 ms，而当回波链长度为 31 时对应的回波时间分别是 21 ms 和 433.3 ms，此时 Rel. SNR 并没有发生改变

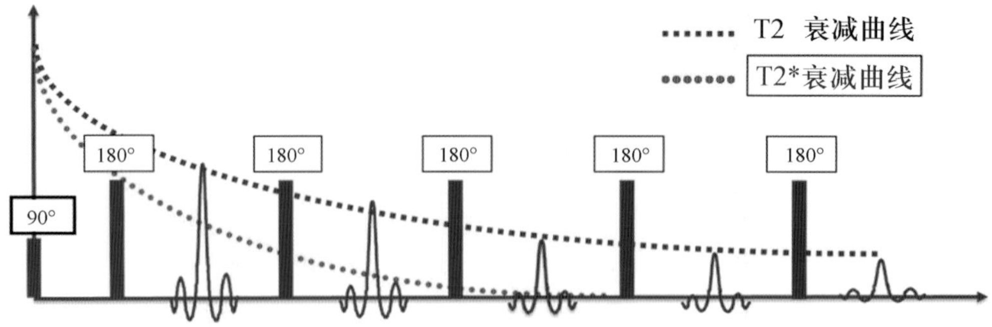

图 8-5 在 FSE 序列中一个射频脉冲后会施加多个聚焦脉冲并用于形成 K 空间平面中不同的相位编码线。但因为在采集这些回波中存在着 T2 弛豫衰减，这会导致 K 空间线的本底信号强度不同，且越靠后的回波信号越弱。这种本底信号非常弱的回波如果放在 K 空间中心部会导致图像信噪比降低；而如果放在 K 空间边缘部则会导致 K 空间本底信号低，此时再使用较强的相位编码梯度会产生更大的失相位，综合作用的结果可能导致相应的 K 空间线信号过低而淹没在噪音中

号很低，这在根本上降低了图像的信噪比，同时也牺牲了对比度；②相邻两个回波之间的时间间隔称为回波间隔（echo space，ESP）。对于 FSE 序列而言，回波间隔是个特别重要的概念，因为对于相同的回波链长度而言，ESP 越短，相同回波链长度时信号采集的时间跨度就越小，这意味着不同回波之间信号差异变小且靠后的回波信号相对更高；而 ESP 越长，则相同回波链长度的信号采集时间跨度就越大，这意味着不同回波之间信号差异变大且靠后的回波点的回波时间更长信号相对更低。磁共振成像的参数之间是相互制约、相互影响的，而影响回波间隔的两个重要因素是信号接收带宽和频率编码矩阵。信号接收带宽决定了频率编码上每个离散点的采样时间，用于描述该时间的概念也称为驻点时间，驻点时间相当于接收带宽的倒数。当然，在稍后接收带宽的解读分享中会谈到，接收带宽会影响信号读取时读出梯度的强度，而这个强度又与梯度爬升率相互作用影响梯度爬升时间。采用的信号接收带宽越宽就意味着采用的梯度场强越大，这样在相同的梯度爬升率时所需要的爬升时间就长。这就是说接收带宽对于回波间隔的影响是具有对立统一的二重性。到底是缩短 ESP 还是延长 ESP 就要看接收带宽所带来的哪个作用占了上风。理解了驻点时间的概念就便于大家理解频率编码矩阵与回波间隔之间的关系。

图 8-6 和图 8-7 所展示的参数界面和相应图像对比旨在帮助大家理解：当其他参数不变时，增加回波链长度时对应的回波信号采集时间跨度变大。通过对比回波链长度 17 和 31 这两幅腰椎图像，很容易发现回波链长度为 31 的图像对比度明显变差且图像模糊。尽管在参数界面大家看到的 Rel.SNR 都是 100%，但这个 SNR 是相对信噪比，而不是绝对信噪比，因为系统在计算 Rel. SNR 时无法把 TE 时间的延长计算进去，但随着 TE 时间的延长采集到的信号也变弱，这时图像最终的信噪比会随之下降，同时也会导致 K 空间有效覆盖面积减少，图像变模糊。

在 FSE 序列的回波链长度选择中，影响信号采集时间跨度的两个主要因素是回波间隔和回波链长度。对于相同的回波链长度而言，回波间隔的变化会导致回波信号采集的时间跨度发生变化；而对于相同的回波间隔而言，回波链长度的变化也会导致回波信号采集时间跨度的变化。相比之下，回波链长度的变化所导致的回波信号采集时间跨度的变化更直观一些；而那些因为影响回波间隔因素的变化对于回波间隔时间的影响，以及进一步对整个回波链长度信号采集时间跨度变化的影响相对更不容易察觉。无论是回波间隔的变化，还是回波链长度的变化，最终都可能导致图像信噪比及对比度变差、图像模糊。图 8-6 和图 8-7 展示的是回波链增加所导致的图像变化。事实上，回波链长度既不能随意增加，当然也不能随意缩短。特别是进行 T2 加权成像时如果回波链过短便会降低图像的 T2 对比，会导致含水病变和周围正常组织之间对比变差。什么样的回波链长度比较合适呢？笔者的经验是：选择的 TE 时间最好接近于整个回波链对应采集时

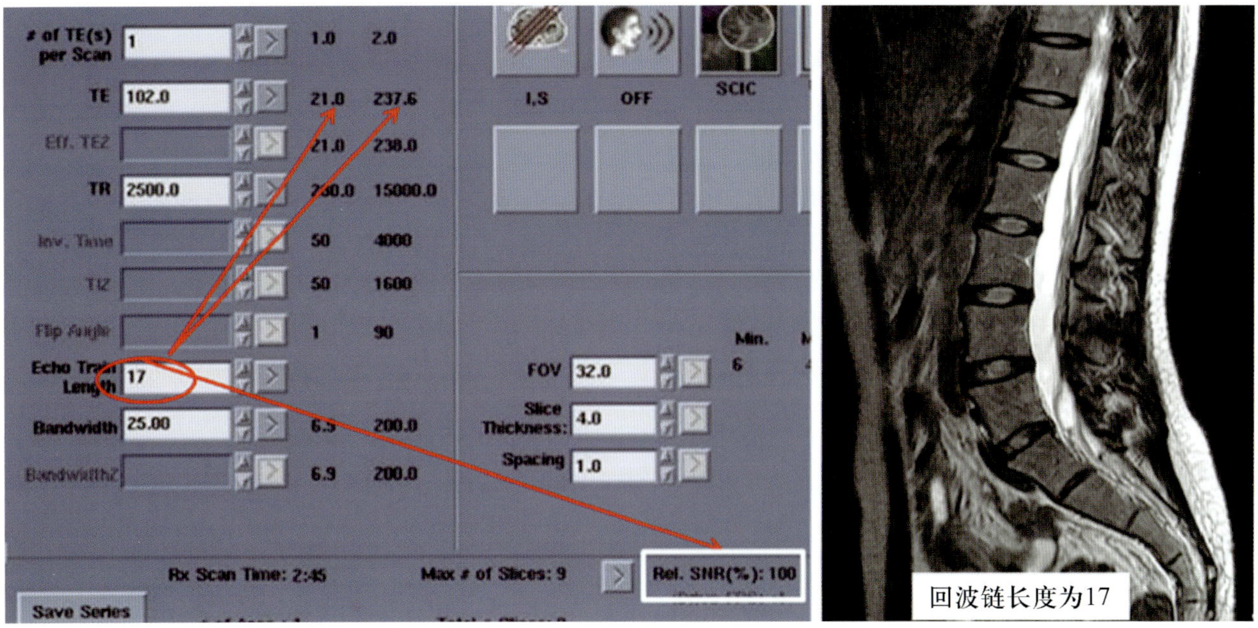

图 8-6　回波链长度减小时信号采集时间跨度变小，图像信噪比高且边缘锐利。当回波链长度为 17 时所采集的腰椎 T2 加权像。腰椎椎体边缘锐利、椎间盘信号较亮，并可清晰显示椎间盘结构。此时对应的回波信号采集时间跨度为 21 ms 和 237.6 ms，这就是说第一个回波的回波时间是 21 ms，而第 17 个回波的回波时间为 237.6 ms. 显然，这样的回波链长度时获得的图像对比度和空间分辨率很理想

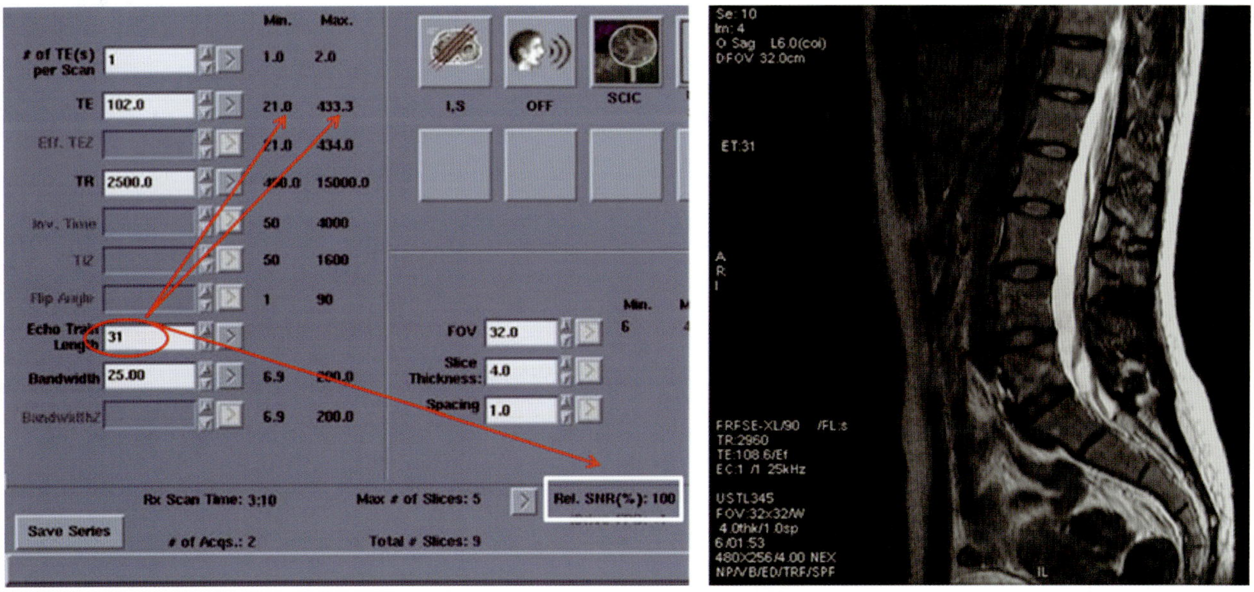

图 8-7　回波链长度增加时相对信噪比不变化，但信号采集时间跨度变大，图像信噪比降低且变模糊。这是回波链长度为 31 时对应的腰椎图像，椎体边缘模糊，椎间盘形态模糊，间盘信号较低。此时对应的回波时间的跨度是 21 ms 和 433.3 ms，因为后续的回波采集时对应的回波时间过长，最后导致图像信噪比、对比度和空间分辨率都不如回波链长度为 17 时的图像。这里注意当增加回波链长度时界面中的相对信噪比并未发生改变，这也是很多扫描人员喜欢调整回波链长度的一个原因

间窗的中间点。这点大家可以在工作中测试和体会。

理解回波间隔与回波链长度变化对图像的影响需要从K空间的几个属性入手，其中最重要的就是K空间中心部决定图像的信噪比和对比度，而K空间的面积决定图像的空间分辨能力。这里还需要引入一个有效K空间面积的概念。在进行FSE序列成像过程中，如果回波间隔或回波链长度不合理，就会导致实际采集的有效K空间面积减少，结果导致图像模糊。如果将那些比较靠后的回波填充到K空间中心部，那么这些信号幅度相对比较低的K空间线放置于K空间的中心部，就会导致图像信噪比降低。总之，在FSE序列的回波采集中，时间越往后的回波采集到的信号就越弱，此时采集的回波如果放在K空间中心部会导致图像信噪比和对比度降低，而如果将该回波信号放在K空间边缘部则可能因为相应K空间线本底信号过低，加之幅值更大的相位编码梯度所导致的散相位从而相应回波信号进一步变低，这种过低的信号很容易被淹没在噪音之中，这等同于有效K空间面积减小。高频K空间决定图像的空间分辨率，有效K空间面积的减小导致图像模糊。需深入理解：尽管在FSE序列成像过程中通过延长回波链长度可能减少扫描时间，但这种扫描速度的加快其实是以牺牲图像的对比度、信噪比和空间分辨率为代价的，所以回波链长度的选择必须控制在合理的范围之内。

（黎丽　张英魁）

第三节　磁共振成像过程中的信噪比相关问题

在磁共振成像参数学习过程中，有关图像的信噪比概念是必须要深入理解和讨论的。之所以要讨论这个概念不是因为磁共振使用者不重视这个参数，恰恰相反，几乎所有磁共振使用者都非常重视这个参数。正是由于使用者对于信噪比这个参数过度重视但又在理解上存在偏差，导致在参数优化过程中会因为一味地追求信噪比而丢失了图像的对比度和空间分辨率等。笔者从以下几个方面来进行讨论。

一、关于信噪比的误区

在实际临床工作过程中很多操作人员会问及的一个问题：在调整扫描参数过程中界面上的信噪比应该保持在什么水平？事实上当操作人员提出这个问题的时候他已经把界面上的这个Rel. SNR看成是一个绝对值了。如果主观上一旦有这个认识，往往就会陷入到参数调整和优化中一个特别大的误区。在临床实际工作中经常会见到有些操作者通过调整其他的参数来实现扫描界面上所显示的Rel.SNR更高，但这种参数设置扫描出来的图像质量却往往事与愿违。图像中不同组织间或者病变与临近组织的对比度变得不明显，图像的细节分辨能力也变差。这样的结果可能会让使用者更加困惑：为什么这么高的信噪比扫描出来的图像质量却还不行？是不是机器的固有性能不好？

在多年的实际工作中发现，几乎所有负责操作的老师都特别在乎信噪比这个概念。的确，对于像磁共振这样的数字化图像而言保证足够的信噪比是获取更优异图像对比度和更高空间分辨率的前提和基础。不管怎么修改参数保证图像具有足够的信噪比这是毋庸置疑、也是必须要做到的。但是，问题也恰恰出现在这里。为什么会这样呢？大家可能会困惑：既然要保证有足够的信噪比但问题又恰恰出现在这里，是不是有点自相矛盾呢？接下来展开讨论有关信噪比的实际意义以及工作中存在的一些和信噪比相关的误区。

这里以GE磁共振平台为例来讨论有关信噪比这一参数。在其他厂商的磁共振平台也有各自对应的SNR显示，在此不再一一列举。图8-8展示的是两个不同操作平台中在相应界面中都可以看到“Rel.SNR（%）”这个参数。这就是通常所说的成像信噪比参数，但一定注意Rel.（Relative，相对的）这个前缀，这是让很多操作者在参数优化调整过程中陷入误区的根本原因。为了更好地理解磁共振成像过程中的信噪比问题，特别有必要澄清信噪比、绝对信噪比和相对信噪比这几个既

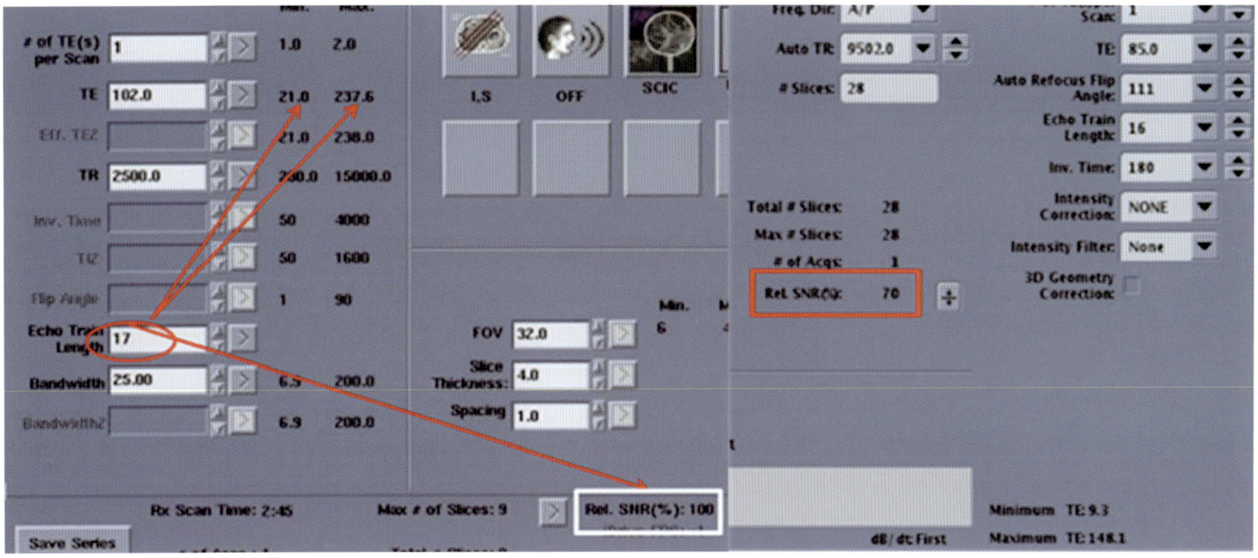

图 8-8 这里展示的是 HD 平台和 DV 平台扫描参数界面。两个界面中都可以看到 Rel.SNR 这个参数，这个参数后面的括号内是个百分号。Rel.SNR 是一个相对值，它是相对一套已经存储的参数而言的。Rel.SNR 的意义是提示操作者相对于原有储存的参数而言，当进行参数调节时会带来的信噪比的相对变化

有联系又有区别的概念。

二、正确认识和理解信噪比

信噪比顾名思义就是信号和噪声的比值。对于一幅磁共振图像而言，噪声会导致图像明暗度不应有的起伏，肉眼观察噪声大的图像会有明显的颗粒感。了解信噪比这一基本概念具有深刻的临床意义。严格上讲，每天早上在开始扫描患者之前都应该先扫描一下水膜，观察一下图像的信噪比有没有问题，这是非常重要的质控工作内容。信噪比为信号和噪声的比值，从硬件层面来看导致信噪比下降的因素可能源于两个方面：信号过低或是噪声过大。信号低可能源于接收线圈的问题，也可能是发射线圈的问题；而噪声大可能是系统噪声或外来干扰等。当然如果接收线圈出现问题也会导致背景噪声变大，信号和噪声是相互节制的一对矛盾统一体，具有此起彼伏的特点。

1. 绝对信噪比：简单地说就是由硬件平台所决定的信噪比。这里所说的硬件包括成像过程中所使用的磁共振设备的场强、接收线圈等。不难理解，当扫描参数和使用的线圈类似时，1.5 T 磁共振设备的信噪比会低于 3.0 T 磁共振设备；同一场强设备采用相控阵线圈的信噪比通常会优于采用正交线圈或者单通道线圈。当然在讨论绝对信噪比时患者因素也是一个原因，体积大一些的受检者通常会比体积小一些的受检者的信噪比高一些。通过上面的列举大家可能已经意识到绝对信噪比是由客观因素决定的，往往不依人的意志为转移。之所以要深入理解这个概念是因为有些磁共振使用人员往往只在乎结果而不去认真地了解过程，有时大家可能会在文献上看到某一幅漂亮得惊人的图像，此时一定要认真探究用的什么设备、采用的什么线圈、具体的扫描时长等。

2. 相对信噪比：参数界面中显示的信噪比实际上就是相对信噪比。所谓“相对”就是在参数界面上所看到的百分比是相对于某一套存储参数而言的。这个相对信噪比的具体数值相当于给我们一把尺子，它随时提示操作者在修改某些参数时信噪比相对于原来参数所决定的信噪比发生了怎样的变化。比如，当操作者把 FOV 从 10 cm 变到 20 cm 或把层厚从 2 mm 变到 4 mm 时相对信噪比就会较原来提升，这种视野或层厚的调整所导致的相对信噪比改变通常不伴随对比度的明显变化。此外，在改变一些基本参数如接收带宽时，相对信噪比也会发生改变，同时还会影响回波间隔 ESP，进而导致 FSE 序列整个回波链信号采集的时间跨度发生改变，从而影响图像的对比。所以不能只一味地关注和提高界面上的相对信噪比，还需考虑它对图像对比度以及分辨率的影响。遗憾的是，目前在相对信噪比的计算过程中

还无法计算由于信号采集时间跨度的变化而导致的信噪比变化（图 8-9）。

很多原理书上都强调信噪比和接收带宽的平方根成反比，这里可以做一个简单的数学运算：当接收带宽从 41.67 kHz 变为 15.63 kHz 时，界面上显示信噪比从 100% 变成了 163%。可以验证一下：$SNR_{15.63}$ ： $SNR_{41.67}=\sqrt{41.67/15.63}=\sqrt{2.66}=1.63$=163%。简单的计算有助于加深对信噪比和接收带宽关系的理解。降低带宽虽能提高相对信噪比，但也会带来其他问题。如图 8-9 所示，当带宽为 41.67 kHz 时对应的最短 TE 和最长 TE 分别是 15.9 ms 和 244.5 ms；而当带宽为 15.63 kHz 时对应的最短 TE 和最长 TE 分别是 30.2 ms 和 462.6 ms。这是因为接收带宽变窄会导致回波间隔变长，从而导致 FSE 序列中回波链长度对应的信号采集的时间跨度变大。虽然从界面上看到相对信噪比增加到了 163%，但由于信号采集的时间跨度变大，导致实际信噪比变差并伴有明显的对比度变差及图像模糊。为了更好地理解这些参数之间的相互关系，下面的公式尤其重要，至少我们要牢记这些公式背后的深远意义。

$$2\Delta v=(\gamma/2\pi)\times G_x\times L_x$$

$$t_{echo}=T_{ramp}+\frac{Nx\cdot f}{2\Delta v}$$

（接收带宽和回波间隔之间的关系，这里 Δv 即为界面上所显示的接收带宽，也称半带宽）

公式解读：这是两个相互关联的公式，通过公式可知，当选用比较大的接收带宽时读出梯度场强就会很高，这会导致下面公式中 T_{ramp} 时间延长；而大的接收带宽时信号读取时间又会相应变短。这里可以看到接收带宽对最短 TE 及回波间隔影响的二重性

在实际扫描工作中还有一些情况，因为更改回波链长度时界面上的信噪比并不发生变化，于是有些使用者便思考如何让扫描时间更快些或者如何让这个相对信噪比更高些呢？理论上提高回波链长度在一定 TR 时间和一定扫描层数范围内扫描时间可以缩短，这时可以再增加实际扫描的激励次数以提高界面上显示的信噪比，这样做的结果如何呢？请参考图 8-10 的对比图像：

这是一台低场磁共振，左边这幅图像是操作人员根据自己的理解调整的，把回波链长度提升到 23，把激励次数设为 6，扫描时间是 4 分 37 秒；右边这幅图像是推荐的参数：回波链长度 9，激励次数 4，扫描时间 4 分 55 秒；在低场磁共振受梯度性能的限制接收带宽一般不会像高场磁共振设备那么宽，这时我们通过协调接收带宽和回波链长度两个参数来确保更理想的对比度。从扫描界面上看操作者调整后的相对信噪比更高，但实际的图像却明显变差。磁共振参数调整必须综合考虑明线和暗线，任何一个基本参数的改变都会导致最终图像的导出参数的一个连锁反应。在图像的属性中对比度、空间分辨率、信噪比等是相互影响、相互制约的。在参数调整过程中需要

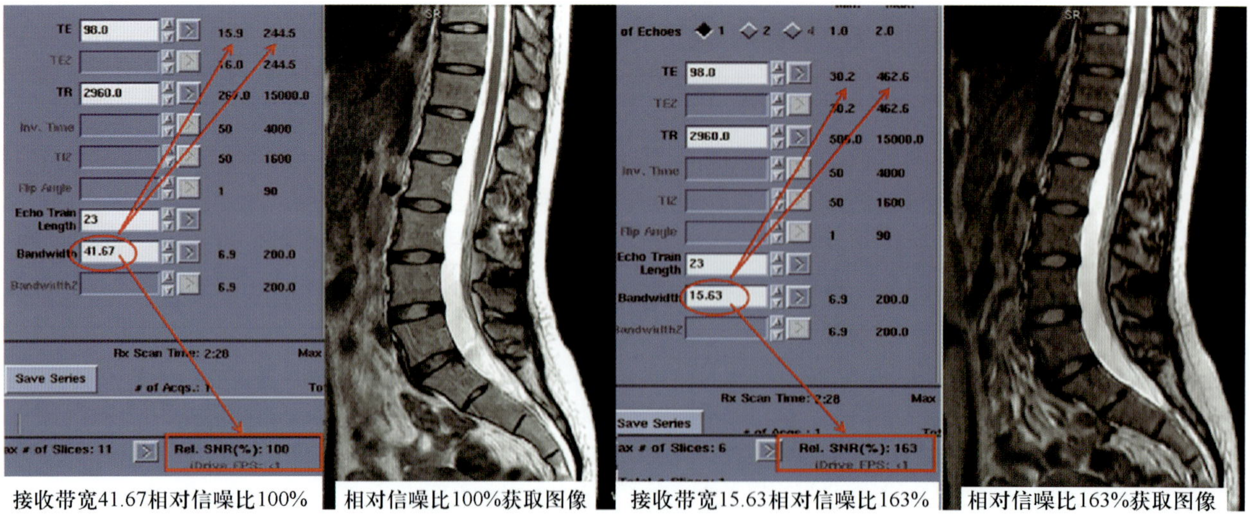

图 8-9 接收带宽的改变对相对信噪比与图像质量的影响。其他参数不变，当把扫描界面上的接收带宽（Bandwidth）从 41.67 kHz 降低到 15.63 kHz 时，Rel.SNR 升高到 163%。但对应的图像明显模糊且椎间盘信号强度降低。注意 TE 时间跨度的变化：从 41.67 kHz 时的 15.9 ms 到 244.5 ms 变化为 15.63 kHz 时的 30.2 ms 到 462.6 ms

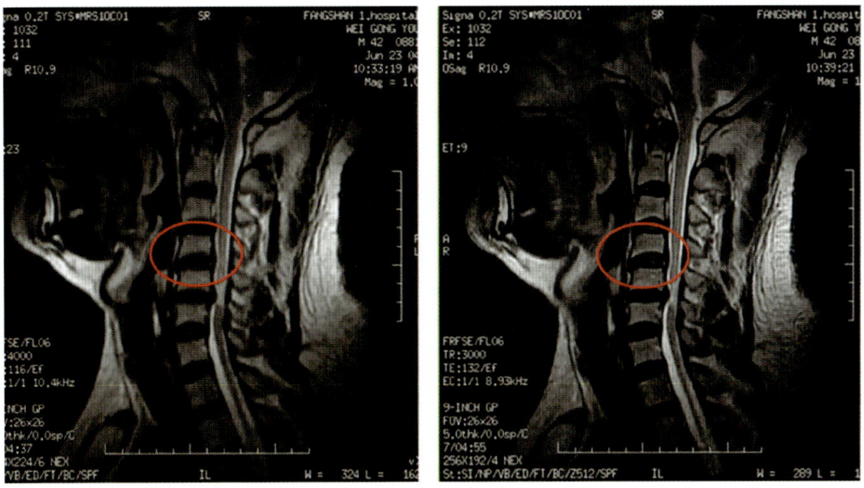

图 8-10　把相对信噪比绝对化会导致参数调整过程中的一叶蔽目不见森林。（左图）这里使用者盲目地提高回波链长度并增加 NEX 来获得更高的 Rel.SNR，结果椎间盘的信号明显减低且图像明显模糊；而当把回波链降低到 9 时（右图）图像质量明显更优异。注意这是一台低场磁共振，相应的梯度性能不高，因此对应的回波间隔很大。这是低场和高场一个比较大的区别

对一个参数的意义有更深入的理解，也需要对参数之间的错综复杂的关系有一个更综合的理解，只有这样才能更理性地进行参数优化与调整，否则就可能一叶蔽目而不见森林了。

（陈春林　张英魁）

第四节　磁共振成像过程中的空间分辨率相关问题

每当提到磁共振成像的临床优势时，最常提及的是它的无与伦比的软组织对比分辨率。由于磁共振成像的扫描时间相对较长导致磁共振成像不像 CT 等成像技术那样追求更高的空间分辨率。然而，随着磁共振成像设备性能包括磁场强度、梯度场性能的不断提升，高分辨率成像也成了可能，而且在临床实际工作中对高空间分辨率的需求也越来越多。在谈及磁共振成像的空间分辨率时有些基本概念必须明确而且要从对空间分辨率的误区中走出来。

一、体素大小与图像空间分辨率

在讨论图像的空间分辨率时需要首先明确成像过程中由扫描参数所决定的体素大小。体素兼顾了像素大小和层厚两个因素，也就是从三维角度反映图像空间分辨率。实际成像过程中，体素大小不仅制约着所获得的图像的空间细节分辨能力，同时，也决定着图像的信噪比。在讨论图像的空间分辨率时之所以要从讨论体素大小开始，是因为很多操作人员在临床和科研工作中只是一味地改变采集矩阵或扫描视野而不考虑体素大小的变化。空间分辨率指的是某种成像技术分辨细节的能力，换言之就是分辨物体大小的能力。从临床诊断的角度而言，大家总是希望分辨细节的能力越高越好，这样就可以尽可能地克服部分容积效应从而提高微小病变的检出能力。但是在谈及空间分辨率时应该基于体素的水平而不是简单的基于矩阵或者扫描野的水平。实际工作中总有一些极端的例子：比如调用一个用于人体的头部的扫描序列来扫描小老鼠的头部，考虑到小老鼠的头部小，操作者直接把 FOV 从 24 cm 降到了 4 cm，但并没有改变成像的采集矩阵。原来序列的采集矩阵是 320 × 256，这个矩阵用于人体的头部扫描没问题，但当把 FOV 调成符合老鼠头部的大小而仍然保持着这个矩阵时，最后扫描出来的图像是一片噪声。众所周知，信噪比取决于单个体素的大小，体素过小必然会导致信噪比的

急剧下降。所以在日常工作中应该时刻坚持用体素的大小来表征图像空间分辨率的观念，既不能单一的去看扫描矩阵，也不能单一的去看扫描视野。一定把矩阵、扫描视野、层厚几个因素综合起来评估体素的大小，这样才能更客观地评估相应图像的空间分辨率。

二、有关空间分辨率的几个常见误区

1. 误区一：频率编码矩阵不影响扫描时间，可以通过提升频率编码矩阵来提升图像的空间分辨率。扫描矩阵实际上就是频率编码数和相位编码数的乘积。因为扫描时间与相位编码直接相关，所以很多操作者不会轻易去提高相位编码矩阵。但很多操作者认为增加频率编码矩阵不会增加扫描时间，所以就经常通过提高频率编码矩阵来追求更高的空间分辨率。频率编码矩阵真的不影响扫描时间吗？这里以用于肝脏动态增强扫描的三维容积成像序列如 GE 的 3D LAVA 序列为例当频率编码矩阵为 288 时所对应的扫描时间为 14 秒，而把频率编码数从 288 提升到 512 时扫描时间为 21 秒（图 8-11）。

作为一名磁共振操作人员，客观上要求要具备眼观六路、耳听八方的本领，最怕的是视而不见、听而不闻。在诸如 LAVA 这些快速动态增强序列扫描时采用的是系统所允许的最短 TR、最短 TE，换言之它们采用的是极限参数。在这种情况下，增加频率编码数势必要增加信号采样的时间，这部分时间增加了就导致最短 TE 延长了，而最短 TE 的延长就可能会导致最短 TR 的延长，最短 TR 变长就会导致总的扫描时间变长，这就是一个连锁反应。

对于采用极限参数的成像序列而言，增加频率编码矩阵会导致总的扫描时间延长。那么对于不使用极限参数的序列如 FSE 序列，当 TR 有足够长的冗余时增加频率编码矩阵时总的扫描时间确实不变。这种情况下提升频率编码矩阵可能导致的改变又是什么呢？前面的讨论中不止一次提及过在 FSE 序列成像过程中回波间隔和回波链长度是两个重要的成像参数。这两个参数共同决定了 FSE 成像序列中信号采集时间的时间跨度。这个信号采集的时间跨度会决定在回波链采集过程中横向磁化矢量的 T2 弛豫衰减程度，显然这个衰减程度越大，相应回波信号的幅值就越低。这种信号低的回波对图像的总体影响取决于它们在 K 空间中的位置，既可能是导致图像的空间分辨率变差，也可能是导致图像的信噪比降低。如果回波链长度固定，那么任何原因导致的回波间隔延长都可能带来一连串的图像质量问题（图 8-12）。

这里展示的对比是一个 FSE 序列用于质子密度加权成像的例子。当保证 TR、回波链长度、接收带宽都不变时，把频率编码矩阵从 320 升高到 512 时大家发现：如果总的扫描时间不变，用 512 矩阵时可以采集的最大层数从 17 变成了 13，显然如果要保持 17 层时就得增加 TR 时间，这时总的扫描时间也会变。当然，如果把 TR 时间都改成 3000 ms，此时频率编码矩阵增加到 512 时也许总的时间可以不变，但能不能这么做呢？换言之，是不是把频率编码矩阵设置的越大，扫描

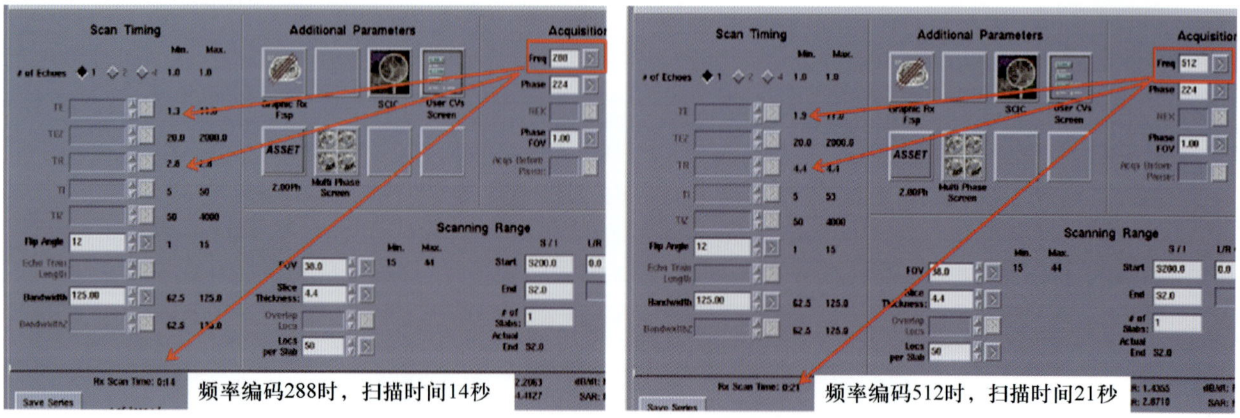

图 8-11 频率编码矩阵也可以影响扫描时间。在 3D LAVA 等扫描序列系统会采用系统所允许的最短 TR、最短 TE 进行扫描。这里显示当把频率编码矩阵从 288 上调到 512 时，扫描时间从 14 秒增加到 21 秒

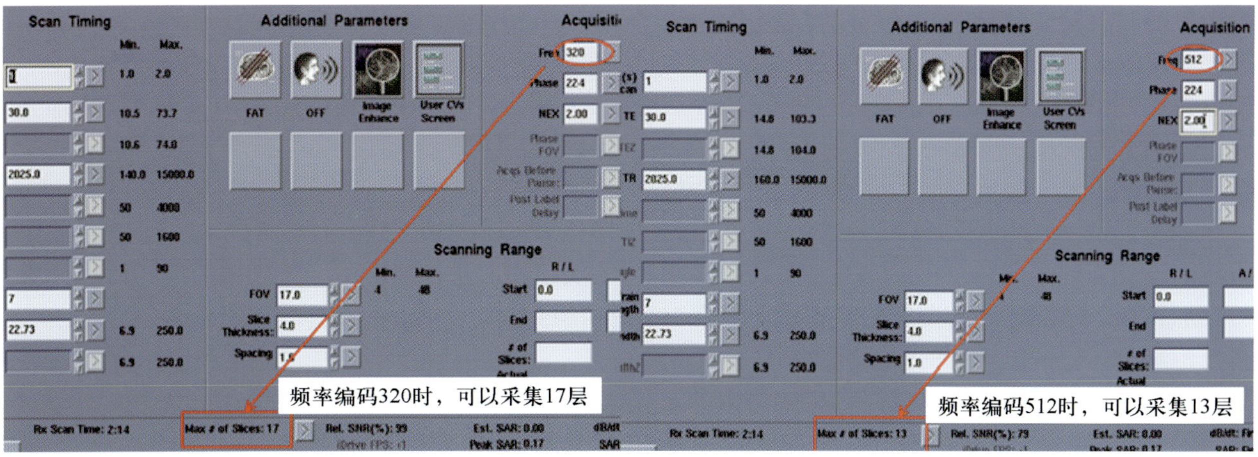

图 8-12　在 FSE 序列中，如果 TR 不变增加频率编码矩阵可以导致扫描层数减少。这里展示的是用 FSE 序列进行质子密度加权成像的例子。固定 TR、回波链长度、接收带宽等参数，把频率编码矩阵从 320 提高到 512，界面显示在该 TR 时间内允许采集的最大层数从 17 层减少到 13 层，这就意味着如果在频率编码矩阵提高到 512 时要继续原来 17 层的扫描就必须增加 TR 以增加一个 TR 内允许采集的最大层数，其结果是总的扫描时间延长。由此可见，即便是 FSE 序列，频率编码矩阵也会影响扫描时间，只不过这种影响不如相位编码矩阵那么直接而已

所得到的图像空间分辨率就越高呢?

2. 误区二：矩阵越大则图像的空间分辨率就越高。理论上来说，如果扫描野不变那么矩阵越大最后的体素就越小，这等同于图像分辨细节的能力也越强。事实上空间分辨率和扫描矩阵之间却不是这么简单的关系。如图 8-13 所示，使用不同频率编码矩阵对膝关节图像细节显示的影响：图像 1、3 比图像 2、4 显示细节的能力更强。但实际上图像 1、3 扫描时用的是 320 的频率编码矩阵而图像 2、4 扫描时用的是 512 的频率编码矩阵，为什么实际分辨率会与频率编码矩阵南辕北辙呢？看一下参数界面大家就容易理解了。这里大家注意一下不同的频率编码矩阵时在 TE 时间旁边所显示的两个数值的变化，其实这两个数值就是对应于相应选取的回波链长度所对应的回波信号采集时间跨度。前面已经讲过这个回波信

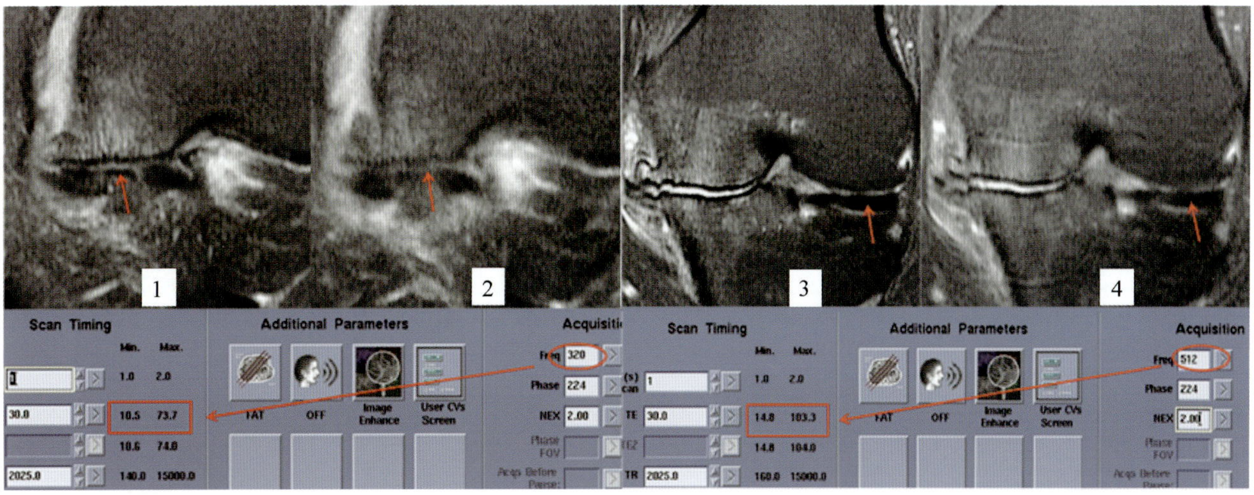

图 8-13　采用不同频率编码矩阵时图像的可视空间分辨率的变化。一味增加频率编码矩阵可能会导致图像的实际空间分辨率变差。对比两个不同的层面可以发现 1 和 3 的图像分辨细节能力更高，细微结构显示更清晰；而图像 2 和 4 图像分辨能力较差，整体图像模糊，细微结构显示不清。参数界面上显示当频率编码矩阵为 320 时对应的 TE 时间跨度是 10.5 ms 和 73.7 ms；而频率编码矩阵为 512 时对应的 TE 时间跨度为 14.8 ms 和 103.3 ms。正是这个回波时间跨度的变化加之单纯的空间分辨率增加导致图像的模糊和信噪比降低。过高的频率编码矩阵反而使图像变模糊

号采集的时间跨度会直接影响图像的对比度、信噪比和有效K空间面积，这里面虽然没有改变回波链长度，但因为采用了不同的频率编码矩阵从而导致回波间隔的不同，这个不同就导致相同回波链长度时信号采集的时间跨度不同。如图8-13所示，在频率编码矩阵为512的这组图像，因为回波间隔变长导致图像对比度变差，而且图像变得更加模糊。当然，因为图像的信噪比与矩阵的平方根呈反比，所以矩阵的提高导致图像信噪比的降低，这也导致回波时间更长的K空间线对应的回波信噪比更低，从而导致实际有效K空间面积的减少。显而易见，图像的可视空间分辨率是由矩阵、对比度、信噪比等几个参数共同决定的。这里再一次体现出磁共振成像过程中参数之间相互依赖、相互制约的特性，这种特性虽然增加了参数优化过程中的复杂性和不确定性，但同时也增加了磁共振成像过程中参数学习的动力和乐趣。

（张英魁　李金锋　龙惠）

第五节　磁共振成像过程中的接收带宽使用问题

在前几节讨论中多次提及接收带宽这个参数。接收带宽和回波链长度相互制约决定着图像的对比度；同时图像的信噪比又和接收带宽的平方根成反比；事实上接收带宽也可以和频率编码矩阵、激励次数共同作用决定图像的空间细节分辨能力。除此之外接收带宽还会影响一个磁共振成像序列对运动伪影、化学位移伪影的敏感性等。可见接收带宽在所有的扫描参数中是一个具有特殊意义的参数变量，因此笔者觉得很有必要对这个参数进行专门的讲解和讨论。

一、接收带宽的基本概念

接收带宽简单地说就是在磁共振成像过程中在读出梯度方向或者说频率编码方向上总的信号频率范围。在不同的公司对于接收带宽有不同的表示方法，在GE磁共振设备相对老的平台上给出的是半带宽的概念，即在参数界面上所看到的Bandwidth数如31.25 kHz、41.67 kHz，这个半带宽再乘以2就是成像过程中采用的总带宽了。在新的平台上则同时给出半带宽和像素带宽。其他公司给出的是像素带宽，如300 Hz/Pixel等。半带宽和像素带宽两种不同的表示方法可以相互转换，如在GE磁共振参数界面如果采用的接收带宽是50 kHz，频率编码矩阵是384，那么对应的像素带宽就是（50 000×2）/384=260 Hz/pixel；同样，如果在其他厂商的磁共振扫描界面上看到的像素带宽，假设其为122 Hz/pixel，频率编码矩阵是320，那么其总带宽就是122×320=39 040 Hz=39 kHz。掌握这些基本概念以及如何进行相互转换在实际工作中是非常有意义的。如经典的一个和接收带宽相关的公式$2\Delta v=(\gamma/2\pi)\times G_x\times L_x$中的$\Delta v$就是半带宽的概念。如果想计算在某成像序列中所采用的读出梯度的强度我们就需要计算出成像过程中所采用的半带宽。在GE磁共振平台上这个参数是直接给出的，其他公司设备则需要转换一下。而有时候当要计算在某一具体序列中水、脂I类化学位移的像素个数时，就必须先计算出单个像素对应的像素带宽。

二、接收带宽与梯度性能

在磁共振成像参数中每个参数背后都有很多值得深入思考的问题，接收带宽就是这些参数中的一个代表。在参数界面上所能选择的接收带宽的大小和梯度的临床性能是息息相关的。实际上在每一个成像序列只要知道FOV和所使用的接收带宽，我们就可以计算在采集该序列时系统所使用的读出梯度场强；反之，如果在某一具体给定的接收带宽，根据这一带宽所对应的能够采集的最小FOV，也就可以计算出该磁共振成像系统所能提供的临床最大使用梯度。通过计算接收带宽所对应的最小FOV，也可以发现一个现象：磁共振成像系统所能使用的临床梯度值和厂家所提供的梯度标称值会有一定差距，所以有必要区分标称梯度和临床梯度。根据公式$2\Delta v=(\gamma/2\pi)\times$

$G_x \times L_x$ 可知，L_X 为图像中频率编码方向上的 FOV，$\gamma/2\pi$ 是磁旋比常数，为 42.6 MHz，$2\Delta v$ 为总接收带宽。根据参数界面上的 Bandwidth 和 FOV 便可计算出该序列成像过程中实际使用的读出梯度场强；如果能够在界面中确定对应于该接收总带宽所对应的最小 FOV，根据该公式就能够计算出系统所能使用的最大读出梯度 G_{max}。这个最大梯度强度值便可理解为梯度的临床性能值。图 8-14 展示在 GE 不同磁共振平台上接收带宽参数所在的位置。

三、接收带宽对图像的影响

如前所述，接收带宽能够影响回波间隔、最短 TE 这些参数，因此它对图像的影响是多方面的。在参数优化中常提及初级参数和二级参数，而二级参数中最重要的就是图像对比度问题，接收带宽恰恰是对对比度影响最重要的参数之一。回顾公式 $t_{echo}=T_{ramp}+\dfrac{Nx\cdot f}{2\Delta v}$ 可知，影响最短 TE 及回波间隔 ESP 的因素有三个：①由总带宽所决定的数据采样时间；②由总带宽及梯度切换率所决定的爬升时间，当然对于 ESP 而言还涉及一个梯度回落时间，因此公式可修改为 $ESP=2T_{ramp}+\dfrac{Nx\cdot f}{2\Delta v}$。总带宽越宽，对应的读出梯度场强也越大，因此梯度的爬升和回落所需要的时间也越长。据此大家可能就可以理解一个现象：随着带宽增加在一定范围内其所对应的最短 TE 或 ESP 会相应变短，但在某个拐点后随着接收带宽的增加最短 TE 或 ESP 不再变短而是升高了，这个拐点的出现在一定程度上反映了梯度爬升性能；③频率编码矩阵和总带宽一起共同决定读出完整回波所需要的时间。大家一定要理解和牢记接收带宽可以影响最短 TE 和回波间隔这一现象，因为在那些需要实现最短 TR、TE 的序列如 FIESTA 或在那些使用回波链技术的序列如 FSE 或 EPI 读取，最短 TE 以及回波间隔的延长都会严重影响图像质量（图 8-15）。

四、接收带宽使用中的误区

在磁共振成像过程中信噪比一直是大家特别在意的一个参数，而信噪比与接收带宽的平方根成反比，因此很多操作人员习惯上把接收带宽调得很窄以追求更高的信噪比。但这里需要再次强调的是参数界面中大家所看到的信噪比是相对信噪比而不是绝对信噪比！大家在一味追求更高的相对信噪比的同时却会丢失很多更重要的属性如图像的对比度以及空间分辨率等。通过前面的分析可以了解到：在一定范围内合理的接收带宽可以确保更短的 TE 和更短的回波间隔，而短的回波间隔使得采用回波链技术的 FSE 及 EPI 能在尽可能短的时间跨度内完成 K 空间数据的采集，这从另一个方面减少了采集过程中的信号损失，同时也确保了图像具有更真实的图像对比度和更少的相位累积错误。因此在日常扫描过程中一定牢记切勿盲目地通过降低接收带宽来换取所谓更高的信噪比。事实上在参数优化过程中图像的对比度具有重要的临床意义，它是决定病变检出的灵魂。在参数优化过程中不能为了追求相对的信噪

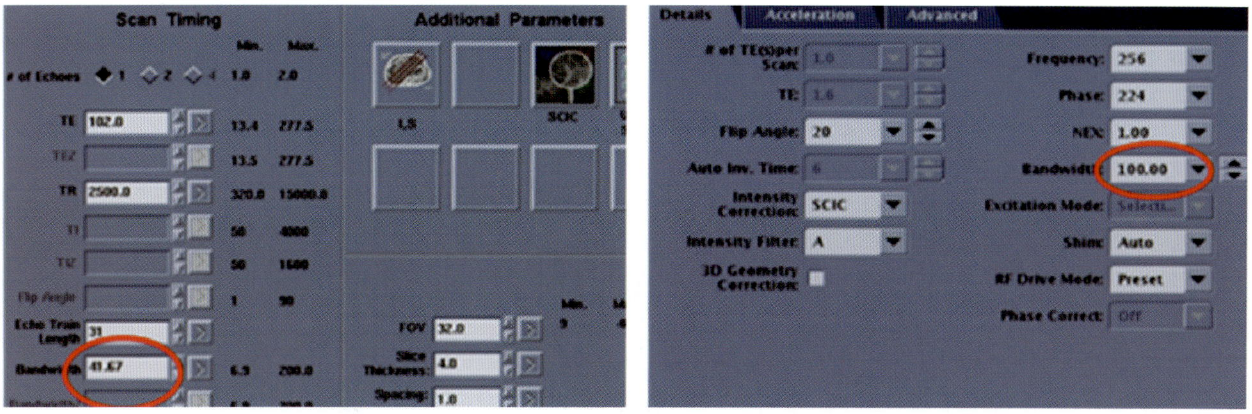

图 8-14　不同操作平台接收带宽在不同的位置。左图是 HD 系列及之前平台操作界面上的接收带宽位置，右图为 DV 平台上的接收带宽位置

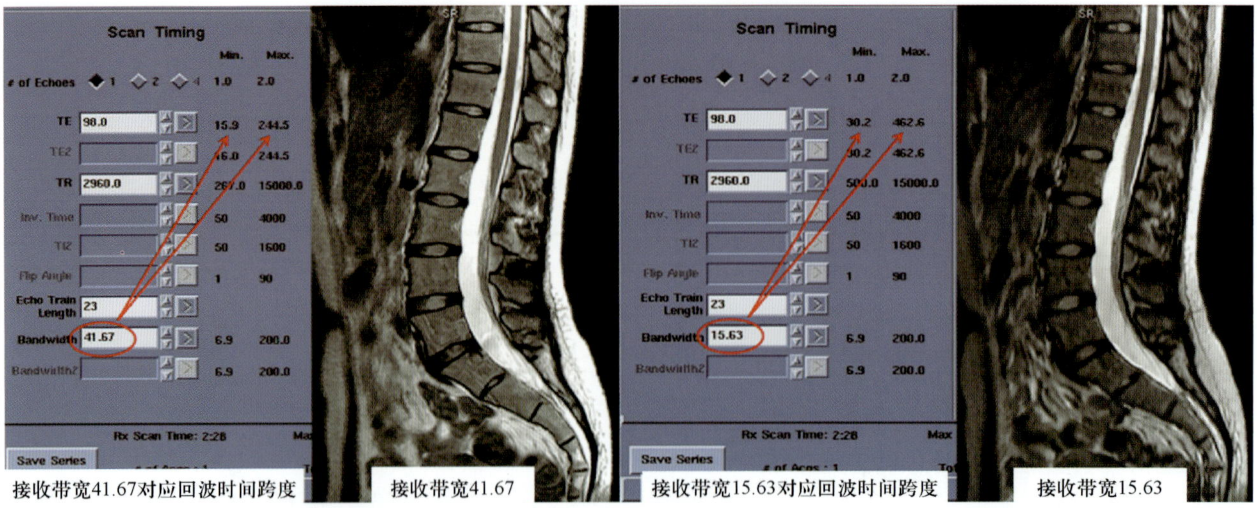

图 8-15 在 FSE 序列中接收带宽的调整对图像的影响。所使用的两个序列回波链等参数相同但接收带宽不同。当把接收带宽从 41.67 kHz 调整为 15.63 kHz 时，相对信噪比显示提高（从 100% 到 163%），但窄的接收带宽时图像模糊且实际信噪比变差，这是因为当接收带宽变窄时 ESP 明显变大，这样在回波链采集过程中不同回波之间存在明显的信号衰减，这是导致 FSE 序列图像模糊的重要原因。另外窄带宽时靠后的回波对应的回波时间过长，因此导致信噪比降低

比而牺牲了图像的对比度。

五、接收带宽与化学位移伪影

水和脂肪中的氢质子因为周围的电子云不同导致其内的氢质子感受的磁感应强度有非常微小的差别，具体地说就是相差约 3.5 ppm。尽管该化学位移会因为温度的变化有些许差别，在此不予更详尽的讨论。这个化学位移导致水和脂肪中的氢质子的进动频率有一定差别，如在 1.5 T 上为 220 Hz，而在 3.0 T 磁共振上为 440 Hz。在磁共振成像过程中通过人为地施加线性梯度场使得处于不同位置的氢质子的进动频率和相位有很小的差别，而在傅里叶变换过程中正是通过这种频率和相位的差别来反映成像体素的空间位置。水和脂肪的进动频率的差别经过傅里叶变换会使处于同一位置的水和脂肪中氢质子被错误定位到不同的位置，这就是通常所说的 I 类化学位移伪影。虽然讨论 I 类化学位移伪影时我们会以水脂交界面作为分析的切入点，但实际成像过程中系统会以水中氢质子的频率作为中心频率进行定位，所以 I 类化学位移伪影从宏观上看其实是脂肪信号的板块式移动。因为脂肪中氢质子的进动频率较水分子中氢质子进动频率慢，因此 I 类化学位移伪影表现为脂肪信号向低频方向整体移位。在一般的 FSE 或梯度回波序列中化学位移伪影出现在频率编码方向，这是因为在这些序列上频率方向的采样是一个连续的过程，而相位编码方向上每条线采集过程中要么水和脂肪的化学位移被聚焦脉冲重聚（FSE 序列），要么每条 K 空间线都是在一个射频激发下重新开始（GRE 序列），所以在相位编码方向上不会出现化学位移伪影。但在 EPI 采集方式中，水脂 I 类化学位移伪影则是出现在相位编码方向而不表现在频率编码方向上。在 FSE 或普通的梯度回波序列中如果知道了读出带宽和频率编码矩阵，就可以计算出 I 类化学位移伪影的像素数和具体移动的距离。对于一个频率编码矩阵为 256，信号接收半带宽为 31.25 kHz 的成像参数，我们可以准确计算出在频率编码方向的位移像素。具体计算方法如下：首先算出单个像素的像素带宽：（31.25 × 1000）/256=244 Hz/pixel，而在 3.0 T 上水脂化学位移是 440 Hz，经计算其化学位移的像素是 440/244=1.8 个像素；如果同样的扫描参数在 1.5 T 上化学位移的像素个数则为 220/244=0.9 个像素。通过这样的计算便不难理解为什么在 3.0 T 上要采用相对比较宽的接收带宽。需要特别强调：在基于 EPI 信号读取的扩散加权成像等序列 I 类化学位移伪影不是出现在频率编码方向而是出现在相位编码方向。这是因为扩散加权成像采用的接收带宽通常为系统允许的最大带宽，这样在频率编码方向化学位移可以忽略不计，而基于 EPI 信号读取方式的扩

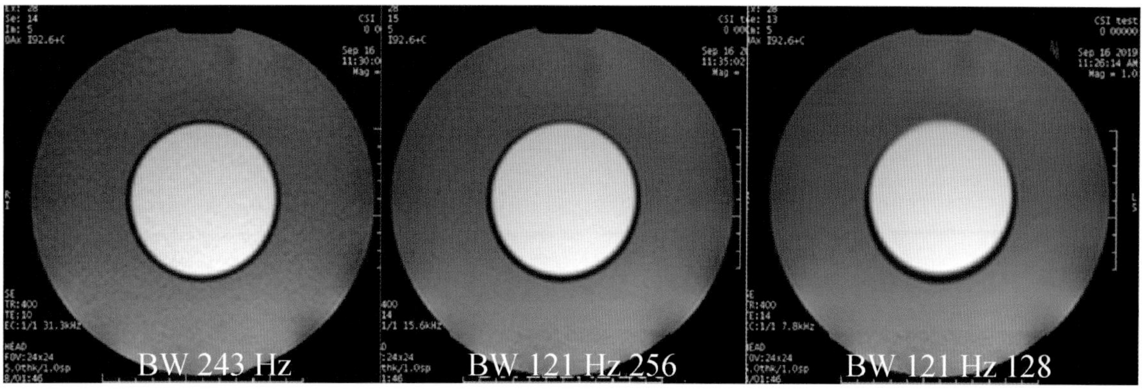

图 8-16　I 类化学位移伪影与接收带宽、矩阵的关系。这里使用的是 1.5 T 磁共振成像设备。当像素带宽为 243 Hz/pixel 时几乎无化学位移伪影出现，而当像素带宽为 121 Hz/pixel 时可见中心高信号的脂肪信号发生位置移动，表现为高信号周边的黑色环在前后方向上前侧变薄而后侧变宽；当采样矩阵从 256 变为 128 时相同的像素移位但移位宽度更大，因为像素变大了

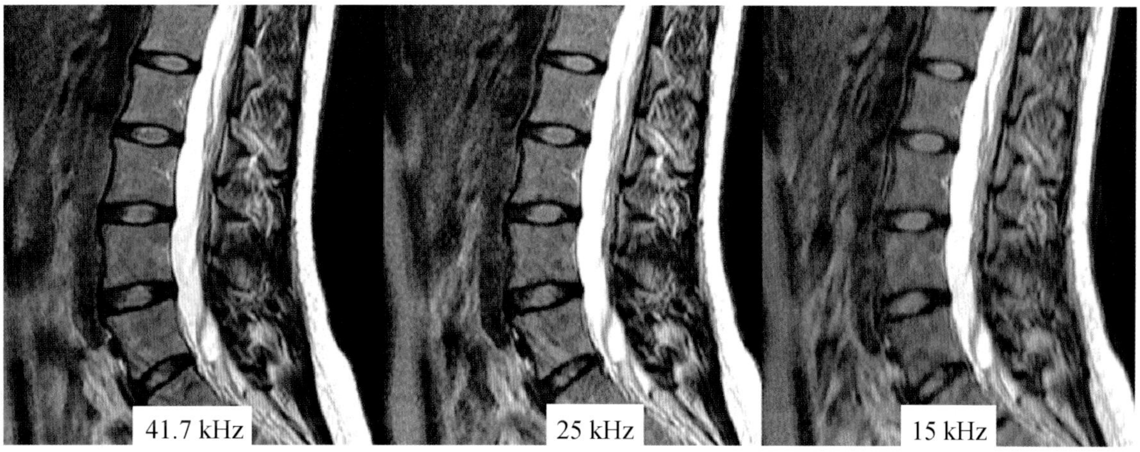

图 8-17　在腰椎 T2 加权成像过程中在椎管后缘和附件之间有一条黑色信号带，当带宽变窄时该黑色信号线变宽，这就是 I 类化学位移伪影

散加权成像，在相位编码上的采样也是一个连续采样的过程，可简单理解为在相位编码方向也存在一个采样频率（有些原理书上称之为伪频率），这个伪频率是多少呢？其实就是 EPI 回波间隔的倒数。前文提及，决定回波间隔的一个重要因素就是接收带宽，在梯度爬升速度允许的范围内接收带宽越宽 ESP 越短，这时对应的相位编码方向上的化学位移就越小。举个例子：如果某系统给出的 ESP 间隔是 0.5 ms，那么对应的相位编码方向的伪频率是 1000/0.5=2000 Hz，如果成像时采用的相位编码矩阵是 128，则对应于每个像素的带宽是 15.63 Hz，那么水脂化学位移是多少个像素呢？在 3.0 T 上是 440/15.63=28 个像素；在 1.5 T 上则是 220/15.63=14 个像素。由此可见，在扩散加权成像中如果不能实现充分的脂肪抑制则在相位编码方向就会出现明显的化学位移伪影。上述分析同样有助于理解磁敏感伪影与接收带宽的关系。虽不能像计算化学位移伪影那样计算出明确的位移像素数，但可以肯定的是对于相同的接收带宽，场强越高其磁敏感伪影越重；而对应于同样磁场强度，接收带宽越宽则磁敏感伪影越不明显。图 8-16、8-17 进一步说明接收带宽与化学位移伪影的关系。

这里仅仅是以接收带宽为例和大家讨论了一下磁共振成像参数设置的重要性。磁共振的参数通常都是一把双刃剑，大家在设定一个参数时要权衡利弊来决定如何取舍，如果对参数的意义只知其一不知其二就会陷入到误区和盲目之中。

（张英魁　黎丽）

参考文献

[1] Hashemi R H, Bradley W G, Lisanti C J. MRI: the basics: The Basics [M]. Lippincott Williams & Wilkins, 2012.

[2] Kneeland J B, Knowles R J, Cahill P T. Magnetic resonance imaging systems: optimization in clinical use [J]. Radiology, 1984, 153 (2): 473.

[3] Baldock C, Lepage M, Bäck S Å J, et al. Dose resolution in radiotherapy polymer gel dosimetry: effect of echo spacing in MRI pulse sequence [J]. Physics in Medicine & Biology, 2001, 46 (2): 449.

[4] Macovski, Albert. Noise in MRI [J]. Magnetic Resonance in Medicine, 1996, 36 (3): 494.

[5] Redpath, T W. Signal-to-noise ratio in MR [J]. British Journal of Radiology, 1998, 71 (847): 704-7.

[6] Fera F, Yongbi MN, van Gelderen P, Frank JA, Mattay VS, Duyn JH. EPI-BOLD fMRI of human motor cortex at 1.5 T and 3.0 T: sensitivity dependence on echo time and acquisition bandwidth. J Magn Reson Imaging. 2004, 19 (1): 19-26.

第九章

磁共振成像扫描相关门控技术

第一节　磁共振成像过程中的心电门控技术

心脏磁共振成像是所有磁共振成像中挑战最大的部位。心脏扫描受双重运动的影响即呼吸运动和心脏自身搏动，这对于患者和扫描者而言都是非常大的挑战。从患者角度来看，患者的屏气能力、心律规整与否等等都会直接影响最终的图像质量并进而影响诊断性能；而对于扫描者而言，能否成功的训练患者屏气的配合度，能否合理的设定各种扫描参数如心电门控变量、成像序列参数以及扫描是否规范化等也往往是影响图像质量的重要的因素。本章节简单总结一下在心脏磁共振扫描中所使用的心电门控的基本概念以及参数设置。

一、心电门控基本概念及分类

本文讨论的心电门控是个广义的概念，泛指在心脏或大血管成像过程中通过与心电信号之间不同的耦合方式而实现的数据采集与心电信号之间的同步化。心脏是一个电学器官，心脏的活动是在心电活动控制之下完成的，这为心电门控技术奠定了成像基础。心电门控中根据数据采集与心电信号的具体耦合方式不同又可以区分为：心电触发模式（cardiac triggering）、心电门控模式（cardiac gating）以及心脏电影模式（cine）。此细分类中的“心电门控”被予以更明确的定义。

1. 心电触发模式：用采集到的触发信号（如R波）来启动或关闭射频脉冲和图像采集。这种采集方式属于典型的前瞻性门控，数据在特定触发波后特定点来采集。在心电触发技术中会涉及触发窗（trigger window）、触发延迟（trigger delay）这样的概念，数据采集在触发延迟（trigger delay）后进行。心电触发技术主要用于双翻转、三翻转、心肌延迟强化等成像。在心电触发模式中，使用者通常通过设定触发延迟时间令数据采集在心脏舒张期进行，这是因为心脏舒张期相对比较长，心肌动度相对较小。当采用心电触发模式时可以人为地设定数据采集的时间点。但需要注意的是在心脏黑血反转恢复序列中，前序施加的黑血准备脉冲和数据采集时刻不在相同的心动时相，而心脏的收缩与舒张活动是一个复杂的三维运动，涉及层面选定时需要考虑层面匹配等问题。这是这些序列成像过程中质控内容的一部分。

图 9-1 展示的采集方式属于心电触发模式，且数据采集通常会选择放在心脏的舒张期进行。这种心电触发模式可以通过选择RR间期的个数从而改变有效TR时间，该有效TR时间既可以改变图像对比度也可以决定允许采集的扫描层数。通常情况下会通过选择触发延迟时间人为地将数据采集控制在舒张期进行，但当患者的心率变化很大时影响最大的是舒张期，收缩期受影响相对较小，此时不妨尝试在收缩期进行数据采集。Inter-Seq Delay 通常选择 Minimum。

2. 心电门控模式：这里的心电门控模式可以

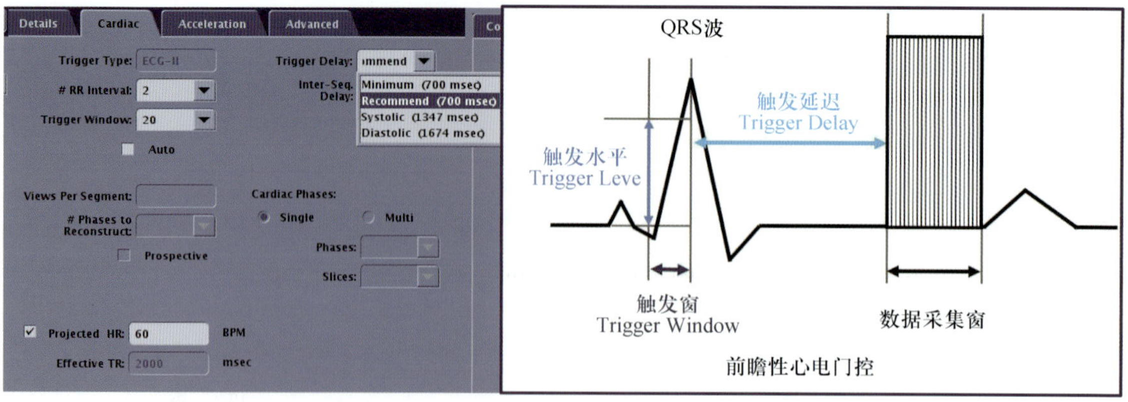

图 9-1 心电触发模式示意图。这里展示的是用于心肌延迟强化、双翻转等心电触发模式界面。这里的数据采集窗会影响总体成像速度，但该采集窗的选择需要充分考虑心脏运动位移大小、图像对比度等因素

理解为狭义的心电门控模式。心电门控模式留出专门的时间窗来探测 QRS 波群，此期间不进行数据采集。当探测到 R 波后系统启动数据采集，射频脉冲以固定的重复时间进行发射。因为在这种心电门控模式数据采集以 R 波作为触发点，而且在这种门控模式对于给定的 VPS 选择，实际可以采集的时相数由心率快慢来决定，所以也把它称为前瞻性门控。但它和心电触发模式一个区别是操作者并不能人为设定触发延迟时间来控制数据采集的时间点。从这个意义上看它和接下来要讨论的心脏电影模式类似。心电门控模式保留了一个 R 波探测窗口（Trigger Window）来探测 R 波，因此它的数据采集不是贯穿于整个心动周期的而是在探测到 R 波后进行采集。这种采集方式可以用于 Fast Card，所采集的图像也是心脏多时相运动图像，当然也可以以电影形式观察，但所观察到的时相不是整个心动周期的。尽管这种模式在心脏采集中不被广泛使用，但在进行心脏电影模式采集时可通过将电影模式切换到心电门控模式来确认 VPS 是否合适。最新的 GE 磁共振平台把心电门控模式标注为“Prospective”，不选择这个“Prospective”就是纯粹的心脏电影模式，而选择了“Prospective”后就切换到了心电门控模式。在老的版本上“Prospective”显示为“Auto”。

如图 9-2 所示，在心脏电影模式即未选择“Prospective”（稍早版本显示为“Auto”）时，可以人为设置重建时相数，同时在门控界面上可以看到“Arrhythmia Rejection Window（心律不齐放弃窗）”。这种门控模式下可以采集到整个心动周期的时相。当选择了“Prospective”后便切换到了“狭义的”心电门控模式，此时重建时相数不能人为设置，而是由心率、VPS 等共同决定，同时“Arrhythmia Rejection Window”变成了“Trigger Window”，在 Trigger Window 内系统不采

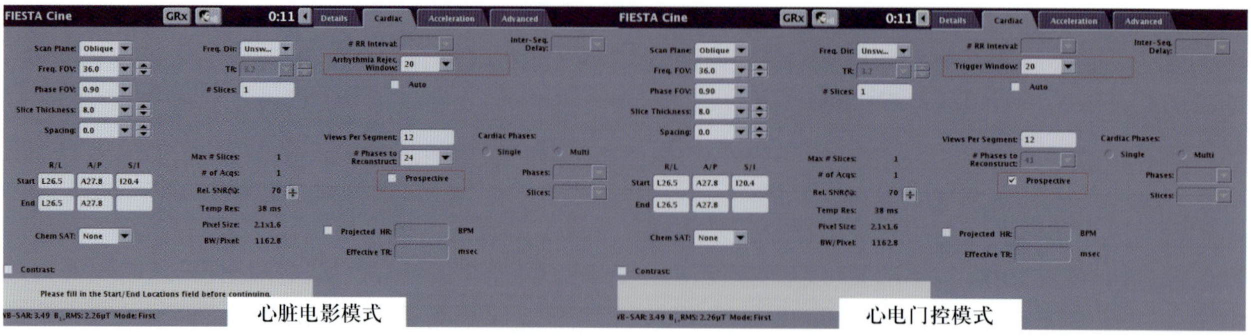

图 9-2 心脏电影模式与狭义心电门控模式的转换。未选择“Prospective”时，界面中显示为心律不齐放弃窗（Arrhythmia Rejection Window）；而当选择为“Prospective”时心律不齐放弃窗（Arrhythmia Rejection Window）切换为触发窗（Trigger Window），该触发窗期间不进行数据采集而是用于探测 R 波。当探测到 R 波后系统会按固定的 TR 重复发射射频激励脉冲而进行数据采集

集 K 空间数据。在狭义的心电门控模式控制下不能采集整个心动周期的时相。在临床实践工作中可以通过这种方式确认心脏电影模式时 VPS 的选择是否合适。因为心脏电影模式的重建时相数是人为设置的，如果患者心率较快，系统便采用 K 空间节段共享技术（View Share）来进行图像重建，但过多的 K 空间共享会导致图像模糊，这一点值得注意。在图 9-2 所示的扫描参数界面中可以发现：在心脏电影模式下操作者人为设置的重建时相是 30，而当切换为心电门控模式时系统显示的时相数是 63，说明针对此受检者的心率而言 VPS 的选择还有一定上调空间。尽管这里把切换为“Prospective”的心电门控模式也称为前瞻性门控，但它和采用心电触发模式的前瞻性门控有重要区别：首先，它不能像心电触发模式那样可以通过设置 RR 间隔数来改变其有效 TR 时间；其次，它也不能人为设置触发时间延迟来决定数据采集的特定时刻。它和下面要讲到的心脏电影模式的唯一区别是在 Trigger Window 时间窗内不进行数据采集，因而它不能显示整个心动周期内的心脏运动情况。

3. 心脏电影模式：这种采集方式属于典型的回顾性门控方式，其数据采集在整个心动周期进行，但系统会记录 QRS 波群。在图像重建时系统会以 QRS 波群中的 R 波作为标志，将距离此 R 波相同时间段的数据用于重建这一特定时相的心脏图像，以此类推就得到一组时相不同的心脏图像，连续播放就是心脏电影成像了（图 9-3）。心脏电影成像使用的都是回顾性门控，回顾性门控能够实现在整个心动周期进行数据采集，因而能够同时观察心脏收缩期、舒张期全时相的图像，通过电影回放可以评价心脏的运动功能并进而评价心脏功能。心脏电影模式的采集序列采用的是亮血序列即真正稳态自由进动序列，在该序列上血液与心肌及瓣膜之间有着良好的对比度，可以用于心肌及瓣膜功能的评估。心脏电影模式中的心律不齐放弃窗以理想状态下心律水平所推测的下一次 QRS 波群应该出现的时间点界定了一个时间范围，在这个时间窗外出现的“QRS”波群被认为是由于心律不齐所致，而这个 QRS 波群所对应的采集数据会被放弃。这个窗的范围越宽，意味着对于心律不齐的管理就越不严格，此时成像的效率高，但也可能因为心律不齐而导致一定的图像模糊等问题；而这个窗的范围越窄，就意味着对于心律不齐的管理越严格，这时可能导致更多的因为心律不齐导致的数据采集被放弃，这会导致实际数据采集时间明显延长。

4. 心电门控方式和心脏电影模式间的相互切换：在 GE 磁共振心电门控界面中，VPS 设定界面的下方会有一个“Auto”选择按钮（最新版本改为“Prospective”），点击“Auto”（最新版本为“Prospective”）后即实现了从心脏电影模式到心电门控方式的转换。心脏电影模式采集的数据是贯穿全心动周期的，为了减少心律不齐所导致的运动伪影大家可以看到“Arrhythmia Rejection Window（心律不齐放弃窗）”。而切换为心电门控后心律不齐放弃窗会变成触发窗“Trigger Window”。在“Trigger Window”内系统不进行数据采集，所以采用这个心电门控模式无法实现整个心动周期时相的采集。

二、门控类型及选择建议

可以分为常规心电门控、向量心电门控及指

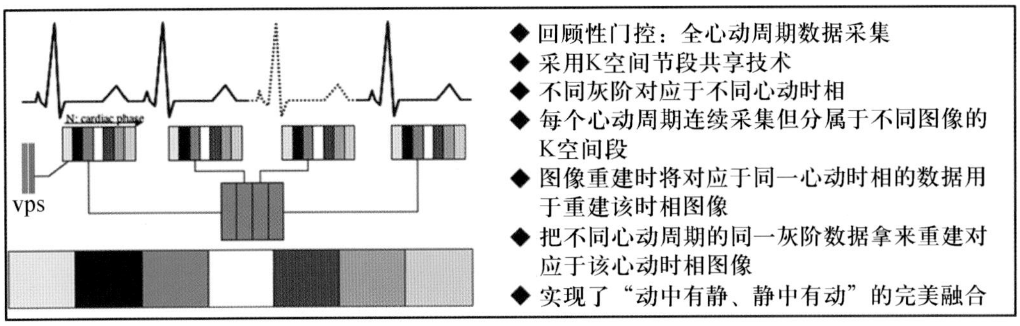

图 9-3 心脏电影模式时的 K 空间线采集方式。这里展示的是多时相电影采集技术示意图。这里采用的是节段性 K 空间采集技术，每个 RR 间期所采集的 K 空间数目（每条 K 空间线有时也叫一个 View）称为 VPS

脉门控（图 9-4）。在这几种类型的门控中，向量心电门控相对比较稳定、抗干扰能力强。常规心电门控在患者进入磁体腔内容易受磁场、射频场、梯度场等干扰。采用常规心电门控或向量心电门控时尽可能采用碳素电极并注意电极片的贴法。另外，必要时需对受检者皮肤进行适当的清洁处理。指脉门控相对操作简单，但它采用的不是心动周期的生物电信号而是心脏收缩、舒张过程中手指端动脉的机械性搏动。老年人由于可能存在动脉硬化等改变，脉压差可能变小，这可能会影响到指脉门控的敏感性。患者手部的运动也会严重干扰指脉门控的准确性。另外，由于从心电信号产生到指脉搏动之间会存在着时间差，这也可能导致在某些扫描时会存在时相误差从而导致伪影的产生。比如在那些怀疑大血管病变如夹层动脉瘤的患者扫描时强烈建议采用心电门控而不是指脉门控，后者可能导致明显的湍流伪影并影响诊断的准确性，如图 9-5 所示。在心脏大血管成像过程中心电门控的选择和电极片以及指脉探测装置的正确放置是获得优异图像质量的前提和基础。

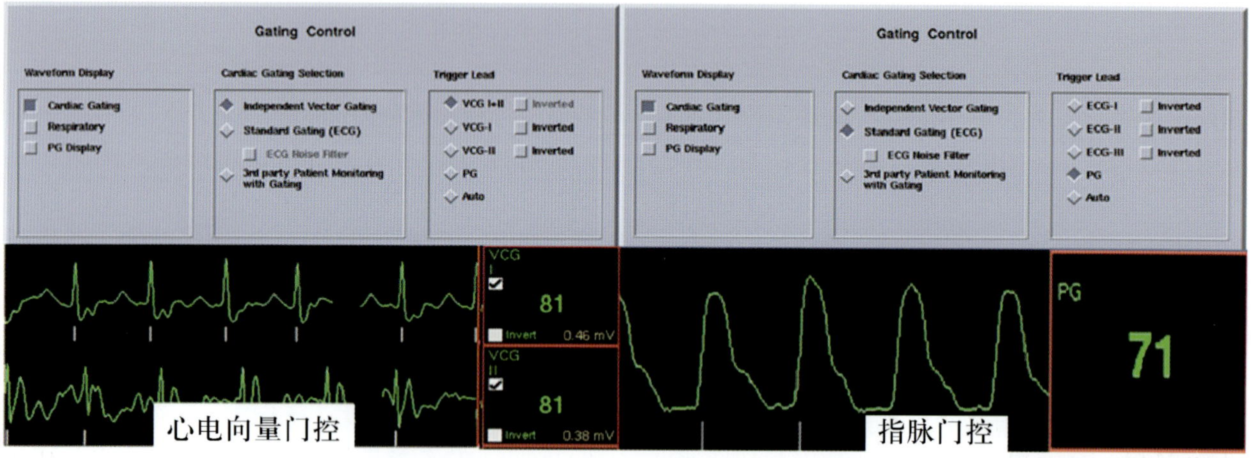

图 9-4 心脏大血管扫描中不同的心电门控方式选择。向量心电门控直接利用心脏生物电活动信号进行数据采集控制。指脉门控则利用指端血管的机械搏动来控制数据采集，它和心脏大血管的运动有一定的时间延迟，可能会导致图像模糊

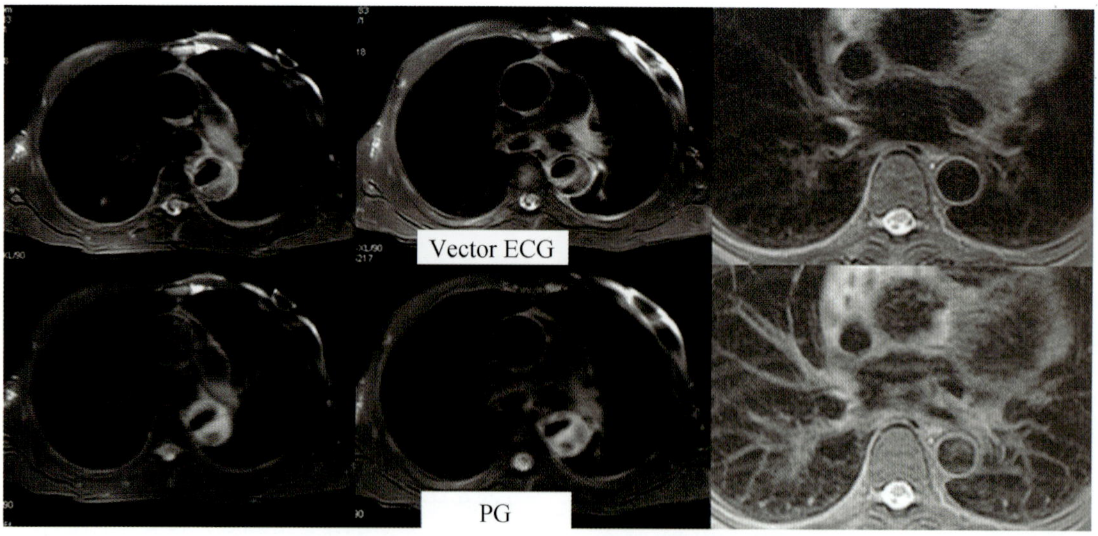

图 9-5 采用不同门控方式对图像质量的影响。上排图像是采用向量心电门控技术采集的黑血成像，而下排图像是采用指脉门控采集的黑血成像。因为指脉门控时所探测到的指脉搏动和心脏收缩舒张之间存在一定的时间差，这导致黑血采集时发生错误。对比上下两排图像可以发现向量心电门控采集的黑血成像图像心肌和血管壁显示更清晰，血流信号更黑，而在指脉门控时则图像比较模糊，且可见血液信号抑制不彻底

三、心电门控常用参数基本概念与实战应用

通常，可以把心脏理解为一个电学器官，即心脏的收缩、舒张活动完全是由心脏的电生理活动来控制的。其实这也是能够利用心电门控进行数据采集的基础。在使用心电门控的过程中，门控界面中相关参数的意义和合理设置会对所获得的图像质量产生重要影响，学习和理解这些参数是用好心电门控的基础。

1. VPS 基本概念及其选择：VPS 即 Views Per Segment，是指在每个心动周期内针对一个心动时相所采集的 K 空间线的数目。心脏电影成像采用的是节段式 K 空间采集技术，但是受心率限制其实在每个心动周期内针对其中一个时相所能采集的 K 空间线数目是有限制的。如果心率过快而 VPS 过长时每个心动周期无法采集更多时相的数据，而在心脏电影成像默认的重建时相数是可以人为规定的。举个例子：假设我们默认的时相数是 20 个时相，而当我们切换为前瞻性心电门控时发现当前心率情况下在现有 VPS 下只能采集 15 个时相，这就提示 VPS 过长了。尽管在心脏电影成像模式图像重建过程中系统会人为进行插值处理，这也就是通常所说的 K 空间共享（view share）。但过多的插值会导致图像模糊。如何理解 VPS 这个参数变量呢？可以把它类比成 FSE 信号采集中的回波链。在 FSE 序列的质控因素中我们曾反复强调回波链的长度问题，而在心脏电影成像中，同样 VPS 也是一个非常值得关注的参数。对于真正稳态自由进动序列 Fiesta 等用于心脏电影成像的序列而言，在进行心脏电影采集时系统会选择极限短的 TR、TE，这里需要引入一个时间分辨率的概念帮大家理解 VPS 这个参数。因为在梯度回波序列中每一条 K 空间线都需要一个单独的射频激励脉冲，这就是说 VPS 选择多少就需要多少个射频激励，用系统所显示的最短 TR 与 VPS 相乘便可以计算出采集这个 VPS 的时间跨度，这个乘积所对应的时间就是心脏电影成像时真正的时间分辨率。比如系统显示的最短 TR 是 4 ms，VPS 是 16，那么这个时间跨度就是 64 ms。显然这个乘积越大就意味着我们采集 VPS 需要花的时间越长。从本质上讲，门控技术的本质就是在绝对运动中寻求相对静止。在 VPS 对应的时间内的位移有多大？这显然需要考虑到这个时间跨度有多长。特别是在进行心脏电影采集时可能会存在着心率的变化，这就对 VPS 对应的时间窗有更高的要求。VPS 的选择也是一把双刃剑，选得短那么完成电影采集需要花费的时间就长，而选得长就有可能导致图像的模糊，同时 VPS 选的过长也在客观上需要更多的插值或共享来确保重建出人为输入的重建时相（这个也被称为表观时间分辨率），显然过多的 K 空间插值也会导致不同程度的失真和模糊。在选择 VPS 时不妨切换到前瞻性门控去验证一下，这样可以帮助确认对于当前患者的心率所选择的 VPS 是否合理。VPS 这个参数除了用于心脏电影成像外，也会用于其他成像如冠脉成像、门控 TOF MRA 等，此时的 VPS 选择如果过大同样会导致图像模糊，这里可以再一次看到磁共振成像过程中时间分辨率与空间分辨率之间的既对立又统一的关系，而真正起平衡作用的是操作者对每个参数的准确理解和把握。讲到这里大家也许就会理解在进行心脏电影成像时为什么会尽可能地缩短 TR 了吧？如何让 TR 更短？这也是一个值得深入思考的问题，关于这个问题的答案前面的章节已经讨论过，在此不再赘述。

2. 心率影响：在心脏磁共振成像过程中无论采用的是前瞻性门控还是回顾性门控，从根本上讲都是旨在在绝对运动中寻求相对静止。理论上与 R 波距离相同的时间段心脏应该处于相同的运动时相，但这是在心率稳定不变的前提上才成立的。如果在心脏电影扫描时心率在不断变化，那就意味着每个心动周期的时间也在变，从而导致与 R 波距离相同的时间点的心脏运动并非在同一时相，这时就意味着无法在绝对运动中找到真正的相对静止。因此即便是离 R 波相同时间的 K 空间数据代表的却是不同的运动时相，这是导致心脏电影图像模糊的原因。事实上在进行心脏电影成像时心率的快慢和规整与否是决定图像质量的重要因素。对于那些心律不齐的患者应在临床医师的指导下适当地调整心率，这是确保优异心脏电影图像的基础。

3. R-R 间期设定：在采用心电触发模式时 R-R 间期的设定一定要根据临床目的和患者的心率状态灵活调整。当进行双反转序列扫描时，操

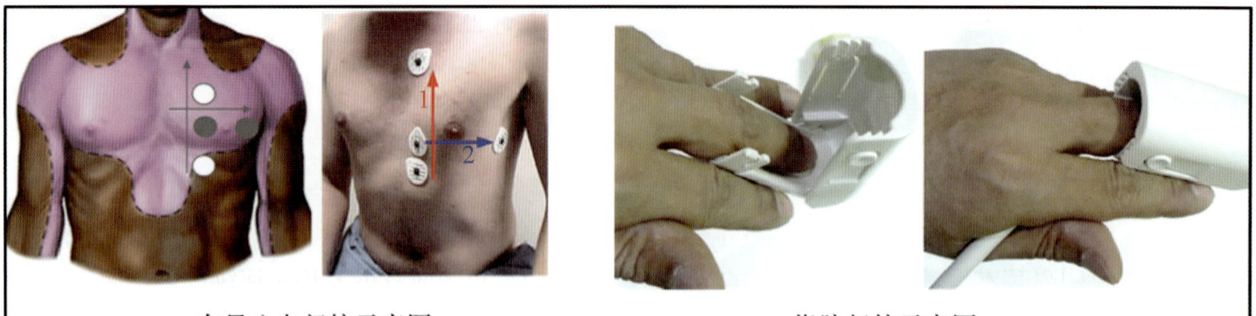

图 9-6 向量心电门控和指脉门控安置示意图。相比于常规心电门控而言，向量心电门控安置简单且扫描过程中受射频脉冲等干扰更小

作者可以根据所欲获取的对比度权重而设定 R-R 间期数。如果要获取 T1 权重就应该把 R-R 间期设为 1，同时选择最短 TE，此时序列的回波链也不宜过长，这样就能获取比较满意的 T1 权重对比的图像；而如果想要获取 T2 权重对比的图像的话，操作者就应该采用至少 2 个 R-R 间期，并同时采用相对长的 TE 时间和相对长的回波链长度。在有些序列如心肌延迟强化中，为了确保心肌反转后有足够的弛豫时间一般都建议采用 2 个 R-R 间期。如果患者心率过快，还需要采用更多的 R-R 间期，这样才能确保延迟强化的病变心肌和背景组织之间的对比度最大化。R-R 间期是只有在非电影成像的前瞻性门控技术中才能选择的一个参数。

4. 相关质控因素：在使用心电门控进行扫描时除了上述参数需要特别理解和关注外，心电门控的连接也是影响门控质量的一个重要因素。向量心电门控（VCG）的电极片贴法相对简单一些，两个白柱连线和两个黑柱连线呈“丁”字形，如图所示。向量心电门控信号相对更稳定，扫描过程中不会受射频或梯度干扰而形成杂波，这较传统的心电门控（ECG）信号具有更明显的优势。电极片贴完后强烈建议大家用医用胶布固定到皮肤上，这样可以避免因为电极片等松动而影响到最后的扫描流程和结果。另外，粘贴电极片时切勿粘贴在肋骨上。

在心脏磁共振成像过程中，合理设定门控参数是质量控制和质量保证的一个重要部分，而理解心电门控中的基本概念是实现质控的前提和基础。由于心脏扫描中不同序列的临床目的不同，因此采用的心电门控类型也不同。在门控参数的选择中，操作者要充分结合患者的具体情况进行具体分析。另外，心电门控有时也可能用于非心脏扫描，如下肢非对比剂增强血管成像等，尽管周围血管（动脉）随着心脏收缩、舒张会有不同的流空效应，但要注意的是这些血管与心脏会有一定的距离，故相比于心脏而言其收缩期和舒张期都会有一定的延迟。因此，此时的收缩期、舒张期的延迟时间需要进行快速的扫描观察予以设定。本文旨在帮助读者澄清一些基本概念，读者可以根据自己的实践在临床工作中摸索自己的经验。

（黎丽　陈琳　张英魁）

第二节　磁共振成像过程中的呼吸门控技术

当进行胸腹部扫描时，大家会面临一个无法避免的运动问题就是呼吸运动。如何克服呼吸运动所带来的运动伪影是进行胸腹部扫描首先要考虑的问题。对于呼吸运动这种宏观运动而言，大家无法像液体流动那样通过流动补偿来消除流动伪影，这是因为呼吸运动不仅会导致数据采集过程中相位信息的错误，同时还会导致不同 K 空间采集过程中胸壁这类宏观物体的初始位置不同。这个初始位置不同所造成的 K 空间采集过程中的信号搏动无法通过梯度补偿来消除。因此，对于呼吸运动这类的运动伪影必须考虑如何消除数据采集过程中初始位置不同所带来的挑战。屏气扫描是解决方案之一，但由于受屏气时间长短的限制屏气扫描通常主要用于T1加权对比成像。虽然也有人采用屏气扫描实现T2对比扫描，但这种扫描通常以牺牲信噪比和对比度为代价，而且采用屏气扫描实现T2加权对比也很难实现高分辨率扫描，因此迫切需要探索一个更合理的解决方案，而呼吸门控技术恰恰是解决呼吸运动成像伪影的首选方法。

一、呼吸门控的基本概念与分类

1. 什么是呼吸门控？如果能够站在哲学的高度来理解呼吸门控问题就能更科学地理解呼吸门控的本质。呼吸门控用一句话概括就是：在绝对运动中寻求相对静止。呼吸是一种生理运动，是周而复始的，是绝对的；但呼吸运动通常也具有一定的规律性、周期性。呼吸门控技术正是利用其规律性、周期性寻求在每个呼吸时相的相同时刻进行数据采集，然后在图像重建时把同一时相采集的数据组合成一幅图像，这样就实现了绝对运动与相对静止的完美统一。那么如何实现在绝对运动中寻求相对静止呢？

2. 呼吸门控的分类

（1）从数据采集角度可以分为：前瞻性门控和回顾性门控。前瞻性门控技术也就是实际扫描过程中广泛使用的呼吸触发技术，所谓“前瞻”是因为在采用这种呼吸门控技术时，数据采集是在探测到最大吸气时相后的某个特定时间点进行的，稍后会进行深入讨论。前瞻性门控也叫呼吸触发技术，临床工作中所进行的呼吸门控T2加权成像的门控技术就属于这一类。回顾性门控也叫呼吸补偿，理论上可以用于T1加权对比成像，但事实上受呼吸频率、扫描时间等限制其结果往往并不理想，因此呼吸补偿技术不像呼吸触发技术那样被广泛应用。所谓“回顾”是因为在使用这种门控技术时数据采集是连续的，但系统会记录最大吸气时相（R波），数据重建时以此R波作为参照，把时相相同的数据组合成一幅图像。一般提到呼吸门控技术通常是指呼吸触发技术而不是呼吸补偿技术。T1加权对比图像为什么不适合采用前瞻性门控技术呢？这是因为通常的呼吸频率所决定的一个呼吸周期在几秒钟，即便只选择一个呼吸周期对于T1加权成像而言其TR也远远超出合理范围。

（2）从实现呼吸门控的手段角度又可以分为：借助一定装置如波纹管等实现的呼吸触发或通过内源性标记实现的导航回波法。本节将重点介绍在使用呼吸触发技术时几个常见的问题。

二、正确理解呼吸门控相关的几个参数和调整原则

尽管不同厂家呼吸门控的调整界面或所用术语有一定差别，但其呼吸门控的原理是相近的。作为使用者必须要理解呼吸门控中每个变量的调整原则以及它们对图像的影响。这里以GE磁共振为例简单予以说明（图9-7）。

1. 呼吸间期数（resp intervals）：这个参数的

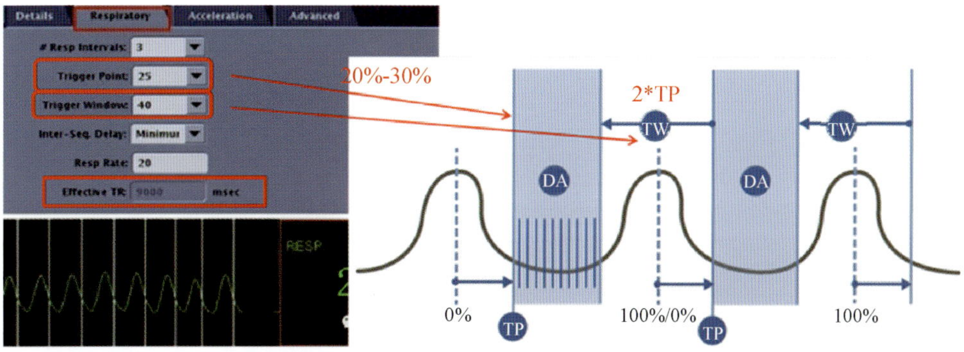

呼吸门控参数窗口　　呼吸门控概念示意图

图9-7　呼吸门控窗口和几个重要调控参数。呼吸门控旨在在绝对运动中寻求相对静止。前瞻性呼吸门控会把数据采集放在呼吸末期这段相对平稳的时间段进行。呼吸门控中这个数据采集时间段由参数设置界面中的“Trigger Point”和“Trigger Window”共同决定，这个数据采集时间也称为可以利用的成像时间（Available Imaging Time，AIT），也会决定允许采集的最大扫描层数

设置会决定在一个呼吸门控序列中所允许采集的最大层数，同时也对图像的对比度会产生影响。采用几个呼吸间期直接取决于患者的呼吸频率。对于呼吸缓慢者可能采用一个呼吸间期即可满足临床采集层数的需求，而对于呼吸较快者则需要采用两个或三个呼吸间期数。呼吸间期数的多少直接影响有效 TR 的长短，因而在一定程度上也会影响图像的对比度和信噪比。

2. 如何调整呼吸间期数？在使用呼吸触发技术时，呼吸间期数不仅决定有效 TR 的长短，同时也决定该序列一次采集内能够采集的最大层数，如图 9-8 所示。当呼吸频率不同时，相同的呼吸间期数所能允许的最大采集层数是不同的。所以当呼吸过快或过慢时，操作者需要合理设定呼吸间期数以满足实际的临床需要。在这里要特别强调的是在进行呼吸触发的 T2 加权像采集时，如果呼吸过快该如何调整参数以满足最大采集层数需要呢？合理的解决方法是适当增加呼吸间期数以获得更长的有效 TR 时间，从而使最大采集层数能够满足临床需要。但在实际工作中有些操作人员在这种情况下却是通过减少 FSE 序列的回波链长度从而实现在该呼吸间期数下的最大采集层数来满足临床需要，这是非常不可取的。大家一定要深刻理解并牢记：在 FSE 序列，回波链长度是实现 T2 对比权重的支撑点，也是灵魂，降低回波链长度实际上就是在降低 T2 对比权重，因为这时能获取的最大 TE 降低了，优异的 T2 权重对比是通过最佳的最短 TE 和最长 TE 相互制约而实现的。

3. 触发点（trigger Point）：呼吸触发序列采用的是前瞻性门控原理。当系统探测到吸气最大程度点时记录为一个呼吸触发波（respiratory trigger），但事实上此时腹部处于运动幅度相对比较大的区间。为了获得运动伪影更小的图像通常会设定一个触发点（trigger point），这个点由界面中的“trigger point”的百分比决定。譬如，如果患者的呼吸频率为每分钟 15 次，那么每个呼吸周期是 4 秒（相当于 4000 毫秒），如果设定的“trigger point”为 20%，那么 trigger point 就落在探测到 trigger 信号后的 800 毫秒。

4. 触发窗（trigger window）：这个时间窗口是预留出来用以探测下一个触发波的。这里要注意在使用呼吸触发技术时，在一个呼吸周期内（或几个呼吸周期内）需要扣除 trigger point、trigger window 这些时间，剩下的时间才是真正能够用于数据采集的，这部分能用于数据采集的时间也称为可以利用的成像时间（available imaging time，AIT）。只有很好地理解呼吸门控中每个参数的意义才能根据患者的呼吸状况灵活地调整这些参数以达到满足临床需求的目的。这里通过这个界面来讲解如何根据呼吸频率来调整呼吸间期数，从而确保扫描层数与扫描时间的最佳匹配。从参数设置方面考虑，为了确保 T2 加权像更优异的对比度，成像过程中要采用足够长的有效 TR 时间来完成整个扫描层数的采集。操作人员要灵活调整呼吸间期数以确保在获得的有效 TR 时间内完成相应层数的采集。这里需要强调大家不要盲目地通过降低回波链的方法来满足层数需求。因为降低回波链长度会降低信号采集的最大 TE 时间，这样会降低图像的 T2 对比度。正如笔者在 FSE 序列介绍中反复强调不能一味采用更长的回波链长度来提升扫描速度，在利用呼吸触发技术时也不能一味降低回波链长度来满足扫描层数需求。回波链长度必须控制在一个合理的范围

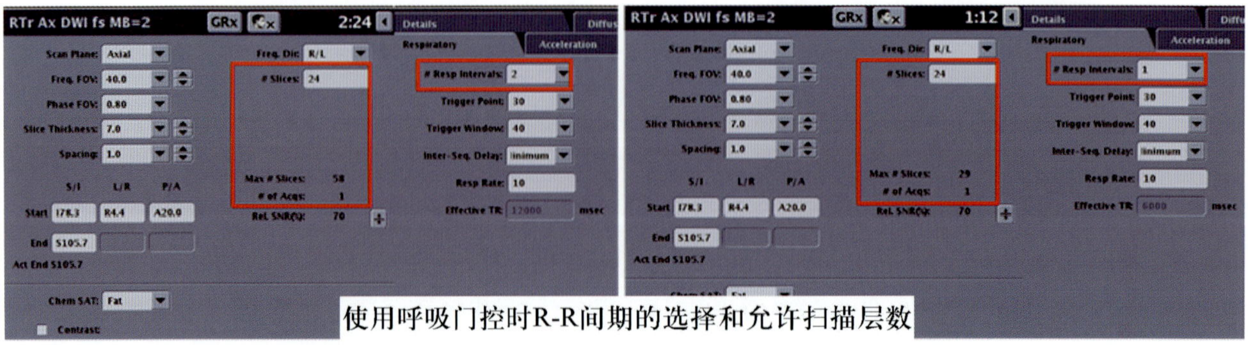

图 9-8　用呼吸门控时呼吸频率和 R-R 间期的选择共同决定一次采集所能允许的最大采集层数。在使用呼吸门控时尽量根据呼吸频率调整 R-R 间期数来调整扫描层数，而不要盲目地减少回波链长度来适应层数

内才能确保获得更理想的T2加权对比度。另一方面，也要注意如果患者的呼吸频率很慢也可能导致所设定的有效TR时间远远大于扫描层数的需求，这意味着会有过多的冗余时间被浪费了，这种情况下也可以减少呼吸间期数以确保更高的扫描效率。

在上腹部扫描过程中，呼吸门控的使用和参数调整是质量控制和质量保证的一个重要的组成部分。正确使用呼吸门控的前提是充分理解呼吸门控的工作模式和参数意义。这就要求操作人员在扫描前摆位时一定要注意使门控波纹管保持一定的松紧度。如果绑得过松，则不利于探测呼吸运动，所以在固定呼吸门控波纹管时首先要明确呼吸时动度最大的区域。在波纹管旁最好放置一隔离垫，避免该波纹管因为受压而不能敏感探测呼吸变化。此外，要充分理解呼吸门控参数的设定原则，本节已反复强调了呼吸间期数与扫描采集层数之间的匹配和调整原则。操作者需充分理解触发点（trigger point）、触发窗（trigger window）等参数，因为设定不同的触发点（trigger point）、触发窗（trigger window）会决定着不同的数据采集窗。数据采集窗也被称为可以利用的成像时间（available imaging time，AIT），它决定了在选择的呼吸间期数内可以采集的最大层数。实际工作中切不可通过随意缩短触发点（trigger point）和触发窗（trigger window）的百分比以达到满足层面需求的目的。触发点（trigger point）的作用是将数据采集放在动度相对小的呼吸时间段内，如果把这个值设定的过低，意味着在吸气刚刚结束就开始采集数据，而此时刚好是呼气动度比较大的时间段。触发窗（trigger window）是决定停止数据采集来探测下一个吸气R波的时间窗。如果触发窗过窄就可能无法捕捉下一个吸气时相的R波。这就会导致在下一次吸气开始时仍在进行采集数据，不仅会带来更严重的伪影，也会导致扫描时间的延长。因此，当操作者遇到选定的呼吸间期数不能满足采集层数时，应尽可能地通过调整呼吸间期数来满足层数需求而不是盲目地降低trigger point和trigger window所占的百分比。

（李金锋　王永昊　张英魁）

参考文献

[1] Lanzer P，Barta C，Botvinick E H，et al. ECG-synchronized cardiac MR imaging：method and evaluation［J］. Radiology，1985，155（3）：681-6.

[2] Glover G H，Pelc N J. A rapid-gated cine MRI technique［J］. Magnetic resonance annual，1988，1988：299-333.

[3] Chia J M，Fischer S E，Wickline S A，et al. Performance of QRS detection for cardiac magnetic resonance imaging with a novel vectorcardiographic triggering method［J］. Journal of Magnetic Resonance Imaging，2015，12（5）：678-688.

[4] Niendorf T，Winter L，Frauenrath T. Electrocardiogram in an MRI environment：clinical needs，practical considerations，safety implications，technical solutions and future directions［M］. Advances in electrocardiograms-methods and analysis. InTech，2012：309-324.

[5] Ehman RL，McNamara MT，Pallack M，Hricak H，Higgins CB. Magnetic resonance imaging with respiratory gating：techniques and advantages. AJR Am J Roentgenol. 1984，143（6）：1175-82.

[6] Lewis C E，Prato F S，Drost D J，et al. Comparison of respiratory triggering and gating techniques for the removal of respiratory artifacts in MR imaging［J］. Radiology，1986，160（3）：803-810.

第十章

磁共振成像常见伪影与解读

第一节　磁共振成像伪影概述

在磁共振成像过程中伪影可能是困扰磁共振使用者最常见的一个问题。对伪影的认识和理解也是影像解读中的重要基本功之一。事实上，很多时候对于伪影的理解需要掌握足够的成像原理知识。之所以要学习磁共振成像过程中伪影形成的机制和原理，一方面是为了能够尽可能更好地从根本上克服这些伪影，另一方面对于某些成像条件下出现的伪影也会有更加理性的认识。当然，深入地理解磁共振成像伪影的产生机制也能做到在判读图像中去伪存真，否则有可能因为伪影的存在而影响最后的诊断。

一、伪影的基本概念及其分类

伪影顾名思义就是“假的影”。英文当中伪影一词写作“artifact”，其中“fact”在英文词根中有“做”的意思，而“art”表示“人为的，非天然的”，所以伪影也可以理解为“人为因素导致的产物”。就这个角度而言，伪影首先表现为“一种影”，它可以出现在成像的视野中，但这种“影”不是成像组织本身的客观反映。伪影的存在对于正常影像而言是一种混淆，它可以影响正常影像的观察与解读，也可能因为主观上不能准确识别它而被误读为某种错误的信息。识别伪影是日常磁共振工作中很重要的一部分，同时也是考验诊断能力的一部分。但作为一名优秀的磁共振工作者，仅仅识别伪影似乎还远远不够，如何更深入地理解伪影产生的机制和用什么样的扫描策略最大限度地去除伪影也是考验磁共振使用者能力的一个重要标准。理解伪影首先需要了解伪影的基本分类。

伪影的宏观分类：从宏观上看伪影可以分为设备相关的伪影、患者相关的伪影、环境相关的伪影和操作相关的伪影。区分这几大类伪影是认识和解决伪影的第一步，也是至关重要的一步。

（1）设备相关的伪影：由设备硬件或设备的物理属性所导致的伪影。设备硬件所引起的伪影主要是由设备的某些部件出现故障而导致的伪影。射频系统、梯度系统以及磁体系统或信号传输系统等硬件出现问题均可以产生各种各样的伪影。作为使用者不一定能区分是何类硬件故障所导致的伪影，但至少要能初步识别是不是硬件相关的伪影。一般设备相关的伪影经常表现为图像变形、明显的噪声或者图像中出现各种明显的干扰信息。这类伪影在出现时通常会有某些报错信息，而且硬件相关伪影出现日趋频繁，直至设备无法扫描。设备相关的伪影有时也可能不是设备硬件故障导致的而是由设备的某些特性导致的。如 3.0 T 磁共振成像系统因为场强更高，射频脉冲电磁波的波长也就更短，这会导致一系列相关的伪影，如电介质伪影、趋肤效应伪影（如腹水时中心部位较暗）以及因为明显的磁化率差距所导致的图像变形等（图 10-1）。了解这些由设备

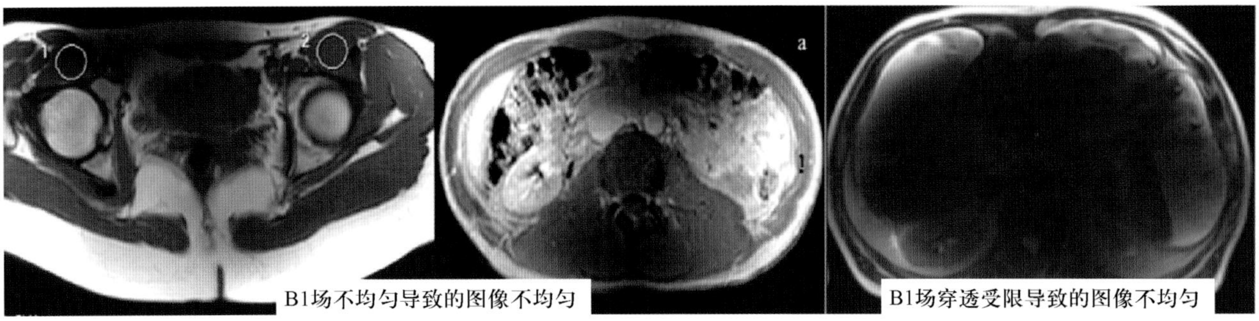

图 10-1　射频场不均匀或穿透深度受限导致的图像伪影。在高场如 3.0 T 磁共振因为射频波长变短（人体内实际波长约为 26 cm），加之其频率较高更可能出现这种射频场不均匀所导致的 Shading 伪影和中心明显变暗等图像信号不均匀的情况。当有腹水时射频脉冲穿透力会更加受限

决定的某种特性而导致的伪影需要了解更多的相关学科知识，这样才能更好地理解和掌握这些伪影。理解这种和设备属性相关的伪影对于指导日常扫描工作以及制定更合理的扫描策略都很重要。譬如在 3.0 T 设备上如果患者有较多腹水时，扫描过程中就很容易因为趋肤效应而导致图像中心明显变暗，这是因为 3.0 T 磁共振设备射频脉冲的频率更高，该电磁波与人体相互作用会产生类似的交变电流，存在腹水等渗出液时因其内离子浓度更高导电性更好，从而导致交变电流发生较明显的趋肤效应而不能到达身体深部。这种效应在场强低的设备就不明显。3.0 T 成像设备上不同组织之间的磁化率差距较 1.5 T 设备更大，因此 3.0 T 也具有更明显的磁敏感伪影以及因为磁敏感效应而导致的扩散加权图像上更明显的几何形变。如 3.0 T 成像设备上的乳腺扩散成像就更容易产生几何形变，3.0 T 成像设备在心脏电影等扫描时也更容易受磁敏感效应影响而产生较明显的磁敏感伪影，这种伪影可以表现为区域性的信号丢失。特别强调的是在谈及设备相关伪影时不只是设备硬件故障所导致的伪影，因为设备特性改变而带来的伪影更需要理解和掌握。

（2）患者相关的伪影：顾名思义就是因为患者原因所导致的伪影。譬如，患者的不自主运动所导致的运动伪影；患者因为心律不齐或呼吸不规律导致相应门控效果差而导致的周期性运动伪影；患者的义齿、各种金属植入物或服用某些含金属成分药物等所引起的磁场不均匀而导致的明显的金属伪影或图像几何形变等。虽然可以从宏观上把伪影分为设备相关、患者相关以及扫描相关等不同种类，但这些导致伪影的因素可能相互交织在一起。患者如果伴有大量的腹水或胸腔积液时，在高场强成像设备扫描时可能会导致明显的趋肤效应，图像中心部可能因为射频穿透深度不够而表现为明显的信号变低。这种伪影就既可以归因于患者原因导致的伪影，也可以归因于设备原因导致的伪影。临床上针对这类伪影也可以有两种不同的处理方式：从患者角度考虑可以建议患者进行腹水或胸腔积液穿刺抽吸后进行磁共振检查，这样就可以明显的改善图像质量；同时，也可以建议患者在场强相对低一些的设备上进行相应检查，其图像质量也可以有所改善。

（3）环境相关的伪影：磁共振成像过程中任何原因导致的主磁场均匀度受到破坏或射频场均匀度受到干扰等都会严重影响成像设备的性能从而导致明显的伪影。主磁场的均匀度对于磁共振图像质量而言具有重要的影响，任何原因导致主磁场均匀度受到破坏都会导致化学位移法脂肪抑制或波谱成像出现问题。为了确保主磁场均匀度的稳定性，对磁体周围的磁屏蔽要求极为严格。但如果磁体间紧邻停车场或某些其他大型金属设备都可能会破坏主磁场的均匀度。个别情况下如果在设备安装匀场过程中某处存在着某种金属设备，此时匀场就会校正由于该金属设备对磁场均匀度的干扰，当安装完毕后该金属设备被移走时，主磁场均匀度就会因为矫枉过正而出现磁场强度不均匀。如果某台磁共振成像设备总是存在着某固定处的脂肪抑制问题，就需要考虑有无其他干扰因素存在。用于磁共振成像的能量来源是射频脉冲，该射频脉冲的工作频率刚好在无线电发射频率范围内。任何原因导致磁体间的屏蔽出现问题都可能导致射频干扰，图像出现明显的伪

影。如果两台磁场强度相同的磁共振成像设备相隔很近，这种射频干扰的概率就更大，扫描过程中一定要紧关各自的磁体间门，否则很容易出现射频干扰伪影（图 10-2）。

（4）扫描相关的伪影：在所有伪影中，这一类伪影最值得深入学习和思考。扫描相关的伪影包括因为操作不当、参数设置不合理、患者准备不充分或者操作细节不到位等所导致的一类伪影。当然，很多其他因素相关的伪影也和扫描因素相关：操作者能否在扫描之前进行充分准备，如嘱咐去掉义齿等金属物品；操作中能否够严格遵循操作规程，如紧关磁体间门，以及是否注意有无其他环境因素干扰等也与扫描相关。本章节在讨论扫描相关的伪影时主要围绕着操作不当、参数设置不合理等因素。要想克服扫描相关的伪影就需要操作者能更好地理解操作中每个步骤的实际意义，每个参数对图像的影响等。

二、关于伪影的哲学思考

在磁共振成像过程中伪影是一个最容易被大家讨论的话题，也是一个特别容易被主观放大的问题。磁共振成像是基于 K 空间数据的傅里叶变换，而傅里叶 K 空间数据采样过程中涉及信号激发、空间编码、信号接收等诸多环节，任何一个环节出现问题都可能演变成最后图像中的伪影。另一方面必须再一次强调：最后形成的 MR 图像是由 K 空间数据经过反傅里叶变换而得到的，但是 K 空间数据和最后形成的图像之间不存在空间位置上的对应关系。K 空间中每一个点的数据都会对整个图像产生影响，这其实也构成了磁共振成像过程中伪影的一个特点。任何原因导致 K 空间数据出现不应有的起伏或者 K 空间数据信号强度的波动，都可能表现为图像中的某种伪影。譬如头部扫描中患者可能在某一个瞬间动了，但这个瞬间的运动可能会造成整个图像的运动伪影。因为 K 空间数据的起伏会转变为最后图像中的伪影；梯度涡流等会导致 K 空间数据中某些区域出现高信号点，而这个高信号点可以导致最后的图像问题，也会影响最后的诊断。磁共振成像过程中很多“效应”具有双重属性，它们既可以是形成图像对比的重要来源，也可能是形成图像伪影的重要来源。如，血液的流动效应可以作为磁共振血管成像的对比来源，但有时又可能是导致流动伪影的原因；磁敏感效应既可以是磁敏感加权成像的对比来源，也可以是形成磁敏感伪影的原因。作为磁共振使用者需充分了解这些，学会用辩证统一的观点来理解这些属性。

对磁共振成像伪影的理解还需透过现象看本质。不要一味地纠结这些伪影如何导致图像的不美观，而是要深入分析一下这些伪影是不是从另一个方面也反映了成像区域的某些病理改变？如图 10-3、10-4 所示，在 FIESTA 稳态自由进动心脏电影成像中，成像区域内的相位相干是保证血液信号亮度的一个重要原因。但当瓣膜出现关闭不全时就会出现血液反流，这种反流的血液一定程度上破坏了这种宏观上的稳态而形成了低信号，但这种低信号刚好又是反映瓣膜关闭不全的重要依据。同样，在心脏成像过程中的双反转黑血成像中，理想的状态是在反转脉冲和流动效应的双重作用下成像层面的血流信号是低的，这样更有利于观察心肌形态学的改变。但如果在心肌

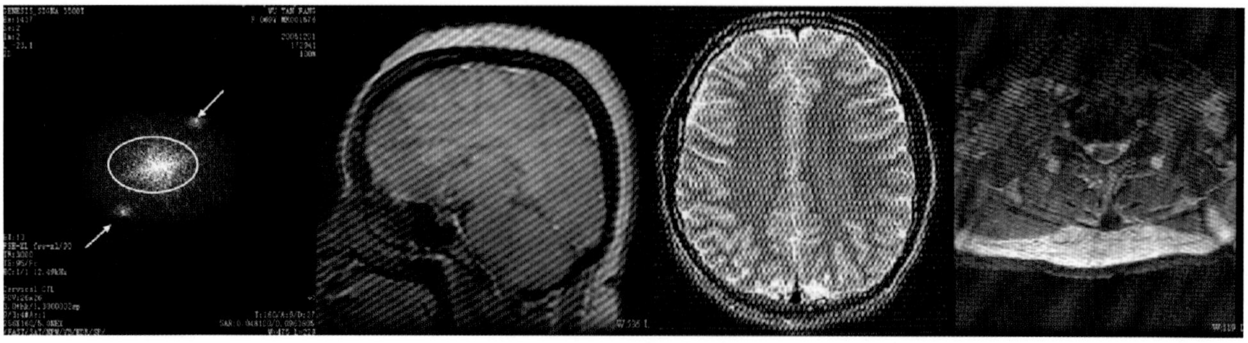

图 10-2 环境因素或硬件自身问题导致的伪影。这类伪影也可以称为白噪声伪影。这类伪影比较容易识别，见到这类伪影后要查看系统有无报错如梯度放大器和射频放大器等有无报错，查询门是否关紧等。这里展示的 K 空间原始数据显示在 K 空间外围部出现高亮信号，这是伪影的来源

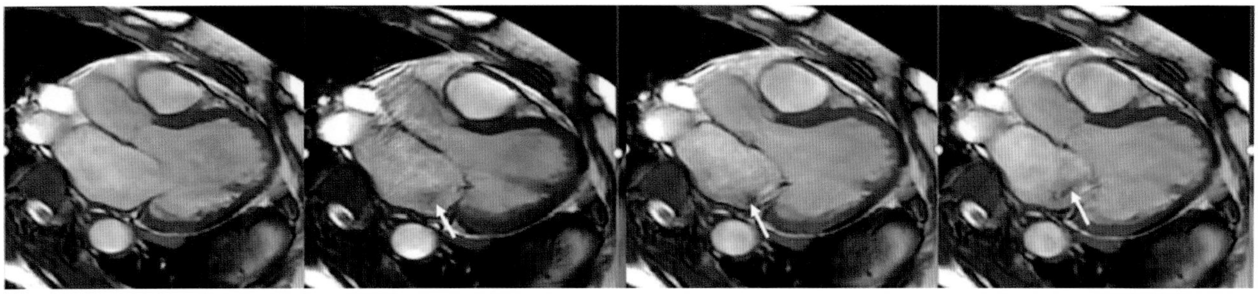

图 10-3　FIESTA 电影成像在理想状态下血流信号亮且较均匀。当存在瓣膜关闭不全时在左心室收缩期可见左心房内箭头所显示的低信号影

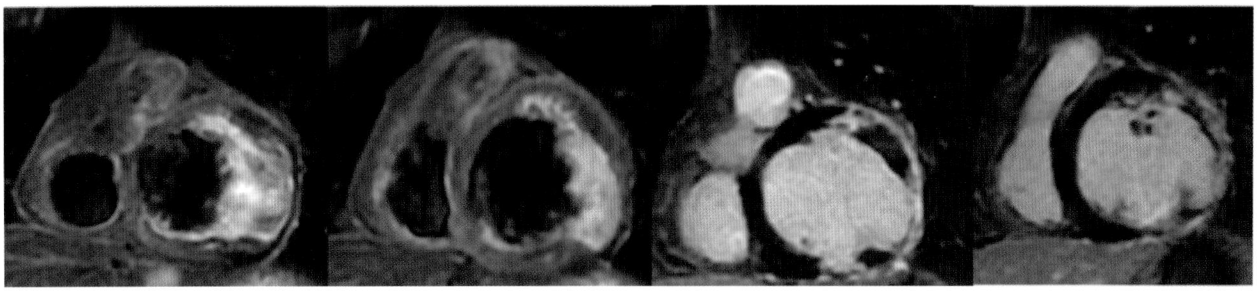

图 10-4　心肌梗死导致心肌运动障碍从而导致黑血高信号。该病例在黑血扫描时显示部分血流变亮，经过延迟增强扫描证实为心肌梗死伴附壁血栓及室壁瘤形成。这个病例的图像表现表明有些时候某些序列上图像的不正常表现不要盲目抱怨伪影形成，序列或设备有问题，应该深入思考是否存在着某种异常的病理改变导致这些不正常的影像所见

梗死后发生了心肌重构导致室壁瘤形成或者因为心肌透壁梗死活动受限，加之心梗后可能伴发的局部附壁血栓等，都可能导致局部血流异常而表现为湍流或无法完全流空，这时这部分血液就可能表现为高信号。如果此时只是一味地抱怨图像不好看就恰恰丢掉了这种不正常的血流信号所反映的局部心肌异常的重要信息。此外，还有一些伪影是在成像过程中应竭力避免的，如发生在水和脂肪交界区的Ⅰ类化学位移伪影。因为Ⅰ类化学位移伪影会带来某些假象。譬如在骨关节成像时Ⅰ类化学位移伪影可能会造成关节软骨变薄或骨皮质增厚等假象，这些对于磁共振初学者而言很容易造成诊断上的困扰。但换一个角度而言，这种Ⅰ类化学位移伪影的出现也说明这个水与脂肪交界面的存在，这在一些特殊临床背景下又可能有着重要的临床意义。比如，在直肠癌磁共振评估过程中，有无周围淋巴结转移在分期上截然不同，治疗原则也不同。正常的淋巴结和邻近脂肪组织之间存在着水与脂肪交界面，而在淋巴结转移时这个交界面就可能消失。国内有学者利用这个现象来帮助判断直肠癌周围淋巴结有无转移并取得了比较有意义的结果。

三、应对伪影的基本策略

在磁共振扫描过程中应对伪影是工作中的一个重要组成部分。在面临伪影的时候该何去何从？这里谈三点建议：

1. 首先从主观方面找原因：从主观方面找原因这在解决伪影的问题中极为重要。虽然前文讨论把伪影区分为几个不同的类别，如设备相关、环境相关、患者相关以及扫描相关等。事实上这些不同种类的伪影之间是既有区别又有联系的。之所以把这些伪影加以分类，其实是为了下一步有更清晰的解决思路。但实际上无论对于哪一类伪影，作为操作者都起着重要作用。所以当出现伪影时首先应从操作者自身寻找原因，如是否因为磁体间门没有完全关紧而导致射频干扰、在和患者交流过程中是否仔细查询患者有无潜在的金属物品、检查前是否和患者进行过充分的沟通并进行过呼吸训练、摆位过程中是否将线圈中心对准扫描视野的中心、线圈安放过程中是否充分扣紧等。在磁共振扫描过程中很多看起来不是问题的问题可能刚好是导致图像问题的根源。作为磁

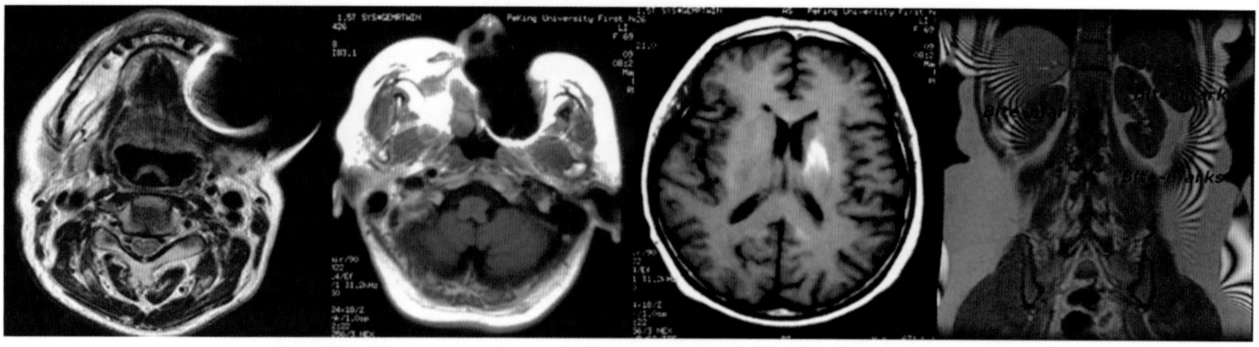

图 10-5 磁场均匀度变差或梯度线性变差导致的伪影。在头部图像中因为金属义齿导致主磁场均匀度变差从而导致局部信号丢失，同时要注意这种铁磁性金属会明显破坏主磁场均匀度和梯度场线性度，它对图像的影响可以是跨层面的信号异常移位重聚而导致异常高信号。在腹部扫描过程中如果成像视野外有解剖结构如双侧上肢，而双上肢所在区域梯度线性很差，会导致波纹状卷褶伪影

共振具体扫描人员一定要严格执行规范化操作的每个步骤。扫描过程中的参数设置也是一个导致图像质量问题和伪影的原因，这个随后会详尽讨论。总而言之，当出现伪影时首先应从自身查找原因，这可能是解决伪影最有效的方法。如果彻底排除了人为因素所导致的伪影，这时再和相关专业人员沟通，及早找到理想的克服方案。

2. 充分学习磁共振成像原理和导致伪影的机制：充分地学习原理并理解伪影的产生机制，是识别伪影和解决伪影的重要步骤。无论哪种伪影，其背后都有相应的形成机制，大家了解了这些机制就会更容易识别伪影。譬如，金属等是通过干扰主磁场均匀度从而使得金属区及其附近区域的共振频率不再满足根据拉莫尔方程计算出来的标称频率，因此采用标称拉莫尔频率的射频脉冲激发就无法实现有效激发，这是铁磁类金属导致图像信号丢失的根本原因；另一方面，铁磁类金属同时也会破坏梯度的线性度，因此会同时导致图像变形。铁磁性金属破坏梯度场线性不仅会导致层面内异常伪影信号，还有可能影响到层面间（图 10-5）。磁化率差别大的区域也可以因为磁化率差距而破坏主磁场的均匀度，因此也可以导致信号丢失或弛豫衰减更快，这些也会导致信号低或丢失。理解了每一种伪影的产生原理和伪影特点才能更好地识别这些伪影并予以解决或及时寻找相关专业人员。

3. 坚持即便无法消除也要将伪影降低到不影响诊断为基本原则：在实际工作中会发现有些伪影原因很复杂，可能不太容易归类到哪个具体分类中。对于这些伪影而言，有时也很难彻底消除，在这种情况下要寻求改变伪影的存在方式，以降低到不影响诊断为基本原则。有些伪影如截断伪影或某些流动方向复杂的流动伪影，即使无法改变，也要力争改善。如改变伪影出现的方向或降低伪影的明显程度等等。还有一些伪影可能不好解释它是怎么来的，但可能知道它是怎么没的。这种情况下就无须过于纠结探讨其原因。

（张英魁　郭红梅）

第二节　磁共振成像运动伪影与解决方案

在磁共振成像过程中运动伪影比较常见，也是影响磁共振图像质量的一个重要因素。能够引起运动伪影的因素包括不自主运动、生理活动等。其中生理活动中包括周期性的生理运动如呼吸运动、心脏搏动、血管搏动等，也包括一些不自主的生理活动，如胃肠道蠕动。在磁共振成像过程中针对不同的运动形式可以采取不同的伪影克服策略，如制动、采用门控技术、施加饱和带、服用胃肠道低张药物等。

一、运动伪影的产生机制和分类

在磁共振成像过程中为了实现空间定位会通过施加梯度场对相应的 MR 信号进行频率编码和相位编码，通过这种空间编码实现了图像中像素与成像组织之间的一一对应。通过频率编码和相位编码所采集到的数据就是 K 空间数据。有关运动伪影需要掌握和了解以下几个特点：

1. 运动伪影出现在相位编码方向上：虽然 K 空间数据是在频率编码和相位编码两个方向来完成，但成像物体的运动所导致的运动伪影都表现在相位编码方向。这是因为即便是发生在频率编码方向的运动如流动，所导致的一个突出问题是在信号读取过程中，在相位准备梯度和信号读出梯度作用期间产生了额外的相位累积，这种相位累积如果在回波读取过程中不能消除归零的话，就将被记录在相应的信号中。信号中原有的相位记忆信息代表的是成像质子在相位编码方向上的空间位置。如果这种额外产生的相位信息混杂其中就会导致在傅里叶变换过程中的相位编码方向位置被错误解读，这种被错误解读的空间信息就是相位编码方向上伪影产生的根源。随后会详细讨论针对不同的运动形式如何克服这些伪影。

（1）相位编码与相位信息：磁共振成像过程中每一条 K 空间线的采集过程就其本质而言就是完成一次信号的空间标记过程。在对这个信号进行空间标记过程中，每一次的变量就是相位编码梯度的幅度不同。在每次信号采集过程中首先施加的是相位编码梯度，所以相位编码梯度也叫准备梯度。在这个相位编码过程中，通过施加相位编码梯度完成了成像层面相位编码方向上的空间位置信息标记。任何可能原因带来的对这个相位信息的污染都可能导致相位编码方向位置信息的错误标记。所以，如何确保最后获得的信号中的相位信息能够更真实地反映成像层面内相位编码梯度作用期间所储存的相位编码方向的空间信息？这是一个必须予以充分考虑的问题。在进行相位编码梯度之前，首先需要施加一个层面选择梯度和一个射频脉冲相互配合完成横向磁化矢量的产生。当横向磁化矢量形成后，继续存在的层面选择梯度就会导致横向磁化矢量发生一定的相位变化，这个相位变化必须予以消除以确保相位编码方向上相位信息与空间位置的精准对应关系。因为只有在层面编码梯度的后一半才具有横向磁化矢量，所以，需要一个和层面选择梯度极性相反大小为其一半的层面选择补偿梯度。这个补偿梯度确保了在施加相位编码梯度之前没有残留的相位信息存在。这个过程可以理解为一个确保相位信息精准的攻坚战的过程。随后，施加一个相位编码梯度，在这个梯度作用下，处于层面内相位编码方向不同位置的体素中的质子获得不同的相位信息，相位可以简单地理解为信号的磁化矢量与某个参考轴之间的夹角。在相位编码梯度作用期间，处于相位编码方向不同空间位置的体素其进动频率不同，因此，其磁化矢量与同一参考轴之间的夹角不同。这里需要注意，虽然相位编码是通过相位信息来进行空间标记，但实际上也是借助于不同拉莫尔频率来实现的。当相位编码梯度关闭后，此时相位编码方向不同位置的体素的进动频率又变得相同，但在相位编码作用期间所产生的相位差距被保留了下来，这种现象被称为相位记忆。这种被“记忆”的相位信息蕴含着成像体素相位编码方向的空间信息，在最后进行傅里叶变换时，正是利用这种相位信息来实现相位编码方向上体素的空间定位。这里需要再次强调一下，在每一次信号采集过程中通过频率编码和相位编码其实已经包含了层面内所有体素的空间信息，但是为了满足傅里叶变换，相位编码矩阵多大，就需要重复多少遍这样的采集。只是在每次采集的回波信号中包含了不同的被记忆的相位信息，这些不同的“相位记忆”信息是通过施加不同幅度的相位编码梯度来实现的。现在的问题是，这种“相位记忆”的信息会不会被高保真地保留？还是会被其他因素所污染呢？

（2）从相位信息保护角度来看频率编码梯度的设计理念：在磁共振成像信号读取过程中通过施加读出梯度进行信号读取，这个读出梯度也就是频率编码梯度。这里解释一下为什么在信号读出的频率编码梯度之前要有一个相位准备梯度。这是因为在我们施加信号读出梯度的过程中，势必会造成频率编码梯度方向上不同空间位置上进动的质子进动频率产生不同，而这种进动频率的不同无疑会导致不同位置的质子进动相位的不同。如果不把这个读出梯度作用期间所导致的相位变化去除，就会导致额外的相位信息，而这个额外的相位信息一旦叠加到“相位记忆”信息中，就会导致相位编码方向空间信息的错误。为了抵消掉信号读取期间这个读出梯度所导致的相位信息叠加，就必须先针对所要使用的信号读出梯度做一个预处理。这个相位准备梯度其实就是采用了一个大小为信号读出梯度一半，极性相同或相反的梯度，其极性取决于该相位准备梯度的施加位置。在 SE 或 FSE 序列中，该相位准备梯度可以放在聚焦脉冲之前，这时它的极性就和信号读出梯度的极性相同；如果在梯度回波序列中，那么这个相位准备梯度就和读出梯度极性相反。这种相位准备梯度期间所引起的进动质子的相位变化，理论上会在信号读出梯度作用期间被重聚回零。综合作用的结果就是读出梯度或者说频率编码梯度在改变进动频率的同时却没有带来额外的相位信息变化，这就确保了信号中的相位信息还是相位编码梯度作用期间所保存下来的相位记忆信息。很显然，频率编码梯度的这种双联梯度设计对于静止的质子而言，实现了信号读出时刻的额外相位回零，通常把这种双联梯度所引起的梯度磁矩变化称为零阶梯度磁矩。对于运动的质子而言如流动或者物体的平移运动，这种简单的双联梯度设计就无法实现在信号读出时刻的额外相位归零，如果不做相应的处理，就可能产生流动相关伪影。而宏观物体的平移运动就可能导致明显的运动伪影。

2. 常见运动伪影分类：虽然不同的运动伪影对图像的影响可能是相似的，但是根据它们产生的机制不同也可以有不同的分类（图 10-6）。对于运动伪影而言，能够更清晰地理解它的分类和产生机制，是采用合理方案克服伪影的前提和基础。运动伪影可以分为以下几类：

（1）不自主运动：这类运动伪影在磁共振成像中比较常见。因为一次磁共振检查需要扫描的成像序列比较多，每个序列扫描时间也相对比较长。同时在扫描过程中梯度的不同组合会带来不同的噪声，这些都可能导致患者在扫描中的不自主运动。另外，进行磁共振扫描的患者也可能有意识障碍或受病痛折磨难以配合扫描中的长时间制动。这种不自主运动在运动方向和频率上都没有规律性。因为磁共振成像中每条 K 空间线都会影响到整幅图像，在多层面采集过程中某一瞬间的运动就可能影响一组层面中的某条 K 空间线数据，因此这种不自主运动对于图像的影响通常不是局限在某一幅图像，而是表现在很多层面的图像上。因为这类运动伪影缺乏规律性，在预防这类伪影时就相对更困难。

（2）生理运动：生理运动是生命活动的重要体征，如周而复始的呼吸运动和心脏大血管搏动都是生命赖以维持的重要活动。生理活动还包括胃肠道、膀胱等器官的蠕动。在磁共振成像过程中生理运动也是产生伪影的重要原因。很多生理运动具有一定的周期性，如呼吸运动和心脏收缩、舒张活动以及血管的搏动，这为克服这类运动导致的伪影带来了新的途径。另外，随着心脏的周期运动血管内血液也在不停地流动，需要注意的是不同种类的血管可能有不同的流动形式。一般动脉血管内血液流动速度快，且随着心脏的收缩、舒张其内血流速度也会有所改变。同时，很多动脉也随着心脏的生理活动而发生宏观上的搏动，这种宏观上的搏动使得血液流动导致的伪影机制更加复杂。通常，静脉内的血流速度相对缓慢而且相对恒定。在考虑克服这些血流运动伪影时，要充分考虑这些不同的血流动力学特点。一方面有助于选择更合理的伪影解决方案，另一方面有助于更好的理解去除这些伪影所面临的困

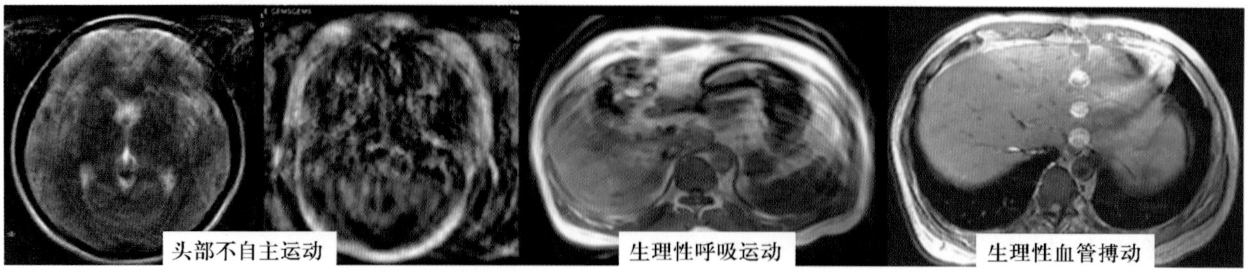

图 10-6 不同形式运动伪影的影像表现。头部扫描中不自主运动导致图像中出现明显的相位编码方向上的伪影重叠，因为患者运动程度不同伪影的严重程度也不同。腹部扫描中呼吸运动导致的呼吸运动伪影导致明显的图像模糊并可见腹壁鬼影形成。血管搏动表现为相位编码方向上出现的周期性的鬼影重叠

难和挑战，以便更加客观地评估图像质量。

二、不自主运动伪影及解决方案

毫无疑问，任何形式运动伪影的存在都会严重影响图像质量。而且运动伪影对于图像的影响不仅仅是美观问题，更重要的是它们有可能严重干扰诊断甚至导致无法诊断。在实际工作中，克服运动伪影是一个十分重要而且艰巨的任务。针对于不同种类的运动伪影有着不同的预防和克服方案，这里围绕着不同种类的运动伪影讨论如何预防或克服。不自主运动伪影通常是由于患者在扫描中不自主运动造成的。因为这类伪影在空间上、时间上都缺乏足够的规律可循，因此它们对于图像的影响很难通过一般的方法予以克服。针对这种类型的运动伪影可以通过以下方式预防或改善：

1. 充分的检查前准备和沟通：扫描过程中很多不自主运动是由于患者的无意识运动造成的。对于那些意识清楚的患者，充分的检查前沟通可以很大程度上避免这类运动伪影的发生。首先要告知患者，扫描中运动会导致扫描图像质量变差，甚至影响诊断或导致无法进行诊断，这对于制订合理的治疗方案是非常不利的。同时也要告知患者，扫描过程中会有一些噪声，但这种噪声是磁共振成像过程中梯度工作的声音，而且还要讲明在不同的扫描序列中这个声音也是不同的。通过这样的沟通可以避免患者因为过度紧张甚至焦虑而无法配合完成扫描。尽管在实际临床工作中面临巨大的患者扫描压力，但这些合理充分的沟通能够保证扫描的成功率，那些完全不沟通一味强求速度的方式通常被证明是欲速则不达的。此外，患者在接受磁共振检查时也应该享有被告知权。

2. 充分制动和人性化摆位：固定和制动是在摆位过程中很重要的一个环节。经过合理的固定和制动可以明显减轻运动伪影的发生概率和幅度。摆位过程中一些人性化的细节处理也至关重要，例如，在各种关节扫描过程中要尽量让患者处于更舒适的体位。在做膝关节扫描时适当抬高脚踝部并用软垫托起，用毛毯将受检者的双脚盖好保暖，这些都是确保获得长时间扫描配合的前提。在腰椎等检查时，要充分考虑患有椎间盘突出患者在平躺时会有疼痛的症状，可以用专用托架保持双腿弯曲，以减少腹肌张力，这样患者会相对更舒服。随意且不注意患者感受的摆位往往会导致患者在扫描中产生不自主运动，进而严重影响图像质量和扫描效率。建议磁共振使用人员可以相互作为被试，充分体验实际扫描中的个人感受，这对于和患者进行沟通以及如何能做到让患者更舒适都很有现实意义。

3. 采用合适的扫描序列：尽管不自主运动所导致的伪影不能像周期性生理运动那样通过流动补偿或门控技术来克服，但近年来也出现了解决这类运动伪影的一些特殊序列，其中最具代表性的就是螺旋桨式 K 空间采集技术 PROPELLER 类扫描序列。PROPELLER 序列基于 FSE 序列基础，其中以具有一定回波链长度的一组 K 空间线作为螺旋桨的一个桨片，回波链长度决定了桨片的宽度。每次采集一个桨片，而在下一次采集过程中桨片会旋转一个角度。这种采集方式的结果就是 K 空间中心的过采样。因为 K 空间中心的数据所使用的相位编码梯度幅值低，具有更高的信噪比，通过这些 K 空间中心的过采样并结合适当的运动校正技术使得相应的图像对于运动伪影不敏感。当然，由于这样采集的数据不能够直接进行傅里叶变换，因此需要重新“方格化”处理。通过采用 PROPELLER 这种 K 空间周期旋转技术并结合后处理重建，实现了对不自主运动伪影的校正功能（图 10-7）。在扫描过程中，使用者需要注意：①决定运动校正效果的因素有两个：一个是回波链的长度，显然这个回波链长度越长意味着桨片宽度越宽，这样同样的旋转角度其 K 空间中心重叠的数据会更多；另一个因素是旋转角度，这个角度在不同公司有不同的表现形式，在 GE 磁共振平台这个旋转角度通过 NEX 来控制，这里的 NEX 不是简单的重复几遍采集，而是指在采集过程中 K 空间线的数目和重叠密度。更高的 NEX 意味着每次旋转的角度更小。②要注意在 PROPELLER 这种采集模式中，K 空间线是在旋转过程中采集的，所以这里没有明确的相位编码方向。这会带来一个问题就是在 PROPELLER 这类扫描序列中所出现的卷褶伪影和通常笛卡尔坐标系所出现的卷褶伪影的表现形式完全不同。其卷褶伪影不是表现为相位编码方向上的一侧结构被错误编码至另一侧，而是表现为整个图像的

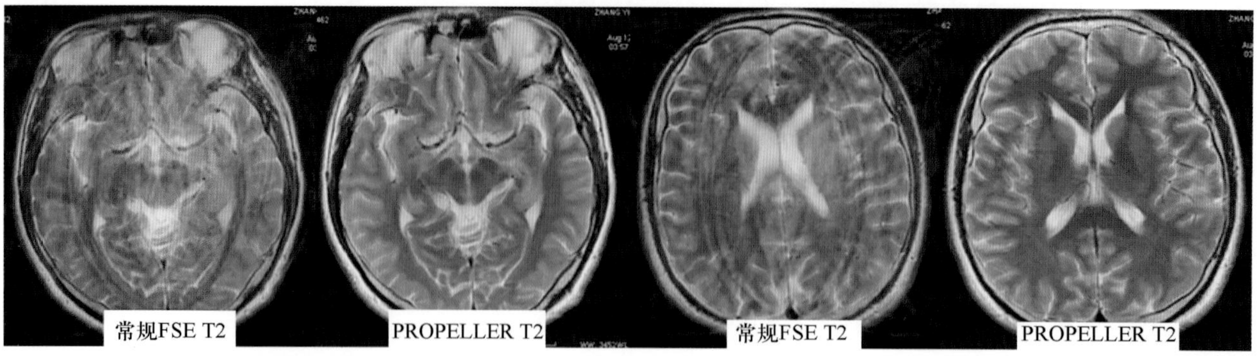

图 10-7 螺旋桨采集技术校正不自主运动伪影。患者在扫描过程中相似幅度的不自主运动在常规 FSE 序列采集和螺旋桨 PROPELLER 采集的图像对比。对比可以发现：在常规 FSE 序列图像表现为明显的运动伪影，并影响正常结构的观察，而在 PROPELLER 扫描时图像几乎没有运动轨迹，组织结构清晰

模糊。在 GE 新的磁共振平台上，PROPELLER 扫描可以用于矢状位、冠状位并可以用于头部以外的其他部位扫描，这时就要求在参数设定界面要选择合适的过采样因子，这里的过采样因子类似于常规扫描序列的非相位卷褶，不过不同版本表示该过采样因子的术语略有不同。稍早版本称之为“Oversampling”，最新版本称之为 No Phase Wrap，名称虽不同但工作原理是相同的。

三、流动相关伪影及其解决方案

在运动伪影中，流动伪影占有很大的比例。血液流动是一个重要的生命活动，随着心脏的周期性活动而表现出周期性的特点。对于血液流动而言，还要根据不同血管的特点来具体剖析其周期性运动的特点。对于一些比较大的动脉，随着心脏的收缩、舒张其内的血流速度会发生周期性变化，同时对于那些富有弹性的血管而言也会随着心脏收缩、舒张而发生周期性搏动。血流速度、方式以及是否具有搏动等不同特点导致其所产生的伪影也有所不同，了解这些无论对于识别伪影还是克服伪影而言都是至关重要的。因为血管的走行方向是千变万化的，这导致血流方向的不确定性。在分析因流动可能导致的流动伪影时，不仅要考虑流动的方式、速度，还要考虑流动的方向。此外，虽然脑脊液没有走行在血管内，但脑脊液的流动也具有随着心脏活动而发生周期性变化的特性。

1. 匀速流动与流动补偿：流动之所以会导致伪影形成，是因为在信号读出过程中运动质子在相位准备梯度阶段所积累的相位变化在读出梯度期间不能被回归到零点。由此产生的额外的相位信息会叠加到相位编码期间所产生的相位记忆信息中。在傅里叶变换过程中，这种叠加的信息被错误解读为相位编码方向的空间信息，从而产生了相位编码方向的流动伪影。在讨论流动所产生的相位变化时，需要讨论几个方面的问题：

（1）流动速度与流动方式：这是影响流动产生额外相位信息的一个重要因素，也是产生流动伪影的重要因素。通常，某些液体如静脉中的血液或胆管内流动的胆汁流动速度相对较慢，也相对较为恒定。这种匀速流动所产生的额外相位信息累积可以通过低阶流动补偿而得到解决。通常较大管径的动脉血管中血流速度较快且随着心脏活动而发生周期性变换，并且可以伴随有搏动现象，这种流动产生的额外相位信息通过低阶的流动补偿不能完全克服。湍流或者涡流也会导致复杂的相位信息变化。

（2）流动补偿所致梯度磁矩归零：所谓流动补偿就是通过施加额外的梯度，促使流动质子在信号读取期间所产生的额外相位信息重新归零的过程。它的工作原理其实并不复杂，这里举一个简单的例子。如图 10-8 所示的一个添加有流速补偿梯度的 GRE 序列，可以直观地看到它的读出梯度场比普通的 GRE 序列具有更复杂的外观，额外增加了两个大小相同、方向相反的梯度场，正是这两个额外的梯度场赋予了该序列流动补偿的特性。对于静止的质子来说，两个附加的梯度场所产生的相位互相抵消，它们的净效应为零。而对于匀速流动的质子来说，额外的梯度场

刚好可以纠正在读出梯度场极性切换中产生的回波中心处所累积的相位改变。那这两个附加梯度场的工作原理到底是怎样的？为了方便理解，这里引入一个非常重要的概念：对于某一匀速流动的质子，当它通过某一特定梯度磁场强度时所引起的相位改变与时间的平方成正比。其公式表达如下：

$$\Delta\varphi=\frac{1}{2}\gamma Gvt^2=Kt^2$$

γ 代表磁旋比常数，G 为某一特定已知的梯度磁场强度，v 为质子的流速，t 为该特定梯度场施加的持续时间。为了简化公式，这里用 K 来代表$\frac{1}{2}\gamma Gv$这一已知常数。如图 10-9 所示，质子在经历同等大小和方向的第一、二、三个连续梯度场后所累积的相位差分别为 Kt^2、$4Kt^2$、$9Kt^2$，因此在第一、第二、第三个梯度间隔相位累积的净增量分别为 Kt^2、$3Kt^2$、$5Kt^2$。这里需要提醒的是，相位累积的净增量是有大小和方向的，如果连续施加的两个梯度场的方向刚好相反，那么相位累积的净增量为 Kt^2+［$-3Kt^2$］=$-2Kt^2$。讲到这里，就可以更好地理解 I 阶梯度磁矩归零脉冲

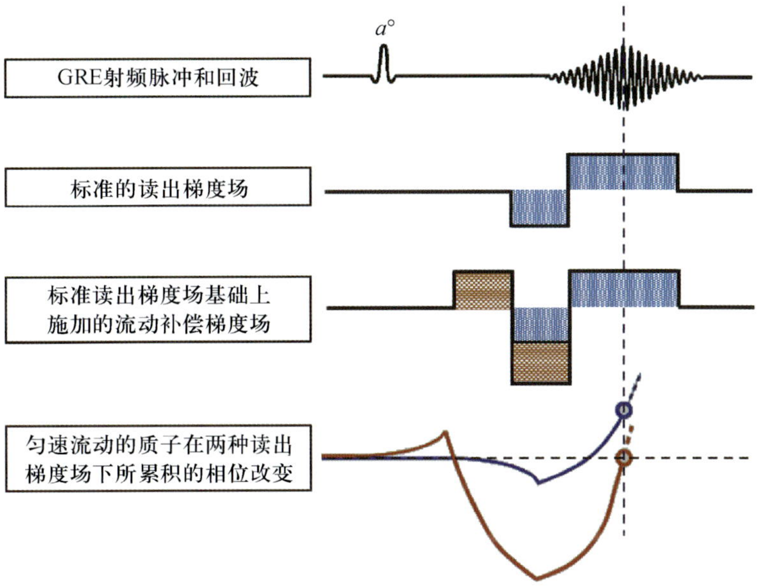

图 10-8　流动补偿梯度场就是在原有读出梯度场的基础上施加额外的梯度，而额外施加的梯度场能刚好纠正了质子在匀速流动过程中所累积的相位偏差

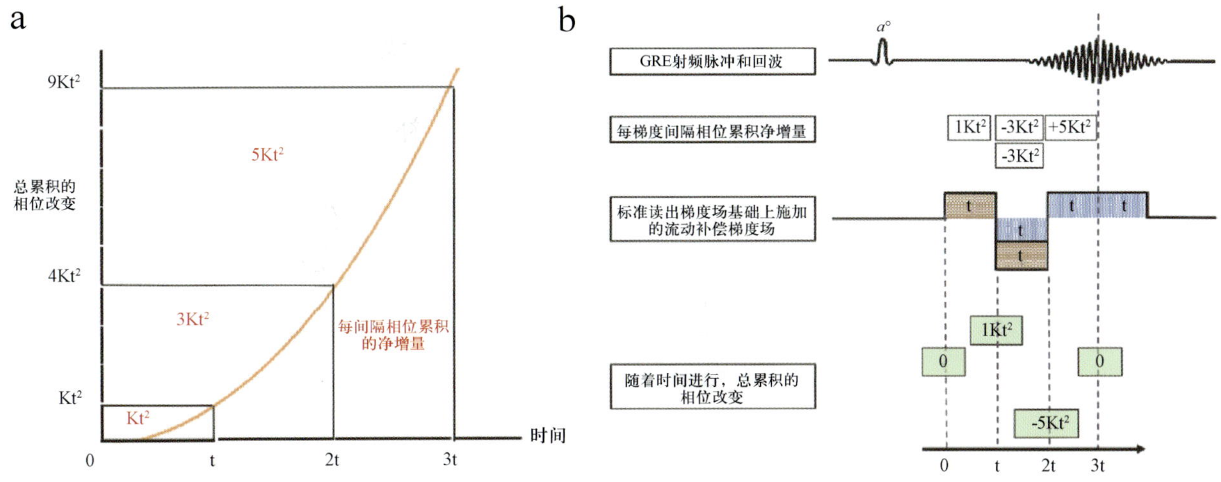

图 10-9　图示 a 表示匀速流动的质子在经历某一同等大小和方向的三个连续梯度场后所累积的相位差以及每个梯度间隔内相位累积的净增量。图示 b 为 I 阶梯度磁矩清零序列示意图。通过 1（-2）1 的三联梯度配合，可以同时实现在 t=TE 时静止质子和流动质子的梯度磁矩归零

序列了。为了分析质子以恒定速度运动时发生了什么，我们将进行一个增量相位计算：在第一段正向梯度场之后，相位累积的净增量为 $+Kt^2$；在流经第二段两个反向的梯度场之后，相位累积的净增量为 $2\times[-3Kt^2]=-6Kt^2$，因此在连续两个时间跨度之后，总共的相位累积净增量为 $Kt^2+[-6Kt^2]=-5Kt^2$。当流经第三段梯度场后，该段相位累积的净增量为 $+5Kt^2$，所以在 t=TE 时，也就是在采集回波信号时，质子通过这三段梯度场所累积的相位净增量刚好为 $Kt^2+[-6Kt^2]+5Kt^2=0$，即匀速流动的质子累积的相位改变为 0，相位偏差刚好得以纠正。上面的示例描述了Ⅰ阶（速度）梯度磁矩归零的原理。该方法可以很容易地扩展，以补偿由于Ⅱ阶（加速度），Ⅲ阶（“急动”）甚至更高运动度引起的相散，而这些更高阶的校正往往需要附加更多额外的梯度场。

（3）沿频率编码方向的流动及流动补偿：液体不同的流动方向会决定它会产生什么样的伪影。沿着频率编码方向流动的液体会因为流动质子在相位准备阶段积累的相位信息在读出梯度期间不能被归零，从而产生额外叠加的相位信息。针对这种因为液体流动所导致的额外相位信息，必须采取相应的手段让之归零。既然这种流动产生的额外相位信息是因为梯度作用产生的，要消除它也必须借助于一系列梯度脉冲的综合作用。关于流动补偿以下几个概念需要了解：

1）零阶梯度磁矩归零：对于静止的质子而言，在频率编码梯度中相位准备梯度阶段所积累的相位信息在读出梯度回波读出时刻便回归零点，可以把相位准备梯度和读出梯度这种双联梯度理解为零阶梯度磁矩归零。

2）Ⅰ阶梯度磁矩归零：静止的质子在通常的双联式频率编码梯度便实现了零阶梯度磁矩归零，而对于流动的质子则不然。对于流动质子而言，如果该流动是匀速流动，那么在 1：（–2）：1 的三联梯度回波时刻便可以同时实现静止质子和流动质子的梯度磁矩归零，这种梯度磁矩归零就是所谓的Ⅰ阶梯度磁矩归零。如果是匀加速的流动，则需要四联梯度，这种梯度磁矩归零被称为Ⅱ阶梯度磁矩归零。对于梯度磁矩而言，总之一个规律是液体的流动越复杂，实现这种因为流动所导致的额外相位归零需要使用的梯度叶就越多，也就是需要更高阶的梯度补偿。流动补偿的应用如图 10-10、图 10-11 和图 10-12 所示。

2. 流动所导致的相位编码方向的相位信息变化：在讨论流动伪影时最需要说明的一个问题是在成像过程中能够造成相位偏移的因素都有哪些？如果流动所造成的相位偏移仅仅发生在信号读出时的频率编码梯度施加期间，那么这样的流动伪影可以很好地通过流动补偿进行克服。但事实上，由于流动方向非常复杂，流动的形式也多种多样，加之有些流动还随着心脏的周期性活动而发生周期性变化或血管搏动，这些因素使得流动补偿在克服流动所造成的伪影时会有一定局限

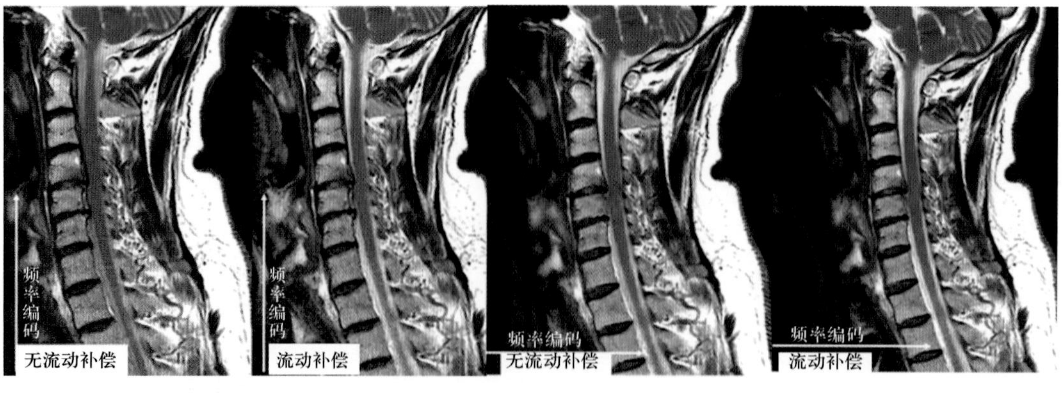

图 10-10 颈椎成像时流动伪影及相应克服策略。颈椎成像过程中脑脊液流动对图像的影响。当频率方向和脑脊液流动方向一致而又不施加流动补偿梯度时，脊髓前后脑脊液信号较低，椎体脊髓内均可见条形混杂信号改变。这说明脑脊液流动导致流动伪影；当频率编码方向和脑脊液流动方向一致当施加流动补偿梯度时，脊髓前后方脑脊液信号变亮，但椎体及脊髓内仍隐约可见混杂条形信号改变，较未加流动补偿时有减轻。改变频率编码方向，让相位编码方向与脑脊液流动方向一致，此时脊髓前后方脑脊液信号较亮，椎体内未见明显混杂条形信号改变。既改变频率编码方向同时又施加流动补偿梯度时，脑脊液信号较改变频率编码方向而未加流动补偿时更亮（相同窗宽、窗位）

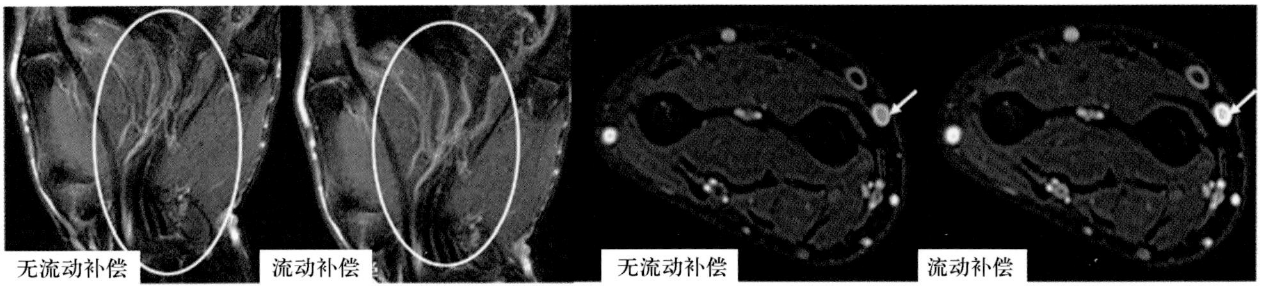

图 10-11　腕部成像血液流动伪影及流动补偿。当流动补偿与流动方向一致时可以发挥流动补偿的作用，使得血管显示更清晰（如白圈所示）；在层面选择梯度方向，流动补偿可以同时消除由于慢血流流动而导致的信号丢失（白色箭头所示）

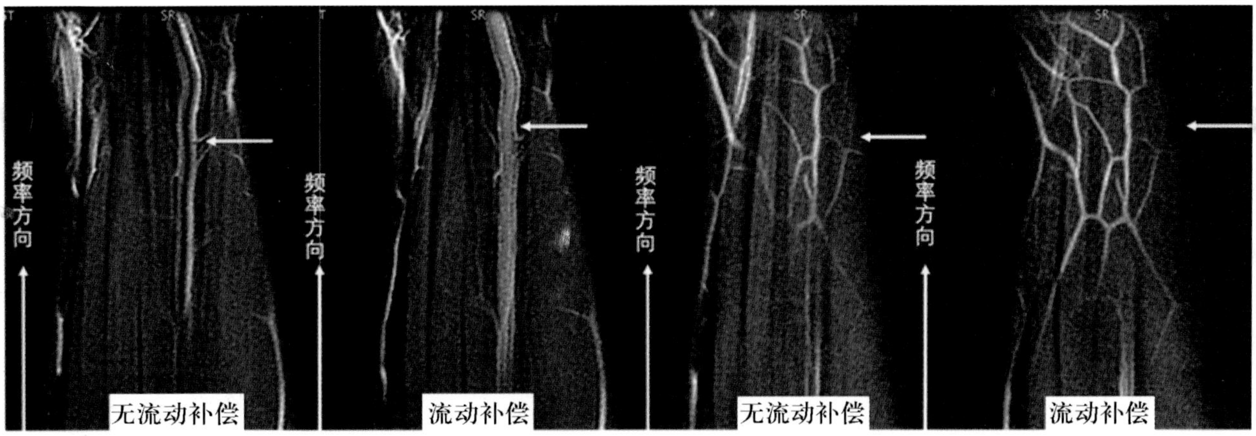

图 10-12　肘部成像血液流动伪影及流动补偿作用。流动补偿的方向与流动方向一致时，可以明显克服流动伪影。在肘、腕部成像过程中未施加流动补偿时可见明显的血管流空和流动产生的条纹状伪影，施加流动补偿后流空血管呈高信号，周边条形伪影明显减少。对比未施加流动补偿和施加流动补偿的图像，发现施加流动补偿后血管分支明显丰富，血流信号更亮

性。如果在流动过程中对于相位的影响不只是发生在频率编码梯度期间，就需要考虑其他方面因素所导致的额外相位信息错误会对最终的图像产生怎样的影响。这里讨论一个比较常见的情形：当流动的方向（由血管走行方向决定）不是刚好平行于频率编码方向或者相位编码方向时，也就是血流的方向是斜行的，这时就需要考虑这种流动在相位编码方向上带来的影响。

对于那些不完全与频率编码或相位编码平行的流动液体而言，在施加相位编码梯度和施加频率编码梯度时，该质子因为流动而不在原相位编码时的位置，但在傅里叶变换时仍会解读到相位记忆信息中的那个位置，这样就导致这个质子在相位编码方向上的移位，这种伪影被称为相位错配伪影。这种相位错配伪影的特点是在一个条形或圆形的亮信号旁会伴随一个低信号，表现为从影。该伪影的大小取决于流体流速、相位编码和频率编码之间的间隔时间，流动质子的位移越大，相位错配伪影就会越明显。在通常的梯度回波、快速自旋回波等序列中，因为相位编码梯度和读出梯度之间的时间间隔比较短，如果在该时间段内流动的位移不明显，伪影就不明显。

3. 周期性流动和搏动导致的伪影及解决方案：对于缓慢匀速流动的慢血流而言，通过流动补偿等可以很好地解决相关流动伪影。但实际上，很多流动包括血液流动、脑脊液流动等，其流速甚至管腔大小会随着心脏的周期性活动而发生周期性变化。流速的周期性变化和血管搏动都会产生特殊形式的伪影表现，在克服这类伪影上也需要特殊的处理。

周期性流动、搏动及其伪影特点：当血流速度随着心脏的收缩、舒张而发生周期性变化时，

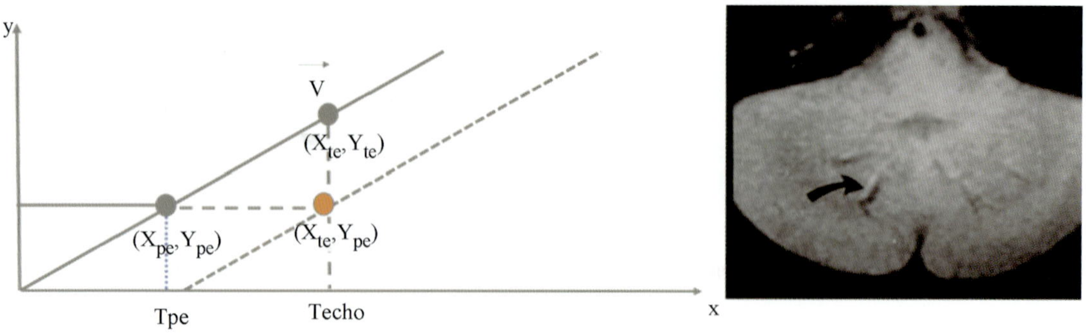

图 10-13　流动所导致的相位编码信息错误产生的伪影。当施加相位编码梯度时流动质子位于（X_{pe}，Y_{pe}）处，这时在相位记忆信息中质子位于 Y 方向的 Y_{pe} 处；在施加频率编码梯度进行信号读出时，该质子流动到了（X_{te}，Y_{te}）这个地方，但在相位记忆信息中质子在 Y 方向的位置是 Y_{pe}，所以在经过傅里叶变换后质子被解读到（X_{te}，Y_{pe}）这一点，事实上质子根本没经过这一点。这种斜行流动的质子导致了相位编码方向的信息错误。右图示小脑半球中斜行血管的相位错配产生的伪影

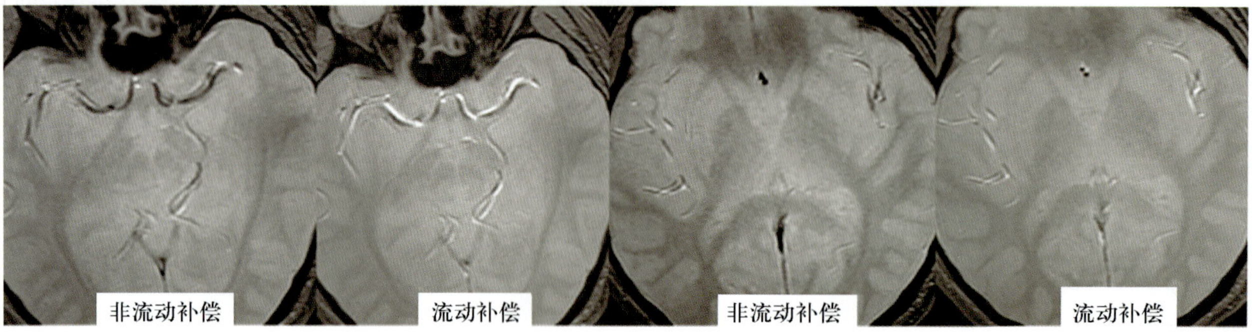

图 10-14　梯度回波序列成像是否使用流动补偿会明显影响血流信号强度。即便使用流动补偿也会导致斜行走行的血流产生空间相位错配伪影

就会导致在周期变化的不同时相进行信号读取时产生不同的相位累积，如果不针对该累积的相位进行处理就会导致周期性的相位错误，表现在图像上就是鬼影（ghost）。鬼影其实就是一个结构表现为多个相互复制的结构。产生这个鬼影的原因是该成像结构在 K 空间中被错误记录在几个不同的位置，因此在重建的图像中便显示出多个相互复制的影像。如果这种周期性流动仅仅对读出梯度期间的相位信息产生影响，通过流动补偿基本可以消除。但对周期性搏动的血管而言，还涉及该血管在每次 K 空间采集过程中初始位置的变化，这个变化导致的相位信息记录错误无法通过流动补偿来解决。周期性流动或搏动所导致的鬼影与 TR 时间和生理活动周期 T 之间有相关性，如果 $TR=T/n$，那么图像中就会有 n 个相互复制的鬼影出现，鬼影之间的间距为相位方向的 FOV/n（图 9-15 所示）。对于这类周期性出现的鬼影而言，显然随着 n 的减小，鬼影出现的数目减少，

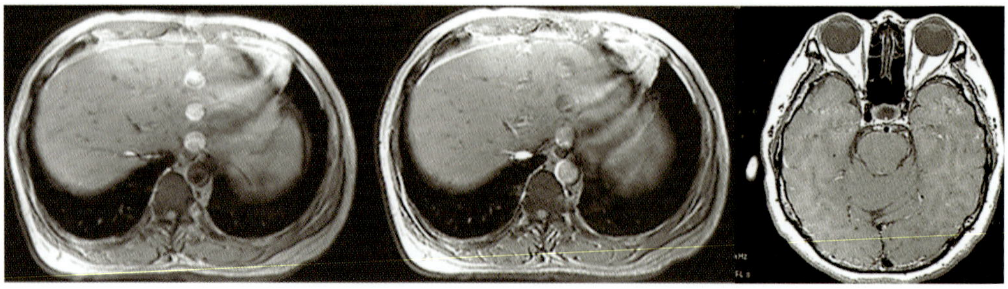

图 10-15　血管搏动伪影在腹部扫描及头部扫描均可见到。搏动伪影出现在相位编码方向上。搏动位移的位置具有明显的规律性，但其信号强度不定。通常在增强扫描后因为对比剂导致血流信号强度增高，此类伪影会更明显

鬼影之间的间距变大。了解这些对于识别和理解这些鬼影很有帮助。通过这个关系也可以看出 $n=T/TR$，所以 TR 或者有效 TR 延长时，n 就会减小。

这种周期性流动或搏动伪影可以通过流动补偿得到改善，采用流动补偿时牢记补偿的方向要和流动的方向一致。同时也可以施加空间饱和带来消除这种伪影。空间饱和可以使血流信号被抑制，此时即便有搏动伪影出现但因为是低信号的也不容易被察觉，且这种低信号的伪影不会造成对正常组织结构的重叠。

4. 消除流动伪影的其他解决方案：由于流动的方向通常很复杂，加之周期性或搏动性等特点，单纯的流动补偿虽然可以在一定程度上降低流动伪影、改善图像质量，但因为流动补偿只能减少相应流动方向上的流动伪影，而对于其他方向的流动流动补偿则不能克服其流动伪影。即便流动补偿与流动方向一致，对于那些复杂的流动形式如加速流动或湍流等仍无法完全克服。所以单纯依赖流动补偿有时不能得到满意的图像效果。在实际临床工作中针对流动伪影还有其他一些处理方法，其中改变频率、相位编码方向或者施加空间饱和是两种非常行之有效的解决方案。

（1）人为改变频率、相位编码方向使得流动方向与相位方向一致：在常规成像中，通常把频率编码方向设置为扫描部位的解剖长轴方向，如腹部扫描时频率编码方向设置在左右，而头部扫描时频率编码方向设置在前后。这些默认的解剖长轴是根据每个器官、部位的解剖特点而在系统后台设置好的。把频率编码方向设置在相应扫描部位解剖长轴方向有几个好处：其一，磁共振成像过程中频率编码方向具有硬件防卷褶滤过，所以卷褶伪影通常不会发生在频率编码方向。相反，卷褶伪影会发生在相位编码方向，因此把相位编码方向设置在扫描部位的解剖短轴方向在一定程度上防止了卷褶伪影的发生概率。其二，把相位编码方向设置在解剖短轴方向也为使用部分相位方向 FOV 或并行采集等技术提供了基础，这样可以在一定程度上减少扫描时间。但也有些序列比较特殊，如以 EPI 为信号读取方式的序列，包括 DWI 或动态磁敏感对比灌注成像、脑功能成像等，需要人为把频率编码方向设置在解剖短轴方向，这在减少磁敏感伪影的影响以及保证患者安全方面都有重要意义。在 GE 磁共振平台上，当人为把频率编码方向与相位编码方向进行交换，也就是人为把频率编码方向设置在解剖短轴方向上时，相应扫描序列的图像标注上会有 SPF 显示，这个 SPF 是“Swap Phase and Frequency”的缩写。采用这种设置方式时，为避免卷褶伪影常规要选择防相位卷褶（No Phase Wrap）这个选项。在实际工作中，这种人为颠倒频率和相位编码方向的方法也可以作为某些部位扫描时克服流动伪影的有效手段。在前面讨论过流动在相位编码方向的一个重要影响就是产生相位信息错配，这种相位信息错配会导致空间上的错配伪影，且当流动的方向为斜行流动时这种伪影比较明显。一个有趣的现象是，如果流动的方向和相位方向一致，那么理论上也会产生空间错配伪影，但因为这种错配的伪影刚好与相应的血管结构重叠，因此在图像上看不到血管侧方的伪影。通过这样的方式达到了消除流动伪影的目的。当流动方向与相位编码方向一致时之所以能比较有效的消除流动伪影还有一个原因是：因为 K 空间中心部对图像的对比度和信噪比贡献最大，而采集这些 K 空间线时所使用的相位编码梯度幅值低，因此对流动导致的伪影不敏感。采用这种频率与相位编码方向交换的常见扫描部位包括：脊柱、四肢关节等。这些部位的血管和脑脊液都具有上下流动的特点，因此把相位编码方向设置在上下方向时可以明显消除流动相关伪影，这种方式相比于频率编码方向的流动补偿效果更明显。因此在临床实际工作中诸如颈椎、胸椎、腰椎、膝关节等矢状位或冠状位扫描时，常常人为进行这种频率编码与相位编码的设置方向颠倒以达到消除流动伪影的目的（图 10-16 图 10-17）。

（2）空间饱和技术：空间饱和技术就是大家熟知的饱和带。空间饱和带是非频率选择性的，它通过使相应的组织提前达到饱和，因而在成像周期的射频激励过程中无法再次接受射频脉冲的能量而产生横向磁化。使用空间饱和带对于抑制血流搏动伪影是非常有效的一个解决方案，特别是在轴位扫描时。使用空间饱和带技术时要牢记空间饱和带的基本分类：

1）视野内饱和带：这种饱和带是放在成像视野内的饱和带，它的作用很类似一块挡板，相应区域的信号在成像图像中表现为低信号。这种

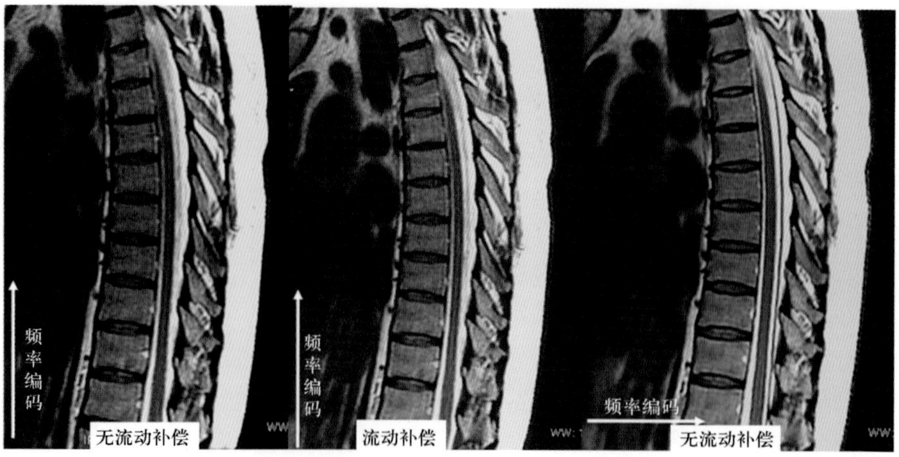

图 10-16 胸椎成像时脑脊液流动伪影及克服策略。在胸椎扫描过程中把频率编码放到解剖长轴上下方向时，无论是否施加流动补偿椎体内都可以见到流动导致的条纹状伪影；而当频率方向改为前后方向，相位编码方向设置在上下方向时椎管内脑脊液更亮，椎体内条纹伪影消失

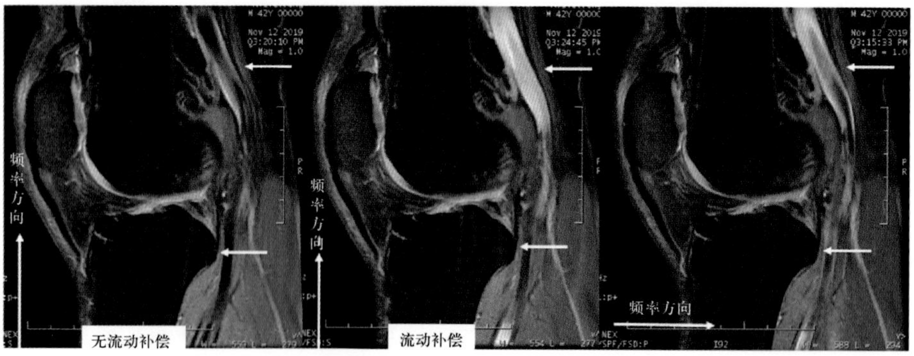

图 10-17 在进行膝关节矢状位成像时，当频率方向放在解剖长轴即上下方向时，施加频率编码方向的流动补偿时可见股骨后方血管内血流信号变亮，提示流动补偿梯度在一定程度上消除了流动导致的相位差距，在回波读取时更大程度上实现了相位重聚。但箭头所示胫骨水平仍可见明显的血管搏动所致的条形伪影，严重干扰了胫骨内结构显示。当把频率编码方向设置在前后方向时，虽然股骨后方的血流信号不是很亮，但股骨、胫骨内均未见血管搏动所致的条形伪影

饱和带的好处是可以根据需要饱和特定组织的信号，这样可以克服该组织信号所导致的伪影（图 10-18）。譬如在颈椎矢状位成像时为了克服吞咽运动所带来的伪影，通常会在颈前软组织施加饱和带。在使用视野内饱和带时需要注意一点，施加饱和带所采用的一般为硬脉冲，其边界和定位时肉眼所见的边界不完全一致。事实上饱和带的影响范围比定位时所见饱和带更大，因此使用视野内饱和带要尽量让饱和带和成像组织保持一定的距离，一般在 5 毫米以上。视野内饱和带具有相对固定的特点，不太适合用于饱和血流信号。如在头部 3D TOF MRA 成像过程中为了去除静脉的污染会使用一个上饱和带，但这个饱和带是视野外饱和带。

2）视野外饱和带：顾名思义，这种饱和带施加在成像视野以外，在定位时我们选择所欲饱和的方向如上（S）下（I）等。这种饱和带具有随着成像层面游走的特点，因此这种饱和带也被称为链状饱和带。这种饱和带确保了饱和带和成像层面之间的距离相对恒定，因此可以取得更好地抑制血流信号从而避免产生相应血流信号污染或血流流动伪影。这种饱和带其实利用了血流流动的特点，在不影响成像区域组织信号的基础上，实现了从层面外流动到成像层面的血液因为经历过层面外饱和脉冲的作用在成像过程中呈现低信号。这种表现为低信号的血流尽管仍存在着流动或搏动所导致的相位累积，但这种低信号的血流所导致的流动伪影或搏动伪影对于临近组织

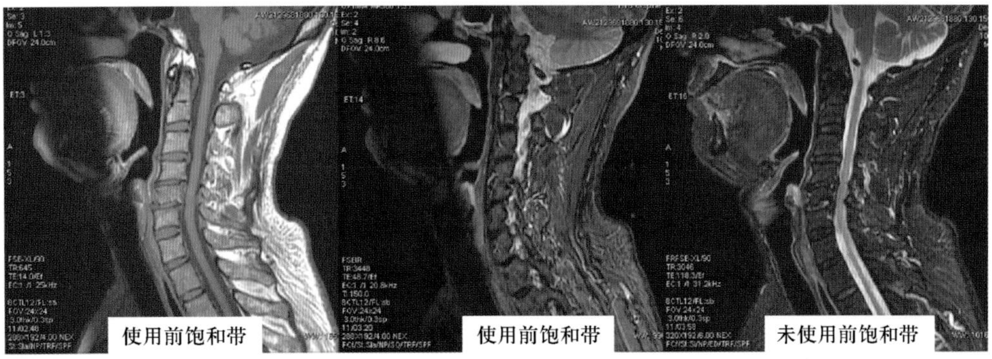

图 10-18　颈椎扫描时所使用的视野内饱和带。在颈椎扫描过程中为了克服吞咽所导致的运动伪影可以施加视野内前饱和带。这种饱和带使得饱和带所在区域组织呈低信号。在图像标识上，GE 磁共振平台的视野内饱和带用小写字母表示

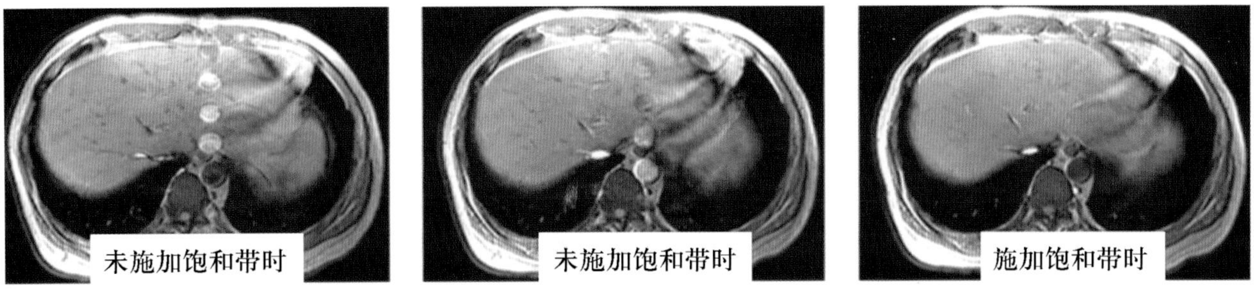

图 10-19　上腹部扫描时施加视野外饱和带可以有效抑制血管搏动伪影。在采用梯度回波序列的腹部 T1 成像过程中，在不施加视野外饱和带时可以见到主动脉搏动产生的搏动伪影。这种搏动伪影所导致的鬼影之间的距离具有一定的规律，但其信号幅度不定。当施加视野外饱和带后可以发现主动脉血流呈低信号，此时未见搏动伪影出现

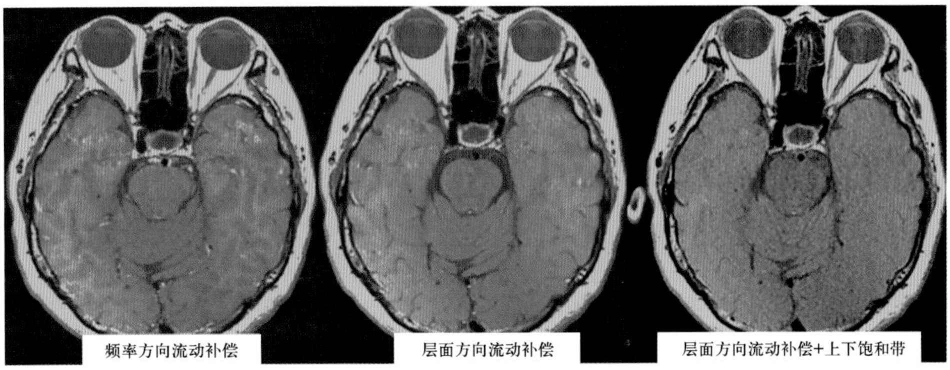

图 10-20　头部血流搏动伪影及克服策略。在头部 FSE T1 扫描过程中因为 TE 时间相对比较短，此时可能会伴随血管搏动伪影。对于轴位成像而言，主要的流动方向在层面选择方向。这里对比频率方向流动补偿（前后）、层面选择方向（上、下）流动补偿和层面方向流动补偿加上、下饱和。施加频率方向流动补偿时血管搏动伪影最明显，施加层面选择方向流动补偿时伪影较频率方向流动补偿减轻，但仍可见血管搏动伪影。当施加层面选定方向流动补偿和上下饱和带时伪影几乎消除

不会造成干扰。利用视野外饱和带抑制流动伪影通常用于各个部位的轴位成像，特别是梯度回波序列中更有重要意义，如图 10-19、图 10-20 所示。在 FSE 序列 T2 加权像因为会有自身明显的流空效应，所以即便不使用视野外空间饱和带，搏动伪影也不会太明显。

5. 血管流动或搏动伪影的其他影响因素：在讨论流动或搏动伪影时，需要清楚的一点是影响这些伪影表现的除了自身流动或搏动外，还有很多其他影响因素。在临床实际工作中只有理解了这些才能更客观地理解影响图像质量的因素。在成像过程中血流本身的信号表现是影响伪影严重

与否的重要因素。在 FSE T2 加权序列，因为 TE 时间相对比较长，因此即便不施加上、下饱和带血流信号通常也是黑的，这就意味着不会产生肉眼可见的搏动伪影。而在诸如 LAVA Flex 等梯度回波序列中，在施加了上下饱和后，因为静脉血流速度相对慢，很可能在成像时成像范围外被饱和的血液仍未流入成像区域，这样就可能导致静脉信号较亮。同时还需注意增强扫描后因为血液的 T1 弛豫时间明显变短，这时即使施加了上、下饱和带，成像区域内血流信号仍然可以表现为亮信号。在头部扫描平扫时因为血流信号是低的，因此不会产生明显的搏动伪影；但在增强后因为血流本身可以表现为高信号，这时就可能见到明显的血流搏动伪影。其实血液流动或搏动是一直存在的，这种流动或搏动是否会产生干扰诊断的可见伪影和序列本身的信号表现或者其他原因导致的血流信号改变具有密切关系（图 10-21，图 10-22）。

四、呼吸运动相关伪影及解决方案

在生理性运动伪影中，呼吸运动伪影是临床工作中更常见的一类运动伪影。心脏的收缩和舒张也可以引起运动伪影，但相比之下这部分生理运动伪影在心脏自身成像中显得更加重要，对于心脏运动伪影的处理方式在心脏磁共振成像解决方案简介中会详尽讨论。本节只讨论呼吸运动伪影。呼吸运动所带来的伪影是多维度的。腹部很多脏器如肝、胰腺、肾等都会随着呼吸运动而发生位置移动，所以如果不能很好地克服呼吸运动的影响就会导致肝等器官的磁共振成像产生明显的运动伪影。心脏坐落在膈肌上方，也会受呼吸

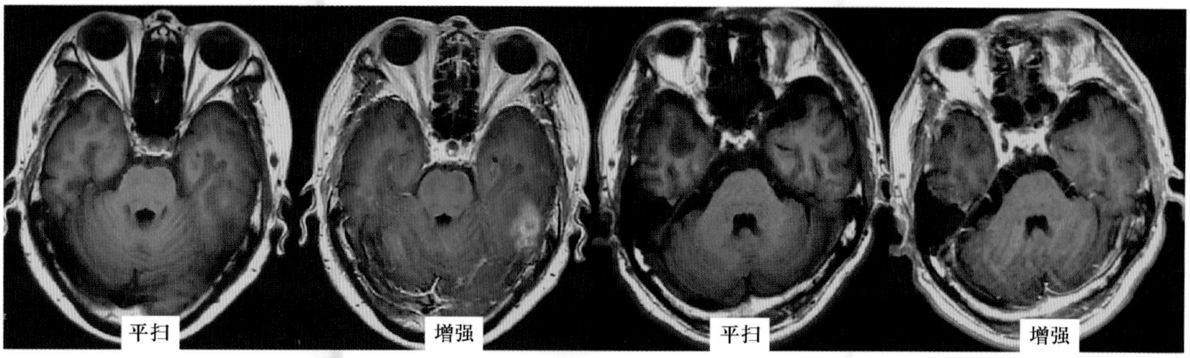

图 10-21　头部增强扫描后流动伪影更明显。在头部扫描过程中可以发现在 T1 加权平扫时未见静脉流动伪影，而在增强扫描后可见比较明显的流动导致的伪影，此时静脉窦血流呈高信号。其实在平扫时静脉窦内血流可以产生相同的相位累积错误，但因为血流信号是黑的，因此看不到肉眼可见的伪影。增强扫描后因为血液弛豫时间变短血流信号变亮，此时静脉血流动所产生的信号就十分明显

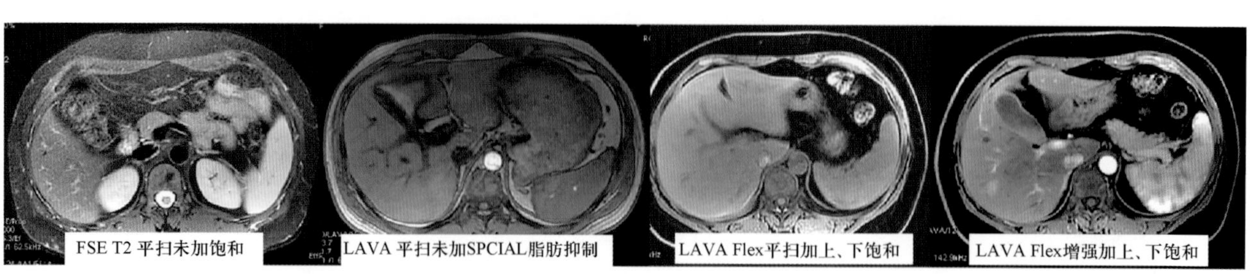

图 10-22　腹部扫描血管搏动伪影与序列关系。在 FSE T2 加权成像时，因为 TE 时间很长加之该序列具有聚焦脉冲，而在聚焦脉冲作用期间会施加选层梯度，因此在 FSE T2 加权成像时血流信号特别是快血流信号通常表现为流空的低信号，因此不产生肉眼可见的流动或搏动伪影。在 LAVA 序列通常会采用 Special 脂肪抑制脉冲，该脉冲对于血流信号具有抑制作用，当去掉脂肪抑制脉冲时发现动脉血明显变亮。在 LAVA Flex 平扫时施加上、下饱和带，此时动脉血流呈低信号，但下腔静脉血流呈高信号改变，这说明因为静脉血流速度慢，成像时成像区域外被饱和的静脉血尚未流到成像区域，因此成像区域有未被饱和的血存在，因此呈高信号。在增强扫描后因为血液 T1 弛豫时间明显缩短，因此虽然施加了上、下饱和带，但血流信号仍然呈高信号

运动的影响。呼吸运动会伴随着胸壁、腹壁的运动，尽管这类运动也是周期性的运动，但它不能像流动那样通过流动补偿而最大化消除流动伪影。因此呼吸运动带来的另一个重要影响就是胸壁或腹壁的运动产生明显的鬼影而重叠在肝等实质性脏器中，这会影响病变的检出和准确诊断。

1. 屏气扫描是克服呼吸运动伪影的一个重要手段：上腹部和心脏扫描常采用屏气扫描的方式。在上腹部 T1 加权成像过程中，通常会采用屏气的梯度回波序列。因为 T1 加权成像的 TR 通常很短，不适合采用呼吸触发门控技术。目前常用的三维容积快速扫描序列如 LAVA 或 LAVA Flex 在 15 秒左右即可完成较高空间分辨率的扫描。同时，通过优化扫描参数以及采用更高的并行采集因子或适当降低空间分辨率也可以实现一次屏气多期扫描，这对于显示肿瘤的血供特点有很重要的临床意义。在屏气扫描过程中需要得到患者的良好配合，这对于操作中每个细节都有很高的要求。一般患者在呼气末屏气可以坚持屏气的时间更长，一来充分吸气后再吐气可以实现更充分的肺部换气，这样可以提高肺内气体的含氧量和血氧浓度；二来呼气末屏气还有一个好处就是呼气末肝等器官容易实现位置匹配，如果是吸气末屏气那么就有可能因为吸气幅度不同而导致肝等器官在各个扫描期相位置不相同。虽然在屏气扫描数据采集过程中不会用到呼吸门控，但呼吸门控波形显示对于指导屏气扫描却有着重要意义。在扫描过程中应密切观察患者的呼吸节律，切勿在患者已经开始吸气时发出吸气指令，这会打乱患者自身的呼吸频率导致患者吸气不充分，如图 10-23 所示。正确的做法是在患者呼气末发出吸气指令，而在吸气末发出呼气指令，这样能够让患者完成充分的换气。这些细节对于获得优异的屏气扫描图像至关重要。另外，如果是增强扫描，一定在做完预扫描（prescan）后再开始打药，这样才能在发出吸气、呼气和屏气指令之后迅速启动扫描。

2. 呼吸门控技术：虽然呼吸运动也是一种周期性的运动，但作为宏观物体的运动在不同射频激励期间该物体处在不同的初始空间位置会导致相位编码信息错误，这样经过傅里叶变换后会形成肉眼可见的运动伪影。这种运动伪影一则可以导致脏器本身的运动伪影，二则胸壁、腹壁的周期性运动还可以产生鬼影重叠在实质脏器内并进而影响脏器的显示和病变的检出。可以采用屏气的方式进行扫描克服呼吸运动所带来的伪影，但有一些序列如 FSE T2 加权像受对比度制约不能采用过短的 TR，导致这些序列的扫描时间较长，在客观上很难做到一次屏气即可完成。虽然采用单次激发 FSE 序列（SSFSE）可以实现屏气扫描完成类似的 T2 对比度成像，但该序列回波链过长会导致图像对比度和信噪比变差以及图像模糊。在讨论 K 空间等概念时曾提到图像的空间分辨率与 K 空间的覆盖面积成反比，K 空间的覆盖面积越大，相应图像的空间分辨能力就越高。SSFSE 序列因为回波链过长，导致后面的回波信噪比过低，当这种信噪比过低的 K 空间线被噪声淹没时等同于有效 K 空间面积减少，导致图像的空间分辨率下降。因此采用屏气方式扫描 T2 加权对比度的图像显然不是一个合理地选择（图 10-24，图 10-25）。

虽然屏气 FSE 序列与屏气 SSFSE 序列相比对比度相对更好且图像相对更清晰，但受屏气耐受力限制，这类序列通常回波链长度比呼吸触发 FSE 序列更长，且采用的激励次数更低，这些都

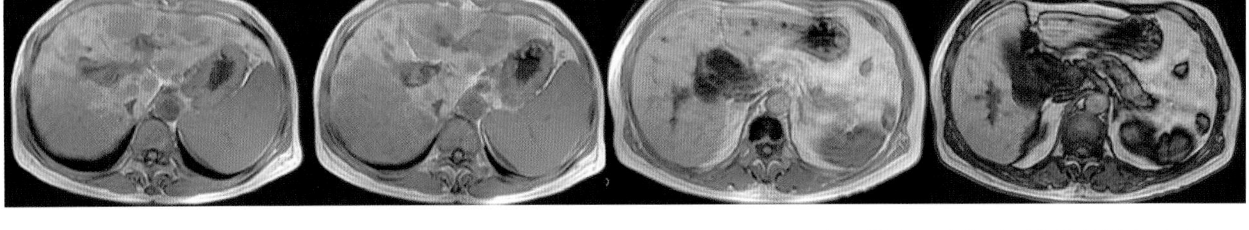

图 10-23 屏气扫描的状态会明显影响图像质量。良好的屏气是获得优异腹部快速梯度回波序列图像的前提和基础。这里展示四幅图像，前面两幅是患者在扫描过程中充分屏气，获得的图像质量对比度和细节都非常优异；而后面两幅图像是患者扫描末期屏不住气，导致一些呼吸伪影的产生

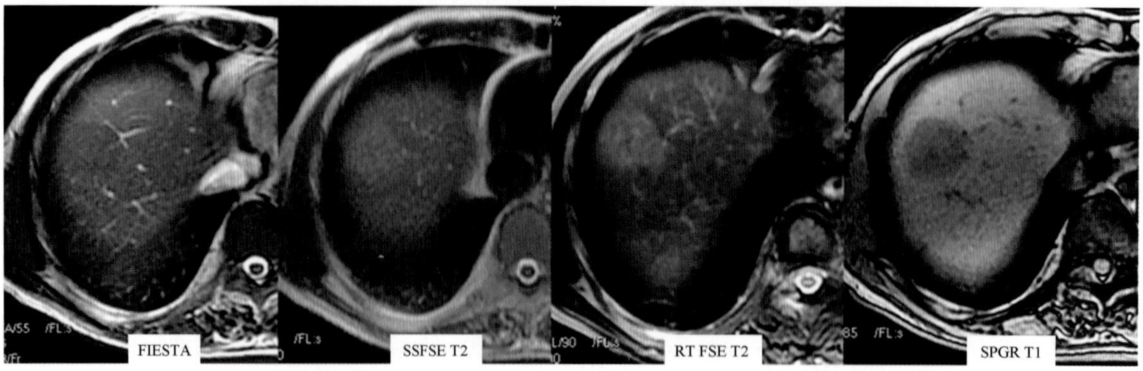

图 10-24 肝病灶在不同序列上的表现。肝右叶占位病变在屏气 FIESTA 序列、屏气 SSFSE 序列病灶均显示不清，虽然 SSFSE 序列似乎可见稍高信号病灶，但病变边缘非常模糊，病变与临近正常肝实质对比不明显。而在呼吸门控 FSE T2 加权像上病变呈高信号，边界较清晰。在屏气梯度回波 T1 像病变呈低信号改变

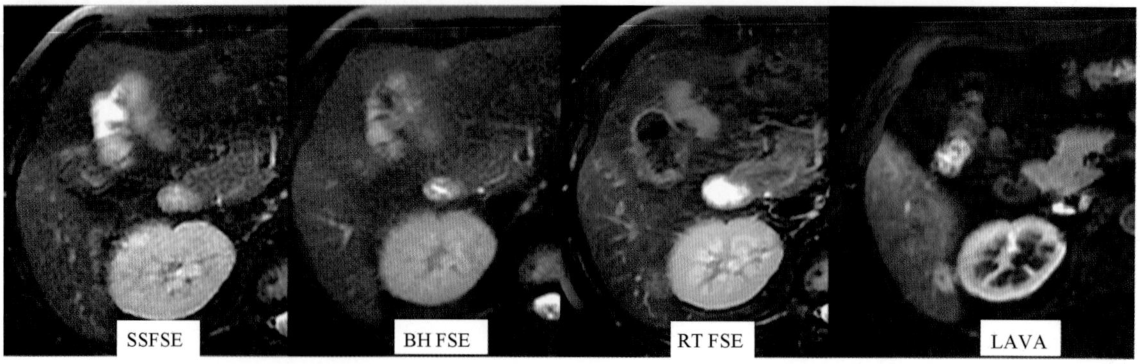

图 10-25 不同呼吸运动伪影抑制方式 T2 加权像病灶显示能力对比。肝右叶与肾相邻处可见一较小病灶，在屏气单次激发 FSE 及屏气 FSE 序列该病变均未能清晰显示。在呼吸门控触发 FSE 病变呈稍高信号改变，进一步增强扫描显示病变较明显强化

导致屏气 FSE 序列的对比度和信噪比明显不如呼吸触发 FSE。既然屏气 SSFSE 和屏气 FSE 对比度较差且边界不清，那么用什么样的方法来实现腹部 T2 加权像而又能最大限度地克服呼吸运动伪影呢？这就是呼吸门控触发 FSE T2 成像技术。呼吸触发是以呼吸运动中吸气波作为探测的触发点，在探测到此点后经过一个触发延迟开始数据采集。这部分内容在呼吸门控技术部分已详细介绍过。简单地说，呼吸触发技术可以理解为在绝对运动中寻求相对静止，通过呼吸触发实现不同呼吸周期中在同一位置进行成像。通过图 10-24、图 10-25 中的对比不难发现，通常呼吸触发技术是实现腹部 T2 对比成像的最佳方式。但这种呼吸触发技术对于呼吸频率、呼吸幅度也提出了一定的要求。如果在数据采集过程中呼吸频率和呼吸幅度不断变化，就意味着每次射频激发过程中成像脏器不在同一位置，胸壁、腹壁也不在相同位置。这会导致成像脏器图像模糊，而且还可能伴随有明显的胸壁、腹壁运动导致的鬼影形成。这种鬼影会重叠到成像脏器中，影响成像器官的显示和病变的检出。这种胸壁、腹壁的运动鬼影在非脂肪抑制序列时表现得更加严重。因为在脂肪抑制时胸壁、腹壁脂肪信号为低信号，即便产生鬼影也可能在肉眼显示不明显。采用脂肪抑制序列可以在很大程度上抑制这种鬼影对图像的干扰。针对这种呼吸不均匀或不规律的受检者，也可以采用呼吸触发螺旋桨采集 FSE 成像（PROPELLER），相比于常规的呼吸触发 FSE 序列，呼吸触发 PROPELLER FSE 具有更强的克服运动伪影的能力（图 10-26）。

呼吸运动作为一种周期性生命活动在磁共振成像过程中可能成为运动伪影产生的一个重要原因。因为呼吸运动是一种宏观物体的运动，它和单纯质子流动不同，不能通过单纯的补偿梯度来消除运动导致的相位差而消除呼吸运动伪影。事实上，在不同的成像周期进行射频激发和相位编

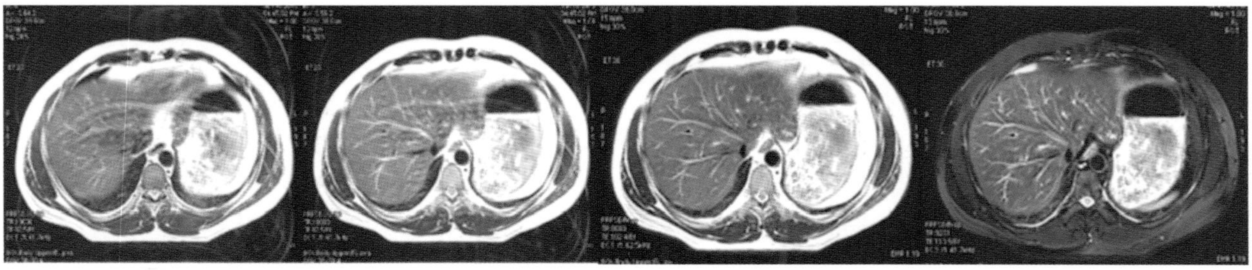

图 10-26　螺旋桨采集技术在克服腹部呼吸运动伪影中的临床应用。当采用呼吸触发 FSE 序列进行成像时，对患者的呼吸频率和呼吸幅度的一致性有较高要求。该例受检者呼吸不均匀且呼吸幅度不一致，在非脂肪抑制呼吸触发 FSE 序列时可见明显腹壁运动鬼影，该鬼影在非脂肪抑制呼吸触发 PROPELLER FSE 时消失，相比之下在脂肪抑制的呼吸触发 FSE 序列上呼吸所致的运动伪影也不明显

码时，宏观物体的初始位置不同是产生伪影的主要原因。消除呼吸运动伪影可以通过屏气扫描也可以通过呼吸触发。不同的解决方式有不同的临床适用范围，也有着不同的成像要求。在克服呼吸运动伪影的影响中要充分了解伪影出现的原因、成像中需要注意的细节等，这些是获得高质量图像的前提和基础。

（张英魁　郭红梅）

第三节　磁共振成像化学位移伪影与解决方案

化学位移效应是磁共振成像过程中一个特别重要的现象，也是进行波谱成像、化学位移脂肪抑制以及同反相位双回波成像的基础。但在临床应用过程中化学位移效应也可能是产生伪影的一个原因。关于化学位移效应与化学位移伪影在有关化学位移章节会进行详细的讨论。这里简单复习一下化学位移效应所导致的化学位移伪影。

一、化学位移效应与化学位移伪影的基本概念

必须明确的是，大家经常谈及的拉莫尔方程 $\omega=\gamma B_0$ 是针对裸露的氢原子核而言的。因为只有裸露的氢原子核所感受的磁感应强度才是主磁场的磁感应强度。事实上，由于不同分子中氢原子核所处的化学结构不同，其周围所存在的分子也不同，最终导致不同分子中氢原子核周边的具有不同的电子云密度。对于其内的氢原子核而言，周边的电子云具有拮抗主磁场的特性。氢原子核周边这些不同厚度的电子云相当于一个磁屏蔽作用。周边电子云越厚，则相应氢质子感受到的磁感应强度就稍弱；而如果周边电子云越薄，则该氢原子核感受的磁感应强度就越强。不同的氢原子核感受到的磁感应强度不同，决定了其依据于拉莫尔方程所计算的拉莫尔进动频率也不同。这种进动频率的不同可能会导致相应信号在傅里叶变换后的空间位置不同。这种因为氢原子核周边电子云厚度不同所导致的进动频率不同乃至图像中位置发生移位的现象就称之为化学位移现象。在磁共振成像过程中化学位移效应是一种重要的对比机制，如磁共振波谱成像就是建立在化学位移效应基础之上的。临床上用于定性反映有无脂肪变性的同反相位双回波成像、基于水脂化学位移的化学脂肪抑制等都是利用了化学位移效应。清晰地了解和认识化学位移效应和它的应用是学习磁共振成像原理很重要的一个部分。与此同时，化学位移效应也是产生化学位移伪影的一个原因。如常见的 I 类化学位移伪影。I 类化学位移伪影可能会造成一些假象，如果不能清晰辨认可能会造成某些错误的诊断。

二、化学位移伪影的特点和分类

在临床实际工作中通常所说的化学位移伪影指的是水和脂肪或脂类之间的化学位移效应导致的伪影。因为水和脂肪中的氢质子是以氢核为

探测对象的磁共振成像的两大信号来源，而其他的一些代谢物尽管也存在着化学位移现象，但因为这些代谢物浓度极低，除了专门的波谱成像序列外，在一般的成像序列中这类物质所导致的化学位移现象在常规成像过程中无法显示。水和脂肪中的氢质子因为周围电子云密度不同而产生了3.5 ppm的化学位移。化学位移的表达形式可以采用无量纲的ppm形式，也可以采用有量纲的频率Hz。不同的表达方法在临床实际工作中有不同的意义。无量纲的ppm不随成像设备的磁场强度而变化，这个数值有利于确定处于化学位移不同点的代谢物的位置，特别是在波谱成像中。而在具体成像和序列设计过程中则需要考虑具体位移的Hz数，这对于脉冲序列的波形设计很有意义。无论在1.5 T还是3.0 T上，水和脂肪的化学位移都是3.5 ppm，但从赫兹数来看，1.5 T上水、脂频率差别为220 Hz，而在3.0 T上，两者频率差别为440 Hz。这个不同的Hz数决定了它们在两个不同场强设备的同反相位时间不同，相同的频率编码梯度（参数界面上反映为带宽）时实际位移的像素数也不同。了解这些对于合理设定扫描参数和计算位移像素数或位移距离都是必需的。

1. Ⅰ类化学位移伪影：可简单理解为发生在水和脂肪交界面的化学位移所导致的伪影。尽管在化学位移相关章节会详细讨论，但这里还是简单地总结一下Ⅰ类化学位移伪影的几个特点：

（1）Ⅰ类化学位移伪影可以形象地理解为信号的板块移动：在水和脂肪的交界面因为两种物质的进动频率不同，因此导致在频率编码过程中发生了位置的空间错配现象。在讨论Ⅰ类化学位移伪影时通常以水作为参考频率，这也是系统在确定中心频率时的参考标准。这样Ⅰ类化学位移伪影实际上就简化为讨论脂肪信号移位的问题了。在组织结构中有时是脂肪组织被包围在水中，如在错构瘤中产生的块状脂肪；也有时是水被包围在脂肪组织中，如肾被肾周围的脂肪囊包绕，盆腔区域的淋巴结通常也被脂肪组织所包绕。无论是哪种情况大家只需牢记一点：脂肪的信号是整体朝向频率编码梯度幅值更低的一侧偏移。脂肪信号的这种板块移动就使得水和脂肪交界面会出现一侧信号亮（水和脂肪信号叠加）一侧信号暗（水和脂肪信号分离）的特点。这是判断化学位移伪影的重要依据。识别Ⅰ类化学位移伪影在骨关节成像中非常重要，特别是在观察关节软骨、骨皮质以及韧带等结构时，一定要明确是否混杂有Ⅰ类化学位移伪影的干扰。以膝关节为例，Ⅰ类化学位移伪影既可以造成软骨变薄的假象，也可以造成骨皮质增厚的假象。当我们要明确这两种情况时必须要先排除Ⅰ类化学位移伪影的存在，否则就可能给出错误的临床诊断（图10-27）。

（2）Ⅰ类化学位移伪影的出现方向：准确鉴别是不是Ⅰ类化学位移伪影，一个重要的依据就是Ⅰ类化学位移伪影出现的方向。水和脂肪中的氢质子因为周边电子云密度不同导致它们感受到的主磁场强度发生了非常细微的变化。这种细微的变化进而通过拉莫尔方程转化为进动频率的变化。在磁共振成像过程中，通过施加频率编码梯度来实现成像体素频率编码方向的空间定位。水

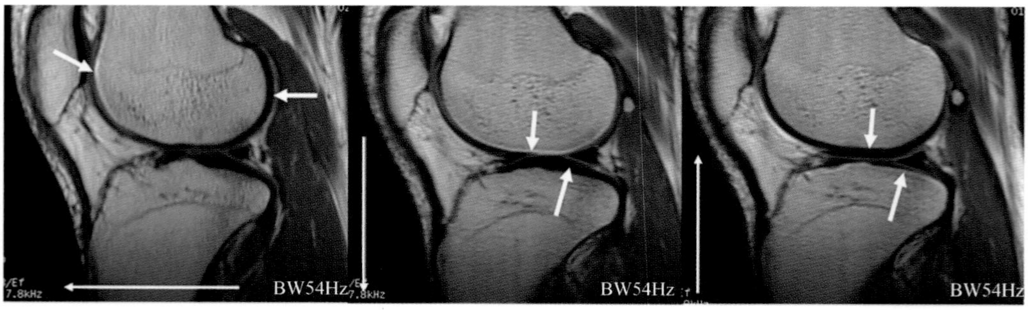

图10-27 膝关节扫描时的Ⅰ类水和脂肪化学位移伪影。这里展示说明的是在膝关节成像过程中的Ⅰ类化学位移伪影，为了说明问题这里采用的接收带宽比较窄。因为常规序列的Ⅰ类化学位移伪影出现在频率编码方向，当采用较窄的接收带宽和改变不同的频率方向以及频率梯度方向时可以发现箭头所示的水（软骨）和脂肪（骨髓）信号因为化学位移而发生的信号叠加或分离改变。信号叠加可以产生高信号白线，同时显示软骨似乎变薄；而信号分离则导致低信号带增宽，酷似骨皮质增厚

和脂肪这种自身进动频率的差别在傅里叶变换过程中被错误解读到不同的空间位置，当以水为参考频率时脂肪中的氢质子被错误地向低频方向移动了 220 Hz（1.5 T）或 440 Hz（3.0 T）。在非 EPI 信号读取的序列中，频率编码梯度或者说频率编码方向的频率范围不一定很宽，所以这个频率 Hz 差别的移位就可能造成肉眼上可以识别的位置变化。也因此，在非 EPI 信号读取的序列中化学位移伪影出现在频率编码方向上。事实上，水和脂肪中氢质子之间不仅存在频率方向的位移，也会导致相位方向的位移。但因为在 SE、FSE 或常规的梯度回波序列中在相位编码方向的相位位移是一个常量，在傅里叶变换给予纠正，故在常规的非 EPI 信号读取序列中相位编码方向不出现化学位移伪影。

虽然化学位移伪影通常出现在频率编码方向上，但有一个例外，那就是在基于 EPI 信号读取方式的序列上化学位移伪影出现在相位编码方向上。这么说不等于基于 EPI 信号读取的序列化学位移伪影不出现在频率编码方向，而是说在这个方向产生的化学位移伪影几乎可以忽略不计。因为 EPI 信号读取方式一般会采用系统最大的读出梯度场强，如在 GE 磁共振平台上常采用 500 kHz 的全带宽，如果频率编码矩阵为 128 则每个像素带宽为 500 000/128=3906 Hz，在 3.0 T 磁共振上水和脂肪化学位移为 440 Hz，据此可以计算水和脂肪的化学位移为 440/3906=0.14 个像素，这个化学位移是完全可以忽略不计的。但在 EPI 信号读取中相位编码上的每条 K 空间线是连续读取的，等同于在相位编码方向上也是一个连续的信号读取的过程，因为也可以把 EPI 信号读取的相位编码方向理解为准频率编码过程。由于信号读取期间没有像 FSE 序列中的聚焦脉冲来消除水和脂肪所引起的进动频率差异所引起的相位信息差别，也没有像普通梯度回波序列中每个信号读取后会采用一个相位回转梯度，所以 EPI 信号读取在相位编码方向上会产生严重的相位信息错误，这种相位信息错误就构成了 EPI 信号读取方向上的化学位移伪影。在 EPI 信号读取时相位方向的采样频率由 ESP 来决定，其采样频率可以理解为 ESP 的倒数。通常在 EPI 信号读取时 ESP 在亚毫秒级，譬如 0.5 毫秒左右，这样在相位方向的读出带宽即为 2000 Hz。如果相位编码矩阵也是 128，那么每个像素的采样带宽为 15.625 Hz，经计算可知，在 3.0 T 上产生的化学位移像素数是 440/15.625=28 个像素。简单总结：化学位移伪影通常出现在频率编码方向，但在 EPI 信号读取方式的序列中出现在相位编码方向。

（3）影响Ⅰ类化学位移伪影的扫描参数：Ⅰ类化学位移伪影的大小及实际位移的距离和扫描参数有直接关系。在实际扫描过程中要把Ⅰ类化学位移伪影降低到尽可能低的水平，这样才不至于影响到正确的判读和诊断。在讨论Ⅰ类化学位移伪影的时候，其实更关注的是水和脂肪之间进动频率的差别究竟会导致多大距离的信号移动，这种信号移动的距离越大对于诊断的干扰也越大。从这样一个角度出发才能更好地理解扫描参数与Ⅰ类化学位移伪影之间的相互关系。这里有几个概念非常重要：

1）像素带宽与化学位移像素数：这是理解Ⅰ类化学位移伪影大小的重要切入点。信号的接收带宽可简单理解为在频率编码方向 FOV 上的总的频率范围。在不同的公司的设备上有不同的表现形式，但其本质上是相同的。譬如在 GE 磁共振设备上显示的带宽是半带宽的概念，计算总带宽就是这个半带宽乘以 2。假如在扫描界面上看到的带宽是 31.25 kHz，那么总带宽就是 62.5 kHz，用这个总带宽除以频率编码矩阵就得到像素带宽。其他公司设备则给出的是像素带宽，而在 GE 近来的磁共振平台上也同时给出了像素带宽。两种表达形式各有其方便之处，在计算系统所能达到的最大读出梯度场强度以及在某套扫描参数下所使用的读出梯度场强度时都会用到半带宽的概念；而在计算Ⅰ类化学位移的像素数时需要使用像素带宽的概念。水和脂肪之间的化学位移 Hz 数除以像素带宽便可得到化学位移的像素数。使用的像素带宽越大，Ⅰ类化学位移的像素数就越少。对于相同的像素带宽而言，场强越高Ⅰ类化学位移的像素数也越多。了解这些对于参数优化至关重要。

2）Ⅰ类化学位移伪影距离的计算：这是在讨论Ⅰ类化学位移伪影时更值得关注的问题。当计算出化学位移几个像素后就可以进一步结合频率方向 FOV、矩阵等计算出Ⅰ类化学位移的距离。通过这些分析可以更容易理解如何降低Ⅰ类化学位移伪影的影响：当使用相同的频率编码矩阵时，增加接收带宽可以减少化学位移的像素数进而减轻Ⅰ类化学位移伪影；如果像素带宽相同时提高频率编码矩阵以减小像素大小，也可以减轻Ⅰ类化学位移伪影（图 10-28）。

2. Ⅱ类化学位移伪影或效应：Ⅱ类化学位移伪影也称为相位抵消伪影，它发生在水和脂肪位于同一体素内的情形。当一个体素内既含有水又含有脂肪时，梯度回波序列就会在特定的 TE 时间发生信号相加和相减两种特殊的效应。当水和脂肪的氢质子处于同相位时两种信号相互叠加，而当水和脂肪的氢质子处于反相位时两种信号相减。临床上常利用这种信号相加和相减所产生的信号差别判定脏器或病变内是否有脂肪变性或脂类物质存在。从临床应用角度来说，该现象虽被称为Ⅱ类化学位移伪影，但却是重要的诊断依据（图 10-29）。

（1）同、反相位时间的计算：这部分内容在讨论拉莫尔方程的临床应用时已详尽介绍过。1.5 T 磁共振的同相位时间为 4.4 ms，反相位时间为 2.2 ms；3.0 T 磁共振的同相位时间为 2.2 ms，反相位时间为 1.1 ms。

（2）判读同、反相位图像时需要注意 T2* 弛豫衰减：因为同、反相位的回波时间不同，而且通常双回波扫描过程中会把反相位放在同相位前方，因此在判读同反相位图像时需要考虑这个回波时间不同所导致的 T2* 弛豫问题。尽管在通常的情况下认为这个回波时间的不同对信号不会有太大的影响，但当有铁过载或纤维化时就会导致明显的 T2* 弛豫衰减。这时能够发现同相位信号低于反相位（图 10-30）。

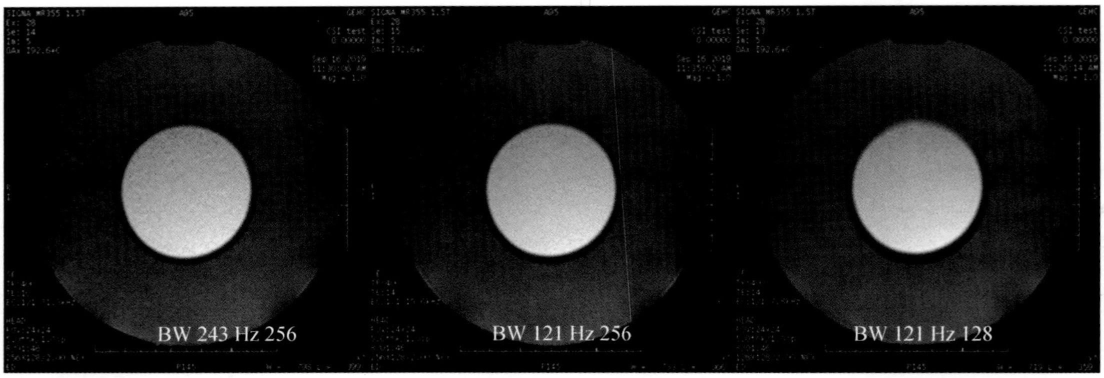

图 10-28 Ⅰ类化学位移伪影的影响因素。在 1.5 T 磁共振成像设备中当像素带宽比较大时Ⅰ类化学位移伪影很轻；当像素带宽相等时，矩阵为 128 时较矩阵为 256 时的Ⅰ类化学位移的距离明显更大。该水模中间圆形高信号区为脂肪成分，周边部稍低信号区为水

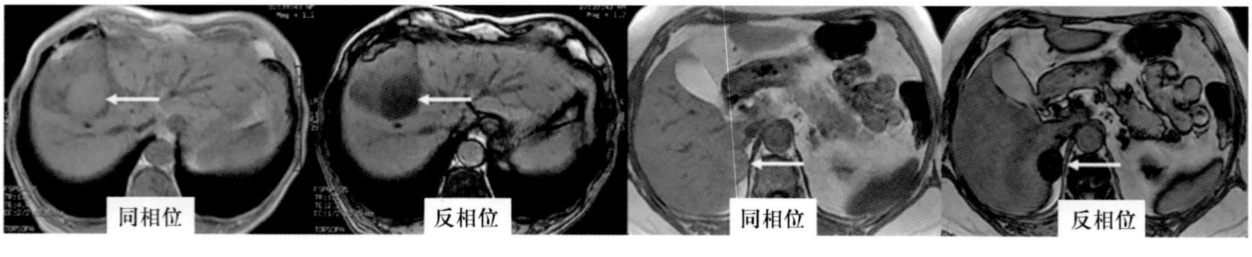

图 10-29 Ⅱ类化学位移伪影或效应在诊断中的应用。在相同的窗宽、窗位下观察同反相位图像对于判断病变内是否有脂肪变性有特别重要的意义。前两幅图像中显示肝内一占位性病变，同反相位图像显示与同相位相比反相位上病变内有一明显衰减信号，提示其内含脂类物质，这对于进一步鉴别诊断很有帮助。后两幅图像通过观察同、反相位图像更清晰地显示右侧肾上腺类圆形肿块，呈明显脂肪变性，提示肾上腺腺瘤

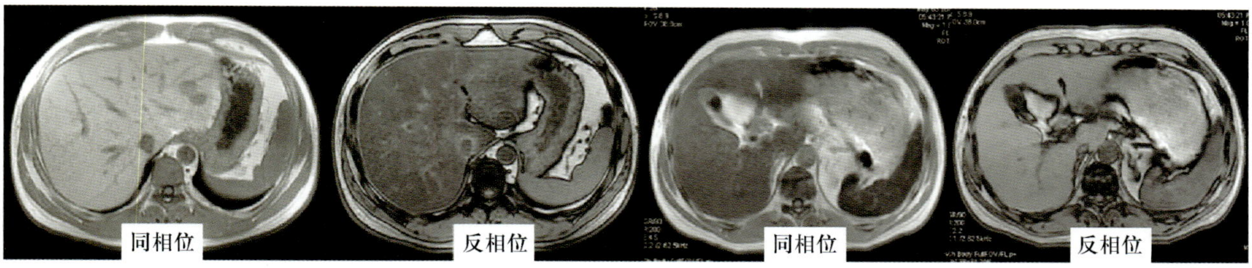

图 10-30　Ⅱ类化学位移伪影或效应受弛豫因素干扰。观察同反相位图像时要采用相同的窗宽、窗位。理论上同相位是水与脂肪信号相加，而反相位是水和脂肪信号相减。所以当肝内存在有脂肪变性或病变中有脂肪变性时，反相位较同相位相比信号有所衰减。但因为同相位的回波时间较反相位回波时间长，这会导致一定程度的 T2* 弛豫衰减。虽然通常情况下这种回波时间差异引起的 T2* 弛豫衰减可以忽略不计，但当有铁过载或严重纤维化时则必须予以考虑。临床上当发现同相位信号低于反相位时提示铁过载

（王晓　张英魁）

第四节　磁共振成像卷褶伪影与解决方案

在临床实际扫描工作中，当成像的 FOV 小于成像物体时就会出现卷褶伪影。理论上卷褶伪影既可发生在频率编码方向也可以发生在相位编码方向。但因为在磁共振成像过程中，在频率编码方向会通过硬件防卷褶滤波克服频率编码方向的卷褶伪影，所以在具体工作中通常所见到的卷褶伪影都出现在相位编码方向上，如图 10-31 所示。

一、卷褶伪影的成像机制与表现

卷褶伪影也叫混淆伪影。虽然这类伪影可以简化理解为当采样的 FOV 小于实际物体时就会导致未被包全的物体从身体的一侧卷褶到身体的另一侧，但为什么会发生这样的现象呢？

1. 卷褶伪影的产生机制：在磁共振成像过程中通常采用通过傅里叶变换方式进行成像。傅里叶变换过程中有一个重要的特性就是周期性特性。该特性表明：如果在一个域内对信号进行离散采样，那么经过傅里叶变换后就形成另一个域内的周期性重复的相互复制的图像，这种相互复制的图像就是导致卷褶伪影的深层次原因。这就涉及一个问题：如何确保这些图像相互分开而不重叠呢？其实这就是 Nyquist 采样定理所回答的

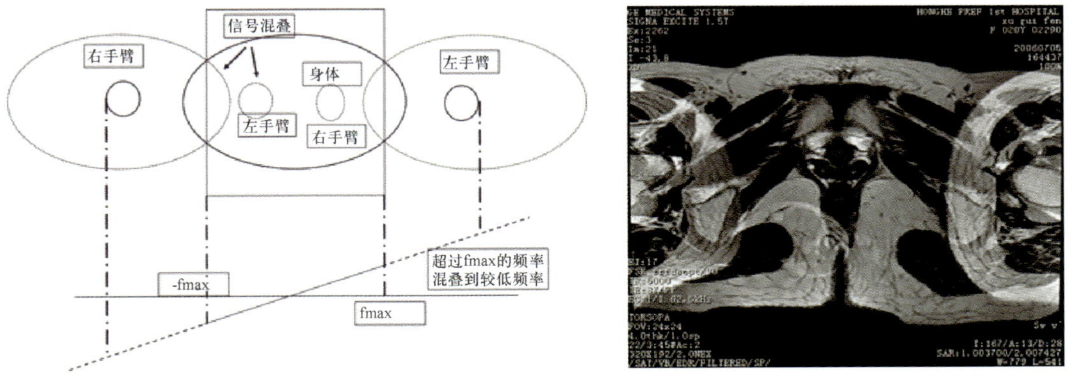

图 10-31　卷褶伪影产生的机制及表现。当成像过程中使用的 FOV 小于成像物体时就可以导致卷褶伪影的发生。卷褶伪影总是把未被包全一侧身体卷褶到身体的对侧。如在髋关节扫描时当相位方向的 FOV 小于成像区域时就会将一侧错误的卷褶到另一侧

问题。Nyquist 采样定理表明，只要采样的速度足够快，而且采样频率必须大于等于信号变化频率的 2 倍，就能确保这些图像之间有足够的间隔而不发生相互重叠。这在生活中有类似的例子，当我们在高速路上透过车窗去看另一部高速运行的汽车的车轮，会产生车轮倒转的感觉，其实这就是我们视觉系统采样加工图像的频率没有满足采样定理的要求。如果那部车运行的慢一些，就可以避免这种现象。根据 Nyquist 采样定理，推导出一个非常重要且能够把 K 空间和成像物体大小关联在一起的公式：

$$\Delta K_y=1/L_y \quad 或 \quad L_y=1/\Delta K_y$$

如果相位编码的采样矩阵是 N，那么存在着：

$$N\Delta y=1/\Delta K_y \quad 或 \quad \Delta y=1/N\Delta K_y$$

这里只讨论了相位编码方向相关的这些公式，在频率编码方向也存在着相对应的公式。因为频率编码方向的卷褶伪影可以通过硬件防卷褶滤波避免，所以就不再讨论。公式虽看起来枯燥，但对于理解很多磁共振成像过程中的属性至关重要。上述公式可简单总结为两句话：①相位编码方向成像的 FOV 大小和 K 空间中相邻两条 K 空间线之间的间距（或者说差距）呈反比；②相位编码方向上的像素尺寸大小和 K 空间覆盖面积成反比。这里所说的成像 FOV 大小可以理解为相邻两条 K 空间线重建出来的图像之间的间隔。如果成像 FOV 的大小小于实际成像物体的大小，就意味着相邻两幅图像之间间隔不足够大，没能让两个实际物体充分分离开。超过这个间隔的那部分物体就会造成相位编码方向上的混淆伪影，如图 10-32 所示。

2. 卷褶伪影既可以表现为层面内卷褶也可以表现为层面间卷褶：在所有的伪影中，卷褶伪影似乎是最容易被识别的。只要看到成像的视野内有相互卷褶的组织结构出现就可以判定有卷褶伪影出现了。但这种情形也不全然。因为在二维成像时卷褶伪影可以出现在层面内，但在三维成像中卷褶伪影既可以出现在层面内，又可以出现在层面间。另外，还需注意的是有时进行成像的物体并不是很大，如上臂或下肢，但临近的解剖结构也可能重叠在成像视野中。对于这些卷褶伪影需要有充分的认识，这样才能更好地识别和克服这些卷褶伪影的干扰。卷褶伪影在不同的序列也可以有不同的表现形式，如在进行冠状位梯度回波序列扫描时，未被包全的双侧上臂可以产生斑纹状卷褶伪影（图 10-33 和图 10-34）。

二、导致卷褶伪影的相关因素

任何原因导致的相位编码方向上 FOV 变小都可能产生相位方向的卷褶伪影。通常情况下相位编码方向的 FOV 要大于相应被显示的成像物体，这样就可以避免卷褶伪影的发生。相位编码方向实际的 FOV 可能因为扫描参数中某些选项影响而与扫描图形定位中显示的 FOV 大小有所差别。譬如当采用了正方形像素时，相位编码方向上实际获得的 FOV 就可能根据相位编码数 / 频率编码数的大小呈比例缩小；再者，当采用了并行采集技术时，尽管通过特殊的运算可以最大限度地防止卷褶伪影发生，但在相位编码方向上实际所获得的 FOV 仍有一定比例的下降。还有一

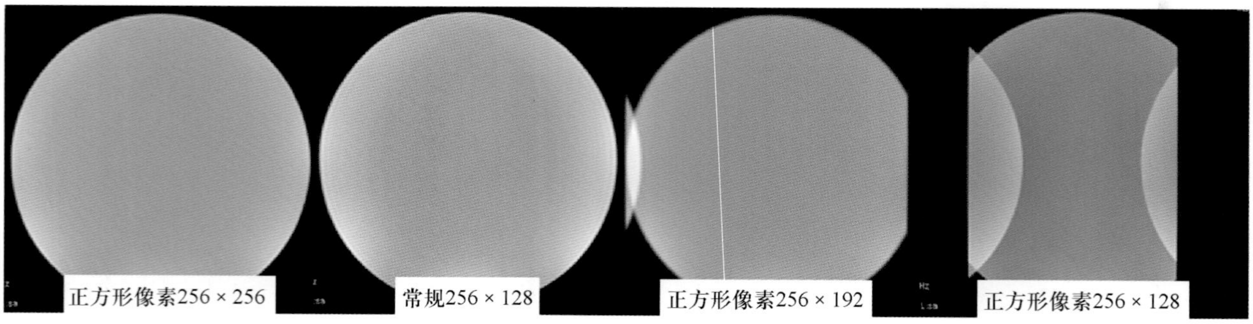

图 10-32　卷褶伪影的发生机制探讨。常规 256 × 128 矩阵采集时，图像仍保持正方形 FOV，但与 256 × 256 相比可见更明显的 Gibbs 伪影。当改用正方形像素采集时系统会按矩阵大的编码数来决定像素边长，本例以频率编码 256 来计算。当频率和相位编码采集矩阵不同而又让它们具有相同的像素大小时，就意味着它们的 K 空间覆盖面积是相同的。当相位编码数小于频率编码数时，其相邻两条 K 空间间距按比例增加，对应的 FOV 按比例缩小。图中可见当相位编码为 192 时出现少许卷褶伪影，而当相位编码为 128 时相位方向 FOV 减小一半，有明显的卷褶伪影

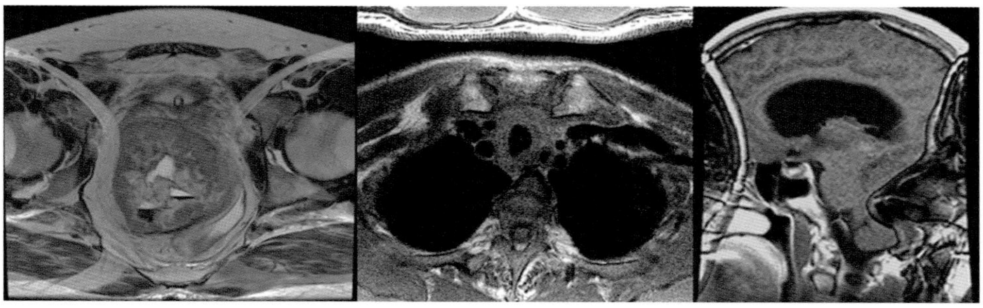

图 10-33　常见的成像层面内卷褶伪影。成像过程中因为相位编码方向上的 FOV 小于实际物体的大小而产生的卷褶伪影。卷褶伪影的出现会干扰相应组织结构的显示。为了克服卷褶伪影要确保相位编码方向的 FOV 足够大，但有时为了获得更高的空间分辨率会人为地采用相对小的 FOV，此时需采用防相位卷褶选项

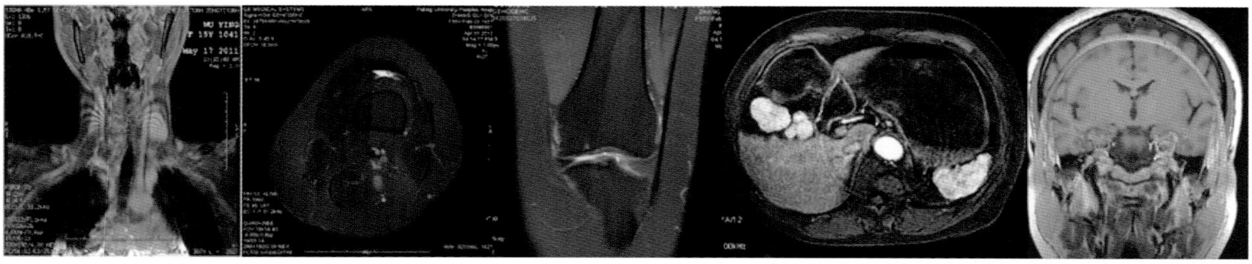

图 10-34　不同形式的卷褶伪影。如颈部冠状位梯度回波序列扫描时未包全的解剖结构可以在 FOV 内产生斑纹状伪影；膝关节扫描时对侧肢体的卷褶产生异常信号影导致被检侧信号不均匀。三维扫描时发生同心圆样卷褶伪影和组织结构重叠等层面间卷褶伪影

个容易产生卷褶伪影的原因就是采用部分相位编码 FOV 技术时。这种采集方式理论上就是通过减少相位编码方向上的 K 空间线采集数目，但因为该采集方式最后获得的空间分辨率不变，这就意味着所采集的 K 空间线覆盖面积不变。根据公式 $\Delta y=1/N\Delta K_y$，因为实际采集的 K 空间线数目 N 减少，所以要保持覆盖面积不变就只能增加相邻两条 K 空间线之间的间距，即 ΔK_y 变大，这导致相应的相位编码方向上所能获得的 FOV 减小，如果这个实际获得的 FOV 小于成像的物体大小，就会产生卷褶伪影。

通过卷褶伪影的学习能让读者更客观地理解 K 空间线覆盖面积与图像空间分辨率之间的关系以及相邻 K 空间线间距与所获得的 FOV 之间的关系。从这样的角度来理解卷褶伪影才能够更深入。

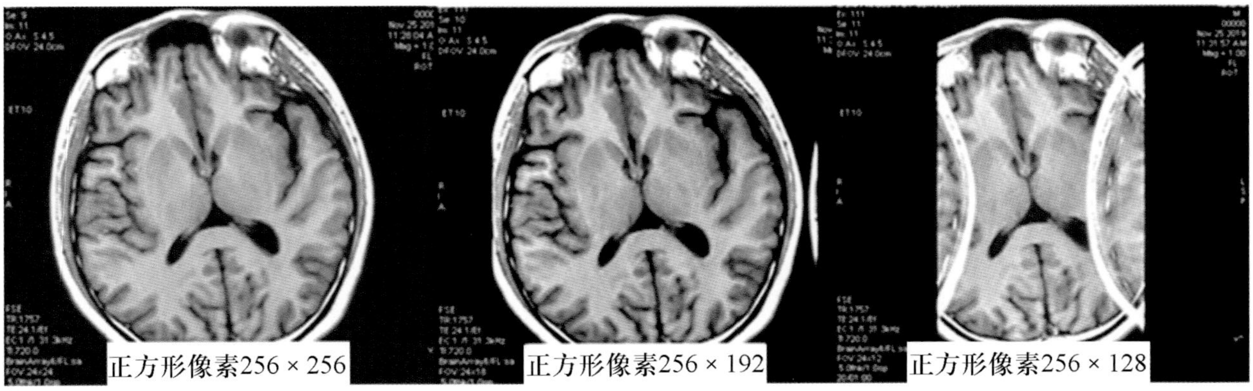

图 10-35　正方形像素可以导致不同程度的卷褶伪影，频率与相位编码差别越大伪影越严重。头部扫描采用正方形像素时导致相位方向上实际显示的 FOV 变小，从而导致卷褶伪影的出现

（黎丽　张英魁）

第五节　磁共振成像操作相关伪影与解决方案

磁共振成像操作相关伪影可理解为和扫描操作关系更密切的一类伪影。这不是一类独立的伪影，可以涉及伪影中的很多种类。运动伪影、并行采集伪影、化学位移伪影以及流动伪影等，虽然可以各自成为一类伪影，但在扫描过程中如果操作不当、参数设置不合理等都可能导致相应伪影更加严重，以至于干扰或影响诊断。这里之所以用单独的章节来阐述这类和操作更相关的伪影，旨在通过这些讨论引起磁共振使用者的重视，避免因为人为因素而导致伪影加重。

一、操作不当导致的伪影

在前面所讨论的各种伪影中，通过合理的参数设置或人为干预可以最大限度地预防和克服这类伪影。磁共振扫描过程中的很多伪影在某种程度上也是由磁共振成像本身的属性决定的，如模拟信号到数字信号离散过程中的采样点限制所导致的截断伪影；液体或血液流动过程所导致的流动伪影等等。从客观上讲，这类伪影无法完全克服或消除，但对于伪影应该坚持这样一个原则：即便无法改变伪影出现的事实，也必须要改变伪影出现的形式或程度，必须把伪影对诊断的干扰降到最低程度。如果在扫描过程中因为人为操作因素导致一些伪影出现并对病变显示、诊断带来困扰，此时从操作层面而言就需要认真分析原因，给出更合理的应对策略。

1. 频率、相位编码设置不当导致的伪影：流动和搏动产生的流动或搏动伪影以及某些生理运动，如呼吸、心脏搏动等产生的运动伪影，如果处理不当就可能导致相应伪影与成像组织结构相互重叠，这对于成像组织结构的观察、病变的检出以及正确的诊断都会带来严重干扰。在前面伪影讨论中曾经提及流动、运动伪影只出现在相位编码方向上，通过调换频率、相位编码的方向可以改变伪影存在的方式，从而降低伪影对于成像组织结构的干扰。如在颈、胸、腰椎以及膝关节等部位扫描中，为了克服血管、脑脊液流动或搏动伪影的干扰，会人为把相位编码方向设置在与血管、椎管走行一致的方向，这样就可以使流动或搏动产生的伪影降至最低，带来的好处就是不会干扰临近组织结构的显示。遗憾的是，有些使用者在扫描过程中有意或无意地把相位编码方向设置在解剖短轴，最后带来严重的伪影干扰（图10-36）。除了流动伪影外，在盆腔扫描过程中接近中上腹部的腹壁可能会随着呼吸而运动，这时就可能产生明显的呼吸运动伪影。这时通过合理设置频率、相位编码方向也可以减轻伪影的干扰。

2. 线圈使用不当导致的伪影：在磁共振成像过程中线圈是发射和接收信号的重要装置。正确的线圈选择和摆位不仅是获得更高信噪比的基础，同时也是避免产生伪影的重要保证。相控阵线圈本质上属于表面线圈的一个特殊类型。这一类线圈是通过大体线圈进行激发产生信号的。大体线圈的激发范围很大，如果在扫描过程中所使用的相控阵线圈不能被准确地摆放在成像中心区域，就可能接收到一些成像外区域的信号，但这些成像外的区域可能已经超过了梯度线圈的有效线性成像范围，那么这些成像区域外的信号就有可能重叠在成像区域内而产生所谓的周边信号伪影。因此在线圈摆放和选择过程中要尽可能做到线圈和成像区域相匹配。另外，当使用并行采集技术时对相控阵线圈不同通道之间的空间位置也有很高的要求，特别是空间上相互对应的线圈单元要确保完美对应，在线圈摆放过程中确保前后两片要对齐，否则会产生各种各样的伪影（图10-37）。

3. 操作不规范产生的伪影：操作不规范是实际工作中导致伪影的一个重要原因。磁共振扫描过程中的每个细节对于最终的图像质量都会产生深远的影响。因为不同扫描部位涉及的脏器不同，所以对于扫描的要求也不同。如肝脏扫描面临呼吸运动的挑战，如何最大化克服呼吸运动伪影对于具体的操作细节而言就有很高的要求。肝脏扫描还面临另一个挑战，就是肝和膈顶交界区会因为肺内气体和肝脏之间存在的明显不同的磁化率属性而产生明显的磁敏感伪影。这对于一些

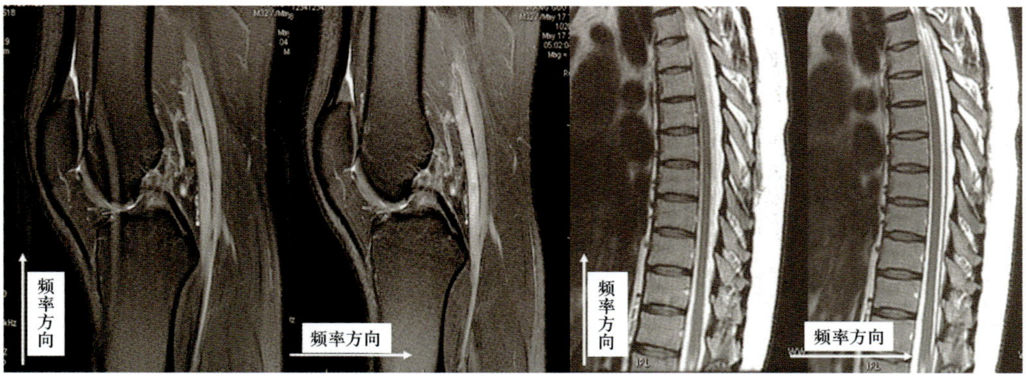

图 10-36　参数设置不当导致的搏动或流动伪影。在膝关节等肢端关节成像过程中，通常通过频率编码和相位编码方向互换来改变血流流动伪影及搏动伪影的出现方向；脊柱等扫描也采用同样的方式来克服脑脊液流动伪影。如果按常规将频率方向设置在解剖长轴方向，则血流搏动伪影或脑脊液搏动伪影会干扰成像组织结构的观察

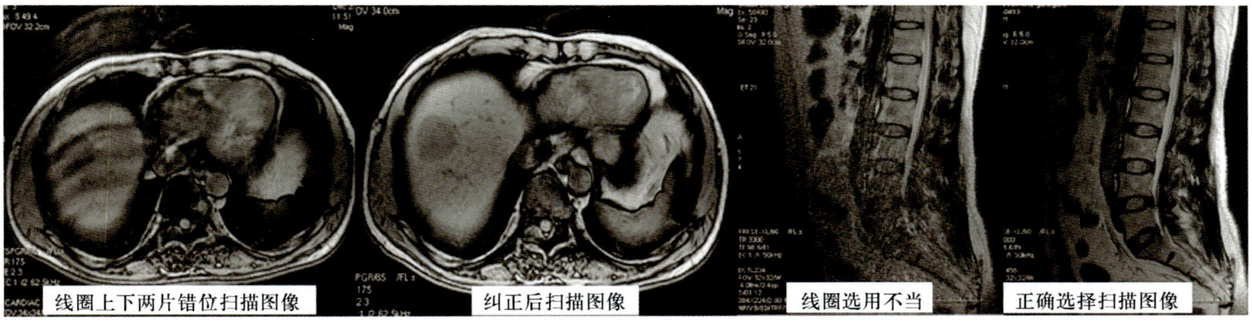

图 10-37　扫描中线圈使用不当导致的伪影。在腹部扫描过程中线圈的前后两片或者相应单元之间的完美匹配特别重要，如果前后两片或者线圈单元明显错位，就会导致严重的伪影产生；而当线圈摆放对齐后，伪影消失。腰椎等脊柱扫描必须选择相应成像区域的线圈单元，如果选择线圈的单元不匹配不仅会影响图像的信噪比，而且还会产生明显的伪影

特殊序列的扫描就有更加严格的要求。如在冠状位 FIESTA 扫描时如何确保肝与膈顶交界区具有更好的磁场均匀度是扫描成功的关键。小范围局部匀场在这个序列的扫描中格外重要。如果不施加这种小范围的局部匀场，这个区域就经常会发生明显的带状伪影。FIESTA 序列是一个非常特殊的扫描序列，虽然序列本身是一个梯度回波序列，但因为其 TR、TE 极短，因此该序列的回波信号是自旋回波信号和自由感应衰减信号的相互融合并共振。但是优异的磁场均匀度是确保两种不同性质回波信号相互融合并实现共振的基础。当磁场均匀度因为某些原因如磁化率差异被破坏时都会导致两个回波信号相互分离并产生伪影（图 10-38）。

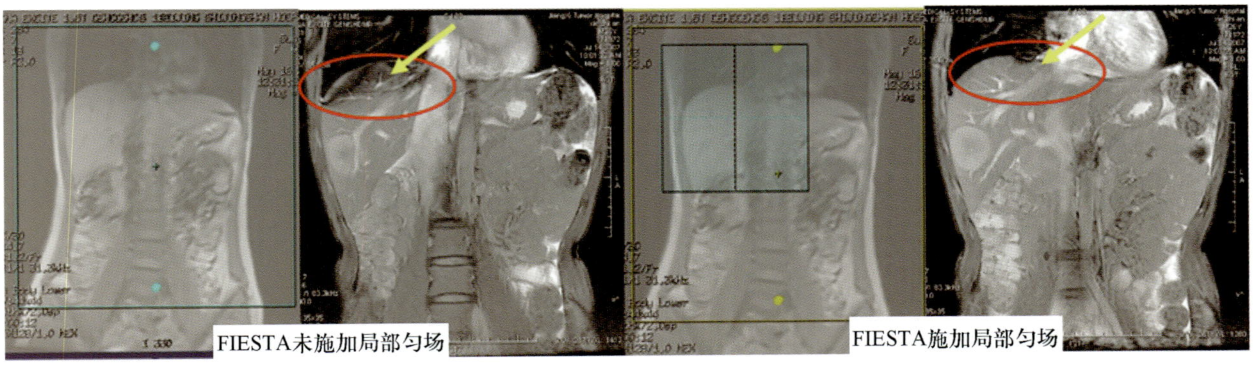

图 10-38　未合理使用匀场技术导致的伪影。在肝冠状位 FIESTA 序列扫描过程中施加一个小的局部匀场是避免带状伪影的重要方法。如果扫描过程中没有施加小范围局部匀场就会出现肝膈顶区的带状伪影。当施加局部匀场后伪影消失

这里以冠状位 FIESTA 作为例子说明操作细节的重要性。需补充的是：尽管这里强调在这个序列需要施加小范围局部匀场，但这绝不意味着小范围局部匀场可以任意使用。尤其不要陷入在所有带有化学脂肪抑制的序列中都采用小范围局部匀场的误区。局部匀场的作用是改善局部而牺牲整体。当操作者人为调小匀场容积时，会导致匀场容积以外的区域磁场均匀度变差，但在一般的扫描中力求的是大范围均匀脂肪抑制。对于那些偏中心的扫描部位如肢体关节，局部匀场的正确使用原则是调整中心位置但不改变匀场容积大小。一味地调小匀场可能恰恰是图像变差的一个原因。

二、并行采集技术相关伪影

并行采集技术是近年来发展比较快的一项快速采集技术。该技术在不同厂商具有不同的商品名称，但工作原理类似。从本质上说，并行采集技术利用相控阵线圈不同通道之间的空间灵敏度差异，并且利用这种空间灵敏度差异来计算体素的空间位置。从 K 空间维度看，并行采集技术都在不同程度上减少了单个通道的 K 空间线采集数目，但在图像重建的傅里叶变换过程中依据对相应 K 空间数据的不同处理方式可以分为两类：一类是直接利用这种缺失的 K 空间数据直接进行傅里叶变换，此时重建的图像是存在卷褶伪影的，然后再根据校准扫描所获得的线圈灵敏度分布图进行去卷褶处理。这一类并行采集技术也称为 SENSE 类并行采集技术，如 GE 磁共振平台的 ASSET、飞利浦公司的 SENSE 等。另一类并行采集技术是利用并行采集扫描过程中同时获得的自校准数据，在进行傅里叶变换前先根据 K 空间中心校准数据补充完整所缺失的那部分 K 空间数据，这种并行采集所重建出的图像通常没有明显的卷褶伪影，这类并行采集技术以 ARC、GRAPPA 等为代表（图 10-39）。在基于 SENSE 类并行采集技术（如 GE 磁共振平台的 ASSET）中，K 空间的隔行采集意味着 K 空间线的采集数目减少从而节省采集时间。但这种 K 空间隔行采集等同于相邻两条 K 空间线之间的间距变大，如果并行采集因子为 2 意味着 K 空间线的数目减少一半，而相邻两条 K 空间线间距增加一倍。前文提及相位编码方向的成像 FOV 与相邻两条 K 空间线之间的间距呈反比，所以当并行采集因子为 2 时，相位编码方向的 FOV 就会减小一半。在采用 SENSE 类并行采集技术时会通过校准技术来避免这种相位方向 FOV 变小可能带来的卷褶伪影。尽管如此，相位编码方向的 FOV 还是会有一定程度的缩小，这增加了卷褶伪影产生的可能性。采用的并行采集因子越大，相位方向的 FOV 减小也越明显，最终不仅会导致信噪比降低，伪影产生的概率也越大（图 10-40，图 10-41 和图 10-42）。

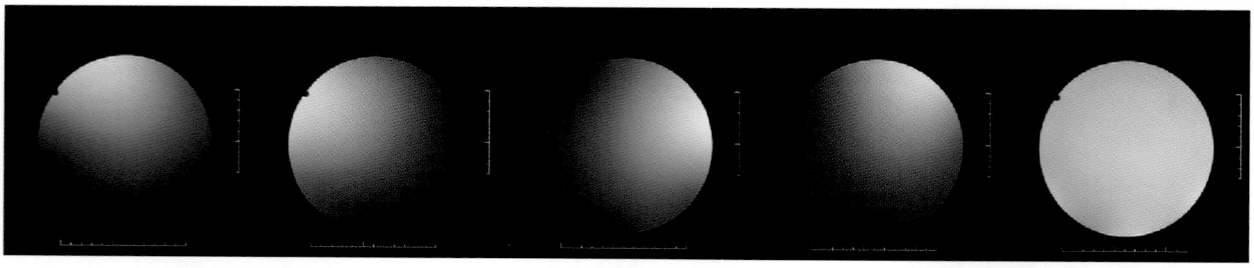

图 10-39　ARC 工作模式示意图。对于多通道相控阵线圈当采用 ARC 并行采集时每个通道采集的都是一幅完整的图像。但因为通道的空间灵敏度差异可以发现距离通道近的区域信号更高，而距离通道远的区域信号变低。多个通道合成的图像较为均匀，未见明显卷褶伪影

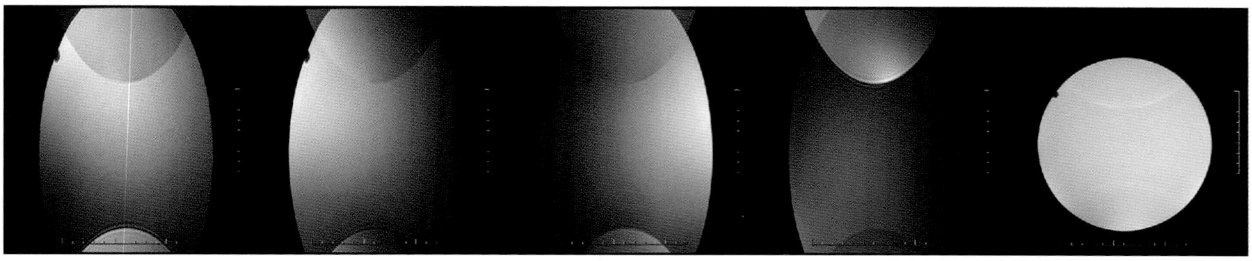

图 10-40　ASSET 工作模式示意图。对于多通道相控阵线圈当采用 ASSET 并行采集时每个通道采集的都是一幅具有卷褶伪影的图像，因为通道的空间灵敏度差异可以发现距离通道近的区域信号更高，而距离通道远的区域信号变低。多个通道合成的图像较为均匀，但可见较明显卷褶伪影

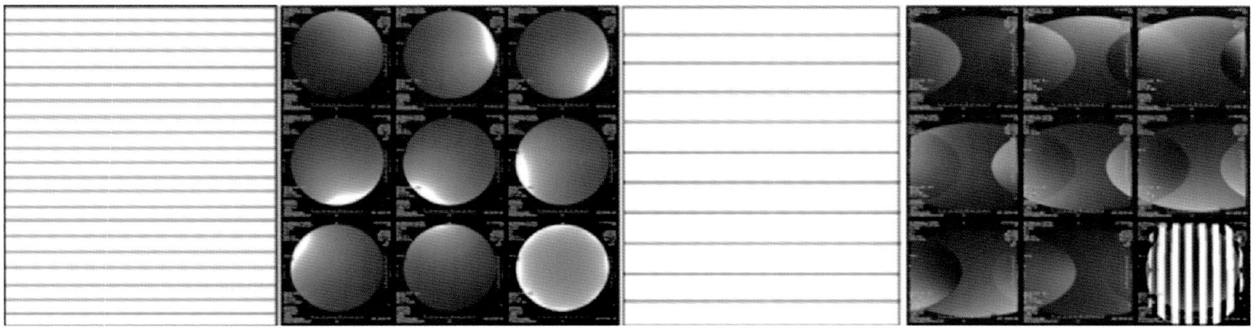

图 10-41　相控阵线圈的工作方式因是否使用并行采集技术而不同。在通常模式下相控阵线圈的每个通道都会采集一幅完整的图像并最终合成一幅图像，注意每个单独通道采集的图像都是靠近线圈时信号最高，这是相控阵线圈的表面线圈性质的反映。当采用 ASSET 并行采集技术时每个通道采集的图像不再是一幅完整的图像，而是有明显卷褶伪影的图像，同时注意在相位编码方向上球形水模也表现为椭球形。这些具有卷褶伪影的图像经过校准后处理重建为没有卷褶伪影的图像。不过当人为降低相位编码方向的 FOV 时就可能产生明显的相位编码方向的卷褶伪影

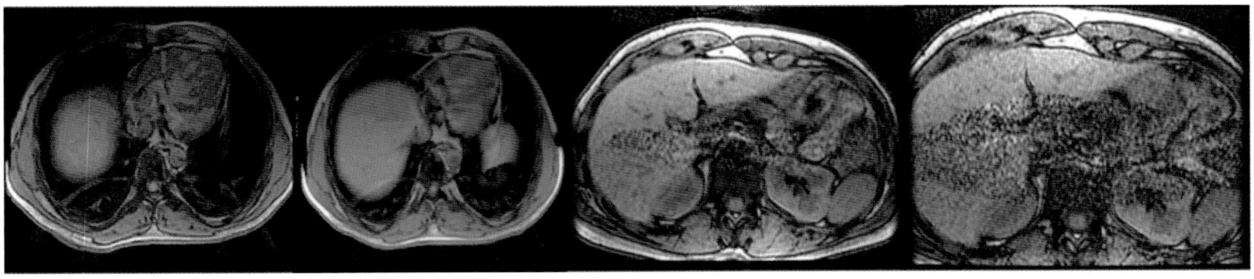

图 10-42　使用并行采集时操作不当导致的相关伪影。采用并行采集技术时在客观上需要在图形定位中相位编码方向的 FOV 适当增大。如果在采用了并行采集技术后合并使用相位编码方向上的部分 FOV 或者是采用了并行采集技术而成像的 FOV 过小都会产生并行采集相关伪影。并行采集相关伪影可以表现为某种结构重叠在成像区域，也可以表现为明显的噪声重叠在成像区域

（张英魁　郭红梅）

第六节 磁共振成像其他伪影与解决方案

在磁共振成像过程中还可以见到很多其他类型的伪影，如截断伪影、磁敏感伪影以及模糊伪影等。这些伪影或是因为成像中固有的某种属性所致，或是因为人体的某些属性所致，也可能是参数设置所致。了解这些伪影产生的背后机制，对于正确解读图像和质量控制都有深远意义。

一、截断伪影

也称 Gibbs 伪影或环状伪影。产生截断伪影的最根本原因是傅里叶变换。傅里叶变换是迄今为止数字化图像包括磁共振成像最常用的图像算法。在磁共振成像过程中，由组织产生的磁共振信号是连续的模拟信号。在对这个模拟信号进行离散采样和数字化过程中由于受采样点的限制，对于那些信号差别大或变化突然的区域，这种有限的采样点无法准确的再现模拟信号域的真实变化，这样的傅里叶空间数据在重建成图像后便表现出截断伪影。对于连续的 MR 模拟信号的截断等同于 K 空间维度与一个矩形函数进行卷积，而矩形函数经过傅里叶变换又等同于一个 SINC 函数。也就是说截断的最后效果等同于最后的图像与 SINC 函数进行卷积。SINC 函数表现为一个主峰两侧伴随很多旁小叶，因此在图像域表现为波纹状伪影。傅里叶变换或傅里叶分析是 18 世纪由法国数学家傅里叶提出的，当时他的这一理论也遭遇到数学界权威的挑战，其中的一个代表人物就是拉格朗日。拉格朗日的一个反驳点就是傅里叶分析无法准确实现方波信号的变换。但就微分的角度而言，如果采样点无限多，这些方波信号也能无限接近或者说无限逼真。其实，截断伪影正是说明了有限采样点无法真实地反映这些信号跳动大的区域。但随着采样点增多，截断伪影也会越来越不明显（图 10-43，图 10-44）。

截断伪影的大小或振荡信号之间的间距与采样点数呈反比关系。虽然从傅里叶变换的本质而言截断伪影在那些信号变化急剧的区域不可避

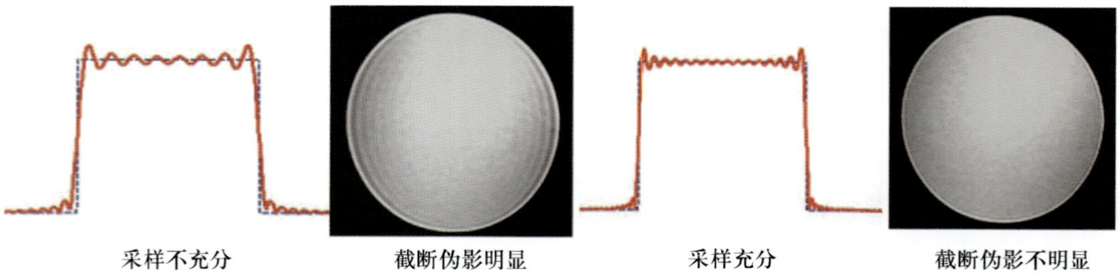

图 10-43 截断伪影及机制。当采样点过少如相位编码矩阵过低时就会产生明显的截断伪影，随着采样点增多，截断伪影也会变得不明显

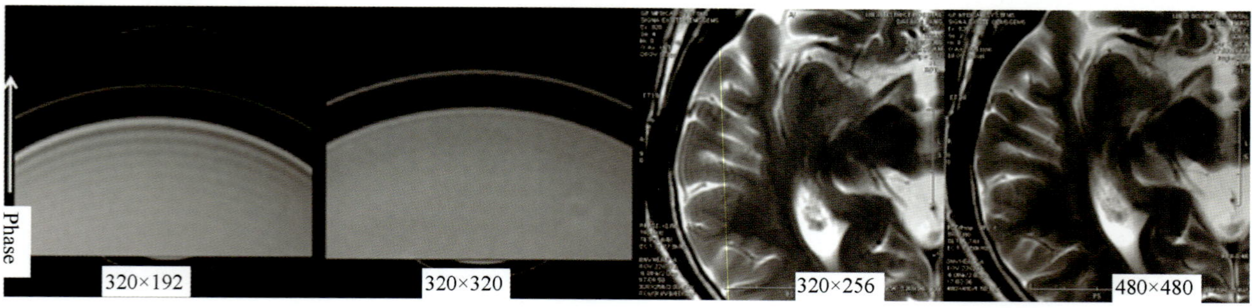

图 10-44 截断伪影的影响因素。当采样矩阵低时截断伪影明显，而当采样矩阵增高时截断伪影变得不明显。因为相位编码方向上的采样点通常更少，因此截断伪影常常更明显

免，但当采样点超过一定数值时这种信号波动就变得不明显。

二、磁敏感伪影

当人体进入到主磁场后，在主磁场的作用下，人体内的共振氢质子会沿着主磁场的方向重新排列并产生微弱的磁化。这个过程就是宏观磁化矢量的产生过程。由于人体组织结构的不同，产生的磁化程度也不同。同时，由于物质的磁化率属性不同也可以导致产生的磁化程度不同。这种磁化程度的不同既可以影响其共振过程中产生的信号强度，同时，明显的磁化率差距也可以破坏主磁场本身的均匀度。由磁化率不同导致的伪影称为磁敏感伪影。磁敏感伪影可以由人体内源性磁化率差异引起，如富含气体的区域、出血、钙化等这些人体组织自身的结构或病变可以导致磁敏感伪影（图 10-45）；也可以是外源性磁化率差异所引起，突出的代表就是各种铁磁性金属伪影。铁磁性金属在主磁场内会产生明显的感应磁场，该磁场会严重破坏主磁场均匀度，使得邻近区域组织内的氢质子不再满足拉莫尔频率的要求，同时也会严重破坏局部的梯度线性度。因为金属伪影影响比较大，有时也作为单独的一类伪影来对待。组织磁化率差异也可以作为磁共振成像的一种对比来源，如磁敏感加权成像。

磁敏感伪影的产生机制是由于磁化率差异破坏了磁场均匀度所致，因此克服磁敏感伪影的方法可以是通过匀场来提高磁场均匀度，如在 FIESTA 心脏电影成像过程中的局部匀场技术；或是通过特殊的采集技术来减轻伪影的程度。在扩散加权成像中所使用的并行采集技术就是通过减少 K 空间线的数目来减少相位累积错误从而减轻磁敏感伪影的影响。

磁化率效应对于磁场均匀度的另一重要影响就是化学位移法脂肪抑制失败或效果变差。有时金属如磁体洞内的硬币等在常规图像上影响可能显示不明显，但在化学位移法脂肪抑制或波谱成像时却会严重影响脂肪抑制的效果和波谱成像的图像质量。一些特殊的解剖部位如颈部、胸部等，受气体或组织本身的特殊形状等影响也会产生明显的磁化率差异并破坏局部磁场的均匀度。这些部位的化学位移脂肪抑制或扩散成像通常效果更差或伪影更明显（图 10-46）。

在临床实际工作中要充分了解与磁化率相关的导致图像质量变差的这些因素。因为磁化率差异具有高度的场强依赖性，如在 3.0 T 上磁敏感伪影较 1.5 T 上磁敏感伪影更严重。对于化学位移脂肪抑制的影响可以通过其他脂肪抑制方法如 STIR 来实现偏中心或特殊部位的脂肪抑制成像；也可以通过水脂分离解决方案如 IDEAL 等来实现脂肪信号和水信号的分离成像。对于潜在的金属应当仔细查询排除，因为它们对于图像的影响是持续的。

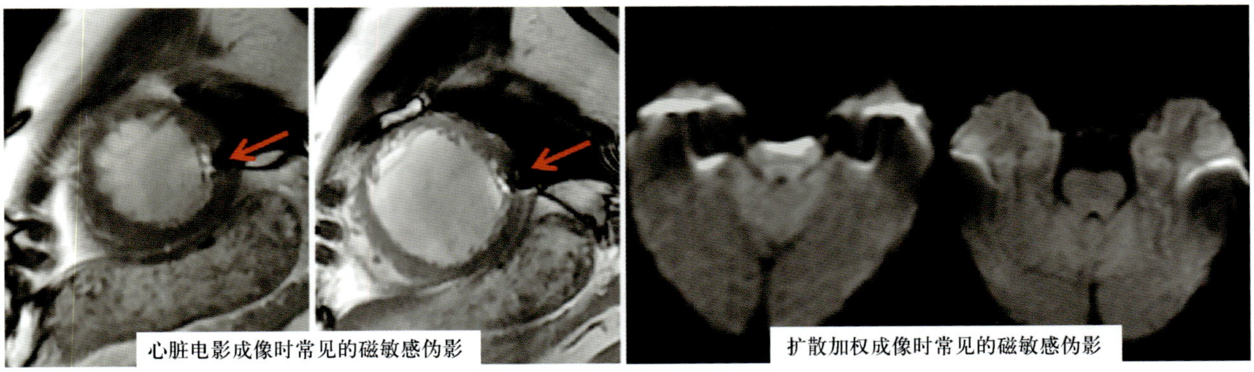

图 10-45　常见的几种磁敏感伪影。心脏电影成像所使用的亮血电影成像序列是一个真正稳态自由进动序列，该序列的回波信号由两种不同性质的回波信号在特定条件下相互融合并叠加而成。当某种原因导致局部磁场均匀度变差时，会导致两个回波信号分离并形成伪影。基于 EPI 信号采集方式的扩散加权成像对于磁化率差距非常敏感，这种磁化率差距所导致的磁场不均匀导致 EPI 信号读取过程中的相位累积错误并形成伪影

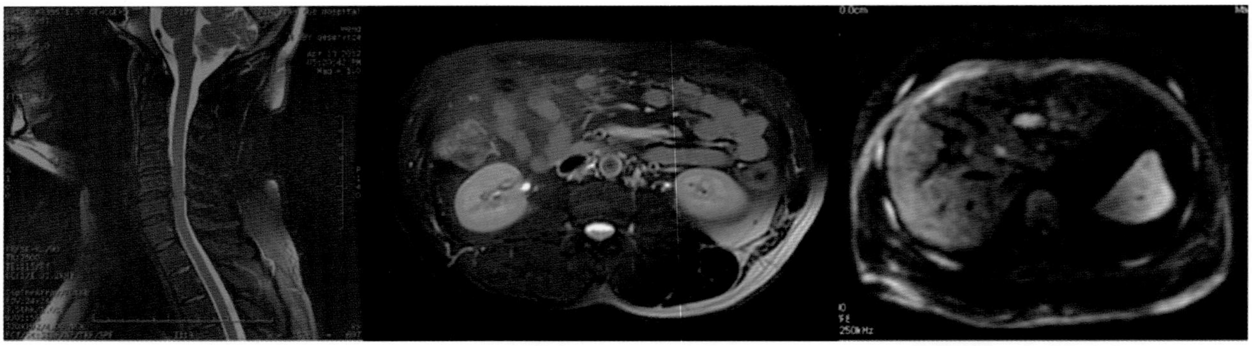

图 10-46 磁化率效应所导致的图像问题。组织结构磁化率差异或金属磁化率差异导致化学位移法脂肪抑制效果变差，扩散加权成像因为脂肪抑制差而出现更明显的化学位移伪影

（张英魁 王晓）

参考文献

[1] King，Kevin Franklin. Handbook of MRI Pulse Sequences [M] // Handbook of MRI pulse sequences /.

[2] Graves MJ，Mitchell DG. Body MRI artifacts in clinical practice：a physicist's and radiologist's perspective. J Magn Reson Imaging. 2013，38（2）：269-87.

[3] Jiachen Zhuo，Rao P. Gullapalli. MR Artifacts，Safety，and Quality Control1[J]. Radiographics，2006，26(1)：275-297.

[4] HAACKE，E. M. Improving MR image quality in the presence of motion by using rephasing gradients [J]. AJR，1987，148（6）：1251-1258.

[5] Larson T C，Kelly W M，Ehman R L，et al. Spatial misregistration of vascular flow during MR imaging of the CNS：Cause and clinical significance [J]. American Journal of Neuroradiology，1990，11（5）：1041-1048.

[6] Dwyer A J，Knop R H，Hoult D I. Frequency shift artifacts in MR imaging [J]. J Comput Assist Tomogr，1985，9（1）：16-18.

[7] Hood M N，Ho V B，Smirniotopoulos J G，et al. Chemical shift：the artifact and clinical tool revisited. [J]. Radiographics A Review Publication of the Radiological Society of North America Inc，1999，19（2）：357.

[8] Smith R C，Lange R C，Mccarthy S M. Chemical shift artifact：dependence on shape and orientation of the lipid-water interface [J]. Radiology，1991，181（1）：225-229.

[9] Jezzard P，Balaban R S. Correction for geometric distortion in echo planar images from B0 field variations. [J]. Magnetic Resonance in Medicine，2010，34.

[10] Outwater E K，Blasbalg R，Siegelman E S，et al. Detection of Lipid in Abdominal Tissues with Opposed-Phase Gradient-Echo Images at 1.5 T：Techniques and Diagnostic Importance [J]. Radiographics，1998，18（6）：1465-1480.

[11] Port J D，Pomper M G. Quantification and minimization of magnetic susceptibility artifacts on GRE images [J]. J Comput Assist Tomogr，2000，24（6）：958-964.

[12] Schenck J F. The role of magnetic susceptibility in magnetic resonance imaging：MRI magnetic compatibility of the first and second kinds [J]. Medical Physics，1996，23（6）.

[13] Hargreaves B A，Worters P W，Pauly K B，et al. Metal-induced artifacts in MRI [J]. Ajr Am J Roentgenol，2011，197（3）：547-555.

[14] Gabriel C，Gabriel S，Corthout E. The dielectric properties of biological tissues：I. Literature survey [J]. Physics in Medicine & Biology，1996，41（11）：2231-49.

[15] Kangarlu A，Baertlein BA，Lee R，et al. Dielectric resonance phenomena in ultra-high field MRI [J]. J Comput Assist Tomogr. 1999，23（6）：821-31.

[16] Central brightening due to constructive interference with，without，and despite dielectric resonance(p 192-196)[J]. Journal of Magnetic Resonance Imaging，2010，21（2）.

[17] Qing X. Yang，Jianli Wang，Jinghua Wang，et al. Reducing SAR and enhancing cerebral signal-to-noise ratio with high permittivity padding at 3 T [J]. Magnetic Resonance in Medicine，2011. Feb：65(2)：358-62.

[18] Axel L，Summers R M，Kressel H Y，et al. Respiratory effects in two-dimensional Fourier transform

MR imaging. [J] . Radiology, 1986, 160 (3): 795-801.
[19] Wood, Michael L, Henkelman, R. Mark. MR image artifacts from periodic motion [J] . Medical Physics, 1985, 12 (2): 143-151.
[20] Storey P, Chen Q, Li W, et al. Band artifacts due to bulk motion [J] . Magnetic Resonance in Medicine, 2002, 48 (6): 1028-1036.
[21] Maclaren, Julian, Herbst, et al. Motion Artifacts in MRI: A Complex Problem With Many Partial Solutions [J] . Journal of magnetic resonance imaging: JMRI, 2015.
[22] Felmlee J P, Ehman R L. Spatial presaturation: a method for suppressing flow artifacts and improving depiction of vascular anatomy in MR imaging [J] . Radiology, 1987, 164 (2): 559-564.
[23] Rosen B R, Wedeen V J, Brady T J. Selective saturation NMR imaging [J] . J Comput Assist Tomogr, 1984, 8 (5): 813-818.
[24] Ehman RL, McNamara MT, Pallack M, et al. Magnetic resonance imaging with respiratory gating: techniques and advantages [J] . AJR Am J Roentgenol. 1984, 143 (6): 1175-82.
[25] Hirokawa Y, Isoda H, Maetani Y S, et al. MRI artifact reduction and quality improvement in the upper abdomen with PROPELLER and prospective acquisition correction (PACE) technique [J] . Ajr Am J Roentgenol, 2008, 191 (4): 1154-1158.
[26] Pusey E, Yoon C, Anselmo M L, et al. Aliasing artifacts in mr imaging [J] . Comput Med Imaging Graph, 1988, 12 (4): 219-224.
[27] Axel L, Morton D. Correction of phase wrapping in magnetic resonance imaging [J] . Medical Physics, 1989, 16 (2) .
[28] Czervionke, LF, Czervionke, et al. Characteristic features of MR truncation artifacts [J] . American Journal of Roentgenology, 1988.
[29] Gruetter R. Automatic, localized in vivo adjustment of all first- and second-order shim coils [J] . Magn Reson Med. 1993, 29 (6): 804-11.

第十一章

动脉自旋标记灌注成像解决方案技术解读

第一节　ASL 解决方案的临床背景与基本概念

脑是人体内代谢最旺盛的器官，也是对氧需求最大的器官。由于脑组织不能进行有效的无氧酵解，因此脑功能的正常维系高度依赖于正常的血液供应。很多全身性疾病，如高血压、糖尿病、淀粉样变性等都可能导致不同程度的脑血管受损，进而影响到脑功能甚至导致卒中事件的发生。此外，许多脑部本身病变，如肿瘤、炎症或某些代谢性疾病如线粒体脑肌病等也会导致新生血管的形成或血管通透性、血流量的增加。无论是脑血管受损还是病变所致的新生血管增多或脑血管调节功能受损，其结果都会反映为脑灌注方面的变化。事实上我们可以通过脑灌注成像准确地评价脑血管损伤及代偿的程度，也可以更精准地对颅内肿瘤病变进行精准 WHO 分级及疗效评价。

磁共振脑灌注成像可以分为对比剂增强灌注成像和动脉自旋标记（arterial spin labelling，ASL）灌注成像两大类。对比剂增强灌注成像又可以分为基于 T1 的灌注成像和基于 T2* 的灌注成像，前者主要用来研究毛细血管通透性，主要参数有 K^{trans}、K_{ep} 等；而后者利用的是血脑屏障模型，能够得到半定量的 rCBF、rCBV、MTT、Tmax 等参数。这种基于 T2* 对比的动态磁敏感对比灌注成像是大多数临床医生比较熟悉的脑灌注成像方法，但该方法需引入外源性示踪剂，不仅会增加患者的检查费用且很多危重患者或肾功能不全的患者无法进行该检查；与此同时该灌注成像的模型是建立在血脑屏障完整的基础上，如果血脑屏障因某些原因被破坏或功能受损，其灌注依赖的模型也不复存在，这些会导致灌注结果的不准确。与前述对比剂增强灌注成像不同，动脉自旋标记灌注成像利用动脉血中的水分子作为示踪剂，由于水分子可以自由穿过血脑屏障，因此 ASL 的灌注模型不依赖于血脑屏障的完整与否。在研究或学习一种灌注成像解决方案时，关注其示踪剂是否可以自由扩散是非常重要的内容，也是分析相应灌注表现的重要影响因素。

一、需要完善和强化的灌注成像理念

在学习磁共振灌注成像过程中，一定要把灌注成像和常规的增强扫描区分开。在头部磁共振成像过程中，很多医生容易产生这样的认识：一个增强扫描明显强化的病例（如肿瘤病变）一定是一个富血供的病变或者高灌注的病变，而一个增强扫描强化不明显的病例一定是一个缺乏血供或低灌注的病变。诚然，早年的教科书在谈及胶质瘤的 WHO 分级时也是以增强扫描后强化程度为主要依据的。许多恶性度高的胶质瘤其血脑屏障破坏往往也比较明显，这导致其增强扫描后表现为明显的强化；而许多恶性度低的胶质瘤其血脑屏障破坏相对不明显，从而在增强扫描上不强

化或轻度强化。但遗憾的是，仅仅依据增强扫描的强化表现来进行胶质瘤 WHO 分级会导致大约 25% 的高级别胶质瘤被误判为低级别，同样也会有约 25% 的低级别胶质瘤被误判为高级别。因为有一部分高级别的胶质瘤在增强扫描时表现为不强化，也有一部分低级别胶质瘤增强扫描有强化。国内外的文献都提出了肿瘤新生血管的形成程度才是区分肿瘤良恶性最有决定性意义的生物学标记。恶性程度高的肿瘤通常具有更高的生物学活性，更旺盛的生长代谢，肿瘤的快速生长对氧的需求就更高，这就会造成肿瘤病变内的缺氧刺激，这种缺氧刺激会导致血管内皮增长因子分泌增多，从而促进更多新生肿瘤血管的形成。这些新形成的肿瘤血管会同时有各种不成熟的表现，如管腔不规则狭窄、内皮不规则增厚等等，所以其血管通透性并不高，这就导致有些肿瘤虽然有丰富的新生肿瘤血管但增强扫描强化不明显或不强化。因此，在头部磁共振成像中，增强扫描和灌注成像反映的是两种不同的病理改变：增强扫描反映的是血脑屏障是否存在或完整；而灌注成像反映的是病变微循环血流信息（图 11-1 和图 11-2）。

二、ASL 概念的提出和早期技术解决方案

动脉自旋标记灌注成像这一理念是在 1992 年由 John A Detre 等提出，他通过老鼠试验证实 ASL 可以用于研究脑灌注成像。作者通过试验提出以下几个结论：首先，ASL 是可以用于研究脑灌注成像的一种解决方案；其次，由于 ASL 采用的是动脉血中的水分子作为示踪剂，它最大的特点是可以自由通过血脑屏障，因此 ASL 可以实现和 PET $H_2^{15}O$ 相媲美的灌注成像解决方案。在 John A Detre 等提出了 ASL 灌注成像理念后，J.Gaa 等 于 1994 年提出了基于 EPISTAR 的 ASL 成像方案，而在 1995 年 Seong-Gi Kim 等提出基于 FAIR 的 ASL 成像方案，这两种成像方案最大的区别在于标记脉冲和成像层面的相对位置关系：在 EPISTAR 成像方案中，标记脉冲在成像层面的下方；而在 FAIR 成像方案中，标记脉冲和成像层面相互重叠（图 11-3 所示）。无论是 EPISTAR 还是 FAIR，这些早期的 ASL 灌注成像解决方案都是基于 2D 成像方法，信号采集也都

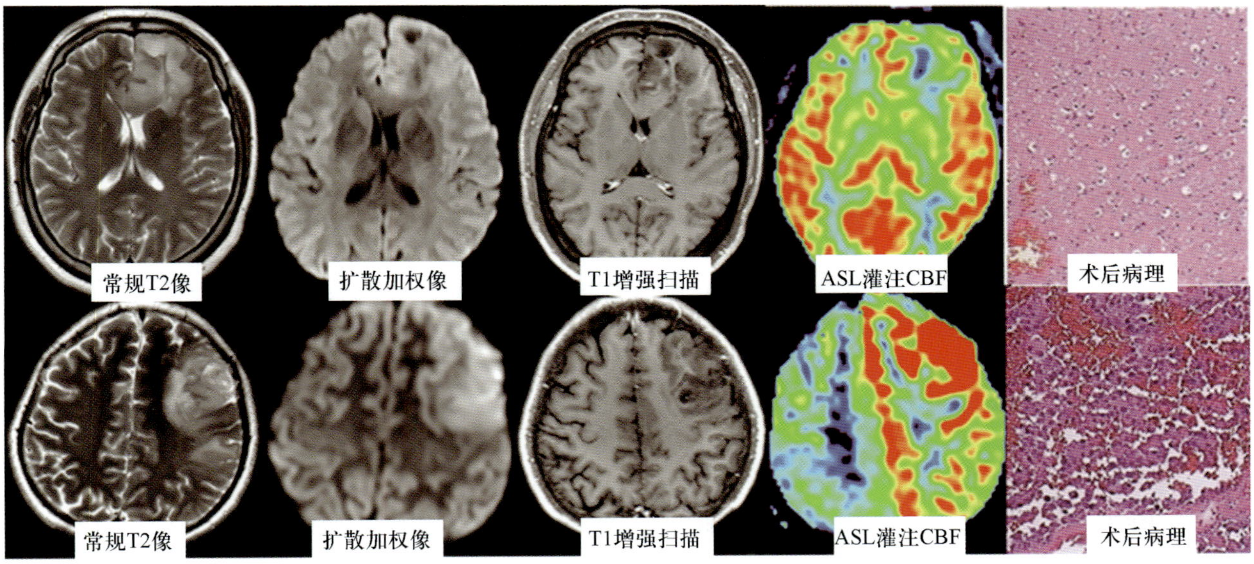

图 11-1 灌注成像可以进行更准确地胶质瘤 WHO 分级。这是两个不同的胶质瘤病例，虽然增强扫描都未见明显强化，但在 ASL 灌注成像上却有完全不同的灌注表现。上排病例增强扫描没有强化，ASL 灌注也是低灌注改变，病理证实是 WHO2 级；下排病例增强扫描未见明显强化，但 ASL 灌注成像呈明显高灌注改变，病理证实是 WHO4 级。这两个病例对比表明增强与灌注是反映两个不同范畴的病理改变，同时对于胶质瘤分级而言，灌注成像能更真实地反映肿瘤的生物学行为。同时对比上下两个病例的 DWI 图像会发现，下排病例的 DWI 像表现为更高的信号改变。虽然 DWI 像上的高信号有可能存在 T2 透射效应成分，但上、下对比也提示下排病例的水分子扩散受限较上排病例更明显，这也在一定程度上提示更高的恶性程度

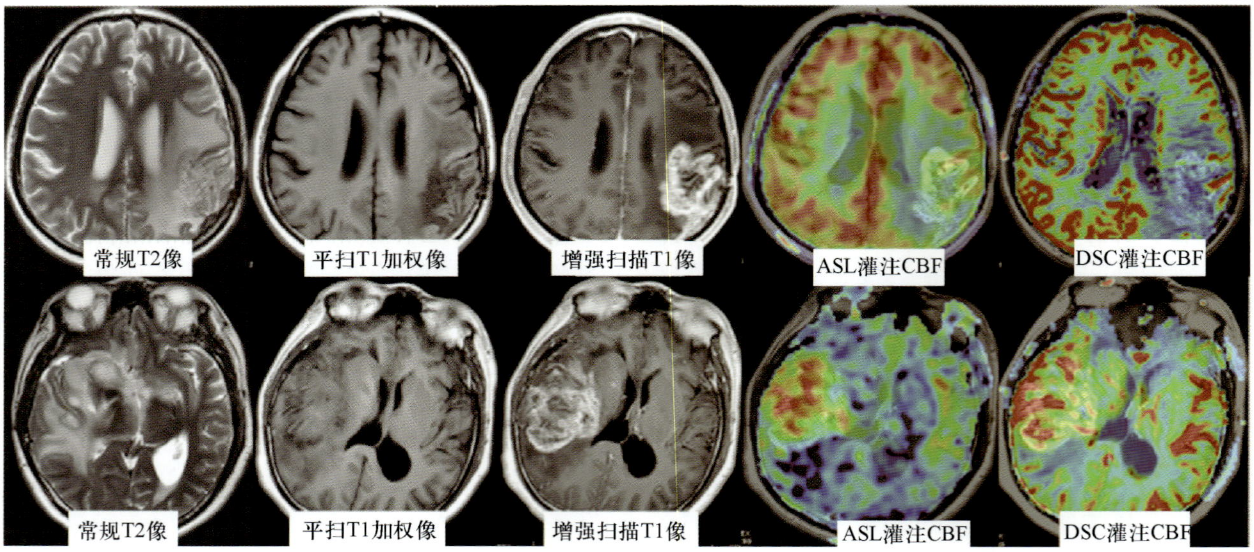

图 11-2　灌注成像精准鉴别放疗改变与复发。这里展示两个胶质瘤术后并进一步行放射治疗后复查的患者磁共振检查图像。增强扫描显示两个病例均明显强化，单纯从增强扫描图像来看，两个病例都无法确定究竟是放疗后改变还是放疗后有肿瘤复发。ASL 及对比剂动态磁敏感对比灌注成像显示，上排的病例虽然强化但呈低灌注改变，而下排的病例则呈高灌注改变，这表明上排病例虽然强化但不伴有新生的肿瘤血管说明是放疗后改变，而下排病例伴有明显的肿瘤新生血管，提示放疗后又有肿瘤复发。通常肿瘤复发会伴有肿瘤新生血管形成，因此在灌注上呈现高灌注改变，这是区分放疗后改变和放疗后复发的重要依据。这两个病例也说明强化与灌注是完全不同的两个概念，强化反映的是血脑屏障是否完整或存在，而灌注反映的是病变微循环水平改变

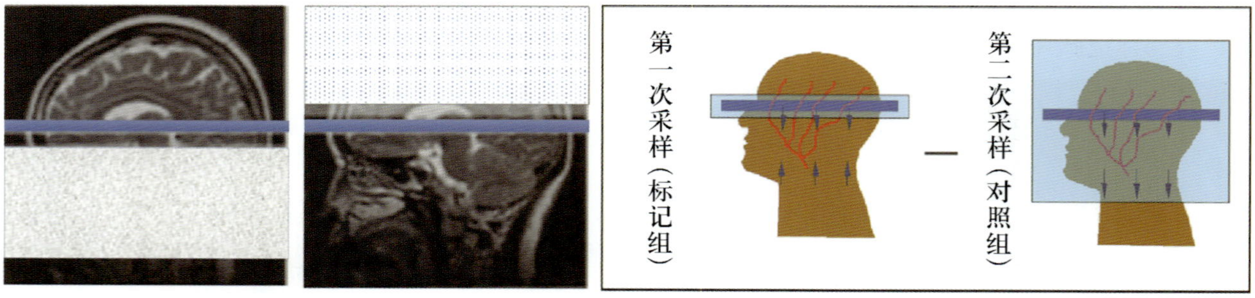

EPISTAR　　　　FAIR

图 11-3　传统 ASL 灌注与分类。这是传统基于脉冲式标记的 EPISTAR 和 FAIR 动脉自旋标记解决方案。这两种 ASL 解决方案的信号读取方式都是基于 EPI 读取，它们的主要区别在于标记脉冲和成像层面之间的位置关系不同。EPISTAR 的标记脉冲在成像层面的下方，而 FAIR 的标记脉冲与成像层面重叠。在 EPISTAR 示意图中可见标记脉冲带非常宽，这是脉冲式标记的一个特点。这种宽的标记脉冲带会产生明显的磁化传递效应，这就给精准定量带来了不确定性

是 EPI 的信号读取方式，这带来了几个突出的问题：①信号容易受到磁敏感效应的干扰。如在富含气体或出血等区域，早期的 ASL 解决方案无法准确评价脑组织的灌注水平；②无法获取质子密度加权像。质子密度加权像是迄今为止被公认的定量最精准的方式，所以在 ASL 技术进行定量计算中质子密度图具有重要的意义，它既可以提供血液在完全弛豫状态下的信号强度，又可以校正由于线圈通道间的信号差异所导致的图像信号不均匀，当然，线圈通道故障所导致的通道间信号差异就超出了这个校正的范围；③信噪比低。这些早期 ASL 解决方案不仅成像时间长，而且信噪比很难满足临床诊断需求。

（张英魁）

第二节 ASL 解决方案中标记脉冲类型与 PLD

在 ASL 的临床应用过程中，不同的 ASL 执行方案会对最终临床结果产生不同的影响，而且 ASL 解决方案中不同的参数设置如标记后等待时间（PLD 或 TI）也会影响最后的灌注结果，或者反映灌注这一复杂生物学活动的不同属性。因此，了解 ASL 灌注执行方案中的具体技术细节以及 ASL 灌注成像研究中不同参数对成像的影响是应用好 ASL 解决方案的前提和基础。

一、ASL 灌注成像解决方案的标记脉冲类型

在学习和讨论 ASL 动脉自旋标记灌注成像解决方案时，必须要讨论的一个内容就是在实现 ASL 过程中所采用的标记脉冲类型。不同的标记脉冲类型对 ASL 灌注成像的范围、结果准确性都有深远的影响，同时，不同的标记脉冲类型对精准定量、背景抑制等也会产生深远的影响。

根据标记脉冲持续时间的长短可以分为三个类型：

1. 脉冲式标记（pulsed ASL，PASL）：这是早期 EPISTAR、FAIR 等采用的标记脉冲类型。这种标记脉冲的特点是持续时间非常短，带来的一个突出问题就是灌注成像只能在很窄的范围内采集。由于脉冲式标记持续的时间短，为了提高脉冲式标记的标记效率和信噪比，它的频带宽度会非常宽，通常在 15~20 厘米，如此宽的标记脉冲带会带来一个负面影响就是产生明显的磁化传递效应。因此这种脉冲式标记很难精准定义标记的起始点和结束点，这对后续的定量带来很大的挑战。

2. 连续式标记（continuous ASL，CASL）：理论上来说这种标记脉冲在整个灌注成像中一直存在，显然这对于大范围灌注成像而言是非常有利的，而且这种连续式的标记脉冲也有利于提高 ASL 灌注成像的信噪比。但非常遗憾这种类型的标记脉冲目前还没有真正商品化：一方面，这种类型的标记脉冲对硬件的要求非常高，导致其实现临床化有一定的局限性；另一方面，SAR 值问题也是限制其临床化的一个重要原因。

3. 准连续式标记（pseudocontinuous ASL，PCASL）：这种类型的标记脉冲实际上相当于脉冲式标记和连续式标记的完美结合，既具有连续式标记脉冲大范围灌注成像、高信噪比等的优点，同时也避免了连续式标记脉冲的 SAR 值限制。在目前的商用 MR 仪上，多数 ASL 采用的是这种类型的标记脉冲，如 GE 磁共振平台的 3D ASL。准连续式标记 ASL 在英文中称为 pseudocontinuous ASL，很多译者将其翻译成“伪连续”或“假连续”式标记，笔者根据有关 ASL 国际共识中的讨论建议将其描述为“准连续式”。这样描述更有利于使用者理解这种标记类型 ASL 的临床应用。在中文中，“准”字的一个含义是：虽然不完全够，但可以作为某一类事物来看待。事实上，在 2014 版有关 ASL 的国际共识中，反复提及“PCASL 是 CASL 最可行的执行方案”，且相比于 CASL 而言，PCASL 还有其他几个突出的临床优势，如更高的信噪比、更合理的 SAR 值管理等。有兴趣的读者可以详细阅读该国际共识。

二、ASL 灌注成像解决方案的标记后延迟时间

标记脉冲类型不同，相应标记后延迟时间的概念也不同。在连续式和准连续式标记类型的 ASL 成像方案中，可以采用 PLD（post label delay）这一概念；而在脉冲式标记的 ASL 成像方案中，因为很难定义标记的开始点和结束点，如果不人为引入一个额外的反转脉冲就无法定义标记后延迟时间，故在脉冲式标记 ASL 方案中，通常用 TI-TI_1 来计算标记后延迟时间（图 11-4）。

PLD 的基本概念与说明：PLD 是 post label delay 的缩写。PLD 这一概念用于连续式和准连续式标记脉冲类型，其定义就是从标记脉冲结束到 ASL 灌注成像开始采集所等待的时间。PLD 的长短对 ASL 的灌注结果有很重要的影响，对于慢血流或血流路径较长的侧支循环而言，当采用短

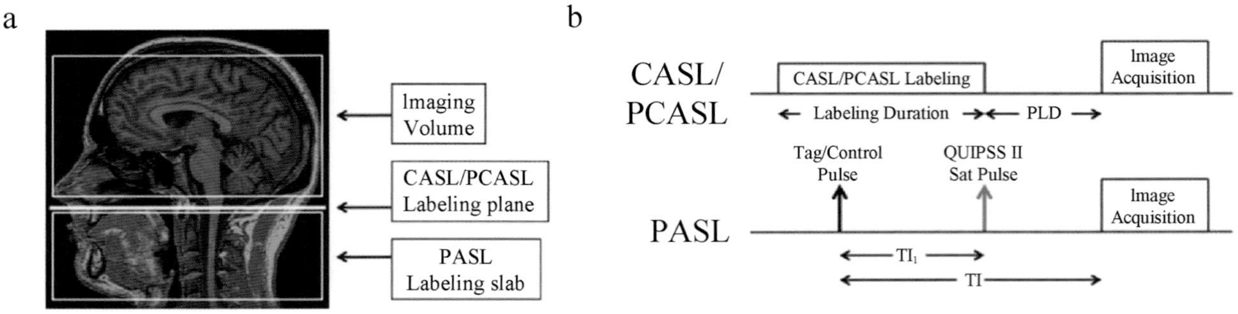

图 11-4 图示 a 显示 CASL/PCASL/PASL 成像区域和标记区域的示意图；图示 b 为不同标记脉冲方式与标记后延迟时间表示。在 CASL/PCASL 灌注成像中因为标记脉冲带非常窄且边界精确，因此可以精准定义标记开始和结束的时间，这是定义标记后延迟（PLD）的基础；脉冲式标记因为标记带过宽，会产生明显的磁化传递效应，无法精准定义标记后延迟，不宜于用 PLD 这个概念，如果有饱和脉冲来定义结束点，则用 TI-TI_1 来表述类似 PLD 的概念。以上图片均引自 ASL 国际共识

的 PLD 时，部分血流由于标记后延迟时间过短导致在 ASL 灌注成像开始时还未到达相应的灌注区域，因而表现为相对低灌注；当 PLD 足够长时，相应区域则可表现为正常灌注水平。PLD 对灌注结果的影响也反映了 ASL 灌注成像的一个特点：短的 PLD 反映更多的是灌注行为即灌注责任血管的粗细、行走路径的长短，同时短的 PLD 也能从一定程度上反映快速侧支循环和前向血流信息；而长的 PLD 更能反映灌注的真实结果。在临床工作中采用长、短 PLD 相结合的原则可以更好地反映大血管狭窄后的代偿水平。

三、PLD 选择及相关影响因素

在 ASL 使用的临床和科研工作中，PLD 是一个特别重要的影响因素。深入了解不同 PLD 的选择及其影响因素可以为临床和科研工作找到研究和解决问题的重要切入点。

1. 动脉血中水分子的半衰期：既然 ASL 采用动脉血中的水分子作为内源性示踪剂，那么选择 PLD 时就需要考虑这种示踪剂的半衰期，实际上 ASL 是通过对动脉血中的水分子进行磁化翻转来实现标记的目的，所以这里的半衰期实际就是被标记的动脉血中水分子的 T1 弛豫时间长短。磁共振成像设备的场强不同，组织的 T1 时间也就不同，所以选择 PLD 时首先要考虑所用磁共振设备的场强。前面讨论中曾经提及，随着场强的提高，顺磁场方向排列的自旋氢质子数目就越多，同时高、低能级氢质子之间的能量差也越大。T1 弛豫是共振氢质子和周围环境之间的能量交换过程，共振期间吸收的能量越多就意味着 T1 弛豫过程中需要释放的能量就越多，在这些因素的共同作用下，血液的 T1 弛豫时间会随着场强的升高而延长，这也就意味着更高的场强能够允许选择的 PLD 也越长。需要注意的是，PLD 的选择是一把双刃剑。短的 PLD 虽然能更敏感地发现潜在大血管病变，但也可能过高地估计低灌注的范围；长的 PLD 更有利于显示灌注结果，但也会因为标记的血液发生弛豫而导致 ASL 灌注图像的信噪比下降。

2. 年龄因素：在选择 PLD 时年龄因素也是必须加以考虑的。随着年龄的增长往往会伴随不同程度的血管退变，如动脉硬化等，这些都从客观上要求采用相对长的 PLD 进行评估更为准确。

3. 需要解决的临床问题：研究不同的脑部病变，PLD 的选择也应该是不同的。如果我们研究的是脑血管病变，特别是一些慢性脑血管病变时，往往需要选择两个不同的 PLD，短的 PLD 更容易发现大血管狭窄所导致的灌注行为异常，而长的 PLD 则能更准确地评价真实灌注水平的改变。通过对比两个不同 PLD 的 ASL 灌注 CBF 图像，才能更好地评价灌注代偿或者称灌注储备水平，这对于判断预后和卒中预防有重要的临床意义（图 11-5）。对于儿童的 MoyaMoya 病而言，也需要进行两个不同 PLD 的扫描，从而更准确的评价灌注代偿水平，这对于确定下一步治疗方案非常重要。缺血型的 MoyaMoya 病需要更早的干预治疗。对颅内肿瘤病变的 PLD 选择则会考虑到颅内压增高的影响，通常 PLD 折中选择 2.0 秒。

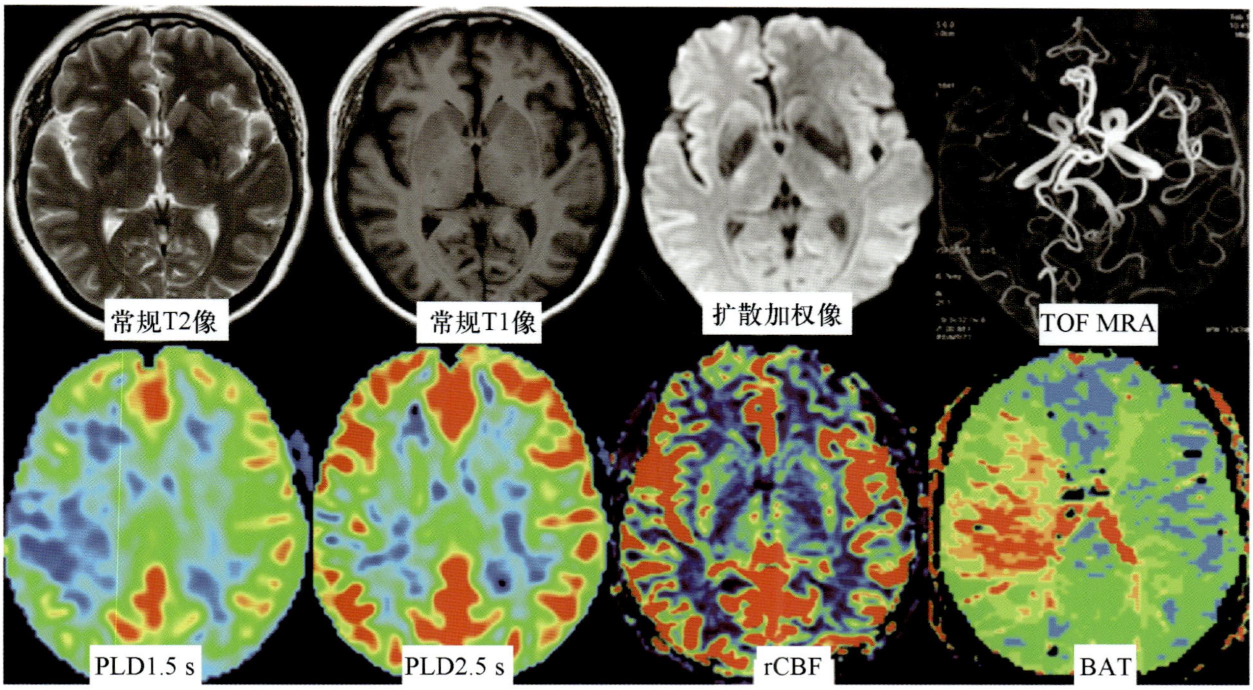

图 11-5　不同 PLD 时间对于 3D ASL 灌注结果的影响。女性，48 岁，因发作性头晕就诊。在常规成像序列（T1，T2 及 DWI 像）脑实质内未见异常信号病灶。TOF MRA 显示右侧大脑中动脉高度狭窄（或闭塞）。该病例在 3D ASL 扫描过程中分别采用 PLD 1.5 s 和 PLD 2.5 s。在 PLD 1.5 s 的 CBF 定量图上可以发现右侧大脑中动脉流域范围内的相对低灌注，而在 PLD 2.5 s 时显示"相对低 CBF 灌注区"恢复正常。在动态磁敏感对比灌注成像的 rCBF 未见异常，但在其 Bolus Arrival Time 显示右侧大脑中动脉流域内对比剂到达时间延长，该延长区域与 3D ASL PLD 1.5 s 之相对低灌注区一致。3D ASL 灌注成像中不同的 PLD 扫描具有不同的临床意义，相对短的 PLD 1.5 s 反映更多的是灌注行为即灌注血管的粗细、血流路径的长短，同时也能反映快速侧支循环的代偿水平；而长的 PLD 2.5 s 更能反映灌注结果。本例中在对比剂动态磁敏感对比灌注成像中两侧的 rCBF 没有差别，这是因为 DSC 灌注成像的结果是一分钟或以上的积分结果，所以它不能敏感发现一侧血管狭窄所导致的灌注行为异常，而在其对比剂到达时间（BAT）则显示相应流域内到达时间延长，该延长区域（红色区）和 3D ASL PLD 1.5 s 相对低灌注区（蓝色区）一致

在学习和使用 ASL 成像解决方案的过程中，有关 PLD 这一概念的学习至关重要，有关 PLD 的选择也是临床和科研工作中课题设计的重要内容。对于 PLD 个数以及长短的选择既反映了使用者对于 ASL 本身技术了解的程度，也反映了使用者对于临床所要解决问题的深度思考。PLD 的选择之所以受血液 T1 值的影响，是因为被标记的血液一旦弛豫就意味着标记效率的降低。PLD 的选择就像一把双刃剑，必须权衡利弊，全面思考。

（张英魁　李金锋）

第三节　ASL 灌注成像中的定量与信号采集方式

对于一个成熟的 ASL 灌注解决方案而言，能否实现精准定量至关重要。使用者在使用具体的 ASL 解决方案时，了解其能否定量及如何实现定量是必要的前提。事实上，ASL 的信号采集方式不仅决定了相应的 ASL 能否实现精准定量，还会影响最后获取的 ASL 灌注图像质量。

一、ASL 定量要素解读

当使用 ASL 灌注成像方案时，首先需要了解该 ASL 是否可以实现定量。尽管可能有很多不同的定量解决方案，但在 ASL 灌注成像解决方案中，具有质子密度图的 ASL 解决方案是更被认可的定量方案。在 ASL 灌注成像中质子密度图在定量方面具有两方面重要的意义：①质子密度图能够准确评估血液在完全弛豫状态下的信号强度值；②质子密度图还能够校正由于线圈各个通道信噪比差别所导致的信号差别。这里需要特别强调的是在 ASL 成像后大家所看到的差值图（或说减影图）并不是真正可以用于定量的图像，这组图无法克服线圈通道差别所导致的信号强度差别。因此如果要比较灌注水平的差别必须去测量 CBF 的差别（图 11-6）。

二、ASL 成像信号采集方法

在进行 ASL 相关研究时，使用者必须清楚自己所使用的 ASL 的信号采集方法，这对于结果分析非常重要。目前常用的信号采集方式多是基于 EPI 或短回波链 EPI（如 GRASE 序列），这种信号采集方法存在两个突出的问题：①容易受到磁敏感伪影的干扰，因为这种伪影的干扰可能无法准确评价邻近气体区域病变的灌注改变；而对于很多脑肿瘤术后患者可能都会存在一些金属物，这同样导致这些基于 EPI 信号读取的 ASL 灌注成像解决方案难以准确评价这些区域的灌注水平，显然这对于评价是否有肿瘤残存或复发是非常不利的。另外对于很多出血性病变（如肿瘤内出血），同样会因为血肿的磁敏感伪影干扰无法评价这些病变的灌注水平。②无法获取质子密度图像，因为 EPI 信号读取方式对各种原因导致的磁敏感差别非常敏感，容易导致信号衰减，因此该种读取方式无法获得质子密度图像，这导致基于 EPI 信号读取方式的 ASL 无法实现精准定量。GE 最新推出的 3D ASL 灌注成像解决方案则采用了快速自旋回波 FSE 信号读取方法，它相对较好的克服了 EPI 信号读取的缺点（图 11-7，图 11-8，图 11-9）。

在讨论 ASL 有关定量方面的问题时还必须再次强调 PLD 对于定量结果的影响。如前文所述，短的 PLD 反映更多的是灌注行为而长的 PLD 反映更多的是灌注结果。所以当需要准确定量出相应的 CBF 血流量时，推荐在长的 PLD 图像上上进行测量，如果不存在潜在的大血管狭窄及年龄等因素的影响，在相对短的 PLD 才能测量 CBF 的值。这是使用 ASL 进行定量分析时必须加以注意的。

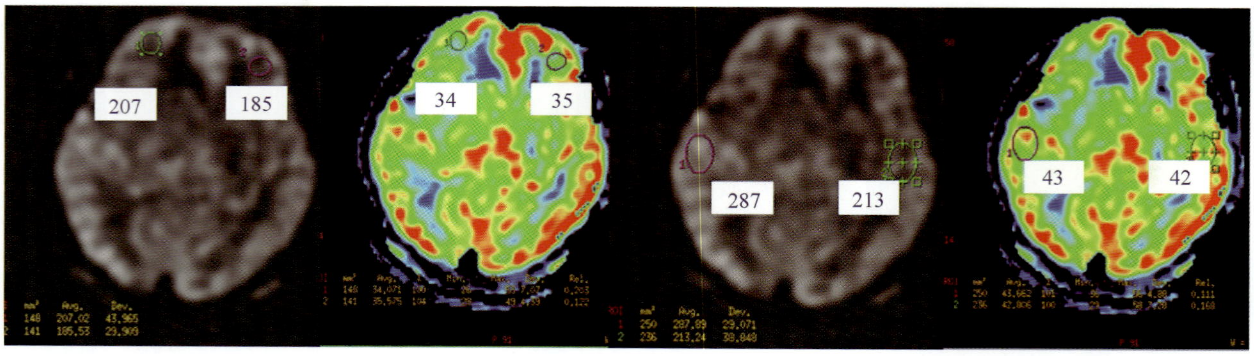

图 11-6 ASL 精准定量的重要性。这里给展示一组对比：黑白图为 ASL 采集的原始减影图，彩图是经过计算得到的 CBF 图。分别选取四个不同的 ROI 进行两侧对比，在黑白图上两侧差别分别是（207-185）/185 和（287-213）/213 相当于 12% 和 35%，而在对应的 CBF 上相应 ROI 的 CBF 差别则是（34-35）/35 和（43-42）/42 即分别是 -3% 和 2%，可见尽管黑白图的亮度和灌注血流有一定相关性但不能真正反映血流量的差别。GE 的 3D ASL 解决方案采用的是 FSE 信号读取方式，因此可以采集到质子密度图。利用质子密度图进行 CBF 定量是迄今为止最被认可的定量技术。可能有些厂家在相应的 ASL 技术中不能给出定量值，而是生成这里所看到的黑白图即所谓的灌注加权的图像（PWI），但这种 PWI 图不能准确反映血流量差别，这也是在反复强调精准定量的原因和目的

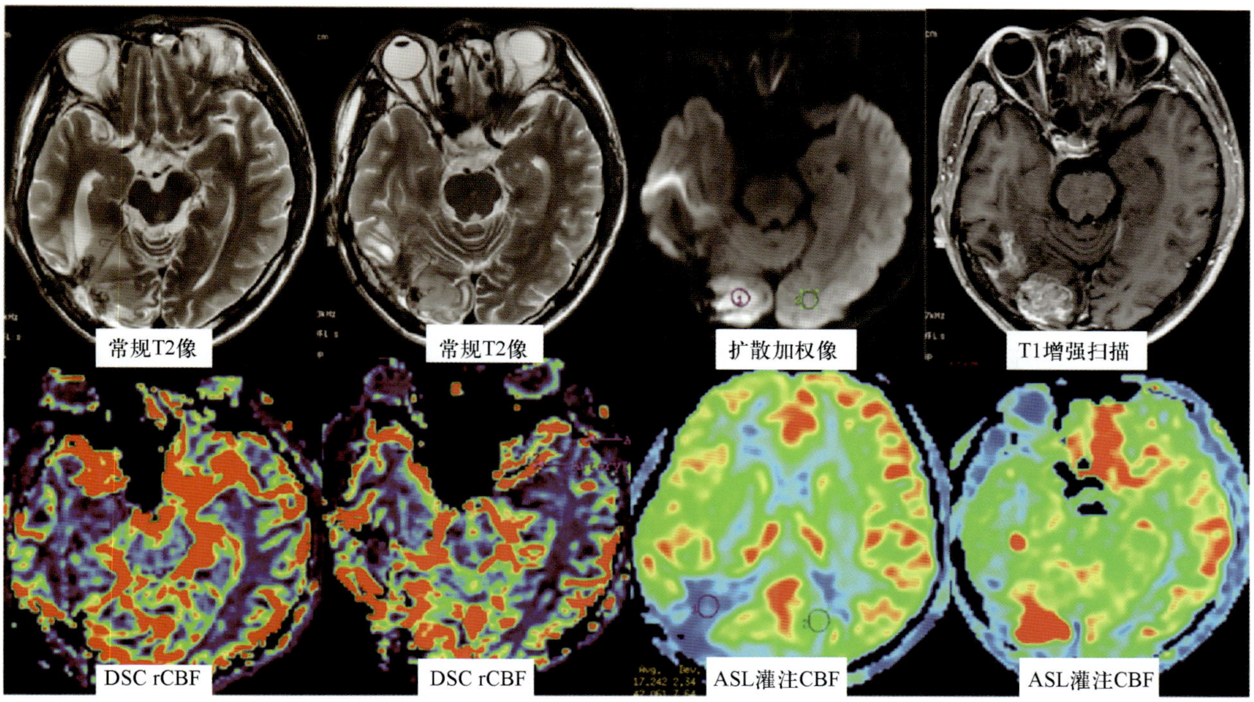

图 11-7 基于 FSE 信号读取的 ASL 临床优势。这里展示的是一个胶质瘤术后复查的病例。上排是常规平扫加增强扫描，T2 加权像可见右枕部术后改变，右枕叶可见一类圆形病灶，DWI 像呈高信号，增强扫描可见病变强化。下排是对比剂动态磁敏感对比（DSC）灌注成像和 ASL 灌注成像。DSC 灌注成像采用的是 EPI 信号读取，该读取方式对各种原因导致的磁敏感伪影非常敏感，由于受术后残留物（如金属固定装置或缝合线等）的干扰无法准确反映病变的灌注水平，而这里的 3D ASL 灌注成像采用的是 FSE 信号读取，在 3D ASL 的灌注 CBF 图上可以发现部分区域呈低灌注改变提示液化坏死，而病变实体则呈均匀高灌注，提示其内有丰富肿瘤新生血管形成，提示肿瘤复发或残存

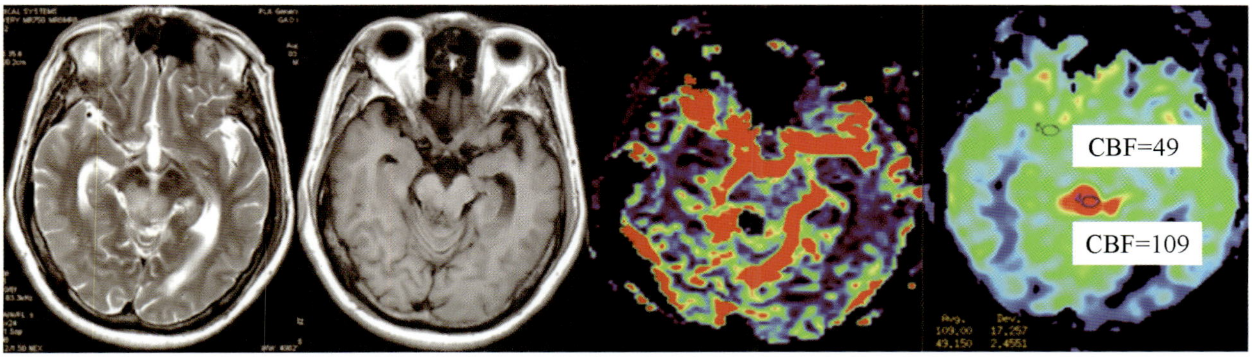

图 11-8 基于 FSE 信号读取的 ASL 临床优势。这里展示的是一个脑干占位病变，T2 加权像病灶内可见少许低信号改变，提示肿瘤内可能存在微出血。彩图显示的分别是对比剂动态磁敏感对比（DSC）灌注成像和基于 FSE 信号读取 ASL 灌注成像。在 DSC 灌注成像由于采用的是 EPI 信号读取方式，所以对各种原因的磁敏感伪影干扰非常敏感，这里显示由于肿瘤内微出血的干扰在 DSC 灌注成像上表现为病变区域信号丢失因而无法评价肿瘤灌注水平；而该 ASL 灌注成像采用的是 FSE 信号读取，该方式可以有效克服磁敏感伪影的干扰，其 CBF 图上提示肿瘤呈明显的高灌注改变，提示高级别肿瘤

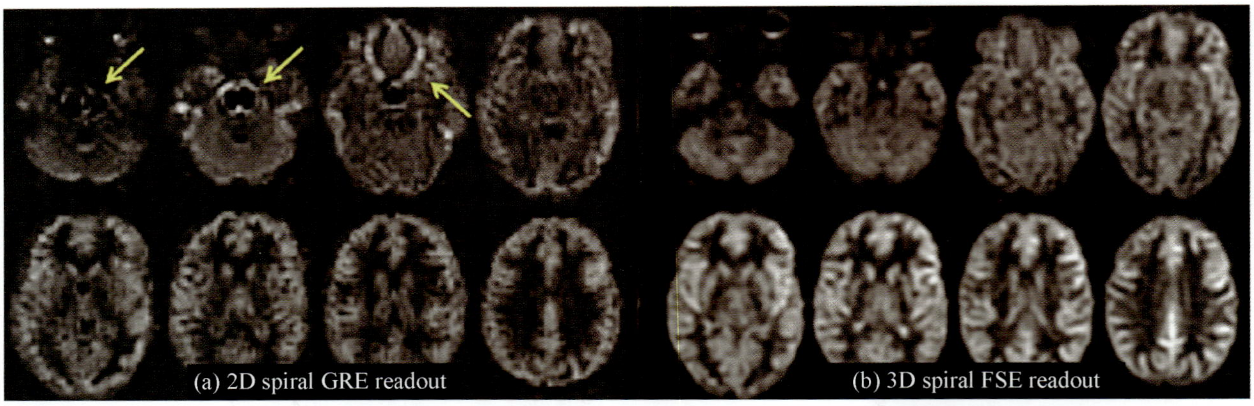

图 11-9 FSE 信号读取与 GRE 读取的差别。这里展示的是国际共识中的一个对比，通过对比不难发现：2D 采集较 3D 采集信噪比明显低，同时注意采用梯度回波采集时，在箭头所示区域可见明显的磁敏感伪影，而相应区域 FSE 采集则未见磁敏感伪影。GE 的 3D ASL 灌注解决方案所采用的信号读取方式是 3D Spiral FSE 方式，迄今也只有 GE 采用这样的 K 空间填充方式和信号采集方式。Spiral K 空间填充方式因为 K 空间中心过采样而具有更高的信噪比，同时具有更强的运动伪影克服能力，但该种填充方式得到的 K 空间数据不能直接用于傅里叶变换，需要进行“网格化（Gridding）”插值处理才能进行傅里叶变换，这种“网格化”过程对梯度的保真度有较高的要求

（黎丽　张英魁）

第四节　ASL 灌注成像 ATA 重新解读与技术对比

在 ASL 使用和推广过程中还有一些传统概念需要重新认识和理解，如动脉到达伪影（artery transmit artifact，ATA）在某种程度就被过度夸大并影响到 ASL 执行方案的具体实施。尽管从脑血流量测量的角度而言，如果画定的感兴趣区包括了这部分存留在大血管内的高信号就会导致脑血流量测量误差，因为这部分血流从某种意义上说并未真正完成灌注过程，但称其为“伪影”还是容易导致矫枉过正。事实上，这些在 ASL 灌注成像过程中存留在大血管内的高信号很多时候反映的就是侧支循环信息，而这些信息在脑血管病的治疗和评估过程中有重要的临床意义。另外，在使用 ASL 解决方案时也有必要了解它和其他灌注成像解决方案的区别和联系。

一、正确理解动脉到达伪影和侧支循环评价

在讨论 ASL 灌注成像解决方案时，经常会提到动脉到达伪影 ATA 这样一个概念。实际上这种动脉到达伪影往往发生在缺血后代偿侧支循环血管内，这些侧支循环的血管因为血流速度相对较慢、或血流路径相对更长，所以当进行 ASL 灌注成像时，这些相对缓慢的血流仍然停留在血管内，故被称为动脉到达伪影。这里需要说明的是：由于 ASL 所使用的示踪剂是动脉血中的水分子，水分子是可以自由通过血脑屏障的，所以通常在进行 ASL 灌注成像时会有约 90% 的水分子扩散到组织中，通常所说的分配系数就是指有多少被标记的水分子扩散进入组织中，由此可以看到 ASL 更能反映实际灌注水平。如果由于血流速度慢或血流路径长导致这些血流在 ASL 灌注成像仍停留在血管内，又该如何处理呢？目前有两种不同的处理方案：①施加血流毁损梯度把这些停留在大血管内的高信号消除，②保留这些高信号。实际上这些停留在大血管内的血流信号恰恰代表侧支循环的存在，而对于缺血性脑卒中而言评价是否存在侧支循环具有非常重要的临床意义。如果在发病初期证实有侧支循环的存在则可能预示患者的预后会较好或溶栓后预后会较好，因为侧支循环的开放会导致缺血区域会有更多的灌注代偿，这会使得一些缺

血半暗带不发生进一步的膜衰竭。另外侧支循环的存在也意味着可能溶栓剂更容易通过侧支循环到达血管闭塞区，从而从栓子远端溶解栓子。但需强调的是，一定要结合时间点和治疗经过来评价侧支循环的临床意义。如果在溶栓后进行多模态评估时仍然可见明确的侧支循环，这时则提示经过溶栓治疗后主干血管未能融通。临床上常会对缺血性脑卒中患者进行升高血压和大剂量扩容处理来促进侧支循环的开放。如果溶栓后再通的话侧支循环则会消失，如果溶栓后仍然可见明显的侧支循环，则提示溶栓未能实现闭塞血管再通。无论从哪个角度讲，准确评价侧支循环的存在和水平对于脑卒中的精准治疗都非常重要。在目前 ASL 的执行方案上，GE 保留了显示侧支循环的能力，而有些厂商则可能采用血流毁损梯度（vascular crushing gradient）来消除“动脉到达伪影”，其结果是丧失了显示侧支循环的能力。在 2014 的国际专家共识中不推荐使用这样的执行方案（图 11-10）。

二、ASL 与对比剂动态磁敏感对比成像的对比

这里以 GE 的 3D ASL 为例，简单总结一下它和对比剂动态磁敏感对比（DSC）灌注成像的区别，DSC 灌注成像是大家较为熟悉的灌注成像解决方案。相比之下，虽然 ASL 灌注成像解决方案已经提出了 20 多年，但因为受信噪比等因素的制约一直处于亚临床阶段，近年来随着 ASL 技术的不断成熟这种状况得到了明显改观。虽然 ASL 灌注成像通常只有 CBF 一个定量参数，但是在 ASL 灌注成像所得到的 CBF 和采用外源性示踪剂的 DSC 灌注成像的 rCBF 是完全不同的概念。ASL 灌注成像所得到的 CBF 也包括和组织交换的部分，这得益于 ASL 的示踪剂是动脉血中的水分子，而水是可以自由通过血脑屏障的，因此属于可扩散型示踪剂。ASL 灌注成像和 DSC 灌注成像所依赖的模型也不相同，这个会导致在很多

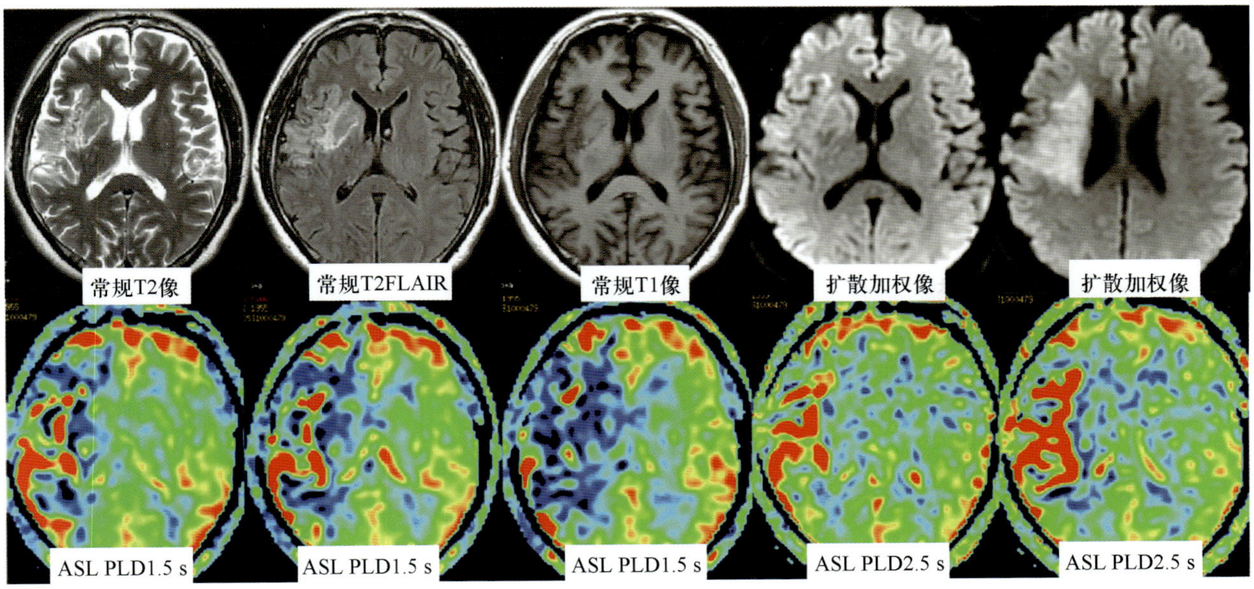

图 11-10　不同 PLD 的 ASL 灌注在缺血性脑卒中治疗后评估的价值。这里展示一个男性 60 岁经过静脉溶栓 24 小时后复查的病例，上排图像显示右侧基底节及放射冠区域大片状梗死灶，在 DWI 图像的不同层面显示病变所处期相亦有所不同，下排是该病例的 ASL 灌注 CBF 图，在 PLD 1.5 s（左起 1 至 3）显示梗死区内可见迂曲走行高信号改变，在 PLD 2.5 s 可见迂曲走行高信号更加明显且较 1.5 s 显示更多，且相应区域有一定灌注代偿表现。这里迂曲走行的高信号就是侧支循环代偿表现，ASL 灌注成像能否显示侧支循环对预后评估、临床方案制定都特别重要。这种在 ASL 采集过程中因为血流速度缓慢而未能灌注到组织中的被标记的血液也被称为动脉穿行（到达）伪影。其实笔者认为这种叫法欠妥，当然从严格的灌注意义而言，这部分高信号意味着相应被标记的血流的确未灌注到组织中，但它却代表了侧支循环等重要信息。部分厂商为了消除这种“伪影”而盲目采用了血流毁损梯度，这显然是一种矫枉过正的做法，会使得 ASL 丧失了显示侧支循环和动静脉短路血管的能力

应用方面ASL灌注成像具有更突出的临床优势。本节简单介绍GE磁共振平台的3D ASL和DSC在临床应用方面的几个重要区别：

1. 信号采集方式不同：GE磁共振平台的3D ASL采用的是FSE信号读取方式，可以最大限度地克服磁敏感伪影干扰，因而可以较DSC更精准地评价肿瘤术后评估或肿瘤内出血时的灌注评估，而DSC灌注采用的是基于EPI的信号读取方式。

2. 灌注依赖模型不同：这是ASL与DSC之间的一个重要区别，也是导致二者在临床应用上有所区别的深层次原因。ASL采用的示踪剂称内源性示踪剂，是动脉血中的水分子。这种内源性示踪剂的一个重要属性是可以自由通过血脑屏障，因此ASL灌注不依赖于血脑屏障的完整与否。而DSC灌注成像采用的示踪剂是外源性大分子对比剂（钆对比剂）。由于钆对比剂分子量比较大，因而不能自由通过正常的血脑屏障；同时DSC灌注成像的机制也是利用对比剂首过期间因不能通过血脑屏障而建立起血管内和邻近脑组织之间的磁敏感差别来实现灌注评估的。这种依赖于血脑屏障模型的技术会带来两个方面的问题：①为了提高对这种磁敏感对比探测的敏感性，DSC灌注成像采用了EPI信号读取方式，这种方式导致DSC灌注成像对于各种原因引起的磁敏感效应更为敏感，因而对富含气体的区域、病变内出血、肿瘤术后的金属固定装置等带来的磁敏感效应非常敏感，甚至造成信号丢失而无法准确评价这些情况下的病变灌注水平。②依赖于血脑屏障模型的DSC灌注成像的评估准确性依赖于血脑屏障是否完整。一旦血脑屏障因为各种原因遭到破坏，如肿瘤、缺血性脑梗死的缺血区域，或因为某些原因导致血脑屏障功能受损，如线粒体脑肌病时因为ATP生成障碍无法维持正常的血脑屏障功能，再或者在炎性病变中因为各种炎性因子刺激导致的血管通透性升高等，此时采用DSC灌注评价都有可能会低估病变的灌注水平。而且，即便是在血脑屏障完整的情况下，因为钆对比剂所导致的信号变化和钆对比剂浓度之间缺乏明确的线性关系，DSC灌注成像迄今也只能实现半定量评估（图11-11和图11-12）。

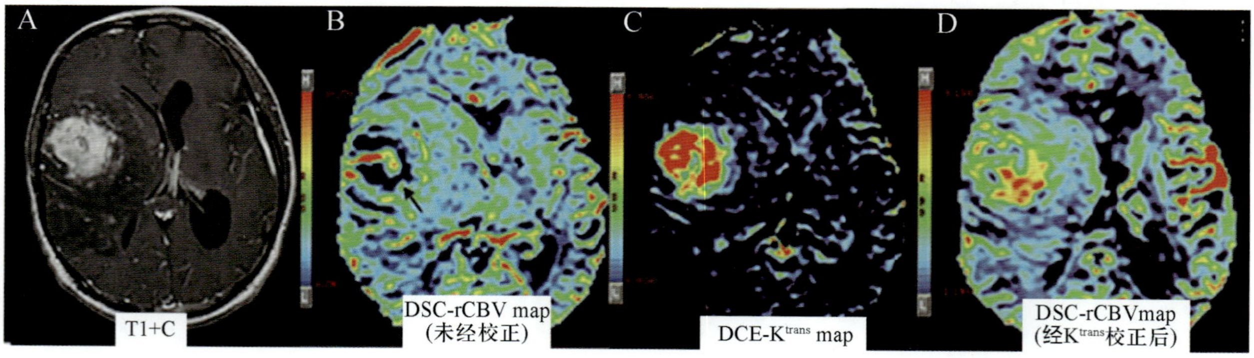

图11-11 这里展示的是一个文献中的病例。该病例右额叶占位病变，增强扫描显示病变明显强化；DSC灌注成像（图B）提示病变呈等或低灌注改变；该病例同时进行了DCE（动态对比增强）计算其K^{trans}值（图C）明显增高，提示局部血管通透性明显高；随后用该K^{trans}值校正B图的DSC灌注rCBV得到D图的rCBV，结果显示肿瘤呈偏高灌注，其中一部分较明显的高灌注改变。如果根据B图的rCBV可能会评判为2级或以下偏良性的胶质瘤，而根据D图的rCBV可能会评判为部分3级的间变型胶质瘤，不同的WHO分级与不同的预后判断甚至会影响临床治疗方案的制订。该病例之所以在未校正的DSC灌注图上低估病变的灌注水平，就是因为血脑屏障破坏使得首过期间对比剂外渗而影响了磁敏感梯度的建立。在DSC肿瘤灌注评价中rCBV更重要，因为当血脑屏障破坏后MTT会延长，这样会导致rCBF误差更大。（图像引用自“Covarrubias et al. Dynamic magnetic resonance perfusion imaging of brain tumors”）

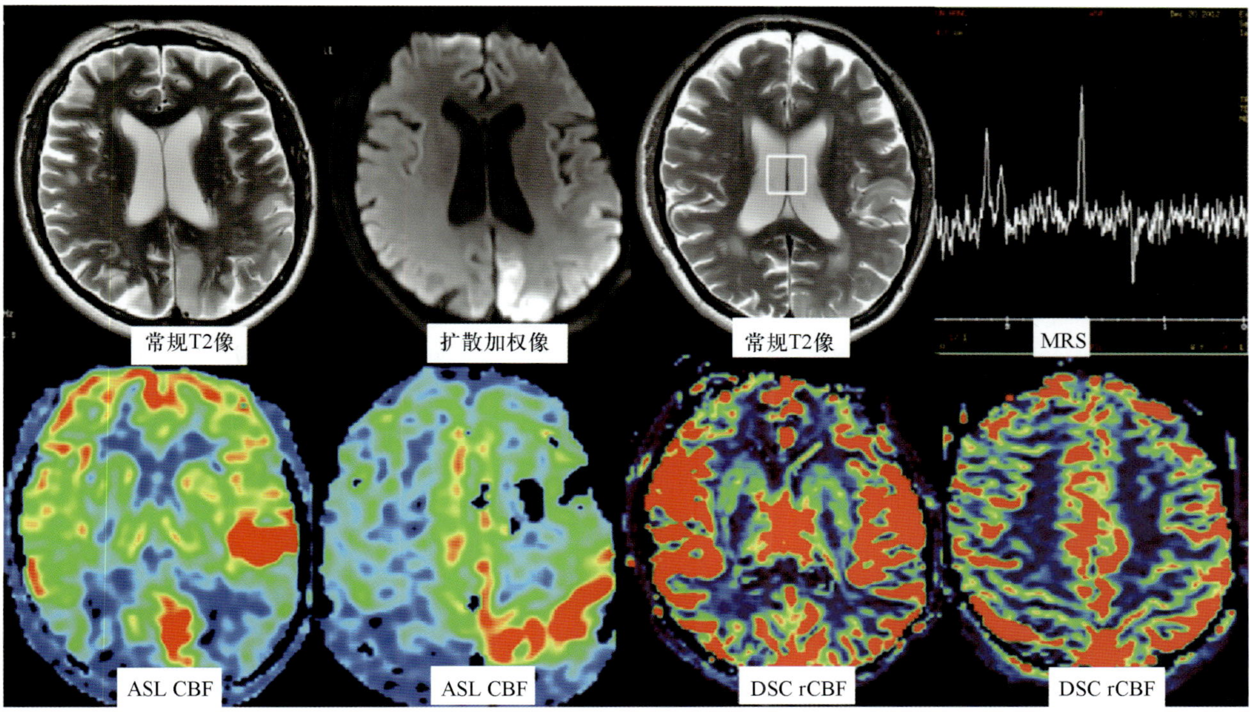

图 11-12　ASL 灌注有助于代谢性脑病的鉴别诊断。这里展示的是一个经肌肉穿刺证实为线粒体脑肌病（Melas）的病例。该病例以卒中样发作就诊，在常规图像上 Melas 和缺血性脑卒中很难鉴别，临床表现也相似，但这类病变在急性发作期通常会有高灌注改变，这是实现与缺血性脑卒中鉴别的最重要的依据。下排是 3D ASL 灌注成像和 DSC 灌注成像的对比，通过对比可以发现在 3D ASL 灌注成像上可以发现在左侧颞叶和顶叶有明显的高灌注改变，而相应区域在 DSC 灌注成像上则未见明确高灌注改变。线粒体脑肌病是一种线粒体异常而导致无法完成三羧酸循环的代谢性疾病，该病具有游走性特点；因为病变局部有大量乳酸堆积因此导致脑小血管扩张，这是出现高灌注的基础；但由于 ATP 生成障碍因此无法维持血脑屏障的正常功能，在首过期间尽管病变累及区域灌注增多但因为对比剂外渗而无法建立足够的磁敏感梯度从而导致 DSC 灌注成像低估了病变累及区的灌注水平

（张英魁　李琳琳）

参考文献

[1] Alsop DC, Detre JA, Golay X, et al. Recommended implementation of arterial spin-labeled perfusion MRI for clinical applications: A consensus of the ISMRM perfusion study group and the European consortium for ASL in dementia. Magn Reson Med. 2015, 73 (1): 102-16.

[2] Bokkers R P, Bremmer J P, Van Berckel B N, et al. Arterial spin labeling perfusion MRI at multiple delay times: a correlative study with H215O positron emission tomography in patients with symptomatic carotid artery occlusion [J]. 2009, 30 (1): 222-229.

[3] Gevers S, Osch M J V, Bokkers R P, et al. Intra- and multicenter reproducibility of pulsed, continuous and pseudo-continuous arterial spin labeling methods for measuring cerebral perfusion [J]. Journal of Cerebral Blood Flow, Metabolism, 2011, 31 (8).

[4] Detre J A, Rao H, Wang D J J, et al. Applications of arterial spin labeled MRI in the brain [J]. Journal of Magnetic Resonance Imaging, 2012, 35 (5): 1026-1037.

[5] Hendrikse, Jeroen, Petersen, Esben Thade, Golay, Xavier. Vascular Disorders: Insights from Arterial Spin Labeling [J]. Neuroimaging Clinics of North America, 2012, 22 (2): 259-269.

[6] Lu H, Clingman C, Golay X, et al. Determining the longitudinal relaxation time (T1) of blood at 3.0 Tesla. [J]. Magnetic Resonance in Medicine, 2004, 52 (3): 679-682.

[7] Vidorreta M, Wang Z, Ignacio Rodr í guez, et al. Comparison of 2D and 3D single-shot ASL perfusion fMRI sequences [J]. Neuroimage, 2013, 66 (none): 662-671.

[8] Nielsen J F, Hernandez-Garcia L. Functional perfusion

imaging using pseudocontinuous arterial spin labeling with low-flip-angle segmented 3D spiral readouts [J]. Magnetic Resonance in Medicine, 2013, 69 (2): 382-390.

[9] Zaharchuk G, Do H M, Marks M P, et al. Arterial Spin-Labeling MRI Can Identify the Presence and Intensity of Collateral Perfusion in Patients With Moyamoya Disease [J]. Stroke, 2011, 42 (9): 2485-2491.

[10] Le T T, Fischbein N J, André J B, et al. Identification of venous signal on arterial spin labeling improves diagnosis of dural arteriovenous fistulas and small arteriovenous malformations [J]. American journal of neuroradiology, 2012, 33 (1): 61-68.

[11] Wolf R L, Wang J, Detre J A, et al. Arteriovenous shunt visualization in arteriovenous malformations with arterial spin-labeling MR imaging. [J]. Ajnr American Journal of Neuroradiology, 2008, 29 (4): 681.

[12] Zhang S, Yao Y, Zhang S, et al. Comparative study of DSC-PWI and 3D-ASL in ischemic stroke patients [J]. Journal of Huazhong University of Science and Technology [Medical Sciences], 2015, 35 (6): 923-927.

[13] Covarrubias DJ, Rosen BR, Lev MH. Dynamic magnetic resonance perfusion imaging of brain tumors [J]. Oncologist. 2004, 9 (5): 528-37.

第十二章

磁敏感加权成像技术解读

第一节 磁敏感加权成像相关基本概念

在学习磁共振成像技术及相关原理的过程中，大家很容易发现：很多磁共振成像过程中的特殊效应既可能是提供某种特殊对比度的基础，也可能是产生某种特殊伪影的原因。例如，化学位移效应，既是进行波谱成像的基础，又是化学位移伪影形成的原因。类似的例子还有很多，如流动效应既可以被当做成像的对比来源实现各种血流成像，有时又可能是产生流动伪影的根本原因。了解磁共振成像过程中各种效应的双重属性可以帮助大家逐步养成用辩证和对立统一的思维方式来学习和理解磁共振成像原理，在一定程度上也会增加大家学习磁共振成像技术及原理的乐趣。本章节将和大家讨论的也是这样一种特殊的效应：它有时是干扰诊断或导致图像变形或形成伪影的基础，有时又可以被加以利用形成特殊对比度图像并提供重要诊断依据。这就是接下来要讨论的磁化率效应及基于此基础之上的磁敏感加权成像。

一、有关磁化率的基本概念

磁化率是描述某种物质被磁化程度的一个属性。从前面的讨论中已经知道磁共振成像过程中一个重要基础是：人体进入磁场后被“磁化”并因此形成了宏观磁化矢量。然而，不同物质被“磁化”的程度不同，根据物质被磁化的程度不同可以分为：顺磁性、超顺磁性、铁磁性和抗磁性。简单地说，气体几乎不能产生磁化，而临近的软组织可以产生一定的磁化，所以含气结构中的气体就和临近软组织之间形成了一定程度的磁化率差别。磁共振成像增强扫描中通常使用的钆对比剂属于顺磁性，它比一般的软组织等具有相对更大的磁化程度，因此，在注射对比剂的首过期间，血管内顺磁性对比剂和临近组织之间形成了磁化率差别，这是用于头部动态磁敏感对比灌注成像的成像基础。通常用字母 χ 来表示描述某种物质的磁化率属性，这个值越大，说明其磁化率越高，反之，这个值越小就说明其磁化率越低。χ 值的大小和符号是用以定义不同磁化率属性的基础（图 12-1）。

1. 顺磁性物质：在外磁场作用下产生一个很小的磁矩，该磁矩方向与外加磁场方向相同，此时 $\chi>0$ 但很小，在 10^{-6} 到 10^{-3} 量级。具有这一类磁化率属性的代表性物质有用于对比增强的钆对比剂及亚急性出血期的高铁血红蛋白。

2. 抗磁性物质：在外磁场作用下产生一个很小的磁矩，该磁矩方向与外加磁场方向相反，此时 $\chi<0$ 但很小，在 10^{-5} 量级。具有这一类磁化率属性的代表性物质如钙化或某些特殊金属如金等。此外，通常所说的电子云也具有一定的抗磁性效应。

3. 铁磁性物质：是一类在外磁场作用下能迅

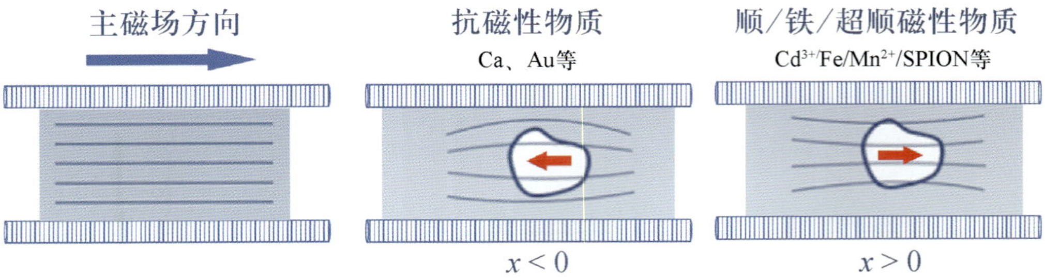

图 12-1　具有不同磁化率的物质在主磁场中所感受到的局部磁场强度也不同。根据物质在主磁场内磁化的属性可以分为顺磁性、超顺磁性、铁磁性和抗磁性

速磁化而且在外磁场撤除后仍能保持有磁化现象的物质，铁是其中最常见的代表，故称铁磁性物质。铁磁性物质的 χ 值很大，在 10 到 10^6 量级，在很小的外加磁场中能很快达到磁化饱和。代表性物质就是含铁类工具，这类物质一旦进入磁场内会造成巨大的人身或设备的伤害。

4. 超顺磁性物质：也被称为亚铁磁性物质，可理解为体积减小到一定程度的铁磁性物质在外磁场存在或撤除时能被迅速磁化或退磁化。该类物质 χ 值在 10 到 10^3 量级。代表性物质有用于磁共振分子成像的分子探针超顺磁性氧化铁（SPIO）。

物质的磁化率属性取决于其原子核外电子的分布。如果原子核外具有成对的电子，这些物质就表现为抗磁性，因为电子本身具有磁屏蔽效应。只有当原子核外存在不成对电子时才表现为一定的顺磁性。了解磁化率属性及常见的代表性物质对于理解磁共振成像过程中某些现象非常重要，也是学习和理解磁敏感伪影和磁敏感加权成像的基础。

二、磁化率属性差别的双重属性

不同的物质具有不同的磁化率属性，这就意味着当进入同一个外加磁场后会产生不同的附加磁场，有的强，有的弱；有的与外加磁场方向相同，而有的与外加磁场方向相反，如图 12-1 所示。这会导致不同物质内的共振氢质子感受到不同的磁场强度，其实际感受到的磁场强度是物质被磁化后所产生的附加磁场与外加磁场即主磁场之间的叠加磁场。显然，不同的磁化率属性导致物质内共振氢质子经历着不同的“叠加磁场”强度。根据拉莫尔方程，这些不同物质中的氢质子也会表现出不同的进动频率。简单地说，不同的磁化率属性产生的宏观结果就是：原本均匀的主磁场强度因为人体进入主磁场后而受到了不同程度的破坏，通常这种主磁场均匀度被破坏的程度不是很明显，所以一般的扫描序列能够在一定程度上克服由于磁化率差别对图像的影响。要克服磁敏感效应对图像的影响需要从两个维度入手：其一，从信号激发层面考虑，因为磁敏感效应的差别会导致相应区域的氢质子进动频率不同，而通常射频脉冲的频带宽度在 kHz 量级，由于组织所引起的磁化率差别不会达到如此大的级别，所以一般不会构成问题，但如果成像区域存在金属植入物或者其他金属物，特别是铁磁性金属时就会对射频激励带来严重影响；其二，从信号读取层面出发，因为磁化率差别实际上就是导致局部磁场不均匀，这会对信号的弛豫产生相对明显的影响（图 12-2）。到底是克服这种磁化率差别带来的影响还是要突出这种磁敏感差距带来的影响？根据目的不同，采用的序列也不同，下文将详细解读（图 12-3）。

学习和理解磁化率属性及几个相关的概念在实际临床工作中具有非常重要的意义，同时也希望借助这个学习过程能够建立起静态磁场均匀度和动态磁场均匀度这些基本概念。通常在谈到磁场均匀度时，指的都是静态磁场均匀度，它代表在真空状态（或者说空气状态）下所能测量的磁场不均匀的程度。事实上当人体进入主磁场后因为组织结构的不同、物质的磁化率属性不同等都会导致原有的主磁场均匀度被破坏，这决定了实际扫描过程中所拥有的磁场均匀度，不妨把这种磁场均匀度称为动态磁场均匀度。当然，在具体的成像过程中还会产生涡流等影响，这些会进一步破坏原有的静态磁场均匀度。理解这些对于理解实际成像过程中的各种挑战非常有现实意义。

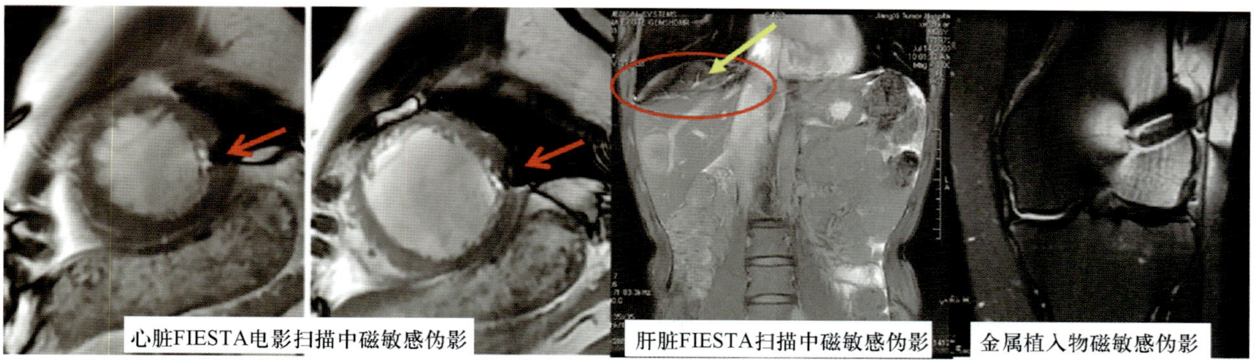

图 12-2　FIESTA 序列扫描时的磁敏感伪影。心脏 FIESTA 电影扫描和肝冠状位 FIESTA 扫描很容易出现磁敏感伪影，这是因为在心脏和肺部之间，肝膈顶和肺部之间存在明显的磁敏感差别，导致局部磁场均匀度变差。FIESTA 是一个比较特殊的序列，它虽然是一个快速的梯度回波序列，因为 TR 非常短，在 FIESTA 序列理想状态下实现了 SSFP-FID 和 SSFP-Echo 两个信号的完美融合，但当局部磁场均匀度变差时会导致两个不同性质的回波信号无法实现完美融合，从而导致磁敏感伪影。金属物质，特别是具有一定铁磁属性的金属植入物会导致局部磁场明显不均匀，从而导致明显的金属伪影，这里表现为图像几何形变、信号丢失或移位等

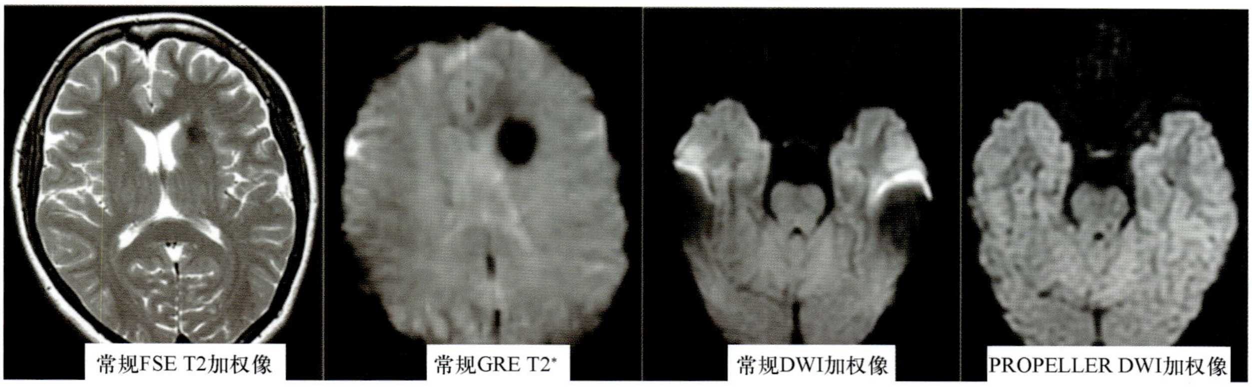

图 12-3　不同扫描序列受磁敏感效应影响不同。通过对比头颅 FSE 序列像和 GRE 序列像在反映陈旧性出血方面的表现，显然梯度回波序列病灶显示更加明显。这是因为磁场不均匀对弛豫的干扰在梯度回波序列上体现的更明显。同时这里也展示了因为含气结构区域和临近组织之间磁敏感差别导致 DWI 序列产生明显的磁敏感伪影，通常 DWI 序列基于 EPI 信号读取，对磁敏感差别导致的磁场不均匀非常敏感；而 PROPELLER DWI 序列因为基于 FSE 信号读取，所以可以更显著地克服相应的磁敏感伪影

（张英魁　黎丽）

第二节　磁敏感加权成像与实现方式

上节重点介绍了有关磁化率及磁化率属性的基本概念，同时也简单阐述了磁化率差别对图像的影响，了解和掌握这些对理解磁敏感加权成像及其临床应用都极为必要。本节将介绍有关磁敏感加权成像理念的提出及如何实现磁敏感加权成像等内容。

一、磁敏感加权成像概念的提出与成像基础

简单地说，通过特殊序列来突出组织间磁敏感差别的成像技术就是磁敏感加权成像。磁

敏感加权成像这一概念最早是在1997年由Reichenbach，E Mark Haacke等人提出，但当时他们更多关注的是如何利用脱氧血红蛋白作为内源性示踪剂来实现头部静脉成像。随后有很多相关的文献发表，如果读者感兴趣可以检索关键词“MR BOLD Venography”，会搜到很多类似的文献。显而易见，早期磁敏感加权成像的关注点更多的是利用脱氧血红蛋白的顺磁性效应来实现静脉成像。一方面由于脱氧血红蛋白的浓度取决于血氧浓度，另一方面静脉血中脱氧血红蛋白浓度更高，这也是为什么把这种成像技术称为血氧水平依赖的静脉成像。这里希望大家牢记一点：脱氧血红蛋白和氧合血红蛋白之间存在0.18 ppm的化学位移，这个微小的化学位移对磁敏感加权成像的回波时间选择非常重要；由于化学位移所导致的频率差（以Hz为单位）与主磁场强度有关，因此主磁场强度不同，对应的反相位时间也不同。尽管早期的磁敏感加权成像更多关注的是静脉成像，但随着对磁敏感加权成像认识的不断深入，它的应用远远超出了静脉成像这个范畴。在随后的临床应用章节中，笔者将谈及在磁敏感加权成像中所显示的血管未必都是静脉结构，因为无论静脉还是动脉，只要其中脱氧血红蛋白的浓度足够高，就可能被显示，这也是肿瘤血管得以显像的重要原因。就血管显示而言，磁敏感加权成像不是专门用来显示静脉的血管成像，而是用来突出显示脱氧血红蛋白浓度增高的成像。

重T2*梯度回波序列是实现磁敏感加权成像的基础。要回答如何实现磁敏感加权成像，其实就是回答用什么样的序列才能最大化地突出组织间的磁敏感差别？回答这个问题需要大家简要回顾一下有关脉冲序列的基本概念。自旋回波序列和梯度回波序列的一个重要区别是看回波是如何形成的。自旋回波序列家族中产生的回波中有射频聚焦脉冲的参与，这一射频聚焦脉冲所产生的回波信号在理想状态下与读出梯度所读取的信号刚好重合；虽然序列采集的信号是读出梯度读取的，但这个隐藏其中的聚焦脉冲在最大程度上消除了各种空间上有规律的磁场不均匀对弛豫信号的干扰，显然自旋回波序列家族不利于实现磁敏感加权成像。与自旋回波序列家族相对比，梯度回波序列的信号读取只有读出梯度参与，所以它不能有效克服组织间磁化率差别所导致的信号衰减，因此梯度回波序列更有利于实现磁敏感加权成像。尽管不同厂商对应的磁敏感加权成像技术商品名不同，但它们有一个共同的属性：都是基于梯度回波序列，而且通常都是重T2*加权的梯度回波序列。

二、磁敏感加权成像中相位图解读

在磁敏感加权成像过程中相位图具有非常重要的意义，一方面相位信息能够更敏感地显示不同组织间的磁化率差别，同时相位信息也是诊断和鉴别诊断的重要依据。在磁共振成像过程中会同时产生幅值图和相位图两种信息，但通常显示的图像是幅值图像，而相位信息图不被常规使用。在磁敏感加权成像过程中会同时保留幅值图和相位信息图两种信息，传统的磁敏感加权成像还会利用相位信息图生成相位蒙片图，利用这个相位蒙片图与幅值图进行卷积从而突出磁敏感对比。其他的磁敏感加权成像虽然不利用蒙片相乘但相位信息对于鉴别出血或钙化至关重要。关于相位信息图有几个概念需要把握：

1. 原始相位图与校正相位图：需要注意的是，在磁共振成像过程中得到的相位信息图并不能直接用于相位蒙片，这是因为一些含气结构如鼻窦或颞骨乳突等与临近组织间具有更大的磁化率差别，它们对相位信息图具有更明显的影响，在这种相位信息的干扰下，组织间微弱的磁化率差别会被淹没其中。为了能突出组织间的磁化率差距，就必须对这个原始相位图进行校正并得到校正相位图（图12-4）。对原始相位图进行校正的过程就是一个滤波的过程，滤波函数的选择非常重要，滤过不充分会导致过大的外来干扰，而过度滤过也可能导致有些组织间的磁化率差别信息丢失，所以利用相位信息图作蒙片与幅值图像进行卷积而获得磁敏感加权图像的应用在一定程度上会受到滤波函数选择的制约。

2. 判读相位图时需要注意的问题：在解读一幅相位图时需要注意采集相位图所遵循的坐标系原则。如果采用的是右手坐标系原则，则顺磁性物质的相位为负，GE的相位图遵循的就是右手坐标系原则；也有厂家遵循的是左手坐标系原则，此时顺磁物质的相位为正，所以出血或钙化在相位图上表现的高、低信号和采用相位信息图

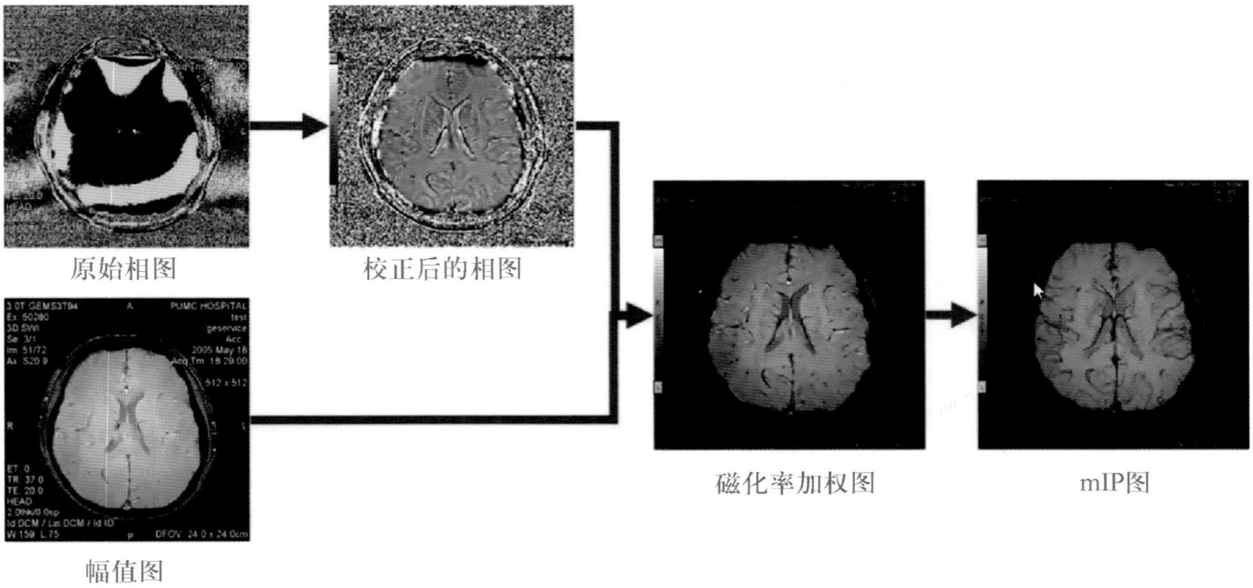

图 12-4 传统磁敏感加权成像的过程。显然原始相位图上无法显示组织信息，该相位图经过滤波处理后得到校正相位图，校正相位图上所获得的相位信息根据人为规定的法则与幅值图进行卷积相乘，从而得到磁化率加权图（即磁敏感加权图），通常对该图进行厚层最小强度投影处理

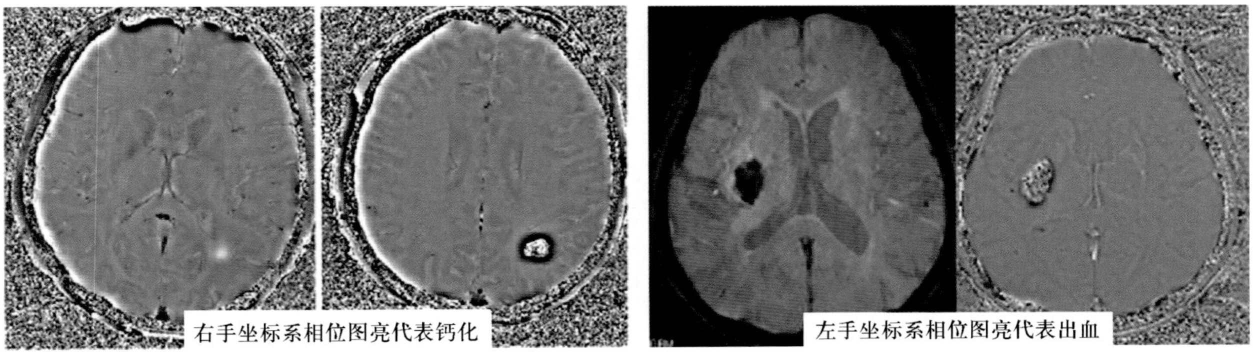

图 12-5 不同坐标参考体系，相位图也不同。在遵循右手坐标系的相位图中顺磁性物质表现为低黑信号，而抗磁性物质表现为高亮信号；而在遵循左手坐标系的相位图中刚好相反。所以在相位图上见到一个高亮的信号到底代表的是出血还是钙化取决于所使用的相位图坐标系原则

所遵循的坐标系原则有关。在 GE 的 SWAN 成像中，相位图上出血表现为低信号，钙化表现为高信号。这一点希望读者引起注意。而采用左手坐标原则时则刚好相反（图 12-5）。

三、实现磁敏感加权成像的不同方式

不同厂商实现磁敏感加权成像的方式也不同，简单总结如下：

1. 相位蒙片相乘法磁敏感加权成像：磁共振成像过程中同时具有幅值和相位两种信息，只是通常情况下并未利用相位信息。传统的磁敏感加权成像（SWI）保留相位信息图并以相位信息图作为蒙片与幅值图进行几次相乘，从而突出了磁敏感加权对比，因为磁化率不同会导致磁共振信号的相位信息不同。

$$w(x)=\begin{cases}\dfrac{\phi_f(x)+\pi}{\pi} & \phi_f(x)<0\\ 1 & \phi_f(x)\geqslant 0\end{cases}$$

$$\rho_{SWI}(x)=w^m(x)\rho(x)$$

公式说明：这是相位蒙片相乘法磁敏感加权成像的运算公式。从公式中可以看到：对于顺磁性物质而言会产生一个负的相位角，此时运用公式可以计算出相乘因子 w（x）

小于 1，这样当用这个加权因子与幅值图反复卷积相乘时顺磁性物质的信号强度会不断变小；而公式中另一个规定对于非顺磁性物质或抗磁性物质而言，其相位角大于或等于 0 时相乘加权因子规定为 1，这样反复卷积相乘后该类物质的幅值不发生变化。经过几次相乘后就加大了顺磁性物质与非顺磁性或抗磁性物质的对比，从而突出了磁敏感对比。

2. 多回波迭代重 T2* 对比磁敏感加权像：与上述磁敏感加权成像不同的是，多回波迭代重 T2* 磁敏感加权成像保留相位信息但不进行相位蒙片卷积。如 GE 的 SWAN（star weighted angiography）成像，采用多回波的梯度回波采集技术，可以获得权重更突出的磁敏感对比图像。与传统相位蒙片相乘法的磁敏感加权成像相比，SWAN 这种多回波迭代技术相对更直接，可以理解为通过扫描获得的磁敏感加权图像，而传统的磁敏感加权成像则可以理解为通过后处理重建获得的磁敏感加权成像。虽然成像方式不同，但在临床上的应用是相同的。除了上述谈及的磁敏感加权成像实现方式外，也有厂家采用小幅度弥散方式实现磁敏感加权成像，如流动敏感黑血成像（flow sensitive black blood，FSBB），这种 FSBB 除了施加强度很低的扩散梯度外，在序列采集上会采用比较长的 TE 从而实现突出磁敏感对比的目的。

磁敏感加权成像利用不同组织间的磁化率差距作为成像的对比来源，在临床上有着很重要的应用。早期的磁敏感加权成像侧重于静脉血管的显示，事实上单纯从血管显示的角度而言，这种技术并不能严格区分动脉、静脉，因为其真正的成像基础是血液中脱氧血红蛋白的浓度，因此也可以显示走行动脉血的肿瘤血管。

（张英魁　郭红梅）

第三节　磁敏感加权成像在缺血性脑卒中的应用

虽然磁敏感加权成像最初的临床目的是实现头部静脉成像，但在实际临床工作中却有更广泛的临床应用。对于脑卒中类病变而言，无论是出血性卒中还是缺血性卒中，磁敏感加权成像在诊断、鉴别诊断以及精准防治中都有重要的临床价值。对于存在慢性脑血管病变或缺血性脑卒中高危因素的人群，磁敏感加权成像可以为代偿状态以及基础血管病变的评估提供重要的影像学依据，这对于实现脑卒中的精准预防具有重要临床意义。

一、基础血管病变评估

对于一些存在着高血压、糖尿病等缺血性脑卒中高危因素的人群而言，是否可以采用阿司匹林类药物进行缺血性脑卒中的一级预防？要回答这个问题必须先进行精准的基础血管病变评估。事实上，高血压基础上的动脉粥样硬化是导致缺血性脑卒中的一个高危因素，但高血压本身所导致的小血管病变可能也是导致微出血或自发性、症状性脑出血的原因。如果一个高血压或糖尿病的患者明确有多发微出血存在，显然这类患者具有出血倾向而需要谨慎采用阿司匹林类药物进行一级预防。在进行常规磁共振成像过程中，经常会发现某些白质内高信号，如果这些白质内高信号考虑缺血所致，就有必要进行磁敏感加权成像明确有无微出血改变，这对于下一步合理的卒中预防具有重要的指导意义。基础血管病变的评估对处于溶栓窗内的患者能否进行溶栓是一个重要的依据。尽管那些在梗死灶外的微出血对溶栓治疗决策的意义存在着一定的争议，但有一点非常明确：过多微出血灶的存在对溶栓出血转化的风险评估有重要参考意义，同时在梗死灶内的出血改变则是溶栓治疗的明确禁忌证。虽然受医疗条件和溶栓时间窗的限制，一些急性缺血性卒中患者还不能常规使用磁共振作为溶栓前评估，但当那些静脉溶栓后的患者要进行磁共振多模态评估时，磁敏感加权成像就可以为进一步精准治疗、远期不良事件评估等提供重要的参考（图 12-6）。

二、大血管狭窄后代偿及缺血范围评估

对于那些经磁共振血管成像发现大血管狭窄或闭塞的患者来说，磁敏感加权成像有助于明

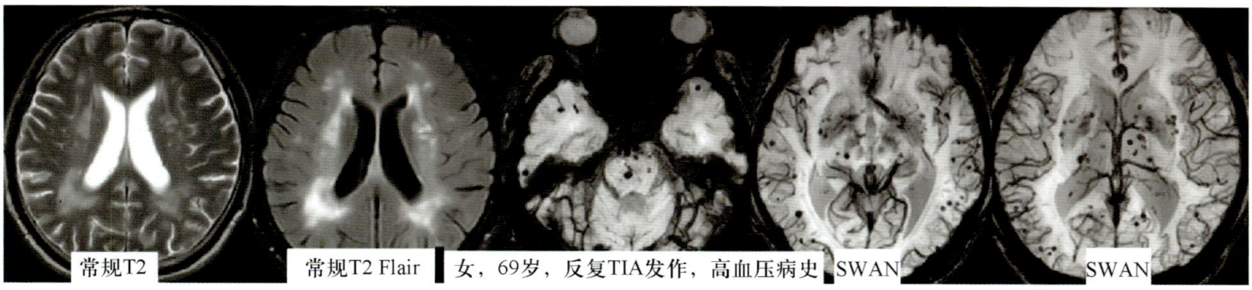

图 12-6 这是一个高血压患者因为反复 TIA 就诊。在常规 T2 及 T2 Flair 像显示双侧放射冠区域长 T2 信号改变，提示有慢性缺血改变。该病例在磁敏感加权像上可见多发、小圆形的低信号改变，脑干区域也可见低信号改变，提示多发微出血改变。磁敏感加权成像提示该病例不适于采用阿司匹林类抗凝药物进行卒中预防

确大血管狭窄后的代偿状态。临床工作中有很多 TIA 患者可能合并潜在的大血管病变，一旦明确了大血管存在狭窄或闭塞后，进一步评估其代偿水平对远期风险评估及下一步的合理治疗非常重要。通常当某一大血管狭窄或闭塞后，机体可以表现为三种不同的代偿：结构代偿即侧支循环、功能代偿即小血管自身的血流调节、代谢代偿表现为相应区域组织的氧摄取分数提高。从理论上来说，如果到达代谢代偿阶段有可能意味着代偿能力的耗竭。磁敏感加权成像有利于显示代谢代偿改变，因为氧摄取分数的提高意味着相应区域血流内脱氧血红蛋白浓度会有所提高，因脱氧血红蛋白具有顺磁性效应，因此在磁敏感加权成像上可以发现相应区域静脉血管显示增多。通过与动脉自旋标记灌注成像结合分析，则不难发现相应区域的侧支循环代偿通常很差（图 12-7）。

磁敏感加权成像的另一个重要应用就是评估大血管狭窄或闭塞后所引起的缺血范围，这是因为缺血区域内脱氧血红蛋白浓度高于非缺血区域。早期也有报道利用磁敏感加权成像所显示的缺血范围与 DWI 成像所显示的梗死区域进行对比，也是评估缺血半暗带的一种方式（图 12-8）。

三、出血转化评估

在缺血性脑卒中治疗过程中出血转化是非常严重的并发症，会导致致死和致残率明显提高。出血转化早期可以表现为渗血，继续发展则可能演变为症状性脑出血。越早发现出血转化，就越有利于防范性治疗。对于缺血性脑卒中的早期出血转化而言，磁敏感加权成像可以更敏感地明确诊断，因为这些早期的出血转化可能由于出血量较少导致 CT 检查密度改变不明显，临床上这些 CT 检查呈阴性改变的出血转化多为无症状期，经过合理预防和治疗可以避免演变为症状性脑出血（图 12-9）。

磁敏感加权成像能够更准确地评估基础血管病变，特别是能够敏感发现高血压等导致的微出

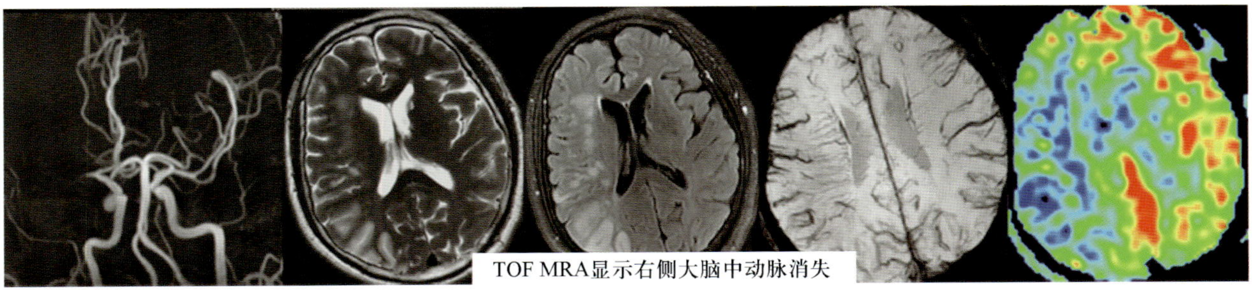

图 12-7 磁敏感加权成像有助于评估大血管狭窄或闭塞后代偿。TOF MRA 提示右侧大脑中动脉重度狭窄或闭塞，相应供血流域可见长 T2 信号改变。磁敏感加权成像提示相应区域静脉显示明显增多，提示相应区域血流内脱氧血红蛋白浓度提高。ASL 灌注成像 CBF 图提示相应区域灌注不足（ASL 灌注成像时 PLD 为 2.5 s）。磁敏感加权成像及 ASL 灌注 CBF 图提示狭窄或闭塞血管远端血流代偿不足并存在代谢代偿

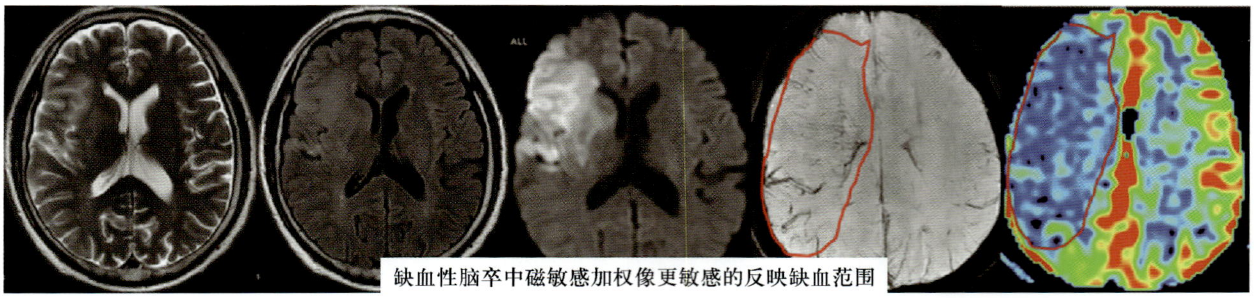

图 12-8 磁敏感加权像可以敏感地显示缺血范围。图中右侧大脑中动脉供血流域缺血性脑梗死，DWI 可见大片状高信号，T2 及 T2 Flair 像显示相应区域脑沟变浅并隐约可见高信号改变。磁敏感加权成像显示右侧大脑中动脉供血流域区的静脉显示较对侧更为明显，其范围和 ASL 低灌注范围相吻合

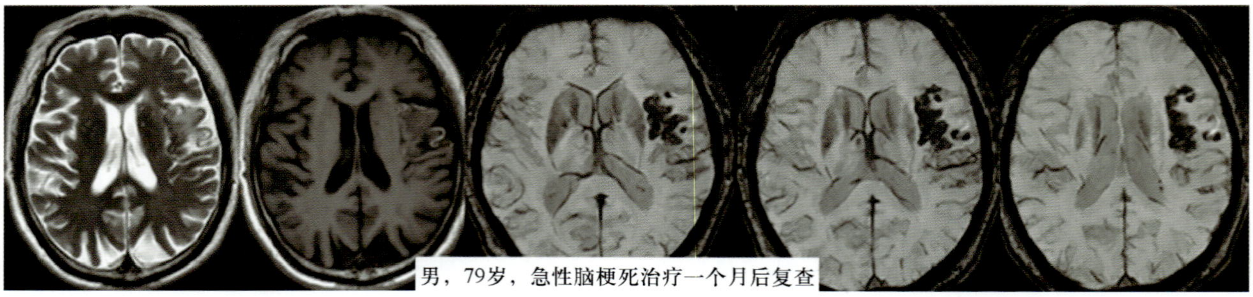

图 12-9 磁敏感加权成像更敏感地明确出血转化。图中病例为缺血性脑卒中治疗后一个月复查，磁敏感加权成像提示病变区有低信号改变，提示出血转化，结合常规图像提示出血病灶占位效应不明显，同时 T1 加权像仅见少许脑沟表面高信号改变

血改变，这对于脑卒中的一级预防有重要的指导意义。对于大血管狭窄的患者，磁敏感加权成像能够更精准地评估机体代偿水平，这对于降低远期不良事件的发生率以及进一步的治疗都有重要指导意义。在脑卒中治疗过程中，磁敏感加权成像既能为精准治疗及风险评估提供丰富的影像学依据，也能在早期发现治疗过程中的出血转化。越早发现出血转化就越有可能通过合理的调整治疗方案而避免发生症状性的出血转化。

（张英魁 李海梅）

第四节 磁敏感加权成像在外伤和出血中的应用

磁敏感加权成像采用重 T2* 加权梯度回波序列，对于各种原因导致的磁化率差别非常敏感，这为其广泛的临床应用奠定了技术基础。脑外伤或各种原因导致的出血改变往往伴随着高铁血红蛋白或含铁血黄素等具有明显顺磁性物质的产生，因此高分辨率磁敏感加权成像能敏感地发现外伤或其他原因所导致的出血改变。特别是在那些因密度对比不明显在 CT 上难以发现的微出血或陈旧性出血等病变，磁敏感加权成像可以表现出更高的敏感性。

一、磁敏感加权成像在脑外伤微出血诊断中的临床优势

有些脑外伤患者具有明显的神经系统症状，但在常规影像学检查如 CT 扫描却没有明显的异常表现，通常这类患者很可能存在不同程度的轴索损伤。在突发的外力作用下导致轴索断裂，这种断裂同时会合并有小血管的撕裂和出血，但由于出血量少或同时受其他因素影响，其密度改变或对比不

明显，就会导致一般影像学检查的阴性表现。这类患者在常规磁共振成像序列如 T1 或 T2 加权成像上也可能是正常的，但在高分辨率磁敏感加权成像上却能敏感地发现微出血所导致的信号减低。这里，强烈建议对于那些外伤后有明显的神经系统受损症状，而常规影像学没有阳性表现的患者进行磁敏感加权成像，这对于明确弥漫性轴索损伤等所导致的微出血改变有重要的临床价值（图 12-10）。

二、磁敏感加权成像在出血类病变诊断中的临床优势

在非高血压所致的自发性脑出血患者中进行磁敏感加权成像可以发现不同时期的出血灶，这些发现可以为明确自发出血的原因提供重要的影像学依据。多发海绵状血管瘤可以导致自发性脑叶出血，在常规 CT 受密度影响或常规磁共振成像受不同时期血红蛋白等磁化率差别的影响可能只能发现部分病灶，而磁敏感加权成像则可以显示发生于不同时期的出血灶，这些陈旧性出血灶的发现对明确出血原因提供了支持性的依据（图 12-11）。另外，根据这些出血灶的分布特点，也可以为诊断和鉴别诊断提供更多的影像学依据（图 12-12）。

如上所述，磁敏感加权成像有利于明确出血灶的数目和分布，这些对明确自发性脑叶出血的原因有重要参考意义，同时结合特异性病灶的分布特点，磁敏感加权成像可以对淀粉样改变的明确诊断提供非常肯定的依据。淀粉样变性的多发出血灶以外周皮质下分布为主，很少累积基底节区域，这和高血压所导致的微出血改变形成了比较鲜明的对比。淀粉样变性有这样的病灶分布特点和其发病机制有密切的关系。淀粉样变性被认为是一种免疫球蛋白沉积在血管壁所致，外周皮层下的脑组织由于构成血管周围间隙的外膜缺如，使得这些免疫球蛋白沉积于邻近血管壁进而导致血管损伤。相反，在基底节区域因为外膜完整，这些异常的免疫球蛋白不能作用于相应区域的血管，所以淀粉样变性病灶分布具有上述特点（图 12-13）。

磁敏感加权成像在外伤和出血类病变中有重要的临床应用。因为磁敏感加权成像能够更敏感

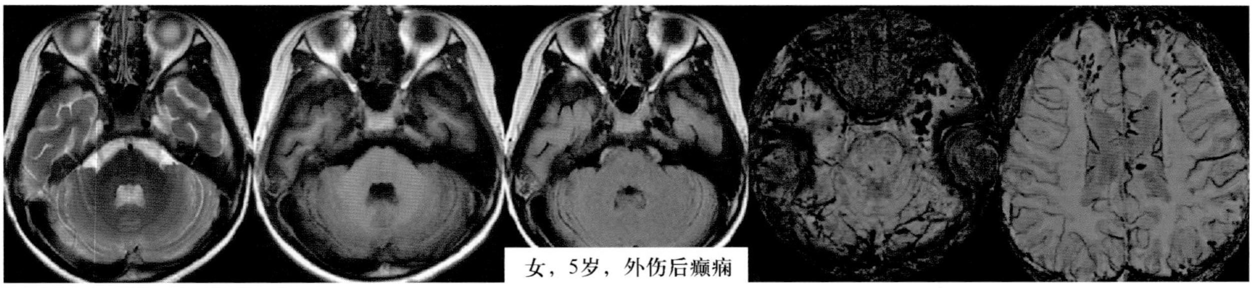

图 12-10　磁敏感加权成像明确外伤后微出血病灶。该病例为脑外伤后有癫痫发作的患者，在常规基于 FSE 信号读取的 T2 及 T1 加权像未见明显信号异常，但在磁敏感加权成像上显示颅底层面双颞叶及颅顶层面双额叶多发散在低信号改变，结合外伤病史考虑为外伤所致的多发微出血，在突发外力作用下脑组织受外伤剪切力作用会导致轴索不同程度的断裂，同时合并小血管撕裂

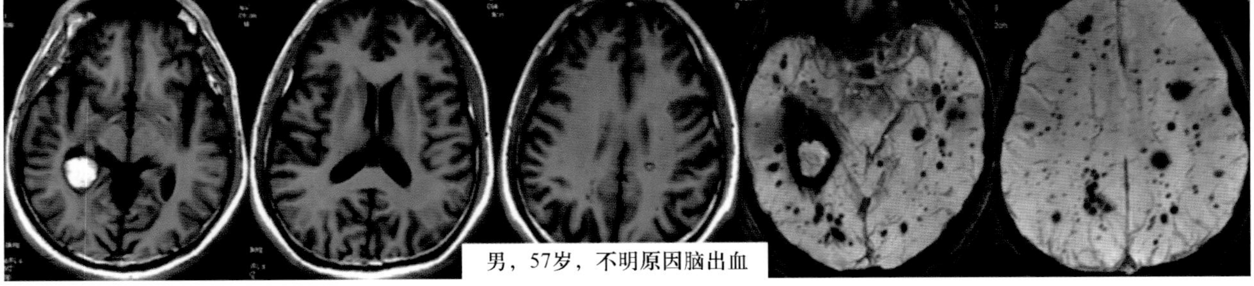

图 12-11　磁敏感加权成像明确多发不同时期的出血病灶。该病例在常规 T1 加权像上显示右颞叶类圆形高信号出血病灶，而在其他层面未见明确病灶。磁敏感加权成像则发现双侧大脑半球多发类圆形低信号病灶，提示有反复出血改变，这对分析出血原因提供了重要的诊断线索

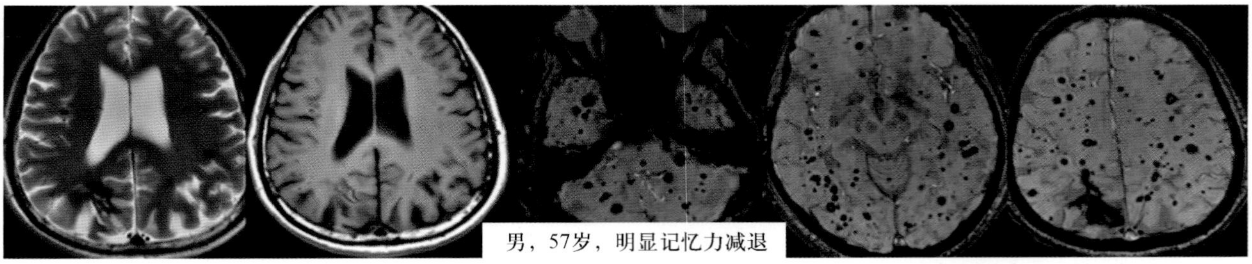

图 12-12　磁敏感加权成像提示多发陈旧出血。该病例以记忆力减退就诊，常规 T2 及 T1 加权像显示有顶叶一陈旧性出血病灶，呈高、低混杂信号改变；磁敏感加权成像发现多个类圆形低信号改变，提示这不是一个单发出血。结合病史及磁敏感加权成像上多发低信号以外周皮层下分布等特点，考虑淀粉样变性所致自发性出血可能

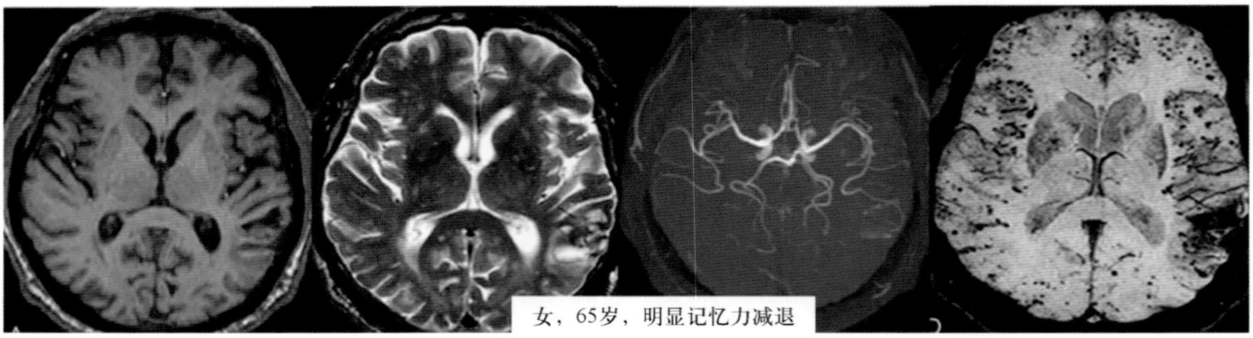

图 12-13　磁敏感加权成像有利于明确淀粉样变性类病变。该病例在常规 T2 成像上可见散在白质内点状高信号，MRA 提示大血管未见明显异常。在磁敏感加权成像上可见具有明显外周分布特点的弥漫多发小圆形陈旧性出血灶，这种病灶分布的特点再结合临床病史，对明确淀粉样变性具有重要的诊断价值

地发现微出血改变和不同时期出血病灶，对于明确脑外伤后是否有弥漫性轴索损伤等具有重要意义；同时，敏感地发现不同时期的出血灶及明确这些出血灶的分布对进一步明确出血原因也具有重要的诊断和鉴别诊断价值。

（黎丽　张英魁）

第五节　磁敏感加权成像在静脉相关血管畸形及病变中的应用

磁敏感加权成像最初也被称为血氧水平依赖静脉成像，这是因为静脉血中脱氧血红蛋白浓度更高，而脱氧血红蛋白具有较高的顺磁性属性，因此在磁敏感加权成像中更容易被显示。虽然磁敏感加权成像的临床应用已经远远超出了这个范围，但对含有静脉成分的脑血管畸形或一些静脉相关的疾病，磁敏感加权成像无疑具有突出的临床优势。

一、磁敏感加权成像在隐匿性血管畸形中的诊断价值

很多静脉类血管畸形由于畸形血管血流速度相对较慢，因而不像动脉来源的血管畸形那样能产生明显的流空效应。这就意味着这类血管畸形在常规的磁共振成像上有可能被遗漏，而这类常规成像上无法显示的隐匿型血管畸形在磁敏感加权成像上更容易被清晰显示。及早明确这类隐匿型血管畸形的临床诊断，对于临床症状的解读有很重要的指导意义。虽然静脉来源的血管畸形可能不需要特殊的治疗，但明确这类血管畸形可以避免因为误诊而导致的错误治疗。从这个意义而言，对那些伴有某种神经系统症状，而常规影像学检查又没有阳性发现的患者而言，及早地进行磁共振磁敏感加权成像很有必要，如图 12-14 至图 12-16 所示。

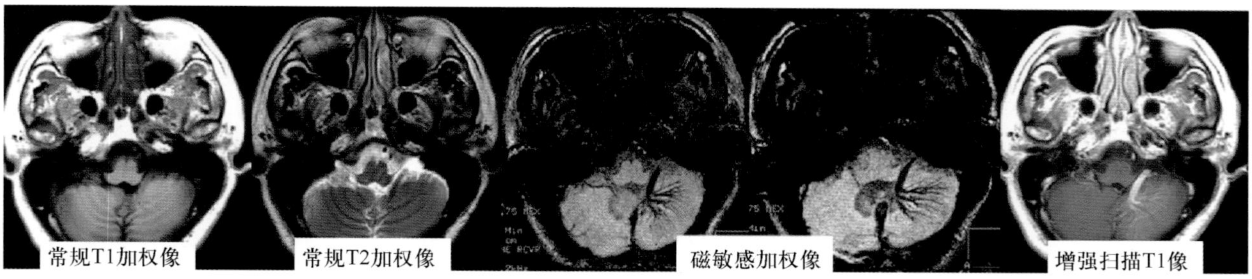

图 12-14 磁敏感加权成像明确诊断小脑静脉畸形。该病例在常规 T1 及 T2 加权像并未发现异常信号改变，但在磁敏感加权成像上可以清晰显示出左侧小脑半球内呈海蛇头样改变的畸形静脉血管，增强扫描可见粗大引流静脉

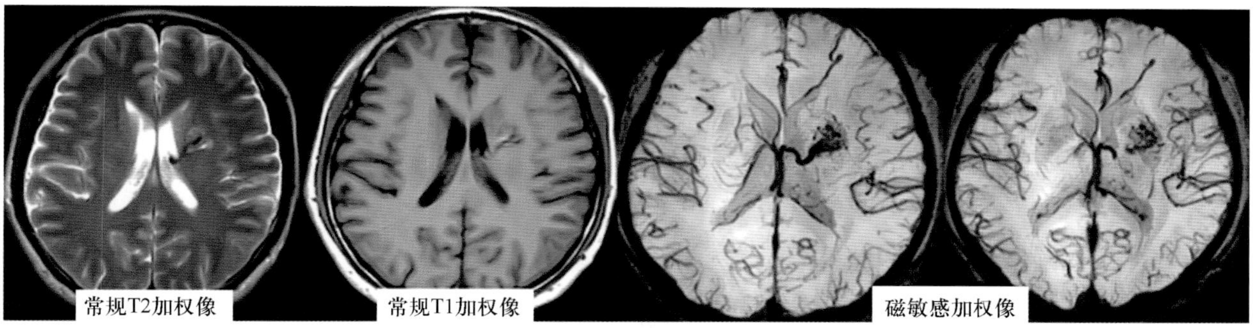

图 12-15 磁敏感加权成像明确诊断左侧基底节区静脉畸形。该病例在常规 T1 及 T2 加权像于左侧基底节区域可见条形低信号影，T1 加权像混有少许高信号改变；在磁敏感加权像上可见明显的畸形静脉血管丛。因此明确诊断静脉畸形也可能作为解释某些临床症状的原因

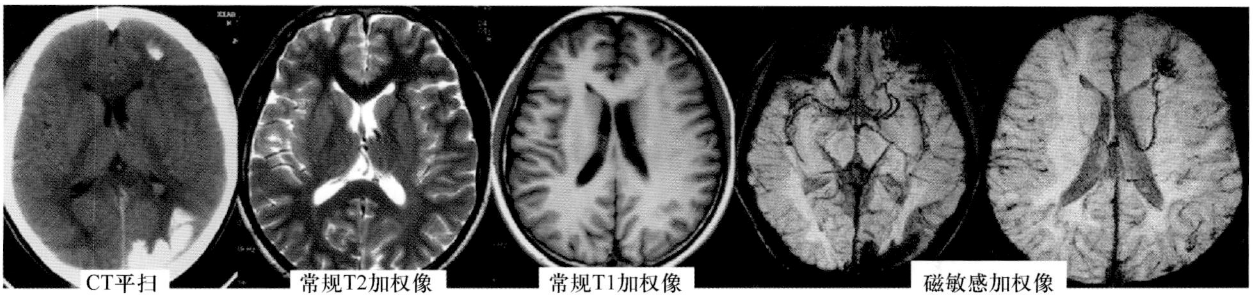

图 12-16 磁敏感加权成像为某些病变诊断提供明确的影像学依据。该病例为 Sturge Weber 综合征，CT 平扫可见左侧枕叶及额叶钙化。在磁敏感加权成像上可见明显的引流静脉及钙化所致的低信号改变

二、磁敏感加权成像在静脉系统相关病变中的诊断价值

当发生静脉窦血栓后，相应区域引流静脉会明显扩张，其内因含有脱氧血红蛋白浓度更高的静脉血，因此在磁敏感加权成像上可以更好地显示静脉窦血栓以及明确由静脉窦血栓所导致的静脉性脑梗死。当静脉窦血栓导致静脉回流受阻后，相应区域会表现出明显的水肿，而该水肿会导致动脉端供血受阻进而引起静脉性脑梗死。静脉窦血栓经过及时的治疗可以得到有效的改善（图 12-17）。

磁敏感加权成像最初也被称为磁共振血氧水平依赖法静脉成像（MR BOLD Venography），这是因为静脉血中具有相对更高浓度的脱氧血红蛋白，而脱氧血红蛋白具有较强的顺磁性效应，这种顺磁性效应导致的磁化率差别在磁敏感加权成像可以突出显示静脉类血管结构。本节通过几个病例展示了磁敏感加权成像在发现和诊断静脉系统血管畸形及静脉系统相关疾病方面的临床优势。

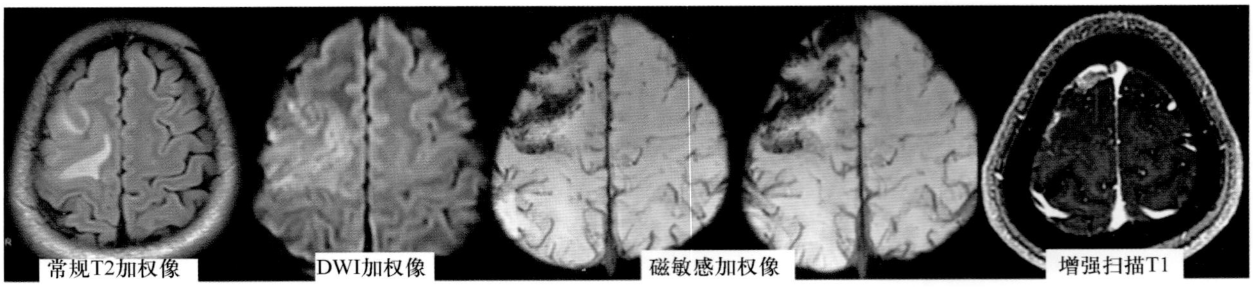

图 12-17 该病例在 T2 Flair 像及 DWI 像上可以发现片状高信号，磁敏感成像可见大片状低信号改变，考虑为静脉性脑梗死，3D 高分辨率增强扫描提示静脉窦血栓。当发生静脉窦血栓时会引起相应引流静脉回流受阻，从而导致相应脑组织内的颅内压发生一定程度的升高，这会导致局部灌注压降低，从而引起动脉灌注减少，进一步导致脑组织缺血缺氧并坏死

（张英魁　乔德育）

第六节　磁敏感加权成像在肿瘤病变中的应用

前面的介绍中，笔者从不同的临床应用方面讨论了磁敏感加权成像的实际应用价值。通过这些讨论，不知读者们是否会深刻地感觉到：针对一项技术而言，无论它最初开发目的如何，只要大家能深入地理解这个技术的核心所在，就能够把它应用得更深入、更广泛。对于磁敏感加权成像技术而言，它的核心是什么？就是突出客观上存在的组织之间或病变与正常组织之间的磁化率差别，而出血、钙化以及一些金属沉积都可能带来这些磁敏感差别，所以磁敏感加权成像能够更敏感地识别这些物质改变。关于磁敏感加权成像显示的血管结构，通常会被理解为静脉血管来源，这是因为通常静脉血中脱氧血红蛋白的浓度更高，因此相对于动脉血而言具有更强的顺磁性效应，这也是早期利用磁敏感加权成像进行静脉成像的理论基石。但仍需强调的是，一些血管类结构在病理状态下能否在磁敏感加权成像上得以显示，真正的决定性因素不是血管本身，而是其内走行的血液中脱氧血红蛋白的浓度，这也在一定程度上构成了磁敏感加权成像在肿瘤病变应用的基石。

通常在谈及磁敏感加权成像在肿瘤病变中的应用，特别是评估肿瘤的恶性程度时，大家更容易联想到的是高级别恶性肿瘤更容易合并出血类改变，而磁敏感加权成像对显示肿瘤内出血非常敏感。事实上，磁敏感加权成像在评估肿瘤恶性程度的应用远不局限于此。

一、磁敏感加权成像所显示的血管结构再认识

从显示血管结构的维度看，磁敏感加权成像更准确地说不是静脉成像而是脱氧血红蛋白浓度成像。之所以要重点强调这一概念，是想进一步强调在磁敏感加权成像上看到了血管类结构时，不要把它仅仅解释为静脉血管，即便是静脉类血管也要理解这种静脉显示增多的背后，其临床意义是什么？当某一大血管发生狭窄或闭塞时，如果其相应供血流域的静脉显示明显增多，也就是出现了通常所说的“毛刷征”，就提示该病例已经开始代谢代偿了。这说明该病例没有足够的侧支循环供血，所以组织只能通过提高对氧的摄取来满足代谢需求，这就是组织代谢代偿。如果了解到这种代谢代偿实际上是一种更高级别的代偿（高于侧支循环代偿、小血管功能代偿）的话，当看到这种征象，其实提示患者自身的代偿已经逐渐耗竭。对于肿瘤病变而言，如果看到了其内较多的血管征象，又该如何理解呢？笔者的理解是：这些增多的血管结构有时不是单纯的静脉类血管增多，而很有可能是动脉来源的肿瘤新生血管。这样理解会更有利于利用磁敏感加权成像来评估肿瘤的恶性程度。

肿瘤新生血管通常是一类发育不成熟的血管。虽然在一些恶性程度非常高的胶质瘤中会有大量新生血管的生成，但这些肿瘤新生血管和正常血管相比有很大的差别，一个突出的表现就是血管的成熟度。肿瘤血管通常管腔不规则，血管壁厚薄不一，血管壁的完整性也不健全，这些特征带来的突出问题就是，肿瘤血管本身的携氧和供氧能力很差，尽管数量较多但仍然难以满足肿瘤生长的需要。这就会导致这些动脉来源的肿瘤新生血管内的血液中含有更高浓度的脱氧血红蛋白成分，因此在磁敏感加权成像上可以显示更多的血管类结构。虽然通常把肿瘤新生血管的多少与肿瘤的良恶性程度关联在一起，不过我们也需要知道，有些生物学行为是良性的肿瘤，如脑膜瘤也可以有较多新生肿瘤血管的存在。如病理分型为血管内皮细胞型的脑膜瘤，其在灌注成像上就可以表现为明显的高灌注，因此这一类型的脑膜瘤在磁敏感加权成像时也可以表现为肿瘤血管的明显增多。

二、磁敏感加权成像在中枢神经系统肿瘤病变评估中的应用

磁敏感加权成像与其他成像技术联合评估能让大家对肿瘤的生物学行为有更加深入的理解。对于肿瘤病变而言，磁敏感加权成像所呈现出来的血管增多征象提示其内脱氧血红蛋白浓度的提高，结合灌注改变就能从更多的维度反映肿瘤的生物学行为。下面通过几个病例来讨论一下磁敏感加权成像在中枢神经系统肿瘤病变中的应用（图 12-18，图 12-19 和图 12-20）。

在讨论肿瘤的灌注和 WHO 分级时通常更多关注的是胶质瘤病变，因为胶质瘤病变的恶性程度和患者预后及治疗方案有很大的关系。通常恶性程度高的胶质瘤其代谢率越高，缺氧越严重，其结果是血管内皮生长因子 VEGF 分泌增多，VEGF 的增多导致肿瘤的新生血管多，因此其灌注也更高。但这一原则并不适用于脑膜瘤等良性

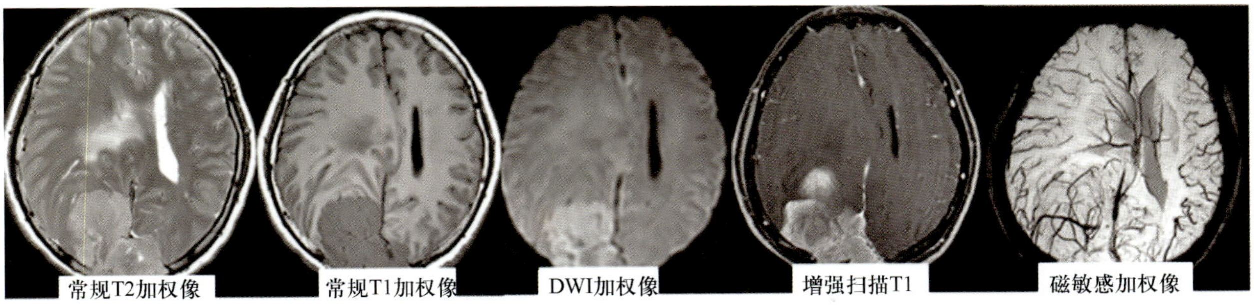

图 12-18　磁敏感加权成像显示肿瘤内丰富的血管结构。图示男，45 岁，右枕部脑膜瘤。增强扫描提示肿瘤明显强化，磁敏感加权成像提示肿瘤内有大量肿瘤血管形成。手术前客观地评估肿瘤的血供情况对手术风险的评估和防范有重要指导意义

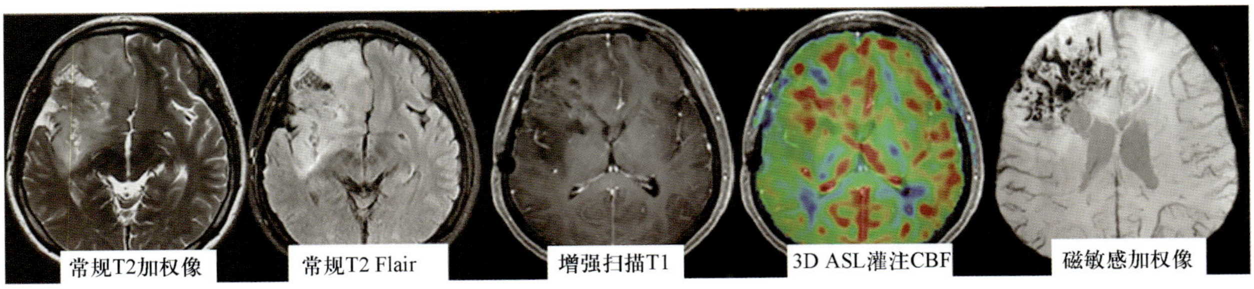

图 12-19　磁敏感加权成像显示肿瘤内丰富的血管结构。图示女性，31 岁，右额叶占位病变，增强扫描显示肿瘤未见明显强化，ASL 灌注 CBF 图提示肿瘤部分区域呈高灌注改变，磁敏感加权成像显示病变内有大量肿瘤新生血管。这个病例可以发现 ASL 呈现部分区域高灌注改变，磁敏感加权成像上显示有非常多的新生血管形成，磁敏感加权成像上显示出如此多的新生血管就提示这些血管内的血液中具有较高浓度的脱氧血红蛋白；结合 ASL CBF 和磁敏感加权成像所见可以推断：肿瘤血管虽然很多但仍不能满足肿瘤生长所需的供氧，提示该肿瘤具有很高的恶性程度

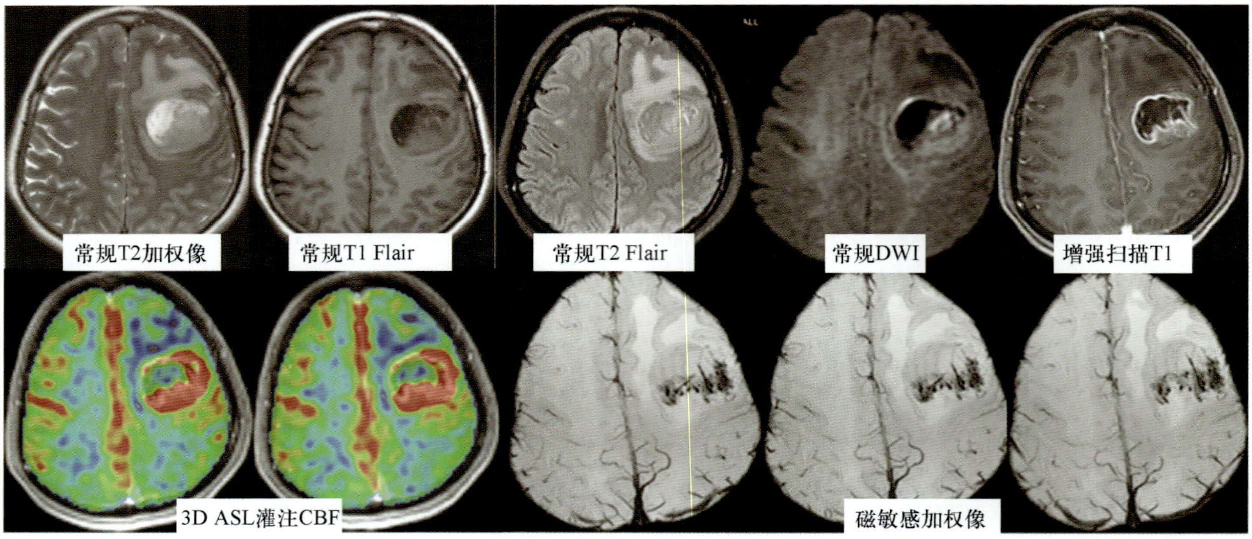

图 12-20 磁敏感加权成像清晰显示肿瘤丰富的血管结构。图示女性，37 岁，左侧额顶叶囊实性占位病变，增强扫描显示囊壁不规则强化，ASL 灌注成像提示囊壁呈明显高灌注改变，而磁敏感加权成像提示有大量肿瘤新生血管。该病例的 ASL 提示明显高灌注，而磁敏感加权成像仍可见大量肿瘤新生血管，提示如此高的灌注仍不能满足肿瘤的代谢需要，结合 ASL 和磁敏感加权成像可以推测该肿瘤的恶性程度非常高，术后证实这是个 WHO Ⅳ级的胶质母细胞瘤

肿瘤，尽管脑膜瘤通常都表现为较高的灌注，但其 WHO 分级通常很低。

这里简单总结了磁敏感加权成像在肿瘤病变评估中的临床价值。希望大家能学会透过现象看本质，从而更加合理地解读所见到的影像学征象。

磁敏感加权成像能够突出组织之间或病变与组织之间的磁化率差别，在反映肿瘤新生血管方面，强烈建议大家牢记：通常所看到的血管结构提示其内含有更高的脱氧血红蛋白成分，尽管肿瘤新生血管是动脉来源。结合磁敏感加权成像与 ASL 灌注成像可以更加客观地推测肿瘤的恶性程度。当然，对于某些良性肿瘤如脑膜瘤而言，由于其病理类型的不同，表现出的灌注改变也不同，如血管内皮细胞型可以表现为明显的高灌注和磁敏感加权成像上大量的肿瘤新生血管，这对手术风险评估有着重要的临床意义。

（张英魁　齐旭红）

参考文献

[1] Lide D R. Magnetic susceptibility of the elements and inorganic compounds [J]. Handbook of Chemistry and Physics，2005，81.

[2] Schenck J F. The role of magnetic susceptibility in magnetic resonance imaging：MRI magnetic compatibility of the first and second kinds [J]. Medical physics，1996，23（6）：815-850.

[3] Chavhan G B，Babyn P S，Thomas B，et al. Principles，techniques，and applications of T2*-based MR imaging and its special applications [J]. Radiographics，2009，29（5）：1433-1449.

[4] Haacke E M，Xu Y，Cheng Y C N，et al. Susceptibility weighted imaging（SWI）[J]. Magnetic Resonance in Medicine：An Official Journal of the International Society for Magnetic Resonance in Medicine，2004，52（3）：612-618.

[5] Barbosa J H O，Santos A C，Salmon C E G. Susceptibility weighted imaging：differentiating between calcification and hemosiderin [J]. Radiologia brasileira，2015，48（2）：93-100.

[6] Yamada N，Imakita S，Sakuma T，et al. Intracranial calcification on gradient-echo phase image：depiction of diamagnetic susceptibility [J]. Radiology，1996，198（1）：171-178.

[7] Haacke E M，Mittal S，Wu Z，et al. Susceptibility-weighted imaging：technical aspects and clinical applications，part 1 [J]. American Journal of Neuroradiology，2009，30（1）：19-30.

[8] Mittal S，Wu Z，Neelavalli J，et al. Susceptibility-weighted imaging：technical aspects and clinical applications，part 2

[J]. American Journal of neuroradiology, 2009, 30(2): 232-252.

[9] Reichenbach J R, Venkatesan R, Schillinger D J, et al. Small vessels in the human brain: MR venography with deoxyhemoglobin as an intrinsic contrast agent [J]. Radiology, 1997, 204 (1): 272-277.

[10] Lee B C P, Vo K D, Kido D K, et al. MR high-resolution blood oxygenation level-dependent venography of occult (low-flow) vascular lesions [J]. American Journal of Neuroradiology, 1999, 20 (7): 1239-1242.

[11] Schad L R. Improved target volume characterization in stereotactic treatment planning of brain lesions by using high-resolution BOLD MR-venography [J]. NMR in Biomedicine: An International Journal Devoted to the Development and Application of Magnetic Resonance In Vivo, 2001, 14 (7-8): 478-483.

[12] Essig M, Reichenbach J R, Schad L R, et al. High-resolution MR venography of cerebral arteriovenous malformations [J]. Magnetic resonance imaging, 1999, 17 (10): 1417-1425.

[13] Sehgal V, Delproposto Z, Haddar D, et al. Susceptibility-weighted imaging to visualize blood products and improve tumor contrast in the study of brain masses [J]. Journal of Magnetic Resonance Imaging: An Official Journal of the International Society for Magnetic Resonance in Medicine, 2006, 24 (1): 41-51.

[14] Sehgal V, Delproposto Z, Haacke E M, et al. Clinical applications of neuroimaging with susceptibility-weighted imaging [J]. Journal of Magnetic Resonance Imaging: An Official Journal of the International Society for Magnetic Resonance in Medicine, 2005, 22 (4): 439-450.

第十三章

脂肪相关成像及脂肪定量技术

第一节　常用脂肪抑制技术

当以氢原子核为探测对象进行磁共振成像时，水分子中的氢质子和脂肪中的氢质子便成为磁共振信号的两大主要来源。由于脂肪的分子结构比水分子复杂，所以脂肪中的氢质子核周围的环境也更复杂。由于水和脂肪中氢质子核的化学环境不同，导致二者间会产生化学位移现象，这种化学位移现象既可能是产生伪影的原因，也可以作为成像技术的切入点。由于脂肪中氢质子的运动较水分子更慢，使得脂肪中氢质子具有相对更短的T1弛豫属性，而脂肪中氢质子核之间相对更“稳定”，导致它们具有较自由水相对更短的T2弛豫属性。在FSE序列采集过程中，由于脂肪中氢质子核之间的J耦合效应减弱，导致脂肪组织在FSE序列上具有较高的信号。很多时候因为脂肪组织呈现出来的高信号会在一定程度上降低病变与背景组织之间的对比，如水肿、病变本身等都可能因为脂肪组织的高信号导致它们与正常组织之间的对比变差，因此在磁共振成像过程中，很多时候需要把脂肪信号抑制或剔除，这样才能更好地突出由病变导致的直接或间接征象改变（图13-1）。当然，在不同的检查部位如盆腔检查时，有时也会保留脂肪信号，这样能更好地突出直肠或子宫等病变对周围的侵犯以及病变所引起的淋巴结转移情况。

在实际临床工作中，对脂肪信号的处理可以根据目的不同采取不同的解决方案，既可以将脂肪信号抑制，也可以将脂肪信号剔除，当然也可能会保留脂肪信号。常用的脂肪信号抑制技术有如下几种方式。

一、基于组织T1弛豫时间的短时反转STIR脂肪抑制技术

短时反转脂肪抑制技术（short tau inversion recovery，STIR）是较早用于磁共振成像的脂肪抑制技术，尤其在低场磁共振成像中，它是最主要的脂肪抑制技术。STIR序列利用的成像原理是基于脂肪的T1弛豫属性，它根据脂肪组织在特定场强下的T1弛豫时间来确定成像参数中的纵向弛豫回零时间，从而达到脂肪信号抑制的目的。该技术可以实现大范围、更均匀的脂肪抑制，因此在临床磁共振成像过程中常用于那些偏中心区域如肢端关节、乳腺，或者那些因为组织本身解剖结构的复杂性而导致主磁场均匀度被破坏的区域，如颈部成像中的脂肪信号抑制。在这些区域的成像过程中，STIR脂肪抑制是一种非常有效的脂肪抑制技术。在反转恢复脉冲序列的讨论中曾经提到：如果知道某组织的T1弛豫时间就可以通过公式计算出该组织反转后的纵向弛豫回零时间；在不同场强下组织的T1弛豫时间不同，场强越高，组织的T1弛豫时间越长，这就意味着不同场强的磁共振成像设备在施加反转脉

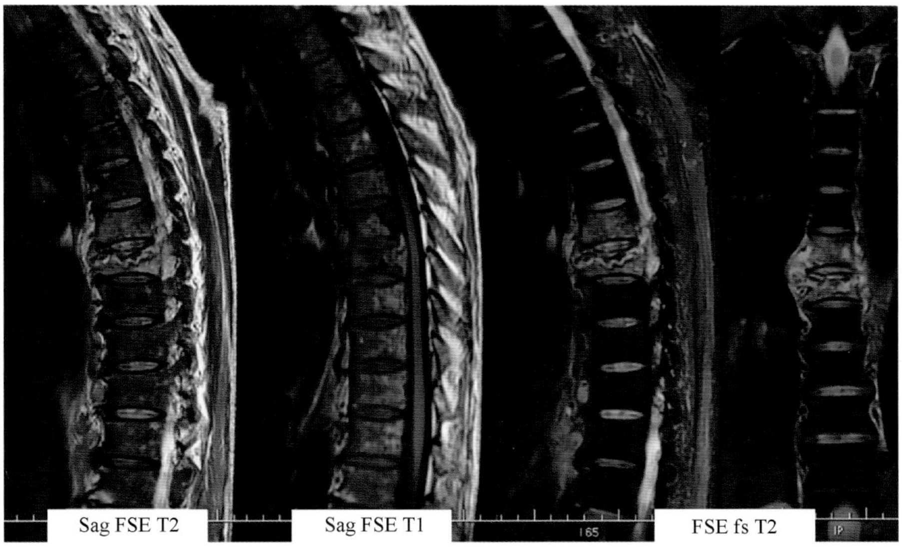

图 13-1　脂肪抑制技术能更好地反映病变范围。在骨关节磁共振成像中，脂肪抑制技术对显示病变范围及骨折分期具有重要的临床价值。因为骨髓内的脂肪在 T1 及 T2 像上表现为高信号，而这样的高信号特别是 T2 像上的高信号会掩盖病变的范围

冲后，脂肪组织的纵向弛豫回零时间也不同。场强越高，这个回零时间就越长。

1. STIR 脂肪抑制方法的临床优点：概括起来，STIR 脂肪抑制序列具有以下几个临床优点：

（1）对主磁场磁场强度要求低：STIR 脂肪抑制有一个突出的优点就是不过分依赖于主磁场的磁场强度，这使得在低场磁共振设备上也可以通过 STIR 序列达到脂肪抑制的目的。相比于高场磁共振而言，低场磁共振中由水和脂肪的化学位移效应导致的共振频率（以量化的 Hz 维度来看）差异很小，因此在低场强磁共振成像设备中无法采用化学位移法脂肪抑制。

（2）对主磁场均匀度要求低：STIR 序列的另一个优点是对磁场均匀度的依赖性也低。STIR 序列的成像基础是基于组织的 T1 弛豫时间，而 T1 弛豫时间受磁场均匀度的影响较小。对于大范围、偏中心区域的脂肪抑制而言，STIR 序列成像能获得比较均匀的脂肪抑制效果。STIR 序列这一特点使得它更适用于大范围或全身成像的脂肪抑制，如全身大范围背景抑制扩散加权成像，也就是通常所说的类 PET 成像。在这种大范围背景抑制扩散加权成像时 STIR 因为可以在一定程度上抑制肌肉、软组织信号，这对于突出肿瘤等异常信号改变具有一定的临床意义（图 13-2）。

2. STIR 脂肪抑制方法的局限性：除了上述谈及的 STIR 脂肪抑制技术的临床优点，STIR 脂肪抑制技术也存在着一定的问题：

（1）STIR 序列具有非特异性脂肪抑制的特点：STIR 脂肪抑制的成像原理是基于组织的 T1 弛豫时间，是根据理想状态下、特定场强时脂肪组织的 T1 时间来计算其纵向弛豫回零时间，这个纵向弛豫回零时间其实就是 STIR 反转恢复序列中所使用的 TI 时间。这在实际应用中面临的一个挑战是：如果某种组织成分的 T1 弛豫时间和脂肪组织的 T1 弛豫时间接近，那么这种组织成分在 STIR 序列中也会被抑制成低信号。比如卵巢病变中可能有陈旧出血成分或者蛋白含量比较高的囊性病变，这些成分可能导致病变的 T1 弛豫时间接近脂肪组织的 T1 弛豫时间，因此在 STIR 脂肪抑制技术上呈现低信号。这种非特异性脂肪抑制会导致在解读图像时的错误判断。简单总结：在 STIR 序列中不是只有脂肪成分才回到零点。

（2）STIR 脂肪抑制是一个具体的序列，不是一个广适性的技术：因为 TI 时间的选择是基于脂肪组织的平均 T1 时间计算出来的，而事实上在特定的扫描序列中，这个 TI 时间能让所有的脂肪组织都回到零点吗？显然不能。因为在计算回零时间时，有个假设是 TR 时间无限长，这在实际成像过程中显然是不现实的，而 TR 达不到无限长就会影响到组织的饱和程度。脂肪纵向

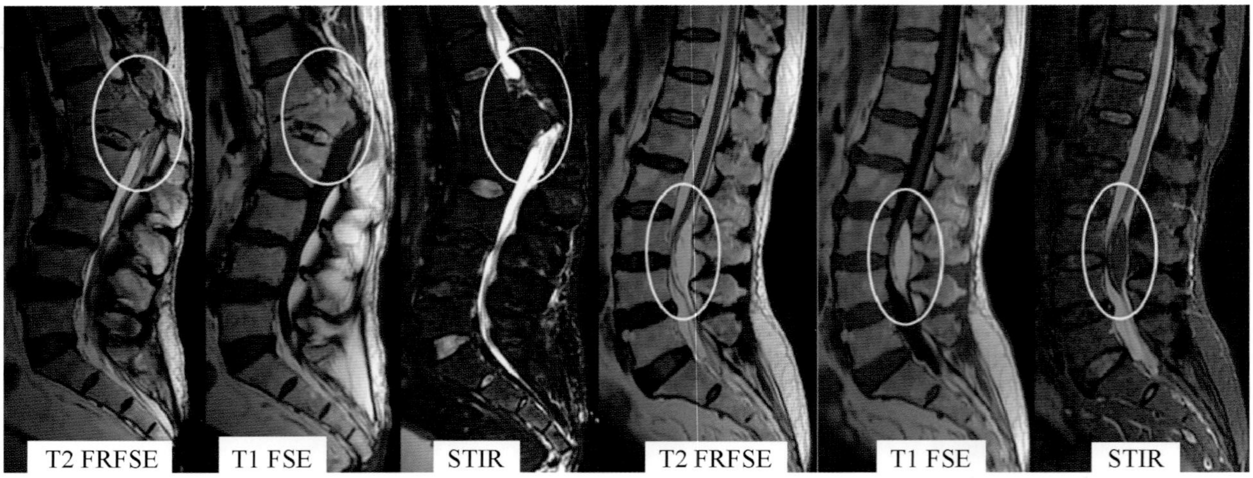

图 13-2 STIR 脂肪抑制有助于明确椎体病变的分期和椎管内占位的成分性质。对于椎体压缩性骨折而言，在 STIR 序列上明确没有高信号，提示为陈旧病变；对于椎管内长 T2、短 T1 信号表现的占位病变，STIR 序列如果呈低信号，提示病灶内可能含有脂肪成分

弛豫回零时间，也就是成像参数中的反转时间对 TR 时间的依赖性会带来两个实际问题：一个问题是通常在给定的 TI 回零时间内，不是全部脂肪都能回到零点；而另一个问题是 STIR 序列也不能采用过短的 TR 时间，这就导致 STIR 序列通常成像时间比较长，还会导致 STIR 序列所获得的对比度只能是质子密度或 T2 对比，而不能获得 T1 加权对比。这也是 STIR 脂肪抑制无法用于增强扫描的原因。

（3）STIR 脂肪抑制技术固有信噪比偏低：STIR 脂肪抑制技术在实现脂肪信号抑制的同时，非脂肪组织中的水分子信号也会受到部分抑制。以 1.5 T 磁共振设备上肝为例，假设肝实质平均 T1 时间为 500 ms，如果选择的 TI 时间为 150 ms，那么根据反转恢复序列的纵向磁化矢量 M_z（t）的计算公式可以得知，肝实质中只有约 45% 的氢质子恢复到纵向，这就意味着对于许多实质性脏器而言，STIR 脂肪抑制技术会带来很大的信号损失，这是导致 STIR 序列固有信噪比较低的主要原因。

STIR 脂肪抑制技术存在的这些问题使它在临床实际应用中会面临很多挑战，譬如对于肿瘤病变，特别是成分比较复杂的肿瘤病变，在鉴别诊断时如果单纯根据 STIR 上的表现就会有一定的错误解读（图 13-3）；STIR 本身的固有信噪比低导致扫描时间过长；无法进行 T1 加权对比成像同时又无法用于 T1 增强扫描等。这就在客观上需要更多的脂肪抑制解决方案。

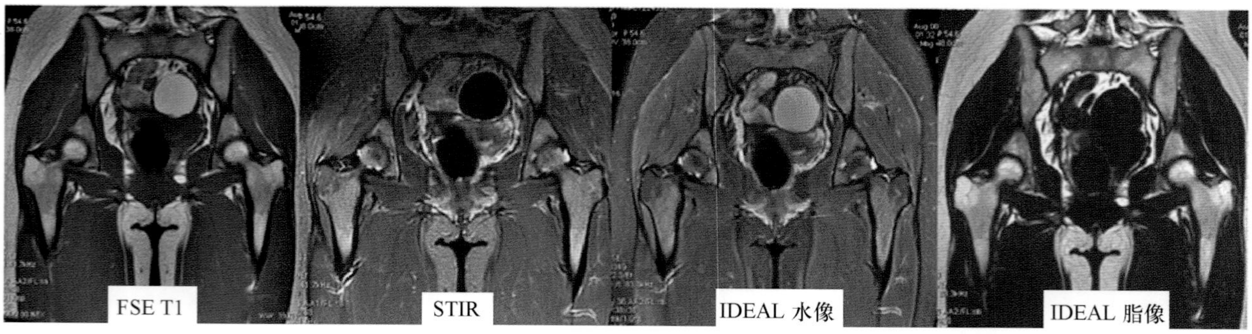

图 13-3 STIR 非特异性脂肪抑制无法判断出血成分。该病例为卵巢占位病变，在常规 T1 加权像上可见左侧卵巢区域一类圆形的高信号病灶，该病灶在 STIR 序列上呈低信号表现，似乎提示该病变属于含脂类病灶，但在 IDEAL 水像上该病灶呈高信号且 IDEAL 脂像上病变呈低信号，这说明该病灶并非含脂类病灶。该病灶内应该为陈旧出血或高蛋白含量的囊肿

二、基于化学位移法的选择性脂肪信号抑制

水和脂肪中氢质子周围化学环境的不同导致了它们在进动频率上的微小差别，这个差别用无量纲的 ppm 表示就是 3.5 ppm。无论使用的磁共振成像设备场强多少，水和脂肪之间这个无量纲差异都是不变的。不过不同场强下，根据拉莫尔方程计算出来的以 Hz 为单位的频率差异就不同了。磁共振成像设备的场强越高，这种频率差异就越大。水和脂肪中氢质子进动频率的差异为化学位移成像奠定了成像基础。利用这种频率上的差异可以实现选择性的脂肪信号抑制，这就是通常所说的化学位移法脂肪抑制（图 13-4）。与 STIR 脂肪抑制技术相比，利用化学位移法的脂肪信号抑制具有以下特点：

1. 化学位移法脂肪抑制技术的临床优点：相比于短时反转脂肪抑制 STIR 序列，化学位移法脂肪抑制具有以下两个突出的临床优点：

（1）化学位移法选择性脂肪抑制适用于更多的成像序列：与 STIR 技术相比，化学位移法脂肪抑制可以作为一个成像技术选项，既可以用于 T1 加权成像，也可以用于 T2 加权成像，在序列上也可以同时兼容自旋回波序列家族和梯度回波序列家族。这种广适性使得化学位移法脂肪抑制在临床上具有更广泛的应用。

（2）化学位移法选择性脂肪抑制属于选择性脂肪抑制技术：这种选择性脂肪抑制技术可以特异性地抑制脂肪信号，这对于鉴别出血或脂肪具有重要的价值。此外，选择性抑制脂肪信号也确保了组织中水分子的氢质子信号免受损失，因此相比于 STIR 脂肪抑制技术，化学位移法脂肪抑制具有更高的信噪比。

2. 化学位移法脂肪抑制技术的局限性：相比于 STIR 脂肪抑制方法，化学位移法脂肪抑制技术也具有以下几方面的自身局限性：

（1）化学位移法选择性脂肪抑制对主磁场强度具有高度依赖性：当主磁场强度很低时，水和脂肪中氢质子核的进动频率以量化的 Hz 维度来看差别就很小，也就是二者的进动频率点相离很近，如在 0.2 T 的磁共振成像设备上，二者的频率差异约为 29 Hz，而通常射频激励脉冲的宽度在数百个 Hz 甚至 kHz 量级，那么很显然，29 Hz 的频率差异很容易被频率域更宽的射频脉冲所淹没，这是低场磁共振无法实现化学位移法脂肪信号抑制的根本原因。而在高场磁共振如 1.5 T 上，水和脂肪中氢质子核共振频率差异达到了 220 Hz，在这种

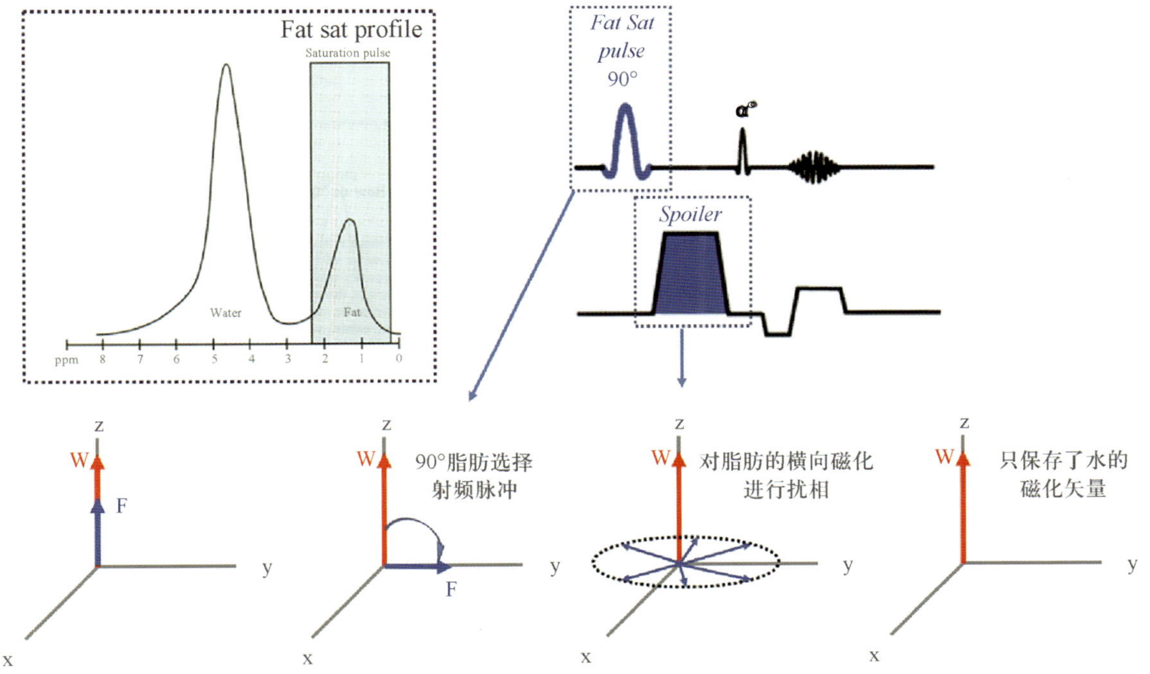

图 13-4　化学位移法脂肪抑制。系统在扫描过程中首先要精准区分水和脂肪不同的进动频率点，然后针对脂肪频率点进行选择性窄带饱和激励，随后对其横向磁化矢量进行扰相，从而确保脂肪信号被抑制

情况下就可以先针对脂肪频率点进行选择性激励饱和，然后再施加成像射频脉冲，由于脂肪成分已经事先被饱和，所以能实现脂肪抑制的效果。

（2）对磁场均匀度具有高度依赖性：虽然在高场磁共振成像设备中水和脂肪中的氢质子具有相对更大的频率差异，但这种频率差异在磁场均匀度不佳时很容易被淹没。这种情况下，系统无法准确识别水和脂肪的精准进动频率点，因此也无法精准地实现脂肪抑制，还可能导致水的信号被错误地抑制。对于偏中心部位的扫描而言，化学位移法脂肪抑制也面临着很大的挑战。另外，在人体的某些特殊解剖区域，如颈部，由于该区域解剖结构复杂、组织间磁化率差别大等会导致局部磁场均匀度变差，这些区域使用化学位移法脂肪抑制就很难保证优异的图像质量。

化学位移法脂肪抑制在临床上有着比较广泛的临床应用，同时也是高场磁共振成像设备中最为常用的脂肪抑制方式。该脂肪抑制技术可以应用于各种权重对比和各种扫描序列。很多磁共振平台还针对该种脂肪抑制技术进行了很多个性化的设计，特别是在脂肪信号被抑制的程度上有很多不同的选项，如在骨关节成像过程中可以选择脂肪抑制程度相对更轻的方法，如 GE 磁共振平台中的 Fat Classic。它可以保留相对更丰富的软组织层次；也可以选择脂肪信号抑制更彻底的 Fat 脂肪抑制。针对 Fat 脂肪抑制也可以选择不同的抑制程度，这些选项都为临床的具体应用提供了更多的选择空间。当然，化学位移法脂肪抑制技术也有一定的应用瓶颈，特别是在大范围和偏中心扫描时很可能会受磁场均匀度的制约而无法保证优异的脂肪抑制效果。了解这些对实际应用中灵活选择参数有重要的指导意义。迄今为止，化学位移法脂肪抑制在临床上具有越来越广泛的实际应用，也是评估磁场均匀度的一个重要指标。通过采用化学位移法脂肪抑制，很多时候可以突出病变与背景组织之间的对比，特别是在肝或脊柱、骨关节等富含脂肪成分的组织区域（图 13-5、图 13-6 和 13-7）。

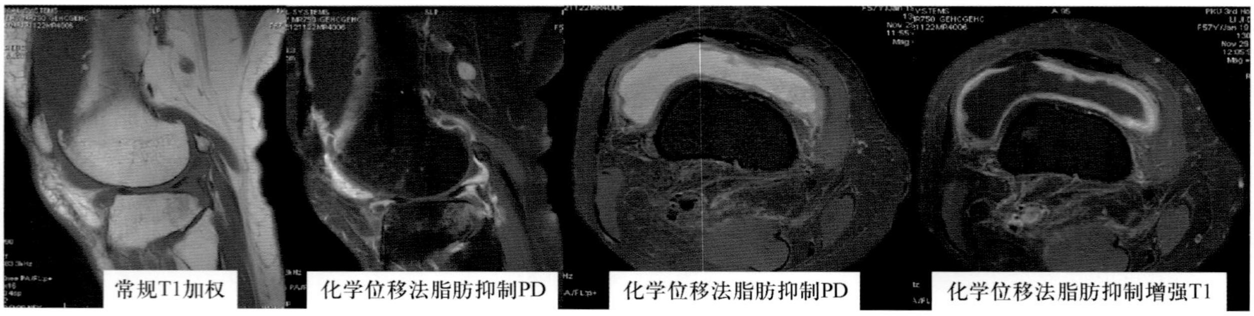

图 13-5 化学位移法脂肪抑制在骨关节成像中的应用。采用化学位移法脂肪抑制的质子密度加权像是显示软骨及周围软组织的常用序列，而在该病例 T1 增强扫描过程中，结合脂肪抑制可以更清晰地显示增厚的滑膜炎性病变

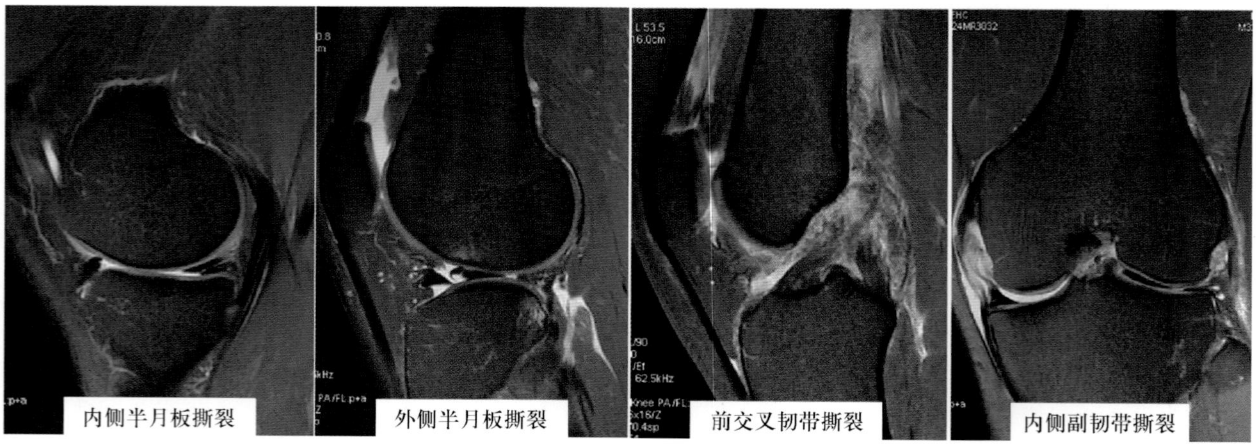

图 13-6 化学位移法脂肪抑制在骨关节成像中的应用。脂肪抑制的质子密度加权像是显示半月板、关节周围韧带损伤的常用序列

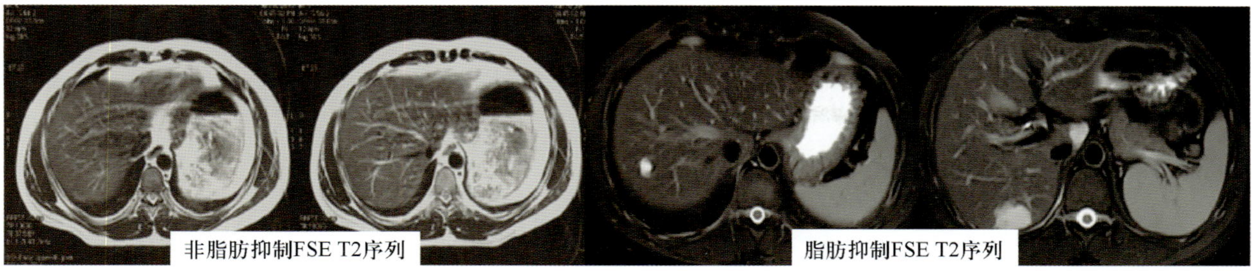

图 13-7　化学位移法脂肪抑制 FSE T2 加权像是腹部扫描的首选序列。采用化学位移法脂肪抑制 FSE T2 加权像不仅具有更优异的病变与肝实质之间的对比，还可以明显减少呼吸不规律时由腹部高亮脂肪信号所导致的呼吸运动伪影。这里展示的是非脂肪抑制 FSE T2 序列，因为患者在扫描过程中呼吸不规律而导致了明显的呼吸运动伪影

三、基于化学位移法的水激励技术

这种脂肪抑制技术采用更为复杂的复合脉冲激励技术，将一个 90°激励脉冲转化为多次激励的复合脉冲形式，由于水和脂肪的进动频率差异会存在反相位现象，所以经过多次激励后，脂肪信号会重新回归到纵向，而水的信号被激励至横向，如此实现了脂肪信号的剔除，如图 13-8 和图 13-9 所示。相比于传统化学位移法脂肪抑制而言，水激励技术可以更彻底地剔除脂肪信号，且对射频场的不均匀不敏感，在 GE 的磁共振平台上被称为 SSRF，该技术适用于某些特殊序列。

四、基于化学位移和脂肪组织 T1 弛豫时间的脂肪抑制技术

在一些快速扫描序列中，如动态增强扫描序列、对比剂增强血管成像技术等，成功的脂肪抑制是获得优异对比度的基础，但这些序列如果直接采用常规化学位移法脂肪抑制又会导致 TR 明显延长。SPECIAL 即 Spectral Inversion at Lipids，是一种将化学位移频率选择与脂肪组织 T1 弛豫时间有机结合的脂肪抑制技术，该技术针对脂肪频率进行选择性的反转磁化准备，而在脂肪组织的纵向弛豫恢复至回零点附近时采集信号，从而达到脂肪抑制的目的。这里的反转是针对脂肪频率的选择性反转，因此它克服了 STIR 非选择性脂肪抑制的局限，同时也能确保非脂肪组织中的氢质子信号不受影响，这为获得高信噪比图像奠定了基础。GE 的 LAVA、VIBRANT 等动态增强扫描序列采用的是节段式 K 空间填充方式，从而实现了在容积采集过程中施加更多的反转脉冲，这对于大范围动态增强扫描非常有意义（图 13-10、图 13-11 和图 13-12）。同时，VIBRANT 成像技术还支持双侧乳腺分别进行局部匀场，从而实现双

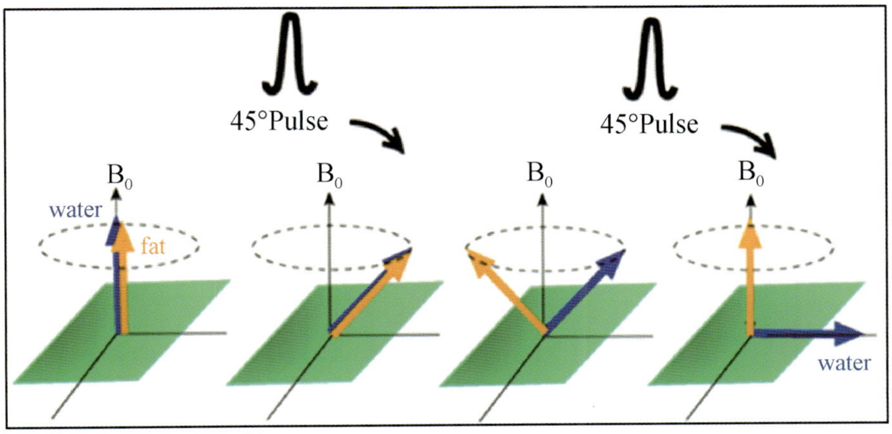

图 13-8　采用二项式的水激励技术示意图。首先对处于纵向的水和脂肪施加一个 45°激励脉冲，当倾斜了 45°的水和脂肪的进动处于反相位时，再施加一个 45°激励脉冲，在该激励脉冲的作用下，水中氢质子的磁化矢量被翻转到横向，而脂肪中氢质子的磁化矢量重新回归到纵向

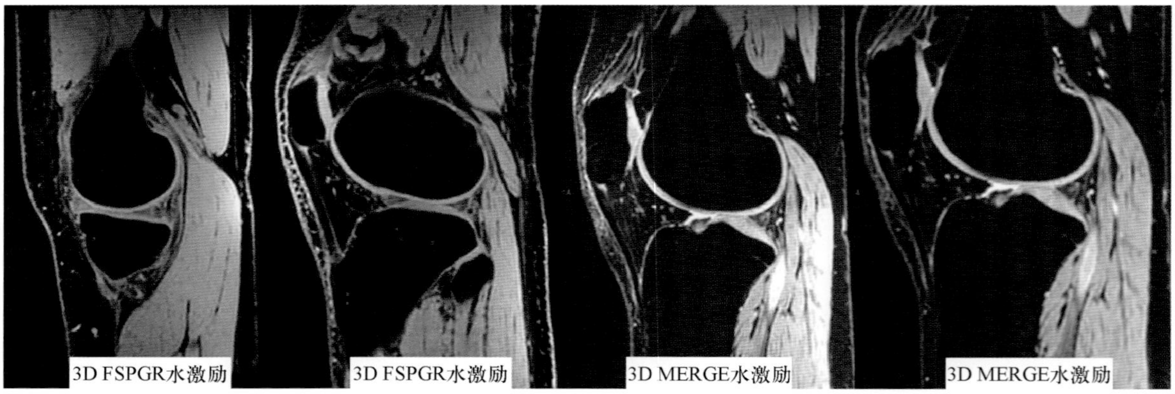

图 13-9 采用水激励技术可以更清晰地显示软骨结构。在 3D FSPGR、3D MERGE 序列中可以结合水激励技术进行关节软骨容积成像，将更有利于显示关节软骨的细微病变及损伤

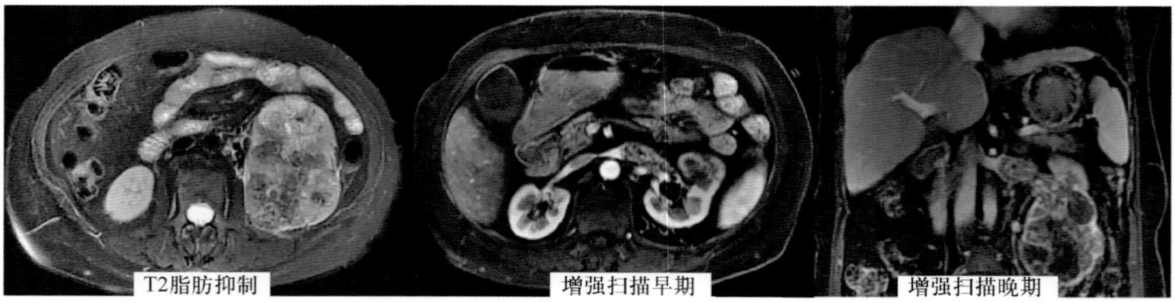

图 13-10 采用 SPECIAL 脂肪抑制技术的 LAVA 成像。LAVA 大范围动态增强扫描清晰显示肾癌病变的血管内侵犯，这有助于进行精准的肿瘤 TNM 分期

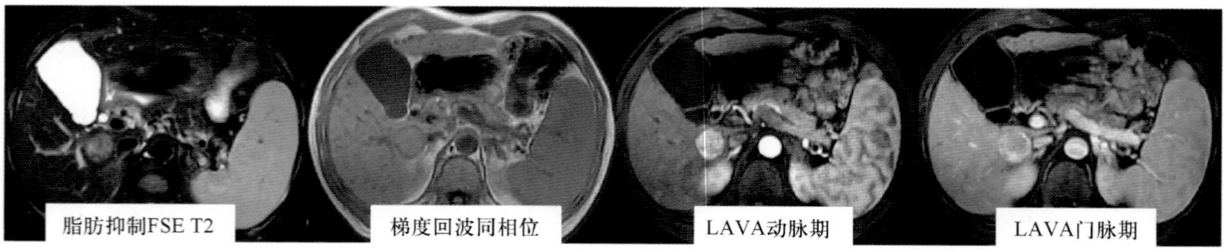

图 13-11 采用 SPECIAL 脂肪抑制技术的 LAVA 成像。在肝占位病变诊断中，LAVA 多期动态增强扫描为肝癌诊断提供了重要依据。该病例在 LAVA 动态增强扫描中，动脉期明显强化而门脉期强化消退，表现出了典型的“快进快出”血供特点

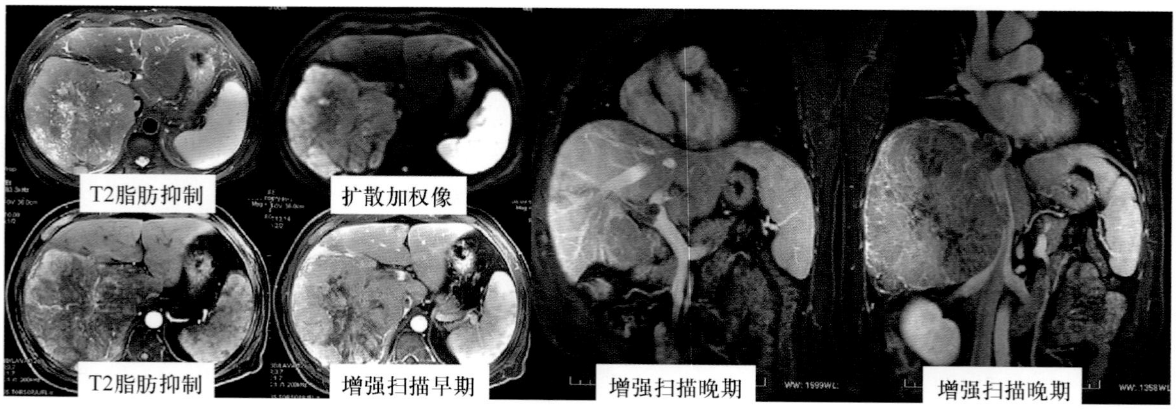

图 13-12 采用 SPECIAL 脂肪抑制技术的 LAVA 成像。该病例中大范围 LAVA 动态增强扫描为明确门静脉及下腔静脉癌栓提供了直接证据

侧乳腺偏中心区域的动态增强扫描，这可以为乳腺癌的早期诊断、精准分期提供重要的影像学依据，这些在乳腺解决方案章节会做专门的介绍。SPECIAL 脂肪抑制现在也支持 2D FIESTA，FSE 序列以及 DWI 序列，这些序列在临床上也得到了一定的应用。这种将反转恢复与频率选择相结合的脂肪抑制技术在不同的厂商对应不同的商品名称，如 SPAIR，其基本工作原理相似。

本节讨论的几个脂肪抑制技术要么基于组织的 T1 弛豫时间，要么基于水和脂肪之间的化学位移差别，它们共同的特点是不同程度地抑制脂肪组织成分的信号。每种方法都具有自身的优点，同时也具有自身的某些局限性。在实际临床工作中，使用者要坚持扬长避短和以解决临床问题为中心的基本原则，而理解不同脂肪抑制方法的基本原理是用好这些技术的前提和基础。

（黎丽　张英魁）

第二节　三点不对称法水脂分离解决方案——IDEAL

如前所述，磁共振成像两大信号来源一个是水，一个便是脂类物质。脂类物质根据其存在方式又可以分为块状脂肪组织和细胞或病变内散在脂滴。在磁共振临床应用过程中，有时要抑制脂类物质信号，这样可以提高病变与背景组织之间的对比，更有利于发现病变；而有时又需要鉴别脂类物质的性质，到底是块状脂肪组织（也可以称为成熟脂肪）还是散在脂滴（也称不成熟脂质），这也是诊断和鉴别诊断的重要依据。在脂肪抑制方面，尽管传统的脂肪抑制技术已经很完善，但这些技术要么对磁场均匀度具有很高的要求，如化学位移法脂肪抑制；要么存在信噪比低的问题，如短时翻转脂肪抑制技术（STIR）。其实，早在 1984 年 Thomas Dixon 教授便提出了 Dixon 水脂分离技术，这一技术的提出结束了低场强磁共振脂肪抑制只能用 STIR 的局面。但 Dixon 技术存在很大的局限性，正如 Dixon 本人在他的文章所说："The worst problem with this method comes from magnetic field inhomogeneities，which over a whole image，are many times as large as the chemical shift difference between water and fat"（Simple Proton Spectroscopic Imaging，Radiology 1984；153：189-194）。事实上，如果能克服 Dixon 技术对磁场均匀度高度依赖的这一局限性，这种水脂分离的成像技术势必会提供更多的诊断和鉴别诊断信息，甚至会改变传统的诊断思维模式。正是由于这一理念的推动，几大 MR 厂商纷纷推出了各自的多对比度成像技术，如 GE 公司的 IDEAL 技术、LAVA Flex 技术。其他厂商也有类似或者接近的成像技术，但受篇幅所限，本文暂不予以讨论。

一、IDEAL 水脂分离解决方案的核心要素

IDEAL 的技术核心是三点不对称回波：IDEAL（iterative decomposition of water and fat with echo asymmetry and least-squares estimation）是 GE 公司推出的三点不对称回波法水脂分离解决方案。与传统的 DIXON 水脂分离解决方案一样，IDEAL 也是利用水与脂肪的共振频率差异来进行水脂分离成像。但因为水和脂肪的化学位移仅仅为 3.5 ppm，如此小的频率差异很容易因为磁场不均匀的干扰导致无法区分或区分错误，这也是传统 DIXON 技术所面临的一个严峻考验。IDEAL 水脂分离解决方案采用的是三点不对称回波成像解决方案，这里的三点就是采集三个回波，其中第三个回波用来校正磁场不均匀所带来的影响，从而使 IDEAL 在偏中心或磁场均匀度差的区域也能够实现准确的水脂分离成像。在 IDEAL 之前也提出过三点法水脂分离解决方案，但当时采用的是对称回波采集。这种方法的主要问题是：当同一体素内水和脂肪含量接近或相等时会导致信噪比过低，这是因为反相位上水和脂肪信号相减的缘故。IDEAL 采用三点不对称回波克服了三点对称回波法的这一局限性。

二、IDEAL 多序列兼容的水脂分离解决方案

在临床实际工作中，大家可以发现 IDEAL 更多的是用于 FSE 序列，利用 IDEAL FSE 序列可以实现 T1 或 T2 加权成像。实际上 IDEAL 也可以和梯度回波序列相结合，只是这类序列在临床上不常使用而已。

1. IDEAL 一次成像可以获得四种对比度：采用 IDEAL 的成像序列一次扫描可以获得四种不同的对比度图像：水像、脂像、水脂同相和水脂反相。其中的水像经常被理解为脂肪抑制像，实际上更准确地说，这是一个脂肪信号被基本剔除的图像；同理，脂像也可以理解为水信号被基本剔除的图像。通常情况下因为脏器内脂肪含量比较低，如肝脏，因此在脂像上肝信号特别低，但在这种脂像上更有利于发现一些成熟脂肪病灶，这对诊断和鉴别诊断很有价值。

2. IDEAL 与传统脂肪抑制技术：IDEAL 和 STIR 一样实现了大范围、偏中心、均匀的脂肪抑制效果，同时它又保留了化学脂肪抑制高信噪比的优点。不仅如此，IDEAL 还克服了短时翻转脂肪抑制（STIR）序列的一些其他缺点，如有些血肿或蛋白含量高的囊肿因为其 T1 时间缩短，而当这些病变的 T1 时间和脂肪组织的 T1 时间接近时，在 STIR 序列上其信号就被抑制，这种错误的信息会对诊断带来严重干扰。IDEAL 和化学脂肪抑制一样，对脂肪信号的剔除依赖的是化学位移，因此具有高度的选择性，如图 13-13 至图 13-16 所示。

IDEAL 成像解决方案在临床上有着比较广泛

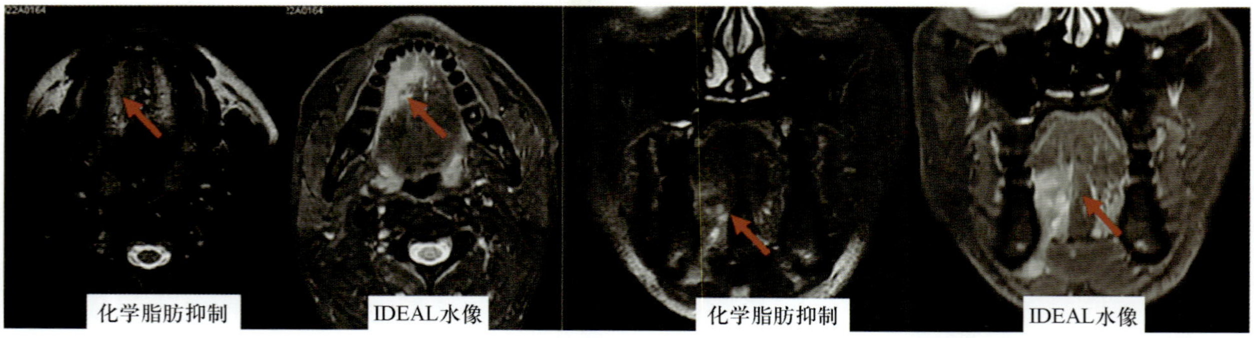

图 13-13 IDEAL 水脂分离解决方案能更清晰地显示舌部病变。这里展示的是一例舌癌病例，由于该区域邻近上颌窦等含气结构，因此在化学脂肪抑制相应图像上不能清晰显示该病变，但同一病变在 IDEAL 水像图上能清晰显示（水像图相当于脂肪抑制图，但实际上脂肪信号是被完全剔除的）。由于化学脂肪抑制对磁场均匀度有着较高的依赖性，局部区域因为受气体等干扰，采用化学脂肪抑制无法实现均匀的脂肪抑制，而且还可能导致错误的激励，因此相应的病变未能显示

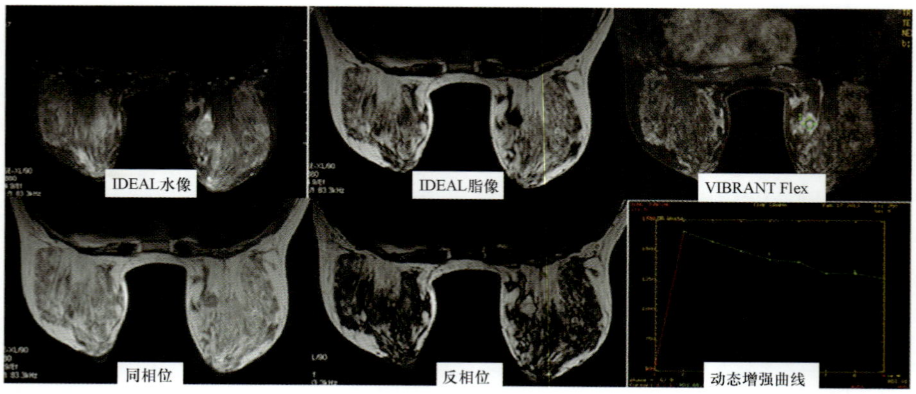

图 13-14 IDEAL 多对比度乳腺成像解决方案。乳腺占位病变 IDEAL 平扫及 VIBRANT Flex 动态增强扫描，由于病变内水分含量增加不明显因此在其水像上病变显示不明确，但在脂像上通过脂肪信号的衬托病变清晰显示；动态增强扫描及曲线表明病变为癌性病变，病理证实为乳腺癌

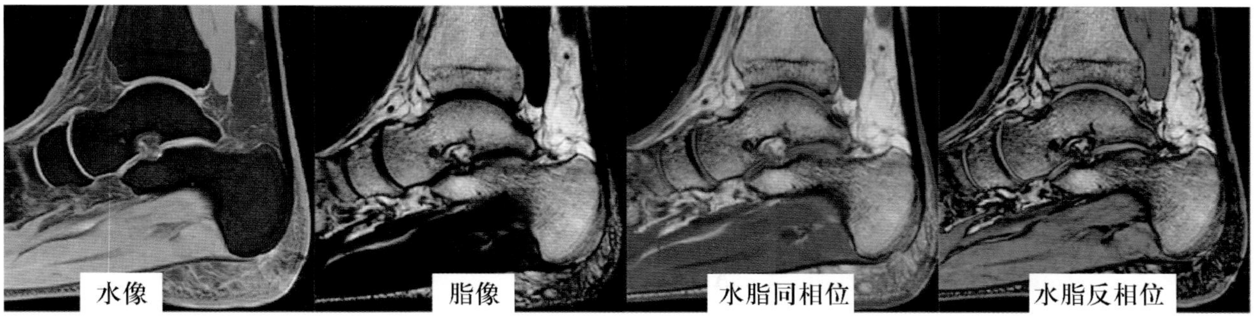

图 13-15　IDEAL 一次成像可以提供四种不同的对比度图像，这在骨关节成像中也有一定的临床优势，通过同时观察四种对比度图像可以更清晰地显示软骨、脂肪以及肌肉等软组织结构

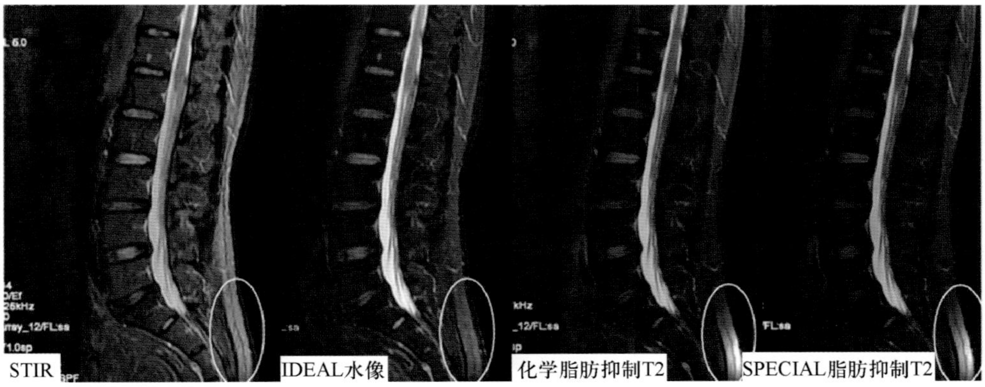

图 13-16　IDEAL 可以实现更均匀、更彻底的脂肪信号剔除。IDEAL 水像实现了选择性的脂肪信号剔除，同时三点不对称回波技术能够更好地克服磁场不均匀的干扰，实现了和 STIR 一样的大范围均匀脂肪信号抑制的效果，且较 STIR 具有更高的信噪比。在化学脂肪抑制及 SPECIAL 脂肪抑制图像上，骶椎后方的皮下脂肪呈高信号，这是因为该区域磁场均匀度较差，使得这两种脂肪抑制技术无法选择性地抑制脂肪信号，而在 IDEAL 和 STIR 图像上，该区域脂肪均呈低信号

的应用，特别是在那些常规脂肪抑制挑战比较大的区域，如颈椎及颈部软组织成像、臂丛成像等。千万不要把 IDEAL 等水脂分离解决方案简单地理解为一种新的或者说更强的脂肪抑制技术，那样会使水脂分离解决方案的临床应用变得非常局限。实际上通过对 IDEAL 水脂分离解决方案一次成像获得的四种对比度进行系统分析，能为诊断和鉴别诊断提供更丰富的临床依据（图 13-17 和图 13-18）。

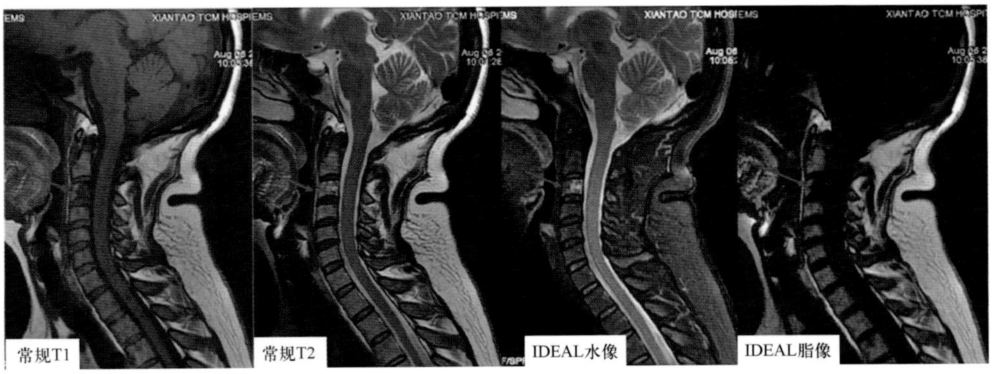

图 13-17　IDEAL 多对比度成像可以为颈部扫描提供完美的解决方案。颈部区域因为解剖结构复杂，该区域的主磁场均匀度受解剖结构干扰而变差，传统的化学脂肪抑制在颈部扫描常常不能实现均匀的脂肪信号抑制。IDEAL 多对比度成像在水像上能够实现颈部脂肪信号的剔除，清晰显示 C3 椎体内斑片状的高信号，而在脂像上通过脂肪信号的衬托，能清晰显示 C3 椎体斑片状的低信号

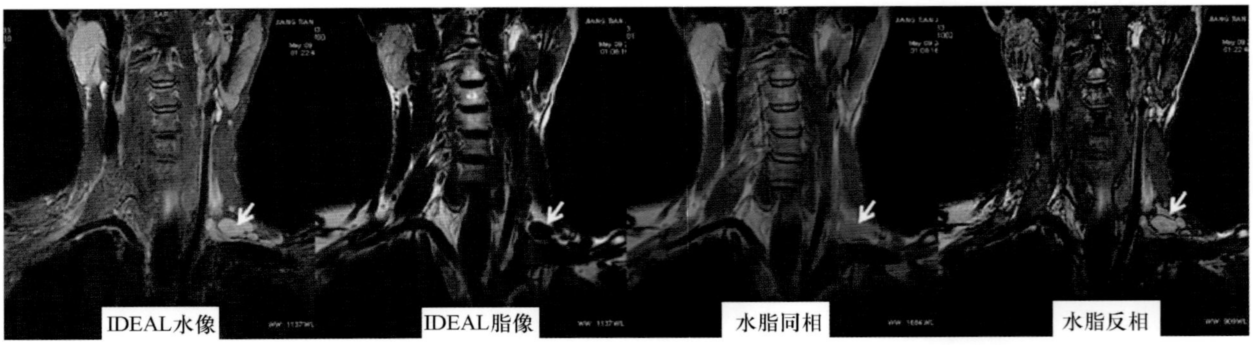

图 13-18 IDEAL 一次成像可获得四种对比度清晰显示锁骨上淋巴结肿大。这里展示的病例充分显示了 IDEAL 的临床优势：IDEAL 水像实现了大范围、均匀的脂肪信号剔除，清晰显示双侧腮腺和左锁骨上淋巴结肿大；IDEAL 脂像通过邻近脂肪信号的衬托，清晰显示呈低信号的淋巴结；反相位图通过“勾边效应”使肿大的淋巴结清晰显示

（张英魁 乔德育）

第三节 区域增长加相位校正水脂分离解决方案——Flex

上一节比较系统地介绍了三点不对称法水脂分离解决方案 IDEAL。不过在 IDEAL 水脂分离成像过程中，每次成像要采集三个回波，显然这种方式不太适合对时间分辨率要求比较高的快速成像序列。如在 GE 磁共振平台用于腹部多期动态增强扫描的 LAVA 序列、用于乳腺动态增强扫描的 VIBRANT 序列，这些序列都在临床上获得了广泛的认可和应用，却因时间分辨率要求较高不能采取 IDEAL 水脂分离解决方案。因此在 LAVA 序列中，采用节段式 SPECIAL 脂肪抑制技术，技术不但实现了选择性地抑制脂肪信号，还避免了传统化学位移法脂肪抑制扫描时间过长的问题，因此 SPECIAL 脂肪抑制技术更多地被用在那些客观上要求重复时间（TR）较短的成像序列，如腹部动态增强、对比剂增强血管成像及 2D 快速稳态自由进动序列（2D FIESTA）。在 LAVA 成像过程中又同时采用了节段式脂肪抑制技术，这样确保了更均匀的脂肪抑制，这些技术上的创新使得 LAVA 成像真正开创了腹部动态增强扫描的新纪元。与 LAVA 成像类似，VIBRANT 是用于乳腺动态增强扫描的一个解决方案，很多技术核心和 LAVA 相似，但更重要的是 VIBRANT 可以支持两侧乳腺分别匀场，这对同时处于偏中心区域的双侧乳腺动态增强扫描具有特别重要的意义。虽然 LAVA 和 VIBRANT 两种动态增强扫描解决方案从根本上改善了腹部和乳腺动态增强扫描的临床应用，但依然面临着一些挑战。在一些磁化率差别更明显的区域，如肺部或是距离磁体中心更远的乳腺上下方区域，上述的脂肪抑制扫描可能会效果不佳。为了更好地解决这些问题，GE 磁共振平台推出了基于区域增长和相位校正的水脂分离解决方案：LAVA Flex 和 VIBRANT Flex。在更新的平台上这种水脂分离解决方案还可以与 FSE 序列相结合。本节主要介绍 LAVA Flex 和 VIBRANT Flex 技术及其临床应用。

一、Flex 水脂分离的技术核心

正如上节所谈及的，传统的两点法水脂分离解决方案（即传统的 DIXON）对磁场均匀度具有高度依赖性，在偏中心区域或磁化率差距大的区域无法确保精准的水脂分离。在解决这一问题上，LAVA Flex 和 VIBRANT Flex 水脂分离解决方案虽不能像 IDEAL 那样通过第三个回波进行磁场均匀度的校正，但通过区域增长和相位校正也能在最大程度上克服传统 DIXON 的局限性，这对大范围成像和偏中心成像至关重要（图 13-19）。

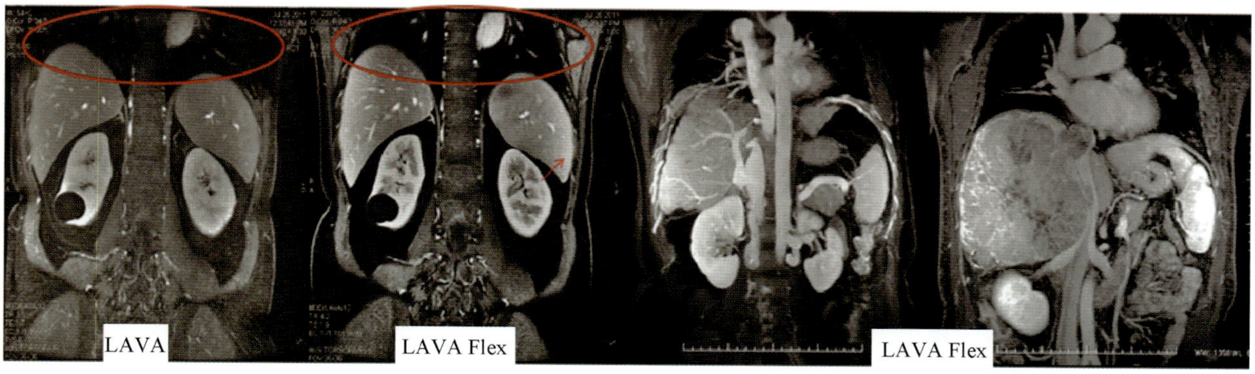

图 13-19 LAVA Flex 真正实现了大范围一站式动态增强扫描。这里首先对比一下传统动态增强扫描序列和 LAVA Flex 序列：传统动态增强扫描序列在磁化率差距较大的区域如肺部，因为磁场均匀度变差，在进行脂肪抑制时发生了错误激励而无法准确显示胸椎；而 LAVA Flex 成像则清晰显示了相应段的胸椎结构。第三幅图中病例在 LAVA Flex 增强扫描下可以清晰显示下腔静脉闭塞和明显扩张的奇静脉。第四幅图中病例则在 LAVA Flex 扫描下清晰显示下腔静脉内癌栓

二、Flex 成像临床优势

相比于传统动态增强扫描技术，Flex 水脂分离解决方案具有以下几个临床优势：

1. 一次采集两个回波，具有更高的信噪比：与传统的动态增强扫描方案相比，Flex 水脂分离解决方案一次成像采集两个回波，通过重建生成水像、脂像。其水像不仅可以实现大范围和偏中心更均匀的脂肪信号剔除，同时还有更高的信噪比，这更有利于敏感地发现和显示病变。在强调 Flex 成像的大范围时，必须提及的是，这种大范围不仅仅是层面内的大范围，也包括层面间的大范围，而层面间大范围的实现主要得益于 Flex 成像较传统动态增强扫描技术具有的高信噪比（图 13-20）。

2. Flex 成像一次成像获得四种对比度可以提供更丰富的诊断和鉴别诊断信息：在 Flex 水脂分离解决方案中，一次扫描可以获得四种对比度图像：水像、脂像、水脂同相、水脂反相。四种不同的对比度更有利于区分成块的脂肪（成熟脂肪）和脂滴的浸润（脂肪变性），其中，发现成熟的脂肪对于诊断和鉴别诊断具有重要的价值，因为脏器内通常脂肪含量很低，所以脂像上通常显示较黑，这样的背景会更有利于发现成熟的脂肪（图 13-21 和图 13-22）。

相比传统的动态增强扫描方案而言，基于区域增长和相位校正的 Flex 水脂分离解决方案更有利于实现大范围和偏中心的动态增强扫描，可以提供更丰富的诊断和鉴别诊断信息。近年来，在

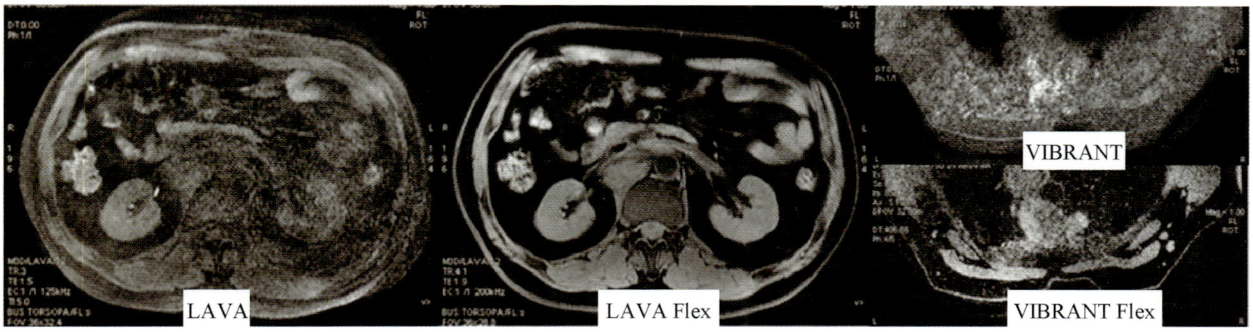

图 13-20 传统动态增强扫描与 LAVA Flex 解决方案的对比图。LAVA Flex 一次成像采集两个回波，具有更高的信噪比，所以即使在扫描范围靠下的层面仍能清晰显示腹主动脉右后肿大的淋巴结。这里也对比了传统的乳腺动态增强扫描图像（VIBRANT）与 VIBRANT Flex 动态增强扫描图像，因为远离线圈的偏中心部位受磁场均匀度和信噪比的制约，传统 VIBRANT 图像不仅信噪比低且无法显示左侧腋窝淋巴结，而下方的 VIBRANT Flex 图像可以清晰显示腋窝淋巴结，对于乳腺癌患者而言，有无腋窝前哨淋巴结的转移不仅会影响到 TNM 分期，也会影响到后续的治疗方案

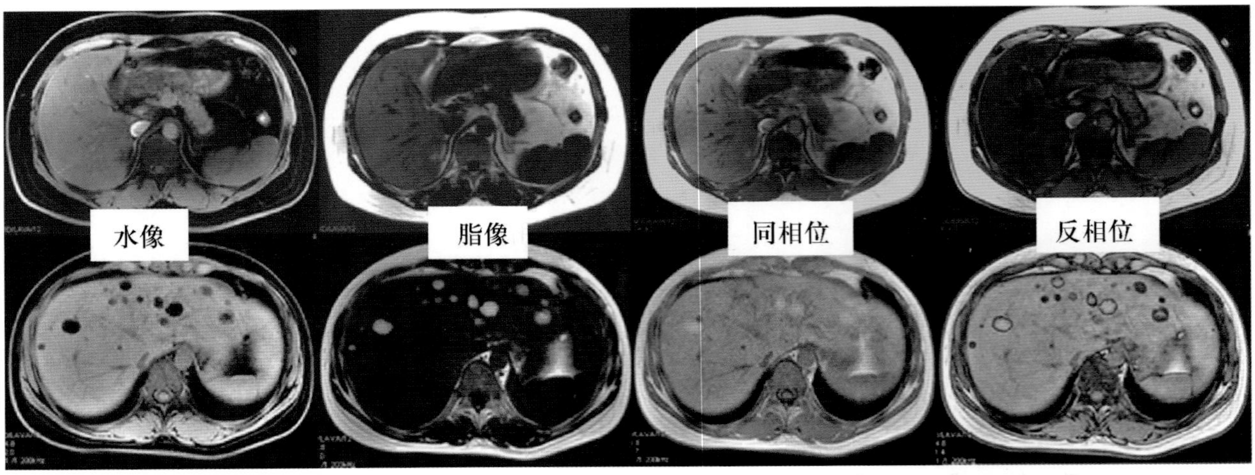

图 13-21 LAVA Flex 一次成像获得四种对比度更有利于鉴别不同性质的脂肪成分。上排图像为一肝弥漫性脂肪变性病例，与同相位相比反相位上信号明显衰减，另外其脂像信号也较亮，提示有一定程度的脂肪变性。下排图像为一肝内多发错构瘤病例，在脂像上可见数个大小不一的高信号，相应病变在水像上呈低信号，观察同反相位图像发现相应病灶均为高信号改变，在反相位上病灶周边可见低信号勾边环绕，该病灶通过四组对比图像可以明确为块状的成熟脂肪

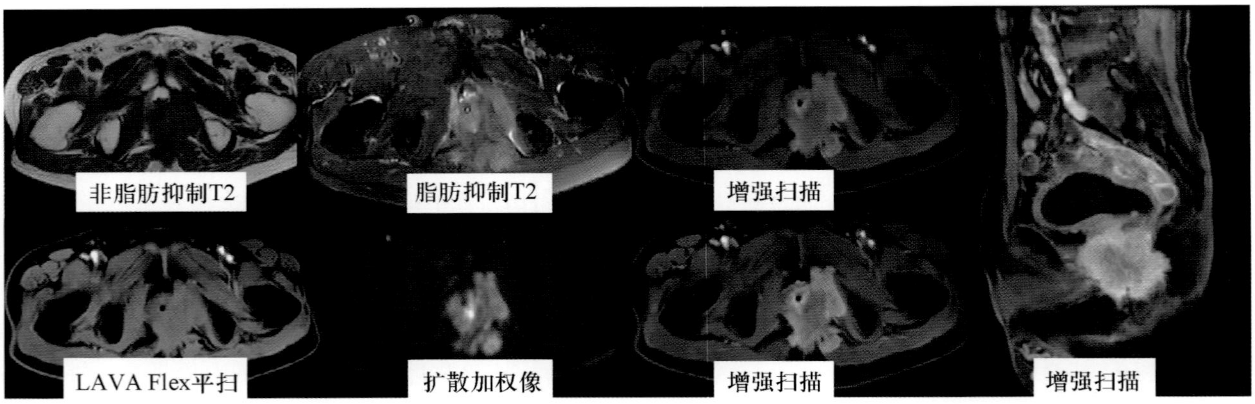

图 13-22 LAVA Flex 在盆腔等区域也有广泛的临床应用。这是一个直肠肿物的病例，LAVA Flex 轴位及矢状位成像清晰地显示了病变侵袭范围。LAVA Flex 凭借其大范围、均匀的脂肪信号剔除和高信噪比等优势，在盆腔病变中有利于明确病变范围

GE 最新的磁共振平台上，这种水脂分离解决方案还可以与 FSE 序列兼容，可以在更短的时间内实现常规扫描的大范围和偏中心部位的脂肪剔除成像。了解和掌握这些技术对解决实际的临床问题有深远的意义。

（张英魁 李琳琳）

第四节 传统脂肪定量解决方案

在磁共振成像过程中，脂肪作为主要信号来源之一，一直备受关注。有时需要把来源于脂肪类物质的信号去掉，因为这类信号的存在可能会降低病变与背景组织之间的对比。如肝脏的 FSE T2 加权成像，由于 J 耦合作用的削弱导致脂肪类成分在 FSE 序列呈高信号改变，如果这种高信号不能被有效抑制，将会降低病变与背景组织之间的对比。同时，因为脂肪类成分又具有短 T1 弛

豫属性，因此在用于肝动态增强扫描的成像方案中，能否实现均匀的脂肪抑制也是评估该成像方案是否成熟的重要标志之一。当然，在某些部位的扫描如胰腺、直肠等，对于脂肪信号的处理原则又有所不同，通常在进行胰腺或直肠扫描的T2加权像时，保留脂肪信号并利用脂肪信号做背景可以更好地衬托胰腺、直肠等结构，也更容易发现这些器官病变对周围组织结构的浸润或导致的淋巴结转移。在这些日常临床工作中，常常会根据临床定性诊断或鉴别诊断的需要，针对脂肪信号采取不同的扫描策略。事实上，脂肪作为构成人体众多组织器官结构或功能的重要组成部分，能否把脂肪信号作为一项生物学标记物，利用它来定量分析病变的严重程度或进行疗效评估呢？这里通过两个实例来回答这个问题。

肝虽然不是脂肪的储存器官，但却是脂肪在人体内重要的合成和代谢场所。肝本身病变或其他全身性疾病都可能导致肝细胞脂肪代谢的异常，这种代谢异常的结果就是导致肝细胞内脂滴含量增多，也就是通常所说的肝脂肪变性或脂肪肝。更重要的是，在一些疾病临床治疗过程如肿瘤的化疗中，有些化疗药物会导致肝细胞的损伤从而导致肝的脂肪代谢障碍进而发生脂肪变性。如果能用一种方法定量地评估肝内脂肪含量，显然有助于疗效评估及预后判断。脂肪定量的另一个重要应用领域是骨髓内脂肪含量的评估。有些病变如白血病会导致骨髓内脂肪含量的急剧减少，而有些病变又可能导致骨髓内脂肪含量的明显提高，如再生障碍性贫血，常发生在老年人群的骨质疏松也会导致骨髓内脂肪含量的升高。可见，定量评估骨髓内脂肪含量有助于评估那些导致骨髓内脂肪含量异常的病变程度或治疗效果，因此临床上迫切需要一种精准的脂肪定量解决方案。这里先以肝脂肪定量为例，谈谈传统的脂肪定量解决方案。

一、肝脂肪定量的非磁共振评价手段

1. 肝穿刺活检：尽管肝穿刺活检被认为是肝脂肪变性诊断的金标准，但实际上肝穿刺活检在明确肝脂肪变性中存在很多问题：首先该方法是有创检查而且容易产生并发症；更重要的是，肝脂肪变性具有不均匀分布的特点，而穿刺活检的结果完全依赖于对应的穿刺点，因此在非均匀性肝脂肪变性的病例中，穿刺活检并不能真实地反映肝脂肪变性的程度。肝穿刺活检所取的组织量约为全肝重量的五万分之一，用五万分之一的样本量来反映总体的组织变化，这对于具有明显不均匀分布特点的肝脂肪变性而言，存在着明显的误差。

2. 血液生化检查：血液生化检查可以评价血液中脂类的水平，但血脂水平和肝内脂肪含量并不是简单的平行关系。对于有肝内脂肪变性的患者，当采用药物治疗后，目前评价疗效的常用手段是进行血液生化检查，但这种血液生化检查并不能准确反映肝内的脂肪含量，因为二者之间并不存在简单的平行关系。另外，那些血脂含量很高的受检者并不意味着同时具有严重的肝脂肪变性，而血脂含量正常的受检者也不意味着不伴有肝脂肪变性。

二、传统磁共振肝脂肪定量的评价手段

1. 化学位移同反相位成像：磁共振成像中，同反相位的化学位移成像是临床上广泛应用的肝脂肪变性评价方法。与其他影像学方法如超声、CT等相比，磁共振的双回波化学位移技术在肝脂肪变性中的评价是无创的，而且比较敏感。磁共振信号主要有两个来源：水和脂肪。由于水和脂肪中的氢质子周边的电子云密度不同，导致处于两种不同分子环境中的氢质子所感受到的磁场强度不同，这就是所谓的化学位移（注：电子云具有拮抗主磁场的作用，电子云的存在相当于一种磁屏蔽效应）。水和脂肪的化学位移是3.5 ppm，根据拉莫尔方程可以计算出不同场强下水、脂同相位和反相位的回波时间。同相位相当于水和脂信号相加，而反相位相当于水和脂信号相减。通过对比相同窗宽、窗位下同、反相位图像的信号强度通常可以很直观地判断有无肝脂肪变性的存在。但由于影响磁共振信号的因素很多，这就导致化学位移双回波技术在评价脂肪变性中具有很多不确定因素，特别是当肝内有铁沉积或存在明显的纤维化时，都会导致化学位移双回波技术无法准确或完全不能评价肝内是否存在脂肪变性。事实上，在采用同、反相位化学位移成像时，使用者常常忽略了信号采集回波时间（TE）所带来的信号衰减，尽管在一般情况下，由TE时间差别所导致的同、反相位采集时信号

衰减可以忽略不计，但如果有铁过载或明显的纤维化时，这些因素就会导致组织的 T2* 衰减明显增快，在这种情况下，因 TE 时间差别所导致的同、反相位信号衰减就会非常明显，以至于无法通过简单观察同、反相位间的信号差别来明确判断有无肝内脂肪含量增多（图 13-23）。

在临床工作中，也有临床医生利用传统的 DIXON 水脂分离成像所获得的脂像与同相位图像直接进行信号相除，这同样存在着 T2* 弛豫所带来的明显误差，一方面当有明显的铁过载或纤维化时会导致水、脂分离不准确，另一方面由 T2* 弛豫衰减所导致的同相位图像信号减低也会进一步导致比值的误差。

2. 磁共振波谱成像：谈到肝的脂肪定量，大家一定会想到采用磁共振波谱成像的方法。这种方法的理论基础很简单：在波谱成像过程中算出脂肪代谢物的含量，然后计算出水代谢物的含量，最后用脂肪含量比上水和脂肪含量之和。但在实际运用中，采用波谱成像的方法不仅耗时长，且和穿刺活检一样会存在严重的采样误差，这些因素都使其可行性受到了明显的制约。因为用于肝脂肪变性的波谱成像采用的是单体素成像，这样体素的位置就会带来采样误差，而肝脂肪变性具有明显的非均匀性分布特点，体素的位置显然会对最后的定量结果产生影响。即便采用单体素扫描，总的扫描时间也要长达几分钟，扫描时不得不采用分次屏气的方法。患者屏气程度的不同也会影响最后结果的可靠性。此外，由于波谱成像中某种代谢物的信号除了受其物质含量的影响外，还受扫描时采用的 TE 时间的影响，所以从客观角度出发，将波谱扫描所获的数据进行处理时还应考虑 T2 弛豫校准等问题，这无疑会使原本已经特别复杂的后处理结果又存在更多的不确定性。正是因为诸如此类的多种因素限制，磁共振波谱的脂肪定量分析只是小范围地用于科研项目，无法成为常规的临床脂肪定量解决方案。作为磁共振设备的使用者或进行相关科研工作的人员，必须对这些客观存在的问题有充分的认识和理解（图 13-24）。

有关磁共振脂肪定量的研究可能还有其他

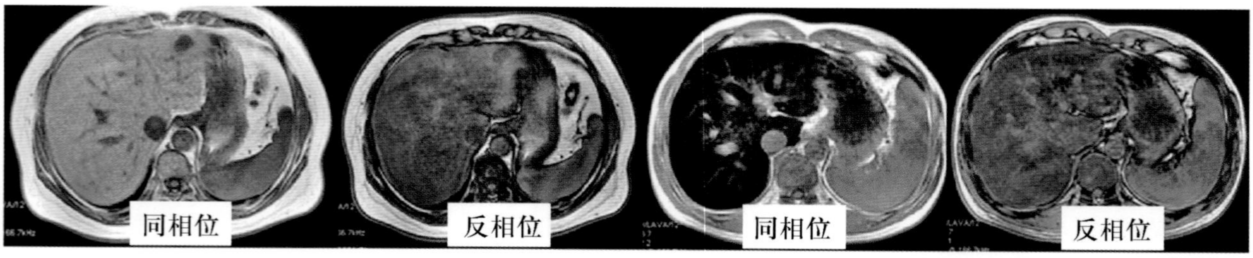

图 13-23　同反相位成像定性评估有无脂肪变性，但存在严重铁过载时就无法评估脂肪变性。这是两个不同的病例，前两幅图像的同相位图像信号强度明显高于反相位图像信号强度（相同窗宽、窗位观察），说明该病例存在肝脂肪变性；而后两幅图像显示同相位图像的信号强度明显低于反相位，这种情况下观察同反相位便无法明确是否存在肝脂肪变性。该病例为肝血色素沉积症，有明显的铁过载，因为同相位的回波时间长于反相位，在铁沉积的影响下信号衰减变快，导致同相位上信号低于反相位

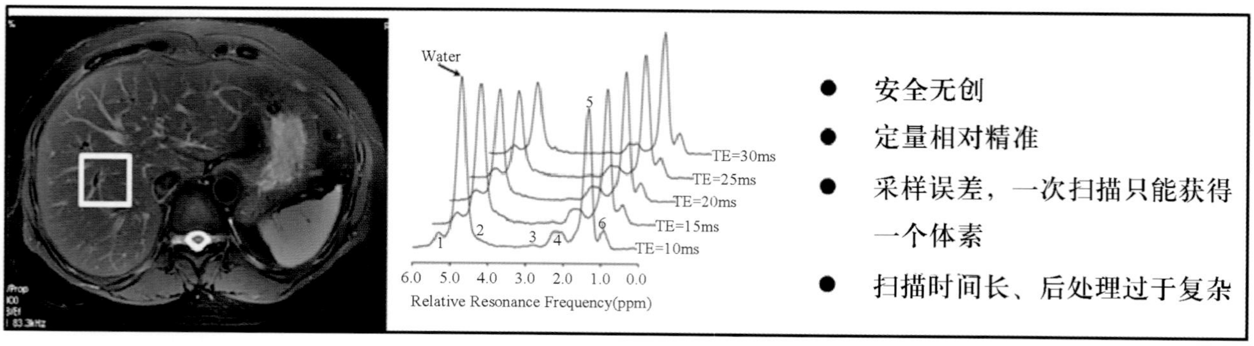

图 13-24　肝磁共振波谱成像，单体素扫描存在明显的采样误差。另外，不同的 TE 时间也会导致脂肪和水的相对比例发生变化，这是因为它们具有不同的 T2 弛豫属性，这些都限制了波谱在脂肪定量中的应用

方法，如同一序列可以采用脂肪抑制与非脂肪抑制，然后对比信号变化等。显然这种方法需要扫描两次，两次扫描过程中任何屏气或呼气幅度的变化都会导致层面误差，从可操作层面来看显然是受限的。

（黎丽　陈琳）

第五节　基于质子密度脂肪分数的脂肪定量解决方案——IDEAL IQ

为了更精准地实现脂肪定量，很多磁共振厂商开发了不同的用于脂肪定量的成像解决方案，虽然这些方案对应的商品名称不同，但基本工作原理类似。本文以GE的IDEAL IQ为例，介绍一下这些脂肪定量解决方案的原理及临床应用。IDEAL IQ是GE推出的精准脂肪定量成像解决方案。这一技术提出的最初目的是为了更精确地评价是否存在肝脂肪变性及量化其程度。众所周知，肝是人体内脂肪代谢的重要场所，而肝细胞内脂肪合成过多或代谢障碍都会导致肝细胞内脂肪含量的异常变化。从病理学角度来看，当肝内脂肪含量超过其湿重的5%时称为肝脂肪变性。肝脂肪变性并不是一个独立的疾病，而是许多疾病导致的肝的一个相同的病理改变，如糖尿病、长期饮酒、过度的营养不良等都会导致肝内脂肪含量的增多。另外，由于肝是人体内最重要的代谢器官，许多药物会经过肝代谢，这些药物在肝内的代谢过程一方面实现了对药物的解毒功能，另一方面也会给肝细胞带来不同程度的损害，而这些损害也可能导致肝细胞内脂肪代谢的障碍，进而导致肝细胞内脂肪成分的堆积。因此，准确评价是否存在肝脂肪变性及其程度是评价很多全身性疾病严重程度的一个重要生物学标志。

一、IDEAL IQ量化解决方案及技术优势

采用同、反相位双回波技术评价肝内脂肪含量的最大问题是当存在铁沉积、纤维化等因素时，单纯根据同、反相位信号差别无法精准定量肝内脂肪含量。双回波技术对于有无肝内脂肪变性的评价只是定性的，无法进行准确量化评价。GE磁共振平台所推出的IDEAL IQ则是采用多回波的水脂分离技术，根据多回波信号变化曲线，在进行脂肪定量时能够精准计算出由组织T2* 所造成的信号衰减并予以补偿，从而精确量化肝内脂肪的百分比。从技术角度而言，IDEAL IQ具有以下突出优势：

1. IDEAL IQ实现了质子密度脂肪分数的定量：在无创磁共振脂肪相关成像技术中，利用同反相位双回波成像也是临床实践工作中广泛应用的一种方法。在严格排除其他干扰因素如铁过载、纤维化时，这种方法也能比较准确地反映脂肪含量。其基本原理是：同相位信号等同于水、脂信号相加，反相位信号等同于水、脂信号相减，这样就可以通过运算求得脂肪在整个信号中的百分比。但这种方法存在的问题是忽略了由于回波时间不同所导致的同、反相位信号衰减不同。实际在很多病理情况下，这种衰减不能忽略不计。同、反相位双回波方法的另一个问题是：在同反相位中所关注的脂肪是甘油三酯，甘油三酯和水的共振频率差异是3.5 ppm（在人体体温不同时略有变化，为不使问题复杂化此处不做进一步讨论）。由于脂类分子复杂的结构使总体脂类的化学位移随着分子结构的不同而不同。在所有的脂类物质中甘油三酯所占的比例为75%，其他脂类物质与甘油三酯间比例相对恒定。在同、反相位成像中所能探测到的脂类信号只与甘油三酯相关，其他脂类物质未予考虑。此外，在同、反相位成像时，所看到的信号还受许多扫描参数的影响，如回波时间、翻转角等。基于以上因素，这种利用同、反相位化学位移成像所测量出的脂肪分数属于基于信号域的脂肪分数。与同、反相位双回波成像相比，IDEAL IQ采用多回波成像技术并依此计算出信号弛豫率，在进行脂肪定量计算的同时校正由于弛豫率不同所导致的信号衰减，且在计算模型中也充分考虑到了甘油三酯以外的其他脂类物质的含量，当计算出甘油三酯的含量后，根据相应比例计算其他脂类物质。在参数设

计方面也充分考虑了 T1 弛豫等因素的影响并加以克服，正因为如此，IDEAL IQ 才实现了基于质子密度的脂肪分数（PDFF）的定量。另外，IDEAL IQ 是三维容积扫描，克服了 MRS 等方法的采样误差，且兼具扫描时间短、无须繁琐后处理等优点，在临床实际工作中具有更强的可操作性。

2. 采用区域增长技术结果更稳定：IDEAL IQ 采用区域增长水脂分离技术，从而克服了传统水脂分离技术对主磁场均匀度的高度依赖性，确保精确量化脂肪含量。

3. IDEAL IQ 同时评价肝组织等的 T2*：因为一次屏气实现了多回波梯度回波采集，因此 IDEAL IQ 可以计算出组织的 T2*，根据 T2* 可以计算出组织的弛豫率 R2*，它相当于 T2* 的倒数。知道了弛豫率就可以计算出同反相位 TE 时间差内信号衰减的量，从而补偿因为弛豫率导致的信号衰减，这是 IDEAL IQ 能精准计算脂肪信号百分比的重要机制。

4. 参数优化最大化消除 T1 弛豫引起的偏差：在 IDEAL IQ 的整体序列设计中，对相应扫描参数 TR、翻转角严格优化，最大化地消除 T1 弛豫所引起的偏差。这里请各位读者注意，IDEAL IQ 采用可允许、更优化的小角度激励，这样可以更彻底地消除因为脂肪类成分具有更短 T1 弛豫所导致的信号偏差。可以设想，如果翻转角过大，则相对水而言，脂肪可以有更大程度的纵向弛豫恢复，这会导致脂肪分数过高，显然不利于精准的脂肪定量。IDEAL IQ 通过优化 TR 和翻转角，最后获得的对比度更接近于质子密度对比，这也是把 IDEAL IQ 所计算出的脂肪分数称为质子密度脂肪分数（proton density fat fraction，PDFF）的一个原因。如图 13-25，图 13-26 所示。

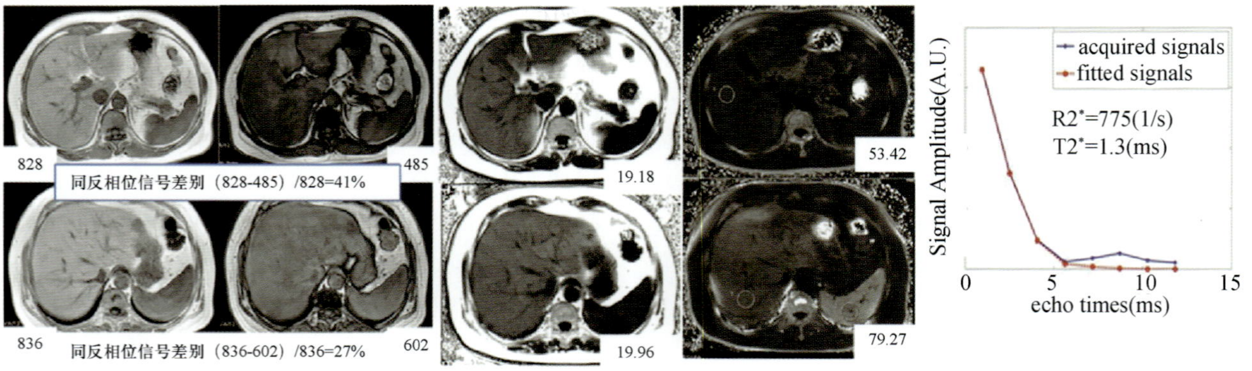

图 13-25 IDEAL IQ 实现精准的脂肪定量。上下两排为两个不同的病例，单纯从同反相位图像测得的信号计算来看，上排病例的肝内脂肪含量较下排病例更明显。但从 IDEAL IQ 测得的脂肪百分比来看，下排病例肝内脂肪含量稍高于上排病例。通过对 R2* 的测量可知，下排病例的弛豫速度更快，这就意味着在相同的 TE 时间差内，下排病例的信号衰减更明显，这是导致其同相位信号偏低的根本原因。IDEAL IQ 通过多回波采集可以计算出弛豫率并对最后的定量进行补偿，从而克服同反相位成像因为弛豫率不同所导致的信号偏差

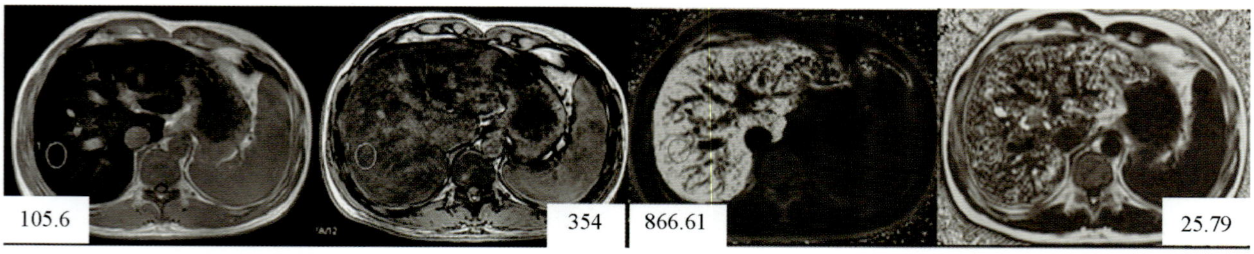

图 13-26 IDEAL IQ 通过多回波拟合 R2* 可以在一定程度上剔除信号弛豫因素对于定量的干扰。该病例为肝血色素沉积症，因为肝内存在严重的铁过载导致同反相位信号反转，即同相位信号低于反相位，在这种情况下无法根据同反相位信号差别判断是否存在肝脂肪变性。在 IDEAL IQ 的 R2* 图上测得其弛豫率明显提高，提示铁沉积；而相应的脂肪分数图提示有一定程度的脂肪变性

（张英魁 戈明媚）

二、IDEAL IQ 量化解决临床应用展望

1. 肝脂肪变性疗效评价：IDEAL IQ 可以精确量化肝内脂肪百分比，因此可以用于肝脂肪变性药物的疗效评价。精确的量化评价能准确评估相应药物的疗效，也有助于筛选更敏感的治疗药物，如图 13-27 所示。

2. 肿瘤等药物治疗过程中肝损害评价：一些抗肿瘤药物，特别是乳腺癌或前列腺癌的内分泌治疗药物容易导致肝损害并引起肝脂肪变性。在治疗过程中采用 IDEAL IQ 动态评价肝脂肪含量能敏感发现肝脂肪变性，这对制定正确治疗方案非常重要。由此可见，对肝内脂肪含量的定量评价其意义不在于脂肪含量的本身，而是通过观察这个含量的动态变化，可以评价在肿瘤化疗过程中所带来的毒副作用，这对于制定合理的治疗方案有深远的意义。

3. 铁过载诊断及疗效评价：IDEAL IQ 能精确定量组织的 R2* 值从而精确评价组织的 T2* 值。某些血液病、肝硬化等都会导致铁代谢失平衡，铁的吸收超过其排泄时便会导致铁沉积。肝是仅次于心脏的铁沉积器官，铁过载会通过过氧化作用导致细胞毒性。在铁过载的治疗过程中，能动态评价组织的 R_2* 值就可以评价其治疗是否有效及疗效价值。

4. 肝内占位病变诊断及疗效评估：对于肝内占位病变而言，其内的脂肪含量可以作为肝细胞肝癌鉴别诊断的一个生物学标志物。尽管肝腺瘤也会伴有病灶内脂肪含量的增高，但肝腺瘤的发病率远远低于肝细胞肝癌，且该类患者无论从发病年龄或病史都具有一定的特殊性。而对于肝内占位病变，如果能明确其内具有一定程度的脂肪变性，结合其年龄、病史就能对肝细胞肝癌的诊断提供重要的支持依据（图 13-28）。R2* 对肝细胞肝癌射频消融疗效评估及病灶周围肝组织损伤评估也具有一定的临床价值。射频消融除了能导致肝癌病变发生凝固性坏死外，其作用范围往往会超过癌变本身，因此这种治疗也可能会导致癌周肝实质的损伤。肝实质损伤后可以伴发非特异性炎性改变，其中纤维瘢痕形成可以表现为 R2* 上的高信号改变（如图 13-29 所示）。同时，因为 IDEAL IQ 中的 R2* 还能够提示肝实质内铁沉积的信息，这对肝硬化基础上的肝细胞肝癌的发现、诊断及鉴别诊断都有一定的临床价值。对国人而言，肝细胞肝癌通常发生在乙型肝炎所致肝硬化的基础之上，而肝硬化患者通常会合并不同程度的铁沉积或纤维化。对于从增生结节转化为癌变结节的病灶而言，其内缺乏具有吞噬含铁颗粒能力的 Kupffer 细胞，因此这些癌变结节可能会使病灶内铁含量降低，这不仅会导致病变在图像上信号的特殊改变，同时还在 IDEAL IQ 的

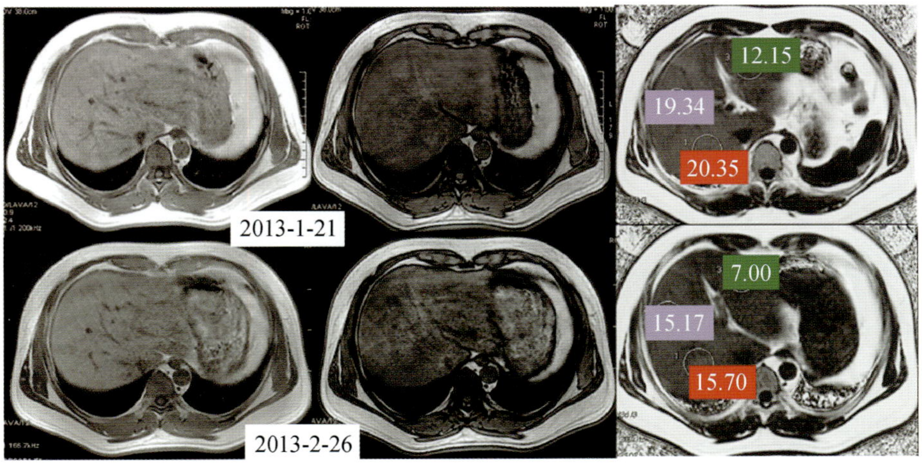

图 13-27　IDEAL IQ 可以作为肝脂肪变性治疗后疗效评估的有效手段。这是一个存在肝脂肪变性并经过药物治疗的患者，对比治疗前后肝内脂肪含量的变化可以发现经过药物治疗后肝内脂肪含量有所降低，提示有一定的疗效。同时，通过几个不同位置的测量可以发现相应区域脂肪含量是不同的，这证实了肝内脂肪变性具有不均匀分布的特点。IDEAL IQ 在一次屏气时间内可以实现全肝三维容积评估，这就从根本上避免了肝穿刺或磁共振波谱成像所存在的采样误差问题，这对于准确评估药物疗效非常重要

R2* 图上表现为低信号结节。因此对于存在肝硬化铁沉积的患者而言，寻找 IDEAL IQ 中 R2* 图上的低信号结节对于发现肝硬化基础之上的肝细胞肝癌也具有一定的指导意义（图 13-30）。

5. 全身拓展应用：虽然 IDEAL IQ 最早应用于肝脂肪变性和铁过载的临床评估，但实际上该技术还可以广泛应用到其他领域。譬如，骨质疏松或某些关节病变会导致骨髓内脂肪含量的变

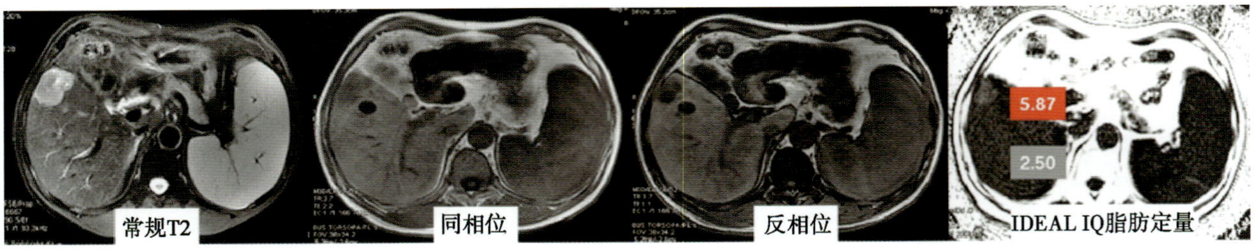

图 13-28 IDEAL IQ 精准定量病变内脂肪含量变化。肝右叶占位病变，在相同窗宽、窗位的同反相位图像上显示反相位上病变信号有所减低，而在 IDEAL IQ 的脂肪分数图上精准定量病灶内的脂肪含量为 5.87%，而邻近肝实质内脂肪含量位 2.50%

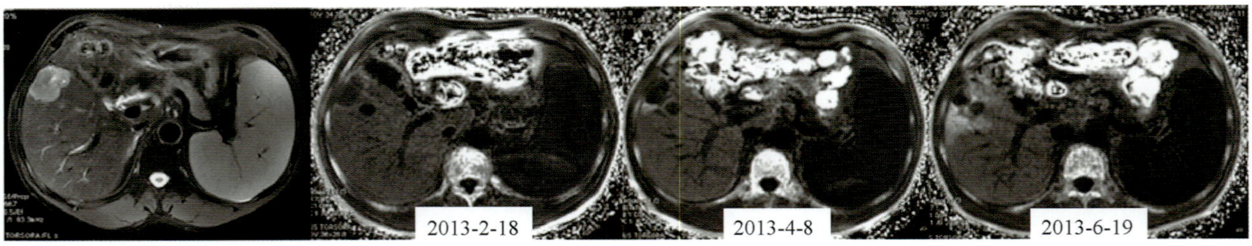

图 13-29 IDEAL IQ R2* 图用于评估射频消融导致的病灶周围肝损伤。在肝癌病灶进行射频消融治疗后的定期随访中，发现在原癌灶周围肝实质内 R2* 图出现片状高信号改变，且逐渐变大。因为 R2* 代表的是组织弛豫率，该值增大意味着组织的 T2* 变短，这提示信号异常区域逐渐有纤维瘢痕等形成，提示为损伤后炎症修复反应

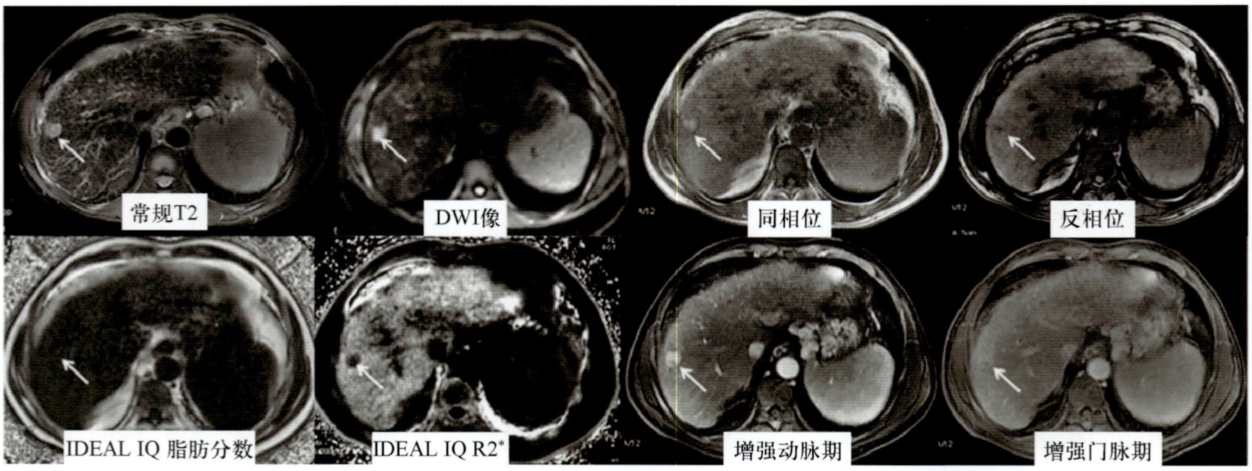

图 13-30 IDEAL IQ R2* 在诊断肝硬化小肝癌中的价值。这是一个肝硬化合并肝癌的患者，常规 T2 加权像显示肝实质背景较黑，于肝右叶可见一高信号病灶，该病灶在 DWI 像上呈高信号，在同相位上病灶表现为稍高信号，在反相位上近似等信号改变。注意，同相位上的高信号是富含脂质还是出血病变？在 IDEAL IQ 脂肪分数图上病灶区域未见相对高信号改变，提示病灶内无脂类增多。在 IDEAL IQ 的 R2* 病灶呈低信号改变，邻近肝实质呈相对高信号，这提示邻近肝实质有一定程度的铁过载。因为癌变结节内缺乏 Kupffer 细胞，所以吞噬铁的含量少造成铁含量降低，又因同相位回波时间较反相位长，所以病灶邻近肝实质较反相位相比发生了信号衰减，而癌变病灶内铁含量相比肝实质少，其信号衰减相对慢，故在同相位上表现为稍高信号

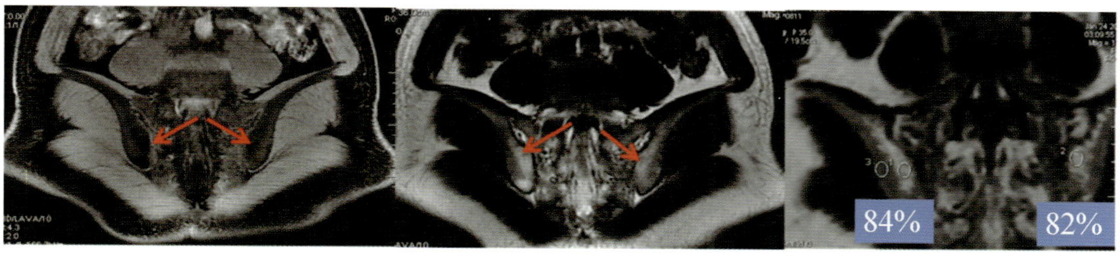

LAVA Flex 水像　　LAVA Flex 脂像　　IDEAL IQ 脂肪分数

图 13-31 IDEAL IQ 可用于定量评估强直性脊柱炎的脂肪沉积。该病例为强直性脊柱炎，结合 LAVA Flex 的水像和脂像可以判定骶髂关节面下方有脂肪变性，而通过 IDEAL IQ 可以明确其内的脂肪百分比。明确脂肪百分比对分期有一定的意义，较明显的脂肪变性提示病变进入晚期，进一步治疗的意义可能不大

化，采用 IDEAL IQ 能定量评价骨髓内脂肪含量的变化，从而作为这些病变评价的量化指标；在卵巢癌等化疗过程中可能会导致红骨髓抑制并伴有相应黄骨髓含量的升高，利用 IDEAL IQ 可以通过动态观察椎体内脂肪含量的变化来监测红骨髓抑制的程度；白血病、多发性骨髓瘤等都会导致正常骨髓受侵犯，进而导致黄骨髓含量降低，IDEAL IQ 同样可以通过观察椎体内脂肪含量的变化来监测治疗疗效。IDEAL IQ 所测量的 PDFF 迄今已经成为穿刺活检以外评价脂肪含量的金标准，这为其临床应用带来了非常广泛的应用前景（图 13-31）。

（张英魁　李金锋）

参考文献

[1] Delfaut E M, Beltran J, Johnson G, et al. Fat suppression in MR imaging: techniques and pitfalls [J]. Radiographics, 1999, 19 (2): 373-382.

[2] Harris R K, Becker E D, De Menezes S M C, et al. NMR nomenclature. Nuclear spin properties and conventions for chemical shifts (IUPAC Recommendations 2001) [J]. Pure and Applied Chemistry, 2001, 73 (11): 1795-1818.

[3] Krinsky G, Rofsky N M, Weinreb J C. Nonspecificity of short inversion time inversion recovery (STIR) as a technique of fat suppression: pitfalls in image interpretation [J]. AJR. American journal of roentgenology, 1996, 166 (3): 523-526.

[4] Smith R C, Constable R T, Reinhold C, et al. Fast spin echo STIR imaging [J]. Journal of computer assisted tomography, 1994, 18: 209-209.

[5] Haase A, Frahm J, Hanicke W, et al. ^{1}H NMR chemical shift selective (CHESS) imaging [J]. Physics in Medicine & Biology, 1985, 30 (4): 341.

[6] Keller P J, Hunter Jr W W, Schmalbrock P. Multisection fat-water imaging with chemical shift selective presaturation [J]. Radiology, 1987, 164 (2): 539-541.

[7] Meyer C H, Pauly J M, Macovskiand A, et al. Simultaneous spatial and spectral selective excitation [J]. Magnetic resonance in medicine, 1990, 15 (2): 287-304.

[8] Hauger O, Dumont E, Chateil J F, et al. Water excitation as an alternative to fat saturation in MR imaging: preliminary results in musculoskeletal imaging [J]. Radiology, 2002, 224 (3): 657-663.

[9] Foo T K, Sawyer A M, Faulkner W H, et al. Inversion in the steady state: contrast optimization and reduced imaging time with fast three-dimensional inversion-recovery-prepared GRE pulse sequences [J]. Radiology, 1994, 191 (1): 85-90.

[10] Dixon W T. Simple proton spectroscopic imaging [J]. Radiology, 1984, 153 (1): 189-194.

[11] Ma J. Dixon techniques for water and fat imaging [J]. Journal of Magnetic Resonance Imaging, 2008, 28(3): 543-558.

[12] Reeder S B, Pineda A R, Wen Z, et al. Iterative decomposition of water and fat with echo asymmetry and least-squares estimation (IDEAL): application with fast spin-echo imaging [J]. Magnetic Resonance in Medicine, 2005, 54 (3): 636-644.

[13] Chiang I C, Chuang W S, Hang I T, et al. Benefits and pitfalls of iterative decomposition of water and fat with echo asymmetry and least-squares estimation (IDEAL) imaging in clinical application of the cervical spine MR [J]. Clinical Radiology, 2019, 74 (1): 78. e13-78. e21.

[14] Ma J. Breath-hold water and fat imaging using a dual-

echo two-point Dixon technique with an efficient and robust phase-correction algorithm [J]. Magnetic Resonance in Medicine, 2004, 52 (2): 415-419.

[15] Li X H, Zhu J, Zhang X M, et al. Abdominal MRI at 3.0 T: LAVA-flex compared with conventional fat suppression T1-weighted images [J]. Journal of Magnetic Resonance Imaging, 2014, 40 (1): 58-66.

[16] Beddy P, Rangarajan R D, Kataoka M, et al. T1-weighted fat-suppressed imaging of the pelvis with a dual-echo Dixon technique: initial clinical experience [J]. Radiology, 2011, 258 (2): 583-589.

[17] Yu H, Shimakawa A, McKenzie C A, et al. Multiecho water-fat separation and simultaneous R estimation with multifrequency fat spectrum modeling [J]. Magnetic Resonance in Medicine, 2008, 60 (5): 1122-1134.

[18] Yu H, Reeder S B, Shimakawa A, et al. Field map estimation with a region growing scheme for iterative 3-point water-fat decomposition [J]. Magnetic Resonance in Medicine, 2005, 54 (4): 1032-1039.

[19] Meisamy S, Hines C D G, Hamilton G, et al. Quantification of hepatic steatosis with T1-independent, $T2^*$-corrected MR imaging with spectral modeling of fat: blinded comparison with MR spectroscopy [J]. Radiology, 2011, 258 (3): 767-775.

[20] Idilman I S, Aniktar H, Idilman R, et al. Hepatic steatosis: quantification by proton density fat fraction with MR imaging versus liver biopsy [J]. Radiology, 2013, 267 (3): 767-775.

[21] Eskreis-Winkler S, Corrias G, Monti S, et al. IDEAL-IQ in an oncologic population: meeting the challenge of concomitant liver fat and liver iron [J]. Cancer imaging, 2018, 18 (1): 51.

[22] Ren C, Zhu Q, Yuan H. Mono-exponential and bi-exponential model-based diffusion-weighted MR imaging and IDEAL-IQ sequence for quantitative evaluation of sacroiliitis in patients with ankylosing spondylitis [J]. Clinical Rheumatology, 2018, 37 (11): 3069-3076.

第十四章

化学位移与波谱成像

第一节　磁共振成像中化学位移现象的基本概念

在磁共振成像过程中化学位移现象是一个特别重要的概念。其实，磁共振最早就是用来进行物质分子结构的化学分析，其所利用的原理就是化学位移现象。直到20世纪70年代，在雷蒙德·达马迪安和保罗·劳特布尔的推动下，磁共振才开始用于医学成像。在磁共振成像的日常工作中，很多时候都在有意无意中和化学位移现象有着这样或那样的联系。要么利用化学位移现象形成某种对比或者实现某些技术，要么在努力克服化学位移现象带来的化学位移相关伪影。了解化学位移现象的基本概念和基本应用是学习磁共振成像原理中一个非常重要的内容。

一、有关化学位移的基本概念

理解化学位移的基本概念首先需要理解为什么叫化学位移？从字面上来看，化学位移可以粗略地理解为由于化学原因导致的位置移动。根据这样的思路来深入分析与解读一下化学位移现象。

1. 化学位移导致共振频率的差异：当以氢质子作为磁共振成像的探测对象时，由于每种物质分子中氢质子周围的电子云密度不同，而电子云具有抗磁场的作用，因此，不同物质分子中的氢质子在相同的外加磁场中因为电子云密度不同而感受到的"叠加"磁场强度略有不同（图14-1）。前面在谈及拉莫尔方程时讨论过：因为不同物质分子中氢质子所感受的磁场强度不同其共振频率也会有所不同，这种因为分子的化学结构不同所导致的共振频率差异就是所谓的化学位移。这可以理解为化学位移的微观概念。

2. 化学位移所导致的共振频率差异也可以表现为空间上的位移：在磁共振成像过程中需要利用梯度场进行空间定位，而梯度场实现空间定位的基本原理之一是不同的频率编码（读出）梯度场叠加到相同的主磁场后，相应点的"叠加"磁场强度的不同，从而导致对应的拉莫尔频率不同。当然，也可以通过相位编码梯度场的作用改变信号的相位。无论是频率编码梯度还是相位编码梯度，最后所导致的频率差异或相位差异都和层面内不同体素存在着线性空间对应关系。当对采集到的信号进行空间解码时，正是根据这种线性关系把不同频率或不同相位的信号成分匹配到空间上不同的位置。因为化学位移导致不同物质分子中氢质子共振频率不同，在进行信号空间解码过程中，这种位于同一体素内不同物质中的氢质子会被错误地解析到空间上不同的点，这就导致了空间上的位移。譬如，位于同一体素的水和脂肪就会因此被解析到不同的空间点上。在磁共振成像过程中通常是以水中的氢质子的共振频率作为中心频率来进行空间定位的。因此，水和脂肪的Ⅰ类化学位移表现为脂肪信号的板块式向低频方向移动，这种移动可以理解为因为水和脂肪

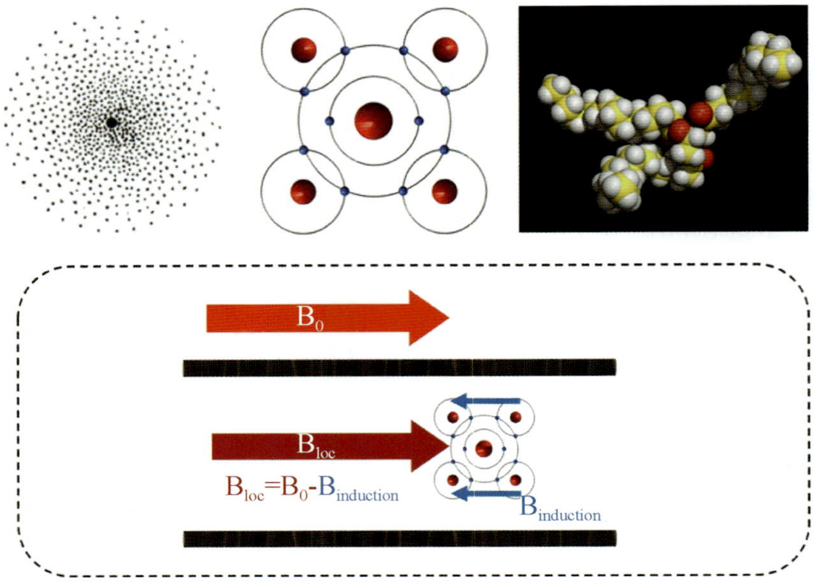

图 14-1 电子云及其影响示意图。电子云实际上是指在一个原子核周围电子运动的密度，这是一个概率分布描述。因为在磁场中电子会产生与外加磁场方向相反的磁矩，因此电子云实际上具有磁屏蔽的效应。一个原子核周围的电子越多或者说分子结构越复杂，其周围的电子云密度就越大，从而在电子云的磁屏蔽效应影响下相应原子核感受到的综合磁场强度就会弱一些。不同分子中氢原子核周围电子云密度不同，因此感受到的叠加磁场强度也不同，这种“叠加磁场强度”的不同导致不同分子中氢原子的核共振频率不同，这就是化学位移

化学位移现象所导致的“宏观上”的位移。

二、化学位移效应的双重性

磁共振成像过程中有很多既对立又统一的现象，磁共振成像中的化学位移现象充分体现出这种二重性。在一般的磁共振成像序列中，化学位移现象如水和脂肪的化学位移既可能是产生干扰诊断的化学位移伪影，但同时也可能提供帮助诊断的特殊信息。一个简单的原则是：当这种化学位移所带来的影响是干扰诊断因此应该被竭力避免的时候，就称之为化学位移伪影；而当这种化学位移现象成为帮助诊断和鉴别诊断的信息时，可称之为化学位移效应。化学位移现象在磁共振成像过程中有很多重要的应用，包括本章及将要介绍的同反相位成像以及波谱成像。此外，还可以在成像过程中利用水和脂肪的进动频率差异进行频率选择法脂肪抑制或选频激发等。

三、有关化学位移的定量描述单位

在磁共振成像过程中用来描述化学位移大小的有 ppm 和 Hz 两种不同的单位。ppm 代表的是一个无量纲的比例单位，即百万分之一，而 Hz 则是根据拉莫尔方程和相应的 ppm 计算出来的 Hz 数。如，水和脂肪中氢质子的化学位移差异用 ppm 表示是 3.5 ppm，用 ppm 这个单位的好处是这个值不随场强的变化而变化。但有时也需要知道在不同场强下这个化学位移实际对应的 Hz 数，这对于设计射频脉冲的频率宽度很重要，同时也是赖以计算同、反相位时间的基础。根据拉莫尔方程很容易计算出在不同的磁场强度中对应的不同 Hz 数，如在 1.5 T 磁共振设备上水和脂肪的化学位移 Hz 数为 $1.5 \times 42.6 \times 3.5 \approx 220$ Hz；同理，在 3.0 T 上水和脂肪中氢质子共振频率差异为 440 Hz。了解这些是计算同反相位时间的前提。如前所述，用 ppm 代表化学位移的好处是这个值不随场强变化而变化，因此在波谱成像时会用这个单位来代表不同代谢物的位置，这样无论在什么的场强设备这个相对位置是恒定的，这显然更有利于大家记忆和判定不同种类的代谢物。当然，在实际成像过程中随着场强的提高不同代谢物之间的化学位移实际 Hz 数也在变化，因此在高场强设备中不同代谢物之间的频率差异变大，更方便射频激励脉冲的设计。这也是为什么高场强设备更有利于进行波谱成像的原因。

（张英魁 陈春林）

第二节　水脂化学位移伪影与化学位移成像

磁共振成像过程中的两大信号来源是水和脂肪中的氢质子。因为水和脂肪中氢质子周围的电子云密度不同导致二者间存在着 3.5 ppm 的化学位移，这个化学位移在磁共振成像中会导致化学位移伪影的产生。这种化学位移伪影可以有两种不同的表现形式：发生在水脂交界面的Ⅰ类化学位移伪影和发生在同一体素内的Ⅱ类化学位移伪影。

一、化学位移伪影的分类

在人体组织结构中，当一个器官被脂肪组织所包绕就等同于构造了一个水和脂肪交界面。这时因为水和脂肪的化学位移效应会导致两类化学位移伪影，即Ⅰ类化学位移伪影和Ⅱ类化学位移伪影。Ⅰ类化学位移伪影指的是当水和脂肪信号处于同相位或接近同相位时，两种信号并列存在，此时观察到的现象是在常规成像序列如自旋回波或梯度回波序列中，沿着频率编码方向上的水和脂肪信号之间的相对移位。通常把这种发生在水脂交界面、因为化学位移现象所导致的伪影称为Ⅰ类化学位移伪影。这里先强调一下，在基于 EPI 信号读取的序列中，Ⅰ类化学位移伪影出现在相位编码方向上。Ⅱ类化学位移伪影通常指的是在梯度回波序列的某些特定回波时刻，即通常所说的反相位时间时，处于同一体素内的水和脂肪信号刚好相减。这会带来两种改变：其一，在水和脂肪交界面的那些体素因为信号相减而表现为低信号，这就是通常所说的勾边征；其二，对于那些含有一定脂质的组织细胞如肝细胞，在反相位时刻其信号强度就可能会较同相位有一定衰减。Ⅱ类化学位移伪影也称为相位消除效应，在临床上可以为诊断和鉴别诊断提供很重要的信息。从这个角度来看，Ⅱ类化学位移伪影更应该理解为化学位移效应，因为此时这种化学位移现象不仅没有干扰诊断，反而成为诊断和鉴别诊断的重要依据。

二、Ⅰ类化学位移伪影及表现形式

1. Ⅰ类化学位移伪影的基本概念：Ⅰ类化学位移伪影是发生在水脂交界面处水和脂肪之间信号的相对移位。因为通常采用水的共振频率作为中心频率来进行空间定位，所以Ⅰ类化学位移伪影有时也可以理解为脂肪位移伪影，也就是脂肪中氢质子的空间位置信息被错误地记录了。在讨论Ⅰ类化学位移伪影时，其实所讨论的问题就是相对于水而言脂肪中的氢质子信号被错误移位多少的问题。如前所述，因为水分子和脂肪分子中氢质子周围的电子屏蔽不同，导致脂肪中氢质子被屏蔽的程度稍大于水分子中的氢质子，其结果是脂肪中的氢质子感受到的“叠加”磁场磁场强度略低于水分子中的氢质子，二者差别约为 3.5 ppm。在 1.5 T 成像设备上对应的频率差异是 220 Hz，而在 3.0 T 磁共振上对应的频率差异是 440 Hz。这个化学位移所导致的频率差异表现为在一般的成像序列中频率编码方向上脂肪中的氢质子的位置被错误记录。因为脂肪中氢质子的共振频率较水分子中氢质子共振频率低，所以当以水分子的频率作为定位参考点时，脂肪中氢质子的信号就会朝着频率低的方向移动，也就是向读出梯度场强低的方向移动。脂肪中氢质子的这种化学位移如果超出了半个体素的范围就可能会导致两个异常信号区：当被移动的脂肪中的氢质子信号与临近区域水中氢质子信号“相遇”时它们就叠加产生“高信号”带，而在被移动的脂肪中的氢质子信号与临近水分子中氢质子信号相互分离侧，就会形成一个信号“缺失”区而表现为低信号带。所以Ⅰ类化学位移伪影有一个特点：当以某一个器官作为参照物时大家就会发现在这个参照物一侧有一条高信号带，而在这高信号带的对侧会有一个低信号带（图 14-2）。

2. Ⅰ类化学位移伪影的空间位移：这里和大家进一步讨论有关化学位移伪影与梯度场强方向之间的关系问题。这个问题在一些原理书上被描述得比较复杂。不过当回到具体的临床应用场景时，大家可能会发现问题本身没有那么复杂。在人体内水和脂肪的交界面无外乎有两种情况：一种情况是“油包水”，而另一种情况就是“水包油”。在腹部几乎很多实质脏器如肾、脾以及盆

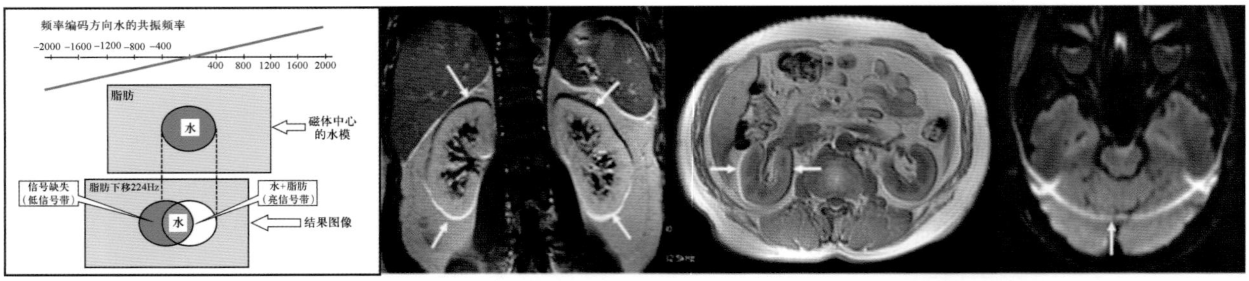

图 14-2 水脂Ⅰ类化学位移伪影及表现。在冠状位腹部图像上，肝、脾及肾下缘均可见一高亮信号带，而肾脏上缘可见一低信号带；在轴位腹部图像上，双侧肾脏右侧缘可见一高亮信号带，而左侧缘可见低信号带。因为是以水的频率作为空间定位的参照，所以根据化学位移伪影的表现可以推测出梯度场的方向：在冠状位腹部成像时梯度场强的方向是从上到下；而在轴位腹部成像时梯度场强的方向是从左到右。这里还展示了基于 EPI 信号采集方式的 DWI 序列其化学位移伪影出现在相位编码方向

腔各个脏器的周围都是脂肪组织，这种情况下就构成了“油包水”的关系，而在其他一些本身富含脂肪的结构如椎体、各种长骨骨髓，它们和临近含水组织或腔隙就构成了“水包油”的关系。为了简化分析，建议坚持两个基本原则，即“动中有静”和“被相对移动”。所谓“动中有静”就是要牢记在利用频率编码进行空间定位时系统默认是以水的共振频率作为参照中心频率的，所以在化学位移伪影中被错误编码的是脂肪中的氢质子。这里“水分子中的氢质子”是“静”的，而“脂肪中的氢质子”是“动”的。由于脂肪中的氢质子所感受的磁屏蔽作用更强，所以其内氢质子共振频率较水分子中氢质子共振频率低，这样就形成了水和脂肪交界区水分子中的氢质子和脂肪中的氢质子的“被相对移动”，这种“被相对移动”就是脂肪中的氢质子向频率低的一侧“被移动”了。这里之所以加了一个“被”字，是因为这种“移动”是一种空间编码上的错误解读。掌握这些原则对于理解和解读化学位移伪影就会更加容易。

（1）在“油包水”的关系时。由于脂肪中的氢质子都是朝着低频率方向一侧“被移动”，相对于所观察的脏器而言，在梯度场强更高的一侧“被移动”的脂肪中的氢质子信号会与相应含水脏器中水分子中的氢质子信号相遇这样就叠加产生了“高信号”；而在脏器梯度场强更低的那侧，则是脂肪分子中的氢质子信号被移走形成了一个信号缺失所导致的低信号区。基于这样的观察有些书上会强调当“油包水”时：在梯度场强高的一侧出现高信号带而在梯度场强低的一侧出现低信号带。需指出这里的梯度场强的高低是相对于所观察的脏器而言。

（2）在“水包油”的关系时。这是相对于富含脂肪成分如椎体、长骨骨髓“油”这个脏器而言，它们和临近水的交界面同样存在着这种脂肪中的氢质子被移动到更低频率的方向。因为这时是“水包油”，对于“油”这个结构而言，在其梯度场强低的一侧“被移动”的脂肪中的氢质子信号会与临近水中氢质子信号相互叠加而产生高信号带，而在其梯度场强相对高的一侧，这部分被移走的脂肪中的氢质子信号被淹没在脂肪自身的信号之中，并在其后留出一个信号被移走后形成低的信号带。

以上讨论是为了帮助大家更好地识别因为化学位移所导致的“异常”信号改变，因为这种信号改变不是成像组织自身特性的客观反映，而是因为化学位移现象所导致的信号的不应有的起伏，故称之为化学位移伪影。在临床实际工作中“油包水”或是“水包油”在生理或病理状态下都可能存在。一个含水为主的实性脏器内发生的病变中富含脂肪或有脂肪变性，这时就可能产生化学位移伪影；而在以脂肪为主的器官结构如长骨骨髓内发生了一个以含水为主的病变如软组织肿瘤或其他软组织病变，这时就形成了“油包水”的情景，同样会在水、脂交界面形成化学位移伪影。在日常工作中大家应当学会识别化学位移伪影，切勿将化学位移伪影导致的高信号带误读为出血，也不要把化学位移伪影导致的低信号

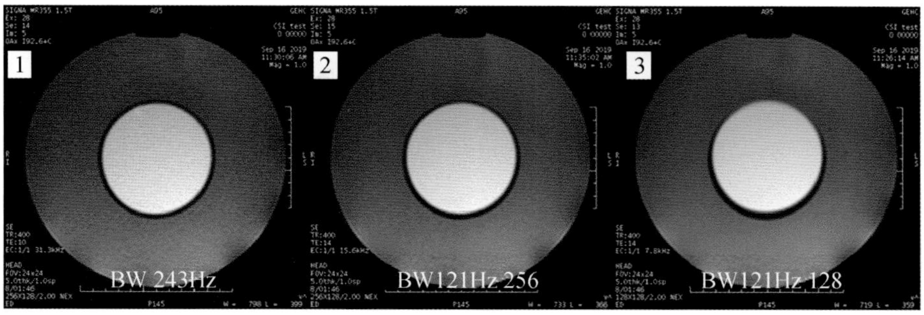

图 14-3 水脂Ⅰ类化学位移伪影及影响因素。这里用实验说明一下Ⅰ类水脂化学位移和信号接收带宽及像素大小的关系。设备场强是 1.5 T，在 1.5 T 上水和脂肪的化学位移是 220 Hz。图 1 当像素信号接收带宽是 243 Hz 时化学位移伪影不明显，在高信号脂肪周围仍可见一圈低信号容器壁。不过这里我们仍隐约可见前方容器壁较后方容器壁略薄，理论上当水脂化学位移频率 / 像素频率大于 0.5 个像素时就可能导致脂肪信号移动。图 2、图 3 像素带宽相同，但采用不同频率编码分辨率，图 3 的频率方向像素大小是图 2 的两倍。尽管从位移像素来看都是 220/121=1.8 个像素，但位移的距离明显不同。图 3 显示后半部脂肪周围低信号容器壁更厚，而其容器壁最前缘因为脂肪信号化学位移已显示不清。图 2 前缘仍可见变窄的低信号容器壁

带误读为钙化等。

三、Ⅰ类化学位移伪影的影响因素

上面的讨论中明确了Ⅰ类化学位移伪影的概念和表现形式，了解和掌握这些概念对于识别Ⅰ类化学位移伪影至关重要。既然Ⅰ类化学位移伪影会导致信号不应有的起伏并造成一些假象，就有必要研究和讨论有关Ⅰ类化学位移伪影的影响因素，同时了解那些与Ⅰ类化学位移伪影相关的因素。

1. Ⅰ类化学位移伪影的出现方向：在一般的脉冲序列中Ⅰ类化学位移伪影出现在频率编码方向上（图 14-4 所示）。当水脂交界面和频率编码梯度方向垂直时，Ⅰ类水脂化学位移伪影最明显。当频率编码方向和水脂交界面平行时，就不出现化学位移伪影。在基于 EPI 信号采集方式的脉冲序列中，其化学位移伪影则是出现在相位编码方向上。这是因为在 EPI 信号读取时，回波链中的回波是连续采集的，在每个回波采集之前又没有聚焦脉冲来消除水和脂肪之间的化学位移差别。EPI 的这种特殊采集方式等同于其在相位编码方向也是一个连续采样的过程，这里需引入相位编码方向全带宽的概念，这个相位编码方向的全带宽相当于回波间隔的倒数。因为在一般的设备上 EPI 信号读取的回波间隔（ESP）通常在毫秒或亚毫秒级，这就意味着 EPI 信号采集相位编码方向的总带宽在 KHz 水平。这里可以分别计算一下相位编码方向和频率编码方向上的像素位移。假设 ESP 为 0.5 ms，则相位编码方向的总带宽为 1000/0.5 = 2000 Hz。如果相位编码矩阵为 128，则每个像素的带宽为 2000/128=15.625 Hz。在 1.5 T 上水和脂肪化学位移为 220 Hz，此时化学位移像素数为 220/15.625 = 14 个像素，同理计算在 3.0 T 上水脂化学位移像素数为 440/15.625 = 28 个像素。而在频率编码方向，EPI 信号读取时的接收带宽通常都很大，如在 GE 磁共振上总带宽通常为 500 KHz，假设其采样矩阵也是 128，则频率编码方向上每个像素带宽为 500 000/128 = 3906 Hz。这样，在 3.0 T 磁共振上频率编码方向上的水和脂肪的化学位移像素数为 440/3906 = 0.11 个像素，此时的化学位移是肉眼无法识别的。可见在 EPI 信号读取时，频率编码方向的化学位移可以忽略不计，而相位编码方向的化学位移则是非常突出的。为了克服 EPI 信号读取时的化学位移伪影，成功的脂肪抑制是极为必要的。

需要强调的是，水和脂肪的化学位移伪影还可以出现在层面选择方向上，表现为一个层面内的脂肪信号出现在另一个层面内。在头部轴位扫描时靠近颅顶层面时可能会出现这种伪影，在诊断中需要特别注意。因为这种化学位移伪影取决于射频的发射带宽，这个不是使用者可以随意更改的。当鉴定困难时最简单的做法是施加脂肪抑制以证实是否是水脂化学位移伪影。

2. Ⅰ类化学位移伪影的大小：讨论Ⅰ类化学位移伪影的大小其实就是讨论Ⅰ类化学位移伪影

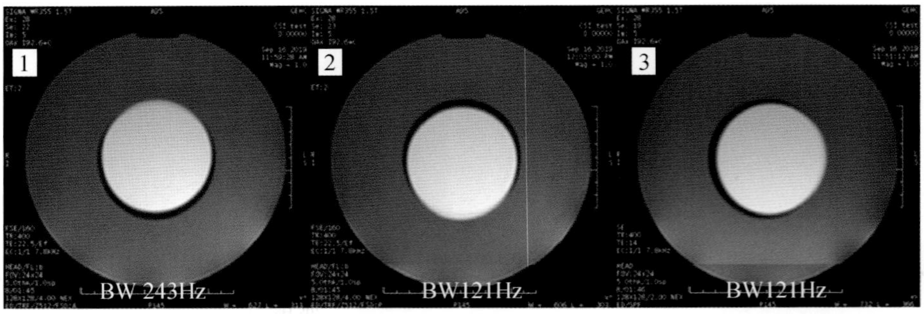

图 14-4 水脂 I 类化学位移伪影的方向。这里用实验来显示 I 类水脂化学位移伪影的方向和读出梯度场方向及频率编码方向之间的关系。在轴位扫描时，当频率编码方向设置在前后方向时可以发现 I 类化学位移出现的方向就在前后方向。图 1 和图 2 通过改变频率编码方向的场强方向可以改变脂肪信号的移动方向。注意，脂肪信号总是朝着频率低的方向移动。图 3 将频率编码方向放在左右方向，此时 I 类化学位移伪影便出现在左右方向了

所表现出来的位移距离大小。虽然在谈及化学位移伪影时经常要讨论会发生位移的像素数，但最后要回答化学位移的距离时还要考虑每个像素的大小。因为信号接收带宽会决定单个像素的频率范围，磁共振的场强会决定水和脂肪的化学位移，这两个因素就决定了化学位移的像素数。FOV 和频率编码矩阵共同决定了单个像素在频率编码方向上的大小，把这些因素综合在一起就可以计算出化学位移的距离。

（1）成像设备场强：磁共振设备的场强显然会直接影响水和脂肪之间的化学位移。当水和脂肪之间的化学位移用无量纲的 ppm 表示时就是一个恒定的值，约为 3.5 ppm，不随场强而变化。而水和脂肪之间化学位移的 Hz 数则随着场强增加而增加，通过拉莫尔方程很容易计算出来这个 Hz 数。在 1.5 T 上二者相差约 220 Hz，而在 3.0 T 上约为 440 Hz。所以当成像过程中采用的像素带宽相同时，3.0 T 成像的化学位移是 1.5 T 的两倍。同样的，在低场强磁共振设备如 0.35 T 上水和脂肪的化学位移 Hz 数为 52 Hz，在这种情况下几乎很难出现水脂化学位移伪影。了解化学位移与成像设备场强之间的关系在实际工作中很有指导意义，在使用更高场强的设备时除了能获得更高的信噪比外也会有更明显的化学位移伪影，这种化学伪影可能会导致使用者对一些细微结构评价出现误差。所以必须从各个方面综合考虑来优化相应的扫描参数。

（2）接收带宽与化学位移像素数：在磁共振成像原理学习过程中接收带宽是一个特别重要的概念。可将其简单理解为成像过程中在读出梯度方向的总的频率范围。在操作界面上称之为带宽。接收带宽在不同公司设备中有不同的描述方法。在 GE 磁共振设备上给出的是半带宽，如 31.25 kHz 或 41.67 kHz 等，这个半带宽乘以 2 就是信号采集的总带宽。不过近些年 GE 磁共振设备上也同时给出像素带宽值。其他公司一般给的都是像素带宽，也就是总带宽除以频率编码矩阵后的值。两种描述方法之间可以相互转变，也有各自的方便之处。如当根据带宽、读出梯度和频率方向 FOV 之间的关系计算某序列成像中系统实际使用的读出梯度场强时，直接采用半带宽便更为方便，其计算公式为 $2\Delta\nu=(\gamma/2\pi)\times G_X\times L_X$；而在计算化学位移的像素数时就需要知道像素带宽。这时用特定设备上水和脂肪中氢质子的化学位移 Hz 数除以像素带宽就知道会移动几个像素了。因为高场强时化学位移伪影较低场强时更明显，所以在客观上高场强设备往往会采用更宽的接收带宽。更宽的接收带宽带来的负面影响是信噪比会有所降低，不过高场强本身固有的高信噪比可以弥补因为带宽增宽所导致的信噪比下降。在使用接收带宽这个参数时，需要了解的一点是：信号采集的总带宽从本质上说就是读出梯度场所导致的频率差异范围，所以接收带宽的范围在一定程度上也受梯度场强的制约。对于给定的频率编码方向的 FOV 而言，越大的接收带宽就意味着系统要采用更高的读出梯度场强，而根据一个给定的接收带宽系统所允许的最小频率编码方向的 FOV 也能计算出系统最大的读出梯度场强，正是基于这样的计算我们才能区分开标称梯度值和临床梯度值。这里以 GE 磁共振为例简单

说明一下如何根据接收带宽、矩阵来计算化学位移伪影的像素数。假设成像设备为 3.0 T，频率编码矩阵为 320，参数界面上 Bandwidth 为 31.25 kHz，此时水和脂肪的化学位移像素是多少？因为 GE 设备扫描界面上给出的接收带宽是半带宽，所以采用的总接收带宽为 31.252 × 2= 62.5 kHz，频率编码矩阵为 320，那么每个像素的带宽为（62.5 × 1000）/320 = 195 Hz/ 像素，3.0 T 磁共振水和脂肪化学位移导致的频率差异是 440 Hz，所以可以导致的化学位移像素数是 440/195 =2.25 个像素。

3. Ⅰ类化学位移所导致的位移距离：当计算出化学位移所导致的移动像素数后，需要进一步计算这个化学位移的位移距离是多少。显然只要知道频率编码方向上每个像素的大小就可以计算出具体的位移距离。还是上面的例子，假设成像的频率方向 FOV 为 36 cm，那么频率编码方向上的像素长为 360/320=1.125 mm，那么在这套扫描参数下所导致的化学位移距离为 2.25 × 1.125=2.5 mm。这个计算表明当移动的像素数相同时，像素越小最后导致的化学位移距离就越小，显然当像素带宽相同时，提高频率编码方向的空间分辨率有利于减轻化学位移伪影的影响（图 14-5）。

4. 扫描参数与对比度：Ⅰ类化学位移伪影是以水作为参照物，脂肪中氢质子被错误编码所导致的“被移动”。由于这种脂肪信号的“被移动”导致了信号叠加或缺失并因此产生了高信号带或低信号带。无论是高信号带还是低信号带都可能给图像解读带来误差。既然造成这种信号不应有起伏的原因是脂肪信号的移动，那么一个很显然的问题是这种被移动的脂肪信号对最后的图像究竟会产生多大的影响？其实这就要取决于在成像过程中脂肪信号的强度以及它和水分子中氢质子信号强度的差别和对比。很明显，任何原因导致图像中脂肪信号增高都会导致被移动的脂肪信号的影响变大，了解这些更容易理解哪些序列更容易产生明显的Ⅰ类化学位移伪影以及如何克服Ⅰ类化学位移伪影。

（1）自旋回波序列 T1 及 T2 加权像：因为在 SE 序列 T1 加权像上通常使用短 TR、短 TE，此时因为脂肪组织中氢质子的纵向弛豫更快，所以在 SE 序列 T1 加权像上脂肪组织通常表现为较高的信号。在这种情况下如果选择的接收带宽较窄就容易产生比较明显的Ⅰ类化学位移伪影。SE 序列的 T2 加权像时因为 TR、TE 都比较长，加之长 TE 时脂肪分子中 J 耦合作用较强，这些因素都导致脂肪信号较低，这在一定程度上会削弱 SE 序列的 T2 加权像中Ⅰ类化学位移伪影的影响。

（2）快速自旋回波序列 T1 及 T2：快速自旋回波序列的 T1 加权像中脂肪组织仍可表现为较高的信号。在快速自旋回波序列的 T2 加权像时尽管 TR、TE 较长，但因为通常回波间隔较短，此时脂肪组织分子结构中的 J 耦合作用减弱，和相同 TR、TE 的 SE 序列相比脂肪组织呈比较明显的高信号，所以如果存在Ⅰ类化学位移伪影则可产生比较明显的影响。

（3）梯度回波序列 T1 加权像：通常梯度回波序列会选择比较短的 TR，如果此时采用比较大的翻转角而 TE 时间接近于同相位时，脂肪组

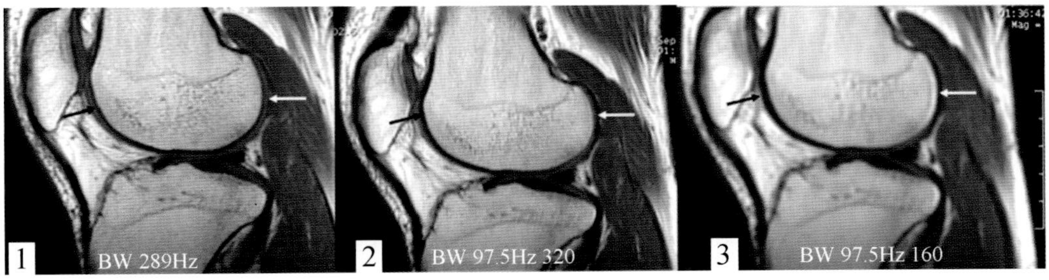

图 14-5　水脂Ⅰ类化学位移伪影影响因素。这里用实例扫描来说明Ⅰ类水脂化学位移伪影和像素带宽以及像素大小的关系。成像设备为 1.5 T 磁共振，频率编码方向在前后方向。图 1 中像素带宽为 289 Hz，此时发生在前后方向的Ⅰ类化学位移伪影不明显，但仔细观察仍可见股骨前方软骨下低信号“骨皮质”间隙较股骨后方稍宽，如前所述只要水脂化学位移频率 / 像素带宽大于 0.5 个像素就有可能发生Ⅰ类化学位移。图 2 和图 3 像素带宽相同但频率编码矩阵不同，图 3 中频率编码方向像素大小是图 2 的两倍，可见图 3 中Ⅰ类化学位移伪影更明显，图 3 中股骨前方软骨下低信号“骨皮质”更宽，而其后方软骨显示不清，后方软骨被脂肪信号移位导致的高信号重叠而显示不清

织信号相对于水分子信号而言会更高，此时Ⅰ类化学位移伪影会更明显。所以在临床工作中通常采用相对长一些的TR时间来削弱脂肪和水之间的这种对比。了解梯度回波序列的这个特点对于理解采用多回波梯度回波脂肪定量技术如IDEAL IQ中为什么会采用比较小的翻转角来减少脂肪信号的T1污染很有帮助。

四、克服Ⅰ类化学位移伪影的策略

在成像过程中如果采用脂肪抑制的方法先把脂肪信号饱和消除掉，那么在最后获得的图像中脂肪组织表现为低信号，此时即便存在着Ⅰ类化学位移，但因为被移动的脂肪组织本身就是低信号，所以这种Ⅰ类化学位移就不会导致肉眼可见的明显信号起伏。这种应用实例的典型代表就是在基于EPI采集的序列，如基于EPI信号采集的扩散加权成像（EPI-DWI）、或应用于头部的采用外源性对比剂的动态磁敏感对比灌注成像（DSC-PWI）以及基于BOLD法的fMRI。在这些基于EPI信号读取的序列中如果不能成功地消除脂肪组织的高信号，将会在相位编码方向产生明显的Ⅰ类化学位移伪影。在EPI信号采集方式中可以有不同的抑制脂肪信号的方法，GE公司通常采用选择水激励的方法，选择性水激励采用一组复合脉冲最后达到选择性激励水的目的。该方法对脂肪信号的抑制会更为彻底，但这种复合脉冲的施加对于梯度提出了较高的要求。临床上表现在使用这种选择激励时层厚对梯度性能具有较明显的依赖性。有时也可以采用其他脂肪抑制的方法，如化学饱和法或短时反转恢复（STIR）法等。选择激励或化学饱和法首先都需要精准区分开水和脂肪的频率差异，如果因为某种原因如局部磁场均匀度被破坏这时就无法准确区分水和脂肪的频率点，这会导致脂肪信号的残留而形成明显的Ⅰ类化学位移伪影。采用脂肪抑制消除Ⅰ类化学位移伪影的另一个重要应用是骨关节成像。高场强磁共振设备通常会采用化学法脂肪抑制成像来清晰地显示软骨等结构。这里的脂肪抑制一方面通过抑制脂肪信号使得关节软骨表现为高信号，同时这里的脂肪抑制也避免了脂肪高信号产生的化学位移伪影所导致的假性骨皮质增厚或关节软骨变薄。在非脂肪抑制T1加权像骨髓内高信号如产生明显的Ⅰ类化学位移伪影则可能导致假性软骨变薄（图14-6）。这些在解读图像时要特别注意。

有时Ⅰ类化学位移伪影也可能提供有价值的临床信息。譬如对于直肠癌等所导致的淋巴结转移在和淋巴结增生鉴别上一直是非常困难的，但有研究认为如果是淋巴结转移通常会破坏淋巴结结构，这时候正常的水脂交界面会被破坏，而正常的淋巴结则应该存在这种Ⅰ类化学位移伪影。对于Ⅰ类水脂化学位移伪影，这里还是有必要再强调几个基本概念：其一，因为在磁共振成像过程中以水分子的共振频率作为中心频率，所以水脂Ⅰ类化学位移表现为脂肪信号的位置“被移动”；其二，在讨论Ⅰ类化学位移伪影的大小时很多原理书上都是以水和脂肪交界面的体素作为切

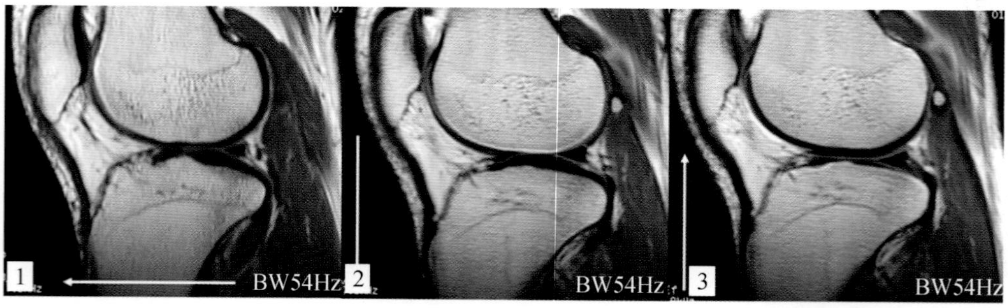

图14-6 水脂Ⅰ类化学位移伪影方向与频率编码方向的关系。这里箭头的走行方向代表频率编码方向而箭头所指的方向代表脂肪信号化学位移方向。图1中化学位移伪影出现在前后方向，股骨前方软骨重叠一高信号带，股骨后方软骨下“低信号”带增宽。图2、3化学位移伪影出现在上下方向，图2显示膝关节股骨侧可见高信号带与软骨重叠，胫骨侧可见软骨下低信号带增厚；图3中人为改变脂肪化学位移的移动方向，可以发现膝关节股骨侧软骨下方低信号带增厚，而胫骨侧可见一高信号带。注意这种低信号带的增厚不要解读为软骨下骨皮质增厚，而高信号重叠区也不能解读为相应软骨变薄

入点，但实际上这种因为Ⅰ类化学位移所导致的脂肪信号的错误“被移动”应该被更准确地理解为相应区域整体脂肪信号的“板块移动”。之所以以交界面处的体素作为分析的切入点，实际上等同于研究这种Ⅰ类化学位移所导致的脂肪信号移动是否会“破界”，如果经过计算体素内脂类信号的位移不会超出该体素，那就意味着看不到宏观上的Ⅰ类化学位移伪影；其三，在讨论交界面体素中的化学位移伪影时可以简化地认为水和脂肪刚好在体素中心交界，这样只要这种Ⅰ类化学位移所导致的脂类信号的移动超过半个体素时就可以观察到宏观的Ⅰ类化学位移伪影。

五、Ⅱ类化学位移伪影或效应

磁共振信号不仅有大小而且有方向，这里的方向就是通常所说的相位信息。由于水和脂肪分子中氢质子的共振频率存在着一定的化学位移所导致的频率差别，这就使得它们的信号相位也发生着周期性的变化。如在 3.0 T 磁共振成像设备中，水中氢质子共振频率较脂肪分子氢质子共振频率约快 440 Hz，在信号的起点也就是信号刚刚产生时，在射频脉冲作用下水和脂肪分子中氢质子的进动方向是相同的，但因为二者进动频率不同，随着时间的推移便逐渐形成相位差别。既然二者的进动频率相差 440 Hz，那么差 1 Hz（或者说一周）的时间是多少？当水、脂相位刚好相差一周时相当于两者又回到了初始的起跑点，此时它们处于相同方向即同相位；而当水、脂相差半个 Hz 或者说半周时两者的相位方向刚好相反，此时便是反相位。可以用两个运动员在一个圆形跑道进行赛跑来理解这个现象。当跑得快的刚好比跑得慢的多跑一圈时他们就重合一次，这时他们的运动方向是相同的；而每当跑得快的比跑得慢的多跑半圈时他们在圆形跑道的两端且运动方向刚好相反（图 14-7）。在梯度回波序列的回波形成过程中，因为不存在如自旋回波序列家族那样的聚焦脉冲，因而也不能刚好抵消水和脂肪中氢质子进动频率不同所导致的相位差，所以梯度回波序列的水和脂肪中氢质子的信号强度在不同的 TE 时刻既可能相互叠加也可能相互消减，同相位时二者相加，反相位时二者相减。这种在梯度回波序列中反相位时刻所导致的水与脂肪信号之间的相减所导致的信号减低被称为Ⅱ类化学位移伪影，也称为相位抵消效应。Ⅱ类化学位移伪影也可以理解为由化学位移所带来的一种新的对比。临床进行腹部成像常规使用的同反相位双回波序列利用的就是这种Ⅱ类化学位移伪影，也被称为化学位移成像。关于Ⅱ类化学位移伪影或现象有几点需要强调：

1. Ⅱ类化学位移伪影或效应必须建立在体素水平理解：Ⅱ类化学位移效应与Ⅰ类化学位移伪影相比，它既可以发生在水与脂肪组织交界面也可以发生在单一脏器内。但是无论在哪种情形下，这种Ⅱ类化学位移效应总是发生在体素水平的。也就是说只有当一个体素内既含有水又含有脂肪或脂类物质时才会出现反相位上的信号相减。在成像过程中那些位于水脂交界面的体素中就可以同时包括水和脂肪组织，这源于通常所说的部分容积效应。所以在这个区域会出现反相位上的信号相减，因为这种信号相减导致交界面线状低信号改变，这种现象被称为勾边征。而对于非交界面的组织而言，如果其细胞内存在有脂类物质如肝细胞的脂肪变性，那么在反相位上就会

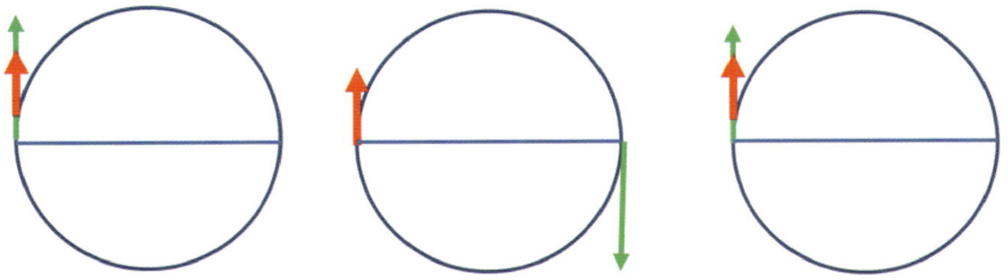

图 14-7　水脂Ⅱ类化学位移伪影或效应发生机制。水和脂类中氢质子进动同反相位示意图，信号刚产生时水（绿色箭头）和脂肪（红色箭头）处于同相位；每相差半个 Hz 时它们进动方向变成相反处于反相位，每相差一个 Hz 时它们进动方向再次重叠处于同相位

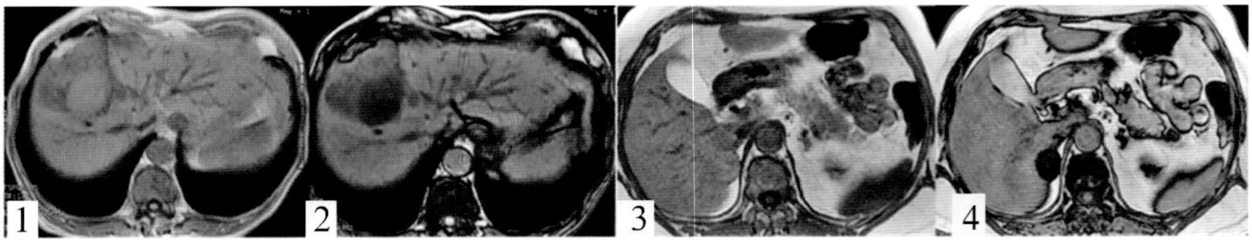

图 14-8 同、反相位成像在诊断中的价值。相同窗宽窗位下观察同反相位图像。1、2 图为肝内占位病变，在图 2 的反相位图像显示病变内存在明显信号减低区，提示其内有明显的脂肪变性；3、4 图为右侧肾上腺占位病变，在图 4 反相位与同相位相比信号明显减低，提示病变内有明显脂肪变性，这是肾上腺腺瘤的一个重要特点。注意在图 4 反相位图像在肝、脾等脏器与脂肪交界面处存在明显的勾边征象

发生水与脂类分子信号相减，此时对比同、反相位图像可能会发现反相位像上的信号减低（图 14-8）。临床工作中正是通过对比这种同、反相位图像的信号差异，来定性判断是否有肝脂肪变性。当然，为了便于观察同、反相位图像的信号差异，通常会将同、反相位图像的窗宽、窗位调至一致。此外，在利用同、反相位图像判断有无肝脂肪变性或病灶内有无脂质沉积时，尚需结合肝的基本病变所导致的肝背景变化和这些病变对于弛豫特性的影响。

2. 非交界面的Ⅱ类化学位移效应：这种Ⅱ类化学位移效应是通过观察其信号变化而确定的，需要同时观察同相位和反相位图像。如果反相位图像信号低于同相位就说明成像体素内含有脂肪或脂质成分。在观察同相位和反相位图像时必须保持相同的窗宽、窗位。另一方面还需要注意的是，虽然理论上同相位信号等于水加脂肪，反相位信号等于水减脂肪，但在梯度回波成像过程中同、反相位是通过不同的 TE 回波时间获得的，通常反相位采集在前而同相位采集在后。如在 1.5 T 上通常采集第一个反相位时间为 2.2 ms，而第一个同相位为 4.4 ms；在 3.0 T 上第一个同、反相位时间分别为 1.1 ms 和 2.2 ms。大家在对比同、反相位图像时要注意到从反相位成像到同相位成像存在一个回波时间差距，在该时间差后采集到的同相位图像会有一定的信号衰减。也正因如此，在对肝硬化伴有铁沉积或某些血液病或肾衰竭透析后经常补铁的患者进行同、反相位成像时，由于患者肝内存在不同程度的铁过载，这时同相位图像就会出现明显的信号衰减进而使得同相位信号明显低于反相位信号。所以在观察同反相位图像时要充分考虑 T2* 弛豫衰减对信号强度的影响（图 14-9 和图 14-10）。

3. 利用同反相位判断有无脂肪变性是定性诊断不是定量诊断：从理论上讲同相位像等于水与脂肪信号相加，而反相位像等于水与脂肪信号相减，这样在相同的窗宽、窗位下观察同、反相位像，就可以根据二者信号差别判断有无脂肪变性。当脏器或病变内存在有明显的脂质成分时，反相位信号与同相位相比应该有较明显的衰减。但正如前文所提及的，当合并有严重的铁过载时就无法根据同、反相位信号差别来定性判断有无脂肪变性了。即便可以根据同、反相位像来判断有无脂肪变性，但也不能根据测量到的同、反相

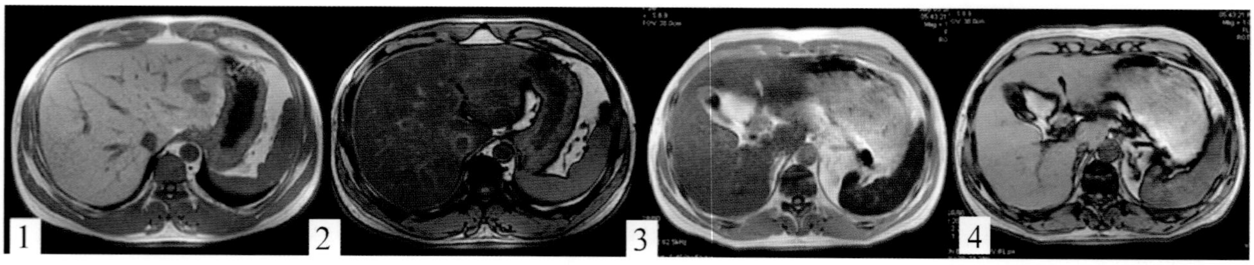

图 14-9 同反相位成像在临床中的应用。相同窗宽窗位下观察同反相位图像。图 1、2 显示反相位信号较同相位信号弥漫性降低，提示弥漫性肝脂肪变性；而图 3、4 显示同相位信号明显低于反相位，患者为肝硬化合并铁过载。故当患者存在有铁过载时采用同、反相位图像无法定性判断是否有脂肪变性

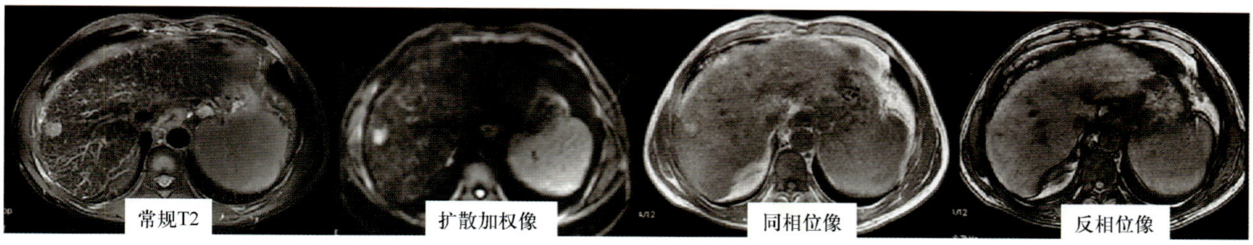

图 14-10　肝右叶一小类圆形占位病变，T2 像呈中等高信号，DWI 呈较高信号改变；同相位像显示病变呈高信号而反相位病变呈等信号改变。注意该病例 T2 像及 DWI 像肝背景信号较低，这是一个肝硬化合并一定程度铁过载，因为同相位比反相位的 TE 时间长，肝背景在同相位像较反相位像有信号衰减，因此导致小结节病灶呈高信号改变

位像信号来做定量分析。参照前文有关脂肪定量解决方案内容，当患者合并较明显的纤维化时如肝硬化时同样可以导致同相位信号衰减，在这种情况下根据同、反相位信号差距计算的脂肪信号的百分比显然是不准确的（图 14-11）。

4. 反相位不等同于脂肪抑制：虽然当体素内同时存在水和脂类成分时在观察同反相位图像时可以观察到反相位图像上的信号减低，但这并不意味着同反相位双回波成像中的反相位是一种脂肪抑制技术。明确这一点很有必要，至少对于那些纯粹的脂肪组织而言，其同、反相位图像在理论上并不存在信号的变化。

六、Ⅱ类化学位移效应的临床应用

虽然Ⅱ类化学位移效应也可以称为Ⅱ类化学位移伪影，但实际上更建议大家称之为Ⅱ类化学位移效应。这种Ⅱ类化学位移效应能为临床诊断和鉴别诊断提供重要的信息。

1. 肝或某些病变中的脂肪变性：在非创伤性肝脂肪变性评估方案中，如果不存在明显的纤维化或铁沉积等并发改变时，利用同、反相位的双回波成像是观察肝脂肪变性的一种快捷的定性诊断方式。不过需要再次强调的是，双回波法是一种定性诊断的方法，不适合作为定量研究的手段。若受某些条件限制而只能采用同、反相位双回波法进行定量评估时，需要注意以下几个问题：①采用这种方法进行量化评估需要排除明显的肝硬化、铁沉积等干扰因素。如果在常规 T2 加权像或 DWI 像上显示背景信号很低时，需要警惕有肝硬化纤维化或铁沉积等因素存在，此时采用这种方法得到的定量会存在明显误差；②即便不存在明显的纤维化或铁沉积，轻微的肝纤维化或其他因素的干扰都可能导致肝组织弛豫率变快，这种情况也会影响同反相位评估的准确性。

一些肿瘤类病变会引起脂肪变性改变，如肝

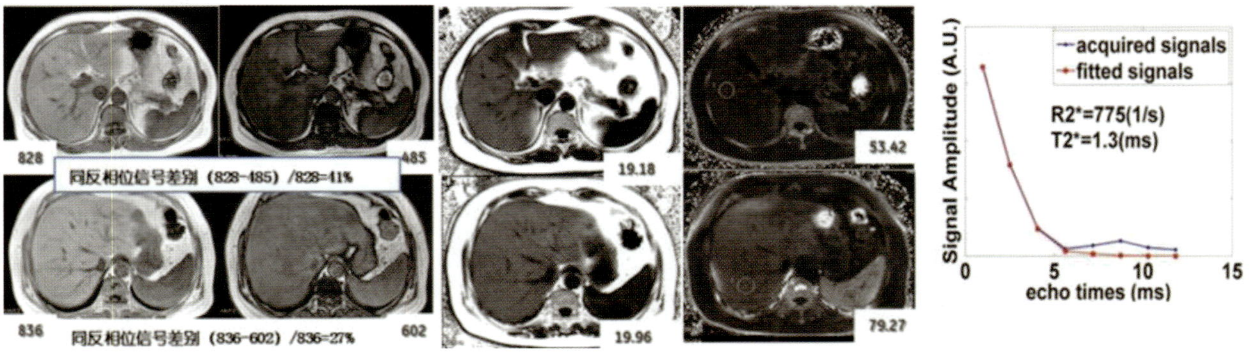

图 14-11　同反相位成像对于脂肪变性是定性诊断而不是精准定量诊断。上、下两排为两个不同的病例，单纯从同反相位图像测得的信号来计算上排病例的肝内脂肪含量较下排病例更明显。但从 IDEAL IQ 测得的脂肪百分比来看，下排病例肝内脂肪含量稍高于上排病例。通过 R2* 的测量得知下排病例的弛豫速度更快，这就意味着在相同的 TE 时间差内，下排病例的信号衰减更明显，这是导致其同相位信号偏低的根本原因。IDEAL IQ 通过多回波采集可以计算出弛豫率并对最后的定量进行补偿，从而克服了同、反相位成像因为弛豫率不同所导致的信号偏差

细胞肝癌、肾透明细胞癌以及肾上腺腺瘤等都可以合并有不同程度的脂肪变性改变。利用同、反相位成像可以很敏感地观察到这种脂肪变性改变，这可以为诊断和鉴别诊断提供非常重要的影像学信息。在肝细胞肝癌诊断中，病变中出现脂肪变性被视为支持癌变的生物学标志之一，而肾透明细胞癌及肾上腺腺瘤中脂肪变性是支持其诊断的重要依据，如图 14-12、图 14-13、图 14-14 以及图 14-15 所示。

2. Ⅱ类化学位移效应是 Dixon 水脂分离成像的基础：尽管不同厂商提供的 Dixon 水脂分离解决方案的商品名称各不相同，但基于Ⅱ类化学位移效应的同、反相位成像是 Dixon 法水脂分离解决方案的基础。又因为传统的 Dixon 水脂分离解决方案对磁场均匀度有较高的要求，这使得它在一些偏中心区域无法保证成功地进行水脂分离成像。于是在传统的 Dixon 基础之上又开发出各种不同的水脂分离解决方案，如 GE 公司的三点不对称水脂分离解决方案 IDEAL 和基于区域增长和相位校正的两点法水脂分离解决方案 Flex 等。这些基于Ⅱ类化学位移效应的水脂分离解决方案比较圆满地解决了传统化学法脂肪抑制挑战比较大的成像区域的脂肪信号剔除，如颈部区域，或者一些明显偏中心区域如双侧乳腺成像等等。这些水脂分离解决方案如 IDEAL、LAVA Flex 等在一次成像中可以获得水像、脂像、水脂同相和水脂反相四种不同的对比度图像，这些不同的对比度图像可以为诊断和鉴别诊断提供更加丰富的影像信息。因此大家不要把这些水脂分离解决方案简单地理解为一种增强版的脂肪抑制技术，事实上在这些技术中并没有施加脂肪抑制脉冲。

七、基于自旋回波序列的同反相位成像

通常一谈到同、反相位成像就会联想到梯度回波序列，这是因为在梯度回波序列中，我们很容易通过特定的 TE 时间选择来获得同、反相位图像。由于梯度回波序列不存在聚焦脉冲，无法抵消因水、脂化学位移效应所导致的相位变化，所以随着 TE 时间的不同这种相位变化也在周而复始地变化着。与梯度回波序列不同，自旋回波序列家族在回波中有聚焦脉冲的参与，聚焦脉冲理论上能够有效地克服或者抵消水脂化学位移所带来的相位变化，也能够最大化克服空间上有规

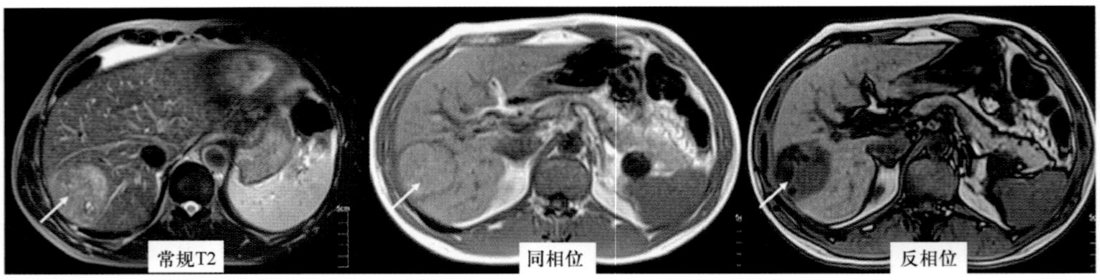

图 14-12 同反相位成像在肝内占位病变中的应用。肝右叶类圆形占位病变，脂肪抑制 T2 加权像显示肝右叶占位病变，其内可见片状偏低信号改变。该偏低信号改变是脂肪变性成分在脂肪抑制序列信号被抑制掉了，还是病灶内纤维成分较多或过多的癌细胞堆积导致细胞密度增高？这两种情况都可以导致 T2 像信号减低。而在同、反相位图像上可以观察到反相位上病灶信号明显低于同相位，这就明确了病灶内存在明显的脂肪变性。这对于鉴别诊断很有意义

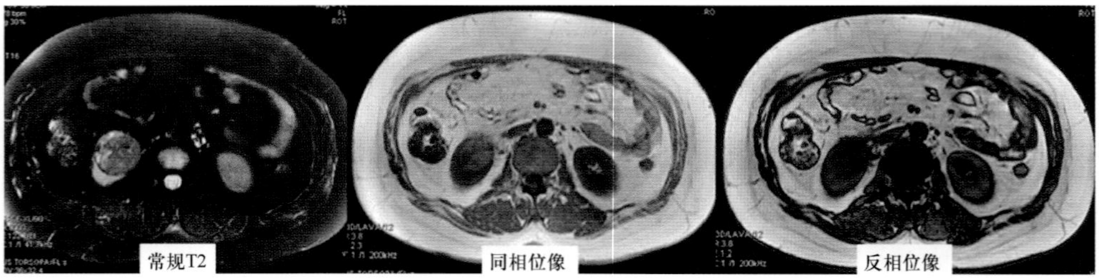

图 14-13 同、反相位成像在肾内占位病变中的应用。右肾上极占位病变，脂肪抑制 T2 加权像病变呈实性偏低信号改变。同层面同、反相位图像显示反相位上病变信号强度明显低于同相位，提示病变内有明显脂肪变性。术后病理证实为透明细胞癌。透明细胞在某种程度上可以理解细胞内存在有大量的脂质，在染色过程中脂质被溶解所致

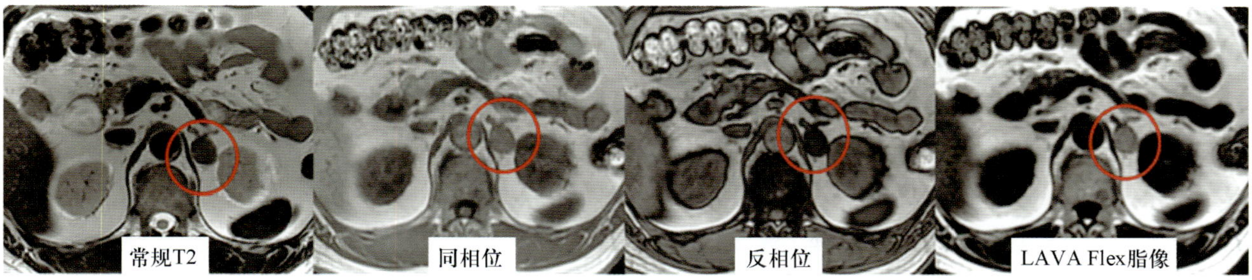

图 14-14 同、反相位成像在肾上腺占位病变中的应用。左肾上腺可见一类圆形占位病变，T2 像近似等信号改变，同反相位像显示反相位上病变信号明显减低。在 LAVA Flex 脂像上病变表现为高信号，提示病变内富含脂质。手术证实为肾上腺腺瘤。肾上腺腺瘤病理特点之一就是病灶内含有明显的脂肪变性

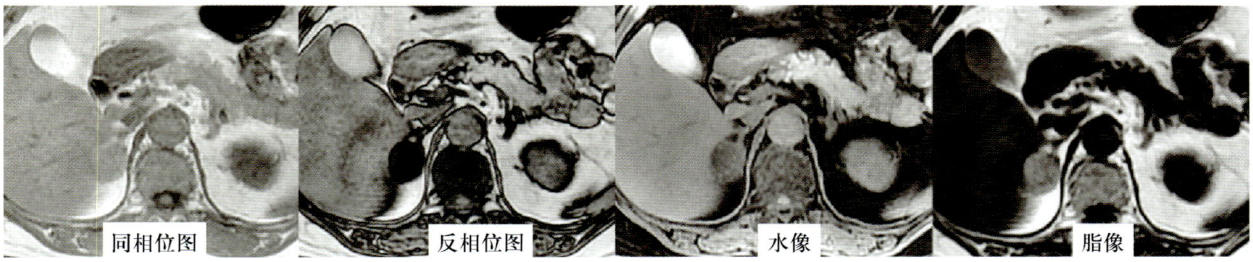

图 14-15 同、反相位成像在肾上腺占位病变中的应用。右侧肾上腺可见一类圆形病灶，同相位与邻近肝实质信号接近，反相位病灶呈明显信号衰减。在 LAVA Flex 水像上病变呈低信号改变，而在其脂像上呈明显高信号。这个病例也说明 LAVA Flex 脂像上只要病灶内脂肪成分含量足够高（无论是块状脂肪还是脂肪变性）都可以表现为高信号

律分布的磁场不均匀所导致的信号衰减。那么现在的问题是：可否在自旋或快速自旋回波序列家族中实现同反相位成像呢？答案显然是肯定的。不同的厂商都实现了基于 FSE 这一类序列的水脂分离解决方案，而实现水脂分离成像的前提是获得同、反相位或者类似同、反相位图像。

理解这个问题需回顾一下自旋回波序列家族信号读取的过程。从回波产生的过程来看，自旋回波序列中是通过读出梯度的极性切换来实现回波信号的采集。它与梯度回波序列的本质区别在于自旋回波序列采集回波之前施加了聚焦脉冲。这个聚焦脉冲可以克服化学位移、磁场不均匀等所导致的相位变化及信号衰减。通常为了最大化发挥聚焦脉冲的这一属性，在自旋回波序列信号采集过程中通过合理设计实现了读出梯度所决定的回波信号采集时刻和聚焦脉冲所决定的相位重聚时刻刚好重合。这种重合就确保了自旋回波序列家族的回波信号能够有效克服化学位移或磁场不均匀等对信号相位或幅度的影响。如果在序列设计过程中人为地打破这种读出梯度的回波时刻和聚焦脉冲所决定的重聚时刻之间的和谐，这样就等同于在自旋回波中引入梯度回波的成分。正是通过这样的设计，使得我们能够在自旋回波序列家族中实现同、反相位成像。在基于自旋回波序列家族的水脂分离解决方案中所实现的同、反相位成像是通过改变聚焦脉冲的位置或者通过读出梯度设计人为实现了自旋回波与梯度回波之间的一个错配，从而实现了基于自旋回波序列家族的同、反相位成像。这里必须澄清的是，在自旋回波信号读取过程中，并不是同时采集聚焦脉冲所决定的自旋回波和读出梯度所决定的梯度回波两个不同的回波信号，实际上只是采集读出梯度作用下所实现的回波，不过这里通过读出梯度所采集的回波却是经过聚焦脉冲“洗礼”过的回波，其信号衰减包络曲线是聚焦脉冲作用下的信号衰减曲线。可见，无论是单纯的梯度回波还是聚焦脉冲参与下的自旋回波，回波形成的过程都是通过读出梯度的作用而实现的，只是在读出梯度读取回波之前在两种不同的序列经历了不同的信号衰减过程。

如前所述，IDEAL 采用的是三点不对称回波法水脂分离解决方案。在基于 FSE 的 IDEAL 水脂分离解决方案中，根据所需要的相位差来设计聚焦脉冲决定的射频回波和读出梯度所决定的梯

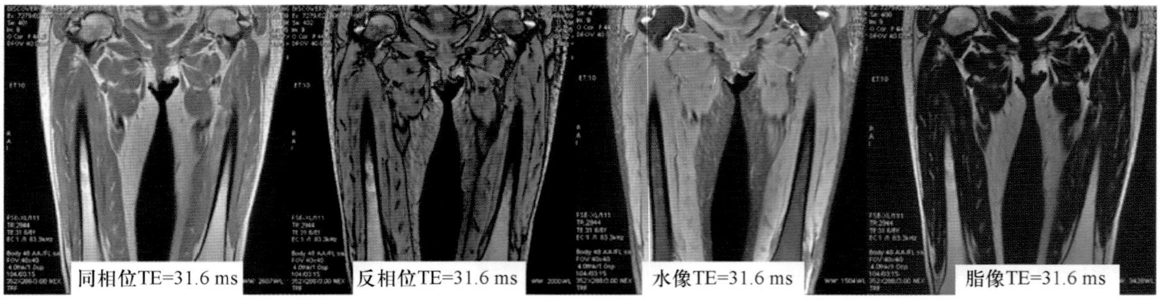

图 14-16　基于 FSE 序列的同、反相位成像。这是在 GE 磁共振平台利用 FSE IDEAL 水脂分离解决方案采集到的图像。仔细观察可发现同相位、反相位以及水像、脂像的回波时间 TE 都是 31.6 ms，这说明在基于 FSE 的 IDEAL 水脂分离解决方案中不是通过 TE 时间的差别来实现同、反相位成像，而是通过改变聚焦脉冲所决定的“射频回波”和读出梯度所决定的“梯度回波”之间的关系实现两种回波之间的错配并从而实现同、反相位成像

度回波之间的错位时间，最后利用采集到的数据拟合出同、反相位图像。IDEAL 序列采集三个不对称的回波信号，尽管采集的回波信号时间不同，但最后图像标出的是三个回波时间的平均值（图 14-16）。

（张英魁　黎丽）

第三节　基于化学位移效应的磁共振波谱成像

相较于目前临床上广泛应用的常规磁共振成像，磁共振波谱成像（magnetic resonance spectroscopy，MRS）才是基于核磁共振现象的最早应用。早期人们利用磁共振波谱成像来研究样本中某一个分子或分子中某一部分的化学构成。由于磁共振波谱成像对于场强具有很高的要求，所以早期的医用低场磁共振扫描仪无法开展医用磁共振波谱检查。近年来，磁共振设备性能的不断提升使得利用磁共振波谱成像研究活体组织内的代谢物水平成为可能。由于活体组织代谢物在正常和病理状态下具有不同的组成规律，所以借助磁共振波谱成像技术可以探测由病变所致的代谢物质变化，并依据这些变化为诊断和鉴别诊断提供有价值的信息。在构成人体的不同代谢物中，有很多元素都可以成为波谱成像研究的对象，如 ^{1}H、^{13}C、^{19}F 等。本章节仅就目前临床上广泛使用的中枢神经系统氢质子波谱成像的相关问题展开介绍。

一、磁共振波谱成像概述

与常规磁共振成像一样，磁共振波谱成像也遵循磁共振现象的基本规律，如拉莫尔方程所决定的进动频率是磁共振波谱成像的基础。但磁共振波谱成像与常规成像也有很多不同。在常规磁共振成像过程中，通过不同的序列、不同的参数获得的是与成像组织结构相对应的弛豫信号信息，通过这些信号的变化和对比可以发现病变并对病变的病理改变进行分析。在常规磁共振成像中，为了实现信号与组织结构之间的对应关系，需要施加频率编码、相位编码及选层梯度来实现空间标记和定位，而且其每个体素对应的信号强度可以通过序列和参数的调整而改变。与之相对应，磁共振波谱成像在信号读出阶段不施加频率编码或者说读出梯度，波谱成像所得到的信号中的频率差别完全由其内代谢物的化学位移来决定。同时，在波谱成像过程中为了更好地突出每种代谢物的含量要尽量减少参数对于弛豫的影响。由此可见，磁共振波谱成像的基础是不同代谢物中共振氢质子的化学位移不同，从而导致它们具有不同的拉莫尔进动频率，通过对波谱中不同位移点的谱线进行分析可以推断该种代谢物的含量或变化。

二、磁共振波谱成像对于设备的要求和挑战

磁共振波谱成像的目的是研究成像组织内代

谢物的水平和变化。对相应成像体素的波谱进行分析所得的谱线变化是这个体素中所有代谢物的综合反映。假如在成像过程中研究的体素过大，那么在这个体素中既可能包括正常组织，也可能包括异常组织，这样就会导致正常组织和异常组织代谢物之间的相互平均，其实这就是在常规成像中通常所说的部分容积效应。这种部分容积效应会导致代谢物的谱线面积被平均。譬如，在对怀疑颅内肿瘤病变的病人进行波谱成像时，显然非常希望能够通过病变内胆碱（choline）水平的增高来支持肿瘤病变的诊断，同时肿瘤病变通常还会伴有不同程度神经元破坏，其结果是神经元的标记物N-乙酰天冬氨酸（NAA）含量降低。通过choline和NAA这种相对关系的改变就更有信心给出肿瘤病变的诊断。但如果在进行波谱成像时体素过大，那么这个体素中就可能同时含有正常和异常两种组织，结果最后看到的代谢物信息是两者综合的结果。为了尽可能克服这种部分容积效应的影响，通常波谱成像时所选择的体素一般很小，这就对硬件平台提出了一个很高的要求。对于磁共振成像设备的要求集中在以下几个方面：

1. 成像设备的场强：磁共振波谱成像对于成像设备的场强有着很高的要求，通常在1.5 T或以上的超导设备上才能开展磁共振波谱成像。之所以对场强有如此高的要求，一则源于信噪比的要求，一则源于化学位移成像的要求。波谱成像的体素通常很小，这就在客观上要求设备能够提供更高的信噪比。另外，波谱成像所研究的组织代谢物其含量与水相比微乎其微，约相当于水含量的十万分之一。要想把如此低含量的代谢物显示出来，除了对于扫描中使用的扫描参数如成像时间有更高的要求外，足够高的磁场强度也是成像的前提和基础。波谱成像的信噪比与场强成正相关，场强越高固有信噪比就越高。更高的固有信噪比是获得良好谱线的前提，因为较低的信噪比会使得谱线基线受噪声干扰变得不稳、波谱形态杂乱无章。此外，波谱成像本质上属于化学位移成像。场强越高，不同代谢物之间的频率差别就越大，且高场强对于射频脉冲的设计也更加有利。

2. 成像设备的磁场均匀度：波谱成像的基础是不同代谢物中氢质子具有不同的化学位移。正是这种化学位移导致了不同代谢物中氢质子的共振频率不同。对波谱成像所获得的信号进行傅里叶变换便可得到处于不同位移点的不同代谢物以及代谢物所对应的谱线下面积。但是因为这些代谢物本身的浓度很低而且化学位移也很小，所以只有当磁场较为均匀时才能保证良好的谱线质量。在进行头颅磁共振波谱成像扫描时，通常会建议先进行预扫描。在预扫描过程中系统首先会测量成像区域的磁场均匀度，该指标一般用水的线宽来表示。良好的磁场均匀度是波谱成像重要保证的，不仅设备本身的磁场均匀度至关重要，而且成像区域的磁场均匀度也至关重要。

三、磁共振波谱成像过程中几个重要的基本概念

清晰了解和掌握磁共振波谱成像的有关基本概念是非常必要的。这不仅有助于提高波谱扫描的成功率，还有助于深入理解波谱成像所面临的一些挑战。在临床工作中经常会听到一些不切实际的波谱成像需求，之所以如此很多时候是源于对波谱成像的了解不够深入，这些不切实际的想法有时会导致课题进展的失败。

1. 代谢物与化学位移：组织中不同的代谢物中氢质子周围的电子云密度不同导致不同的化学位移，这是波谱成像的基础。以中枢神经系统为例，通常观察的是几种具有代表意义的代谢物，如N-乙酰天冬氨酸（NAA）、胆碱（choline）、肌酸（creatine）和乳酸及脂类（lactate，lipid）等。这些代谢物之所以成为关注的重点，一方面是由于这些代谢物较其他代谢物相比具有更高的浓度，所以能在临床磁共振设备的波谱成像中被显示出来，这是前提也是基础；另一方面，这些代谢物在病理状态下会有一定规律的变化，通过这些变化可以帮助推断可能发生的某种代谢改变，进而推测可能存在的组织学变化。在波谱成像过程中，代谢物的浓度可以因为病变导致的代谢改变而发生改变，但其化学位移的大小不会改变。换句话说，经过傅里叶变换后的每种代谢物在谱线上的位置是固定不变的。了解这点对于波谱分析至关重要。

在对不同代谢物的化学位移表达方面，可根据不同的应用场景采用不同的表达形式。如在讨

论不同场强设备对于波谱成像的影响时，用有量化单位的赫兹数表达相对来说更容易让人理解。场强越高，不同代谢物之间共振频率的频率差就越大，这对于射频激励和射频脉冲波形的设计人员而言就更加容易。而在进行波谱分析时，常采用无量纲的 ppm 以消除不同场强对化学位移数值的影响，同时便于描述不同代谢物质在谱线中的固定位置。此外，在用 ppm 表达波谱成像中每种代谢物质的化学位移位置时，还需注意它所选择的参照物是人体内并不存在的一种化合物，即四甲基硅烷（tetramethylsilane，TMS）。但由于四甲基硅烷具有毒性且无法在人体内获得均匀分布，所以在波谱成像扫描过程中并不能以它作为真正的中心频率参考点。有些厂商的说明中强调以水作为中心频率，而有些厂商的说明中则强调以 NAA 作为中心频率。但无论以谁作为参考频率，从 ppm 的角度来看都是一个平行位移的问题，此时不变的是各种代谢物和 TMS 之间的化学位移 ppm 关系。譬如，当把水作为参考点即把 4.7 ppm 处作为坐标原点时，NAA 的化学位移点可表达为：（NAA 与水之间的化学位移赫兹数 / 该设备下拉莫尔频率）$\times 10^6+4.7$。如果是在以 1.5 T 场强下，NAA 与水之间的化学位移为 −172 Hz，而 1.5 T 的拉莫尔频率为 63.8 MHz，经计算 NAA 的化学位移 ppm 点是（−172 Hz / 63.8 MHz）$\times 10^6+4.7=2.0$ ppm。以此类推，如果把 NAA 作为参考点，则利用代谢物与 NAA 之间的化学位移赫兹数经过上面的计算再加上 2.0 ppm 即可。其实这些运算是成像系统进行傅里叶变换时要做的事，作为使用者只要牢记每种代谢物的位置点即可。

2. 中枢神经系统波谱成像中几种重要的代谢物：在波谱成像中以下所提及的几种代谢物之所以重要，是因为在现有临床所使用的设备场强内这几种代谢物是可以被显示的，而且这些代谢物可以作为某些代谢的标记物。因此在临床工作中通过观察这些代谢物的含量变化可以提供诊断或鉴别诊断的信息。事实上，中枢神经系统代谢过程中还有很多其他代谢物，它们也都肩负着重要的功能，但因为其含量过低，所以利用现有的成像手段尚无法准确评估。

（1）N- 乙酰天冬氨酸（NAA）：是正常脑组织中 ^{1}H 波谱成像中的第一大峰，其化学位移频率点在 2.02 到 2.05 ppm 之间。该代谢物只存在于中枢神经系统神经元内，因此被用以作为神经元的标记物。在肿瘤、炎症、梗死等病理状况下中枢神经系统神经元受损，此时会伴有一定程度的 NAA 降低。另外，脑外肿瘤如转移瘤中不含有 NAA，这也是一个重要的诊断和鉴别诊断依据。

（2）肌酸（creatine）：正常脑组织波谱成像过程中第二高峰，其位移点在 3.02 ppm 附近，是能量代谢的中间产物。由于该代谢物峰值相对比较恒定，因此常作为其他代谢物信号强度的参考物。

（3）胆碱（choline）：其位移点在 3.2 ppm 附近，由磷酸胆碱、磷酸甘油胆碱、磷脂酰胆碱等构成，反映脑内胆碱总量。胆碱是细胞膜磷脂代谢的成分之一，参与细胞膜的合成和蜕变，因此能够反映细胞膜的更新。胆碱峰是评价肿瘤病变的重要共振峰，肿瘤快速的细胞分裂导致细胞膜转换和增殖速度增快，从而导致胆碱峰增高。在良性肿瘤病变和恶性肿瘤病变都会伴有胆碱峰的增高，也可以用 choline/creatine 的比值来反映肿瘤的恶性程度。choline/NAA 的比值也是反映肿瘤恶性程度一个指标。

（4）乳酸（lactate）：位于 1.32 ppm 附近，受 J 耦合效应影响，乳酸峰表现为双峰，而且随着 TE 时间不同可以表现为正立或倒置。正常脑组织的能量代谢以三羧酸循环为主，属于有氧代谢，因此一般检测不到乳酸峰。但当某些病变导致糖的无氧酵解加强时便可以出现乳酸峰。缺血病变、肿瘤病变等都会伴有无氧酵解加强，此时可见明显乳酸峰；而在肿瘤病变中如果可以检测出明显的乳酸峰则提示肿瘤恶性程度较高。另外，在线粒体脑肌病因为遗传因素导致的线粒体功能受损不能进行正常的三羧酸循环，能量代谢以无氧酵解为主，此时波谱成像可以显示明显的乳酸峰。乳酸峰也可以见于无代谢的囊变或坏死区内。

（5）脂质（lipids）：位于 1.3 ppm、1.5 ppm 和 0.9 ppm 等几个位移点，脂质峰多见于肿瘤坏死区或其他原因导致的坏死区内。

（6）肌醇（mI）：位于 3.56 ppm 附近，在短 TE 特别是 STEAM 成像方式显示更理想。与胶质增生相关。胶质瘤病灶中该峰的出现意味着肿瘤的恶性程度较高。

（7）其他代谢物：γ 氨基丁酸、谷氨酸等在一些特定的代谢脑病时可以显示，这些代谢物的显示通常需要短 TE 和更高的场强。

（张英魁　李金锋）

四、磁共振波谱成像扫描中质控环节

磁共振波谱成像对于信噪比、磁场均匀度等都具有特别高的要求，这对于波谱扫描来说就带来了很多挑战。如何能获得满意的波谱成像效果和扫描者对于波谱成像的理解息息相关，这里重点介绍几个和波谱扫描相关的重要环节。

1. 认真判读预扫描中线宽和水抑制水平：波谱预扫描和常规预扫描一样会寻找中心频率、计算发射增益、信号接收增益（模拟增益 R1、数字增益 R2），在波谱预扫描中还会计算两个特殊的参考值：线宽和水抑制水平。这里的线宽其实就是反映磁场均匀度的。虽然在波谱扫描过程中成功的水抑制是获得圆满波谱成像的基础，但在预扫描过程中系统会施加一些非水抑制的脉冲，并以水峰的半高全宽作为反映成像区域磁场均匀度的指标。这里之所以强调"成像区域磁场均匀度"这一概念是因为在波谱实际扫描过程中，影响线宽的不只是主磁场本身的磁场均匀度，操作者所定义的扫描区域对成像区域磁场均匀度也会产生非常明显的影响。如果进行波谱成像的区域临近气体就可能带来明显的磁敏感效应，这种磁敏感效应会影响波谱扫描过程中的线宽。如果进行波谱成像区域的病变内有出血、坏死等改变，都可能对成像区域的磁场均匀度产生很大的干扰。基于这样的考虑，建议大家在进行波谱成像时要和常规磁共振成像一样建立起"静态磁场均匀度"和"动态磁场均匀度"的概念。主磁场本身的磁场均匀度是指人体未进入磁体时磁体自身的均匀度，这个磁场均匀度是"静态的"，而当人体进入到磁体后主磁场的均匀度会因为磁化率差别而发生一定的变化，这时的磁场均匀度在不同的解剖部位就会有不同的变化，这里建议称之为"动态磁场均匀度"。建立动态磁场均匀度的概念对于波谱扫描有非常重要的指导意义。在进行某一具体部位波谱成像过程中要认真思考此成像区域的特点，在定位过程中要尽可能避免因为临近气体等因素所导致的磁敏感效应。另外在进行波谱分析时也要认真分析病变本身是否存在导致磁场均匀度变差的因素，因为这些都可能导致谱线质量变差。对于线宽这个指标不同公司可能有不同的量化评估方法，GE 磁共振平台上是给出直接的赫兹数作为评估指标。在 1.5 T 磁共振成像设备上，对于单体素、2D 多体素以及 3D 多体素给出了不同的评估标准。通常要求单体素线宽不大于 5 Hz，2D 多体素不大于 10 Hz 而 3D 多体素不大于 15 Hz。而在 3.0 T 磁共振成像平台上述指标可以适当放宽。当然，线宽越窄就意味着扫描出来的波谱谱线基线越平稳，每种代谢物的峰高更高，所以在波谱扫描时大家都很追求更窄的线宽。然而，在临床实际工作中有时会遇到一些本身成像挑战特别大的部位，如海马、脑干、临近颅底区域或紧靠颅骨骨板的病变区域等。这些区域很容易受到磁敏感效应的干扰而导致线宽变宽。在这种情况下进行波谱扫描得到的谱线质量可能不太理想，但不代表得到的谱线没有诊断和鉴别诊断价值。在进行波谱扫描时，使用者应学会正确分析成像区域所面临的各种挑战，充分评估这些挑战对于谱线可能带来的干扰，然后再去客观分析获得的数据。

波谱成像过程中的水抑制水平也至关重要，因为各种代谢物的含量和水相比相差非常悬殊，通常水的含量是这些代谢物含量的 10^5 倍。如果在波谱成像过程中水抑制不彻底，残留的水信号会导致代谢物的峰高过低。在波谱预扫描过程中需要注意水抑制的水平，一般要在 85% 以上才可以进行下一步的扫描。通过水抑制优化选项可以提升水抑制的水平。

2. 精准定位和合理使用饱和带：在磁共振波谱成像过程中精准定位和合理使用饱和带是波谱扫描成功的关键。如前所述，波谱成像对于成像区域磁场均匀度有着苛刻的要求。这就在客观上要求在进行波谱扫描时要做到精准定位。这里所强调的精准定位有几层含义：其一，在进行波谱定位时要有大局观。当选择了一个参考层面作为波谱扫描的定位像时，除了在这个定位像内做到精准定位并尽可能避免气体、脂肪等干扰外，同时也要在三平面定位中密切注意所定义的波谱扫描范围是否在冠状位、矢状位上临近或包括了气体、脂肪等其他结构，这些都会对线宽、水抑制产生干扰并影响最后的观察结果。精准、理想的定位才是获得理想波谱成像的前提和基础。如果在预扫描过程中发现线宽过宽，此时不要一味地重复预扫描，而是要检查一下在进行波谱定位时是否包含了可能对磁场均匀度产生干扰的因素。这种情况下需要考虑重新定位。在海马、脑干或颅底等区域进行波谱成像时精准定位尤为关键，必须从矢、冠、轴三个维度观察波谱成像的VOI和毗邻结构的关系，尽量避免临近气体等的干扰。其二，精准定位要强调的是波谱扫描的区域要做到最大化满足临床需求。受很多因素的制约通常波谱成像的区域会有一定的限制。在进行波谱成像时，一定要确保波谱成像的区域能够提供更多的诊断和鉴别诊断的信息。如果选择的波谱成像是单体素波谱成像，这时要充分考虑波谱成像时的部分容积效应；如果选择的波谱成像是2D多体素成像，在定位时尽可能包括病变、病变周围水肿区和一部分正常脑组织，这样才有利于对比分析。在进行2D波谱成像时切勿将感兴趣区范围定义过小。感兴趣区范围决定了波谱分析中包括了多少个完整的体素，这个区域不影响扫描时间也不影响波谱成像的空间分辨率，影响波谱成像分辨率的因素是矩阵和扫描时选择的FOV。在这种情况下尽可能包括更多的体素等同于提高了2D多体素波谱扫描的效率。这对于后续的分析以及诊断及鉴别诊断都非常重要。在定位过程中合理使用饱和带也是波谱扫描成功的关键。不过对于饱和带的使用笔者强调的一个原则是理性原则。何谓理性？其一，在对一些毗邻颅骨或颅底或气体区域的病变进行波谱成像时成像区域内会不可避免地包含一些对波谱成像产生干扰的结构，这时合理地使用饱和带会在一定程度上减少它们对谱线质量的影响，特别是富含脂肪的颅骨骨髓，其信号被抑制后能够减少脂肪峰对于代谢物显示的干扰。其二，饱和带不是越多越好，也不是每个区域波谱成像都得施加饱和带。扫描中有些操作人员在进行波谱扫描时总是加一堆饱和带，其实这是不理性的做法。只要相应波谱成像区域没有毗邻气体、脂肪等结构，就没有必要添加过多饱和带。事实上在波谱成像过程中系统一般会在波谱的成像区域施加极精确饱和带（very selective saturation，VSS）。因此操作者就没有必要画蛇添足，过多的饱和带不仅会延长预扫描时间，有些没有必要的饱和带也会导致一些区域因为信号被饱和而无法显示分析。其三，饱和带不能解决所有的问题。当波谱成像的区域含有过多的干扰磁场均匀度的气体或其他因素时，施加饱和带也无法解决这些问题。饱和带更多的作用是抑制某些信号如脂肪信号对于代谢物显示的干扰，但不能从根本上改变气体等对磁场均匀度的影响。气体本身就不会产生信号，它对波谱成像的影响是源于气体和脑组织之间过大的磁化率差别所导致的磁场不均匀，这种情况下施加饱和带几乎无济于事。所以，当反复扫描而线宽仍无法达到满意结果时要考虑重新定位。

如图14-17所示，用实际定位图来说明定位时大家所选择的ROI大小并不影响波谱成像中体素的大小，这个ROI只是决定了波谱成像中包括了多少个完整的体素。所以在进行波谱扫描定位时切莫一味地缩小该ROI的大小，这对于后续的分析、处理以及诊断或鉴别诊断都不利。波谱成像的空间分辨率由采集矩阵和成像FOV共同决定。另外，波谱定位中要尽量确保定位层面和波

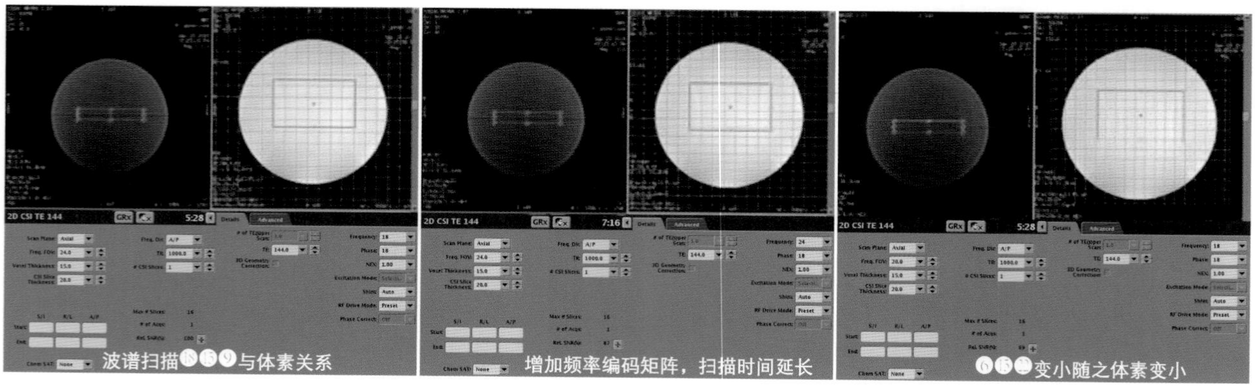

图14-17 波谱扫描中定位注意事项。波谱扫描过程中选择的ROI（蓝色框）决定了所包括的完整像素数目，当频率编码矩阵增加时显示频率方向像素变小但扫描时间延长，当波谱采集矩阵不变时缩小界面中FOV时显示像素变小。这三个图说明我们在定位时所框定的ROI决定了所包括的完整像素数目，不影响波谱扫描的空间分辨率

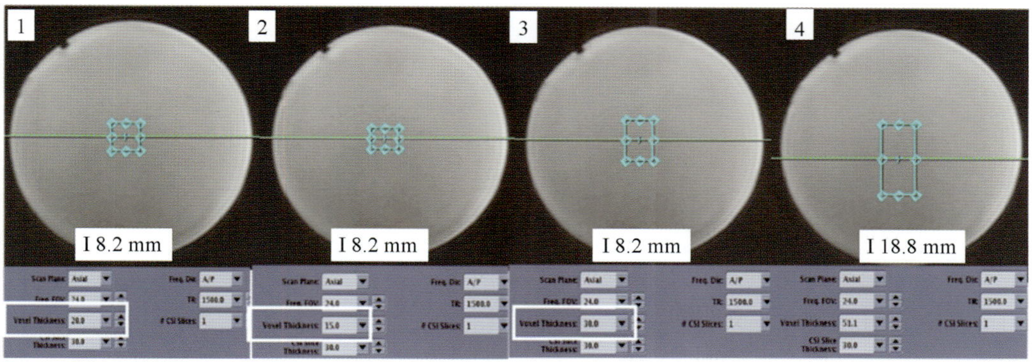

图 14-18　波谱扫描中体素厚度的修改。在单体素和 2D 波谱扫描定位时如果要改变体素的厚度可以在白框区域直接通过输入更改体素厚度，这样波谱体素的中心和相对应的定位像层面不变，图 1 至图 3 就是通过直接输入方法改变体素厚度，此时体素中心位置不变；图 4 中如果在矢状位上直接拖拉波谱 ROI 框改变体素的厚度则体素中心的位置和定位像层面位置不再一致。本例中图 1 至图 3 定位像层面为 I8.2 mm，直接输入体素厚度时中心不变，而图 4 在矢状位上直接拖拉 ROI 框导致中心不匹配

谱的层面中心保持一致，这对于后处理分析很有意义（图 14-18）。

3. 牢记体素大小和信噪比的关系：在磁共振波谱成像过程中为了清晰显示各种代谢物，成像时必须施加水抑制和脂肪抑制，因为与水和脂肪相比代谢物浓度非常低，这样波谱成像就更容易被噪声干扰。正因为如此，磁共振波谱成像对于信噪比具有更高的依赖性。波谱成像的信噪比和体素直接相关，特别是在单体素成像时。但在实际工作中经常发现在一些挑战比较大的区域或者病变比较小时有些操作者就会一味缩小体素，譬如在单体素波谱成像把体素的大小从 2 cm 调成 1 cm 左右，这就极大地降低了信噪比。需要牢记的是当体素的边长从 2 cm 调成 1 cm 时，体素的体积便从 8 cm^3 变成了 1 cm^3，这时就意味着其信噪比降低到原来的 1/8，要想保证和原来相同的信噪比就要求扫描时间增加到原来的 8 倍，这显然是不太可行的。从这个角度来看，对于那些挑战比较大的区域有时候进行波谱扫描不是完全可行的。即使病变体积很小，也不能一味地缩小体素。过小的体素导致信噪比过低，此时在噪声的干扰下谱线将变得无法观察（图 14-9）。

（黎丽　张英魁）

五、磁共振波谱成像序列

常用的磁共振波谱成像序列有两大类：点分辨法波谱成像（point resolved spectroscopy，PRESS）和刺激回波法（stimulated echo acquisition method，STEAM）波谱成像。如图 14-20 所示，前者采用

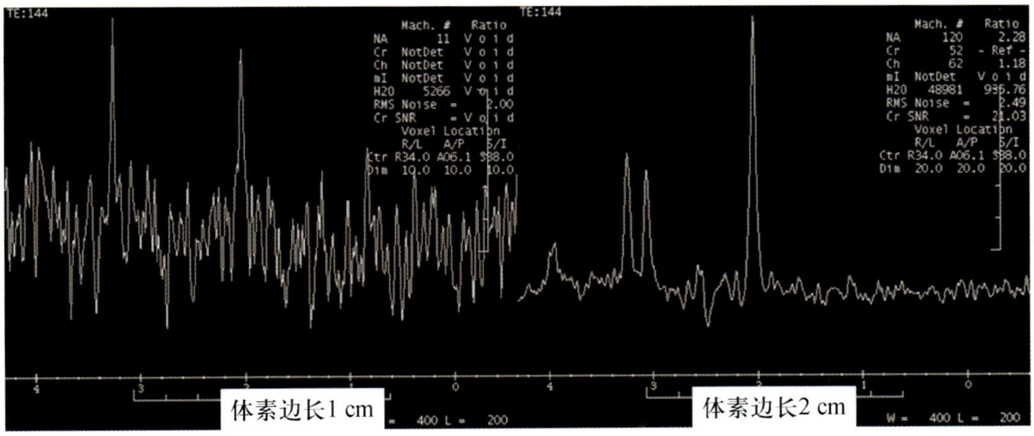

图 14-19　波谱成像体素与信噪比关系。这里展示体素大小对波谱谱线的影响，不难发现当体素大小为 1 cm 时谱线明显不稳，谱线各代谢物之间关系紊乱。当体素大小调成 2 cm 时谱线平稳，各代谢物之间关系恢复正常

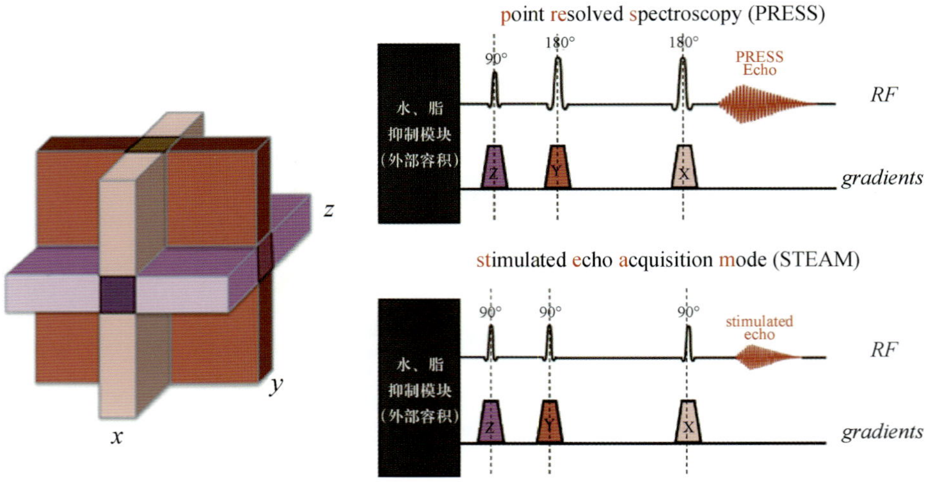

图 14-20　点分辨法波谱成像（point resolved spectroscopy，PRESS）和刺激回波法（stimulated echo acquisition method，STEAM）波谱成像序列简化示意图。两种序列都是通过三个不同方向的选层梯度配合射频激发而得到相应波谱成像容积范围。此外，在激励前两者都进行了整个外部容积的水、脂信号抑制

90°射频激励脉冲，然后跟两个 180°脉冲，三个射频脉冲伴随三个不同方向的选层梯度，最后形成了一个回波信号；STEAM 法则是采用三个 90°射频脉冲，三个脉冲跟随三个不同方向的选层梯度，最后形成刺激回波。无论是 PRESS 还是 STEAM 都是通过三个不同方向的选层梯度最后通过三个选层梯度相交叉而得到相应波谱成像容积范围。

PRESS 和 STEAM 的区别：在 PRESS 方法中通过一个 90°射频脉冲和两个 180°射频脉冲相互交叉得到成像区域，最后得到的是自旋回波信号；而 STEAM 采用的是三个 90°射频脉冲相互交叉得到的成像区域，在 STEAM 序列采集的不是自旋回波信号而是刺激回波信号。与 PRESS 序列相比，STEAM 序列的信噪比低，临床上用于短 TE 波谱成像，因为其信噪比偏低，更多地用于更高场强的磁共振成像设备。STEAM 的一个优点是水抑制更彻底。PRESS 方法的成像区域或者说所选择的成像体积内采集到的信号是自旋回波信号，和 MRI 中的自旋回波序列相比，波谱成像中的 PRESS 在采集回波信号中不使用读出梯度，因此其自旋回波信号由单纯的 180 度聚焦脉冲形成，这一点和 MRI 成像中的 SE 或 FSE 形成了一个对比。PRESS 的信噪比比 STEAM 法高两倍，临床上既可以用于短 TE 成像，也可以用于长 TE 成像。相比于 STEAM，PRESS 临床应用更为广泛。

六、J 耦合效应与乳酸双峰

尽管波谱成像所依赖的基础是化学位移成像，但实际上在波谱成像中 J 耦合效应对于波谱成像也有一定的影响。譬如，乳酸峰为什么会表现为双峰？为什么在特定的 TE 时间乳酸峰呈倒置表现而在另一些特定 TE 时间乳酸双峰又表现为正立（图 14-21）？诚然，我们可以只记住结果而不去思考其背后的原因，这似乎也不影响在临床中的应用，然而在磁共振成像任何技术的学习过程中，如果能够做到知其然再知其所以然无疑会对深化这些技术的应用具有特别重要的意义。

在讨论 FSE 序列对比度过程中就应该讨论到 J 耦合效应，不过在 FSE 序列中讨论的 J 耦合效应是关于脂肪方面的 J 耦合现象。J 耦合是同一分子结构或分子中同一基团中氢质子之间的一种相互作用。在脂肪的构成分子中的基团之间，一个氢质子对于另一个氢质子是一个微弱的小磁场，因为氢质子在主磁场中的排列方向可以是顺向的也可以是逆向的，而这些不同的排列方向都会使得临近的氢质子感受到一个微弱不同的磁场变化。这种微弱磁场的变化使得这些临近氢质子之间产生了很小的“频率位移”，譬如在脂肪酸或乳酸分子中相邻氢质子的共振频率会有约 7 Hz 的频率差异，这导致它们的吸收峰会产生分裂而

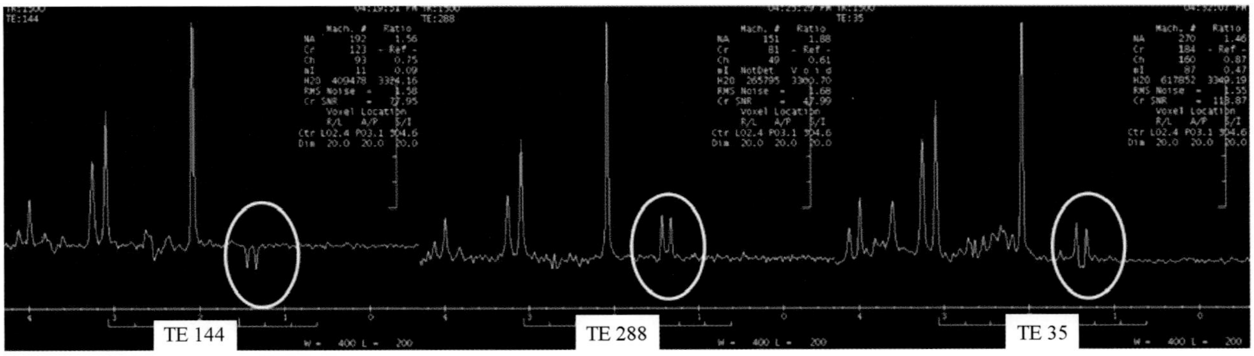

图 14-21　波谱成像中 J 耦合对乳酸双峰的影响。这里展示的三个不同的 TE 时间获得的水模单体素波谱成像，在 1.3 ppm 处可见一双峰谱线，在 TE = 144 ms 时谱线呈倒置表现，而在 TE = 288 ms 和 TE = 35 ms 时该双峰表现为正立。该双峰就是乳酸双峰

形成双峰表现。在常规磁共振成像中，脂肪分子的这种 J 耦合效应理论上会在一定程度上削弱来自于脂肪中氢质子的信号强度，而在 J 耦合效应影响下脂肪分子的信号强度遵循于以下公式：

$$S=S_0e^{-t/T2}\cos(n\pi f_j t_{esp})$$

这里面 f_j 就是 J 耦合导致的频率位移，约为 7 Hz，t_{esp} 在 FSE 序列指的是回波间隔，而在 SE 序列指的是 TE 时间，n 指的是 FSE 序列中回波信号的序数。虽然这个公式略显复杂，但还是希望大家能够深入理解这个公式背后的含义。对于 SE 或 FSE 序列而言，其中脂肪信号的亮度如果存在着前述 J 耦合效应，那么这个信号强度实际上就会受到余弦函数的调制，而余弦函数的值可能是正的，也可能是负的，综合作用的结果就是在 J 耦合效应影响下脂肪的信号强度会有所降低，这种现象在 SE 序列的 T2 加权像确实如此。然而，当从 SE 序列转换为使用 FSE 序列时会发现脂肪的信号亮度明显增加了，这是什么原因呢？如前所述，J 耦合效应在 SE 序列中受 TE 这个参数的制约，而 FSE 序列则会受到 t_{esp} 这个参数影响。当 TE 或 t_{esp} 小于某个临界值时脂肪分子的 J 耦合效应将大大减弱或消失，此时这种 J 耦合效应对于脂肪信号的削弱作用也不复存在。这里引入一个和 J 耦合效应相关的时间概念，即拐点时间（critical time，tc）：

$$t_{esp} \leqslant \frac{1}{2\sqrt{f_j2+f_{cs}2}}=tc$$

这里 f_j 是脂肪分子中氢质子 J 耦合带来的频率差异，而 f_{cs} 则是脂肪分子中耦合基团之间的化学位移，通常为 25 Hz，而 f_j 约为 7 Hz，所以这个拐点时间 tc 小于 20 个毫秒。因为在 FSE 序列中通常回波间隔都小于 20 ms，打破了由于 J 耦合所导致的脂肪中的氢质子相位周期性变化，这就是 FSE 序列中脂肪信号比较亮的原因。和 FSE 序列中存在的脂肪分子的 J 耦合效应相似，在磁共振波谱成像中在乳酸分子中也存在着这样的 J 耦合效应，不过这里的 J 耦合效应的特殊表现是乳酸双峰和乳酸信号的取向问题。对于采用 PRESS 序列进行波谱成像的序列而言，乳酸双峰的信号强度公式可以依据 $S=S_0e^{-t/T2}\cos(n\pi f_j t_{esp})$ 这个公式进行推导。因为在 PRESS 成像中只采集一个回波信号，所以这里 n=1，其 t_{esp} 就是采用的回波时间，此时这个公式简化为：

$$S=S_0e^{-t/T2}\cos(\pi f_j TE)$$

这里当 TE=$\frac{1}{f_j}$时，余弦调制函数为 $\cos\pi = -1$，而当 TE = $\frac{2}{f_j}$对应的余弦调制函数为 $\cos2\pi=1$，因为乳酸的 f_j 为 7 Hz，所以当 TE = 144 ms 时乳酸双峰倒置，而当 TE = 288 ms 时乳酸双峰正立。按着这个公式大家也可以计算出当 TE = 35 ms 时，此时调制函数相当于 $\cos\frac{\pi}{4}=0.707$，此时乳酸双峰正立，虽然与 TE = 288 ms 时相比理论上信号被调制降低，但因为 TE 时间短可以很大程度上弥补因为余弦函数所导致的信号降低。

七、磁共振波谱成像的临床应用与思考

作为在活体上无创探测组织代谢生化信息

的一种成像技术，磁共振波谱成像在神经系统疾病的诊断和鉴别诊断中具有一定的临床价值，也被不断地拓展应用和推广。从代谢物定量的角度而言，磁共振波谱成像可以理解为一种半定量的解决方案，这是因为干扰一种代谢物谱线的因素很多，如磁场均匀度，病变本身的一些特殊改变等。因此，目前临床上所使用的磁共振波谱成像还达不到绝对定量的目的。但是通过观察代谢物之间比值关系的变化也可以达到对某种代谢物的半定量评估，这些对于诊断和鉴别诊断具有很现实的临床价值。我们可以根据某些代谢物如乳酸的出现或者通过观察某些代谢物如胆碱、N-乙酰天冬氨酸相对含量的改变来推测和评估所发生的代谢改变，通过这些代谢改变来推测可能发生的病理改变。磁共振波谱成像对于肿瘤类病变的诊断和鉴别诊断可以提供支持性诊断依据。某些代谢类疾病如线粒体脑肌病或血管性疾病如缺血性脑卒中都可能因为无氧酵解的加强而出现乳酸峰，同时也可能因为神经元受损而导致 NAA 的降低。在磁共振波谱临床应用过程中有几点值得大家思考：

1. 磁共振波谱成像在临床应用中有一定限度：前文已经讨论过波谱成像所面临的特殊挑战以及对成像设备的较高要求等，了解这些就能帮助大家更好地理解和把握磁共振波谱成像在临床应用中的一些限度。因为波谱成像对于成像区域磁场均匀度有着特别高的要求，因此波谱成像显然在一些特殊部位如脊髓等区域应用就明显受限。对于发生在椎体内的病变因为局部具有很多的黄骨髓存在，这使得该区域波谱成像可行性很小。如果病变本身特别小，那么成像过程中就会存在明显的部分容积效应，这些也会导致波谱扫描所得到的谱线难以判读，因此特别小的病变进行波谱成像意义也很有限度。简而言之，波谱成像尽管非常有意义，但它在临床实际工作中也必须充分考虑其可行性和可信性。盲目地进行波谱扫描既造成扫描时间的浪费，又得不到有价值的诊断、鉴别诊断信息。作为一名磁共振设备使用者，必须能够更精准地评估进行波谱扫描的价值和意义。

2. 磁共振的波谱表现有诊断、鉴别诊断价值但缺乏特异性：了解这一点对于正确解读波谱扫描结果至关重要。不同的病理改变可能导致相同或相似的谱线改变，在这种情况下，某些特定代谢物的出现或者某种代谢物含量的相对变化可以成为支持某些诊断和鉴别诊断的依据但不能作为排除其他病变的依据。例如，在患有线粒体脑肌病时因为三羧酸循环障碍而无法进行有效的有氧酵解，作为代偿无氧酵解明显增强，其结果表现为在波谱成像过程中可以探测到乳酸双峰，而正常情况下乳酸双峰是不存在的或因其含量太低探测不到。当通过波谱成像探测到乳酸双峰时，它可以作为支持线粒体脑肌病的一个重要依据，但是还不能仅仅根据所发现的乳酸双峰就明确诊断为线粒体脑肌病，因为在缺血脑梗死时缺血区域同样可以探测到乳酸双峰。其实波谱成像这种“异病同谱”非常类似于常规磁共振成像中的“异病同影”。另一方面，对于同一病变在其不同的进展时间其代谢物含量也会有所不同，这些也给谱线判读带来一定的困难。临床工作者在进行谱线解读时必须坚持具体问题具体分析的原则。

3. 在进行谱线解读时也要认真分析谱线的质量和能否用于诊断和鉴别诊断：前文中反复强调波谱扫描对于磁场均匀度、信噪比以及水抑制、脂肪抑制等都有非常苛刻的要求，这是因为波谱成像所探测的各种代谢物和水或脂肪相比几乎微乎其微，在残留水或者脂峰污染下都可能导致基线不稳和无法清晰识别代谢物的谱线。遗憾的是临床工作中仍有一部分操作人员因为对此缺乏足够的认识，在定位、扫描过程中过于随意，忽略对各种预扫描数据的观察，最后导致所扫描的波谱图像达不到诊断要求。在这种情况下诊断医生只能选择重新扫描或者放弃当前数据。

4. 分析谱线时必须综合考虑成像方法和成像参数：磁共振波谱成像中的不同成像方式和不同成像参数的选择对于相应的谱线结果都会产生一定的影响。譬如，相比于单体素波谱，2D 多体素波谱成像范围大且可一次成像进行不同区域对比，但因为 2D 多体素波谱成像时体素相对于单体素波谱小，这会导致 2D 多体素波谱成像对于显示微量代谢物不如单体素波谱明显，而且对于 2D 多体素波谱成像的定位等方面提出了更高的要求。对于同一位置的单体素波谱成像而言，不同的成像参数如不同的 TE 时间在代谢物显示上也会明显不同。短 TE 波谱成像容易带来基线不稳，但对于显示一些具有短 T2 弛豫属性的代谢物却更有利。作为医生在判读波谱谱线时要充分考虑这些因素可能带来的影响才能更理性地解读相应谱线。同时，了解这些影响因素也可以为临床工作带来更多的切入点，用相应的方式和参数来验证和显示诊断工作中所关心的代谢物（图 14-22、图 14-23 和图 14-24）。

如前所述，在波谱应用过程中要注意的一点是不同的病变可能有相似谱线表现，根据获得的谱线可以作为支持诊断的依据，但有时不是排除或鉴别的依据。譬如，线粒体脑肌病因为三羧酸

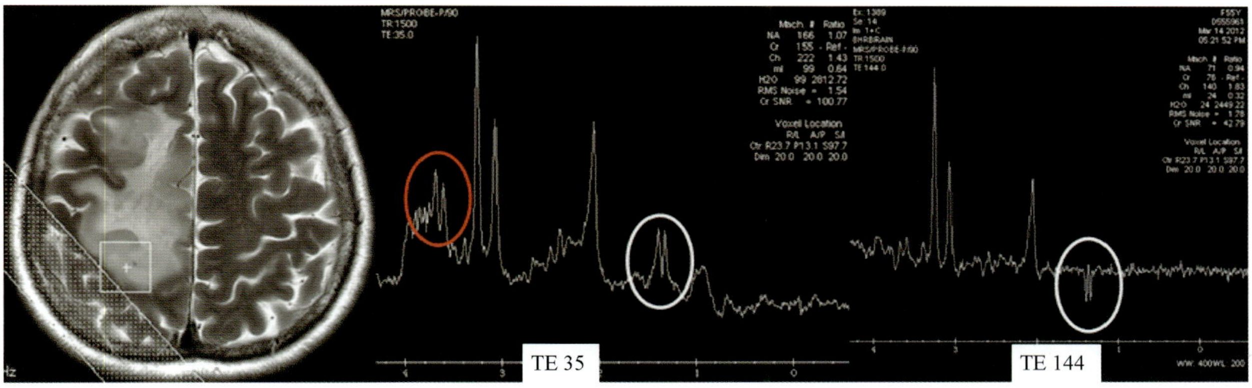

图 14-22 波谱成像中不同 TE 时间对谱线及代谢物显示影响。右顶叶占位病变采用不同 TE 时间的单体素波谱成像，TE 为 35 ms 时乳酸双峰正立（白圈），同时在 3.5 ppm 附近可以显示肌醇峰（红圈）；在 TE 为 144 ms 的单体素波谱成像显示乳酸双峰倒置（白圈），在 3.5 ppm 附近未见肌醇峰。肌醇峰的显示代表胶质增生，也代表肿瘤恶性度较高

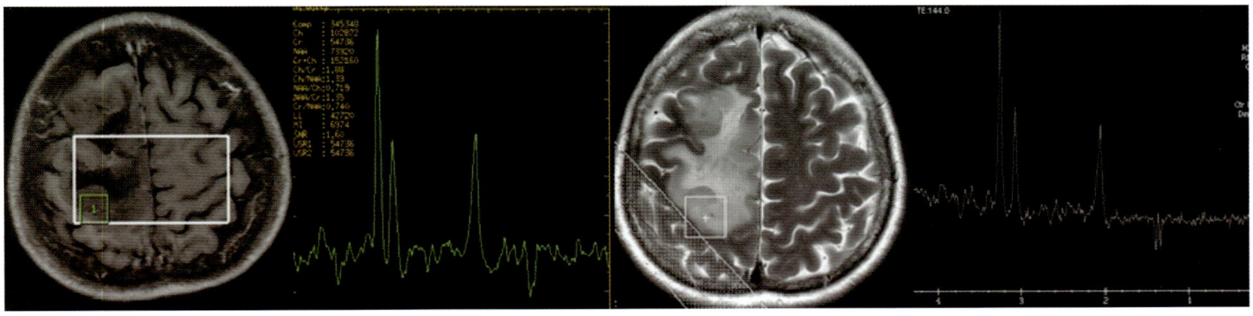

图 14-23 波谱成像中多体素与单体素对比。同一区域多体素与单体素波谱对比，虽然多体素和单体素谱线相似，但在乳酸双峰显示上单体素波谱可见明显的乳酸双峰谱线，而在多体素波谱上可见倒置乳酸峰但双峰结构显示不清

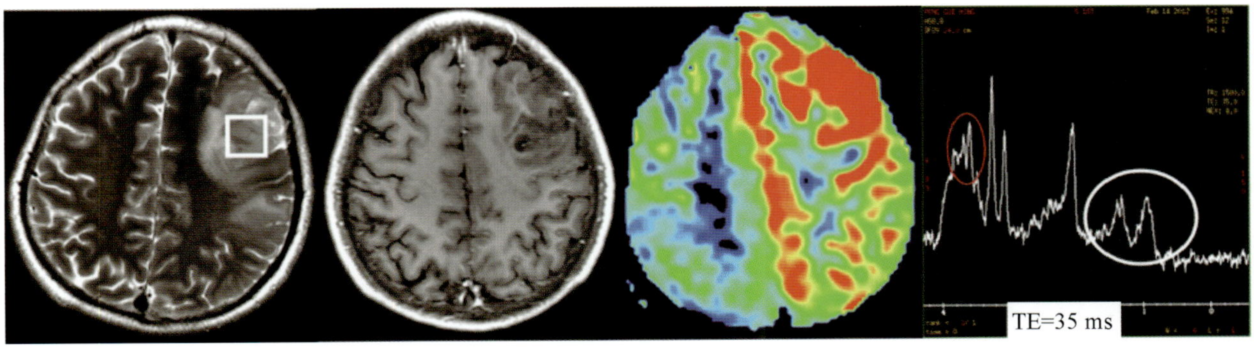

图 14-24 波谱成像在脑肿瘤中应用。左额叶占位病变，增强扫描强化不明显，3D ASL 灌注成像显示肿瘤病变区呈明显高灌注改变，病变区单体素波谱扫描提示病变 NAA 降低，胆碱明显增高；在 1.35 ppm 和 0.9 到 1.2 ppm 范围可见正立乳酸双峰和脂肪峰，在 3.56 ppm 附近可见肌醇峰。乳酸峰、脂肪峰及肌醇峰提示肿瘤有无氧酵解存在，提示肿瘤增长活跃病变区相对乏氧改变，脂肪峰提示有坏死或代谢改变；肌醇峰提示胶质增生，在胶质瘤提示恶性度偏高。病理证实 WHO Ⅲ级间变胶质瘤

循环的障碍可以导致病变区乳酸堆积，因此怀疑线粒体脑肌病时进行波谱成像明确乳酸峰的存在对于该病的诊断是一个有力的支持依据（图 14-25）。但缺血性脑卒中时在缺血梗死区也可以有乳酸的堆积，所以单纯根据波谱谱线不能鉴别线粒体脑肌病和缺血性脑卒中（图 14-26）。

磁共振波谱成像在神经系统病变的一个比较有代表性的应用是肿瘤病变。在肿瘤病变中波谱成像一个很有价值的应用是明确肿瘤周围水肿区是否有肿瘤细胞浸润，同时对于判断肿瘤的恶性

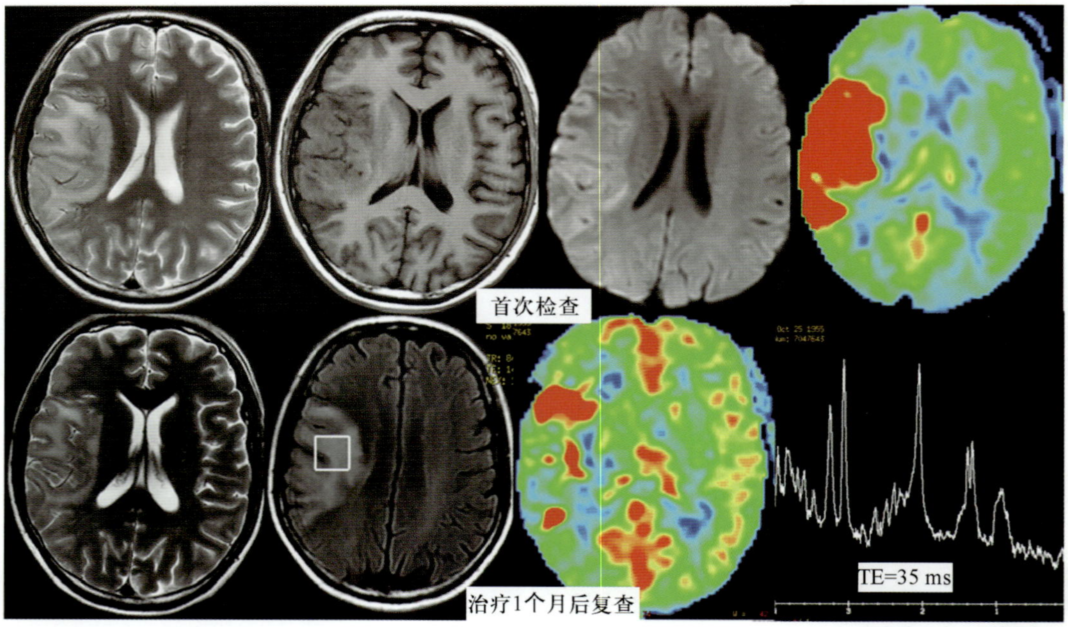

图 14-25　波谱成像在线粒体脑肌病中应用。突发左侧肢体活动不灵就诊，右颞叶可见大片状长 T2、长 T1 信号改变，DWI 成像显示皮质高信号，髓质区呈稍低信号，提示血管源性水肿，ASL 灌注成像呈明显高灌注改变。患者经肌肉穿刺证实为线粒体脑肌病。治疗一个月后复查 ASL 灌注仍见片状高灌注但较治疗前有所减小，TE = 35 ms 的单体素波谱成像可见明显的乳酸双峰及脂质峰。乳酸峰的出现提示局部有乳酸堆积

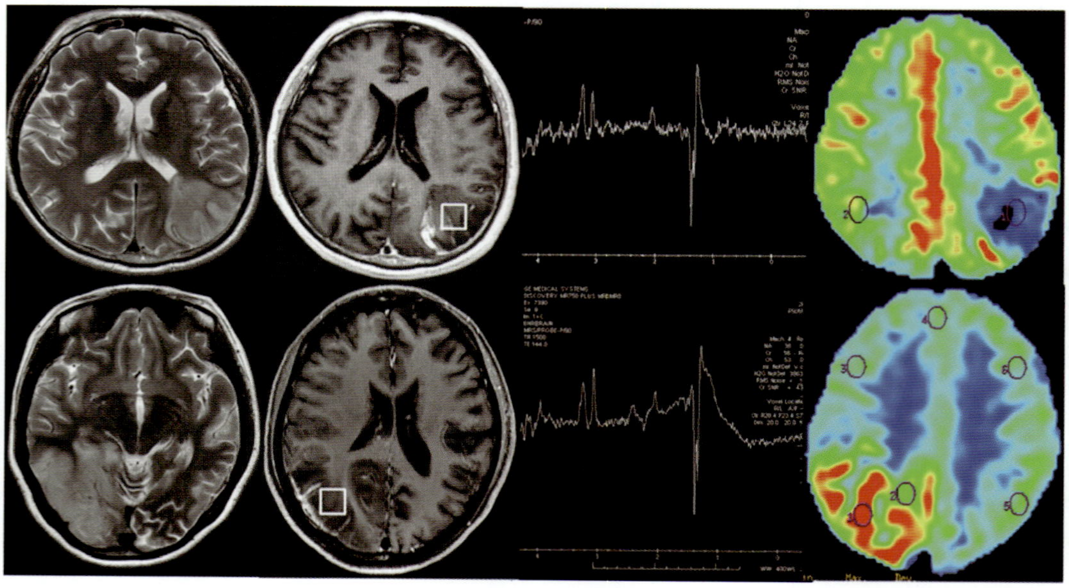

图 14-26　波谱成像在不同病变中的异病同谱表现。上下两排是两个不同的病例，上排是缺血性脑卒中，下排是线粒体脑肌病。两个病例的波谱成像（TE = 144 ms，单体素）均可见倒置乳酸峰和脂质峰。单纯从谱线很难区分二者，两个病例的 ASL 灌注成像显示截然不同，缺血性脑卒中表现为低灌注，而线粒体脑肌病表现为高灌注

程度有一定帮助（图 14-27）。不过在判断肿瘤良恶性方面，MRS 不如灌注成像敏感，也缺乏足够的特异性。另外，磁共振波谱成像对于判断肿瘤复发等也有一定意义（图 14-28、图 14-29 和图 14-30）。

磁共振波谱成像对于很多中枢神经系统疾病而言，可以提供有价值的诊断和鉴别诊断信

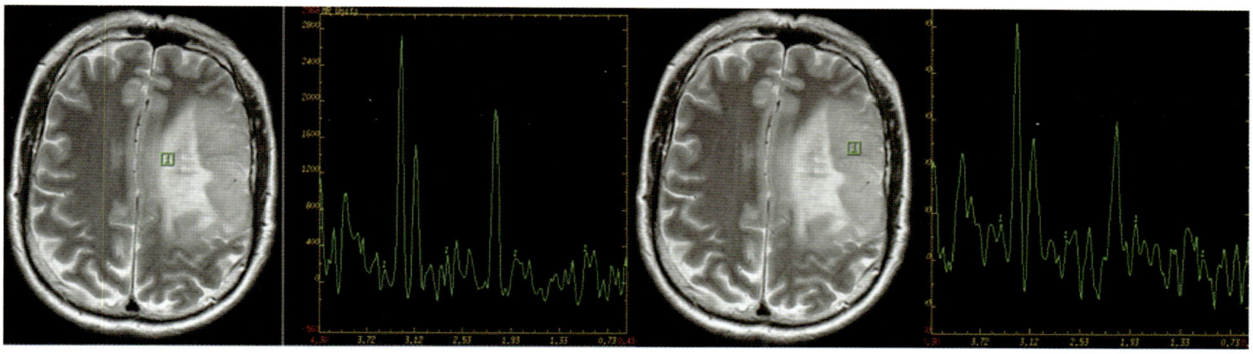

图 14-27　波谱成像在脑内肿瘤鉴别中的意义。左颞顶叶占位病变多体素波谱成像，病变区胆碱峰高于 NAA 峰，这种相对关系变化对于明确肿瘤病变有支持意义。同时在波谱成像也提示病变内仍有 NAA 成分存在，这说明病变起于脑内，是否存在 NAA 是鉴别脑内、脑外肿瘤病变的重要依据之一，不过在波谱分析中要避免部分容积效应的干扰

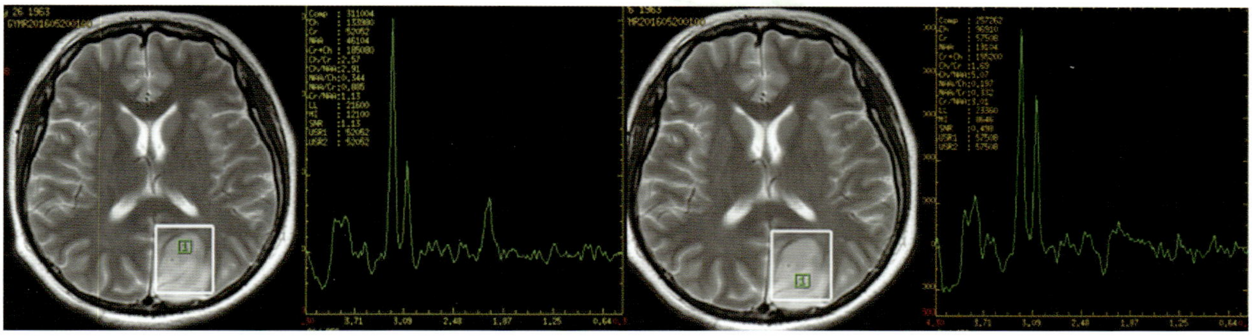

图 14-28　波谱成像中的部分容积效应问题。这里通过一个实例分析说明一下脑膜瘤病例波谱分析中存在的部分容积效应。当分析的体素比较靠近病变的边缘部时体素中就可能包括了临近一部分脑内组织，在对应的谱线上显示有 NAA 的存在，而在病变的中心部分析时体素内不含 NAA 成分

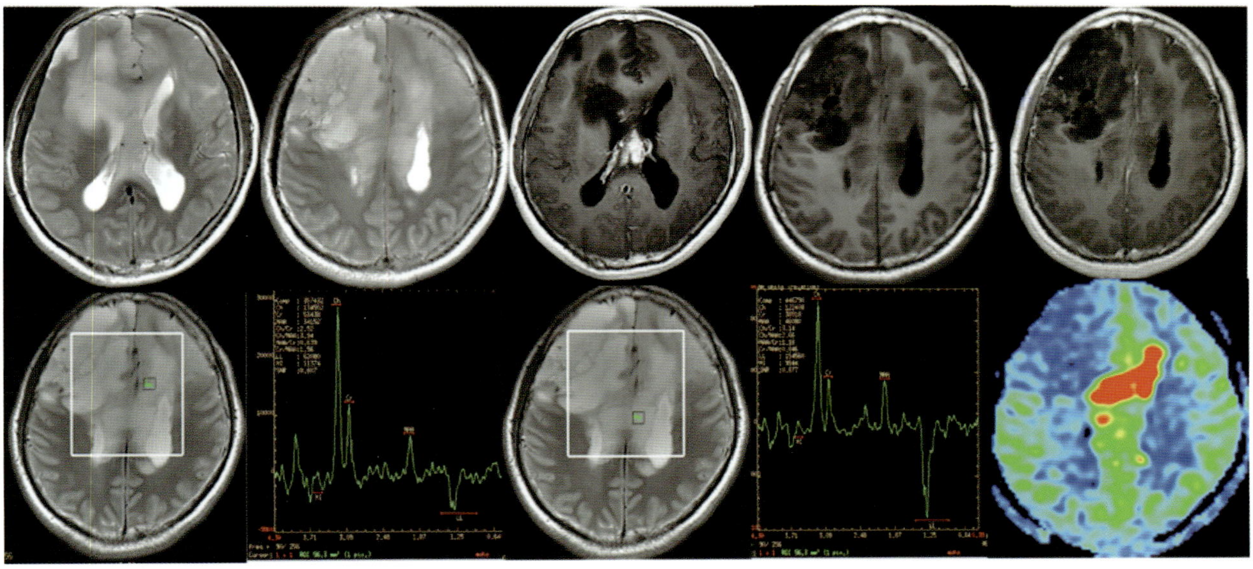

图 14-29　波谱成像在胶质瘤复发中的应用价值。胶质瘤术后复发，多体素波谱成像显示胼胝体区可见胆碱峰明显升高，同时可见较明显的倒置乳酸峰。在 ASL 灌注图像上显示胼胝体区高灌注改变，再次手术证实复发

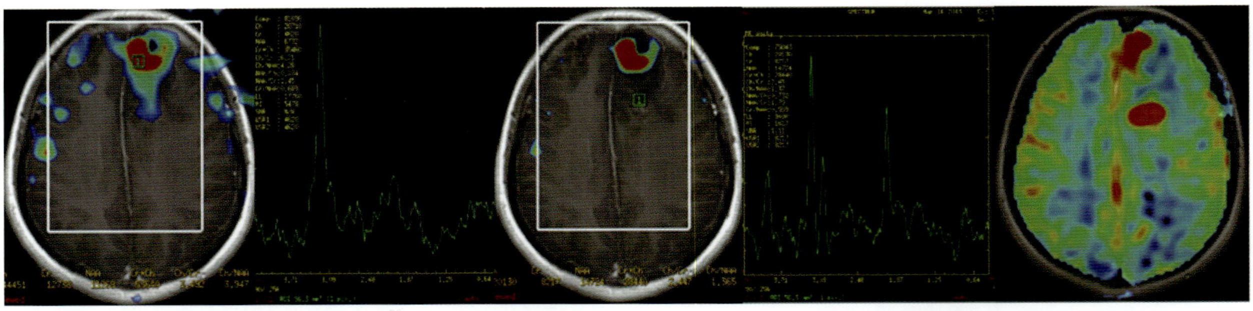

图 14-30 波谱成像在胶质瘤恶性度判断中的价值。这是一个胶质瘤病例用波谱和 ASL 分析其中恶性度更高的高活性靶区。在 ASL 的灌注图像上可以发现有两个高灌注区，提示局部恶性程度更高，而 ASL 显示的两个靶区在 MRS 上只显示出一个（采用 Choline/NAA），对应于 ASL 的另一个高灌注区波谱谱线显示胆碱峰升高，但相应 NAA 降低不明显。文献报道在反映胶质瘤高恶性度的活性靶区方面波谱成像不如灌注成像敏感

息，但在对磁共振波谱谱线进行解读时，首先需要排除因为质控因素导致的谱线质量过差而无法准确判断代谢物的相对含量以及代谢物之间的相互关系。另外，也需要波谱使用者清晰了解每种代谢物的具体意义以及它们的出现或者相对含量变化可能带来的临床意义。和常规磁共振成像一样，单独的波谱谱线信息往往不能成为独立的诊断依据，使用者需要充分了解患者的病史、临床表现，并综合各种影像学及其他辅助信息才能够更好地发挥波谱的临床价值。在实际工作中，有时谱线可能会受病变大小、位置的制约而质量稍差，只要使用者有着丰富的使用经验和对波谱成像有着充分的了解，这些谱线也同样可以为诊断和鉴别诊断提供有价值的信息。

（张英魁 黎丽）

参考文献

[1] Proctor W G, Yu F C. The dependence of a nuclear magnetic resonance frequency upon chemical compound [J]. Physical Review, 1950, 77(5): 717.

[2] Harris R K, Becker E D, Cabral De Menezes S M, et al. Further conventions for NMR shielding and chemical shifts (IUPAC Recommendations 2008) [J]. Magn Reson Chem, 2008, 46(6): 582-598.

[3] Hahn E L, Maxwell D E. Chemical shift and field independent frequency modulation of the spin echo envelope [J]. Physical Review, 1951, 84(6): 1246.

[4] Babcock L B, Weinreb J C, Horner S D. Edge artifacts in MR images: chemical shift effect [J]. J Comput Assist Tornogr, 1985, 9(2): 252-257.

[5] Smith R C, Lange R C, McCarthy S M. Chemical shift artifact: dependence on shape and orientation of the lipid-water interface [J]. Radiology, 1991, 181(1): 225-229.

[6] Soila K P, Viamonte Jr M, Starewicz P M. Chemical shift misregistration effect in magnetic resonance imaging [J]. Radiology, 1984, 153(3): 819-820.

[7] Wehrli F W, Perkins T G, SHIKAWA A, et al. Chemical shift-induced amplitude modulations in images obtained with gradient refocusing [J]. Magnetic resonance imaging, 1987, 5(2): 157-158.

[8] Outwater E K, Blasbalg R, Siegelman E S, et al. Detection of lipid in abdominal tissues with opposed-phase gradient-echo images at 1.5 T: techniques and diagnostic importance [J]. Radiographics, 1998, 18(6): 1465-1480.

[9] Posse S, Otazo R, Dager S R, et al. MR spectroscopic imaging: principles and recent advances [J]. Journal of Magnetic Resonance Imaging, 2013, 37(6): 1301-1325.

[10] Keevil S F. Spatial localization in nuclear magnetic resonance spectroscopy [J]. Physics in Medicine & Biology, 2006, 51(16): R579-636.

[11] Moonen C T W, Kienlin M V, Van Zijl P C M, et al. Comparison of single-shot localization methods (STEAM and PRESS) for in vivo proton NMR spectroscopy [J]. NMR in Biomedicine, 1989, 2(5-6): 201-208.

[12] Öz G, Alger J R, Barker P B, et al. Clinical proton MR spectroscopy in central nervous system disorders [J]. Radiology, 2014, 270(3): 658-679.

[13] Bertholdo D, Watcharakorn A, Castillo M. Brain proton magnetic resonance spectroscopy: introduction and overview [J]. Neuroimaging Clinics, 2013, 23

(3): 359-380.

[14] Safriel Y, Pol-Rodriguez M A, Novotny E J, et al. Reference values for long echo time MR spectroscopy in healthy adults [J]. American journal of neuroradiology, 2005, 26 (6): 1439-1445.

[15] American College of Radiology. American Society of Neuroradiology Society of Pediatric Radiology: ACR-ASNR-SPR practice guideline for the performance and interpretation of magnetic resonance spectroscopy of the central nervous system, revised. 2013 [J].

[16] Hardy P A, Henkelman R M, Bishop J E, et al. Why fat is bright in RARE and fast spin-echo imaging [J]. Journal of magnetic resonance imaging, 1992, 2 (5): 533-540.

[17] Stables L A, Kennan R P, Anderson A W, et al. Density matrix simulations of the effects of J coupling in spin echo and fast spin echo imaging [J]. Journal of magnetic resonance, 1999, 140 (2): 305-314.

[18] Liu H S, Chung H W, Juan C J, et al. Anomalous J-modulation effects on amino acids in clinical 3T MR spectroscopy [J]. American journal of neuroradiology, 2008, 29 (9): 1644-1648.

第十五章

磁共振血管成像解决方案与技术解读

第一节　磁共振血管成像概述

磁共振成像的突出优势在于它的无创性和多参数、多对比度成像。在磁共振的多对比度成像解决方案中，磁共振血管成像在临床上具有非常广泛的应用。与其他成像设备的血管成像解决方案相比，磁共振血管成像解决方案因为依托的成像机制不同在临床上也有着不同的临床应用。理解每一种磁共振血管成像解决方案的原理和成像特点是充分发挥其作用的关键。

一、磁共振血管成像解决方案的分类

磁共振血管成像解决方案可以有几种不同的分类方法，如根据在血管成像过程中是否使用外源性对比剂，可以分为非对比剂增强血管成像解决方案和对比剂增强血管成像解决方案；根据血管成像中血流信号的不同，可以分为亮血成像和黑血成像；亮血成像中根据具体的成像机制又可以分为 TOF MRA、IFIR、Delta Flow 等等。作为使用者需要了解每一种成像解决方案的基本原理和相应的临床特点，这样才能够更灵活准确地设定和调整每种成像参数或特殊选项。这些接下来会在讨论每一种具体的血管成像解决方案中予以更详细的说明。

1. 非对比剂增强血管成像解决方案：这是磁共振血管成像解决方案中完全无创的一种成像方式。虽然在非对比剂血管成像解决方案中，根据成像依托的对比机制不同以及最后的血流信号表现不同等可以有很多的分类，但这些血管成像解决方案所依赖的都是血液的流动效应。在日常 MRI 检查过程中血液的流动可能是伪影的一个常见原因，对于这些血液流动所造成的伪影，通常需要采用多种手段进行克服。如腹部扫描过程中，为了克服血管的搏动伪影扫描时需要施加上、下饱和带；而在脊柱和膝关节扫描过程中，则是通常人为改变频率、相位编码方向。从另一个方面看，这些血液的流动效应也能够被用作成像的对比，这就是利用磁共振进行非对比剂增强血管成像的前提和基础。在非对比剂增强血管成像解决方案中，虽然从本质上来说都是利用了血液的流动效应，但在具体成像解决方案中，既可以利用这种流动带来的“流入效应”进行亮血成像，如 TOF MRA、IFIR 等，也可以利用这种流动带来的“流空效应”进行黑血成像，如各种管壁成像；当然还可以利用流动的质子在梯度场中的位置变化所导致的相位信息改变进行相位对比成像。如此丰富的对比机制既为磁共振使用者带来了丰富多彩的临床应用，同时也要求磁共振使用者深入学习并了解每种成像的特点和解决方案要求。

2. 对比剂增强血管成像解决方案（contrast enhanced MRA，ceMRA）：随着磁共振成像设备性能的不断提高，特别是一些快速、超快速扫描序列的推出，对比剂增强血管成像解决方案在临

床的应用也越来越普及。虽然这种血管成像技术需要引入外源性对比剂，但磁共振成像检查本身的无辐射和磁共振对比剂本身安全性更高使得这种对比剂增强血管成像解决方案相对更安全、更无创。与非对比剂增强血管成像解决方案相比，对比剂增强血管成像解决方案能更准确地显示成像血管的解剖路径，对于精准判读有血管无狭窄以及狭窄程度更加准确。同时，这种对比剂增强血管成像解决方案也能更加精准地显示动脉瘤、血管畸形等。虽然随着多排螺旋 CT 的不断普及使得 CTA 的应用更加普遍，但对于那些碘剂过敏的受检者而言，对比剂增强磁共振血管成像仍不失为一种较好的解决方案。

二、不同血管成像方案的辩证解读

在临床实际工作中，经常会听到一些关于磁共振血管成像技术的抱怨，其中比较多的问题集中在非对比剂增强血管成像解决方案方面。如 TOF MRA 过于夸大的狭窄，黑血成像中的混杂血流信号所导致的伪影等等。的确，这些问题给临床医生精准诊断或精准治疗带来了一定的挑战和困扰。但是，一种技术或解决方案之所以能存在而且存在如此之久一定有着它的内在必然性。对于使用者而言，很多时候需要从原理上理解成像机制，这样才能透过表象探究本质。很多非对比剂增强血管成像解决方案都可以理解为血流成像，它们反映的不是血管的解剖路径而是活体状态下的血流信息。如果站在这样一个角度来分析这些非对比剂增强血管的图像，解读时就能换个思维方式。比如说，在内膜受损的血管早期管腔狭窄不明显，但这种血管内膜的粗糙却可以导致血流状态的改变。在这种情况下显示血管解剖路径的各种对比剂增强血管成像（ceMRA、CTA 或 DSA）所显示的血管腔都可能是正常的，但在 TOF MRA 或 IFIR 这些依赖血流成像的技术上，可能就显示出一定的信号丢失。这种丢失似乎是夸大了狭窄，但其实是真实反映了早期血流状态的异常，而这种血流状态的异常也许正是临床症状出现的原因。事实上，在磁共振成像过程中的很多技术都拥有其本身的特点，利用这些特点去解决问题是临床工作者用好磁共振成像设备的基础。跳出“优点”或“缺点”这一传统的思维方式，用辩证的、对立统一的观点来解读技术与图像，我们的思维就会更开阔。

（张英魁）

第二节　TOF MRA——时间飞跃法血管成像解决方案

亮血血管成像是一类血流表现为高信号的非对比剂增强血管成像技术，其中比较典型的代表有 TOF MRA、IFIR、PC MRA 等。称之为亮血是相对于黑血成像而言，指的是血流本身信号的高低，而非通过后处理或改变窗位来实现的。本节主要介绍亮血中的 TOF MRA 血管成像技术。

一、时间飞跃法血管成像 TOF MRA

TOF MRA 是头颈部最常用的非对比剂增强血管成像技术，具有扫描速度快、使用方便且无创等特点。这里对 TOF MRA 的成像原理以及所涉及的几个特殊参数予以详细介绍。了解这些对于 TOF MRA 图像的解读以及诊断、鉴别诊断都至关重要。

1. TOF MRA 的成像原理：TOF MRA 是利用新鲜血液的流入效应来进行的磁共振血流成像。虽然通常称之为血管成像，但更准确地说应该是磁共振血流成像。TOF MRA 之所以能够显示相应的血流信息，从本质上讲是利用了流动的血液和静止组织在快速射频激励过程中的不同反应进行成像。这里，有几个关键点需要掌握：

TOF MRA 实现背景抑制的机制及影响因素：在 TOF MRA 成像过程中，系统通过快速重复的射频激励使得静止组织达到饱和状态。磁共振成像所能获得的某种组织的信号强度取决于该组织在射频激励时刻所具有的瞬间纵向磁化矢量。由于 TOF MRA 成像的 TR 时间通常很短，所以在经历过一连串的快速射频激励后，静止组织达到了饱和状态（TR 时间较短，被激励的组织无法完成纵向弛豫），这样这些静止组织的信号就很低；而对于成像区域内血管内的血液而言，因为理想状态下这些血液是从成像区域外流入到成像区域内的，它们没有经历过前序的射频脉冲激励，因此每一次射频激励这些流入的新鲜血液都能够贡献出更多的信号。这样在血流和背景静止组织之间就形成了足够的对比。那如何能够最大限度地获取血流与背景组织之间的对比？其中起决定性作用的因素主要有以下几个方面：

（1）血流本身状态：为什么 TOF MRA 血管成像会在血流方向复杂的区域或血流速度慢的区域出现血流信息丢失？而这些血流信息的丢失要么使得血管狭窄被夸大，要么使得畸形血管团瘤巢或小动脉瘤等无法准确显示。如图 15-1 所示，通常情况下理想的血流应该呈层流状态，这样的流动血液也被称为牛顿流体。如果成像的区域不是过大，那么在每一次射频激励前，上一次被激励的血液会完全流出成像区域，而在射频激励期间成像区域内都是新流入进来的新鲜血液。在这种情况下就可以获得最优异的血流与背景组织间的对比。但是，当因为某种原因（生理状态或病理状态下）出现了血管狭窄或血流方向变化，如颈动脉分叉或颈内动脉虹吸部复杂的走行方向都会使得理想的血流状态被破坏或血流方向变得迂曲复杂。突然的狭窄和血流方向变化会导致湍流和涡流出现，这些过快的血流会导致信号相位发散，而呈现涡流状态的血液却不能及时流出成像区域，这两种机制或者导致信号发散丢失，或者血流被不同程度地饱和，最后都会导致血流信号丢失或变弱（图 15-2）。如果因为某种原因导致血流速度过慢，如血栓形成、或血液黏稠度过高，同样也会导致血流被饱和。这种血流速度慢、血流方向复杂的现象也常见于脑血管畸形或某大血管狭窄后代偿的侧支血管。由此可见，TOF MRA 这种独特的成像机制使得它对血流状态具有高度的依赖性，这也是 TOF MRA 被称为磁共振血流成像的内在原因。

（2）成像方式和参数：血液流动是一种物理现象，理解 TOF MRA 血流显示效果最简单的方法也是回归到物理思维方式中。对于 TOF MRA

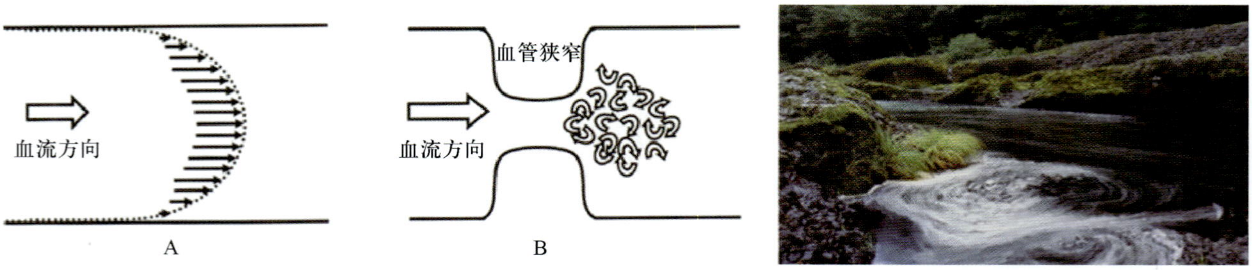

图 15-1 活体状态下的血流状态，层流（A）、湍流（B）及相应的示意图。当血管狭窄时，血流状态会发生改变，出现湍流和涡流。湍流和涡流的区别是湍流方向杂乱无章，而涡流方向确定但与原血流流动方向相反。这两种流动形式都会导致血流信号的减低

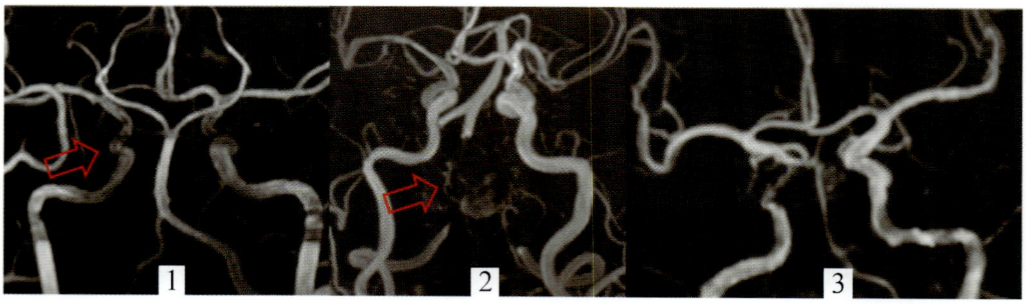

图 15-2 TOF MRA 成像对血流状态具有高度依赖性。图 1 为正常志愿者大范围 TOF MRA 成像，显示颈内动脉在血流方向复杂的区域如血管转弯处及虹吸部血流信号明显减弱。图 2 为双侧椎动脉动脉瘤介入治疗后显示血流信号中断，未见明确残存动脉瘤瘤颈。图 3 显示血流方向变化区域颈内动脉颅内段、虹吸部血流信号明显减弱；右侧颈内动脉虹吸部血流信号变细，提示血管狭窄但无法明确狭窄程度

等依赖血流状态的血管成像技术，我们需要考虑的三个关联因素是：速度、时间和位移。这里的速度就是血流的速度，是矢量，不仅有大小还有方向。这里的时间就是TOF MRA成像过程中两次射频激励之间的间隔时间，或者说就是成像参数中的TR时间。有了速度和时间其实就可以计算出位移了。理想的位移是多少？就是在TOF MRA成像时每次射频脉冲激励的成像范围，成像覆盖的范围越大，显然就需要更快的血流流速或者更长的TR时间。但更长的TR时间显然不利于背景组织的饱和。使用者在设定TOF MRA的扫描参数过程中，TR时间的选择、扫描块厚度的确定以及扫描块之间的相互重叠等，都需要建立在对血流速度、TR时间和血流位移的完美统一的充分考虑之上的。

二、TOF MRA成像中几个重要的质控因素

在TOF MRA成像中，为了实现更优异的血流对比，使用者要在参数设定和扫描方式上时刻考虑到时间、速度和位移之间的统一。众所周知，位移 = 速度 × 时间。血流方向复杂的血流之所以在TOF MRA无法准确显示，就是因为这些血流不能成功地流出成像区域，随之成像区域外的血液也不能顺利流入到成像区域。抛开血流状态本身的原因，在TOF MRA成像过程中，需要时刻思考的因素包括：

1. 2D TOF MRA vs 3D TOF MRA：在临床工作中使用更多的是3D TOF MRA，但针对静脉窦的MRA成像推荐选择的是2D TOF MRA。因为静脉的血流速度非常慢，在相同的TR时间内血流位移非常小。如果采用3D TOF MRA成像显然无法有效克服TOF MRA成像过程中快速的射频激励所导致的血流饱和效应。2D TOF MRA的层厚很薄，这就降低了对血流速度的过高要求。不过尽管如此，如果血流方向与成像层面方向相平行时仍然可以存在较明显的饱和效应。了解这一点对于实际工作中解读2D TOF MRA的静脉窦成像非常重要。在采用2D TOF MRA进行头部静脉窦成像时，为了避免慢血流的血流饱和效应，通常会进行冠状位逆血流方向成像。但有时在两侧的横窦仍会发现一侧或两侧血管显示不清，此时，强烈建议针对显示不好的横窦进行矢状位逆血流方向扫描，而不要盲目地做出相应静脉窦血栓的临床诊断。3D TOF MRA是头颈部动脉成像的常用方法，在扫描3D TOF MRA时作为使用者经常面临的现实问题是：扫描的范围多大？如何实现更大范围的扫描？

2. 3D TOF MRA成像过程中的单块扫描与多块扫描：3D TOF MRA的一个突出的临床优点是容积扫描，能够实现更高的信噪比和相对更高的成像效率。但考虑到速度、时间和位移的相互关系，在3D TOF MRA成像中，需要更多地思考如何避免血流的饱和效应。对于相同的扫描范围而言，如果采用单块扫描策略，那么随着扫描范围的增大血流的饱和效应也就越明显，终末血管分支显示的就越少。为了避免单块3D TOF MRA的血流饱和效应，目前在临床实际工作中更多采用的扫描策略是多薄块重叠采集技术（multiple overlapping thin-slab acquisition，MOTSA）。当采用这种多薄块重叠采集技术时，使用者必须考量的两个参数是：其一，密切注意每个单独块的厚度。临床上通常采用三块或四块重叠采集，但每一块的厚度对于血管显示能力有重要影响。扫描人员切勿盲目扩大每个块的厚度如增加扫描层数或增加扫描层厚；其二，密切注意块与块之间的重叠比例。在多块重叠TOF MRA采集过程中因为受血流饱和现象的影响，通常在每个块的流入端和流出端之间会存在着不同程度的信号差别，这种差别会随着每个块的厚度增加而更明显，这就是大家通常所说的百叶窗伪影。为了尽可能避免这种百叶窗伪影，在扫描过程中采用了块与块之间的相互重叠，以补偿这种信号不均匀。一般，这种重叠需要控制在每块厚度的四分之一以上。因为重叠多意味着总体的扫描范围变小，部分使用者盲目地减少重叠范围导致最后图像中明显的百叶窗伪影（图15-3）。

对于相同的扫描范围而言，通常需要采用更多的块数而不是单纯的增加单块的覆盖范围。采用更多块的重叠可以更好地克服血流饱和而提升小血管的显示能力（图15-4）。

3. TOF MRA成像过程中的翻转角问题：TOF MRA成像利用的是流动血液和背景组织之间的对比来显示血流信息。在这个成像过程中，通过快速重复的射频激励实现背景抑制。但使用

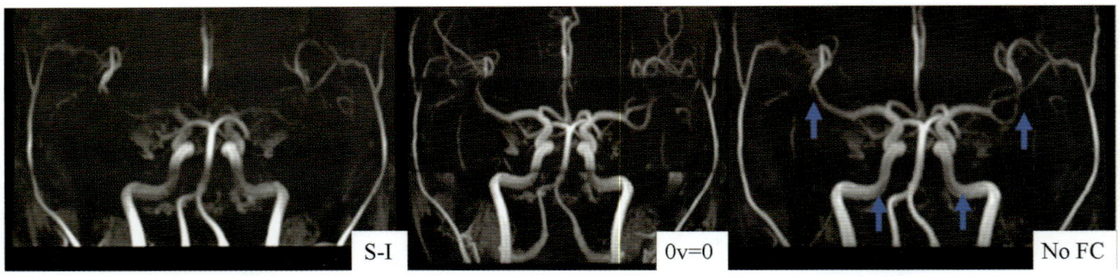

图 15-3 3D TOF MRA 成像过程中因为参数设置不当导致的各种伪影。当斜坡脉冲方向错误（将 I-S 误设置为 S-I）、多块成像时块与块之间未设重叠、成像过程中未加流动补偿等，都会导致百叶窗伪影或血流信号不均匀

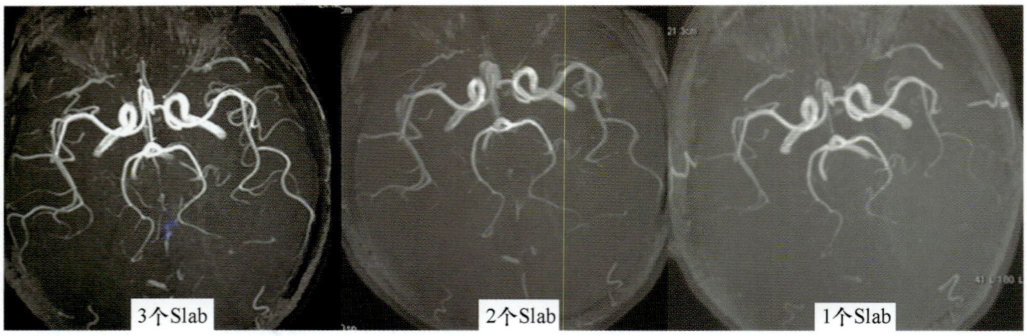

图 15-4 TOF MRA 成像中块的厚度对血管显示影响。这里对比不同扫描方式和参数设计对血管显示的影响。通过对比可以发现，采用三个层块的扫描时血流信号最亮而且血管分支最丰富，相比之下，采用一个层块扫描时血流信号最弱且血管分支最稀疏。可见多块重叠扫描更有利于 TOF MRA 血管成像。对比过程中总的采集范围保持接近或一致

者也需要时刻思考在这些快速重复的射频激励作用期间会有多少成像区域的血液被饱和？同时还要兼顾采用多大的射频激励翻转角来产生足够的横向磁化矢量？这里需要解决的一个问题就是针对所使用的 TR 时间计算其最适宜的翻转角即恩斯特角问题。恩斯特角是梯度回波序列中特别是当 TR 较短时获取最大对比度和信噪比的重要影响因素。这里需要复习一下有关恩斯特角的公式：θ_E=arccos（$e^{-TR/T1}$），这个公式的变形就是：cosθ_E=$e^{-TR/T1}$，组织的 T1 值可以认为是一个相对固定值。当 TR 变短时，$e^{-TR/T1}$ 值增大，这就意味着对应的 θ_E 变小。根据恩斯特角公式，在 TOF MRA 根据相应的 TR 时间理论上可以计算出对应的理想的翻转角。在 1.5 T 磁共振动脉血的 T1 时间约为 1200 ms，而在 3.0 T 磁共振动脉血的 T1 时间约为 1600 ms。通常在 TOF MRA 中采用的 TR 时间约 30 ms，通过计算，理想的翻转角约为 20°。翻转角对于 TOF MRA 图像质量的影响如图 15-5 所示。

顺便这里也讨论一下增强扫描对 TOF MRA 的影响。在钆对比剂的作用下，血液的 T1 值变短也就是纵向弛豫变快。这使得因为血流速度慢而通常被饱和的那部分血液能够产生更高的信号，所以增强后扫描更有利于显示小血管和静脉血管。了解这一点对实际工作也有一定意义，对于那些怀疑静脉窦系统病变的病例，增强扫描后可以进行 TOF MRA 扫描，对于清晰显示静脉窦结构很有帮助。

（张英魁 黎丽）

三、增加 3D TOF MRA 血流对比的特殊技术

为了增加 3D TOF MRA 的血流对比以提升小血管显示能力，在 3D TOF MRA 成像过程中，可以从减少血流饱和效应和加强背景抑制两个方面采取相应的策略，另外合理的翻转角范围也非常重要。

1. 斜坡脉冲激励技术：在 3D TOF MRA 血管成像过程中，为了减少快速重复的射频激励脉冲对于成像块内血流的饱和效应，设计了一个特殊的激励脉冲。该脉冲在激发过程中根据用户规定的采集方向其翻转角遵循从小逐渐增大的原则。

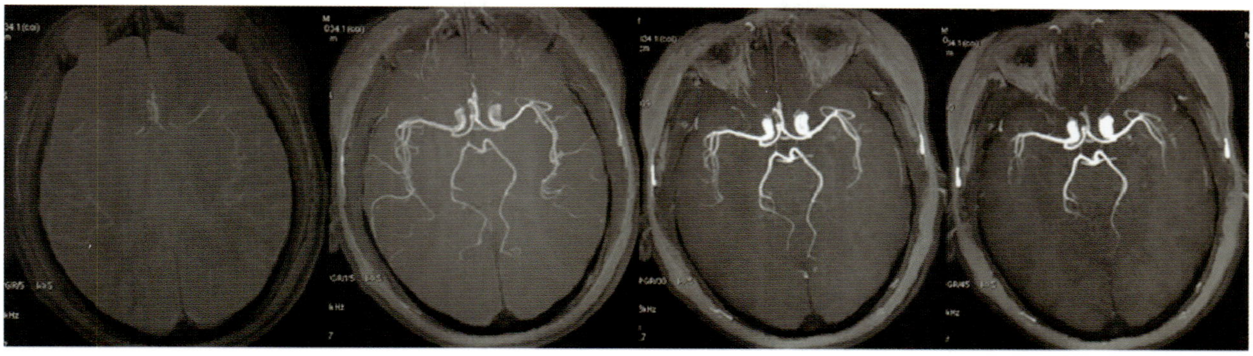

图 15-5　不同翻转角对 TOF MRA 的影响。扫描时 TR 固定在 29 ms，扫描设备场强为 1.5 T，翻转角过小时血流对比非常低，几乎不能显示血流信息。15°翻转角时血管分支显示最丰富，虽然随着翻转角增大血流信号更高，但血管远端分支显示越来越差

采用斜坡脉冲在选择方向时一定要遵循血流方向，这样才能确保流入端采用相对小的翻转角，而流出端采用相对大的翻转角。一方面流入端较小的翻转角可以减少流入端血液的纵向磁化矢量转化为横向磁化矢量，这样即便在下一次射频激励过程中一部分血液流不出去，也仍有相对高比例的纵向磁化矢量；而流出端较大的翻转角意味着即便流出端存留有部分被饱和的血液，但通过大翻转角激发也会有更多的纵向磁化矢量转为横向磁化矢量。这样就确保了流入和流出端血流信号相对更均匀，也确保相应血流信号更均匀（图 15-6）。

2. 磁化传递背景抑制：磁化传递脉冲是一个偏中心激励脉冲，也就是该射频脉冲远偏离于拉莫尔频率。理论上磁化传递脉冲不能引起有效的核磁共振现象，换句话说对于血流等大多数水中的氢质子几乎没有影响。而那些处于“固态”的氢质子因为具有极短的 T2 属性，因而其共振频率范围更宽（一种组织的共振频率范围近似于和它的 T2 值成反比）。所以远离拉莫尔中心频率的磁化传递脉冲对这些“固态”氢质子会有一定的激励影响，也可理解为，磁化传递脉冲和这些短 T2 的固体大分子之间会有一定的能量传递。但这些被磁化传递脉冲影响的大分子或固态物质中的氢

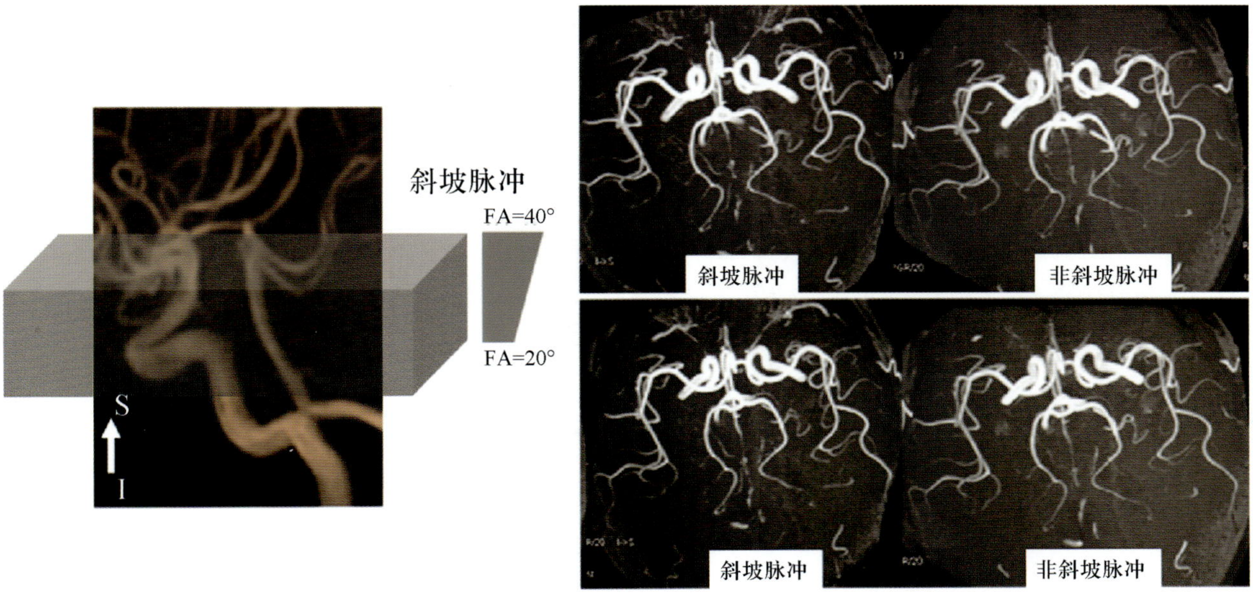

图 15-6　TOF MRA 成像中斜坡脉冲的意义。同层面对比显示，使用斜坡脉冲采集技术时小血管分支较未使用斜坡脉冲采集时信号更高，而且血流信号均匀度在使用斜坡脉冲时显示更均匀一致

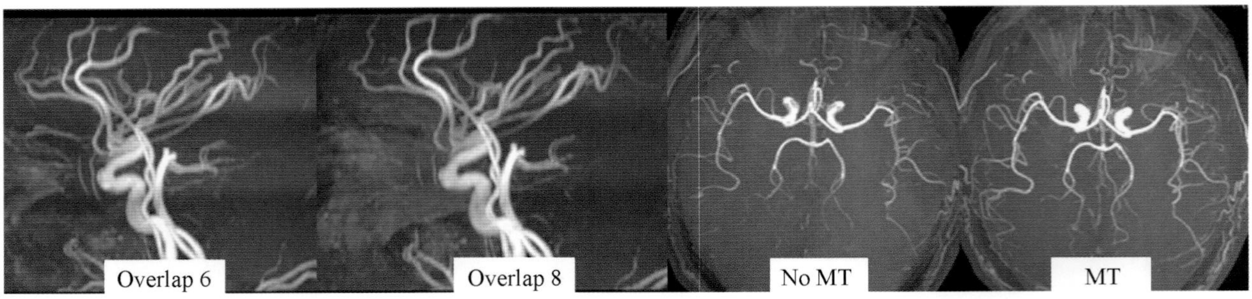

图 15-7　TOF MRA 成像中的百叶窗伪影及磁化传递脉冲的作用。采集层数为 32 层，当重叠从 6 层提高到 8 层时百叶窗伪影明显减轻。在进行 TOF MRA 成像过程中当未施加磁化传递脉冲（MT）时小血管因为流速慢与背景组织对比不佳且显示较少，当施加了磁化传递脉冲后背景抑制更彻底，提高了小血管与背景组织之间的对比，小血管显示明显增多

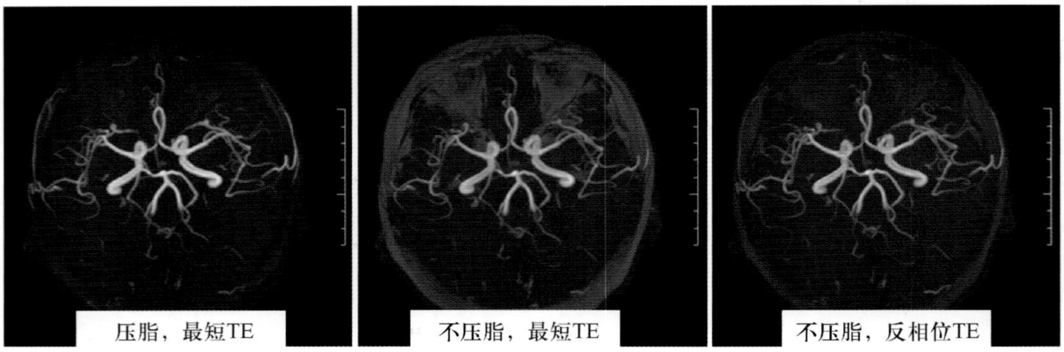

图 15-8　TOF MRA 成像中的脂肪抑制技术对血管显示的影响。与不压脂的最短 TE 和反相位 TE 相比，使用脂肪抑制技术可以获得更好的背景抑制效果，更有利于对小血管的显示

质子又会将吸收的能量和周围背景组织进行交换，最后达到了加强背景抑制的效果。使用磁化传递脉冲能比较明显地改善小血管的显示能力（图 15-7）。

3. 脂肪抑制：在 3D TOF MRA 后处理过程中，需要经常对原始图像进行 3D 最大密度投影（MIP）或多平面厚层重建（MPR），进而观察到来自脂肪的高信号可能会导致血管模糊，尤其是在颅底层面，大量的脂肪可能会在颈动脉和椎动脉周围产生伪影。为了获得更好的背景抑制效果、消除脂肪对图像整体的对比影响，可以利用化学位移频率饱和法进行脂肪抑制。在 GE 平台中可以设置为“Fat”模式进行脂肪抑制，以便获得良好的小血管显示效果。除脂肪抑制以外，也可以在序列设置中将 TE 改为反相位时间。TOF MRA 本质上是一个梯度回波序列，在反相位 TE 时间下，可以保证水和脂肪信号相减，从而抑制背景组织和脑实质信号，提升血管的显示能力。但这样做的话，TE 时间就比较长了，在 1.5 T 上系统可以设置的最短反相位 TE 为 6.9 ms。TE 变长，血液中的氢质子反而容易失相位造成信号丢失，磁敏感伪影加重。为了避免这种情况的发生，建议可以结合最短 TE 和脂肪抑制技术保证血管成像达到更好的效果（图 15-8）。

（付贵峰　张英魁）

第三节　PC MRA——相位对比血管成像解决方案

相位对比法血管成像（phase contrast MRA，PC MRA）也是一种相对比较常用的非对比剂增强血管成像技术。但较 TOF MRA 相比，PC MRA 成像的参数选择更复杂，成像时间相对也较长。PC MRA 最终所显示的血管对扫描参数具有很高的依赖性，这些都给 PC MRA 的普及应用带来一定困难。

一、相位对比血管成像技术（PC MRA）概述

血液在流动过程中使得其中的氢质子空间位置发生了变化。如果在成像过程中施加一对大小相等但方向相反的梯度脉冲的话，对于静止组织而言，在该梯度脉冲前一个梯度叶作用下所引起的相位变化在该梯度脉冲后一个梯度叶的作用下又恢复到原来的起点。但对于成像区域内流动血液中的氢质子而言，在这两个不同方向（或者说极性）的梯度脉冲作用期间，由于质子的空间位置不同，所以在前一个梯度叶作用下所累积的相位变化无法在后一个梯度叶作用下被消除而重新恢复到起点，这样成像区域中流动血液中的氢质子就和临近静止组织中的氢质子之间形成了一定的相位差别，而且这种相位差别的大小和血液的流动速度相关。显然血液流动越快，其中的氢质子空间位移就越大，这样它和静止组织之间的相位差别也就越大。利用这种相位差别对比所进行的血流成像就是相位对比血管成像。在 PC MRA 成像过程中，这对大小相等、方向相反的梯度脉冲对被称为流动编码梯度（flow encoding gradient，FE 梯度），通过这个流动编码梯度把宏观流动的血流转化为图像中的相位信息（图 15-9）。这里需要和扩散加权成像对比区分一下，扩散加权成像是利用一对类似的梯度脉冲实现了把体素内不相干运动所导致的相位发散转化为幅值图像中的信号差别。

二、PC MRA 的背景抑制

虽然从理论上讲，通过一次成像就可以实现流动血液与背景组织之间的相位对比，但因为 PC MRA 依托的成像序列是梯度回波脉冲序列，而梯度回波脉冲序列对很多因素导致的磁场变化都非常敏感。为了克服由于其他因素所导致的相位变化带来的干扰，PC MRA 采用两次成像，并对两次成像进行减影处理，这样就消除了其他因素带来的干扰。两次成像进行减影实现背景抑制的同时还可以消除出血等高信号干扰。但这种通过减影实现背景抑制的方法显然也增加了 PC MRA 的扫描时间，不过这种通过减影实现背景抑制的方法也使得 PC MRA 可以直接进行冠状位和矢状位成像，这在一定程度上提升了 PC MRA 的成像效率。在 PC MRA 成像过程中，为了尽可能缩短 TR、TE，在实际的脉冲序列实施过程中会把 FE 梯度和其他脉冲相互整合，这样避免了因为施加 FE 梯度而导致的 TR、TE 的延长。另外，在 PC MRA 成像过程中如何通过减影实现背景抑制和突出血流对比，这其实是 PC MRA 中非常重要的一个部分，不同的方法会导致 PC MRA 成像所提供的临床信息不同，相应的临床应用也不同，这部分需单独讨论。

三、有关 VENC 流速编码梯度概念及选择

在 PC MRA 成像过程中，流速编码梯度（Velocity ENCoding gradient，VENC）的选择至关重要，它也是 PC MRA 成像过程中对图像质量、临床解读最重要的一个参数。什么是 VENC 梯度？VENC 实际上就是对于 PC MRA 成像过程中 FE 梯度的一个具体设定。前文提及，在 PC MRA 成像过程中通过施加 FE 梯度实现了血流与静止

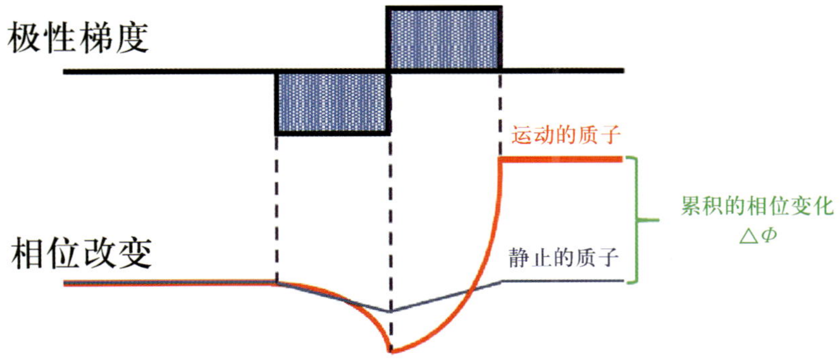

图 15-9　大小相同、方向相反的梯度脉冲对静止和运动质子的相位影响

组织之间的对比。由于人体内不同类型的血管如动脉、静脉或不同部位的血流速度差别很大，所以在同一流动编码 FE 梯度下，流速快的血液产生的相位差别就大，而流速慢产生的相位差距就越小。但实际上的情况往往更复杂。VENC 即流速编码梯度，其实就是决定流动编码 FE 梯度对于什么样的流速最敏感的一个规定。从定性角度看，VENC 其实就是在 PC MRA 成像前选择能够对所需的流速范围能产生最大信号的流动编码梯度；从定量角度看，VENC 就是使得所需要的流速所产生的相位差在 ±π。VENC 的单位是 cm/s，这是一个描述流速的单位。如果在参数设定中选择的 VENC 是 50 cm/s，其实际意义就是使用一个流动编码梯度，在这个流动编码梯度作用下流速为 50 cm/s 的血流所产生的相位差刚好是 ±π。VENC 就其本质而言是一个具体的流动编码梯度，而这里对流动编码梯度进行了一个量化的规定。VENC 的定义公式为：

$$VENC=\frac{\pi}{|\gamma\Delta m_1|} \quad （公式 15-1）$$

Δm_1 指的是在 PC MRA 成像两次采集中通过施加 FE 梯度而产生的Ⅰ阶梯度磁矩变化。Ⅰ阶梯度磁矩，即“First Gradient Moment”，是在流动成像或流动补偿中经常提及的一个概念。很多磁共振文献或书籍把它翻译成“第一梯度时刻”或“第一梯度瞬间”，这种根据字面的直译会导致大家在原理学习过程中产生很多困惑，这种翻译显然不妥也不可取。笔者强烈建议翻译成“Ⅰ阶梯度磁矩”，因为在梯度场的作用下会改变质子的磁矩。那什么是Ⅰ阶或Ⅱ阶呢？大家知道，在常规 MR 成像过程中为了克服流动液体产生的流动伪影，序列中会使用流动补偿，而流动补偿在英文中也被称为“Gradient Moment Nulling”。这个被很多人翻译成“梯度时刻归零”，显然这个翻译容易令人费解。更准确的说法应该是“梯度磁矩归零”，就是由梯度场所引起的磁矩变化回归为零，这样就更易于理解。流动有匀速流动、加速流动或更复杂的湍流等。通常把匀速流动所导致的磁矩变化称为“Ⅰ阶梯度磁矩”，把加速流动所导致的磁矩变化称为“Ⅱ阶梯度磁矩”。也许大家会问：有没有零阶梯度磁矩呢？答案是肯定的。在采用读出梯度进行信号读取过程中，静止组织在读出梯度的两个叶中的磁矩变化就是零阶梯度磁矩。在 PC MRA 成像中，通过施加流动编码梯度来实现血流成像，此时考虑更多的是匀速流动的血流，所以在切换流动编码的两次成像过程中关注的是Ⅰ阶磁矩变化。

四、PC MRA 成像中的流速混淆问题

前文提及的 VENC 流速编码梯度，也常被表述成“混淆流速”。因为在 PC MRA 成像过程中能够区分的相位变化范围在 ±π，那么对于那些超过了 VENC 流速编码速度的流动质子来说，它们所导致的相位变化就超出了这个区间。这些流动所导致的相位变化被错误解读后放在 ±π 这个区间，就会导致这部分的流动液体的速度被低估，这就是流速混淆。流动速度为 ν 的流体在 FE 梯度作用下所引起的相位变化为：

$$\Delta\Phi=\gamma\Delta m_1\,\nu \quad （公式 15-2）$$

结合 VENC 的定义公式（15-1），可得：

$$\Delta\Phi=\gamma\Delta m_1\,\nu=\frac{\nu}{VENC}\pi \quad （公式 15-3）$$

因为在 PC MRA 中可以区分的相位范围 $\Delta\Phi$ 为 $-\pi\sim+\pi$，那就是说只有 $|\nu|\leqslant VENC$ 时（注意速度既有大小又有方向），PC MRA 才能准确地解读其流动速度，而当 $|\nu|\geqslant VENC$ 时就会引起流速混淆。

这里给出这些公式是为了方便大家更好地理解 VENC 这个流速编码梯度参数的重要意义。这个流速编码梯度的选择不仅决定了什么样的流速流体可以在 PC MRA 上产生最大的信号，同时它也决定了成像可以分辨的最大流速范围。操作者在临床上进行 PC MRA 成像过程中采用多大的 VENC 一定要充分考虑相应扫描部位血流的平均流速和成像目的，如果是为了进行流速分析，通常应该选择比平均流速高出 30% 的 VENC 流速编码。当然，在 PC MRA 中根据所采用的不同的重建方式以及不同的临床目的，VENC 选择的原则也不同。

五、PC MRA 成像过程中的 PD 重建

在 PC MRA 血管成像过程中，相位对比是成像的根本机制。然而在利用这种相位对比的机制上，可以根据成像目的的不同采用不同的处理方法。在使用 PC MRA 的过程中，需要对于这些不

同的选择有比较清楚的理解，这是大家用好这一技术的前提和保障。前文谈到，在 PC MRA 成像过程中，为了消除其他原因所导致的相位干扰，成像过程中会通过切换流动编码梯度进行两次采集，而后通过减影实现流动液体与静止组织之间的相位对比，同时也实现了背景抑制。现在要讨论的问题是：如何利用这两次采集的数据进行重建？

1. PD（phase difference）重建：即相位差重建，这是基于图像水平的相位对比重建方式。其实这种利用相位差重建的方式除了应用于 PC MRA 外，也用于匀场技术。在匀场技术中，通过对两个不同 TE 时间采集的梯度回波序列进行相位差重建，从而计算出主磁场的不均匀程度，并利用此数据进行匀场调整。在 VENC 范围之内，PC MRA 中通过 PD 重建方式所得到的血流信号与其流速呈线性比例关系，所以在流速分析时采用的就是 PD 重建。另外，采用 PD 重建时也能区分出血流方向，这对于判断逆向血流很重要。血流流速依据公式 15-3 可表达为：

$$v=\frac{\Delta\Phi}{\pi}VENC \qquad \text{（公式 15-4）}$$

可见采用 PD 重建时根据血液流动引起的相位差就可以计算出相对应的流速。虽然在 PD 重建中利用的对比依据公式 15-4，但为了消除空气等对相位图的干扰，通常所看到的利用 PD 重建的 PC MRA，其实是在相位图的基础之上与相应的幅值图像进行迭代，以达到消除噪声干扰的目的。血流信号在限定的流速编码范围内与流速成正比，利用 PD 重建不仅可以区分血流方向，还可以用于流速分析等，这是采用 PD 重建的特点和临床优势。

2. PD 重建时的信噪比与 VENC 关系：因为采用 PD 重建的 PC MRA 在成像过程中通常会利用幅值图迭代以消除噪声干扰，其信噪比遵循如下规律：

$$SNR_{\Delta\Phi}\propto SNR_{mag}\left(\frac{|v|}{VENC}\right) \qquad \text{（公式 15-5）}$$

该公式表明：在采用幅值加权的 PD 重建的 PC MRA 中，其信噪比与用于迭代的幅值图像的信噪比成正比，和流体流速与 VENC 流速编码速度的比值成正比。显然，越接近 VENC 流速的血流其信号就越高。了解这个公式对临床实际工作很有指导意义。由于 PC MRA 的信噪比与幅值图像的信噪比成正比，那么任何原因导致的幅值图像信噪比增加都意味着最后的血流信号更高。据此，增强后扫描 PC MRA 更有利于血管显示，因为此时背景组织由于减影被抑制，而血管结构因其内血液 T1 值缩短幅值信噪比更高，所以 PC MRA 上血管更容易被显示。

相位差重建的 PC MRA 可以显示血流方向，但在解读时需要充分考虑到所选择的流速编码 VENC 对应的流速。如果选择的 VENC 偏低，那么明显高于这个 VENC 对应流速的血流就会发生相位混淆而可能表现为相反方向的流动。所以，当采用 PD 法 PC MRA 进行血流方向判定时，需要充分考虑到病变可能带来的流速变化。譬如，如果将 VENC 流速设为 60 cm/s，那么对于流速为 75 cm/s 的血流来说它的相位角 $\Delta\Phi=\frac{75}{60}\times 180°=225°$，这是从逆时针角度来看。如果从顺时针角度来看（也就是流动方向和规定方向相反的流体所产生的相位），它就和流速为 −45 cm/s、相位角为 −135° 的血流相互混淆。可见，当 $1<\frac{|v|}{VENC}<2$，$3<\frac{|v|}{VENC}<4$……时，采用 PD 重建的 PC MRA 不仅会导致血流信号减低，而且会导致错误的血流方向判定。从这个意义而言，如果在成像过程中需要关注血流方向，成像过程中就应该考虑到成像区域的最大流速，并且设定的 VENC 要高于这个流速范围。

六、PC MRA 中的 CD 重建

CD（complex difference）重建即复合差重建。这是 PC MRA 成像过程中主要用于血管成像的重建方法。这种复合差重建的减影方法是基于 K 空间水平的，基于每个像素水平的复数相减。复合差重建的血流信号与相位角之间的关系是：

$$S_{CD}=2M\left|\sin\left(\frac{\Delta\Phi}{2}\right)\right| \qquad \text{（公式 15-6）}$$

结合公式 15-3 可得

$$S_{CD}=2M\left|\sin\left(\frac{v\cdot\pi}{2VENC}\right)\right| \qquad \text{（公式 15-7）}$$

当 $v=VENC$ 时，CD 重建获得最大的信号强度。CD 重建主要用于血管成像而不关心血流方

向。在CD重建的PC MRA中，无法区分血流的方向，这种方法事实上也更有利于显示血管结构。另外，因为VENC选择问题而导致的流速混淆会导致CD重建时的高速度流动表现为信号减低，但这种减低通常不会影响PC MRA血管路径的显示。通常的血流状态呈层流状态，中心流速最快，靠近管壁侧流速逐渐变慢。当处于中心的血流速度超过VENC编码速度时会导致信号减低，但靠近管壁侧的血流可能是处于VENC编码速度范围内，在这种情况下采用CD重建的PC MRA就能比较准确地勾画出血管的解剖路径。

就PC MRA成像过程中的流速混淆问题而言，采用PD重建既可能会导致血流信号的降低，同时在一定条件下又可能导致血流方向的错误；而采用CD重建时流速混淆带来的仅是高流速血流信号的减低。例如，设定流速编码VENC为60 cm/s，对于血流速度为90 cm/s的血流来说，它对应的相位角为$\frac{90}{60}\times180°=270°$，此时采用CD重建它的信号为$S_{CD}=2M|\sin135°|$，而$\sin135°=\sin45°$，所以利用公式：$\frac{v}{2VENC}\times180°=45°$可以计算出45°相位差所对应的血流速度为30 cm/s。在这种情况下血流速度为90 cm/s的血流和血流速度为30 cm/s的血流相互混淆了。虽然了解和掌握公式很困难，但如果能学会运用公式来帮助我们理解问题，就可以量化地理解PC MRA成像过程中的图像意义。利用这种流速混淆，有时也有助于使用者观察一些特定的血流速度的血管结构。例如，在脑动静脉畸形中，既有快血流的动脉成分，也有慢血流的静脉成分。如果动脉的流速为80 cm/s，静脉的流速为20 cm/s，当把VENC流速设为20 cm/s时，静脉结构的信号最高；同时再计算一下此时动脉来源血管的信号：$S_{CD}=2M\left|\sin\frac{80}{2\times20}\pi\right|=2M|\sin2\pi|=0$。所以在PC MRA成像中当把血流速度设为很低时，可以更清晰地显示慢血流血管成分。

（郭红梅　张英魁）

七、流速分析PC MRA

如果PC MRA的成像目的是为了进行流速分析，那在参数设定上必须充分考虑到成像区域血流速度的范围，同时也要充分考虑某些病变所导致的血流状态和血流速度的改变，这些对于选定合适的VENC编码速度至关重要。通常在流速分析PC MRA中VENC倾向于选得更高，要高于预估的快速血流速度，否则会产生速度混淆。重建方法毫无疑问要选择PD重建。扫描上通常结合心电门控进行多时相采集，为了获得更多的时相会采用K空间节段共享（views per segment，VPS）。虽然常规的PC MRA采用幅值加权，但在流速分析过程中会把相位信息从幅值加权图像中分离出来。

八、PC MRA成像过程中的参数优化

无论是采用PD相位差重建还是采用CD复合差重建，最后获得的PC MRA更准确地说是相位对比加权MRA。如前文所述，在两种重建算法的PC MRA中，为了克服空气等噪声干扰，都会采用幅值加权的迭代方法。幅值图像的信噪比会直接影响到PC MRA的信噪比，也会影响到PC MRA上血管的显示程度。前文用了很多篇幅讨论了VENC对PC MRA的影响。VENC是通过相位变化来影响PC MRA图像质量及血流信息的，而PC MRA扫描过程中的其他参数则可能通过影响幅值图像的信噪比而影响PC MRA的图像质量，如翻转角，TR或TE时间等。当然，在改变VENC时也可能会同时改变TE时间。当选择特别小的VENC时，就意味着需要更大的流速编码梯度面积，只有在具有足够大的流速编码梯度面积时，才能够确保非常慢的血流能够产生足够的相位差。所以，当选择很低的VENC时可能会导致TE时间的延长，这是因为当达到梯度的极限值后，只能通过延长梯度的作用时间来获取更大的梯度面积。可见，PC MRA的各个成像参数之间也是相互关联和制约的。在PC MRA成像过程中需充分考虑血液的流入增强效应对于幅值图像信噪比的影响，可以把幅值图像粗略理解为PC MRA的本底图像，最后观察到的PC MRA是本底图像和相位对比图像的叠加。

外源性对比剂可以缩短血液的T1弛豫时间，进而可以减少血液的饱和效应，这对于TOF MRA和PC MRA而言，都是提升信噪比和血管显示能力的一个手段。在PC MRA中，通过减影可以有效地实现背景抑制，这就使得对比增强后的PC

MRA 在显示血管方面会在一定程度上优于 TOF MRA。临床工作中可以充分利用这一点，来提升血流显示能力，譬如对于静脉窦类疾病，增强后扫描 PC MRA 可以提升对慢血流静脉的显示能力。平扫时，这部分血流可能因为血流速度慢，存在着一定程度的饱和效应。PC MRA 图像质量影响因素参见图 15-9、图 15-10 和图 15-11。

相比于 TOF MRA 而言 PC MRA 成像参数更复杂，特别是 VENC 的选择，重建算法的选择等等，都对使用者提出了很高的要求。这种参数的复杂性一方面增加了 PC MRA 的使用难度，使得它的临床效果更复杂或者更难在短时间内获得满意的临床图像。但是从另一方面来看，PC MRA 这种参数的复杂性也为解决临床问题留下更多的切入点。在临床实践工作中关于 PC MRA 的应用其实还有很多地方值得思考，只有通过这些思考才能更深入地了解 PC MRA 的成像特点，才能针对不同的临床需求给出更好的解决方案。

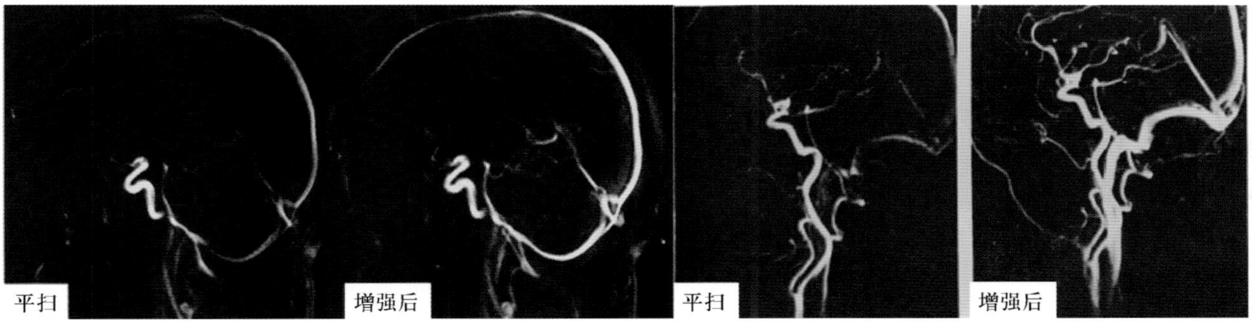

图 15-9 PC MRA 血管成像增强前后对比。通过轴位和矢状位对比可以明显发现增强后 PC 扫描血管显示更丰富，这是因为增强扫描后血液的纵向弛豫更快，这增加了幅值图像的信噪比

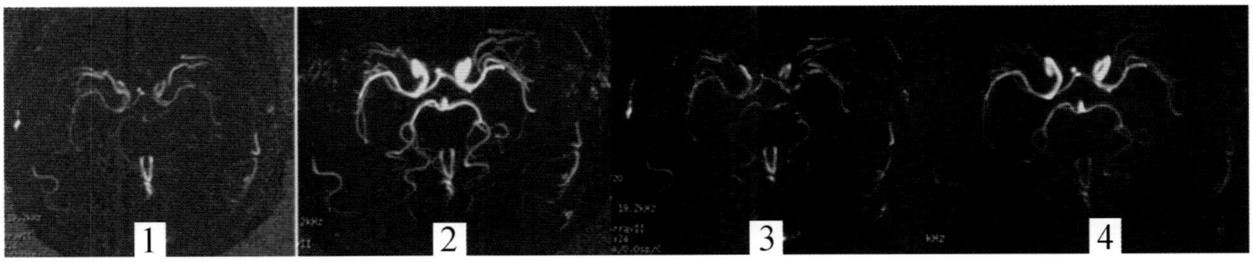

图 15-10 PC MRA 成像中的质控因素。图 1 在成像过程中施加了下饱和，从而使得流入到成像层面内的血液产生一定程度的饱和，这和对比剂的作用刚好相反。尽管 1，2 两幅图像的所有参数相同，但因为图 1 的幅值图像信号降低，最终 PC MRA 显示血管信号明显偏低。图 3、4 是不同流速编码的对比结果，图 3 VENC 为 20，图 4VENC 为 50，显然图 3 小血管显示更丰富，但图 4 的动脉信号明显更高

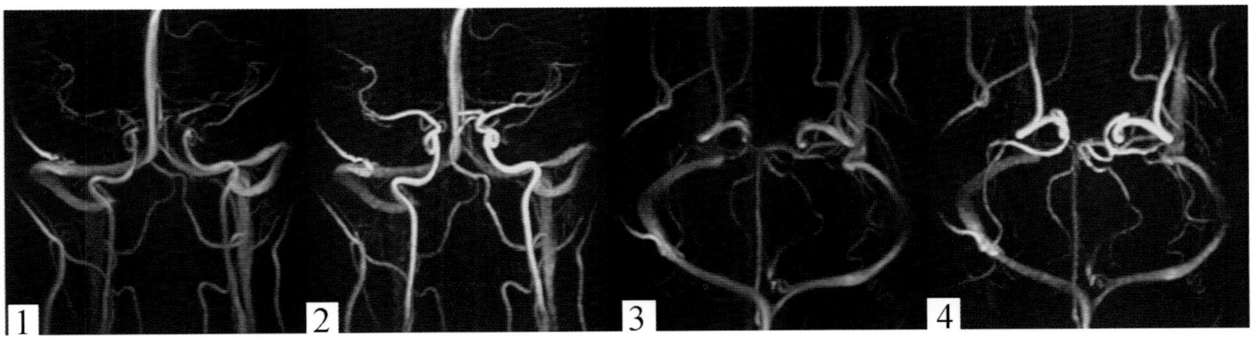

图 15-11 不同 VENC 选择的 3D PC MRA 成像对比。在 VENC 为 25 的冠状位（图 1）和轴位图像（图 3）静脉窦信号更高，小血管显示更丰富；而在 VENC 为 50 的图像 2 和 4 中动脉信号更高，但小血管分支少，静脉窦信号降低

（张英魁）

第四节　其他非对比剂增强血管成像解决方案

前面之所以花了很多篇幅讨论了TOF MRA和PC MRA，是因为这两种非对比剂增强血管成像技术是临床上应用非常广泛的磁共振血管成像技术，特别是TOF MRA，因为临床应用起来相对简便易行，所以也成了头颈部最常用的磁共振血管成像技术。PC MRA相对影响因素更复杂，对操作者也提出了较高的要求，加之PC MRA因为涉及几组图像的采集，因此其扫描时间较TOF MRA更长，这些都在一定程度上限制了PC MRA的广泛应用。但PC MRA独特的成像对比结合灵活的参数选择，使其应用也越来越广泛。综观TOF MRA和PC MRA在临床中的应用，既有各自的特点，也有伴随的一些局限。近年来也逐渐涌现出一些新的非对比剂增强血管成像解决方案，它们的出现使得非对比剂增强磁共振血管成像解决方案的应用有了新的拓展。限于篇幅，本节扼要介绍几个相对更常用或更前沿的非对比剂增强血管成像解决方案。

一、基于ASL技术的非对比剂增强血管成像解决方案

这一解决方案商品化的代表是GE近年来在3.0 T磁共振平台推出的SilenZ MRA成像解决方案。SilenZ MRA具有以下几个创新特点：

1. 基于ASL的成像基础：采用颈动脉内血中的水分子作为内源性示踪剂，标记和非标记采集两组，然后进行减影，相当于一种不打药的DSA成像技术；

2. 通过减影实现背景抑制：克服了TOF MRA快速重复的射频激励所带来的饱和效应；

3. 基于零TE时间成像：可以最大化克服各种原因导致的磁敏感效应干扰；

4. 采用三维放射状K空间填充方式：结合微动式梯度工作模式，实现了静音扫描。

基于ASL基础的MRA成像在不同公司具有不同的商品名称，在GE磁共振平台成为SilenZ MRA。SilenZ MRA在临床上有很多突出的应用优势，如更精准地评估血管狭窄、更精准地评估动脉瘤的真实瘤腔、更准确地评估动脉瘤术后疗效及有无残存瘤颈、更精准地显示脑血管畸形的畸形血管团大小和范围等。以上优势对于缺血性脑卒中和出血性脑卒中的防治及疗效评估都至关重要。关于SilenZ MRA的临床应用详见第十六章相关介绍。

二、IFIR非对比剂增强血管成像解决方案

这是应用于体部的一种非对比剂增强血管成像解决方案，最常用于肾动脉成像。IFIR是在GE磁共振平台的商品名InFlow Inversion Recovery的缩写。类似的技术有Time SLIP等。

1. IFIR亮血成像的特点：

（1）依赖于血液的流入增强效应：该技术主要用于那些有稳定血流的区域；

（2）临床应用部位：该技术比较适用于那些直接由弹性贮器血管供血的部位或血管，譬如肾动脉。因为腹主动脉本身属于弹性贮器血管，无论在心脏的收缩期和舒张期，肾动脉内都有比较稳定的血流供应；

（3）多种背景抑制相结合：虽然依赖于血液流入效应，但反转恢复、脂肪抑制等多种背景抑制的方式使得IFIR也可以进行冠状位、矢状位成像，成像效率相对更高；

（4）成像序列基于亮血序列：IFIR结合使用的是三维稳态自由进动序列（3D FIESTA序列）。FIESTA是一个利用梯度回波序列实现了自旋回波信号读取的特殊序列。这里，FID信号和自旋回波信号完全重叠，其对比度取决于T2/T1。该序列具有水亮、血亮、脂肪亮三个主要特点。IFIR血管成像正是利用了其血亮这一特点。在IFIR成像中，通过利用反转脉冲和脂肪抑制等手段对背景组织进行抑制以突出流动血液与背景静止组织之间的对比。

2. IFIR成像过程中有几点需要注意：

（1）BSP TI：在IFIR非对比剂增强血管成像中，为了达到更好的背景抑制和特殊的血管成像目的，会采用两种不同性质的反转饱和。其中，用于背景抑制的反转恢复时间在GE的扫

描序列中称为背景抑制反转时间（background suppression TI，BSP TI）。在 BSP TI 时间设定时需考虑两方面因素：其一，在此期间会有多少新鲜血液流入，这个会影响成像血管的显示效果；其二，在此期间背景组织的弛豫水平。这两个因素之间是相互矛盾的，BSP TI 越长，意味着会有更多的新鲜血液流入，但 BSP TI 越长也意味着背景组织纵向弛豫恢复的越多，背景组织纵向弛豫恢复会降低血流与背景组织之间的对比。实际成像中需要平衡这二者之间的对比，也要根据临床需要灵活调整这个 BSP TI 时间。

（2）IR BAND TI 时间：这个 IR BAND 可以简单地理解为为了抑制某种血流信号而采用的空间饱和带。在轴位扫描时可以选择自动 IR BAND 设置，此时的 IR BAND 在成像视野外。在轴位如果关掉自动，就可以手动设置这个饱和带，此时这个饱和带便在视野内。在非轴位扫描时自动 IR BAND 会关闭，必须手动设定饱和带的位置。

3. IFIR 血管成像解读时需要注意：正如该解决方案名称所表示，IFIR 利用的是血流流入效应。尽管每种非对比剂增强血管成像的机制不同，但血液流动效应是它们共同的成像基础。当然，因为背景抑制方法的不同以及多种成像机制相互协同作用，使得这些不同的方案在临床上的应用各有不同。IFIR 在某种程度上和 TOF MRA 有些类似，反映的是活体状态下的血流信息。清晰了解这点对于图像解读很有意义。譬如，在 IFIR 肾动脉成像中，往往在轴位扫描时具有更明显的流入效应，这是因为轴位成像范围小、相对饱和效应轻。而冠状位成像观察范围更大，但会看到一定的饱和效应，且成像效果和 BSP TI 选择相关。另一方面，对于那些肾动脉狭窄的病例，在 IFIR 成像能显示更明显的血流信号丢失，而在相应的 DSA 等图像上可能显示的血管狭窄改变会不明显。这种情况下，其实 IFIR 提供的信息能更好地解释临床问题。各种利用造影剂的血管成像技术提供的是更精准的血管路径信息，而 IFIR 成像反映的是活体状态下的血流信息。尽管血管路径改变可能不明显，但血流状态的改变代表着真实的血供改变（图 15-12）。

三、非对比剂增强下肢血管成像技术及黑血成像技术简介

1. Delta Flow 下肢动脉成像技术：下肢血管成像过程中一个值得考虑的因素就是动脉内血流速度在心脏收缩期和舒张期会有明显不同，而静脉内血流速度在心脏收缩期和舒张期相差不明显。利用动脉内血流速度随着心动周期的这种变化，成像过程中可以结合心电门控触发技术进行 3D 部分傅里叶 FSE 序列采集。在收缩期，因为动脉流速快，流空效应明显，而在舒张期，因为动脉流速慢，流空效应不明显。相对应的，静脉内血流在心脏收缩期和舒张期差别不大，所以当对两组图像进行减影时便可以更突出地显示动脉图像而最大化去除静脉污染。这种非对比剂增强下肢动脉成像技术在不同公司商品名称不同，在 GE 公司称为 Delta Flow，有的公司称为 FBI（新鲜血液成像）。虽然名称不同，但成像原理相似。在进行 Delta Flow 扫描前需要进行多期相的蒙片扫描并利用此蒙片确定理想收缩期和舒张期延迟时间。在进行下肢血管成像过程中建议采用适当

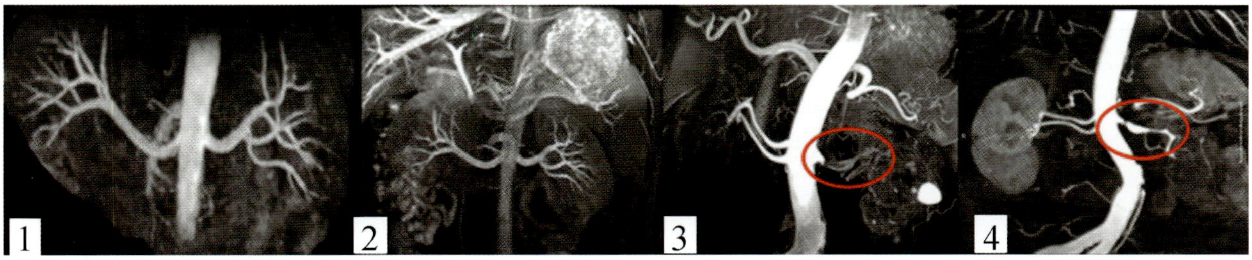

图 15-12　流入增强效应对 IFIR 血管成像有明显的影响。图 1、2 是轴位 IFIR 和冠状位 IFIR 对比，提示轴位扫描时肾动脉显示更清晰。冠状位扫描时因为定位比较偏上，导致血液流入效应降低，肾动脉显示信号偏低。图 3、4 是同一患者 IFIR 和对比剂增强 MRA 对比，IFIR 上提示左侧肾动脉血流信号明显减低，而在 ceMRA 上提示左肾动脉起始部狭窄，远端血流相对正常。该病例 IFIR 提示了患者更真实的血流信息，尽管在显示血管解剖路径的 ceMRA 上似乎狭窄改变不明显，但因为血流状态的改变活体供血降低。这是该病例发生肾性高血压的致病机制

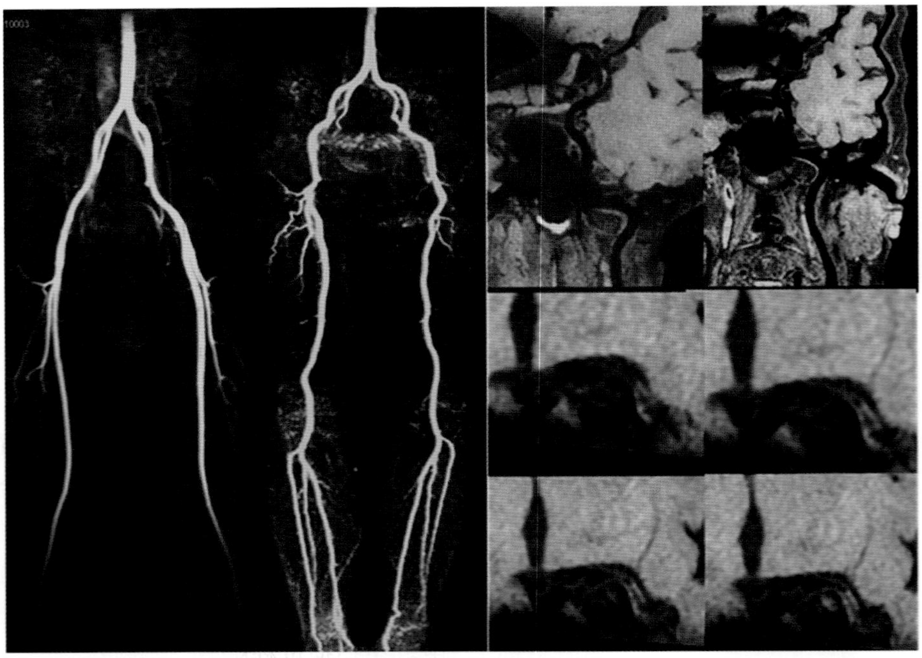

图 15-13 Delta Flow 及 CUBE 黑血成像。Delta Flow 盆腔及下肢血管成像，利用动脉、静脉血流在心脏收缩、舒张期流速不同进行成像，然后进行减影获得动脉成像。CUBE 采用长回波链信号读取技术更有利于显示流空效应。该病例管壁黑血成像显示左大脑中动脉管壁增厚，管腔狭窄

的保暖措施，可以适当增强血流量更有利于相应成像（图 15-13）。

2. 黑血成像技术简介：黑血成像包括心脏黑血成像和血管黑血成像。前者会在心脏解决方案中讨论。此处简单介绍一下用于血管壁的黑血成像技术。血管壁成像有利于显示小血管壁的早期管壁改变，同时也有助于判断管壁斑块的稳定性。用于黑血成像的技术要么依赖于血液的流空效应，要么利用反转恢复序列实现血流信号抑制。因为不同厂商使用的技术相差很大，在此简单介绍一下 GE 磁共振平台在颅内血管壁使用的 CUBE 成像技术，而对于心脏大血管也可以采用双反转、三反转黑血技术。

CUBE 成像技术：CUBE 是一种可变翻转角的三维 FSE 容积采集技术。借助于这种可变翻转角技术，CUBE 可以采用相对更长的回波链长度，这一方面使得 CUBE 能在相对短的时间内完成高分辨率容积扫描，高分辨率显然对于血管壁成像至关重要；而与此同时，更长的回波链长度也确保了更明显的流空效应。笔者认为，根据临床成像目的不同，用于血管壁成像的黑血成像时既可以采用 CUBE T2，也可以采用 CUBE T1。当然，在增强扫描时只能用 CUBE T1。因为 CUBE 采用的回波链长度比较长，能够实现大范围内的流空“黑血效果”（图 15-13）。

（黎丽　张英魁）

第五节　对比剂增强血管成像解决方案

对比剂增强血管成像就是通过引入外源性对比剂来实现的磁共振血管成像。相比于非对比剂增强血管成像而言，对比剂增强血管成像技术过程更复杂，操作难度也更大，但它可以更精准地评估血管管腔是否狭窄以及狭窄程度。

一、对比剂增强血管成像解决方案概述

与非对比剂增强血管成像解决方案相比，对比剂增强血管成像解决方案采用外源性对比剂作为对比来进行血管成像，英文对照术语为 contrast enhanced MRA，ceMRA。这种采用外源性对比剂进行血管成像和 DSA、CTA 类似获得的是关于血管解剖路径的信息。相比于非对比剂增强血管成像，ceMRA 能够更精准地评估血管有无狭窄、狭窄的程度等。但因为它是通过对比剂进行显像，在精准评估血管解剖路径的同时，不能像非对比剂增强血管成像技术那样能够敏感地显示血流状态和血流变化。换言之，如果说非对比剂增强血管成像反映更多的是功能信息，那么对比剂增强血管成像反映更多的就是形态学信息。相对而言，ceMRA 对操作的要求更高，操作者必须熟悉检查过程中各种参数设置以及各种扫描操作要点和细节，同时也要求对扫描部位血管的血流动力学特点有比较深入的了解。

二、对比剂增强血管成像扫描过程中的质控因素

对比剂增强血管成像利用的成像机制是钆对比剂在一定峰值浓度下会导致血管内血液的 T1 值缩短从而与背景组织之间形成足够的对比。这里需要考虑的第一个因素就是如何在最佳峰值浓度内及时地完成图像采集。事实上，准确地把握扫描时机是 ceMRA 成功的关键。相比于非对比剂增强血管成像技术而言，ceMRA 整个成像过程对于操作人员的要求更高，每一个环节都可能影响最后的成像效果甚至影响诊断的准确性。可见，在进行 ceMRA 成像过程中质控工作非常重要。

1. 充分的检查前准备和沟通：ceMRA 成像过程中，为了获得最佳的血管对比，通常需要在比较短的时间内启动并完成扫描。由于对比剂在组织间的扩散以及动静脉之间循环等问题，在 ceMRA 的动脉期相采集过程中一旦贻误了启动时机或因患者未能及时屏气导致严重的图像伪影都意味着扫描的失败（如图 15-14）。考虑到对比剂清除问题，一般扫描失败的病例不能短时间内重复检查。为了确保检查成功，检查前的准备和沟通显得格外重要。操作人员首先要认真阅读申请单，充分了解临床需求，必要时可以和申请检查的医生沟通。为了获得患者的配合，要和患者进行深入的沟通，沟通过程中不是单纯地强调配合的重要性，同时也要训练患者如何根据相应的指令进行配合。简单且不充分的沟通往往会导致患者在扫描过程中不能根据指令屏气，这在实际工作中并不可取。应在扫描前充分训练患者根据指令完成吸气、呼气和屏气配合以确保扫描过程的流畅。由于对比剂的峰值浓度稍纵即逝，通常要求操作者准确抓住时机并快速启动扫描，这种情况下操作者可以简化指令流程直接发出屏气指令。因为有些患者如果让他吸气、呼气再屏气，可能因为动作太慢时间过长进而贻误了扫描时机。还需要强调这里的准备和沟通也包括医务人员自己，如高压注射器状态的确认，正确的给药方案选择等都很重要。而在扫描层面，操作人员最好对 ceMRA 序列进行一次蒙片扫描，一方面可以通过蒙片扫描来了解患者的配合度，另一方面可以同时确认该序列扫描图像是否正常。一切

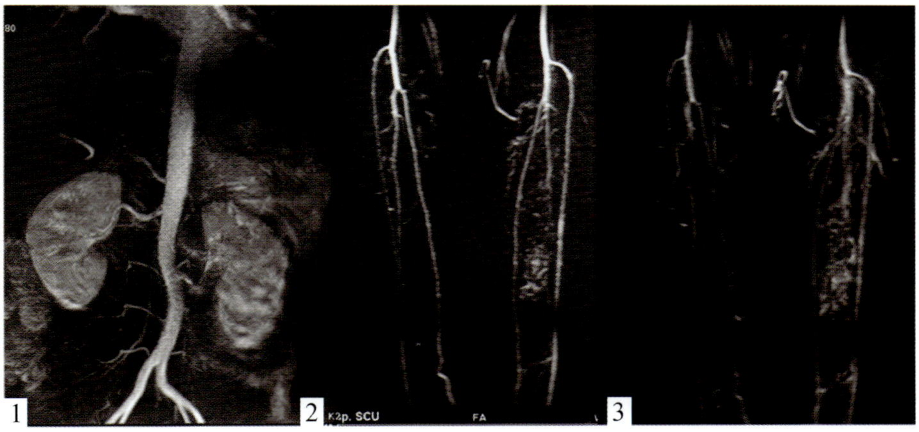

图 15-14　对比剂剂量、患者的配合和启动时机对 ceMRA 结果影响很大。图 1，患者在启动扫描时未能屏气配合导致较明显的伪影；图 2、图 3 为同一病例，因为启动早了动脉期血管显示不理想，随后扫描有明显的静脉污染

准备就绪后再进行实际 ceMRA 序列扫描，这样才能够做到有条不紊。

2. 对比剂的用量和注射方法：因为钆对比剂在体内的交换和排泄速度比较快，要想形成成像血管与背景组织之间的足够对比，必须在血管内血液中钆对比剂最佳的峰值浓度期间进行图像采集。这里面，首先要强调的是合理的对比剂剂量。要想建立足够的团注峰值浓度，ceMRA 使用的对比剂剂量一般是常规增强的二倍，按千克体重计算应在 0.2 mmol/kg。一般成人在 30 ml 左右比较合理。虽然随着磁共振场强的提高也可以一定程度上减少对比剂用量，但是过低的对比剂剂量会降低成像血管和背景组织之间的对比。另外，需要特别强调的是注射方法和速度。理想的状态是在成像采集过程中血液中要具有比较高的峰值浓度，所以在进行 ceMRA 成像时，原则上必须采用高压注射器注射对比剂。高压注射器给药不仅速度快而且可以匀速注入对比剂。一般给药速度在 3 mL/s，依据患者的血管状态可以酌情降低注射流速，但需要清楚的是过低的流速意味着血管内血液的峰值浓度也低，这会降低成像对比。

3. 准确捕捉扫描启动时机：ceMRA 成像过程中通常会采用某种对比剂示踪技术，如对比剂智能监测（smart prep）或者透视触发（fluro trigger）技术。前者现在用得较少，透视触发技术因为比较直观多被采用。在采用透视触发时操作者必须在扫描前确认相关参数，如成像延迟时间。成像延迟时间是指当操作者启动成像序列扫描时系统自动留出的传达指令的时间。这个时间通常在几秒之内。考虑到对比剂流动和成像区域峰值浓度，启动时机应该考虑适当提前。比如，当进行腹部大血管成像时，当监测到对比剂达到降主动脉水平时即可启动 3D 血管成像序列扫描。这时，操作者传递屏气指令，因为这个延迟时间很短，需要快速重复传达指令以期获得患者的良好配合。透视触发序列是一个超快速的梯度回波序列，因为该序列会采用系统允许的最短 TR、短 TE 时间，所以也会使用到更大的梯度场强和梯度切换率，这意味着扫描时噪声比较大。建议使用者平时多用水模练习扫描，熟悉界面上常用的操作选项以及如何快速的切换定位。在进行实际患者扫描时有两点需要注意：其一，通过交叉定位找出最适合观察对比剂流入的显示窗口；其二，因为这个透视触发是梯度回波序列，因此会存在血液的流入增强效应，在图像上表现为忽亮忽暗。使用者初期容易把“忽亮”误判为对比剂到达。建议使用界面上的空间饱和进行背景抑制。对比剂到达时图像表现为持续的亮。在 ceMRA 动脉期时相扫描时，笔者虽反复强调及时启动扫描以获得最大峰值浓度对比和克服静脉污染，但在实际工作中建议宁可启动稍晚也不要启动过早。过早的启动会导致彻底的失败，稍晚即便有少许静脉污染也不会影响诊断。ceMRA 的扫描是一个熟能生巧的过程。足够的实践经验和教训是熟练掌握这一技术的必经之路。

三、对比剂增强血管成像中的特殊 K 空间填充方式

在 K 空间原理部分曾经提及过在 K 空间平面内不同位置的 K 空间数据对图像的贡献是不同的。K 空间中心部分更多地决定图像的信噪比和对比度，而 K 空间边缘部分则更多地决定图像的空间分辨能力。在 ceMRA 成像过程中为了捕捉到最佳的扫描时机，会采用对比剂监测技术，但与此同时，也必须采用与该监测技术相互配合使用的特殊 K 空间填充方式。通常使用的是中心填充和椭圆中心填充（图 15-15）。

1. K 空间中心优先填充方式：在完成一次成像过程中，整个期相扫描前三分之一的时间优先填充 K 空间中心区域。譬如，完成 ceMRA 的一个期相时间是 18 秒，采用中心填充方式意味着前 6 秒用于填充 K 空间中心区域。当这部分数据填充完成后余下的时间才用于填充 K 空间外围数据。K 空间中心填充使得操作者能够在血液中对比剂浓度最高时完成对于对比度和信噪比起决定性作用的 K 空间数据采集，这样确保了动脉期采集时血液中对比剂浓度最高，有利于获得更优异的血管显示及避免静脉污染。

2. K 空间椭圆中心优先填充方式：对于三维成像而言，除了对层面内进行相位编码外，对层面间也进行了相位编码。K 空间椭圆中心填充可以简单理解为在两个相位编码方向上采用 K 空间中心优先填充。从时间维度看，就是一次完整 K 空间数据采集的前九分之一用于集中采集 K 空间

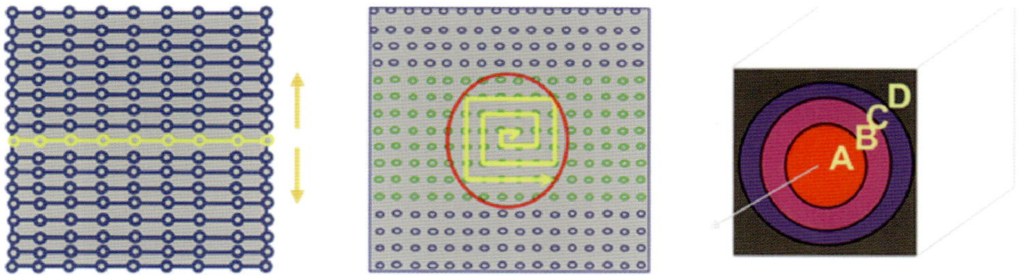

中心填充　　椭圆中心填充　　TRICKS填充方式

图 15-15　不同 K 空间填充方式示意图，ceMRA 成像过程中根据血管成像部位的特点需要结合不同的 K 空间填充方式。牢记这些 K 空间填充方式的基本概念和临床应用是合理使用的基础

中心部数据。譬如，如果在 3D ceMRA 成像中每个期相时间是 18 秒，采用椭圆中心填充就意味着前 2 秒用于 K 空间中心填充。椭圆 K 空间优先填充技术在更短的时间内完成 K 空间中心填充，这在那些动静脉循环时间窗比较短的区域如颈动脉、肺动脉成像是有重要意义的。但这种采集方式也存在着潜在的风险：那就是在这种理想状态下所期待的所见即所得的扫描方式中，也对于对比剂到达时机的把握提出了巨大挑战。如果扫描启动过早就会导致无法捕捉到动脉期图像。在这些优势与风险并存的 K 空间优先填充技术中操作者该何去何从呢？以下是几点建议：

（1）要充分考虑每个部位动静脉循环窗和是否需要患者屏气配合。譬如，在胸腹部大血管 ceMRA 成像，需要患者屏气配合才能克服呼吸带来的运动伪影。这就意味着每个期相的扫描时间不可能太长，通常在 20 秒之内如 15 秒。在这么短的采集时间内采用 K 空间椭圆优先填充方式风险就极大，因为只留给操作者 2 秒的时间来完成 K 空间中心数据填充，操作中任何一个判断失误都可能导致彻底失败。因此，在胸腹部需要患者屏气配合的 ceMRA，操作者更应该选择 K 空间中心优先填充，这样就可以相对更从容地完成扫描。但在颈部血管成像和下肢如小腿部血管成像，不需要患者屏气配合，这时操作者就可以采用更高空间分辨率成像使得每个期相的采集时间延长，这样再结合 K 空间椭圆中心优先填充就达到了兼顾空间分辨率和避免静脉污染的双重效果。

（2）对于肺动脉成像，因为动静脉循环时间窗过短而又要尽可能避免静脉污染，此时就不能使用一般的对比剂监测技术了，因为这里还需要留出时间传递屏气命令。此时，操作者就需要采用一种小剂量对比剂注射试验来确定达峰时间的扫描策略。这种小剂量对比剂注射试验通常称为 bolus test。这里采用一个快速实时扫描的序列，注射 2 毫升对比剂和一定量的生理盐水（如 20 毫升）。然后开始快速实时扫描，在扫描过程中密切监视并保存对比剂通过的完整过程。随后，用相应的后处理判断出血管信号最高的时相对应的扫描时间，这个时间就是对比剂达峰时间。在这一阶段完成对比剂监测的流程后就可以停止扫描。这种 bolus test 可以带来很多好处。比如，采用这种方法算出达峰时间，在实际血管成像序列扫描中就可以采用顺序式 K 空间填充，有更充足的时间和患者沟通并获得配合。在肺动脉成像，因为通过这种预注射试验知道了达峰时间，操作者就可以根据这个时间给传达命令等留出充足时间。这种方法唯一的缺点就是多了一步扫描。

四、对比剂动力学时间分辨成像

这是一种超快速的扫描方法，允许我们在一段时间内重复扫描若干个时相，用这种方法无需顾虑对比剂何时到达，只要扫描的总时间足够长，就可以实现对比剂增强血管成像的不同期相扫描。当扫描完成后进行动态观察时，可以看到对比剂从无到有，从逐渐增高到不断下降的动态过程，所以通常把这种对比剂增强血管成像技术称为对比剂动力学时间分辨成像。该技术在不同公司商品名不同，在 GE 磁共振平台上称之为 TRICKS（Time Resolved Imaging of Contrast Kinetics）。在 K 空间采集方式上该成像解决方案采用了中心过采样并结合节段式K空间分享技术。简单地说就是把K空间平面从中心到外围分成四个节段A、B、C、D，每次采集都会采集A，而B、C、D三个节段每个期相交叉采集。这样既缩短了每期的采集时间，同时又实现了采集两个K空间中心A段更短的间隔时间。这就提高了多期成像采集的时间分辨率。

在对比剂增强血管成像解决方案中，深入了解每种K空间填充方式的技术要点，既是做好ceMRA血管成像操作的基础，也是更好地解决临床和科研问题的切入点（图15-16）。

TRICKS血管成像技术的扫描策略：在使用某种技术时总需要花点时间来研究一下这个技术推出的背景是什么？这个技术的特点是什么？由这个特点引申出来的临床应用有哪些？如果操作者对于每个成像技术或成像方案都能按照这样一个思维方式来学习，操作者不仅能对这个技术或方案本身会有更全面更立体的了解和掌握，而且能在临床工作中有的放矢，用合适的技术解决合适的临床问题。对于TRICKS这一成像技术而言这里就试着从这样的角度剖析一下。TRICKS这一成像解决方案最早推出是为了解决下肢血管成像问题。大家知道，在下肢对比剂增强血管成像过程中不对称充盈和延迟充盈是一个很头疼的问题。其实，两侧的下肢动脉都是正常的，但它们在对比剂充盈上却表现出时间上的不一致。如果操作者在进行ceMRA成像过程中只做短时间采集很有可能带来诊断上的误诊。TRICKS成像解决方案有助于解决这个问题。但这里操作者在使用TRICKS时也必须根据不同部位血管成像面临的问题给出不同的参数设定方案。譬如在下肢血管成像，突出的问题是延迟充盈和不对称充盈，这就要求总的扫描时间足够长，通常会把总的扫描时间控制在3分钟或以上。下肢血管的动静脉循环时间窗长，所以在时间分辨率上可以适当放宽，这样可以实现更高空间分辨率的扫描而同时在不太多的时相内完成总的扫描。在颈部血管TRICKS成像要解决的问题则是如何避免静脉污染，因为颈动静脉最突出的问题是循环时间窗短，此时采用TRICKS推荐的策略则是力争获取更短的时间分辨率如3.5秒，总的采集时间无需很长，基本上1分钟足够了。可见，在不同部位的TRICKS血管成像，应该采用的扫描策略必须是具体问题具体分析（图15-17和图15-18）。

TRICKS血管成像采用快速重复的多期扫描，这样就无需借助对比剂监测技术来启动扫描。但是为了观察一个循环过程，其总的扫描时长要明显长于常规的ceMRA序列，这就决定了TRICKS这一技术不能用于那些需要屏气扫描的血管成像，如胸腹部血管成像。TRICKS更适用于那些静止部位的血管成像。除了颈部、下肢等血管成像外，TRICKS非常适合用于脊髓等血管成像，特别是用以观察脊髓血管畸形，通过多期TRICKS扫描有利于观察畸形血管的血管来源等。

与其他造影剂增强血管成像技术相比，ceMRA能够在相对无创的前提下实现血管解剖路径的显示。虽然近年来有关于肾源性系统纤维化的报道，但总体来说ceMRA仍是众多技术中相对更安全的。目前临床上很多医院采用CTA成像的方法，但对于那些存在碘剂过敏的患者，磁共

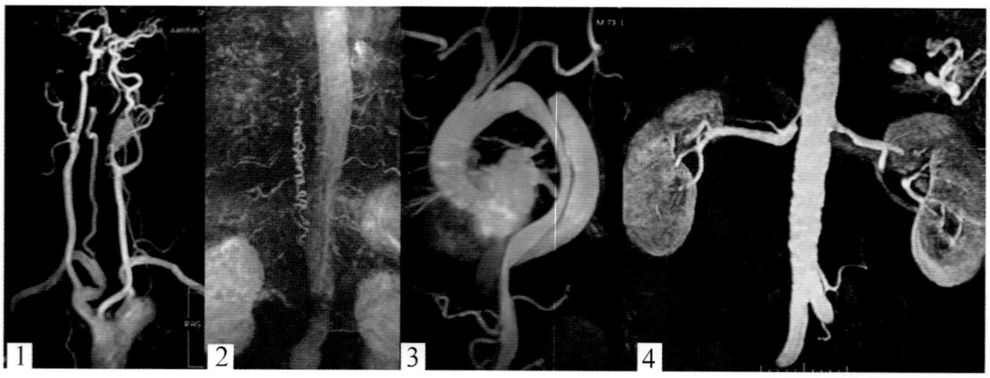

图15-16　不同部位ceMRA成像结合采用了不同的K空间填充方式。图1颈部血管成像采用了椭圆中心填充确保高分辨率采集且避免静脉污染，该病例清晰显示左侧颈内动脉病变。图2，TRICKS扫描清晰显示脊髓血管畸形。图3胸主动脉成像，采用中心填充，清晰显示夹层动脉瘤。图4腹主动脉成像，中心填充，清晰显示双侧肾动脉起始部狭窄

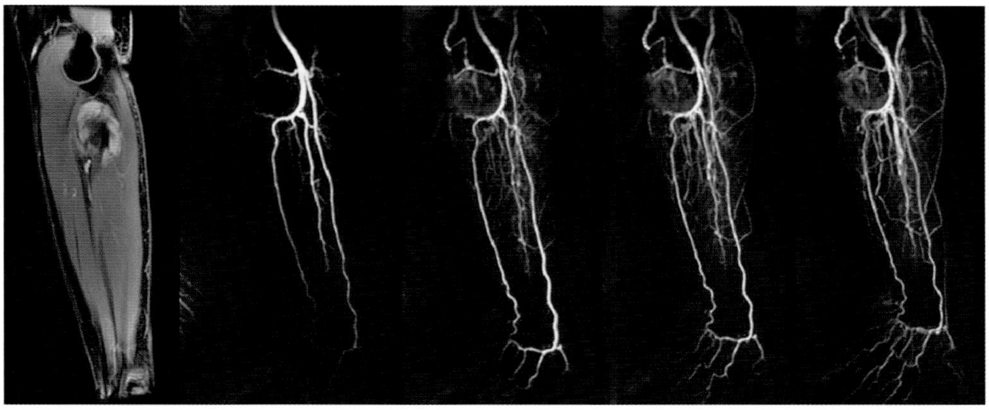

图 15-17　右踝部占位病变呈长 T1、长 T2 信号改变。TRICKS 多期血管成像不仅可以清晰显示病变和血管关系，还可以清晰显示病变逐渐强化的过程。TRICKS 对于明确病变供血动脉很有帮助

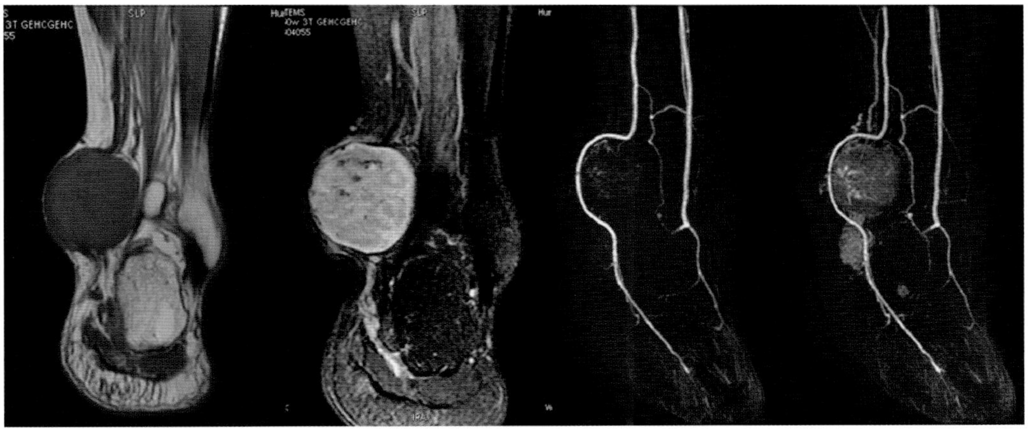

图 15-18　左内踝肿瘤病变，TRICKS 血管多期成像清晰显示病变与血管之间的关系，并能显示病变的增强改变。TRICKS 扫描中通过减影技术实现背景抑制，减影后图像直接反映的就是血供情况

振对比剂增强血管成像依然是一个重要的补充。

（张英魁　李金锋）

参考文献

[1] Edelman R R，Mattle H P，Atkinson D J，et al. MR angiography [J]. AJR. American journal of roentgenology，1990，154 (5)：937-946.

[2] Miyazaki M，Lee V S. Nonenhanced MR angiography [J]. Radiology，2008，248 (1)：20-43.

[3] Runge V M，Kirsch J E，Lee C. Contrast-enhanced MR angiography [J]. Journal of Magnetic Resonance Imaging，1993，3 (1)：233-239.

[4] Riederer S J，Haider C R，Borisch E A，et al. Recent advances in 3D time-resolved contrast-enhanced MR angiography [J]. Journal of Magnetic Resonance Imaging，2015，42 (1)：3-22.

[5] Atkinson D，Brant-Zawadzki M，Gillan G，et al. Improved MR angiography：magnetization transfer suppression with variable flip angle excitation and increased resolution [J]. Radiology，1994，190 (3)：890-894.

[6] Henkelman R M，Stanisz G J，Graham S J. Magnetization transfer in MRI：a review [J]. NMR in Biomedicine：2001，14 (2)：57-64.

[7] Firmin D N，Nayler G L，Klipstein R H，et al. In vivo validation of MR velocity imaging [J]. J Comput Assist Tomogr，1987，11 (5)：751-756.

[8] Bryant D J，Payne J A，Firmin D N，et al. Measurement of flow with NMR imaging using a gradient pulse and phase difference technique [J]. J Comput Assist Tomogr，1984，8 (4)：588-593.

[9] Lotz J, Meier C, Leppert A, et al. Cardiovascular flow measurement with phase-contrast MR imaging: basic facts and implementation [J]. Radiographics, 2002, 22 (3): 651-671.

[10] Moran P R. A flow velocity zeugmatographic interlace for NMR imaging in humans [J]. Magnetic resonance imaging, 1982, 1 (4): 197-203.

[11] Katoh M, Buecker A, Stuber M, et al. Free-breathing renal MR angiography with steady-state free-precession (SSFP) and slab-selective spin inversion: initial results [J]. Kidney international, 2004, 66 (3): 1272-1278.

[12] Rossi P, Tarantino F P, Aringhieri G, et al. Do we really need CT or CEMRA for the evaluation of renal arteries? Morphologic and functional MRI with Phase Contrast and Inflow balanced-SSFP with IR saturation sequences [C]. European Congress of Radiology-ECR 2019.

[13] Miyazaki M, Takai H, Sugiura S, et al. Peripheral MR angiography: separation of arteries from veins with flow-spoiled gradient pulses in electrocardiography-triggered three-dimensional half-Fourier fast spin-echo imaging [J]. Radiology, 2003, 227 (3): 890-896.

[14] Meuli R A, Wedeen V J, Geller S C, et al. MR gated subtraction angiography: evaluation of lower extremities [J]. Radiology, 1986, 159 (2): 411-418.

[15] Edelman R R, Chien D, Kim D. Fast selective black blood MR imaging [J]. Radiology, 1991, 181 (3): 655-660.

[16] Liang J, Guo J, Liu D, et al. Application of High-Resolution CUBE Sequence in Exploring Stroke Mechanisms of Atherosclerotic Stenosis of Middle Cerebral Artery [J]. Journal of Stroke and Cerebrovascular Diseases, 2019, 28 (1): 156-162.

[17] Zhang H L, Maki J H, Prince M R. 3D contrast-enhanced MR angiography [J]. Journal of Magnetic Resonance Imaging: An Official Journal of the International Society for Magnetic Resonance in Medicine, 2007, 25 (1): 13-25.

[18] Ho K Y, Leiner T, De Haan M W, et al. Peripheral vascular tree stenoses: evaluation with moving-bed infusion-tracking MR angiography [J]. Radiology, 1998, 206 (3): 683-692.

[19] Foo T K, Saranathan M, Prince M R, et al. Automated detection of bolus arrival and initiation of data acquisition in fast, three-dimensional, gadolinium-enhanced MR angiography [J]. Radiology, 1997, 203 (1): 275-280.

[20] Watts R, Wang Y, Prince M R. Method and apparatus for anatomically tailored k-space sampling and recessed elliptical view ordering for bolus-enhanced 3D MR angiography: U.S. Patent 7, 003, 343 [P]. 2006-2-21.

第十六章

磁共振扩散加权成像

第一节　扩散加权成像的基本概念与参数选择

磁共振是一种多序列多参数成像，能提供更丰富的诊断和鉴别诊断信息；同时磁共振也是迄今为止软组织对比分辨率最高的成像技术，这些对于疾病的早期发现和早期诊断有着重要的临床意义。但常规的T1、T2加权像提供的信息以形态学改变为主，尽管通过深入的分析有经验的诊断医生也能对病变的组织学改变进行适度的评价，但这些成像序列对于评价疾病疗效、分期依然有很大的局限性，有时甚至会给出一些令人误解的判读。比如很多肿瘤在化疗、放疗的早期会表现出不同程度的损伤后反应，这些反应在一定程度上会导致病变较治疗前有所增大。显然在这种情况下常规的T1、T2加权像甚至进一步的增强扫描都很难客观地评价早期疗效。有没有一些更敏感的评价手段呢？扩散、灌注等各种磁共振功能学评价为解决这些临床问题提供了更敏感的评价手段。

一、扩散加权成像的基本概念

扩散现象最早由英国植物学家布朗发现，其本质就是分子的一种热运动，所以扩散现象也被称为布朗运动。人体内各种组织中的水分子也在不断地进行着类似的热运动。由于每种组织的结构不同，其内水分子的扩散运动环境也不同，这就有可能为磁共振成像带来一种新的对比机制。磁共振扩散加权成像正是通过扩散加权成像这一特殊成像技术实现了对活体状态下水分子扩散行为的探测。

Dr. Le Behan先生早在1984年就提出把磁共振扩散加权成像应用于临床诊断。但那时的磁共振设备性能很差，不仅场强低，而且当时也还没有开发出今天广泛应用的平面回波成像技术（EPI）。正如在他自己的一篇综述中所描述的那样，他的一些想法如利用扩散成像来区分灌注与扩散在当时根本无法实现。因为这个原因他在1986年写了一篇非常有影响的文章，把当时的扩散加权成像定义为体素内不相干运动（IVIM）成像。把扩散加权成像理解为体素内不相干运动成像有很重要的临床意义：一方面，目前的磁共振扩散加权成像受很多因素的限制还很难实现特别高的空间分辨率，所以无法直接探测单个水分子的扩散行为，成像过程中所采集到的因为扩散行为所带来的信号改变是基于体素水平的；另一方面，扩散加权成像的体素通常相对较大，在这样一个体素内既存在着水分子的扩散行为，同时也存在着毛细血管内呈假性随机运动的血流运动，这些对最后的信号都会产生影响。了解这些就可以更好地理解为什么在扩散加权成像中通过后处理得到的反映扩散行为的定量参数被称为ADC而不是DC。这里的ADC是Apparent Diffusion Coefficient，即表观扩散系数。这一名称的背后蕴含着这个定量值存在着非常复杂的影响机制，从宏观上看，包括受检者自身的，也包括成像设备的；从微观上看，包括水分子本身的扩散行为，也包括诸如体素内毛细血管微循环的假性随机运动。

在磁共振扩散加权成像过程中，通过施加一对比较强大的运动检测梯度（motion probing gradient，MPG，也称为扩散加权梯度）来实现扩散加权成像。因为通常采用SE-EPI这样的方式来实现扩散加权成像，那么这对扩散加权梯度与序列的组合就存在两种方式：一种方式是把这对扩散加权梯度施加在SE序列180°聚焦脉冲的两侧，此时这对扩散加权梯度就是大小相等、极性相同的；当然，还可以把这对扩散加权梯度放在聚焦脉冲的同一侧，这时这对扩散加权梯度就必须是大小相等、极性相反的了。所以在有些厂商设备上扩散梯度的选择有单极和双极模式，就是因为这对扩散加权梯度与聚焦脉冲的相对位置关系不同。如果在扩散加权成像时采用的是梯度回波序列，那么这对扩散梯度就一定是双极性的了。这里还需要再强调一点：虽然在扩散加权成像和相位对比血管成像过程中均采用了一对用于探测运动的梯度脉冲，但这两者的目的和结果是不同的：扩散加权成像是把体素内不相干运动的相位信息转化为幅值图像中的信号强度，而相位对比血管成像则是将宏观的磁化流动转化图像中的相位信息。

在学习和使用扩散加权成像过程中，还需要了解和掌握水分子扩散正态分布和非正态分布的基本概念。当b值相对较低时，所反映的扩散行为主要受细胞外间隙大小的影响，此时的扩散分布遵循正态分布的原则，在这种情形下扩散加权成像的信号强度遵循单指数衰减。此时随着b值变化信号强度变化的公式可表达为：$s=s_0e^{-bd}$。当然，这里的“d”就是后处理得到的表观扩散系数ADC。需要指出的是，当b值过低或过高时，扩散加权成像所反映的扩散行为就不单纯受细胞外间隙大小的影响，此时毛细血管内血流的假性随机运动和细胞膜等大分子结构都会对扩散行为产生影响。在这种情况下扩散加权成像的信号强度和相应的b值间的关系就更复杂。

二、扩散加权成像的病理生理基础

在应用扩散加权成像或者对扩散加权成像进行解读的过程中，有必要了解和理解扩散加权图像在成像过程中所依赖的病理生理基础。其实对于这个问题的理解也等同于思考导致扩散加权图像信号对比的内在基础是什么？通常的扩散加权成像依据的是细胞外间隙模型，反映更多的是细胞间水分子扩散的快慢。正常情况下细胞间隙正常，水分子以一定的速率进行扩散，而在某些病理情况下就会导致细胞间隙变小或者变大，其间的水分子扩散行为就会发生异常改变。导致细胞间隙变小主要有两个机制：其一是细胞体积增大，比较常见的是在缺血性脑卒中早期，因为缺血缺氧所导致的细胞毒性水肿、细胞体积增大；其二是细胞密度增大，这种在肿瘤性病变可能占主要地位，此时单个细胞的体积可能不大，但因为细胞数目的明显增多导致细胞间隙变小。导致细胞间隙变大比较常见的原因是血管源性水肿或神经纤维溶解破坏，这些都会导致水分子扩散变得相对更自由。

水分子扩散示意图（图16-1）可以帮助大家

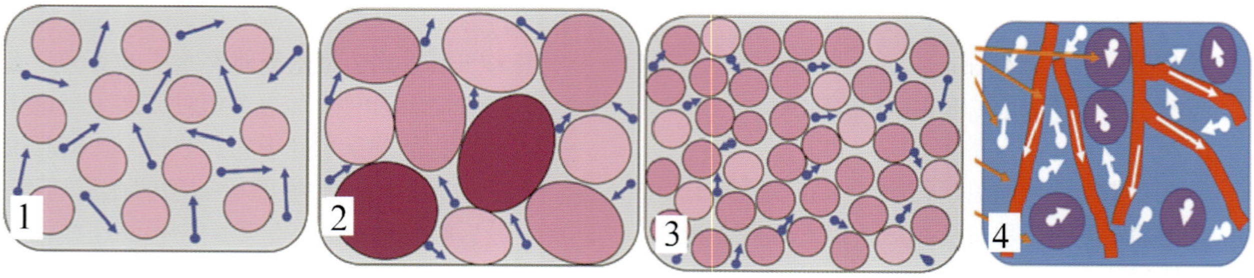

图16-1 扩散成像模型示意图。图1正常情况下水分子扩散；图2，细胞水肿后水分子扩散；图3，肿瘤等病变细胞密度增高导致水分子扩散受限；图4，考虑微循环血液随机运动的扩散模型。这里没有展示细胞间隙扩大的模型，临床上这种情况也不少见，如转移瘤所致脑水肿、各种原因导致的脱髓鞘改变等

初步理解扩散成像的病理生理基础。然而，实际的情形可能更复杂，譬如在肿瘤病变中，可能它既存在细胞的肿大所导致的单个细胞体积的增大，同时又有肿瘤新生血管形成导致的灌注异常。通常的扩散加权成像采用的是简化模型，如细胞外间隙模型。尽管这种简化的模型在某种程度会使所获得的扩散加权图像混有其他因素的影响，但这并不影响它们在临床中的使用。事实上，过于复杂的模型不仅会导致扫描时间的延长，且模型越复杂在临床上的实际意义往往就更难说清楚，而且繁琐的后处理也影响它们的普及应用。

三、扩散加权成像过程中b值的选择与影响因素

前文提及扩散加权成像是在磁共振成像过程中通过施加一对强大的扩散加权梯度而实现的。该扩散加权梯度可以让具有不同扩散行为的水分子产生足够大的信号差别并形成对比。虽然在解释扩散加权成像机制时人们通常会用静止和运动的模型加以说明，但事实上水分子的扩散运动是绝对的，所以能够看到的静止只是那些扩散受限后的相对静止。在扩散成像过程中，扩散加权梯度会对多大的扩散程度差别产生足够大的对比？换个角度来说，扩散加权成像对扩散行为差距有多大的敏感性？这就是下节要讨论的b值问题。为了能够清晰表明b值选择的原则，可以先了解一下扩散加权成像过程中b值的计算公式：$b=\gamma^2G^2\delta^2\left(\Delta-\frac{\delta}{3}\right)$。δ指的是单个扩散梯度叶的持续时间，Δ指的是扩散加权梯度两个叶之间间隔的时间，如图16-2所示。通过该公式可以得出这样的结论，要想获得更高的b值需通过以下几种途径实现：①采用更高的梯度场强；②每个梯度叶持续更长的作用时间；③延长两个梯度叶之间的间隔时间。显然，后面两种方式都会延长回波时间，会导致信噪比降低以及几何形变等问题。在扩散加权成像过程中为了保持更短的TE时间，通常系统会采用系统所允许的最大梯度场强，但当达到极限梯度值之后，更高的b值则必须通过延长梯度作用时间和延长两个梯度脉冲之间的间隔时间来实现。在临床实际工作中，选择合适的b值还需了解以下几个重要影响因素：

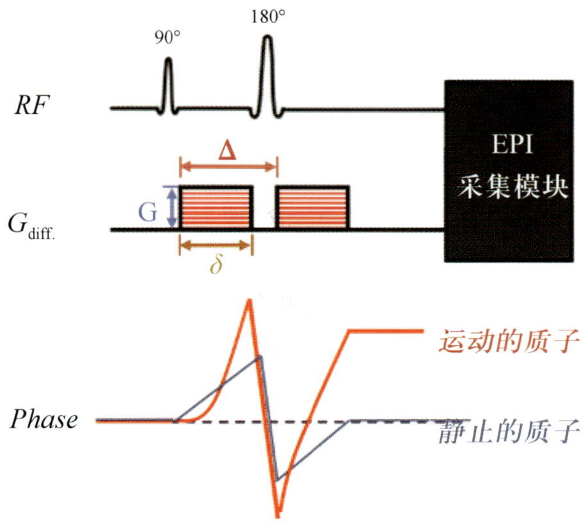

图16-2 b值与扩散梯度对运动/静止质子的影响

1. b值大小会直接影响扩散加权成像的扩散敏感程度：高b值对于反映水分子扩散差别更敏感，也就是说相对而言高b值对于检出病变更敏感，尤其在肿瘤病变如脑内转移性病变的检出时。但是高b值会导致图像信噪比降低，在客观上需要更长的扫描时间以获得足够的信噪比。同时，当b值过高时还会加重图像的几何形变，这些都使得高b值的临床应用在一定程度上受到限制。

2. 低b值与T2透射效应：这是选择b值时需要充分考虑的一个问题。在扩散加权成像中有两种对比机制共同决定图像的对比度：一种是由b值决定的扩散对比；一种是由组织的T2弛豫属性所决定的T2对比。也就是说扩散成像过程所得到的图像是这两种对比的混合体。在这两种对比中，哪种对比的权重更大呢？这取决于b值的高低。b值越高，扩散对比所起的作用越大；而b值越低，T2对比所起的作用更大。组织的T2弛豫属性对扩散加权成像的影响被称为扩散加权成像过程中的T2透射效应。当b值比较低的时候，不仅组织的T2对比会对图像产生影响，组织中的微循环灌注也会对扩散加权图像产生较明显的影响，这也是为什么在多b值扩散加权成像时采集低b值信息并用此拟合灌注信息的原因。T2透射效应通常会使水分增多的病灶在扩散加权图像上表现为高信号，所以在扩散加权图像上发现高信号病灶时不要盲目地将其判读为扩散受限，要充分考虑到T2透射效应的影响。T2透射效应在诊断中也具有一定的积极意义，如对于囊

性转移病灶（图 16-3），低 b 值扩散加权成像更敏感，另外就是对于蠕动的肠道类病变，低 b 值扩散对于显示肠道病变也相对比较敏感。

3. 中等 b 值与冲蚀效应：前文提及的 T2 透射效应可以使那些水分增多但扩散不受限的组织或病变在扩散加权图像上表现为高信号，但在实际工作中有时也存在这样的情况：有些病变它们非但没有导致水分子扩散受限，相反是导致水分子扩散变得更加自由。与此同时，这些病变同时会导致病变区内水分增多。这两种对比对图像信号的影响刚好是相反的：扩散对比使得病变在图像中呈低信号表现，而水分增多使得病变在图像中呈高信号改变，但二者的叠加有可能导致病变刚好因为两种信号相互抵消而无法显示。这种现象被称为扩散加权成像中的 T2 冲蚀效应。这种现象常见于多发性硬化和脑内转移瘤患者，此时采用更高 b 值的成像更能清晰显示扩散行为所导致的信号改变（图 16-4）。

4. 扩散加权成像中的黑矇效应：在扩散加权成像过程中，如果因某种原因导致组织的本底信号减低，这将会影响到最终的扩散加权图像的信号表现，而且也表现为低信号。譬如钙化、出血等会导致本底信号减低，而这两者同样也会影响最终 DWI 图像的信号。另外一种情况是在腹部扩散加权成像如肝脏扩散加权成像，如果肝脏本身含有明显的脂肪变性，那么在扩散加权成像中因为采用选频激发或脂肪抑制，都会导致肝实质背景信号的减低（图 16-5 和图 16-6）。

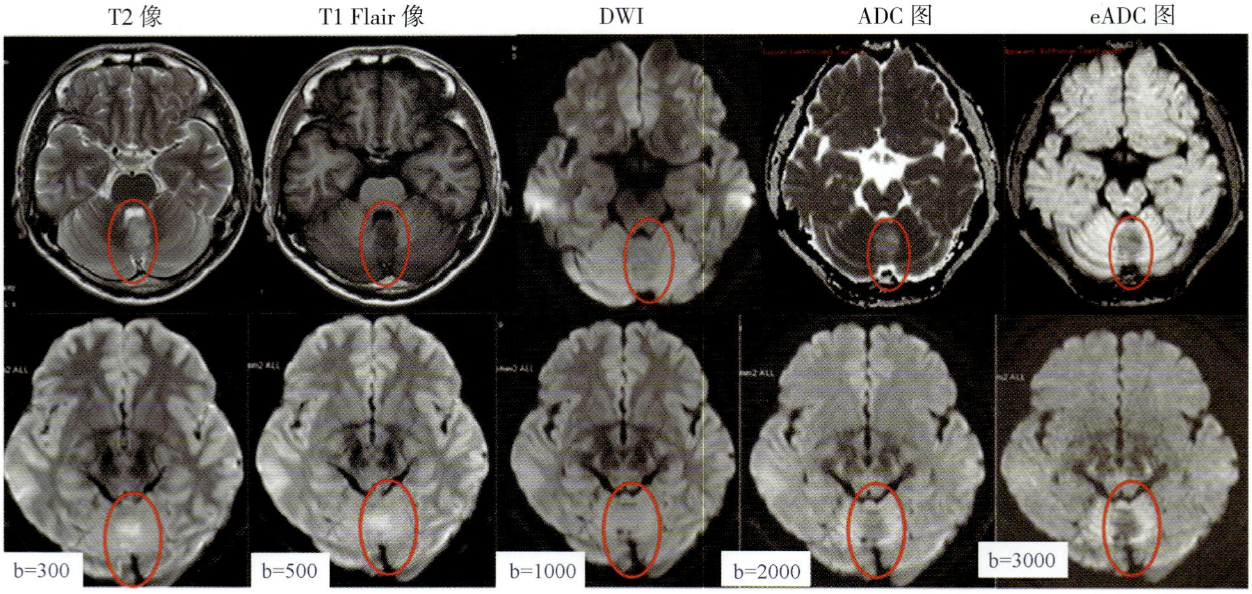

图 16-3　不同 b 值扩散加权成像时 T2 透射效应。小脑蚓部占位病变，呈长 T2、长 T1 信号改变。在常规 DWI 成像病变显示不清。后处理显示病变 ADC 图上信号升高、eADC 图上信号降低，提示病变区扩散更自由。不同 b 值扩散加权成像时发现在低 b 值（小于 500 时）病变呈高信号，此时体现的是扩散成像中的 T2 透射效应；而在中等 b 值 1000 病变显示不清，此时体现的是扩散成像中的冲蚀效应；高 b 值时病变呈低信号，和实际扩散改变相符

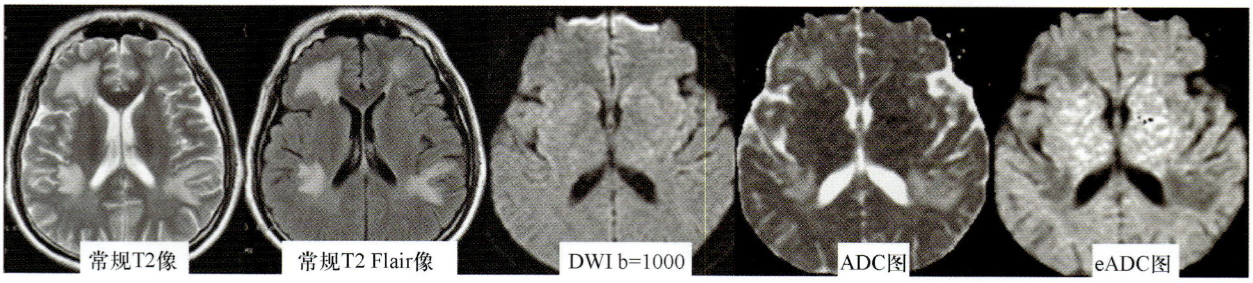

图 16-4　T2 透射效应导致的冲蚀效应。多发性硬化导致的脱髓鞘改变在 T2 及 T2 Flair 可见多发高信号病灶，在常规 DWI 未见明显病灶，在 ADC 图表现为高信号，提示扩散自由改变，eADC 图表现为低信号，这是扩散图像上由扩散产生的对比。因为病变在 T2 加权像表现为高信号，最后的扩散图像两种效应相互抵消而导致病灶显示不清

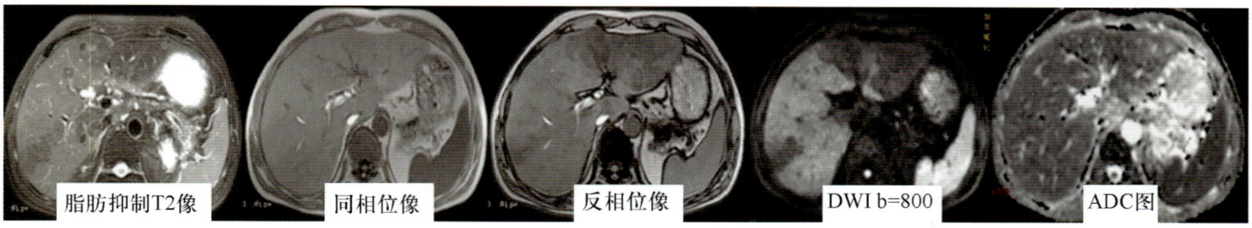

图 16-5　扩散加权成像中的黑矇效应。在肝 FSE T2 脂肪抑制图像可见肝左叶及右叶片状低信号，同反相位图像对比显示相应区域反相位信号明显衰减，提示有不均匀的脂肪变性；在肝脏扩散加权图像提示相应区域信号明显减低，这种减低如果不结合前面图像容易被解读为存在扩散更自由的病变，但 ADC 图显示相应层面信号均匀。该病例就是由于存在不均匀肝脂肪变性，而扩散加权成像本身是脂肪抑制图像，在脂肪沉积区域脂肪抑制后信号下降更明显

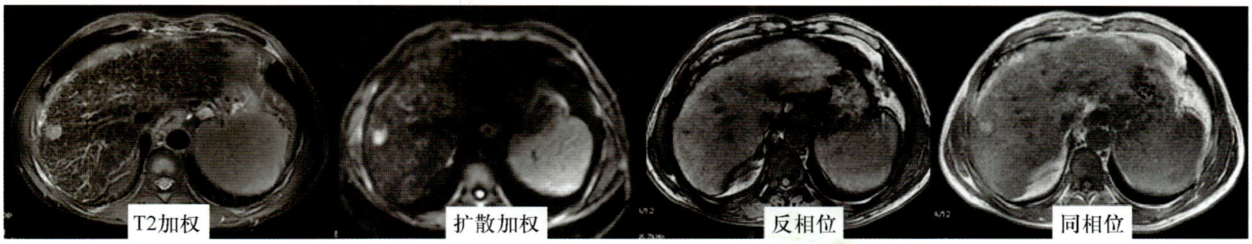

图 16-6　扩散加权成像的黑矇效应。这是一个肝硬化肝内一定铁沉积的病例。T2 加权像显示肝实质信号偏低，DWI 图像背景信号比较低。观察同、反相位可见肝内占位病变在反相位上显示为等、低信号改变，而在同相位图像上表现为高信号。这是因为肝内铁沉积导致肝实质 T2* 弛豫更快，而同相位回波时间较反相位回波时间更长，肝实质背景在同相位上有较明显的信号衰减，肝内占位病变内因为缺乏 Kupffer 细胞，因此从反相位到同相位其信号衰减较临近肝实质不明显。从而，才在同相位上呈高信号改变。可以看到，因为肝实质内的铁沉积也导致 DWI 成像信号变低，这是黑矇效应的一个表现

（张英魁　黎丽）

第二节　扩散加权成像的质控问题

随着扩散加权成像在临床的应用越来越广泛，扩散加权成像的质控问题也变得越来越突出。这中间包括 b 值的选择、扩散梯度方向的选择、信噪比的提高以及如何减少图像的几何形变等等。

一、b 值的选择问题

这个问题在前文中已经讨论过。这里还需要补充几点：其一，b 值的选择要兼顾信噪比、几何形变以及对病变的检出能力等几个方面，其中提高扩散加权成像对于病变检出的敏感性尤其重要。由于不同器官本身的组织结构不同，在进行扩散加权成像时对 b 值的要求也不同。譬如，头部扩散成像通常 b 值会选择在 1000，而对于那些考虑转移瘤的患者，则可能需要选择更高的 b 值才能提高病变检出的敏感性（图 16-7）。对于前列腺扩散成像而言，需要考虑到前列腺外围叶通常含有一定数量的腺泡，这些腺泡会分泌前列腺液。所以，在扩散加权成像可以有一定程度的 T2 透射效应。前列腺癌更多发生于外围叶，如果采用较低 b 值扫描很可能受到 T2 透射效应的干扰而无法准确检出小病变。为了避免在低 b 值受 T2 透射效应影响而掩盖小的病变，前列腺扩散加权成像通常选择相对更高的 b 值，如 1400 以上。

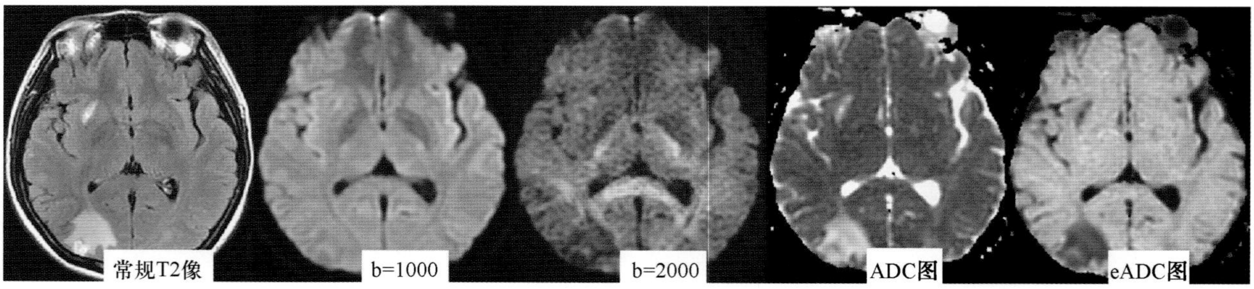

图 16-7 扩散加权成像中的冲蚀效应。肺癌脑转移，在 T2 Flair 序列于右顶叶可见片状高信号水肿区，常规 DWI 图像病变显示不清晰，在高 b 值扩散成像提示病变区呈低信号。对 b 值为 1000 的 DWI 图像进行后处理，提示 ADC 图上病变呈高信号而 eADC 图上病变呈低信号，提示病变区呈扩散自由改变。转移瘤通常表现为小转移大水肿，且水肿属于血管源性水肿改变。该病例再次说明扩散加权图像的后处理具有重要意义

二、并行采集技术的应用

并行采集是基于相控阵线圈基础之上的一种特殊的 K 空间采集方式。这种采集方式在不同的厂商商品名称有所不同，工作原理接近。GE 磁共振平台提供了两种不同的并行采集方式：一种是基于图像水平校准的并行采集技术，称为 ASSET（array spatial sensitivity encoding technique）；另一种是基于 K 空间水平校准的并行采集技术，称为 ARC（auto-calibrating reconstruction for cartesian sampling）。这两种并行采集最大的区别在于：ASSET 并行采集在傅里叶变换时依托的是欠采样的 K 空间数据，因此每个单独通道重建的图像是具有卷褶伪影的图像，而后根据线圈灵敏度校准图进行去卷褶处理；而 ARC 在傅里叶变换前根据所采集的 K 空间线拟合出缺失的 K 空间线，所以 ARC 重建时采用的是完整的 K 空间线。也是因为这个原因，ASSET 被称为基于图像水平，而 ARC 被称为基于 K 空间水平。采用 ASSET 的扫描序列在图像重建过程中需要获得明确的线圈的灵敏度范围信息，这样通过重建才能克服并行采集所导致的卷褶伪影。在 DWI 成像过程中能够采用的并行采集技术是 ASSET。采用 ASSET 的好处是什么呢？通常的理解是并行采集可通过减少 K 空间数据采集从而提高扫描速度，这在腹部的很多屏气序列中应用尤其广泛。但在单次激发序列如临床上扫描胆胰管 MRCP 所使用的 SSFSE 以及扫描扩散加权成像的单次激发 EPI 读取时，使用并行采集技术并不是为了缩短扫描时间，而是通过使用并行采集技术来等效减少回波链长度，从而提高了图像的清晰度或减少图像的几何形变（图 16-8）。但 ASSET 并行采集技术通过 K 空间隔行采集，等同于增加了两条 K 空间线之间的间距。根据 K 空间的属性，成像的 FOV 和两条 K 空间线之间的差距 ΔK_y 成反比，这个 ΔK_y 变大，重建图像的 FOV 会变小。所以，当采用并行采集技术 ASSET 并把并采因子设为 2（就是每两条 K 空间线采集其中一条）时，每个线圈通道采集到的图像就不再是一幅完整的图像，而是

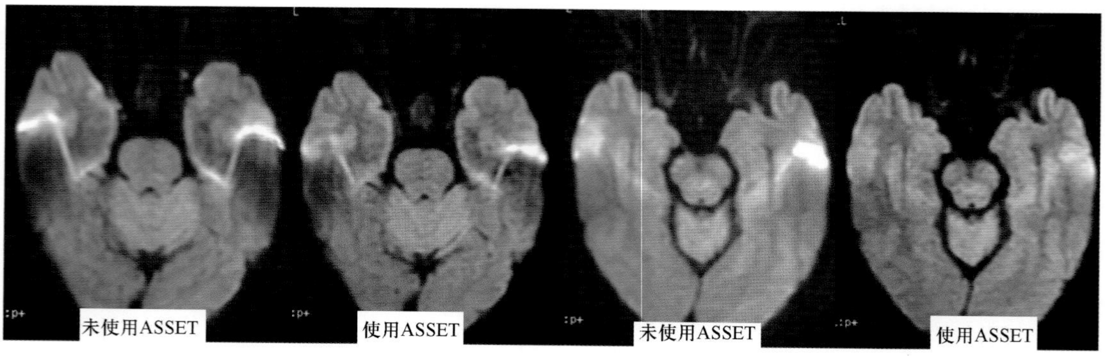

图 16-8 扩散加权成像过程中并行采集对图像的影响。当不加 ASSET 时，在富含气体的区域可见更明显的磁敏感伪影，施加 ASSET 后，磁敏感伪影明显减轻

FOV缩小一半且理论上有卷褶的图像，系统在重建时会根据线圈的灵敏度范围自动开启防卷褶重建模式。了解这些，对于使用ASSET序列进行扫描的质量控制非常重要。在扩散加权成像中，采用ASSET的主要用途是减少图像的几何形变和磁敏感伪影。不过在进行扩散加权成像时仍需要注意：不能使用过小的FOV，否则会导致图像信噪比降低并产生ASSET卷褶伪影。

三、扩散加权成像的空间分辨率问题

空间分辨率决定图像的空间细节分辨能力。理论上，在扩散加权成像过程中，如果能够获得更高的空间分辨率图像，显然对显示病变的细节和发现细小病变都更理想。但事实上，受信噪比和几何形变等的影响，使得扩散加权成像的空间分辨率受到一定限制。通常的扩散加权成像采用EPI信号读取方式，这种读取方式中回波间隔对图像质量有重要影响。先回顾一下影响回波间隔ESP的几个重要因素：$t_{esp}=2T_{ramp}+\frac{Nx.f}{2\Delta v}$，其中$Nx.f$代表的是频率编码方向的采集矩阵，$2\Delta v$是信号接收总带宽。如果保持其他参数不变，单纯增加频率编码的采集矩阵，回波间隔则随之延长。显然，过大的频率编码矩阵不太可取。而EPI信号读取从本质上等同于用梯度回波方式实现了回波链采集技术。如果扩散加权成像采用的是单次激发EPI，那就意味着相位编码矩阵越大，回波链的长度就越长。不难理解，最后在EPI读取时可能产生的相位累积错误和频率、相位编码两个方面直接相关。这也是为什么诸如扩散加权成像等基于EPI信号读取的技术通常会采用相对低的空间分辨率的原因。谈及空间分辨率，还要同时考虑层厚，并建立从体素角度理解空间分辨率，这就意味着适度地降低扫描层厚也是实现高空间分辨率的一个途径，但无论是采样矩阵增大还是层厚变薄，都会导致图像信噪比下降，这也为扩散加权成像实现高空间分辨率成像带来了又一个挑战（图16-9）。提高扩散加权图像的空间分辨率虽然受到很多限制，但随着梯度性能的提高和扫描技术的改进，高空间分辨率的瓶颈有望得以突破。不过，作为使用人员需要清晰了解提高空间分辨率所带来的利与弊，在这二者之间进行合理取舍。通常，更高的空间分辨率不仅会带来几何形变等问题，同时还需要更长的扫描时间。

四、扩散梯度方向的选择

在扩散加权成像过程中，理论上可以选择施加不同方向的扩散梯度，在所获得的扩散加权图像上只能检测出在所施加的扩散梯度方向上的扩散差异。譬如，轴位扩散加权成像可以选择频率编码方向或相位编码方向或层面编码方向来施加扩散加权梯度，当然也可以在三个方向都施加。在选择扩散加权梯度施加方向时，还需要考虑的问题是组织中水分子自身的扩散是否满足各向同性？也就是说其内的水分子在各个方向的扩散概率是否是相同的？各向同性扩散能够满足理想的高斯分布特点。但事实上，由于组织结构不同，很多时候真实的扩散状态不是各向同性而是各向异性的。这种情况在头部比较明显。大脑内存在着灰质和白质，白质其实就是由各种神经突起构成的神经纤维束，由于这种神经纤维束具有

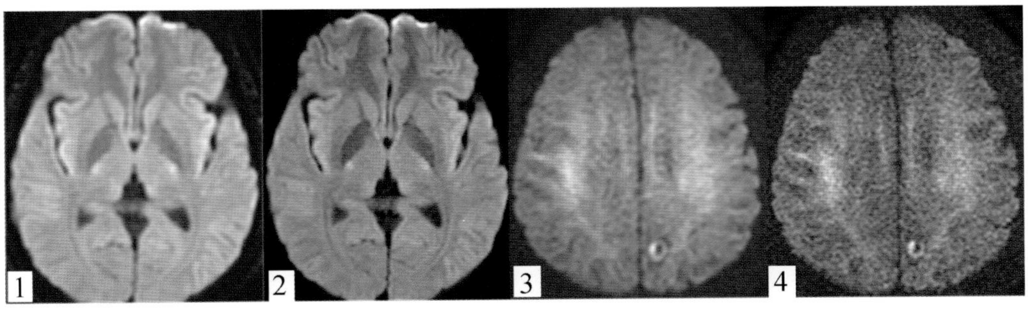

图16-9　不同分辨率、不同b值对DWI图像质量的影响。图1、图2的分辨率分别是128×128和192×192，显然，在192矩阵时内囊前肢、后肢显示更清晰；图3和图4是当b值调整到3000时128矩阵和192矩阵对比，显然此时192矩阵时虽然环形病变稍清晰，但此时信噪比过低不利于病变观察

不同的排列方向，这就导致水分子在各个方向的扩散也是不同的。通常水分子沿着纤维方向的扩散自由度更大，而垂直于纤维方向的扩散自由度则相对更小。所以，当施加不同的扩散梯度方向时可以发现同一结构在扩散加权图像上的表现是不同的（图 16-10）。这也表明在扩散各向异性比较明显的部位使用单一扩散梯度方向有可能会影响检出病变所导致的扩散改变。而在那些扩散几乎呈各向同性的器官如肝脏，可以采用单一方向扩散加权梯度。当然，因为病变本身所导致的扩散改变可能仍是会存在各向异性，笔者还是建议采用三个方向的扩散加权梯度更为合适。单一方向扩散梯度虽具有扫描时间短、图像变形小等优点，但其缺点是对其他方向的扩散改变无法敏感检测。在更新平台的磁共振成像系统中，如 GE 较新的磁共振平台，推出了更多样的扩散梯度施加方式，如 3 轴合 1（3in1）或四面体（TETRA）方式，同时兼顾了扫描时间和扩散检出敏感性双重需求。

五、腹部扩散成像的采集方式

在腹部扩散加权成像过程中需要考虑的一个问题是该如何对待呼吸运动的问题。腹部扫描有三种不同的采集方式：屏气、呼吸触发、自由呼吸。显而易见，采取一种更合理的方式减少呼吸运动伪影对腹部扩散加权成像图像质量的影响是腹部扩散加权成像质量控制的一个重要内容。因为上腹部器官对于呼吸运动更敏感，所以这里更多考虑的是上腹部扩散成像的情景。

1. 屏气扫描：对于那些能够很好配合的受检者，通过屏气可以获得消除呼吸运动伪影的扩散加权图像，这也是早期腹部 DWI 的采集方式。但这种采集方式显然受屏气时长的限制，因此也无法获得更高空间分辨率和更高信噪比的图像，当然也不适合过高 b 值扩散成像。因为高空间分辨率和高 b 值都面临一个如何保证更高信噪比的问题，这在客观上要求更长的扫描时间，对于屏气扩散加权成像扫描来说，显然是不可行的。虽然近年来随着腹部等相控阵线圈的不断进步，使得腹部扩散成像质量有很大提高，但在屏气扫描同时获得高 b 值和高空间分辨率仍是不太现实的。

2. 呼吸触发扫描：对于肝等随着呼吸运动而明显运动的器官而言，采用呼吸触发模式的扩散加权成像是比较理想的选择。呼吸触发是在绝对运动中寻求相对静止的采集技术。相比于非呼吸触发的自由呼吸技术而言，呼吸触发是在呼吸中相对动度小的时间段进行数据采集，所以这也决定了采用呼吸触发模式时相对成像时间更长。另一方面，为了确保这个绝对运动中的相对静止期，成像器官如肝脏在数据采集过程中最好处于尽可能相同的位置，患者的均匀呼吸和稳定的呼吸频率都至关重要，因此检查前的呼吸训练和沟通非常重要。如果患者在扫描过程中呼吸幅度变化很大或呼吸频率忽快忽慢，都会在一定程度上影响图像质量。不过，只要这种幅度和频率差异不是很大，采用呼吸触发技术获得的扩散加权图像在信噪比和分辨率上仍优于自由呼吸和屏气法获得的扩散加权图像。

3. 自由呼吸扫描：通常不推荐这种方式的扩散加权图像采集模式，虽然在呼吸极不规律的

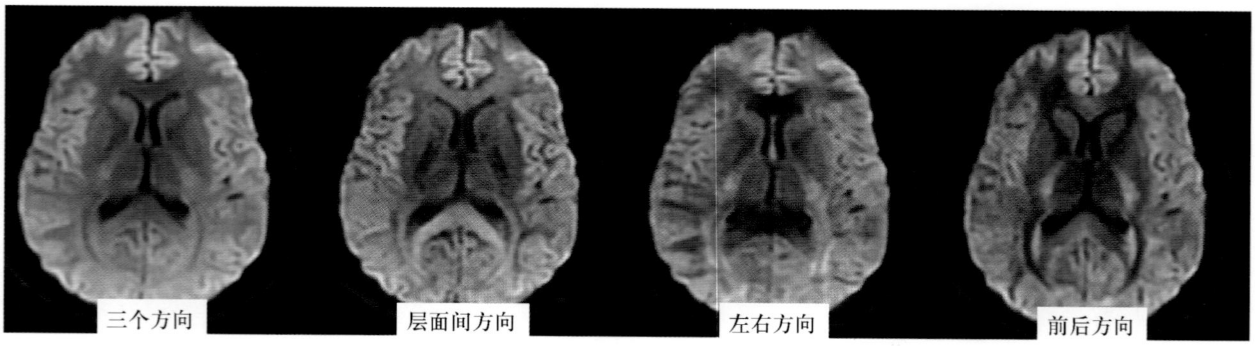

图 16-10　施加不同方向扩散梯度所获得的扩散加权图像对比。通过对比不难观察到在层面方向、前后方向、左右方向分别施加扩散加权梯度，胼胝体、内囊后肢等信号存在差别，提示它们在不同方向的扩散存在着扩散差别。在三个方向扩散梯度合成图像上信号相对比较均匀

受检者采用自由呼吸或呼吸触发两种模式图像质量似乎差别不大，但只要患者呼吸配合不是特别差，采用呼吸触发模式的图像质量仍是优于自由呼吸的。对于那些本身动度相对小的器官如肾脏等后腹膜器官，采用自由呼吸可以获得相对满意的图像，但对于诸如肝脏这些随着呼吸运动动度大的器官，自由呼吸的图像通常难以满足临床需求（图 16-11）。

在临床实际工作中，要从患者的实际情况出发，同时也要充分考虑临床实际需求。对于那些呼吸配合不好的患者，尽管可能采用各种方法所获得的 DWI 图像质量都不太令人满意，但因为 DWI 本身对于病变显示的敏感性高，也能帮助大家定性地判断病变的性质、范围等，这些对于鉴别诊断或肿瘤分期仍是很有意义的。

六、扩散加权成像的伪影问题

通常扩散加权成像除了需要一对扩散加权梯度外，为了实现快速扫描并尽可能地冻结生理运动会同时结合 EPI 信号采集模式。EPI 这种信号采集模式可以理解为利用快速梯度场极性反转而实现的回波链采集技术。事实上，这种采集方式也带来了一些特殊的潜在伪影：

1. 脂肪抑制与Ⅰ类水脂化学位移伪影：在脉冲序列章节讨论 EPI 信号读取时提到，EPI 这种独特的信号采集方式使得它对Ⅰ类水脂化学位移伪影更加敏感，且与其他序列不同的是，基于 EPI 信号读取方式序列的Ⅰ类水脂化学位移伪影不是出现在频率编码方向上而是出现在相位编码方向上。这是因为基于 EPI 信号读取的序列通常在频率编码方向采用尽可能大的信号接收带宽，而在相位编码方向由于这些具有不同相位编码梯度幅值的回波实际上是被连续采集的，而在采集这些回波之前，不像 FSE 序列那样会有聚焦脉冲来消除水和脂肪之间的化学位移。因此 EPI 信号读取方式带来一个新的问题就是相位编码方向上的相位累积错误所带来的各种伪影，包括Ⅰ类水脂化学位移伪影、相位错误累积带来的几何形变等。同时还需要注意的是：EPI 这种信号读取方式等同于在相位编码方向也有一个类似读出梯度方向上的信号接收带宽，可以称之为相位编码方向全带宽。在单次激发 EPI 信号读取方式，这个相位编码方向上的全带宽相当于 ESP 的倒数。通常 EPI 信号读取时的 ESP 在亚毫秒量级，如 0.5 毫秒，这时相位编码方向全带宽就是 1000/0.5=2000 Hz，这和频率编码方向的接收带宽相比相差非常悬殊。在 GE 磁共振平台上读出梯度方向的总接收带宽通常为 500 kHz，如果采集矩阵为 128 × 128，那么可以计算在 3.0 T 磁共振扩散成像时频率和相位编码方向上的化学位移伪影各是多少。首先需要知道在 3.0 T 磁共振设备上水和脂肪的化学位移是 127.8 × 3.5=450 Hz；频率编码方向每个像素的频率带宽为：500 × 1000/128 = 3906 Hz；相位编码方向每个像素对应的频率带宽为 2000/128=15.62 Hz。接下来就可以计算频率和相位编码方向水和脂肪的Ⅰ类化学位移所导致的像素移位：频率编码方向为 450/3906 = 0.11 个像素，这么小的像素移位不会导致化学位移伪影；而在相位编码方向上为 450/15.62 = 28 个像素。通过计算可以发现，如果不采取脂肪抑制那么在相位编码方向就会产生明显的化学位移伪影（图 16-12）。如此严重的Ⅰ类水脂化学位移伪影在客观上就要求采用 EPI 信号读取方式必须进行彻底的脂肪抑制。事实上，能否实现均匀的脂肪抑制也是基于 EPI 信号读取成

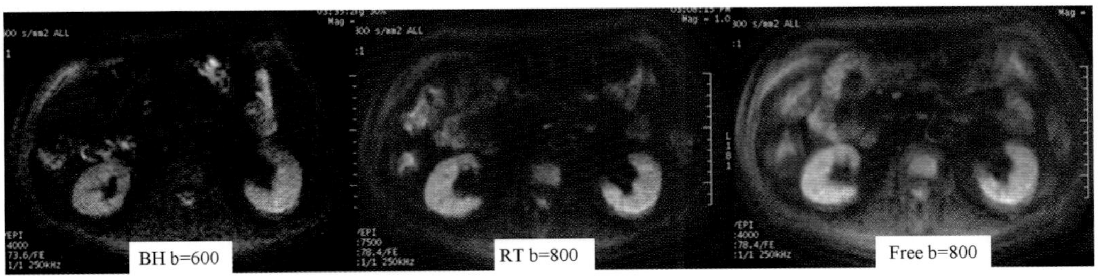

图 16-11　不同采集方式 DWI 成像图像质量对比。同层面双肾观察，屏气（BH）时 b 值 600，扫描时间 20 秒，图像信噪比明显低；呼吸门控（RT）b 值 800，扫描时间 2 分 30 秒，双肾边缘锐利，肾实质信号较高；自由呼吸（Free）b 值 800，扫描时间 2 分 30 秒，双肾信号和呼吸门控采集相似，但双肾边缘比较模糊

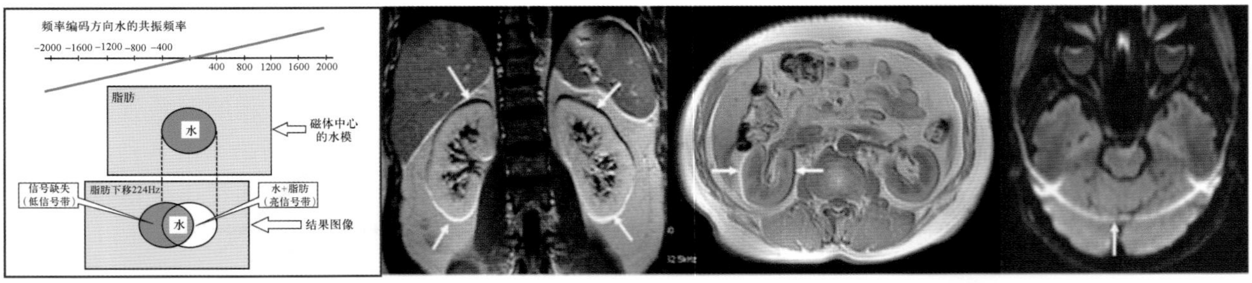

图 16-12 Ⅰ类化学位移伪影在常规序列和 EPI 信号读取的不同表现，在常规序列该类伪影出现在频率编码方向，而在基于 EPI 信号读取的 DWI 序列出现在相位编码方向上

像序列如扩散加权成像所面临的一个巨大挑战。去除脂肪信号有几种不同的方式：①选频激励技术：这是在 GE 扩散加权成像比较常用的方法；②采用化学脂肪抑制：无论是选频激励还是化学脂肪抑制都对磁场均匀度提出了很高的要求，在那些偏中心的部位如乳腺等成像，这两种方法可能都无法实现均匀的脂肪信号去除（图 16-13）；③反转恢复法脂肪抑制：这是实现偏中心和大范围扩散加权成像时可以选择的脂肪抑制方式。相比于选频激励和化学脂肪抑制，该方法的信噪比相对较低，因此在客观上需要更长的扫描时间来保证信噪比。在扩散加权成像过程中，那些磁化率差距比较大的区域很容易导致脂肪抑制的失败而表现出比较严重的Ⅰ类化学位移伪影，譬如腹部扩散成像中肝膈顶与肺交界区就可能出现较明显的Ⅰ类化学位移伪影。

2. Nyquist 鬼影伪影：如前所述，EPI 信号读取方式不仅使得它对于水脂化学位移伪影更敏感而且对于采集过程中的相位累积错误也更敏感。很多原因会导致相位累积错误的发生，如梯度工作过程中所产生的涡流，不同组织之间磁化率差别所导致的磁场不均匀以及主磁场本身不均匀等等都会导致相位错误的发生。在 EPI 连续的快速梯度切换过程中这种相位错误不断积累并形成伪影。在实际工作中系统会存有相应的校正数据作为参考，在实际扫描过程中通过相位校正等把这种相位累积错误所导致的 Nyquist 鬼影降低到最低程度。复习一下前面讨论过的一个公式：

$$I'(l,\ m)=I(l,\ m)\cos\varphi+iI\left(l,\ m-\frac{Ny}{2}\right)\sin\varphi$$

该公式表明：理想的信号强度与累积的相位错误角余弦呈正比，而鬼影的信号强度和这个相位错误角正弦成正比。当这个角度很小时，理想或真实的信号强度更高，而鬼影的信号强度更低；反之，如果这个相位累积错误角越大，则真实信号强度变低，而鬼影的信号强度升高，这时就可以看到鬼影出现，而且公式中表明这个鬼影和实际影像有 N/2 个像素移位，所以这种鬼影也

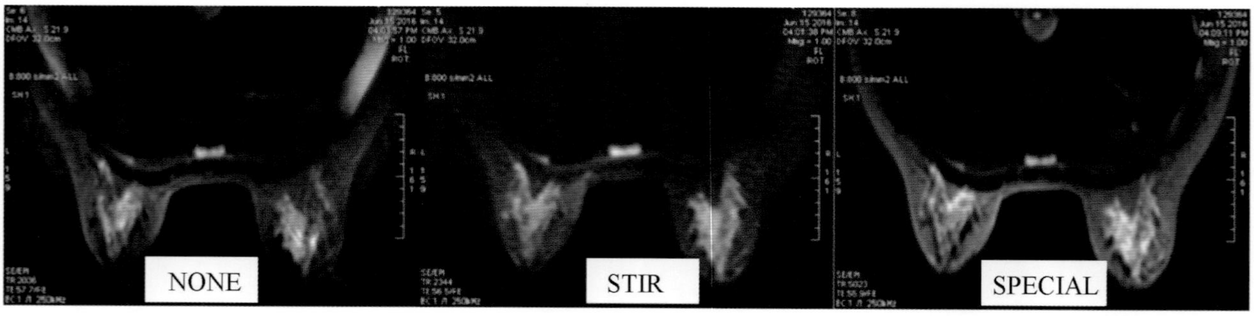

图 16-13 不同脂肪抑制方法在乳腺扩散成像的对比。这里的“NONE”指的是不采用额外脂肪抑制方法而是采用选频激发。因为乳腺是处于双侧偏中心区域，加之临近气体磁敏感干扰，此时可以见到一定程度的水脂化学位移伪影，有时甚至严重到影响病变的检出和诊断。采用 STIR 方法脂肪信号去除均匀，但实际应用中低信噪比是一个比较明显的问题。SPECIAL 是频率选择与短时反转相结合的方法，这种方法也会存在脂肪抑制不彻底的问题

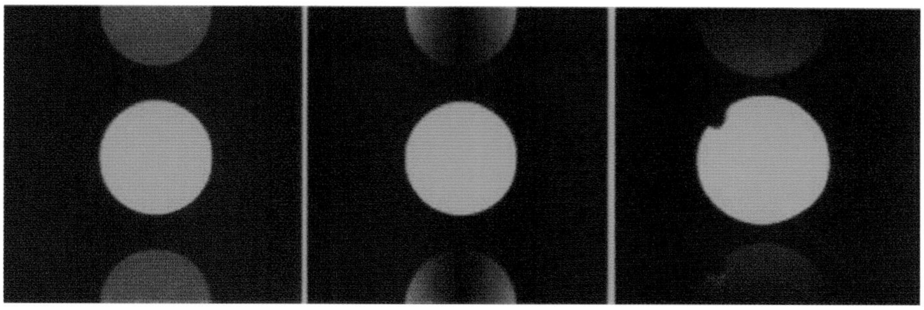

图 16-14 单次激发 EPI 信号采集的 N/2 Ghost 鬼影，鬼影的形状和实物相同，信号较实物低，位移在 N/2。在 EPI 信号读取过程中相位累积错误越小，鬼影信号越低也越不明显

称之为 N/2 Nyquist 鬼影（图 16-14）。

3. 磁敏感伪影及相应解决策略：在磁共振实际扫描工作中伪影很多时候是一个固有属性或现象，譬如流动伪影，尽管可以采用很多方法减轻，但总归还是难以彻底消除。于是就带来了另一个需要思考的问题：如何把伪影对于病变检出以及诊断、鉴别诊断的负面影响降低到最低程度？这其实就是为什么在进行脊柱及四肢关节的矢状位和冠状位扫描时，常常人为把频率和相位方向进行颠倒的原因。因为在这些区域血管和脑脊液的流动方向多数是沿着纵向的。当把相位编码方向设成和流动方向一致的时候，流动造成的伪影就非常轻微，这是因为在采集对图像信噪比和对比度贡献更大的 K 空间中心区域数据时使用的相位编码梯度幅值更低，这就最大化降低了流动伪影对图像的干扰。同样，在扩散加权成像特别是头部扩散加权成像，磁敏感伪影或眼球运动伪影是无法根本消除的，那么该如何降低这些磁敏感伪影对诊断和病变检出的干扰呢？这里采用的方法就是让相位编码方向和对称性结构的走行方向相互平行。这么做的好处是由眼球运动或含气结构所导致的运动或磁敏感伪影也是相互平行，否则这些伪影会横向走行刚好重叠在临近的脑实质结构（图 16-15）。一句话：伪影存在与否虽无法改变，但伪影存在的方式可以改变，通过改变相位编码方向可以将伪影的影响降到最低程度。

在临床实际工作中为了克服磁敏感伪影在脑干等区域也可以考虑采用对磁敏感伪影相对不敏感的基于 FSE 的扩散加权成像，如 GE 磁共振平台的 PROPELLER DWI 成像。相比于基于 EPI 信号读取方式的 DWI 成像而言，PROPELLER DWI 需要花费的时间更长，但对于发现脑干等区域病变或者针对有金属义齿的患者，采用 PROPELLER DWI 成像可有效克服相应区域的磁敏感伪影。如前文所述，在扩散加权成像中，并行采集技术的应用也是克服磁敏感伪影的一个重要手段。采用并行采集技术可减少 K 空间线的采集数目，从而减少 K 空间线采集过程中所带来的相位累积错误。结合并行采集技术及合理的相位编码方向设定可以最大限度地减轻磁敏感伪影对扩散加权成像的影响。

（张英魁　郭红梅）

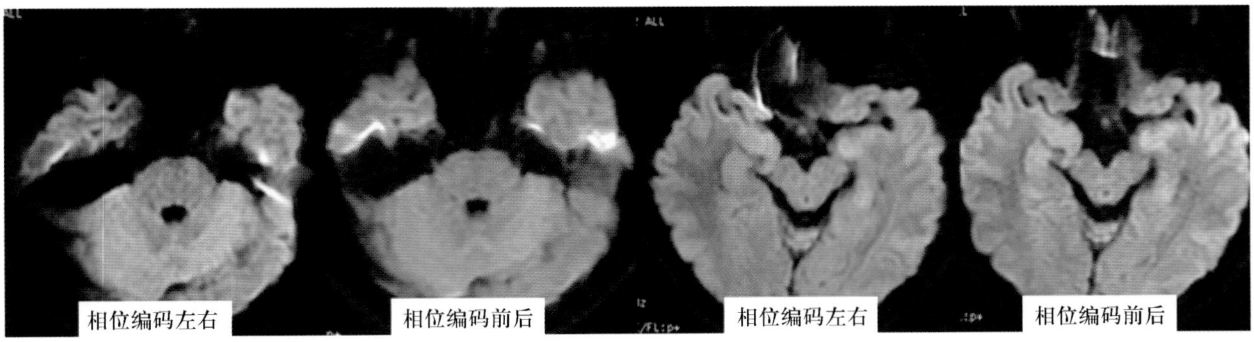

图 16-15 不同相位编码方向时磁敏感伪影的不同影响。当相位编码方向在左右方向时，可见横向走行的磁敏感伪影并伴有明显的几何形变。当相位编码方向在前后时，双侧脑结构对称无几何形变

七、扩散加权成像过程中的斜坡采样技术

在基于EPI信号读取的成像序列中，为了尽可能减少磁敏感伪影和相位累积错误带来的伪影，在相位编码方向上通过采用并行采集或近年来推出的多次激发读取（如GE公司推出的MUSE技术）等技术来减少回波链长度，从而使得相应的伪影一定程度上得以克服。当然，在一定程度上并行采集技术或多次激发技术要么牺牲了一定的信噪比，要么牺牲了一定的扫描时间。事实上，如果从每一个回波产生的角度来思考这个问题时就会发现：如果可以缩短每个回波的采样时间，那也可能在一定程度上减少这种伪影。于是，不同厂商都在考虑如何来缩短单个回波信号的读取时间。显然，最简单的方法就是减少频率编码矩阵，这样花在信号读取的时间自然会变短，但显然这以牺牲空间分辨率为代价。根据公式 $t_{esp}=2T_{ramp}+\frac{Nx.f}{2\Delta v}$ 可以发现，用于梯度爬升和下降的这段时间（$2T_{ramp}$）在通常的信号采集方式中是用于等待和恢复的时间，而实际信号读取是在梯度达到所需要的最大值平台期后进行采样。这样做至少有两点好处：①在梯度爬升和下降过程中梯度场处于快速变化中，这时梯度场强弱和空间位置不是一一对应的关系，而在平台期梯度场强弱和空间位置存在一一对应的关系，这显然符合利用梯度场线性关系实现空间定位的理念；②不在梯度爬升和下降过程中采样也避免了快速的梯度场变化所诱导的涡流对空间定位的干扰。但是，在扩散加权成像过程中为了缩短ESP通常会采用系统允许的最大梯度场强，而与此同时为了避免周围神经刺激征（PNS）的产生，一般都会采用相对低的梯度切换率。这就意味着这里用于等待爬升和回落的这部分时间即 $2T_{ramp}$ 非常长。那能否把这段时间利用起来呢？这就是在EPI讨论时所提及的斜坡采样技术（图16-16）。

斜坡采样可以理解为在频率编码方向的一种特殊K空间填充方式。这种K空间填充方式大大提高了读出梯度工作期间数据采集的效率。当然，因为在梯度快速爬升和下降过程中会有涡流

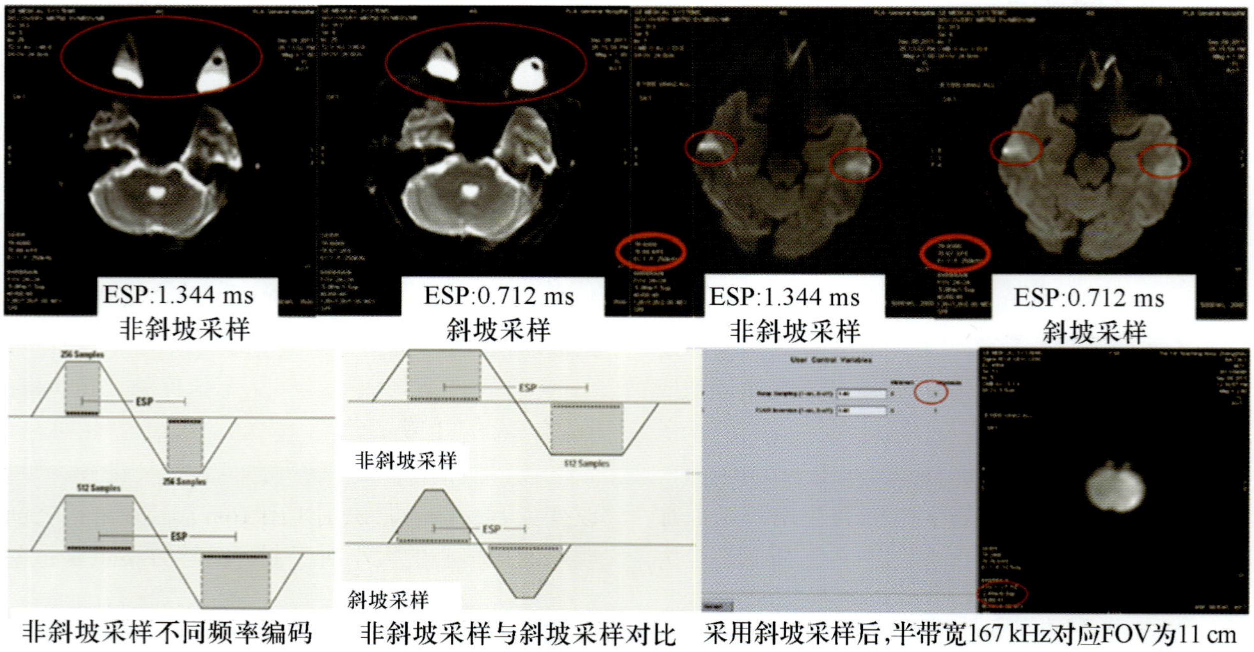

图16-16 斜坡采样在DWI成像中的应用。上排图在使用相同的信号接收带宽即读出梯度场强相同时采用斜坡采样和不采用斜坡采样之间的一个对比。采用斜坡采样技术后ESP明显缩短，在该图像采集参数下ESP从1.344 ms降低到0.712 ms，图像的几何形变和磁敏感伪影都明显减低。下排图表明，在使用斜坡采样技术后，有效梯度工作面积明显变大，这等同于提高了梯度的临床性能。这里展示了GE的HDxt平台上的ZOOM模式（标称最大梯度场强为50 mT），当采用斜坡采样技术后，信号接收总带宽为2×167 kHz，此时可以采集的FOV为11 cm，根据公式 $2\Delta v=(\gamma/2\pi)\times G_X\times L_X$ 可以计算出此时的读出梯度场强为71.3 mT。可见斜坡采样等同于大幅度提高梯度的临床性能

产生，同时这种斜坡采样的数据不能直接用于傅里叶变换，而是必须通过栅格化（gridding）处理。这个过程其实是通过计算预计的误差再采用插值处理。这些都是必须基于高保真的梯度性能才能实现的。如图 16-16 所示，采用斜坡采样可以明显降低回波间隔，这对于改善扩散加权图像的图像质量而言有重要的意义。扩散加权成像中有关质控的因素还很多，限于篇幅及作者水平所限，暂且讨论这些。

（付贵峰　张英魁）

第三节　扩散加权成像的临床应用

扩散加权成像由于受到信噪比、空间分辨率以及几何形变等因素的制约，最初在临床上的主要应用领域就是中枢神经系统。不过近年来随着磁共振成像设备整体性能的提高，包括磁场强度、射频线圈以及梯度系统性能的改进，使得扩散加权成像的临床应用越来越广泛。不仅在中枢神经系统应用越来越深入，在体部各个系统都得到了广泛的应用。基于扩散加权成像的成像机制，扩散加权成像通常较常规序列在病变检出方面具有更高的敏感性，而且通过定量分析可以获得表观扩散系数，这又能对病变组织的病理改变提供重要的影像学信息。在使用扩散加权成像过程中，除了需要清晰了解和掌握扩散加权成像本身的成像原理外，还需要清晰了解每个器官部位的具体挑战和扫描策略，这样才能扬长避短，最大化地发挥技术的临床优势。

一、扩散加权成像在中枢神经系统的应用

因为头部容易制动，很多新技术的开拓应用经常始于头部检查。扩散加权成像在头部的应用广泛，无论对于病变的早期发现、早期诊断，还是对于病变的诊断和鉴别诊断都有重要的临床意义。

1. DWI 在缺血性脑卒中中的应用：扩散加权成像能够探测水分子的扩散行为，所以迄今为止仍然是检出缺血性脑卒中梗死核心最敏感的手段。在欧洲卒中相关治疗指南中，扩散加权成像已经成为缺血性脑卒中绿色通道中的快速成像指南。虽然近年来有些研究表明超急性期缺血性脑卒中在扩散加权成像上显示的高信号不一定完全是梗死核心，因为经过治疗有些病灶可以减小或消失，但这并不影响扩散加权成像在缺血性脑卒中的重要应用地位。因为迄今为止还没有一种技术能够像扩散加权成像一样如此快速且敏感地明确缺血性改变早期所导致的可以识别的影像学改变。这里建议大家在缺血性脑卒中使用扩散加权成像时应该思考以下几个问题：

（1）DWI 是最高效的明确早期脑梗死的手段：对于缺血性脑卒中而言，所有的影像学评估都必须考虑时间效率的问题。事实上，在缺血性脑卒中绿色通道中的每个环节，时间都是一个重要的考量因素。基于 EPI 信号读取的 DWI 成像通常能在几十秒的时间内完成检查，并能非常敏感地明确有无缺血病变，这在临床实际工作中有重要的现实意义。虽然 CT 检查通常是缺血性脑卒中绿色通道的首选影像学检查手段，但对于那些明确没有出血的病例，如果能够进一步进行 DWI 成像，这对于明确梗死核心的大小以及进一步的溶栓治疗都非常重要。在缺血早期引起的组织学改变是缺血缺氧所导致的细胞毒性水肿，这时病变区总体水分含量并未明显增多，但因为细胞肿大（钠钾泵失调）导致细胞间隙变小，此时便出现不同程度的水分子扩散受限。因此在 DWI 图像上就可能有扩散受限和病变区信号增高。尽管在常规的 T1 或 T2 像上也可以发现相应区域脑回肿大，但相比于常规序列而言，DWI 的高信号改变更容易被肉眼识别（图 16-17）。在溶栓之前明确梗死核心的大小对于制订溶栓方案也是重要的参考依据，如果梗死核心超过 70 毫升的病例就不太适合溶栓治疗，因为溶栓后出血的风险较高。如前文所述，近年来大家对于 DWI 所显示的高信号的特异性进行了一些研究，也有部分研究提出，这些高信号也可能经过治疗得以缩小或恢复。于是有些研究提出了一些其他的方法，如扩散峰度成像等，用于明确梗死核心判断。不过

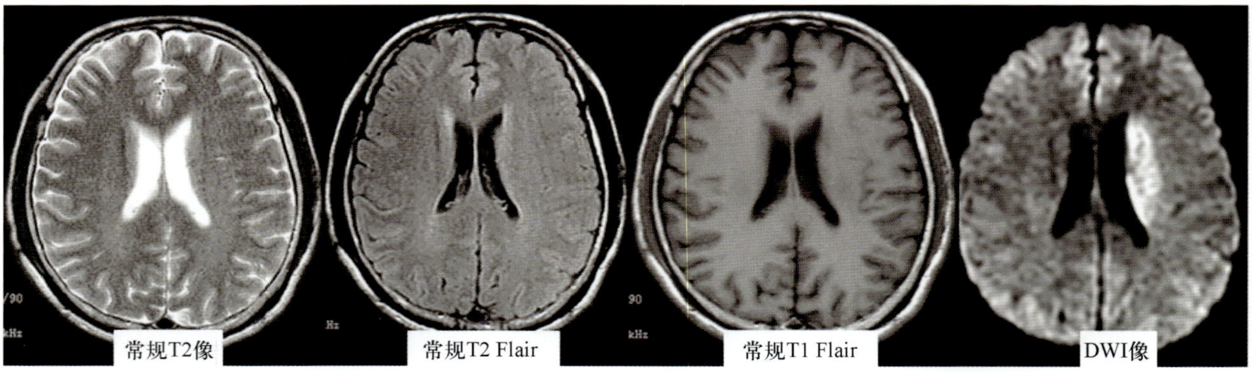

图 16-17 DWI 成像更敏感地明确早期缺血改变所致的高信号改变。与常规成像序列相比，DWI 成像清晰显示常规序列未能显示的左侧基底节区缺血改变所致的高信号病灶。DWI 与 T2 Flair 之间的不匹配也是判断醒后卒中发病时间的一个影像学依据

迄今为止这些技术尚无法替代 DWI 成像的重要地位。所有这些科研探索的序列因其过长的成像时间和繁琐的后处理使得它们在临床上的应用还不可行，而且一个后处理的模型越复杂其临床上可靠性就越值得思考。尽管目前有人对于 DWI 高信号改变的特异性提出一些异议，但这只能说 DWI 的敏感性过高。这对于及早明确缺血改变并得到及时的治疗是有非常积极的临床意义的。一句话，没有必要抱着一些问题纠结不放，真正帮助临床解决问题是最重要的宗旨。

（2）DWI 成像所测得的 ADC 值有助于明确梗死分期：扩散加权成像过程中受 T2 透射效应的影响，有些在 T2 加权像上表现为高信号的非超急性期梗死病灶在 DWI 图像上也表现为高信号，所以不能简单地根据 DWI 信号的改变区分梗死分期。但因为 DWI 成像可以通过计算得到更能反映水分子扩散行为的 ADC 分布图（图 16-18）。当然在多数厂商的磁共振平台也能得到剔除了 T2 透射效应的 eADC 图，从而更准确地明确有无扩散受限，并依此更准确地区分梗死分期。一般在 b 值不是特别高如 2000 以下时，可以粗略地认为此时的扩散加权成像符合单指数扩散分布。在这

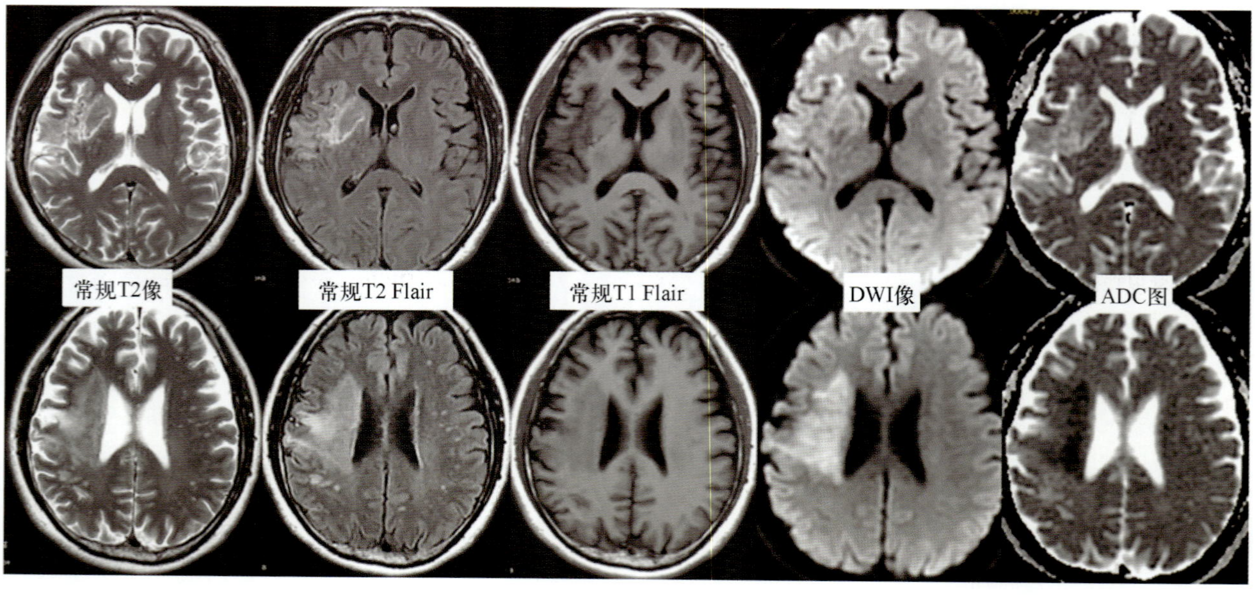

图 16-18 通过 DWI 成像中的 ADC 图能够更准确地区分梗死所处的时期。尽管上、下两排图像都表现为长 T1、长 T2 信号，但在扩散图像上表现不同。上排图像中 DWI 像上病变几乎呈等信号，ADC 图表现为高信号，提示病变扩散相对自由、进入到血管源性水肿期；而下排图像 DWI 像上呈高信号改变，ADC 呈低信号改变，提示有扩散受限、存在细胞毒性水肿

种情况下，扩散加权图像信号强度和 b 值的关系满足以下公式 $S=S_0e^{-bADC}$。根据该公式进行两个不同 b 值的扫描便可计算出 ADC 值。这里的 S_0 可以理解为当 b 等于 0 时（也可以是低 b 值时）的信号强度，这个信号强度更大程度上反映的是由成像过程中的 TR、TE 等所决定的 T2 对比，在扩散成像过程中所得到的信号强度 S 受 T2 对比的影响。而通常所说的 eADC 图就是 $e^{-bADC}=\frac{S}{S_0}$，通过相除，去除了 T2 对比对信号的影响。

（3）与灌注图像联合评估缺血半暗带：对于缺血性脑卒中患者而言，评价有无缺血半暗带对于进一步的临床治疗是重要的影像学依据。虽然目前大多数医院对于溶栓时间窗内的缺血性卒中病例仍以 CT 检查为主，但对于超时间窗的病例而言，磁共振的多模态评估却是决定是否进一步血管内取栓的关键依据。随着对缺血性脑卒中认识的不断深入，目前对于缺血性脑卒中的评估已经实现了从时间窗评估到组织窗评估的飞跃。更准确的组织窗评估是基于磁共振多模态评估，包括扩散、灌注等功能成像。联合观察扩散和灌注图像有助于评估有无缺血半暗带的存在。当然，缺血半暗带的存在提示有治疗机会的存在，也提示有进一步恶化的潜在可能。这里通过图 16-19 和图 16-20 中的病例来分析并说明在使用多模态成像技术时应该如何正确客观地予以解读评估。

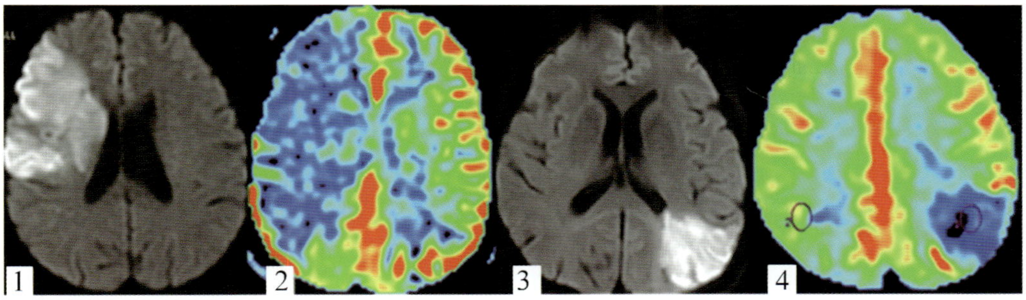

图 16-19　联合扩散和灌注图像评估有无缺血半暗带存在。图 1、2 提示低灌注缺血区域明显大于 DWI 所见高信号区域，提示有缺血半暗带存在，这既是治疗的机会，也提示有潜在恶化的可能。图 3、4 提示 DWI 所见高信号和灌注图像上的低灌注区一致，提示患者不存在缺血半暗带，没有溶栓必要，短期内也无恶化可能

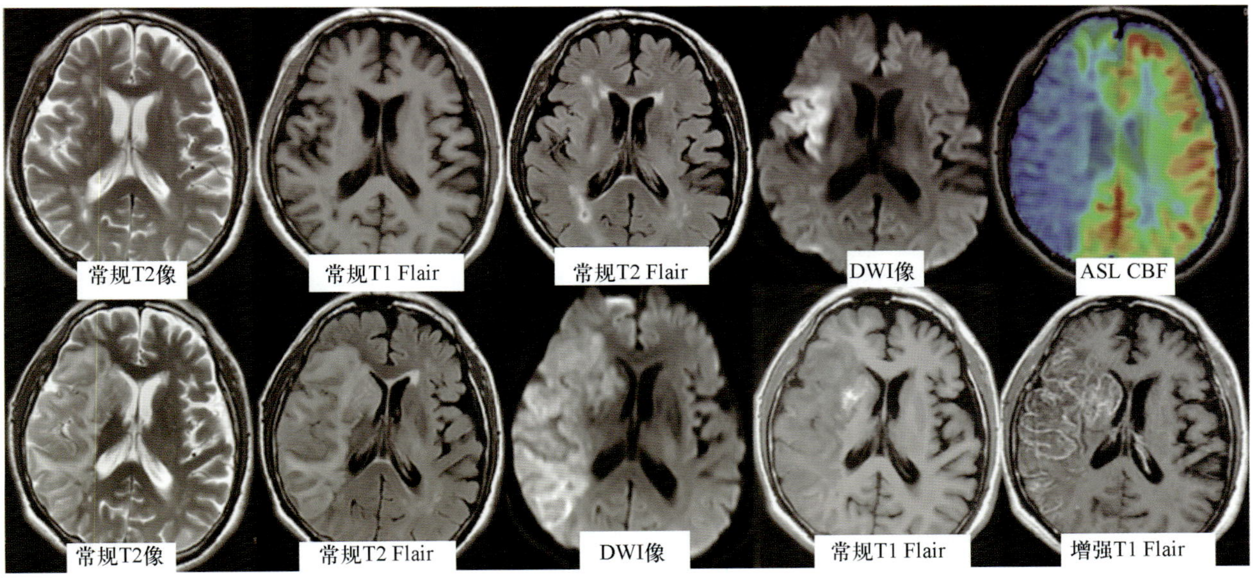

图 16-20　上排图像是初次检查时所见，在常规序列 T2、T1 及 T2 Flair 像右颞叶未见明显异常信号改变，而 DWI 图像提示右颞叶可见片状高信号改变，提示有缺血性脑卒中改变，同期 ASL 灌注 CBF 图像提示右侧大脑中动脉流域区域大片低灌注。DWI 和 ASL 灌注图像相比提示有缺血半暗带存在。下排图像显示，虽经过积极治疗在两周后右大脑中动脉流域大片脑梗死。这说明缺血半暗带的存在也提示有潜在恶化的可能

通过图 16-20 中的病例想说明，大家在观察 DWI 图像时应该用动态的观点来思考。该病例中的患者在首次接受磁共振检查时 DWI 图像所见的高信号区不是很大，但由于梗死在 DWI 上的改变是在快速的动态变化中，通常看到的信号改变只是检查瞬间的定格，所以用这样一幅定格的静态图像并不能概括整个动态变化过程。在这种情况下进行诸如 ASL 灌注成像等多模态评估就特别重要，它可以提示更准确的缺血区域，当这个低灌注区域大于 DWI 高信号区域时就提示缺血半暗带的存在，同时也提示有恶化的可能。当然，如果后续能用 DWI 进行连续监测，就能更准确地观察到梗死范围瞬息万变的动态变化过程。

2. DWI 在中枢神经系统肿瘤或肿瘤样病变的应用：在中枢神经系统的应用中，DWI 在缺血性脑卒中具有非常重要的地位，但其应用范围远不止于此。对于颅内肿瘤或肿瘤样病变而言，DWI 对于诊断、鉴别诊断以及评判肿瘤的生物学行为都具有重要的意义（图 16-21、图 16-22 和图 16-23）。如表皮样囊肿的一个突出特点是 DWI 上表现为高信号，这就和蛛网膜下腔囊肿形成了鲜明的对比。理论上讲，肿瘤病变会导致细胞密度增大，这会导致病变内细胞间隙变小并导致扩散受限；但与此同时肿瘤病变也会破坏神经纤维束结构，这又会导致病变的扩散相对更自由。此

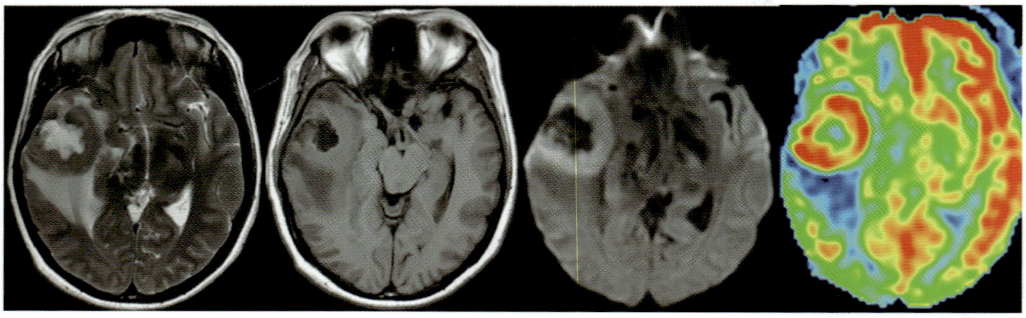

图 16-21 右颞叶占位类圆形占位病变，中心呈液化坏死改变。DWI 成像显示病变实性部分呈高信号改变，因为该扩散成像采用的是中等 b 值成像，不除外 T2 透射效应。ASL 灌注示病变实体部分为高灌注改变

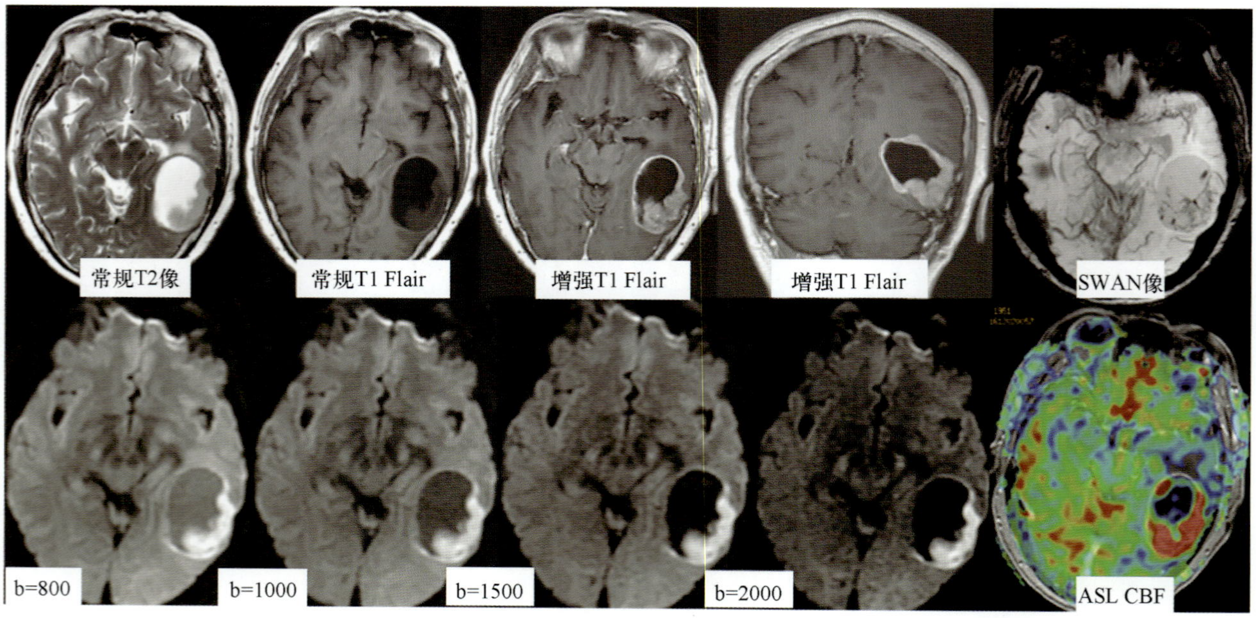

图 16-22 不同 b 值 DWI 成像在肿瘤病变应用。左顶枕叶囊实性占位病变，部分囊壁不规则增厚，增强扫描明显强化。在不同 b 值的 DWI 成像中，显示不规则增厚的囊壁部分随着 b 值增加信号越来越高，提示病变扩散受限。磁敏感加权成像提示不规则增厚囊壁内可见肿瘤血管影，在 ASL 灌注 CBF 图提示不规则增厚囊壁呈高灌注改变

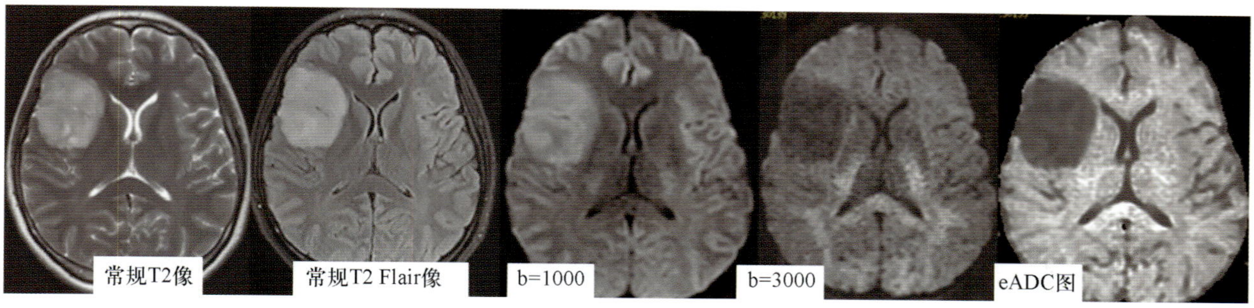

图 16-23　高 b 值扩散加权成像更真实地反映肿瘤病变的扩散属性。右顶叶类圆形占位病变呈长 T2 信号改变。该病变在 b 值为 1000 时呈高信号改变，但在 b 值为 3000 时呈低信号改变。后处理 eADC 呈低信号改变，提示病变扩散更自由

外，肿瘤病变还会导致瘤周血管源性水肿，这在 DWI 图像上可以表现为稍高信号、等信号或低信号。必要的 DWI 后处理有助于明确真实的扩散行为改变。另外，因为肿瘤病变可能会合并钙化或出血等改变，有可能会对基于 EPI 信号读取的 DWI 成像产生一定的干扰或者导致 DWI 图像上的低信号改变，这些在分析解读 DWI 图像上要予以充分的考虑。总的说来，肿瘤病变在 DWI 成像上表现相对更复杂，通常在中等 b 值扩散成像时有可能因为 T2 透射效应表现为高信号，也可能因为 T2 高信号改变与扩散自由导致的低信号改变而相互抵消导致病变显示不清。高 b 值成像和必要的后处理分析对于理解肿瘤病变的真实扩散行为改变特别重要。

3. DWI 在中枢神经系统的其他应用：虽然在讨论总结 DWI 在中枢神经系统的应用时按着不同的大类疾病分开来写，但在实际应用过程中，并不仅仅是为了要解决这些疾病的诊断和鉴别诊断才进行 DWI 成像。DWI 成像作为唯一能够在活体状态下探测水分子扩散行为的功能成像技术，它可以帮助大家更敏感地发现病变，并为诊断和鉴别诊断提供丰富的信息。很多时候通过 DWI 成像可以有更多意外的发现，也能为做出精准的诊断和鉴别诊断提供重要的信息。从临床诊断的实用性角度而言，DWI 绝对是中枢神经系统磁共振检查的常规使用序列。有些医院可能因为一些其他因素把 DWI 作为一个需要单独申请的检查项目，这是非常不合理的，同时也是磁共振成像优势的一个巨大损失。此处用几个实例来说明一下 DWI 成像在诊断和鉴别诊断中的意义。

这是一个年轻多发性硬化的患者（图 16-24）。虽然在 b 值为 1000 的 DWI 图像上没有识别出 T2 及 T2 Flair 上的高信号，这时就应该意识到相应异常信号区在扩散上应该呈低信号并因此抵消了 T2 上病变的高信号。结合 ADC 和 eADC 证实了这是一个脱髓鞘病变。这里 DWI 成像能帮助诊断医师更好地识别 T2 加权像这些高信号的可能机制是什么。在临床实际工作中不难发现，DWI 成像不仅是明确早期脑梗死最敏感的成像技术，同时也是鉴别真假卒中非常有效的成像技术。在观察 DWI 图像过程中要观察信号改变的特点，而且通过后处理分析明确信号改变的机制，如究竟是扩散受限还是血管源性水肿？这些对于鉴别是否是急性期脑梗死还是其他原因所致卒中样症状都非常重要。例如，像线粒体脑肌病、局灶性炎症改变等通常都会引起血管源性水

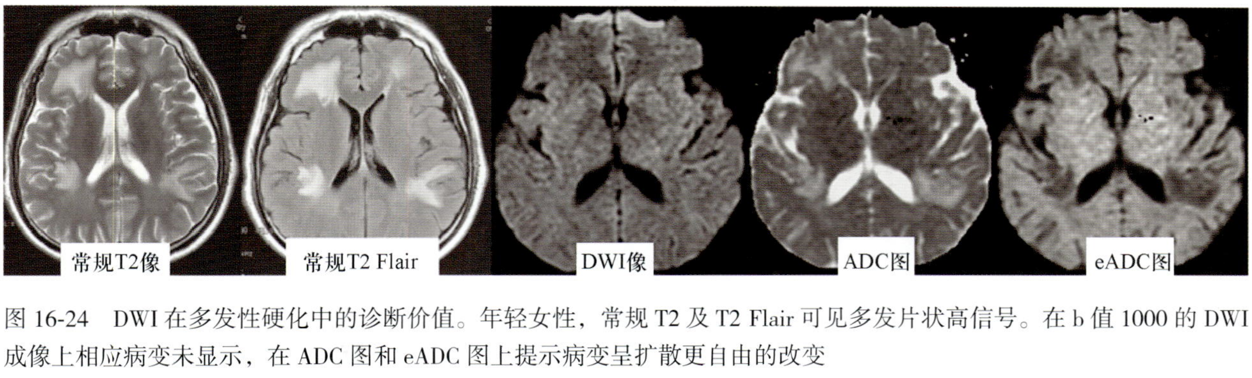

图 16-24　DWI 在多发性硬化中的诊断价值。年轻女性，常规 T2 及 T2 Flair 可见多发片状高信号。在 b 值 1000 的 DWI 成像上相应病变未显示，在 ADC 图和 eADC 图上提示病变呈扩散更自由的改变

肿。线粒体脑肌病是一种遗传相关性疾病，由于线粒体问题导致不能进行正常的三羧酸循环，这样大量的葡萄糖只能经过无氧酵解产生 ATP。这种无氧酵解不仅产能效率低，而且在这个过程中会导致大量乳酸堆积。ATP 的匮乏使得钠钾泵的工作在一定程度上受损，导致血脑屏障功能也随之受损，从而使得一部分水分子滞留在血管外，这就是血管源性水肿；而乳酸堆积的结果是刺激血管扩张，这会在灌注上导致高灌注的表现。当然，由于代谢障碍导致血脑屏障功能受损，这使得依托于血脑屏障模型的对比剂增强动态磁敏感对比灌注成像模型被破坏，因此，在显示这种高灌注方面，ASL 灌注成像明显优于基于动态磁敏感对比成像的对比剂灌注成像（图 16-25 和图

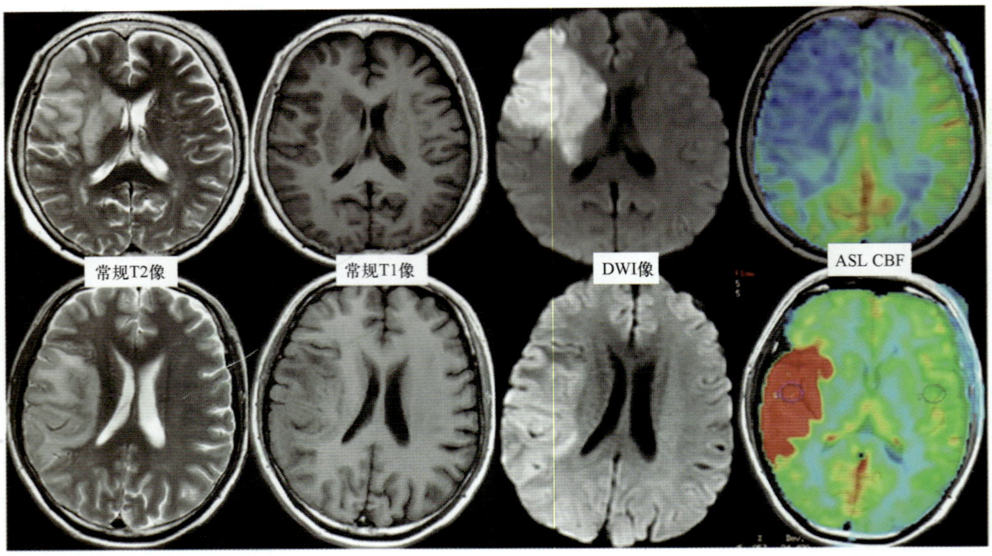

图 16-25 DWI 在缺血性脑卒中鉴别诊断中的价值。上排图像为缺血性脑卒中，DWI 像呈大片状高信号且皮髓质同时受累，ASL 灌注成像呈低灌注改变；而下排病例虽然也呈长 T1、长 T2 信号改变，但其 DWI 成像表现和缺血性不同。下排图像发现 DWI 呈现病变区皮质受损，而相应白质区呈扩散更自由的改变。这提示这里存在明显的血管源性水肿，这对于区分真假卒中有鉴别诊断意义

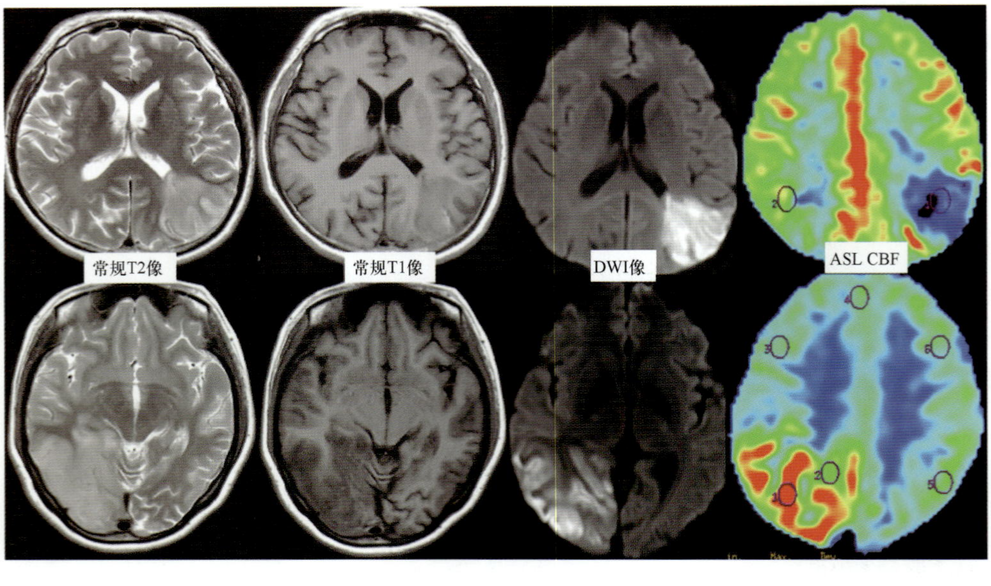

图 16-26 DWI 在缺血性脑卒中鉴别诊断中的价值。上排病例是缺血性脑卒中病例，DWI 成像显示左侧顶叶皮髓质同时受累表现为高信号，ASL 病变区呈低灌注改变；下排病例为线粒体脑肌病。DWI 显示皮质高信号，而髓质呈低信号，提示扩散更自由，ASL 灌注呈高灌注改变。虽然 DWI 的血管源性水肿可以见于很多原因，但在这里有助于鉴别是不是真性卒中导致的细胞毒性水肿

16-26）。扩散加权成像可以区分细胞毒性水肿和血管源性水肿，因此对于那些以卒中症状就诊的病例，通过DWI成像在一定程度上有助于鉴别真假卒中。对于临床上那些以卒中样临床症状就诊的病例进行正确的诊断和鉴别诊断十分重要。

（张英魁　黎丽）

二、扩散加权成像在体部的应用

随着磁共振整体设备性能的提高以及扩散加权成像新技术的涌现，使得扩散加权成像在全身的应用越来越广泛。几乎在所有器官的病变发现、肿瘤分期以及诊断和鉴别诊断方面，扩散加权成像都可以发挥越来越大的作用。即便在一些成像特别有挑战的部位如肺部，尽管扩散加权成像存在着特别巨大的挑战，但是对于一些具体的病变，如肺癌合并肺不张，扩散加权成像对于区分实性占位和不张肺组织也可以发挥重要的作用。需要明确的是：DWI在除了中枢神经系统（头部）以外区域的应用会面临更多的挑战，如偏中心区域的磁场均匀度问题、组织磁化率不同导致的磁敏感伪影问题、组织器官生理运动所导致的运动伪影问题等，这些都会在不同程度上影响或牺牲相应扩散加权图像的质量。作为使用者，在清晰了解这些局限性的同时，也应有充分的心理准备迎接这些挑战。建议使用者在衡量图像质量时把重心放在相应图像对于诊断、鉴别诊断以及对于进一步治疗或疗效评估等方面。这里通过几个实际应用的病例和大家进行简单的讨论和技术要点解读。

1. 胸部与乳腺扩散加权成像：胸部与乳腺扩散加权成像是扩散加权成像挑战最大的部位。肺内含有大量的气体，所以具有更明显的磁敏感伪影；双侧乳腺处于偏中心区域，如果不能实现成功的脂肪抑制则会产生明显的相位编码方向的化学位移伪影，这会严重干扰小病变的检出；同时乳腺临近肺部，这也会导致磁场均匀度受到一定程度的破坏，从而影响到脂肪抑制。另外，在乳腺和肺部这些区域，由于组织本身磁化率差异加之乳腺又直接与空气接触，这些除了能破坏主磁场均匀度外，还会使得梯度的线性度在一定程度上被破坏。所有这些都在一定程度上影响和制约了扩散加权成像在肺部与乳腺的应用。不过，如果抛开图像质量单从扩散加权成像对诊断和评估的临床意义而言，很多时候扩散加权成像又存在重要的临床价值。

在肺部扩散加权成像中，为了降低图像的几何形变等问题通常采用相对较低的b值，如400或500。在这样的b值下也能很好区分实性癌块和不张肺组织（图16-27）。而近年来新推出的精准小视野扩散也给肺部扩散成像带来了更好的解决方案。如GE的FOCUS DWI采用二维射频激发技术实现了真正的小视野扩散成像。FOCUS DWI和传统相位方向部分FOV扩散成像相比能够实现用相对短的回波链长度，却保持了和原来大FOV时相对高的相位编码时同样的空间分辨率。传统相位编码方向的部分FOV是通过直接减少K空间线数目来实现小FOV扩散成像，但这种相位编码方向的视野变小会导致卷褶伪影的出现。而FOCUS DWI则是通过二维射频实现所扫即所见。FOCUS DWI有助于实现更高空间分辨率和更小的图像几何形变，这对于一些小器官或本身磁场不均匀的成像很有意义。相信随着这些新技术的推广，肺部DWI成像会逐渐普及。就

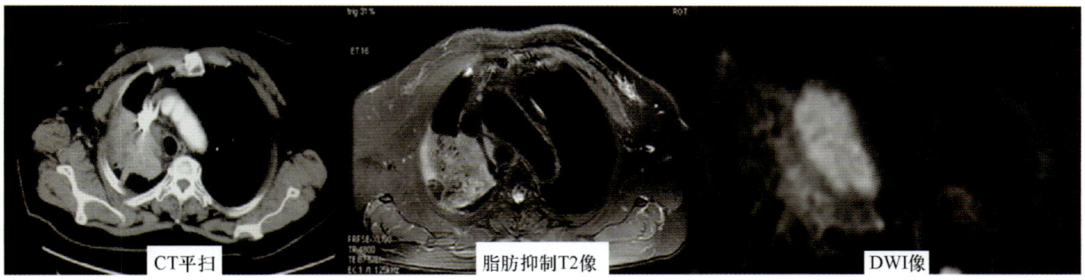

图16-27　DWI鉴别肺癌肿块与肺不张。中心型肺癌合并肺不张病例，在CT和常规T2像上不能清晰区分癌块和不张肺组织，而准确区分癌块和不张肺组织对于放疗靶区的划定很重要。DWI成像可以有效区分癌块和不张肺组织。不张肺组织内水分子扩散更自由，所以在扩散加权成像中与癌块组织相比呈低信号改变

目前大多数设备而言，在进行肺部 DWI 成像过程中适当降低 b 值，同时采用相位编码方向部分 FOV 技术也是一种折中的解决方案。相位方向的部分 FOV 采集等同于减少相位编码线，如假设原始采集矩阵为 128×128，如果采用 0.75 的相位方向 FOV，就意味着相位编码线采集为 96 条。适当地施加局部匀场也是改善肺部扩散加权成像图像质量的一个方案。当然，尽管如此，在肺部扩散加权成像时仍然会遭遇意想不到的几何形变或者化学位移伪影，作为使用者需要从解决问题的主要矛盾和矛盾的主要方面出发，只要有助于诊断和鉴别诊断、有助于治疗方案的指导，这时的扩散加权成像就是可以接受而且值得做的。

在乳腺癌的诊断和分期中，磁共振成像的临床应用越来越广泛，特别是在那些表现为致密型腺体的患者中，因为腺体重叠导致钼靶检出小病变更加困难。磁共振作为一种多序列、多对比度的成像手段，在发现小病变及乳腺癌的分期中有比较明显的临床优势。DWI 成像因为能够探测到水分子的扩散行为异常，因此可以更敏感地检出病灶（图 16-28）。同肺部 DWI 成像一样，乳腺 DWI 成像面临更多的困难和挑战，包括能否实现均匀的脂肪抑制、如何解决双侧偏中心磁场不均匀、如何克服心脏搏动伪影干扰等。随着磁共振成像设备场强的提高这些问题就变得更加突出。在乳腺 DWI 成像过程中如何实现更均匀的脂肪抑制是决定乳腺 DWI 图像质量一个至关重要的因素。因为双侧乳腺处于偏中心区域，乳腺后部是富含气体的肺部，乳腺周围又直接临近气体，这些给乳腺成像的匀场带来非常大的挑战。加之基于 EPI 信号采集的 DWI 成像对化学位移伪影又极度敏感，因此在乳腺 DWI 成像时，如果一旦有残存的脂肪信号就有可能导致相应的乳腺 DWI 图像质量变差。通常的选择性水激励技术及化学脂肪抑制在乳腺成像都容易有一定的残存脂肪信号。为了解决这个问题，乳腺 DWI 成像也可以采用短时反转脂肪抑制技术（STIR），但 STIR 最突出的问题是信噪比与化学脂肪抑制或选频激励相比明显变低。在客观上采用 STIR 脂肪抑制需要更长的扫描时间来保证更高的信噪比。除了 STIR 外，还可以采用 SPECIAL 法进行脂肪抑制。SPECIAL 是 SPECtral Inversion At Lipids，即针对脂肪点的频率反转。这种方法也存在着信噪比低的缺点，同时因为它也需要首先区分水和脂肪的不同共振频率，因此对磁场均匀度也有比较高的要求。在乳腺 DWI 成像中，更高的 b 值显然可能带来更严峻的图像质量问题，如几何形变等问题，但过低的 b 值又可能导致对病变检出的敏感性过低，通常 b 值需放在 800 左右。随着场强的提高，磁敏感伪影和几何形变等问题变得更加突出，必要时适当地降低相位编码矩阵减少相位编码累积错误，也是减少乳腺扩散成像过程中伪影的一个折中办法。

2. 腹盆部扩散成像：腹盆部扩散成像的临床应用现在已经变得越来越广泛，特别是在肿瘤检出、诊断和鉴别诊断以及肿瘤的分期中发挥着越来越重要的临床价值。和胸部、乳腺扩散成像技术相比，腹盆部扩散加权成像也面临着磁敏感伪影以及各种运动伪影的干扰。在腹部、盆部扩散加权成像的临床应用过程中，使用者应该充分分析和了解成像区域的解剖结构以及生理特点，同时要清楚这些特点可能会给扩散成像带来的挑战以及在成像过程中可能遇到的问题。事实上这也是磁共振医技人员在使用任何磁共振成像技术时都应该认真思考的问题。如在肝脏扩散加权成像中，呼吸运动是一个比较突出的问题，这里选择合理的采集方式非常重要；如果进行胃部等中空

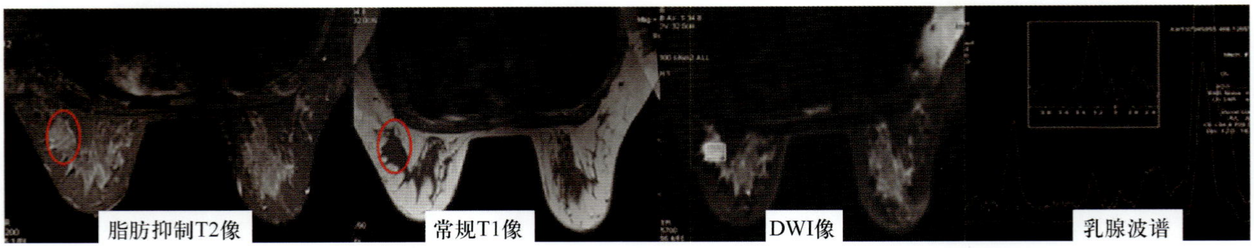

图 16-28 左侧乳腺占位病变，常规 T2 及 T1 加权像病变与临近腺体呈等信号改变，在 DWI 图像上病变呈明显高信号，波谱扫描提示病灶内胆碱峰升高

器官扩散加权成像，磁敏感伪影以及生理性蠕动则是比较突出的问题；在前列腺、子宫、直肠等盆腔扩散加权成像，成像方向和b值选择变得非常重要。使用者只有充分了解这些问题和挑战，才能够更加合理地应对这些挑战并采取必要的改良措施，从而提高扩散加权成像的图像质量；同时充分了解这些问题和挑战才能更加客观地评判相应的图像质量，而不只是盲目地根据主观想象和欲望来评判。

（1）肝、胰腺等上腹部扩散加权成像的临床应用：在腹部扩散加权成像中，肝、胰腺扩散加权成像的应用更为普遍而且重要。在肝癌、胰腺癌等的早期诊断、鉴别诊断以及肝转移瘤评估中，扩散加权成像都发挥着重要作用。在肝脏扩散加权成像的采集方式方面，笔者认为，对于那些呼吸比较规律的受检者首选呼吸触发模式，而对于那些呼吸非常不规律的患者可以改用屏气模式，但屏气模式又不得不根据患者可以屏气的时间长短折中各种采集参数。自由呼吸方式肝脏扩散加权成像往往不太可取。在呼吸触发模式下可以进行更高b值或更高空间分辨率的扩散成像，这对于发现小病灶很有意义。以往受设备性能的限制，在肝脏扩散加权成像中b值的选择通常都很低如500或600。近年来随着磁共振成像设备整体性能的不断提高，采用高b值的肝脏扩散加权成像不断普及，如b值通常采用800或1000，而且在特殊的临床需求时也可以采集2000或更高b值的扩散成像。随着b值的提高扩散加权成像的信噪比和几何形变问题会变得更加突出，客观上要求更长的扫描时间来确保足够的信噪比。在临床实际工作中应该结合临床的具体需求来选择合理的b值，而且在更改为更高的b值后，其他扫描参数需要配合调整，以确保获得能够满足临床需求的图像。

肝脏扩散加权成像对肝硬化基础之上的癌变结节的发现比较敏感。从肝硬化再生结节到不良增生结节再到癌变结节的演变过程中，伴随着细胞密度和血供类型等几方面改变。一般的再生结节在T2加权像表现为低信号改变。在不断向癌性结节转化的过程中会伴随着细胞密度增大和水分含量的改变。但应该注意的是，细胞密度增大和水分增多对T2弛豫对比产生的影响是不同的，前者使得T2弛豫缩短而后者会导致T2弛豫延长。从信号解析角度来看，前者使得病灶在T2像呈低信号改变，而后者使得病灶在T2像呈高信号改变，叠加的结果可能会导致一部分癌变结节在T2像呈等信号改变。而对于扩散加权成像而言，细胞密度增大导致水分子扩散受限，在DWI图像上表现为高信号，水分增多所导致的T2透射效应也倾向于表现为高信号。所以从这个角度来看，DWI成像在发现早期癌变结节方面更敏感（图16-29和图16-30）。同时结合DWI的后处理分析也可以进一步得到表观扩散系数ADC图，这些对于诊断和鉴别诊断以及疗效评估都有更重要的应用价值。

对于临床怀疑肝转移瘤的病例，必须同时观察低b值和高b值扩散加权成像，部分囊性转移的病灶在低b值时借助T2透射效应可以更有利于病灶显示，而此类病灶在相对高b值时可能由于T2冲蚀效应而使得囊性转移病灶无法显示。在临床实际工作中对于那些评估有无肝内肿瘤转移病灶的病例，扩散加权成像具有非常高的敏感性（图16-31和图16-32）。虽然通常会采用相对较高的b值成像，但在观察DWI图像需要同时观察b值为0的这组图像，必要时建议加扫b值为50或100左右的低b值扩散成像。这个低b值扩散成像对于显示囊性转移病灶很敏感，同时，在这个低b值成像时血液等流动液体表现为低信

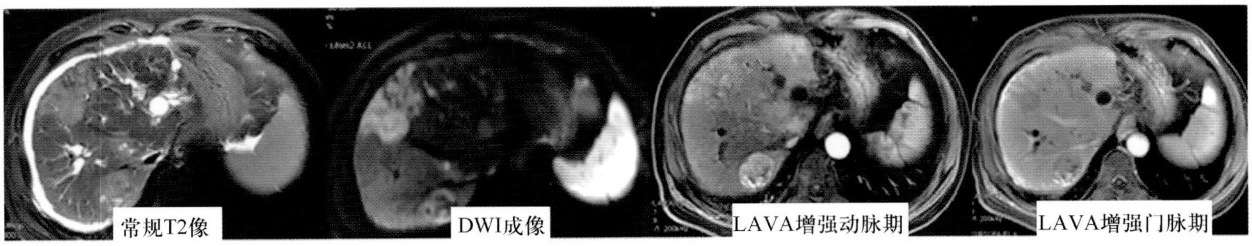

图16-29 DWI在肝占位病变中的应用。肝硬化基础上多中心肝癌，相比于常规T2加权像，DWI像更清晰地显示病灶的大小、范围。动态增强扫描提示相应病灶动脉晚期强化明显，门脉期病变强化消退

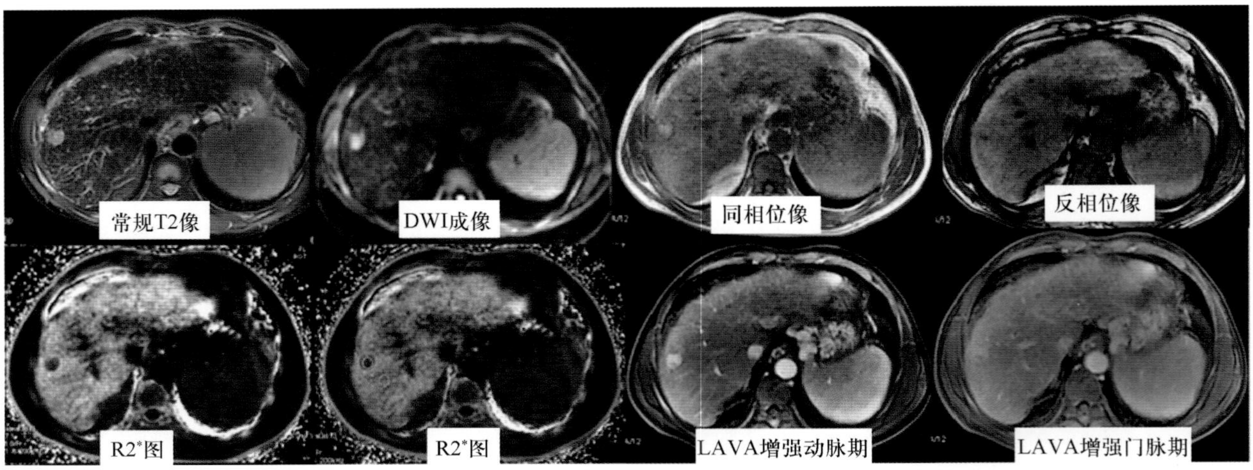

图 16-30 肝硬化基础上小结节癌变。T2 像显示一小类圆形病灶，DWI 成像表现为高信号。同相位像显示病变呈高信号，反相位呈近似等信号改变。R2* 图提示肝背景普遍偏高而相应小病灶呈低信号改变，这些提示该病例肝有一定程度纤维化或铁沉积，相应小病灶内铁含量较临近肝实质低，提示其内可能缺乏 Kupffer 细胞，这种改变支持肝细胞肝癌改变。动态增强扫描提示动脉期强化，门脉期强化消退

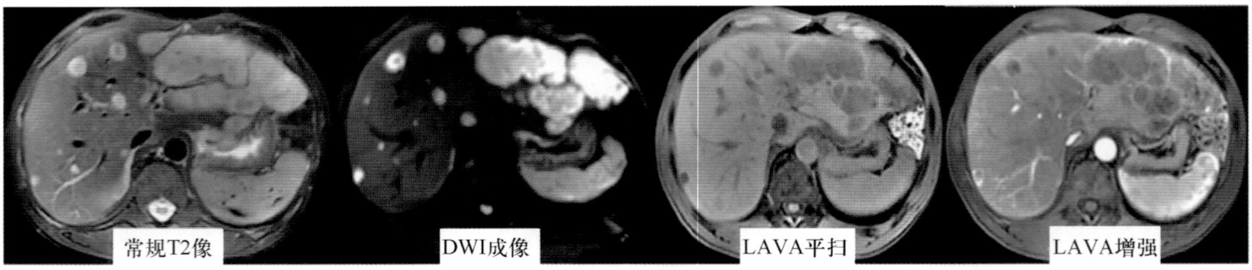

图 16-31 DWI 更敏感地显示转移病灶。肝左叶巨块型肝癌伴肝内多发转移，与 T2 像及增强扫描像相比，DWI 像能够更清晰地显示转移病灶及其数目，这对于肝癌分期及进一步治疗而言都更有指导意义

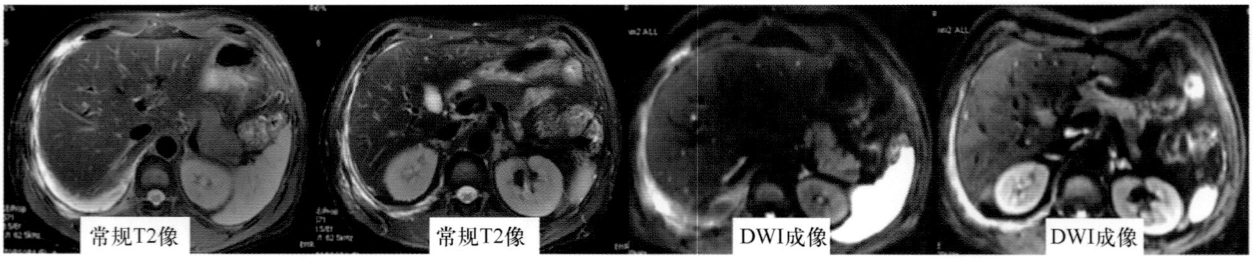

图 16-32 DWI 更敏感地显示转移病灶。该病例为结肠癌，磁共振检查明确有无肝转移。与 T2 加权像相比，DWI 成像能够更清晰地显示肝内多发转移病灶。对于结肠癌明确有无肝内转移以及转移病灶的数目对于下一步治疗有重要的指导意义。如果明确有肝转移意味着结肠癌的 TNM 分期处于晚期，而肝内单发转移可以考虑切除术，超过三个以上的转移病灶不适合手术切除

号，这对于突出转移病灶很有意义（图 16-33）。

胰腺和胃部扩散加权成像对空间分辨率都提出了较高的要求，当采用更高 b 值或更高空间分辨率成像时，也在客观上需要更长的扫描时间。虽然胃部磁共振成像不会作为胃部病变的首选检查，但磁共振成像对于已经明确为胃癌的病例做进一步分期很有意义。在进行胃部扩散加权成像时，适当的胃部充盈和低张都对提高图像质量有很大的帮助。对于一些不容易明确的病变，必要时还可以通过改变患者的体位进行扫描来加以鉴别（图 16-34、图 16-35、图 16-36、图 16-37 和图 16-38）。

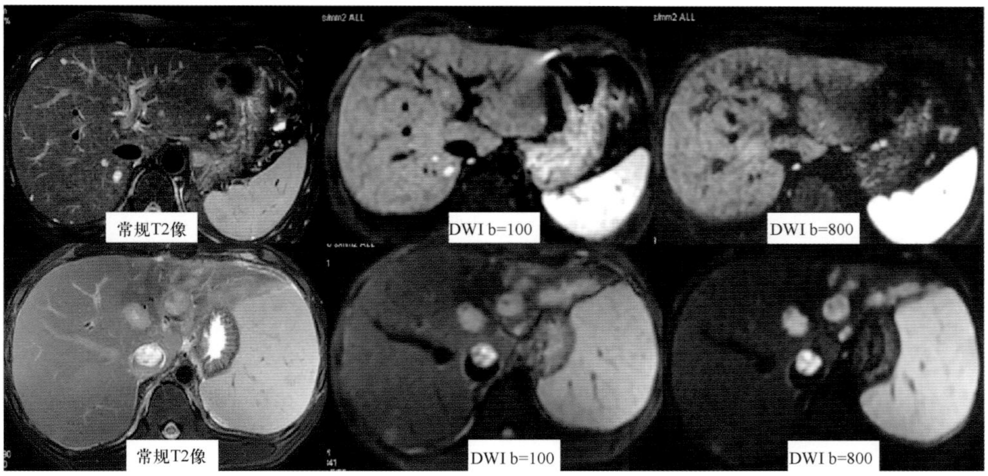

图 16-33　不同 b 值扩散加权成像对于肝转移瘤病变的显示和对比。结肠癌囊性肝转移，在低 b 值可以清晰显示肝内多发转移病灶；下排图像实性转移病灶，在低 b 值和高 b 值成像均可显示多发转移病灶，但在高 b 值成像病灶更清晰

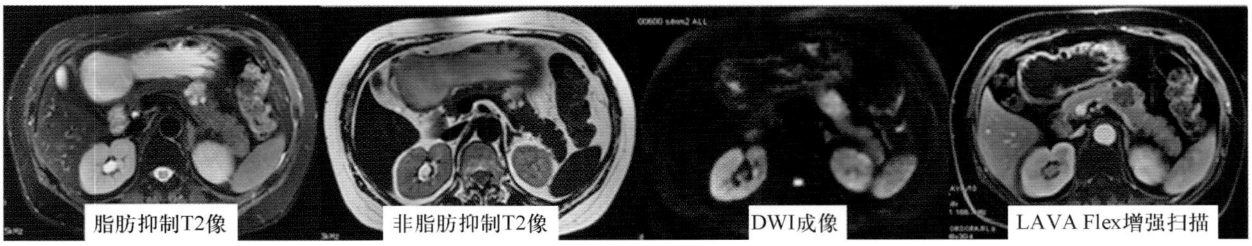

图 16-34　胰腺体部囊性占位病变，T2 加权像呈高信号改变，DWI 成像显示相应区域呈高信号改变，动态增强扫描病灶强化不明显

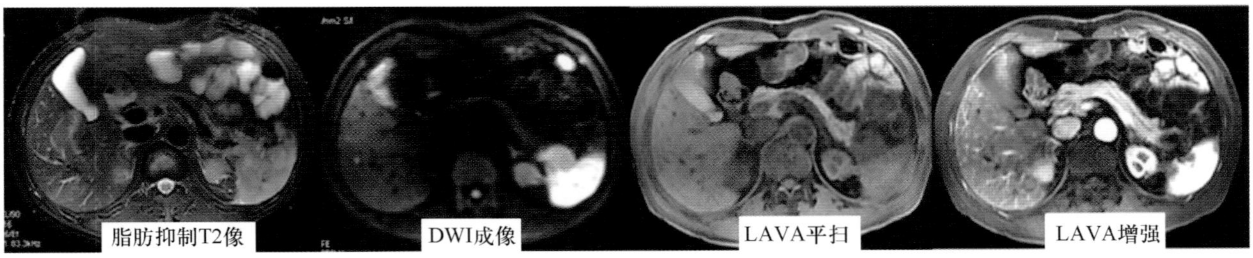

图 16-35　DWI 在胰腺病变中的应用。胰尾占位病变，T2 加权像胰尾与脾交界区隐约稍高信号改变，近端胰管显示稍扩张。DWI 成像胰尾与脾交界区明显高信号病变，T1 加权像病变呈低信号改变。动态增强扫描病变呈低信号，强化不明显，提示为乏血供病变

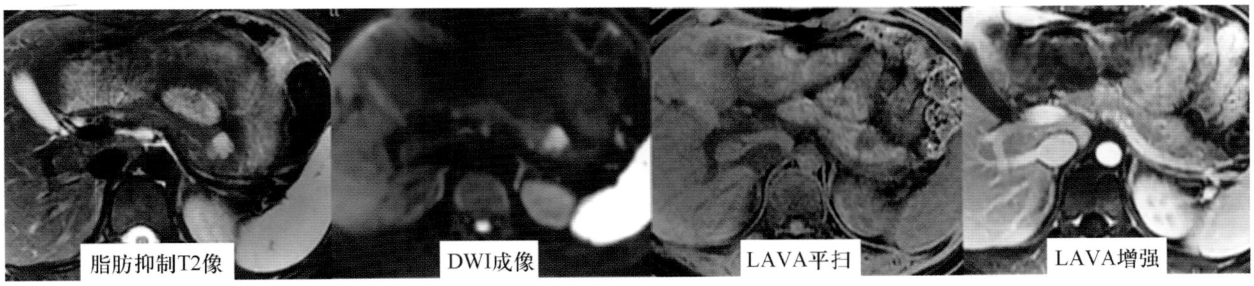

图 16-36　DWI 在胰腺病变中的应用。患者以低血糖症就诊，临床怀疑胰岛细胞瘤。常规 T2 像可见一长 T2 信号病变，DWI 成像呈清晰高信号改变，T1 像呈低信号，动态增强扫描病变强化较明显

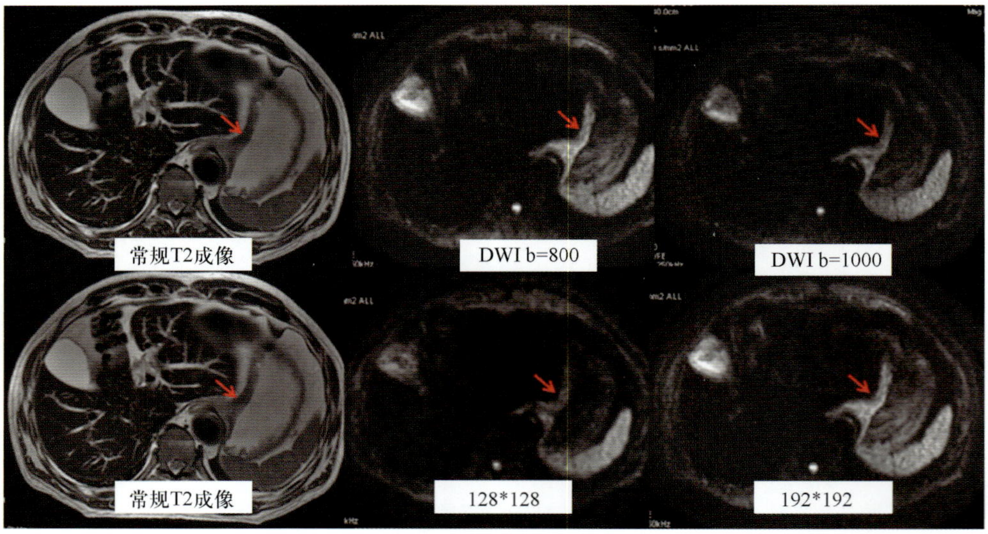

图 16-37 不同 b 值不同分辨率扩散加权成像在显示胃部病变时的对比。对比发现 b 值 800 和 1000 都可以较清晰地显示胃壁病变，800 时信噪比更高；而下排图像显示在更高空间分辨率时胃壁病变显示更清晰。虽然胃部 DWI 成像面临巨大挑战，但 DWI 成像对于明确病变范围仍有很大临床价值

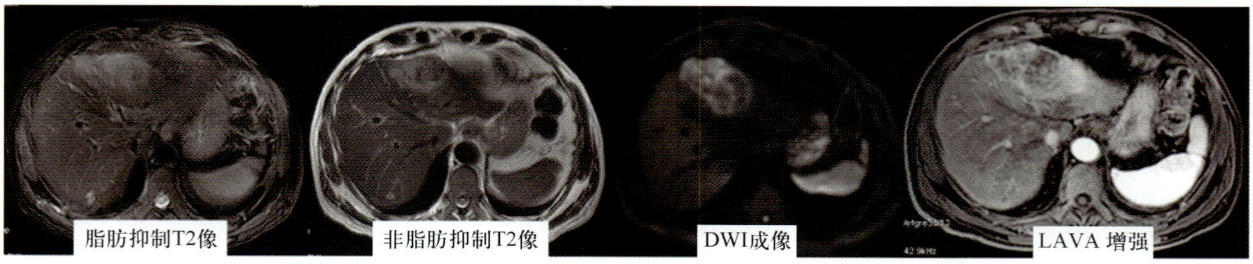

图 16-38 肝左叶占位病变，T2 加权像病变呈高信号改变，扩散加权成像呈高信号改变，扩散加权像上病变范围更清晰。动态增强扫描动脉期病变强化不均匀。病理诊断为肝内胆管癌

（2）盆腔扩散加权成像临床应用：相比于上腹部器官如肝、胰腺等部位扩散加权成像而言，盆腔器官如直肠、前列腺、子宫附件等扩散加权成像受呼吸运动影响较小，但这些器官的扩散加权成像因为受成像器官特殊的解剖特点和生理特点的影响，面临着不同的成像挑战。譬如，受成像器官大小的影响，这些部位的扩散成像对于空间分辨率都提出了较高的要求，特别是如何进行小视野成像是一个较大的挑战。另外，诸如子宫、直肠其解剖长轴均与人体长轴近似平行，要想更清晰地显示这些病变的侵袭范围，最理想的扫描方位是矢状位和冠状位。但矢状位、冠状位扩散加权成像时，通常受梯度线性限制和涡流影响会有更大的几何形变，如何克服几何形变是实现这些部位高清扩散成像的一个挑战。此外，男性前列腺扩散加权成像因受前列腺外围叶大腺体高信号的影响，为了更好地突显病灶通常还会采用更高的 b 值成像（图 16-39）。

由于受梯度线性和涡流效应影响，通常 DWI 成像一般为轴位或斜轴位，而冠状位、矢状位或斜冠状位、斜矢状位 DWI 很难扫描成功。FOCUS DWI 采用二维激发技术，在不影响空间分辨率的前提下采用小 FOV 扫描，从而为实现冠状位、矢状位 DWI 成像奠定了基础（图 16-40 和图 16-41）。

扩散加权成像在临床上几乎可以用于所有的器官和部位，它不仅能够更敏感地发现病变，同时也能较清晰地显示病变的大小和范围。DWI 成像对于诊断、鉴别诊断以及肿瘤分期等具有重要的临床优势，受篇幅所限此处不一一论述。

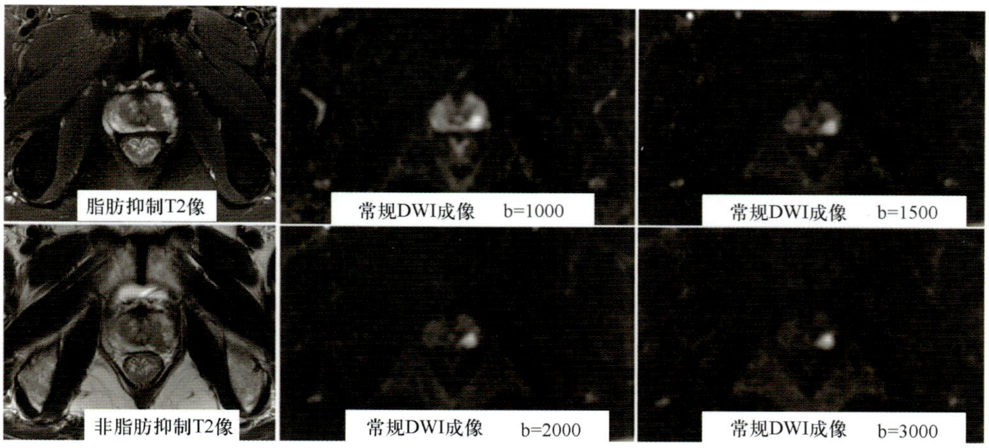

图 16-39　不同 b 值前列腺 DWI 成像比较。当 b 值为 1000 时前列腺外围叶普遍偏亮，这对于发现前列腺外围叶内小病变非常不利。前列腺外围叶有若干大腺体构成，其内正常时充满前列腺液，当 b 值中等或偏低时受 T2 透射效应影响外围叶偏亮。随着 b 值的升高，外围叶亮度不断降低，此时癌变结节和正常前列腺具有更好的对比差别

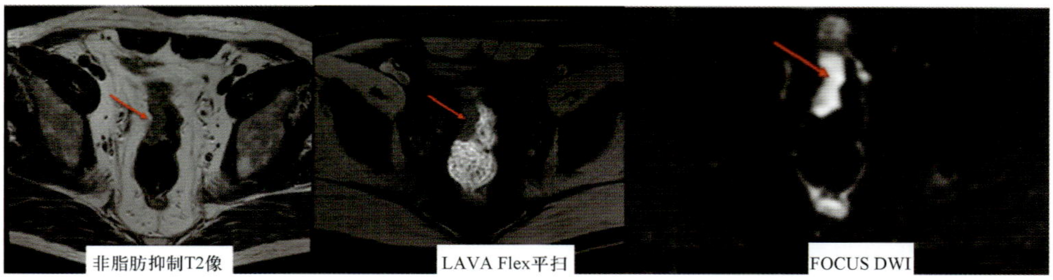

图 16-40　直肠癌高分辨率成像及扩散加权成像。斜冠状位 DWI 成像更清晰地显示病变边界和范围，临床上会根据病变下缘与直肠肛管距离决定是否保肛治疗，显然斜冠状位 DWI 成像有利于指导临床下一步治疗

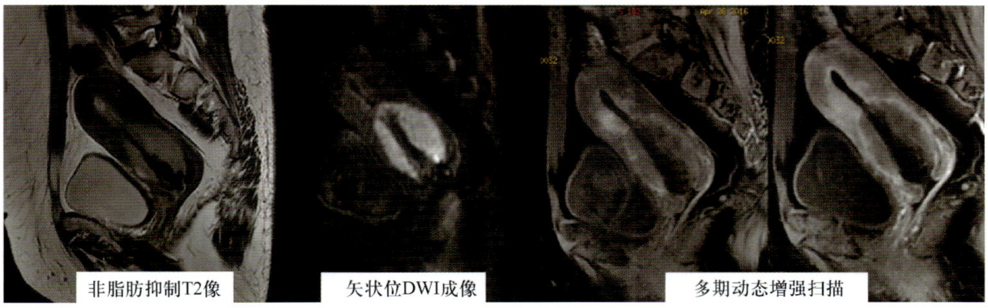

图 16-41　宫颈癌，矢状位 DWI 成像清晰勾画出病变大小、范围和浸润深度。DWI 成像所显示子宫大小形态与 T2 像相媲美。动态增强扫描提示病变区强化不明显

（黎丽　张英魁）

第四节　扩散张量成像简介

在讨论扩散加权成像时已经提及，在很多扩散介质中水分子的扩散在各个方向扩散程度是不同的，而这种在不同方向具有不同扩散行为的属性也可以在一定程度上反映组织的结构特

点。扩散张量成像就是基于扩散加权成像的基础之上，采用更多方向的扩散加权梯度，从而能够更好地反映水分子在各个方向上的扩散差异。通过对扩散张量成像所获得的图像进行某些定量分析，可以更好地反映组织结构所发生的变化。

一、扩散张量成像的组织学基础

扩散张量成像的基本原理就是建立在组织中水分子在不同方向上具有不同的扩散行为这一基础上，而扩散张量成像也正是用来验证这种差别是否存在，并依此来推断组织结构的内在变化。人的大脑由上百亿个神经元组成，而神经元又可分为细胞体和神经纤维。通常所说的大脑灰质就是神经元细胞体集中的区域，因为颜色较深故称为灰质；而大脑白质则是神经纤维聚集的区域，因为颜色浅而称为白质。神经纤维有很多分类的方法，既可以根据其功能区分如传入神经纤维、传出神经纤维或躯体神经纤维、自主神经纤维等。而对于影像学评估而言，神经纤维的另一种分类方法更值得大家去了解：有髓神经纤维和无髓神经纤维。在扩散张量成像中，除了能够反映出神经纤维的排列和走行等信息外，也能在一定程度上反映髓鞘的相关信息。对于有髓神经纤维而言，髓鞘除了对相应的神经纤维具有保护支撑外，同时，髓鞘也是保证神经纤维功能完整的一个重要结构。神经纤维可以简单地理解为电路传导中的电线，而髓鞘则是包在电线外周的绝缘物质。但是神经纤维并非完全被髓鞘所包绕，而是会有一个个节段式的裸露区域，这一个个裸露的区域就构成了有髓神经纤维的郎飞结。事实上，有髓神经纤维的电传导正是通过这些郎飞结呈跳跃式传导，这种跳跃式的传导方式大大提升了神经冲动的传导速度。可以想象任何原因导致有髓神经纤维的髓鞘脱落都会导致神经传导变慢甚至受阻，这就是通常所说的脱髓鞘病变。对于有髓神经纤维来说，水分子沿着神经纤维走行方向的扩散会更自由，而在垂直于神经纤维方向的扩散就会受到神经纤维、相应的髓鞘结构等的阻挡，这就构成了扩散张量成像的组织学基础。

二、扩散张量成像的基本原理

如前所述，在人脑中水分子的扩散是一个三维扩散过程，而由于神经纤维等结构的存在，导致水分子在各个方向的扩散行为是存在差别的。在一般的扩散成像中，关注更多的是表观扩散系数，而表观扩散系数不能很好地反映水分子在各个方向上的扩散差别。对于各向异性的组织而言，扩散系数取决于水分子的走向和所施加扩散梯度的方向。扩散张量成像（diffusion tensor imaging，DTI）和常规的扩散加权成像（diffusion weighted imaging，DWI）的一个最主要区别就是在更多的方向上施加扩散加权梯度，从而能更充分地揭示水分子在各个方向上的扩散差别，进而通过这种扩散差别来进一步反映组织结构或可能发生的病理变化。关于DTI成像，有几个基本概念非常重要：

1. DTI成像需要在多个方向施加扩散梯度：为了能够反映出水分子在各个方向上的扩散差异，DTI需要在多个方向上施加扩散梯度，而且最少是在六个方向上施加扩散梯度。在谈到DTI成像时，施加扩散梯度的方向数是一个最被关心的问题。显而易见，施加的扩散梯度方向越多，能够越精确地反映组织的各向扩散异性。但是有一点必须清楚：扩散梯度的方向数也必须兼顾扫描时间和可行性因素。事实上，针对于一般的临床应用，扩散梯度方向在15到25个方向已经可以很好地解决临床问题了。施加的扩散梯度方向越多，所需要的扫描时间就越长。除非是一些科研的需求，或者为了更精准地显示脑纤维连接，一般情况下没有必要施加更多的扩散梯度方向。施加的扩散梯度方向越多不仅扫描时间更长，而且对于整个成像设备特别是梯度系统的负荷都更大。另一方面，强大的扩散梯度也会产生明显的扫描噪音，所以过长的扫描时间对于患者而言也是难以忍受的。

2. 各向异性分数（fraction anisotrophy，FA）：各向异性分数也称FA值，这是在DTI成像中最重要的一个定量参数。FA反映水分子的扩散受限程度：FA值为0时代表完全不受限，FA值为1时代表完全受限。对于走行于髓鞘内的水分子而言，在沿着髓鞘方向的扩散其受限程度就低，而垂直于髓鞘方向其受限程度就高。通常所测量的 FA 值是在感兴趣区内的平均值，在白质区域这个值就高，而当白质结构受损如脱髓鞘病变时，这个值就降低。因为神经纤维的走行方向是不同的，所以更准确地反映水分子扩散受限各向异性的 FA 值具有方向依赖性。FA 值不仅能够作为神经纤维受损的一个判断指标，同时 FA 值也是进一步纤维束追踪的依据。

3. 本征向量值：理论上大脑白质中水分子各向异性扩散的模型是一个椭球体。所谓本征向量值就是描述这个椭球体的三个轴，就是通常所说的 λ 值。了解本征向量值这个概念非常重要。在这三个本征向量值中，主本征向量也就是椭球的长轴方向被认为是纤维的走行方向（图 16-42 和图 16-43）。FA 值反映水分子的扩散受限程度，但有很多原因可以导致 FA 值变小。如在脱髓鞘类病变时，神经纤维的溶解、破坏可以导致 FA 值的降低，而在一些转移瘤病变或炎性病变等所伴发的血管源性水肿时，这些水肿具有沿着神经纤维走行的指样分布，此时神经纤维之间的间距变大，这也会导致其中的水分子扩散受限程度减轻。所以，有时单纯根据 FA 值变低并不能准确判定其内在原因。这种情况下进一步的本征向量评估就显得更有意义：假设在 FA 降低的区域本征向量的方向是趋于一致的，那可能代表的是由于纤维间水肿导致其间隙变大；而如果本征向量图显示主本征向量的方向是杂乱的，则提示是纤维的溶解、破坏。可见，对于 DTI 后处理所得到的这个 FA 值还是要具体问题具体分析的。这时结合常规图像的改变也能给出更合理的解释。

4. DTI 成像中的各向同性分析：上面讨论了 DTI 成像中的各向异性分析，这是 DTI 成像的主要目的。但在 DTI 成像中也可以获得和扩散方向无关的平均扩散率（mean diffusivity，MD），这个平均扩散率和扩散方向无关，它能反映成像组织中自由水的含量。MD 越大，代表自由水的含量越多。

三、扩散张量成像的纤维束追踪

DTI 成像后可以通过相应的后处理得到特定方向的纤维束走行图，追踪这些纤维束走行可以更好地明确肿瘤病变和纤维束走行之间的关系，进而为进一步的手术治疗提供重要的影像学依据。明确肿瘤病变与纤维束走行之间的关系是 DTI 成像在临床上广为认可的一个实际应用，因

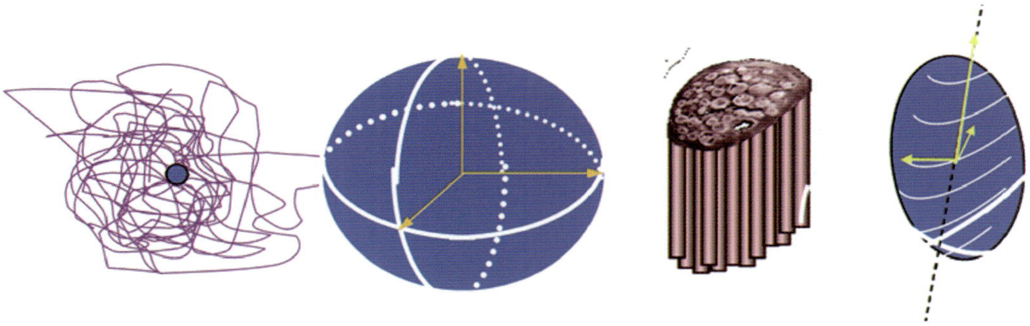

图 16-42　水分子扩散模型示意图。在扩散完全自由的环境中，水分子扩散是自由的，最后水分子的扩散轨迹是一个球体；而在白质纤维束这种环境中，水分子在各个方向上扩散存在差异，最后其扩散轨迹倾向于椭球体

$$D=\begin{pmatrix} D_{xx} & D_{xy} & D_{xz} \\ D_{yx} & D_{yy} & D_{yz} \\ D_{zx} & D_{zy} & D_{zz} \end{pmatrix} \Rightarrow \begin{pmatrix} D'_{xx} & D'_{xy} & D'_{xz} \\ 0 & D'_{yy} & D'_{yz} \\ 0 & 0 & D'_{zz} \end{pmatrix} \Rightarrow \begin{pmatrix} D_1 & 0 & 0 \\ 0 & D_2 & 0 \\ 0 & 0 & D_3 \end{pmatrix}$$

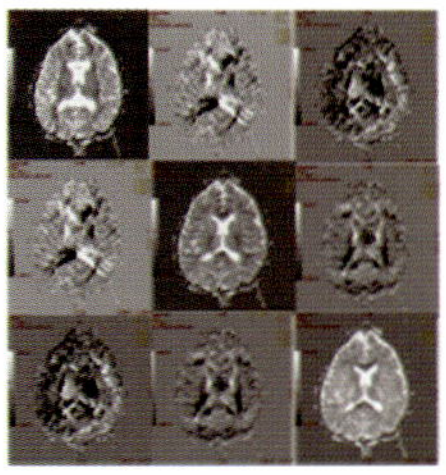

图 16-43　DTI 成像基本原理。DTI 成像最少需要在六个方向上施加扩散敏感梯度，从而计算出在不同方向上的扩散系数差别，并因此计算出 FA 值

为明确这二者之间的关系可以在术前更好地决定手术入路，避免神经纤维束的损伤，这样可以确保患者有更好的生存质量。另外，通过追踪显示相应的纤维束也可以为某些破坏纤维束的病变提供一定的评估依据。需要提醒的是：后处理所看到的纤维束并不是真正的神经纤维束本身，而是相应区域水分子的扩散路径，通过这个扩散路径间接反映出相应区域的纤维束走行。在GE的后处理平台纤维束追踪可以追踪通过某一个特定感兴趣区域的纤维束，也可以追踪同时通过两个特定区域的纤维束，这对于明确两点之间有无神经联系通路很有意义。通过纤维束追踪有助于更好地理解不同神经区域之间在功能上的相互关系（图16-44）。为了确保追踪出来的纤维束更精准，对于扫描参数提出了很高的要求：

1. 施加扩散梯度方向问题：因为神经纤维束的走行方向复杂，要想能更准确地通过DTI成像来反映纤维束的走行，显然对成像过程中的扩散梯度施加方向有一定的要求。不过，一般临床的需求相对要求没有那么苛刻，扫描15到25个方向已经可以很好地满足临床需求。但如果要通过DTI成像来进行精细的脑功能或者脑神经网络研究，那就要求扫描更多的方向。但方向越多，总的扫描时间就越长，而且扫描过程中也更有可能因为梯度性能稳定性问题导致一些伪影出现。一般用于科研需求的DTI成像序列不适合临床化。

2. 部分容积效应问题：这是追踪纤维束时需要考虑的问题。DTI成像和DWI成像一样，都是基于体素水平的。如果扫描的层厚过厚，就无法精准区分其中错综复杂的纤维束。用于科研目的的DTI成像通常都采用相对较薄的扫描层厚如2到3个毫米，用于临床目的的通常在4到5个毫米。过薄的扫描层厚带来的一个比较大的挑战就是全脑覆盖扫描时间会更长，同时还涉及信噪比等诸多问题。在临床工作中的DTI成像无须追求过薄的扫描层厚。

3. 图像的信噪比问题：在DTI成像过程中，所研究的各向异性扩散受限其实也是利用了受限程度不同而导致最后图像的信噪比不同。正所谓将不同程度的扩散受限所带来的不同相位信息变化转化为图像中的幅值信息。越是扩散受限的就会表现为图像中相对信号高的区域，越是不受限的就会表现为图像中相对信号低的区域。试想，如果因为扫描因素导致图像的信噪比过低，那么各种原因所导致的噪声就会导致图像信号出现不应有的起伏。这种信噪比变化会在可能后处理分析中被误认为是成像组织受限不同所致。保证足够的信噪比对于DTI的后处理分析至关重要，尤其是当扫描层厚很薄时，一定要保证足够的扫描时间来确保图像有足够的信噪比，这是确保扫描数据有效的前提和保证。

4. 数据分析前需要明确是否原始图像中存在伪影：DTI成像比DWI成像给硬件设备带来的负荷更沉重，特别是梯度系统。在DTI成像过程中为了获得更短的回波间隔和更短的TE时间，通常都采用尽可能大的梯度场强来获得相应的b值。在DTI和DWI成像时一般系统不会优先采用更高的梯度切换率，因为那会导致更高的PNS

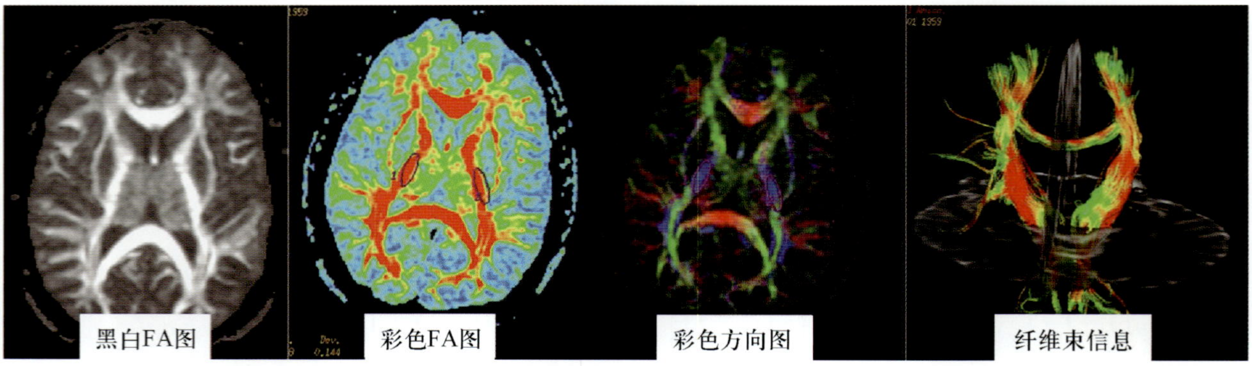

图16-44 DTI后处理相关图像。黑白FA图中FA值越高其信号越高，在白质纤维束集中的区域如内囊前肢、后肢及外囊、胼胝体区呈较高的信号，当有纤维束破坏时其信号降低。彩色FA图上FA值越高表现越红。彩色方向图中红、蓝、绿代表不同的纤维走行方向，通过该图可以初步判定纤维的主走行方向。纤维束追踪过程中根据FA值来追踪纤维束的走行方向

发生概率。过高的梯度场强长时间负荷工作对于梯度的稳定性、散热性都提出了很高的要求，这就很可能导致在一组 DTI 数据采集过程中出现某些偶发的伪影。在进行数据处理前需要浏览整套原始图像，排除或明确是否有伪影出现。伪影显然会导致图像信噪比波动，要明确相应的伪影是否会影响最后的分析结果，或者是否有额外的伪影校正技术等。

5. 规范扫描是 DTI 纤维束追踪成功的保证：在进行 DTI 扫描时规范化的扫描非常重要。如在患者摆位过程中要尽可能将头颅摆正，因为扫描过程中通过定位来纠正头颅偏斜会导致相应方向的梯度性能有所降低。DTI 成像过程中为了获得更短的 ESP 以减少 EPI 信号读取过程中的相位累积错误，往往采用系统默认的最大接收带宽。如果在摆位过程中因为头颅偏斜而需要在扫描定位中通过调整定位框来确保扫描图像的角度时，系统此时所允许的最大接收带宽有可能会降低。带宽的降低就会导致 ESP 的延长，并因而导致 DTI 成像过程中的鬼影出现。DTI 扫描时还必须设定正确的频率和相位编码方向。在头部 DTI 扫描要将相位编码方向设置在头的前后方向，这样确保各种磁敏感效应所导致的伪影或几何畸变出现在前后方向。如果相位编码方向在左右，这些伪影就会横行在两侧大脑半球，并导致邻近结构左右扭曲变形，这些伪影会严重干扰图像的观察和病变的显示，也会影响后续的纤维束追踪。在 DTI 扫描过程中要认真实时地观察图像有无异常，同时也要密切注意是否有患者移动导致的图像伪影。只有这样才能保证整个扫描更高效、更有效。

6. 正确认识扩散张量成像中的纤维束：这里需要和大家强调一个基本概念就是 DTI 成像探究的是水分子的运动轨迹，这也决定了在 DTI 成像过程中，经过后处理所追踪出来的“纤维束”并不是真实的纤维束，而是由这些纤维束走行和排列方向所决定的水分子的扩散轨迹。换句话说，这些“纤维束”不是直接征象而是一种间接征象。我们正是通过这些间接征象来推断真实的纤维束走行方向的。当然，因为这些水分子的扩散轨迹和真实纤维束之间有着很好的平行关系，所以在临床实际工作中采用这些间接征象作为判断纤维走行以及脑连接的一个依据是可行的。

四、扩散张量成像的临床与科研应用

随着磁共振成像设备性能以及各种扩散相关成像新技术的不断成熟，DTI 成像的空间分辨率以及图像质量都有了很大进步。这些对于拓展 DTI 在临床及科研中的应用具有非常大的促进作用。对于一些肿瘤病变，可以通过 DTI 成像所获得的纤维束走行信息为临床手术方案的制订提供必要的依据，这是 DTI 临床应用比较被认可的一个方面（图 16-45 和图 16-46）。同时，通过 DTI 成像的 FA 值测量及纤维束信息，也可以作为评估髓鞘是否破坏或者髓鞘发育成熟程度的一个重要依据（图 16-47 和图 16-48）。近年来，也有研究人员采用高分辨率 DTI 成像与其他脑功能成像技术相结合进行脑网络方面的研究，尽管这些工作离具体的临床应用尚有很大的距离，但它打开了人们对于大脑功能研究的一个新的窗口。对于诸如癫痫或者某些精神类疾病，这些研究也可能为发现致病机制提供一些新的线索。

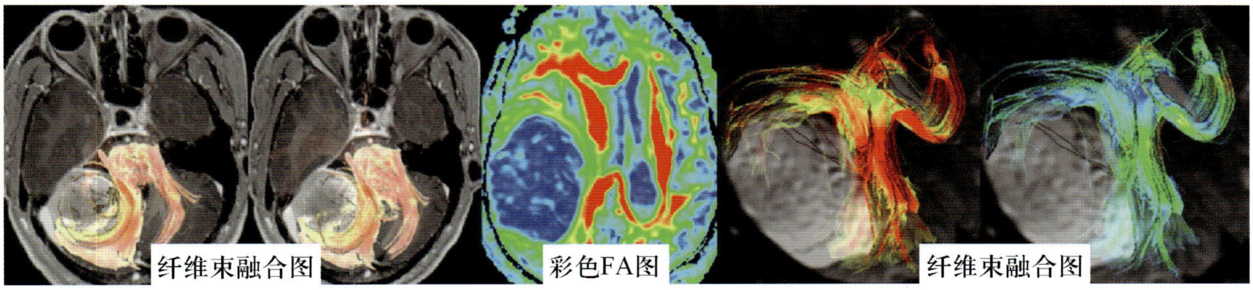

图 16-45 胼胝体占位病变 DTI 评估。DTI 成像后纤维束追踪显示占位病变推压周围纤维束。这种清晰显示纤维束与病变之间的关系对于手术方式的选择有指导意义

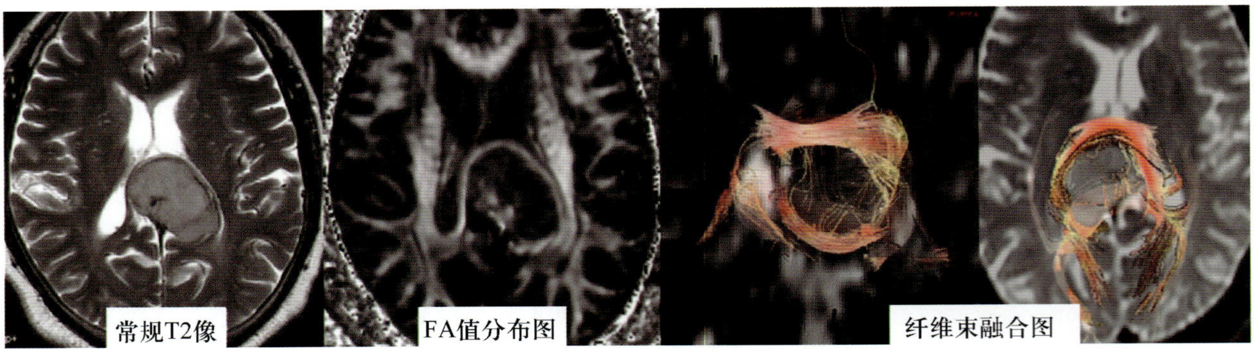

图 16-46　颅内肿瘤病变明确病变与纤维束之间关系。对于颅内肿瘤病变而言明确肿瘤病变与纤维束之间的关系既是鉴别诊断的依据，也是手术术式选择的重要指导依据

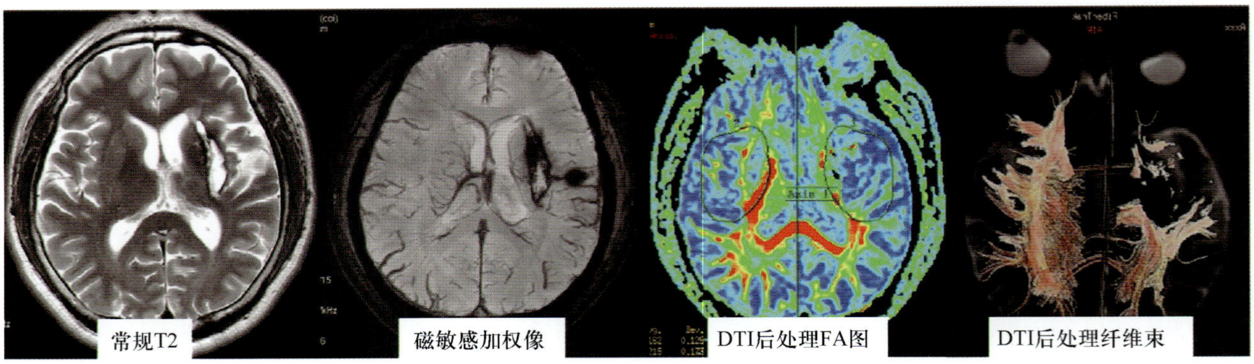

图 16-47　脑出血治疗后复查。DTI 后处理 FA 图显示病变区 FA 值降低，双侧纤维束对比提示病变区纤维束破坏减少。对于脑出血或脑梗死后 DTI 成像研究对于远期判断及功能恢复评估具有一定临床意义

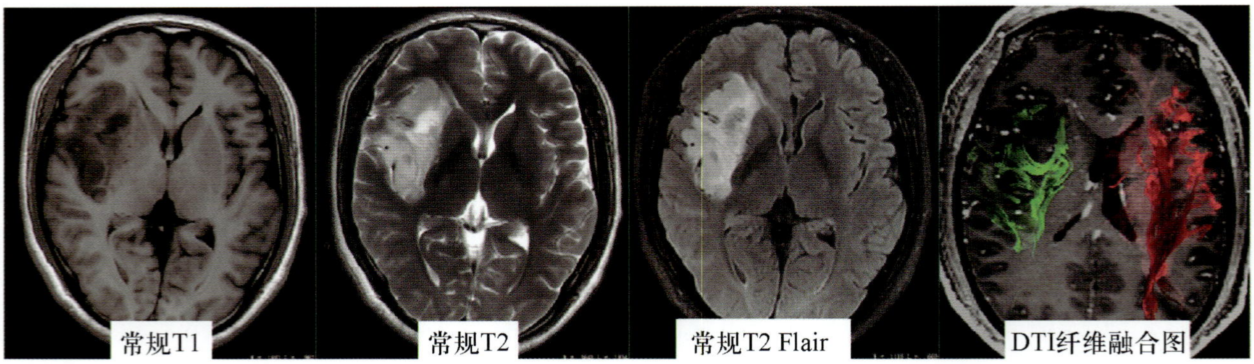

图 16-48　右颞叶胶质瘤病变，DTI 成像后纤维束追踪提示相应区域脑白质纤维明显破坏减少

（李金锋　张英魁）

参考文献

[1] Le Bihan D，Breton E，Lallemand D，et al. MR imaging of intravoxel incoherent motions：application to diffusion and perfusion in neurologic disorders [J]. Radiology，1986，161（2）：401-407.

[2] Le Bihan D，Breton E，Lallemand D，et al. Separation of diffusion and perfusion in intravoxel incoherent motion MR imaging [J]. Radiology，1988，168（2）：497-505.

[3] Minati L，Węglarz W P. Physical foundations，models，

and methods of diffusion magnetic resonance imaging of the brain: A review [J]. Concepts in Magnetic Resonance Part A: An Educational Journal, 2007, 30 (5): 278-307.

[4] Schaefer P W, Grant P E, Gonzalez R G. Diffusion-weighted MR imaging of the brain [J]. Radiology, 2000, 217 (2): 331-345.

[5] Kingsley P B, Monahan W G. Selection of the optimum b factor for diffusion-weighted magnetic resonance imaging assessment of ischemic stroke [J]. Magnetic Resonance in Medicine: 2004, 51 (5): 996-1001.

[6] Burdette J H, Durden D D, Elster A D, et al. High b-value diffusion-weighted MRI of normal brain [J]. Journal of computer assisted tomography, 2001, 25 (4): 515-519.

[7] Silvera S, Oppenheim C, Touzé E, et al. Spontaneous intracerebral hematoma on diffusion-weighted images: influence of T2-shine-through and T2-blackout effects [J]. American journal of neuroradiology, 2005, 26(2): 236-241.

[8] Pipe J G, Farthing V G, Forbes K P. Multishot diffusion-weighted FSE using PROPELLER MRI [J]. Magnetic Resonance in Medicine: An Official Journal of the International Society for Magnetic Resonance in Medicine, 2002, 47 (1): 42-52.

[9] Ma C, Xu D, King K F, et al. Reduced field-of-view excitation using second-order gradients and spatial-spectral radiofrequency pulses [J]. Magnetic resonance in medicine, 2013, 69 (2): 503-508.

[10] Kwee T C, Takahara T, Koh D M, et al. Comparison and reproducibility of ADC measurements in breathhold, respiratory triggered, and free-breathing diffusion-weighted MR imaging of the liver [J]. Journal of Magnetic Resonance Imaging, 2008, 28 (5): 1141-1148.

[11] Chen N, Wyrwicz A M. Removal of EPI Nyquist ghost artifacts with two-dimensional phase correction [J]. Magnetic Resonance in Medicine, 2004, 51 (6): 1247-1253.

[12] Hegazy E A. Enhancement Of MRI Imaging by Combining Ramp Sampling and Parallel Imaging Techniques in Cerebral Tumors [J]. 2019.

[13] Provenzale J M, Engelter S T, Petrella J R, et al. Use of MR exponential diffusion-weighted images to eradicate T2" shine-through" effect [J]. AJR. American journal of roentgenology, 1999, 172 (2): 537-539.

[14] 曲鑫鑫，孙洪赞，朱文珍，等. DWI 联合动脉自旋标记及 MRA 评价脑梗死缺血半暗带 [J]. 中国医学影像技术，2014，30 (1)：11-15.

[15] Kono K, Inoue Y, Nakayama K, et al. The role of diffusion-weighted imaging in patients with brain tumors [J]. American journal of neuroradiology, 2001, 22 (6): 1081-1088.

[16] Qayyum A. Diffusion-weighted imaging in the abdomen and pelvis: concepts and applications [J]. Radiographics, 2009, 29 (6): 1797-1810.

[17] Turkbey B, Rosenkrantz A B, Haider M A, et al. Prostate imaging reporting and data system version 2.1: 2019 update of prostate imaging reporting and data system version 2[J]. European urology, 2019, 76(3): 340-351.

[18] Nucifora P G P, Verma R, Lee S K, et al. Diffusion-tensor MR imaging and tractography: exploring brain microstructure and connectivity [J]. Radiology, 2007, 245 (2): 367-384.

[19] Mukherjee P, Berman J I, Chung S W, et al. Diffusion tensor MR imaging and fiber tractography: theoretic underpinnings [J]. American journal of neuroradiology, 2008, 29 (4): 632-641.

[20] Mukherjee P, Chung S W, Berman J I, et al. Diffusion tensor MR imaging and fiber tractography: technical considerations [J]. American Journal of Neuroradiology, 2008, 29 (5): 843-852.

第十七章

脑血管病磁共振多模态评估与技术解读

第一节　脑卒中筛查与慢性脑血管病评估方案

脑血管病是严重危害人类健康的一大类疾病。在脑血管病的防治过程中无论对于脑血管病预防还是脑血管病治疗影像学评估都具有重要的指导意义，影像学评估也是实现脑血管病精准诊断和精准治疗的前提和保证。磁共振成像具有多序列多对比度的临床优势，同时还具有无与伦比的软组织对比分辨能力，这些对于脑血管病的诊断和评估无疑具有更独特的临床优势。与此同时，磁共振成像平台还能提供更多的功能成像如扩散加权成像、灌注加权成像等，这对于脑血管病的预防、治疗过程中的疗效评估都具有极其深远的临床意义。本评估方案重点讨论卒中筛查、慢性脑血管病评估、缺血性脑卒中治疗与疗效评估、出血性脑卒中预防与评估等几个方面的内容。重点解读在这些应用中的成像序列及临床价值，以期望帮助客户能更加得心应手地完成磁共振影像学评估任务。

在临床工作中有一半以上以短暂性脑缺血发作（transient ischemic attack，TIA）为临床表现就诊的患者中可能存在潜在大血管病变，精准的影像学评估对于这些存在大血管病变的患者制定进一步的治疗方案及其远期风险评估都有重要的指导意义。TIA 或慢性脑血管病患者对图像采集的配合度一般较高，因此可以进行更完整的磁共振影像学评估。

一、磁共振常规成像序列推荐

Ax T2 、Ax T2 Flair、Ax T1 Flair、Ax DWI、Ax 3D TOF MRA，这些序列对于初步筛查脑实质内是否存在病灶至关重要。多数厂商的磁共振平台都具备螺旋桨采集 T2 加权像成像序列，该序列在不同公司对应的商品名称不同，如 PROPELLER，Blade，MultiVane 等，但其工作原理类似。推荐以此序列作为 T2 加权像首选。采用螺旋桨采集 T2 加权成像是因为该序列可以最大限度地克服运动伪影，有效避免因患者的不自主运动而导致微小病灶的漏诊。T2 Flair 序列可以抑制脑脊液自由水的信号，这对于显示脑实质内细微病灶非常敏感，是诊断多发硬化、缺血原因所致脑白质病变等不可或缺的序列。Ax DWI 成像常规推荐 b 值为 1000 s/mm^2 的扩散加权成像，这个 b 值选择同时兼顾了扩散敏感性和信噪比及几何形变等诸多因素，需要注意的问题是 T2 透射效应可能导致脱髓鞘病变显示不清，也可能导致缺血性卒中梗死分期的准确性受干扰。强烈建议对 DWI 图像进行相关后处理来进行 ADC 定量分析，以有效去除 T2 透射效应的干扰。Ax 3D TOF MRA 推荐采用多薄块相互重叠采集技术（multiple overlapping thin slab acquisition，MOTSA）以最大限度提高慢血流和小血管分支的显示能力。事实上约有一半临床上表现为 TIA 的患者可能存在大血管病变，3D TOF MRA 可以更早期地发现这些潜在的大血管病变。

二、磁共振灌注加权成像序列的应用

在脑血管病的防治过程中，磁共振灌注加权成像能提供重要的功能学信息。对于准确评估潜在的大血管病变及其灌注代偿、真实的缺血范围和是否存在缺血半暗带、治疗过程中出现的过度灌注等，磁共振灌注加权成像都能提供重要的影像学信息。常用的磁共振灌注加权成像可以分为依赖于外源性示踪剂即钆对比剂的动态磁敏感对比灌注加权成像和依赖于内源性示踪剂即动脉血中的水分子的动脉自旋标记灌注成像。这里，以动脉自旋标记灌注成像为例，讨论灌注成像在慢性脑血管病的应用价值。

ASL 灌注成像是一种安全无创的容积灌注解决方案，也是各个磁共振厂商近年来主要推广的动脉自旋标记灌注成像解决方案。大多数 3D ASL 容积灌注成像采用准连续式标记方式，因而能实现全脑大范围容积灌注评价。信号读取方式各个厂商有所不同，如 GE 3D ASL 采用的是 FSE 信号读取方式，而其他厂商中有的采用的是梯度回波和自旋回波的杂交序列（GRASE）。采用 FSE 信号读取方式可以实现基于质子密度图基础之上的精准定量。在脑血管病评估中 ASL 成像解决方案中的不同标记后延迟时间可以反映灌注相关的不同属性。因此标记后延迟时间的选择至关重要。当采用准连续式标记脉冲时，标记后延迟时间称为 PLD（post label delay）。慢性脑血管病通常推荐采用两个不同的 PLD 进行灌注成像，因为可以提供不同的灌注属性信息。相对短的 PLD 如 1.5 s 时的灌注成像可以更多地反映灌注的行为特征和快速侧支循环代偿以及血管狭窄后残存前向血流信息，这里灌注的行为特征指的是灌注血管的管腔粗细、血流路径的长短；而相对长的 PLD 如 2.5 s 时的灌注成像可以更多地反映最后的灌注结果。即便在 TOF MRA 上明确存在大血管病变也需要进行进一步的 ASL 灌注评价，这更有利于远期不良事件评估和进一步治疗风险评估。若某病例在 TOF MRA 上显示一侧颈内动脉或大脑中动脉狭窄或闭塞，此时进行 ASL 灌注评估，如果在 PLD 1.5 s 上就有明显的灌注代偿则意味着该病例存在快速的侧支循环代偿（Willis 环相对完整），或者说存在较多的前向血流，这样的病例往往远期预后相对更好。在 PLD2.5 s 时 ASL 灌注反映更多的是灌注结果，通过对比 PLD1.5 s 和 2.5 s ASL 灌注结果的差异有助于评价该病例的灌注储备。

ASL 灌注成像中不同的 PLD 扫描具有不同的临床意义，相对短的 PLD 1.5 s 反映更多的是灌注行为即灌注血管的粗细、血流路径的长短，同时也能反映快速侧支循环的代偿水平以及残存的前向血流；而长的 PLD 2.5 s 更能反映灌注结果。图 17-1 中的病例在采用外源性对比剂的动态磁敏感对比灌注成像中发现，两侧的 rCBF 没有差别，这是因为 DSC 灌注成像的结果是一分钟或以上的积分结果，所以它不能敏感发现一侧血管狭窄所导致的灌注行为异常，而其对比剂到达时间（BAT）则显示相应流域内到达时间延长，该延长区域（红色区）和 3D ASL PLD 1.5 s 之相对低灌注区（蓝色区）一致（图 17-1）。

如图 17-2 所示，这里通过对比上下两个病例的 ASL 灌注改变可以发现，尽管二者存在着相同的大血管病变但二者的代偿水平却截然不同。从远期预后来看，上排图像病例的患者发生卒中的风险更高，而下排图像病例患者自身代偿好，发生卒中的风险低。从另一个角度来看，如果对这两个患者进行颈动脉内膜剥脱治疗或支架治疗，上排病例因为自身侧支循环形成不好，治疗后发生再通后高灌注甚至出血的风险也高。对不同 PLD 选择时的 ASL 灌注成像的不同临床意义还需要做个简单说明：相对短的 PLD 更能反映灌注行为的异常（包括灌注血管的粗细、血流路径的长短），同时也能反映快速侧支循环的代偿能力。下排病例因为 Willis 环更完整有良好的一级侧支循环存在，所以在短的 PLD 便显示已经有充足的灌注代偿了。长的 PLD 更能反映灌注结果，对于上排图像的病例而言在 PLD 2.5 s 时仍然未能完全代偿，这也预示着该患者存在更高的缺血和卒中风险。

三、有关大小血管病变的诊断和鉴别诊断

这里要讨论的是如何区分和明确真正的小

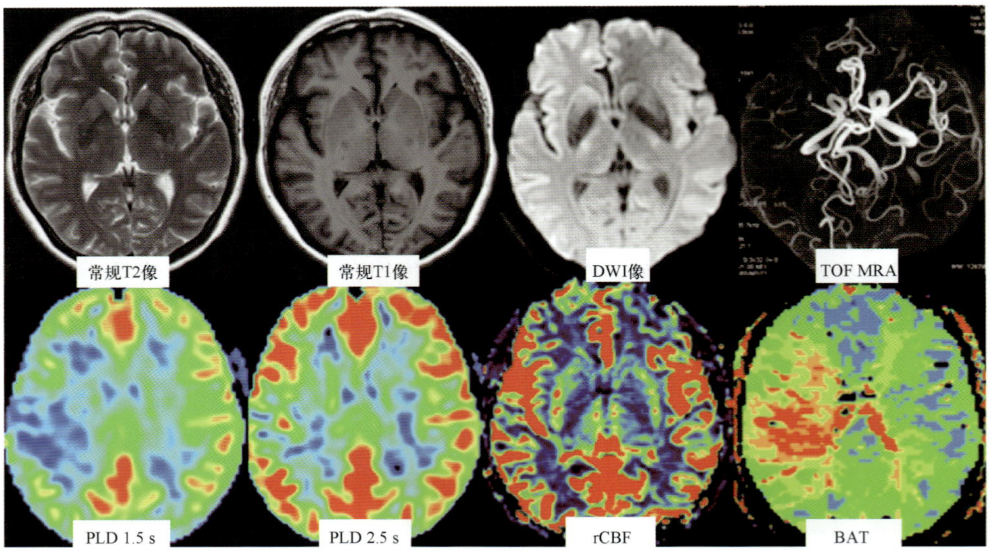

图 17-1 ASL 灌注在 TIA 中的应用。女性，48 岁，因发作性头晕就诊。在常规成像序列（T1，T2 及 DWI 像）脑实质内未见异常信号病灶。TOF MRA 显示右侧大脑中动脉重度狭窄（或闭塞）。该病例在 ASL 扫描过程中分别采用 PLD 1.5 s 和 PLD 2.5 s。在 PLD 1.5 s 的 CBF 定量图上可以发现右侧大脑中动脉流域相对低灌注，而在 PLD 2.5 s 时显示“相对低 CBF 灌注区”恢复正常。在动态磁敏感对比灌注成像的 rCBF 未见异常，但在其 Bolus Arrival Time 显示右侧大脑中动脉流域内对比剂到达时间延长，该延长区域与 ASL PLD 1.5 s 之相对低灌注区一致

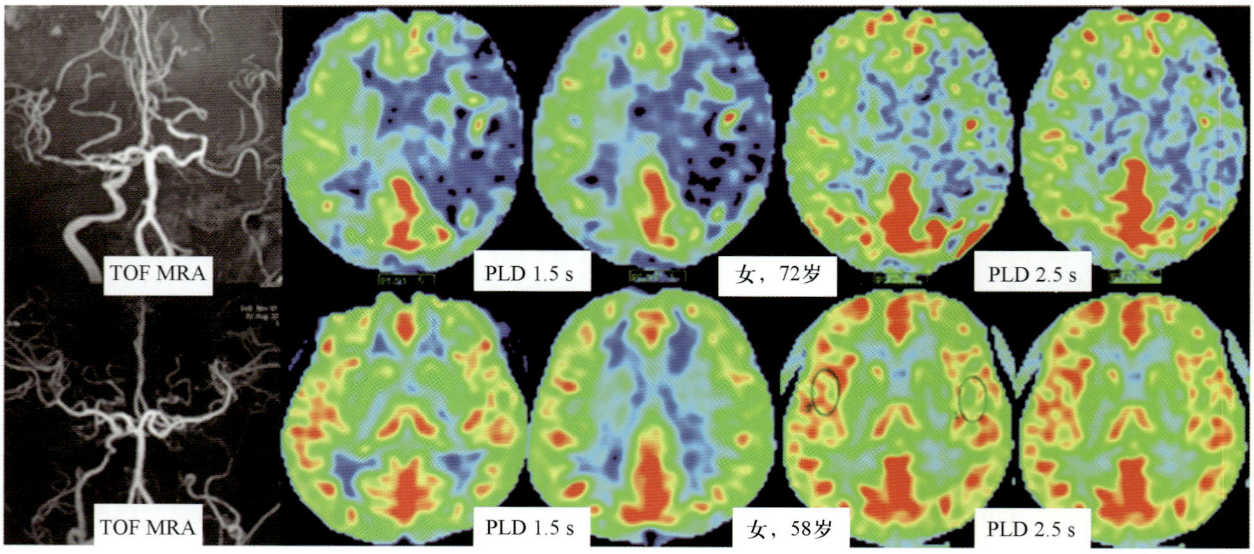

图 17-2 ASL 灌注对大血管狭窄后代偿的评估。上排病例，女性 72 岁，反复 TIA 发作就诊；下排病例，女性 58 岁，偶发 TIA 就诊。这里展示的两个病例是想说明尽管二者都存在左侧颈内动脉狭窄或闭塞，但是因为代偿能力不同在 ASL 上所展示出来的灌注表现也不同。上排的病例在 PLD 1.5 s 的 CBF 图上可见左侧大脑中动脉流域大片相对低灌注改变，而在 PLD 2.5 s 的 CBF 图上可见部分代偿，但仍存在较大范围的低灌注区；下排病例无论在 PLD 1.5 s 还是 PLD 2.5 s 的 CBF 图上两侧的灌注都是对称的

血管病变如腔隙性脑梗死。在临床工作中 CT 或 MR，特别是 MR 常规检查中脑实质内经常可见单个或多个大小在 2 厘米以内的小腔隙病灶。在这种情况下，能否根据这种影像上的形态学表现就诊断为单发或多发腔隙性脑梗死呢？腔隙性脑梗死是脑小血管病的一种，它传递给临床医生的信息是由于穿支动脉本身血管末端的纤维素样坏死或玻璃样变而导致局部脑组织缺血缺氧，并因这种缺血缺氧而导致不可逆性脑损害。实际从影像学上所看到的形态学上的腔隙性脑梗死灶也可能是

由于大血管病变所导致，如穿支动脉开口狭窄或载体动脉斑块导致某穿支动脉口狭窄或闭塞等，或者是大血管狭窄或闭塞导致远端代偿不足，这些都属于大血管病变。大血管病变的病理基础是粥样硬化。真正的小血管病变和大血管病变的病理基础不同，临床上治疗所使用的药物也不同。对于这些常规影像上表现为腔梗的病例，如果进行 ASL 灌注成像则可以帮助大家进行更准确地鉴别。ASL 灌注成像时选择不同的 PLD 可以反映灌注的不同属性改变：短的 PLD 能更好地反映灌注行为的改变如灌注血管的粗细、血流路径的长短。在大血管狭窄或闭塞时尽管可以通过代偿而不表现为相应供血流域内大片状脑梗死，但大血管病变通常都存在着灌注行为的异常，也就是说在相对短的 PLD 成像时可以表现为大片状相对低灌注出现。这种大片状相对低灌注可以明确存在着大血管病变而非单纯的腔隙性脑梗死。单纯的腔隙性脑梗死在不同 PLD 灌注成像上均表现为梗死灶局部的低灌注改变。

如图 17-3 所示，ASL 灌注成像的 CBF 图上可以发现上排病例左侧大脑中动脉供血流域内大片状相对低灌注改变，这提示该病例应该存在着大血管病变而不是单纯的穿支小动脉自身问题。在 TOF MRA 上可以显示出左侧大脑中动脉狭窄。下排病例在 ASL 的灌注 CBF 图上仅见梗死对应区的低灌注改变，其对应的 TOF MRA 上也表明右侧大脑中动脉未见异常。由此可见，在日常工作中绝不能单纯根据影像学上所见到的形态学的表现来盲目做出诊断，一旦做出腔隙性脑梗死的诊断，就意味着这就是小血管病变。小血管病变和大血管病变在病理上是不同的，临床治疗的药物也有区别，所以必须要加以鉴别和区分。

四、磁敏感加权成像的应用价值

对于慢性脑血管病而言，准确地评价基础血管病变至关重要。不同厂商的磁共振平台都具备实现磁敏感加权成像的相关技术，该技术可以敏感地发现微出血病变，因而对于脑卒中预防至关重要。同时，因为磁敏感加权成像对于脱氧血红蛋白所导致的顺磁性效应非常敏感，因此它也可以非常敏感地评估大血管病变时相应供血流域的代偿水平。当代偿不好时相应区域内的静脉内脱氧血红蛋白浓度会进一步升高，从而在磁敏感加权成像上可以非常敏感地发现明显的静脉征

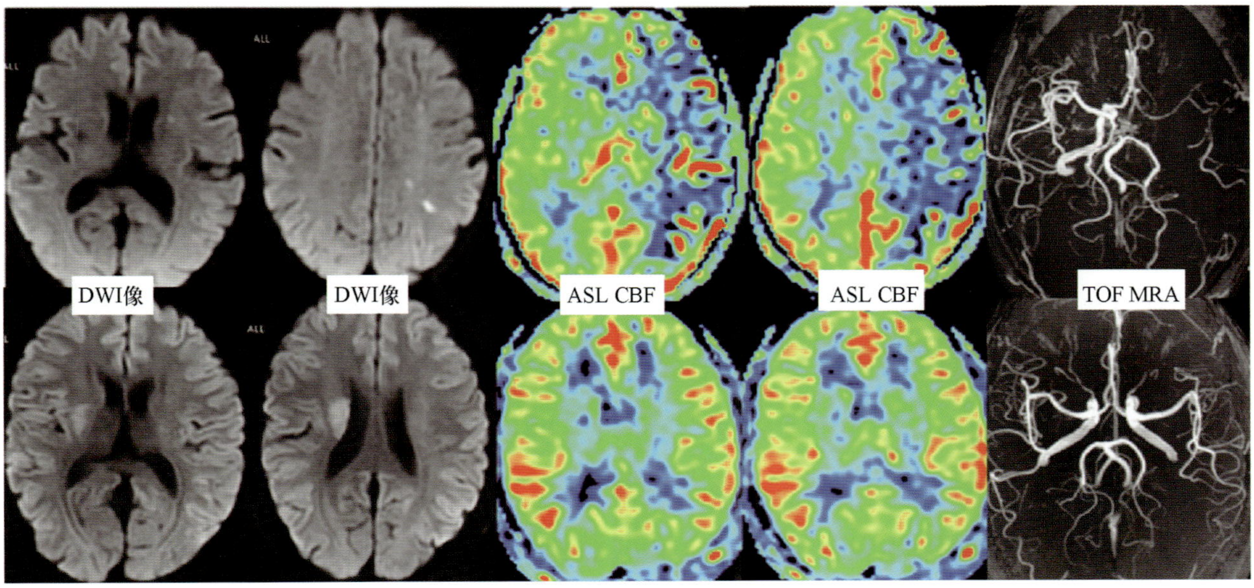

图 17-3 ASL 灌注有利于鉴别大小血管病变。上排病例 52 岁，右侧肢体麻木就诊；下排病例 27 岁，突发左侧肢体麻木就诊。在上排的扩散加权图像上左侧额顶放射冠区域可见 3 个大小在 1 厘米以内的高信号病灶，下排病例在右侧放射冠区可见一个单发的大小在 1.5 厘米内的高信号病灶。现在的问题是根据扩散加权成像该给出怎样的诊断呢？单纯从扩散加权成像上看，上排的病例似乎可以诊断为多发腔隙性脑梗死，而下排病例则可以诊断为单发腔隙性脑梗死。但 ASL 灌注成像提示上排病例属于大血管病变，而下排病例是小血管病变

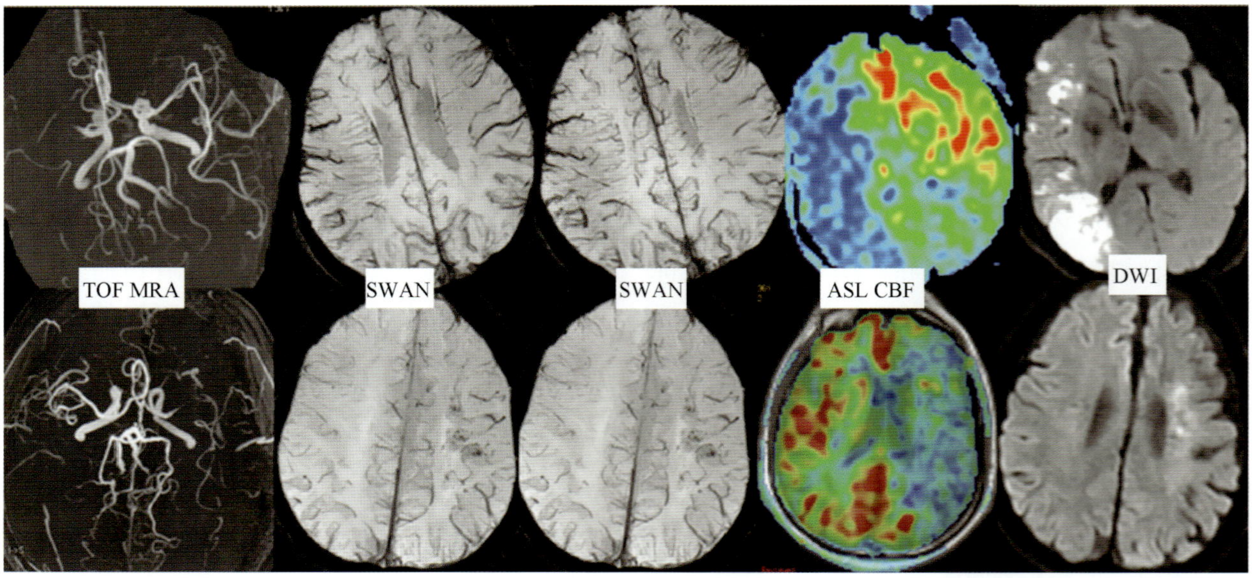

图 17-4 磁敏感加权成像评估大血管狭窄后代偿。上排病例男性 53 岁，左侧肢体活动障碍，TOF MRA 显示右侧大脑中动脉近端狭窄闭塞，在相应的磁敏感加权像（SWAN）上显示右放射冠区域静脉显示明显，该征象的出现提示右大脑中动脉狭窄闭塞后侧支循环代偿不好，局部氧摄取分数提高从而导致相应静脉血内脱氧血红蛋白浓度增高。在 ASL 灌注成像的 CBF 图上显示相应区域呈低灌注改变，而 DWI 图像上见散在片状高信号区，提示缺血后梗死改变。下排病例男性 56 岁，TOF MRA 显示左侧大脑中动脉近端狭窄闭塞，在相应的磁敏感加权像（SWAN）上显示簇状的静脉征象，提示相应区域侧支循环代偿差，相应区域组织的氧摄取分数提高从而导致静脉血内脱氧血红蛋白浓度升高。在 ASL 灌注 CBF 图上显示相应区域呈低灌注改变，DWI 像上显示片状高信号改变

象，提示因动脉供血减少，相应区域氧摄取分数升高从而导致静脉血内脱氧血红蛋白浓度升高。磁敏感加权成像对大血管病变后机体代偿能力有非常好的评估价值。与此同时，磁敏感加权成像技术还有助于明确脑淀粉样变性、高血压导致的微出血、多发海绵状血管瘤等的诊断和鉴别诊断，这些对于进一步脑卒中预防也至关重要。

如图 17-4 所示，这两个病例表明磁敏感加权成像可以非常敏感地显示大血管病变后侧支循环的代偿水平，这对于判断患者的卒中风险有重要价值。通常大家喜欢把磁敏感加权成像理解为磁共振静脉成像，但事实上磁敏感加权成像显示的是脱氧血红蛋白的浓度水平。因为在高级别胶质瘤存在大量新生肿瘤血管时同样可以显示增多的血管征象，尽管这些肿瘤血管内流动的是动脉血，但因为肿瘤生长比较快，对氧的需求大，加之肿瘤血管发育不完善从而导致其内的脱氧血红蛋白浓度增高。

（张英魁　李海梅）

第二节　缺血性脑卒中诊断与治疗前磁共振评估

脑卒中是由于急性脑血管事件突然或迅速导致的神经功能受损，它同时涉及循环系统和神经系统两大系统，两者之间又可相互转化而形成恶性循环。临床上脑卒中可分为出血性脑卒中和缺血性脑卒中两大类，两种之间比例约为 2∶8。在脑卒中的诊断和治疗过程中影像学依据是实现精准诊断和精准治疗的前提和基础。本节从缺血性脑卒中和出血性脑卒中两个方面介绍一下磁共振平台可以提供的一体化脑卒中解决方案。这些方案在大多数厂商设备都可以实现，只是技术名称或细节不同，使用者可根据自己所使用的设备选择相应的成像序列或解决方案。

一、缺血性脑卒中的磁共振评价概述

缺血性脑卒中是由于供血血管血栓形成或动脉栓塞而导致的相应供血流域血供急剧减少或中断，从而导致相应区域脑组织因缺血缺氧而发生的不可逆损害。缺血性脑卒中治疗的时机至关重要，而治疗方案的选择对影像学依据具有高度依赖性。目前，大多数医院仍以 CT 成像作为缺血性脑卒中溶栓前评估的首选设备，这是因为 CT 成像可以较为敏感地明确出血性脑卒中，而且 CT 成像相对较快，所以从可行性上以 CT 作为卒中绿色通道的检查设备更符合中国国情。但这里需要强调一下，单纯从成像时间而言，磁共振成像也可以通过优化的序列组合完成溶栓前评估的任务。只是因为大多数医院磁共振成像设备相对更少，单机磁共振设备的工作负荷更大，很少有医院能做到为卒中绿色通道配备专用磁共振。这使得磁共振设备作为溶栓前评估设备难以广泛推行。不过，随着卒中治疗临床路径的变化，特别是针对那些超出溶栓时间窗的病例，磁共振成像的多模态评估仍是决定是否进一步治疗的重要影像学依据。

二、有关溶栓时机的选择和评估

因为缺血性脑卒中属于急性脑血管病事件，治疗时机的选择至关重要，特别是及早的溶栓治疗是获得良好预后的关键。在溶栓时机选择上大多数临床评估是依赖于 CT 扫描，对于那些 CT 上排除出血的患者如果在溶栓的时间窗内则考虑采用静脉溶栓治疗，但事实上这种完全根据 CT 排除出血则采用溶栓的治疗有时也有盲目性。正如卒中之父 Caplan 教授所述：“……急性卒中患者应用 rtPA 可能是有效的。然而，也有很高的出血发生率，有时甚至是致命的。……我认为目前已发表的有关溶栓治疗的建议是不成熟的。如果在 3 小时的时间窗内，所有 CT 扫描怀疑急性脑缺血的患者均予溶栓剂，我们将永远对那些尚无答案的重要问题作出回答；而且我们还会造成许多脑出血和死亡”。对于那些 CT 上排除出血的患者，如果条件允许，强烈建议进行快速的磁共振检查，推荐方案如下：Ax DWI 成像、Ax T2 Flair、快速 3D TOF MRA 成像、PLD2.5 s ASL 灌注成像。

DWI 成像是目前唯一能在活体上探测到水分子扩散行为的成像技术，也是对梗死病灶检测最敏感的成像技术。DWI 成像可以更敏感地显示梗死病灶，同时也能相对准确地明确梗死核心。梗死核心的大小对于预测溶栓后出血风险有帮助，梗死核心大于 75 毫升的病灶进行溶栓治疗的出血风险比较大。快速 3D TOF MRA 指的是可以只做单块小范围 TOF MRA 成像，重点评估大血管。TOF MRA 对于明确大血管如大脑中动脉闭塞的位置非常重要，这个对于临床进行机械取栓方案的制订有重要的指导意义，能更准确地评估机械取栓的可行性。对于缺血性脑卒中溶栓前评估，ASL 灌注成像推荐进行 PLD2.5 s 的成像方案，因为对于这种溶栓前的评价更重要的是要评估缺血半暗带的大小。长 PLD 的 ASL 灌注成像能更准确地显示缺血范围，因而用之与 DWI 相比能更客观地反映缺血半暗带的大小（图 17-5）。还需要指出的是，评价缺血半暗带的大小不仅能明确治疗的时机，同时对于判断预后也非常重要。大的半暗带尽管预示着患者有更大的挽救机会，但此半暗带也可能意味着患者有进一步恶化的潜在可能。这对于临床医生更准确地判断预后有重要的指导意义。

三、有关醒后卒中时间判定

对于睡眠中发病的患者因为不明确准确卒中的发病时间故推荐扫描 T2 Flair 序列和 DWI 序列，通过对比 DWI 与 T2 Flair 病灶表现可以作为醒后卒中发病时间判断的一个依据。如果在 DWI 图像上有明确的扩散受限病灶而在 T2 Flair 相应病灶显示不清则判断卒中发生在 4.5 个小时之内，并以此判断该病例可进行溶栓治疗（图 17-6）。缺血性脑卒中的患者在 T2 Flair 上沿血管走行方向的高信号征也有助于提示相应血管血栓形成或栓塞。

在新的缺血性脑卒中治疗指南中，一个重要的进步是从单纯的时间窗评估向组织窗评估的飞跃。这对于那些就诊时已经超出传统治疗时间窗患者的进一步治疗至关重要。那些虽然超出了时间窗但在组织窗评估中明确仍有缺血半暗带的

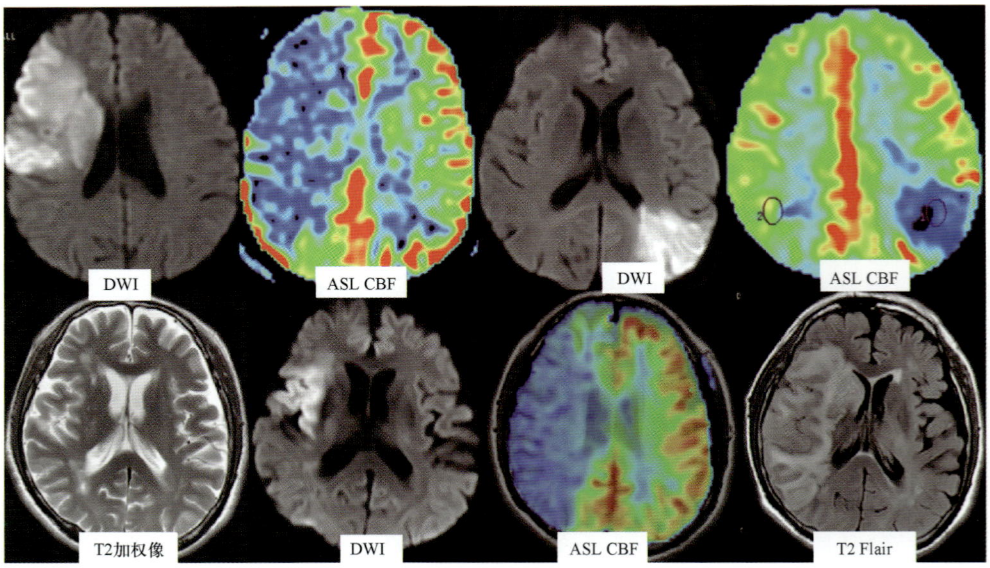

图 17-5 ASL 灌注在缺血性脑卒中治疗与预后评估中的应用。上排展示的是两个病例，通过对比 DWI 与 3D ASL 灌注的 CBF 图可以发现其中一个病例 DWI 的高信号和 ASL 的 CBF 图存在明显的不匹配，3D ASL 灌注的 CBF 图上显示的低灌注区域明显大于 DWI 图像的高信号区域，提示该病例有明显的半暗带存在；另一个病例则显示 DWI 像上的高信号区域和 ASL 灌注 CBF 图上的低灌注区域一致，提示该病例不存在半暗带。尽管有无半暗带存在是目前为止评价有无溶栓时机的一个重要指征，但也需要评价梗死核心大小等其他征象。下排病例男性 72 岁，突发左侧肢体活动障碍就诊。在发病初期的 DWI 成像上显示右基底节区域片状高信号改变，而在同期的 ASL 灌注 CBF 图上显示右侧大脑中动脉供血流域大片低灌注改变，且该低灌注改变明显大于 DWI 像上高信号区域。尽管这种征象提示患者存在着大的半暗带区域有溶栓治疗指征，但在预后判断上也需高度注意，有些半暗带即便经过溶栓治疗也未必得以挽救。该病例在两周后恶化为整个右侧大脑中动脉流域的大片状脑梗死，其梗死范围和初次检查时 ASL 灌注 CBF 图像上的低灌注范围完全一致。该病例说明在判断预后上 ASL 灌注成像具有重要的临床意义

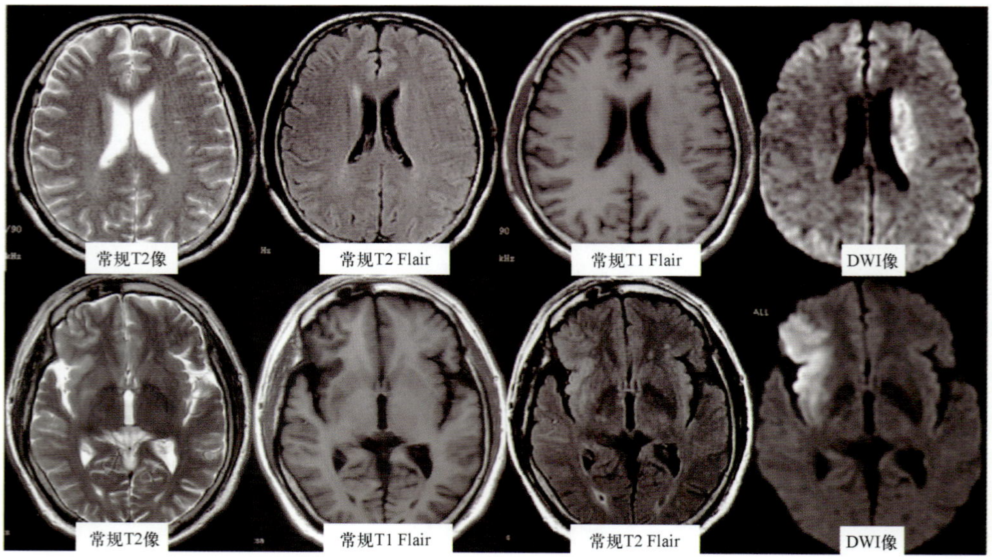

图 17-6 醒后卒中时间窗判定。这里展示的是两个醒后发现卒中发作的病例。上下两排两个病例都是在睡眠中卒中发作，对于这样的患者无法明确具体的起病时间，这对于判断就诊时是否处于溶栓时间窗内带来困难。目前临床上根据磁共振检查影像学表现可以作为判定时间窗的一个证据。上排病例在 DWI 像上显示左侧放射冠区域明确高信号病灶，而在 T2 Flair 像上病灶显示不清，据此判断发病时间可能在 4.5 小时内，可以纳入溶栓治疗。下排病例 DWI 像上右额颞叶高信号病灶，相应病灶在 T2 Flair 像上也表现为稍高信号改变，提示发病在 4.5 小时以上

患者经过血管内治疗证明仍是可以获益的。在这些超时间窗患者的组织窗评估中磁共振多模态成像无疑具有更明显的临床优势。从明确有无半暗带以及是否有侧支循环代偿，到明确患者是否有罹患出血倾向的基础血管病变评估等，磁共振成像技术都能给出非常准确的评估。从这个意义上讲，对于缺血性脑卒中而言，尽管传统的绿色通道是 CT 影像学评估，但随着治疗时间窗的不断扩大，磁共振评估的临床价值变得越来越重要。

（张英魁　李金锋）

第三节　缺血性脑卒中治疗过程中影像学评估

对于缺血性脑卒中而言，影像学评估对整个治疗过程中临床方案的制订极为重要，它也是实现缺血性脑卒中精准治疗的依据。由于其他影像学检查能够提供的信息非常有限，所以在这一阶段其他影像学评估远不如磁共振多模态评估更有价值。磁共振的多模态评价手段特别是近些年推出的全脑容积灌注成像解决方案 3D ASL 会提供更多的重要信息，结合磁敏感加权成像等技术，采用磁共振评价可以为临床治疗策略的制定提供坚实的影像学依据。这一阶段，推荐的评估方案如下：首先完成常规头部磁共振检查相关序列，除此以外需加扫评估序列 3D ASL 容积灌注成像，如时间允许建议采用两个不同的 PLD 扫描即 1.5 s 和 2.5 s；扩散加权成像 DWI；磁敏感加权成像等。

需强调的是，评价梗死后侧支循环出现的临床意义一定要结合侧支循环出现的时间来考虑。在起病阶段治疗前显示有侧支循环预示着患者自身代偿较好，这时的侧支循环出现提示患者有一定的灌注储备，这对于判断最后梗死灶的范围很有帮助。但对于如图 17-7 所示的这种经过溶栓治疗后 24 小时来复查的病例，如果此时仍然显示明显的侧支循环征象则意味着溶栓并未使闭塞大血管再通，这意味着溶栓不成功。但此时侧支循环的出现也对患者的预后有积极意义。

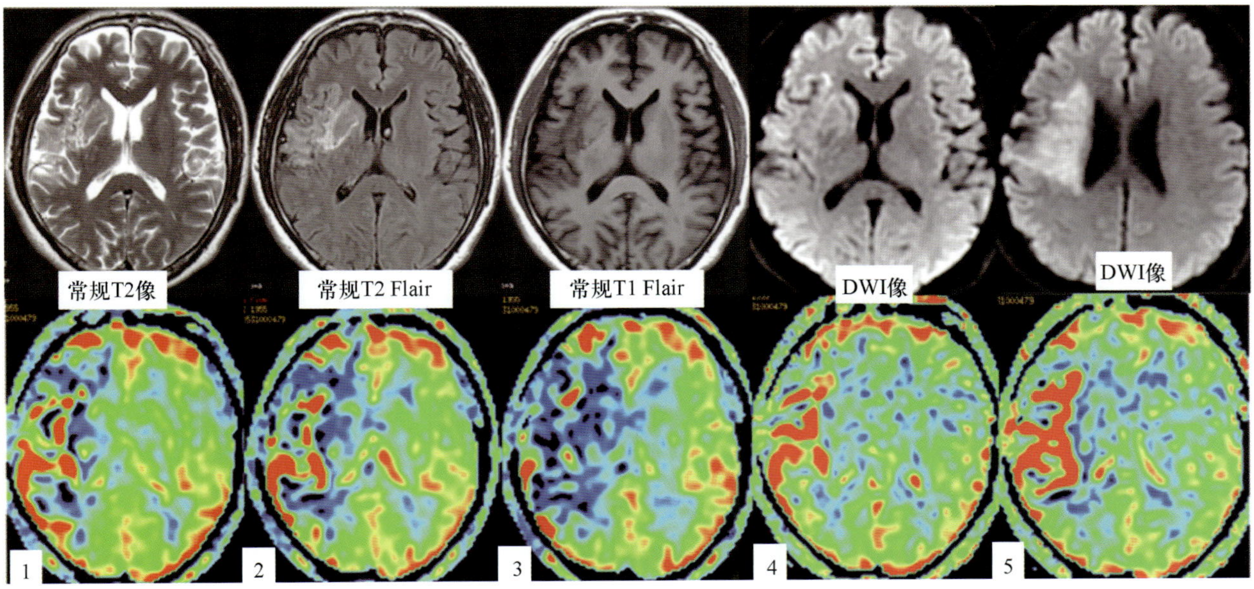

图 17-7　ASL 灌注在缺血性脑卒中溶栓后评估。这里展示一个 60 岁男性经过静脉溶栓 24 小时后复查的病例。上排图像显示右侧基底节及放射冠区域大片状梗死灶，在 DWI 像的不同层面显示病变所处期相亦有所不同。下排是该病例的 ASL 灌注 CBF 图，在 PLD 1.5 s（图 1 至图 3）显示梗死区内可见迂曲走行高信号改变，在 PLD2.5 s（图 4 至图 5）可见迂曲走行高信号更加明显且较 PLD 1.5 s 显示更多，同时相应区域有一定灌注代偿表现。这里迂曲走行的高信号就是侧支循环代偿表现

一、缺血后侧支循环评估

在缺血性脑卒中治疗过程中侧支循环的评估具有重要的临床意义。早期出现的侧支循环意味着患者自身具有相对好的灌注代偿和血流储备，这对于减少大血管闭塞后的梗死范围有重要价值。事实上在临床治疗方案中改善或开通侧支循环也是治疗的一个重要策略。扩容、适当的升压等都是为了促进侧支循环的开放，但在整个治疗过程中要注意不同时期的侧支循环出现对预后的影响是不同的。对于影像学评价手段而言，敏感而准确地显示侧支循环是临床治疗策略选择的一个客观需求。GE 磁共振平台的 ASL 在灌注成像过程中未施加血流毁损梯度，因而在完全无创的前提下可以很敏感地评估侧支循环的出现，因此对缺血性脑卒中的治疗、转归都具有重要的临床价值（图 17-8 和图 17-9）。在传统的 ASL 成像理念中，把灌注成像采集过程中仍然存在于血管内的高信号解读为动脉到达伪影（artery transmit artifact，ATA）。从机制上来看，这部分高信号是因为在成像过程中慢速血流因没有来得及扩散到组织中而停留在血管腔内，但把这部分停留在血管腔内的高信号单独解读为“伪影”并不十分可取。因为基于这样的解读，可能在有些类型的 ASL 成像方案中会人为地施加血流毁损梯度（vascular crushing gradient）来消除这种高信号。正如 2014 年关于 ASL 的国际专家共识所指出的，这种高信号蕴含着重要的临床信息：侧支循环血管和动静脉短路的分流血管。在缺血性脑卒中发生后不同阶段显示侧支循环其临床意义也不同，发病早期出现的侧支循环提示患者自身有一定的灌注储备。同样一根大血管闭塞，灌注储备好的要比灌注储备差的预后更好。但对于那些经过溶栓治疗后较晚时期内仍存在侧支循环的病例，则提示静脉溶栓是失败的，不过即便在这种情况下如能明确有侧支循环的存在也意味着患者会有相对较好的临床转归。

对于自身存在丰富侧支循环的患者，在进行动脉机械取栓后发生出血的概率相对低，因为这些逆向侧支循环的血流在一定程度上可以缓解大血管突然再通时瞬间血流过大而导致的出血可能，所以评价侧支循环的存在与否对于机械取栓的风险评估有重要的临床意义。侧支循环的建立也意味着血流动力学和血流运输通道的改变。对于闭塞的血管血供流域内的所属血管分支，可能

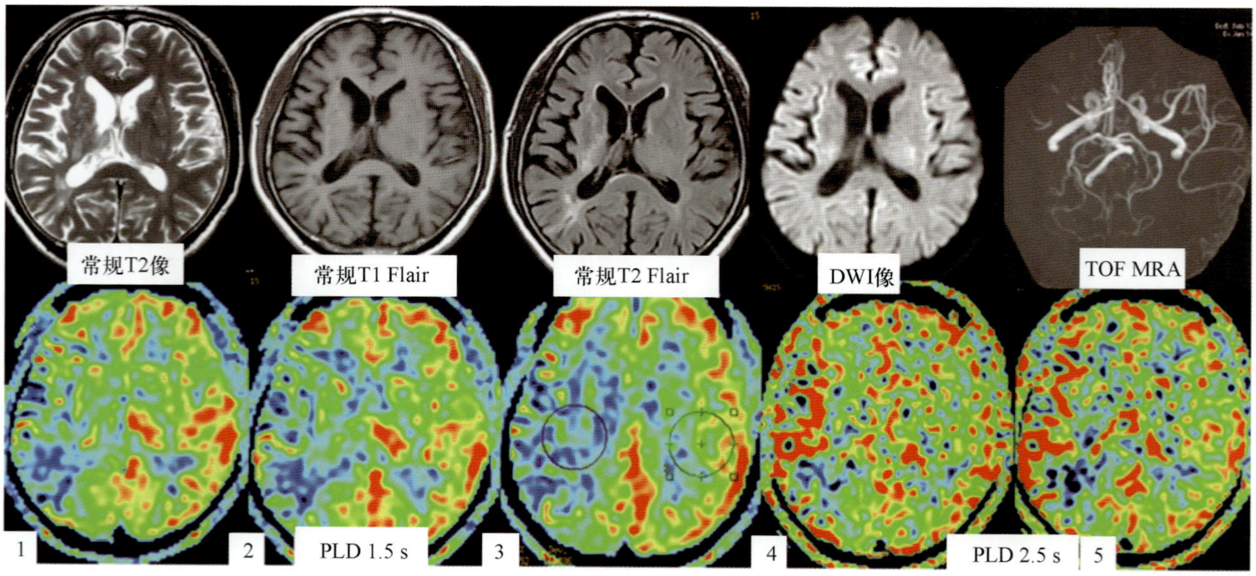

图 17-8 ASL 灌注评估血管狭窄后侧支循环代偿。男性，52 岁，反复 TIA 发作就诊。常规图像显示右侧放射冠区斑片状长 T2 信号改变，以 T2 Flair 显示更清晰。TOF MRA 显示右侧大脑中动脉近端狭窄闭塞。该病例采用两个不同的 PLD（1.5 s 和 2.5 s）ASL 灌注成像，在 PLD 1.5 s（图 1 至 3）的灌注 CBF 图上显示右侧大脑中动脉供血流域可见相对低灌注改变，而在 PLD 2.5 s（图 4 至 5）的灌注 CBF 图上可以迂曲走行的侧支循环代偿。需要注意的是该病例在短的 PLD 时未见明显的侧支循环代偿，提示其缺乏快速侧支循环代偿能力。快速侧支循环代偿一般由 Willis 环完成

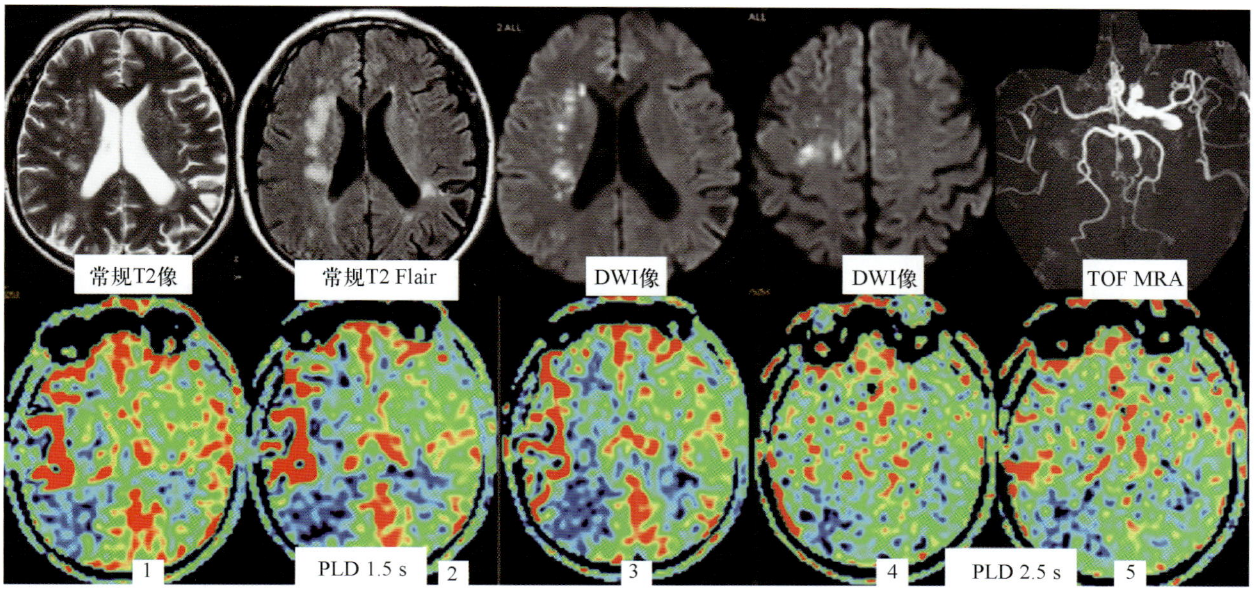

图 17-9　ASL 灌注评估血管狭窄后侧支循环代偿。男性，59 岁，左侧肢体失灵就诊。常规图像显示右侧放射冠区域多发斑片状长 T2 信号病变，右侧颈动脉缺如，右侧大脑中动脉狭窄变细，远端分支稀疏。该病例同样进行了两个不同 PLD 的 ASL 灌注成像扫描，在短的 PLD 1.5 s 的灌注 CBF 图上（图 1 至图 3）显示明显的迂曲走行的侧支循环建立，周边为相对低灌注区，PLD 2.5 s 时的 CBF 图上（图 4 至图 5）显示右侧大脑中动脉区域的低灌注区明显代偿改变，但仍可见部分未完全代偿区域。该病例在短的 PLD 时即可见比较明显的侧支循环，提示该患者具有较好的侧支循环代偿能力。当然，该病例在 PLD 1.5 s 时的 CBF 表现也提示右侧大脑中动脉代偿血流流速较慢，从而在灌注采集时该部分被标记的血液仍停留在大血管内

会因为缺血、缺氧而导致这些血管本身不同程度的损伤或功能下降，特别是那些急性血管闭塞的患者。这些血管本身的损伤可能会导致闭塞血管供血流域的功能性毛细血管床密度的减低。当这些闭塞血管被人为开通后，随着主干血流动力学的恢复，相应的侧支循环就可能会减少，而此时因为原有所属血流运输通道损伤导致的功能性毛细血管床的减少，可能会存在不同程度的无复流现象。最后 ASL 灌注评估看到的结果是闭塞血管开通后，相应区域血流与未开通前比没有得到预期改善，甚至不升反降。这些现象值得深入思考。

二、治疗后高灌注评估

在缺血性脑卒中治疗过程中必须预防再灌注损伤的发生。相比于动态磁敏感对比灌注成像，ASL 灌注成像能更敏感地发现治疗后的高灌注，而如果在出现了高灌注后仍继续抗凝等治疗则容易导致出血转化。一旦从缺血性脑卒中转化为出血性脑卒中，其致死、致残率都会明显增加。ASL 灌注成像上所显示的高灌注其实是脑小血管自身血流调节功能受损或丧失的表现，同时也提示可能存在着功能性毛细血管床密度的减少。众所周知，脑内小动脉具有平滑肌结构，通常情况下，当脑灌注压升高时相应小动脉收缩，而当脑灌注压降低时则相应小动脉舒张，通过这种小动脉的收缩与舒张可以保证脑血流量保持相对恒定，这种通过小动脉自身收缩与舒张来维持脑血流量相对恒定的调节功能可以被理解为功能性脑血流储备。当某一大血管因为血栓形成或栓塞而发生闭塞时，其供血流域内脑组织会因为缺血缺氧而发生损伤，相应区域内小动脉的平滑肌也会因为缺血缺氧而发生损伤从而丧失收缩与舒张能力。在这种情况下，如果闭塞大血管再通或有侧支循环开放恢复了对远端缺血区域的血流则会导致血流一味地流入到缺血组织中，从而导致相应缺血区域出现高灌注现象。同时，当大血管血栓形成或闭塞导致远端供血流域组织缺血缺氧时，其内的毛细血管也会发生缺血坏死等改变，这就意味着功能性毛血管床密度减低，在这种情况下即便有大血管再通或侧支循环代偿，但组织中也

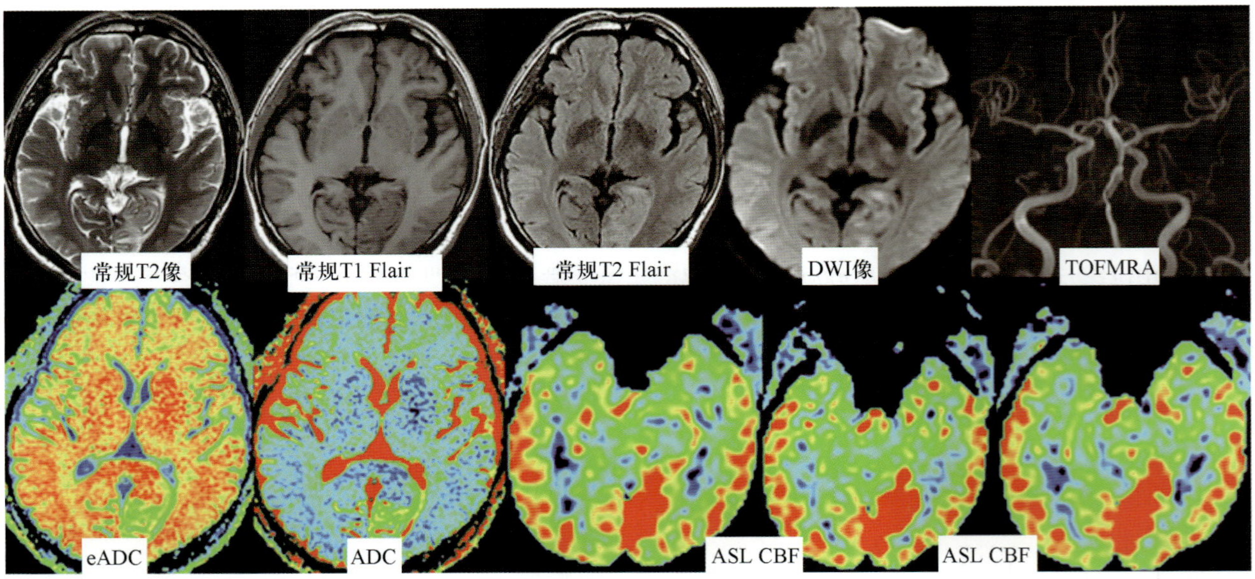

图 17-10 左枕叶脑梗死治疗四天后外院转入。在本次磁共振复查过程中，常规图像显示左枕叶长 T1 长 T2 病灶，TOF MRA 上显示基底动脉不规则狭窄，DWI 及其后处理 ADC、eADC 显示病灶扩散相对自由。在 ASL 灌注的 CBF 图上显示病变区域明显的高灌注改变。脑梗死在治疗过程中可能会有侧支循环代偿或阻塞血管再通，而再通也可能导致再灌注损伤。当某大血管狭窄或闭塞时其供血流域脑组织因为缺血缺氧而导致相应区域小动脉自身调节功能受损。当因为侧支循环代偿或阻塞血管再通而恢复缺血区域血液供应时会导致过多的血液灌注到组织中从而形成高灌注改变

会表现为无复流现象。这也是导致高灌注的原因。虽然表现为高灌注，但其实其内的血液并未真正参与组织灌注功能（图 17-10）。当缺血区域出现了高灌注后如果继续采用抗凝或扩容等治疗则很有可能转化为出血。及早地发现高灌注对进一步临床方案的制订极为重要。因为缺血区域存在明显的血脑屏障破坏，而利用对比剂的动态磁敏感对比灌注成像依赖的则是血脑屏障模型，因此在评估缺血后再通所导致的再灌注和高灌注方面 ASL 灌注成像技术较 DSC 灌注成像技术更加敏感，加之 ASL 又是安全无创的，因此在缺血性脑卒中治疗过程中采用 ASL 进行连续性评估具有更好的可行性。

对于缺血性脑卒中而言，磁共振多模态评估在整个治疗过程中都具有重要的临床价值。从形态学评估如常规的磁共振成像序列、磁敏感加权序列到功能学评估如扩散加权成像、脑灌注成像等，这些评估从不同的维度反映或者发现缺血脑组织治疗后的转化，这些信息对于进一步临床治疗方案的制订及调整都具有重要的指导意义。

（张英魁　郭红梅）

三、扩散加权成像评估

在缺血性脑卒中发病初期，DWI 是迄今为止明确梗死核心范围最敏感的技术。尽管近年来的研究指出，在发病初期 DWI 成像扩散受限的范围不能完全代表真正的梗死核心范围，比如有些研究用 DWI 与 DKI（扩散峰度成像）对比，提示 DKI 上的平均峰度值（MK）可以更准确地表明梗死核心范围。但与 DWI 相比，DKI 等成像技术模型更复杂，成像时间也更长，因此尚不作为缺血性脑卒中评估的常规手段。迄今为止，采用 DWI 与 PWI 之间的不匹配确定有无缺血半暗带仍然是最常用的手段。在脑卒中治疗过程中采用 DWI 成像可以更准确地对梗死进行分期，通过观察 ADC 值变化可以明确是处于细胞毒性水肿期还是血管源性水肿期，进入到血管源性水肿期则提示血脑屏障业已存在明显的破坏。

四、磁敏感加权成像评估

磁敏感加权成像等技术最早是用来进行静

脉成像的技术。因为该技术对磁化率差异非常敏感，在静脉血中脱氧血红蛋白的浓度相对更高，而脱氧血红蛋白本身具有更强的顺磁性效应，因此高分辨率的磁敏感加权成像可以更有利于显示静脉等结构。不同厂商的商用 MR 扫描仪上实现磁敏感加权成像的方式不同。有些磁敏感加权成像采用相位蒙片相乘技术来突出静脉血与其他组织的对比，这种方法在一定程度上对图像滤波函数有更高的依赖性。GE 磁共振平台采用多回波梯度回波技术，结合三个方向的流动补偿来突出静脉血等顺磁性物质与其他组织的对比，因而可以更加敏感地显示静脉结构、微出血及钙化等改变。在缺血性脑卒中的治疗过程中磁敏感加权成像的评估具有重要的临床意义：一方面，它可以敏感地显示静脉等结构的特性，对大血管狭窄或闭塞后的静脉征象显示更加明显，这些静脉征象提示了动脉狭窄或闭塞后代偿不充分，导致相应区域组织的氧摄取分数升高进而使静脉血中的脱氧血红蛋白浓度升高。利用这种原理有助于评估动脉血管狭窄或闭塞后导致的缺血范围。而在梗死灶内如果出现明显的静脉征象也提示供血改善不佳并提示预后欠佳（图 17-11），这就是文献上所提及的优势皮质静脉征（prominent cortical vein，PCV）。另一方面，磁敏感加权成像还能非常敏感地发现出血转化改变。在缺血性脑卒中治疗过程中患者因自身原因或治疗原因都有可能导致出血转化。早期的出血转化往往仅表现为渗血改变，此时在常规的 T1 加权像上并没有相应的信号改变，即便 CT 检查也不会有高密度改变。而此时采用磁敏感加权成像便可以发现幅值图上的低信号改变。事实上在这一时期发现的出血转化通过合理的治疗可以避免进一步恶化而演变为症状性脑出血。所以，采用磁敏感加权成像及早发现出血转化倾向对于避免发生症状性出血转化（此时便形成脑实质内出血）具有特别重大的临床意义（图 17-12）。关于磁敏感加权成像的回波时间选择上推荐选用反相位回波时间，但需指出这里的反相位指的是氧合血红蛋白和脱氧血红蛋白之间的反相位。因为氧合血红蛋白和脱氧血红蛋白之间存在 0.18 个 ppm 的化学位移，当两者处于反相位时可以实现信号相减因而更有利于突出静脉血与临近结构的对比，各个厂商磁敏感加权成像的 TE 时间是基于这个反相位计算出来的。

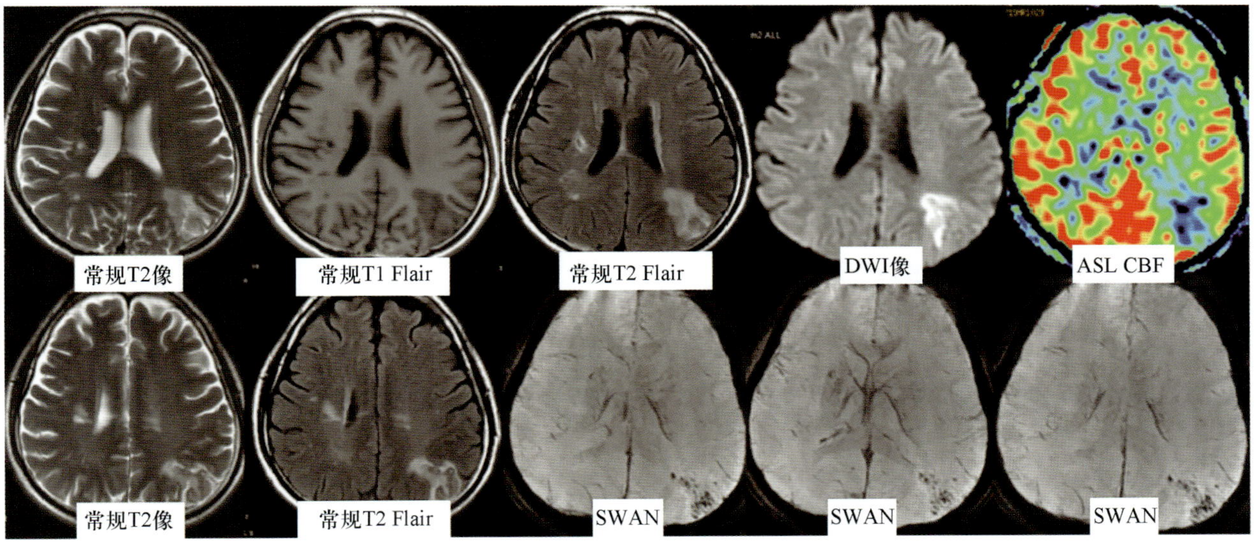

图 17-11 磁敏感加权成像在缺血性脑卒中的应用价值。左顶叶脑梗死治疗过程中复查，常规图像显示长 T1、长 T2 异常信号病灶，ASL 灌注 CBF 图显示为低灌注改变。在磁敏感加权成像上连续几个层面观察可见其内条状静脉征象，提示该梗死病变代偿差。梗死内出现的静脉征象被称为优势皮质静脉征（prominent cortical vein，PCV）出现该征象说明病变代偿差，预后不好

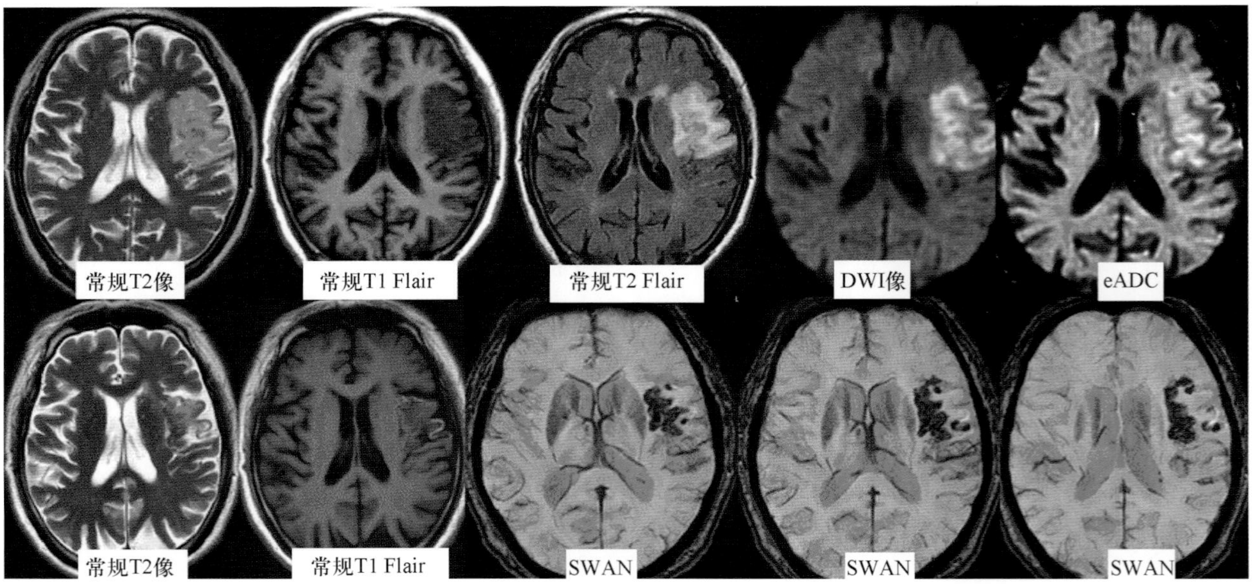

图 17-12　磁敏感加权成像敏感发现缺血性脑卒中治疗后出血转化。左基底节区脑梗死治疗过程中复查。上排是入院初期的磁共振检查，可见长 T1、长 T2 梗死病灶。下排是治疗一个月后复查，在 T1 像上隐约可见左基底节区脑回稍高信号，而在磁敏感加权图像上显示基底节区明显低信号区，提示已经发生出血转化

（黎丽　张英魁）

第四节　缺血性脑卒中诊断与鉴别诊断

之所以讨论缺血性脑卒中的诊断和鉴别诊断是因为在临床上有些并非真正的缺血性脑血管病（如线粒体脑肌病、脑炎等等）却表现为卒中样发作。尽管临床表现是诊断和鉴别诊断的重要依据，但很多时候因为缺乏典型的临床表现而必须依托于影像学等客观检查才能更好地予以诊断和鉴别诊断。无论是常规磁共振成像还是功能磁共振成像在卒中诊断、鉴别诊断中都具有重要的临床价值。扩散加权成像、ASL 灌注成像、磁敏感加权成像、磁共振波谱成像都从不同的维度提供了诊断和鉴别诊断信息，其中 ASL 灌注成像因其能够直接反映脑组织灌注信息而具有比较突出的临床意义。比如线粒体脑肌病、脑炎等可能以急性卒中样发作就诊，它们在常规序列上和缺血性脑卒中缺乏特异性鉴别依据，但在 ASL 灌注成像上线粒体脑肌病和脑炎则可能表现为高灌注，而缺血性脑卒中在急性期以低灌注为特征性表现（图 17-13 和图 17-14）。线粒体脑肌病是一种线粒体三羧酸循环障碍导致大量乳酸堆积并引起血管扩张的疾病，这是其高灌注产生机制。在反映线粒体脑肌病和脑炎等的高灌注方面，ASL 灌注成像优于传统的对比剂动态磁敏感对比灌注成像，因为采用对比剂的动态磁敏感对比灌注成像依赖于血脑屏障的完整性。当血脑屏障破坏时动态磁敏感对比灌注成像的模型则遭到破坏，这种情况下便会低估病变本身的灌注水平。当然，也有些缺血性脑卒中如病灶很小或一些发生在儿童人群的病灶可能很快就会出现高灌注。即便如此，有了 ASL 这样的检查手段，有助于明确有无再灌注或高灌注的出现，从而避免不必要治疗。由于受整体医疗设备的限制，很多医院仍然以 CT 作为首选检查。事实上，如果按照 CT 上没有出血就按缺血来治疗的原则，客观上就会有导致溶栓后发生脑出血的风险。对于那些以急性卒中样发作就诊的病例，如果 CT 排除了出血，在有条件的情况下进行磁共振扫描是非常必要的。这样可以避免错误的溶栓，更能避免因为错误治疗而导致的并发症或死亡。需要强调的一点是：ASL 灌注成像的高灌注需要结合病史来予以更准确的解读。因为在缺血性脑卒中治疗过程中也可

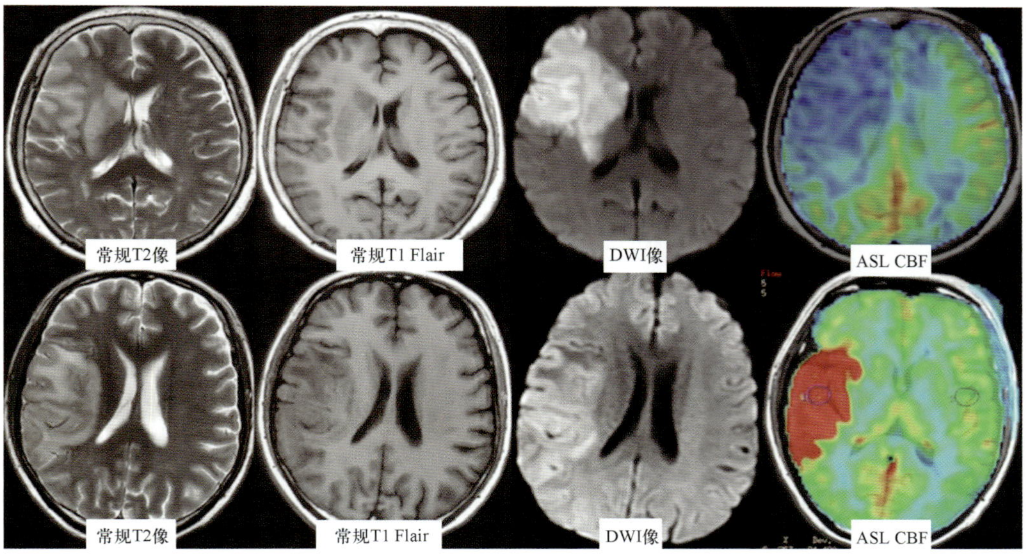

图 17-13 ASL 灌注在缺血性脑卒中鉴别诊断价值。两个病例均以右侧肢体活动不灵就诊，在常规图像上都表现为长 T2、长 T1 信号改变，DWI 成像上排病例明确高信号改变，下排病例信号增高以皮质为主，部分实质呈低信号改变。病变受累区域均为右侧大脑中动脉供血流域范围。ASL 灌注成像上排病例呈明确低灌注改变，而下排病例则呈明确高灌注改变，下排病例灌注改变不符合缺血性脑卒中灌注改变特点。追问病史及肌肉穿刺检查证实下排病例为线粒体脑肌病，显然下排病例不能予以溶栓治疗

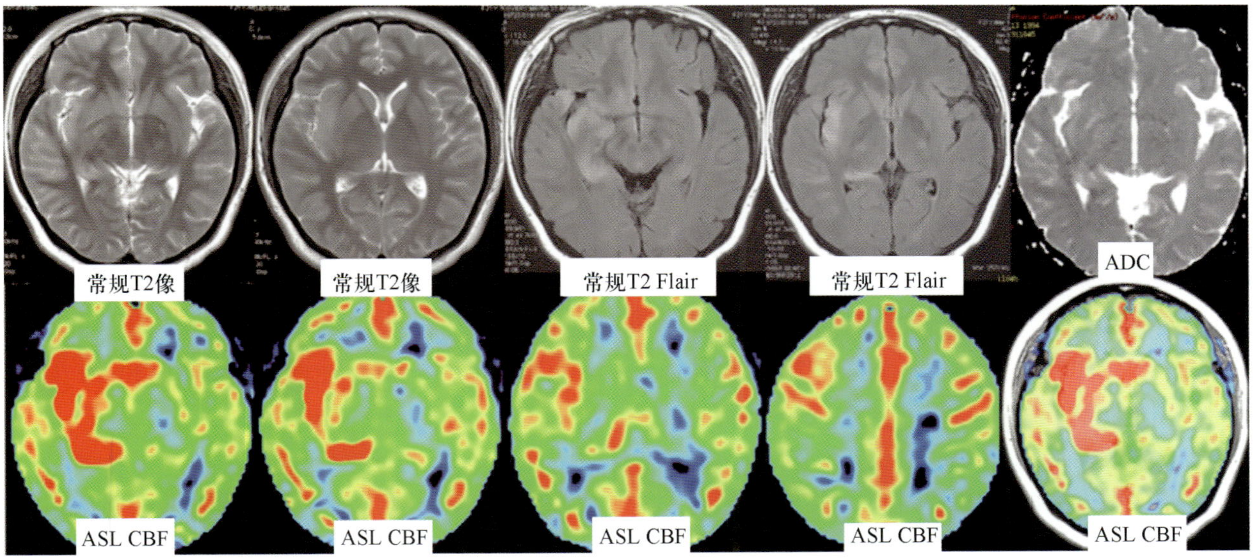

图 17-14 ASL 灌注有助于脑炎诊断并进而排除缺血性脑卒中诊断。女性，21 岁，以突发左侧肢体活动不灵、呕吐入院。在常规成像序列可见右侧颞叶及基底节区可见稍长 T2 信号病变，以 T2 Flair 更清晰。DWI 后处理 ADC 图提示 ADC 升高，说明扩散相对自由。在 ASL 灌注 CBF 图上显示相应病变区呈明显高灌注改变，结合脑脊液生化检查该病例临床诊断为脑炎。炎性病变在临床上呈红肿热痛、功能障碍表现，红肿热是局部血流量增多的反映，因此在灌注图像上典型的炎症病变应该呈现高灌注改变，ASL 上的高灌注可以作为临床诊断的一个支持性依据。但在临床上，如果某患者经过脑脊液等检查明确为脑炎的患者还有没有必要进行 ASL 检查呢？答案是肯定的，因为有些患者由于机体抵抗力差在病毒等感染时没有明显的炎性反应（请牢记炎性反应是机体对某种损伤的一种防御机制），这时在 ASL 灌注成像就可能表现为等灌注或低灌注。从临床角度而言，一个已经明确为脑炎的病例如果在 3D ASL 灌注成像呈现低灌注的改变说明患者的抵抗力低，而且用药后病变区内所能到达的药物浓度也受制约，这些都是患者预后不佳的一个先兆指征

以出现高灌注改变，但缺血性脑卒中治疗后的高灌注改变需要建立在和原来低灌注改变的对比，结合临床症状、治疗病史以及以往的检查也能做出准确的诊断。对于初次发病而来就诊的患者，如果发现ASL为高灌注，需要排除非缺血性脑血管病所导致的高灌注，而不要盲目解读为缺血性脑卒中治疗后出现的高灌注改变。

（张英魁　李琳琳）

第五节　出血性脑卒中磁共振多模态评估

尽管CT检查是最为熟知和常用的脑出血诊断方法，但对于进一步明确脑出血病因、评估脑出血治疗过程中的缺血转化以及脑出血预防等方面，磁共振成像都拥有非常多的临床优势。在出血性脑卒中磁共振评价中，常规头部检查序列是必不可少的，如T2加权、T1加权、T2 Flair等，而ASL灌注成像和磁敏感加权成像也同样具有重要的评估价值。

一、T2 Flair序列的特殊价值

在缺血性脑卒中推荐评估方案的论述中曾提及，在醒后卒中时间判断上T2 Flair与DWI进行对比观察可提供重要的影像学依据，同时沿血管走行方向的高信号征也可能提示相应血管血栓形成。而在出血性脑卒中的蛛网膜下腔出血的诊断中T2 Flair序列同样具有重要的诊断价值。蛛网膜下腔出血时破入到脑脊液中的血红蛋白在一定程度上被稀释，这时在CT检查上不一定能显示为明确的高密度，同样在磁共振的T1加权像上也未必显示明确的高信号改变。T2 Flair成像时自由运动的水信号被抑制，而那些受出血成分内血红蛋白阻止而不能完全自由运动的水分子则可以凸显出来，因而T2 Flair相对可以更敏感地明确蛛网膜下腔出血的诊断。另外，在蛛网膜下腔出血晚期，血红蛋白中铁离子演变为具有顺磁性效应的铁离子，这样也可以通过这种弛豫属性的改变而产生信号改变。

二、ASL灌注成像在出血性脑卒中的评估价值

临床医生对于缺血性脑卒中发生出血转化给予了充分重视，而对出血性脑卒中治疗过程的缺血转化则往往认识不够。事实上当发生脑实质内出血后会伴有一定程度的颅内压升高，出血病灶周围也会出现不同程度的脑水肿改变，这些都会在一定程度上降低脑灌注压。众所周知，脑灌注压等于平均动脉压减去颅内压，而在脑出血发生后，临床治疗时可能会控制并在一定程度上降低血压，这也会导致脑灌注压降低。更重要的是当脑出血发生后还会引起弥漫性脑血流自身调节功能的受损，此时随着灌注压的减低会导致脑灌注血流减少。因此，在脑出血治疗过程中非常有必要进行灌注评估以避免缺血转化。如前所述，基于FSE信号读取方式的ASL灌注成像可以避免出血所导致的磁敏感伪影影响，因此可以精准评估出血后所引起的脑实质灌注水平改变。利用GRASE信号读取方式也可以在很大程度上减轻出血对于灌注结果的影响。对于出血性脑卒中，强烈推荐在脑出血治疗过程中进行ASL灌注评估，以避免因为过度治疗而导致缺血转化（图17-15）。

三、磁敏感加权成像SWAN在出血性脑卒中的评估价值

因为CT对于出血所导致的高密度改变比较敏感加之扫描速度相对快，因此CT扫描一般成为脑出血的首选检查方案。出血在磁共振成像上信号表现比较复杂，而早期出血在常规磁共振成像序列可能没有明显的信号改变，这取决于血红蛋白的演变过程。基于此，一般认为怀疑出血的患者只做CT检查就足够了，而通常不会选择磁共振检查。但事实上随着磁共振成像新的技术不断涌现，磁共振成像在出血性脑卒中中也具有越来越重要的诊断和鉴别诊断价值。磁敏感加权成像最初开发的目的是为了研究静脉类结构的显

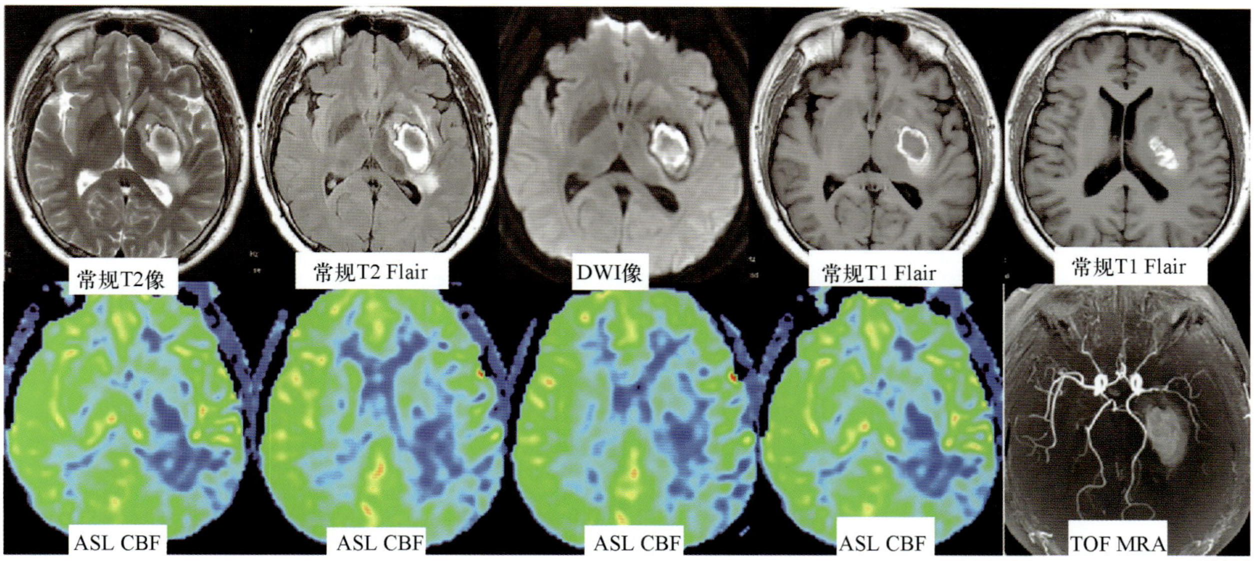

图 17-15　脑出血后继发低灌注改变。左侧基底节区脑出血治疗后复查。在常规磁共振成像序列 T2、T2 Flair 图像上病变核心呈低信号改变，在 T1 加权像上病变中心呈低信号而周边出现环状高信号，提示周边开始有脱氧血红蛋白向高铁血红蛋白的转化。该病例在 ASL 灌注的 CBF 图上显示病变区域呈低灌注改变，而且低灌注改变要大于出血病灶本身。此时的低灌注机制可以考虑为出血导致病侧颅内压升高，而脑灌注压等于平均动脉压减去颅内压，颅内压的增高会在一定程度上导致脑灌注压降低。另一方面研究表明脑出血发生后会导致脑小血管血流自动调节功能的受损，如果临床上忽略了这一点，一味地采用降低血压的治疗策略则有可能导致脑灌注压的进一步降低，并从而导致低灌注的发生

示，但事实上由于磁敏感加权成像对磁化率差别非常敏感，因此它对于出血病变也非常敏感。不同厂商实现磁敏感加权成像的具体方式有所不同，但它们在临床上的应用是相同的。概括起来，磁敏感加权成像在出血性脑卒中中具有以下几方面应用：

1. 更敏感地发现微出血病变：在很多车祸等急性脑损伤患者可能存在着弥漫性轴索损伤，这种轴索损伤通常会导致散在的微出血改变。这种微出血因为出血量少，在 CT 上并不能引起肉眼可辨的高密度改变，在磁共振成像的常规 T1 加权像也可能没有明确的高信号改变。但这部分患者在磁敏感加权像的图像上可以表现为散在的低信号改变，借助此征象可以更好地解释患者的临床症状并予以准确的预后判断。对于很多高血压、系统性红斑狼疮、淀粉样变性、糖尿病脑病等也可能导致很多微出血改变，当这些微出血演变为含铁血黄素时，在磁敏感加权成像也可以敏感地显示为多发低信号改变，事实上这对于这类患者的脑卒中预防有重要的指导意义。

2. 进一步明确出血原因：海绵状血管瘤、淀粉样变性等都可以导致脑实质内自发性出血，如果这种出血表现为单发病灶，在 CT 成像上就很难明确出血的原因。这些病例在磁敏感加权成像上可能会有一些特征性表现，如海绵状血管瘤可以表现为单发出血，但在磁共振成像时则可能发现多个病灶。淀粉样变性和高血压脑病的微出血改变在磁敏感加权像上可以有比较明显的特征性分布，这对于明确自发性脑出血的出血原因有非常重要的指导意义。在微出血的病灶分布上，通常淀粉样变性的病变以周边分布为主，一般不累及基底节区域，而高血压脑病则以基底节受累为主（图 17-16）。不同原因导致的脑出血其临床治疗方案亦会有所不同。多数学者认为这种病灶分布的特点与血管周围间隙的外膜发育相关。皮层下区域的血管周围间隙的外膜不完整，因此免疫球蛋白类物质更容易沉积在相应的血管壁而导致小血管损伤。

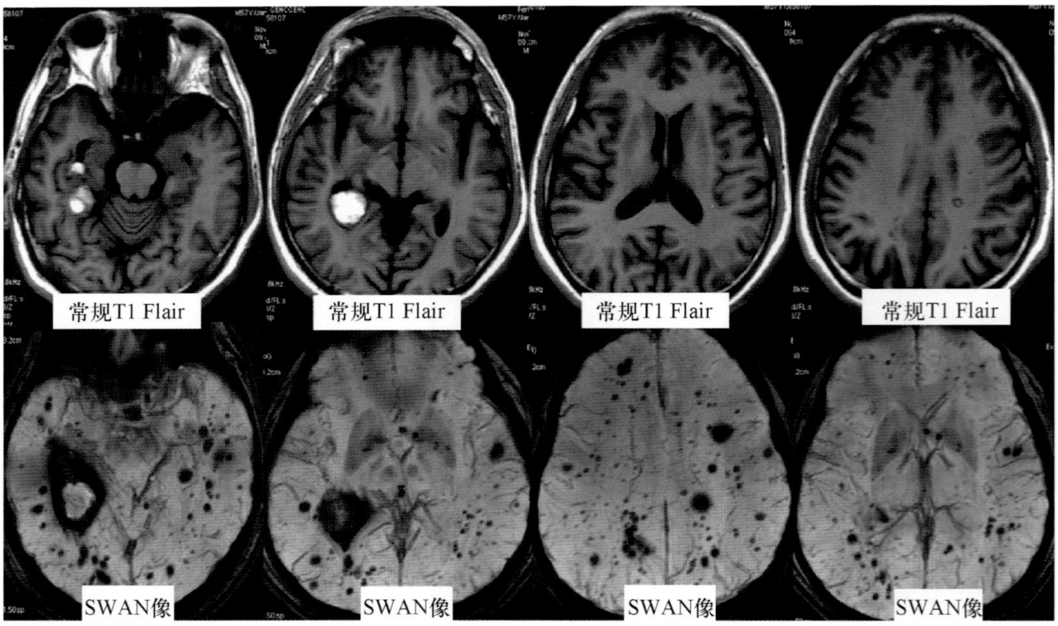

图 17-16 磁敏感加权成像可以显示不同时期的出血病灶。该病例在 T1 加权像上显示一个高信号血肿灶，邻近侧脑室枕角挤压变小。在磁敏感加权像上发现，除 T1 像上所显示的病灶外在双侧脑实质内可见数个大小不一的类圆形低信号改变。尽管通常认为常规磁共振成像对于脑出血诊断不如 CT 直观，但事实上磁敏感加权成像对于海绵状血管瘤、淀粉样变性、高血压微出血的诊断较 CT 更敏感。对于脑出血而言，磁敏感加权成像可以为明确出血原因提供重要的影像学依据。高血压导致的微出血改变和淀粉样变性导致的微出血改变在分布上具有各自的特点，一般高血压微出血通常以基底节区分布为主，而淀粉性变性所导致的微出血则以基底节区以外的脑叶分布为主，比较公认的机制考虑与血管外膜是否完整相关，脑叶内血管周围间隙中的血管外膜不完整从而更易发生蛋白沉积并发生淀粉样变性

（张英魁　李琳琳）

第六节　基于 ASL 血管成像在脑卒中防治中的应用

在磁共振成像中，血流对比是多对比度成像的一个重要组成部分。既可以利用血流对比中的流空效应实现各种黑血成像如管壁成像、心脏成像中的双反转成像等；也可以利用血流对比的流入效应实现 TOF MRA 成像、体部大血管成像如广泛用于肾动脉成像等的 IFIR 成像；当然还可以利用血流效应与背景组织形成的速度差别实现相位对比法的相位对比血管成像 PC MRA；近年来也利用在心脏收缩与舒张过程中动脉血与静脉血之间流空效应差别实现了用于下肢血管成像的 Delta Flow 成像。在这些血管成像技术中有关头部血管亮血成像最常用也是最成熟的技术是 TOF MRA 和 PC MRA。相对而言，TOF MRA 应用更普遍。TOF MRA 利用的是流入增强效应，其实现背景抑制的方法是通过快速重复的射频激励使背景组织饱和而被抑制，而由层面外流入到层面内的血液是未经历过射频激励作用的新鲜血液，这样就实现了流入的血液与被饱和的背景组织之间的对比。作为血管成像技术金标准的 DSA 血管造影，是通过人为快速注射造影剂并与未注射造影剂的蒙片进行减影来实现背景抑制并达到血管成像之目的，这种成像技术能够更精准地显示血管的解剖路径。与 DSA 相比，TOF MRA 更准确地说是磁共振血流成像，因为 TOF MRA 真正反映的是活体状态下的血流信息，而 DSA 更准确地说反映的是血管的解剖路径。

TOF MRA 实现背景抑制的机制会导致 TOF MRA 应用上的一些局限。其一，TOF MRA 为了能实现流入血液与背景组织之间的最佳对比只能选择在垂直于血流的方向上进行成像，这样才能

最大限度避免流动的血液被饱和，这也在客观上决定了 TOF MRA 采集效率相对低，成像时间相对更长。尽管有很多快速成像的技术可以减少 TOF MRA 的成像时间，但所有这些技术都在不同程度上牺牲了图像质量。TOF MRA 所面临的另一个更严峻的问题是对血流方向、血流状态以及血流速度等具有高度的依赖性，在许多病理状态下如血管畸形、动脉瘤以及血管狭窄或有斑块存在等情况下因为血流方向复杂或伴有涡流、湍流以及血流速度过缓等，都会导致 TOF MRA 上相应血流信号被饱和，从而人为夸大了血管狭窄程度或无法显示畸形血管团瘤巢或动脉瘤真实大小等，而这些影像学依据对于临床治疗方案的制订又是极为重要的。显然，在精准医学模式下 TOF MRA 有时无法完全满足临床需求。那么，能否有一种更新的磁共振血管成像解决方案既能反映活体状态下血流信息又能突破 TOF MRA 的这些应用局限呢？这就是本节要介绍的基于 ASL 基础之上的血管成像解决方案。基于 ASL 的血管成像解决方案在不同厂商具有不同的商品名称，在 GE 磁共振平台为 SilenZ MRA。以 SilenZ MRA 为例介绍如下：

一、SilenZ MRA 与 TOF MRA 的本质区别

1. SilenZ MRA 采用的是动脉自旋标记成像原理：SilenZ MRA 在成像过程中会采集两组图像即标记组和非标记组，而其背景抑制是通过标记组与非标记组减影来实现，从而最大限度地避免了 TOF MRA 成像过程中所存在的因为血流方向复杂或血流速度慢而导致的血流被饱和现象。SilenZ MRA 成像过程中也能够比较客观地显示血液的流动信息。

2. SilenZ MRA 采用特殊的 K 空间填充方式并实现零回波时间信号读取：SilenZ MRA 在成像过程中采用特殊的放射状 K 空间填充方式并实现了发射与接收接近于零延迟的信号读取。而且因为 SilenZ MRA 的回波时间近似为零，所以可以最大限度地避免因为磁场不均匀或血流方向复杂所导致的信号相位发散而导致的信号衰减，这对于评价血管内支架植入治疗后血流状态至关重要。

3. SilenZ MRA 实现了更舒适的患者体验：该技术采用 3D 放射状 K 空间填充方式，从根本上改变了传统梯度的工作模式。因为该技术采用的低幅快速驱动工作模式，这样从根本上避免了常规成像过程中梯度工作模式所带来的巨大噪音。

4. SilenZ MRA 实现了大范围冠状位、矢状位成像：因为该技术依托的是动脉自旋标记成像原理，其背景抑制是通过标记、非标记组进行减影来实现。因此，SilenZ MRA 可以简单地理解为磁共振成像中不需要对比剂的类 DSA 技术。而且与 DSA 不一样的是，SilenZ MRA 能更真实地反映血流信息而不是简单的血管解剖路径。SilenZ MRA 可以直接进行冠状位、矢状位大范围成像，使得其成像效率相比于 TOF MRA 更高。如果保持相同的成像范围，SilenZ MRA 的成像时间较 TOF MRA 更短。

二、SilenZ MRA 的临床优势及临床应用

1. 更精准地评价血管狭窄及程度：TOF MRA 因为容易受湍流或血流方向等因素影响而夸大狭窄程度，而 SilenZ MRA 采用与 TOF MRA 完全不同的背景抑制方法，因而可以最大限度地克服 TOF MRA 的固有问题，从而更真实地显示血管是否狭窄及狭窄程度。在大血管病变狭窄受累部位方面，中国人群具有自己的流行病学特点。国外大血管狭窄常常发生在颈动脉分叉处，而在中国人群中颈动脉虹吸部是最常见的受累部位。虹吸部区域血流方向复杂，因此在 TOF MRA 上经常会显示“狭窄”征象，但存在的问题是这种“狭窄”可能是假阳性或是过度夸大。相应病例在 SilenZ MRA 上可以更精准地评价血管是否是真正的狭窄及狭窄的程度，这对于临床是否采用介入等干预治疗的决定至关重要。只有当血管腔狭窄超过一定程度如 75% 才是介入治疗的适应证（图 17-17）。所以明确是否有真正的狭窄及精确评价狭窄程度是实现早发现和精准治疗的重要依据。由于 SilenZ MRA 采用的是动脉自旋标记成像原理，因而不像 TOF MRA 那样容易受血流方向影响，所以在某些大血管病变如一侧大脑中动脉狭窄后，SilenZ MRA 更容易显示来自于后循环的侧支循环血管，这对于评价患者的结构性代偿能力及远期预后都有重要的指导意义（图 17-18）。

2. 更精准的动脉瘤诊断与疗效评估：在出血性脑卒中中，蛛网膜下腔出血的致死、致残率很高，而蛛网膜下腔出血约 85% 来自于动脉瘤的破裂。早期发现动脉瘤的存在并进行及早的干预治疗就可以从根本上避免蛛网膜下腔出血的发生。动脉瘤内管腔狭小并通常有蒂存在，因此动脉瘤腔内通常会有湍流、涡流存在，加之血液从流入到流出需要用的时间更长，这些可能会导致动脉瘤在 TOF MRA 上因相应血流被饱和而显示不清。与 TOF MRA 相比 SilenZ MRA 可以更敏感地显示小动脉瘤。在动脉瘤的诊断上，SilenZ MRA 的另一个技术优势是 ZTE（零回波时间）信号采集。因为是零回波时间信号采集，因此可以最大程度避免因为湍流等导致的信号相位发散引起的信号丢失，这显然也更有利于小动脉瘤的发现和诊断。对于较大的动脉瘤而言，临床上可能会采用内置弹簧圈并辅以载瘤动脉腔内辅助支架治疗。在介入治疗后的疗效评估方面，SilenZ MRA 在评

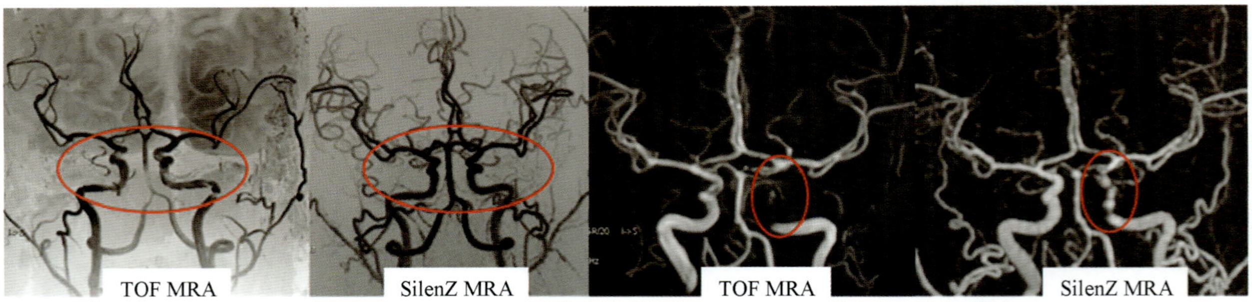

图 17-17　这是一个志愿者和一个临床病例 SilenZ MRA 和 TOF MRA 的对比。在志愿者扫描图像中发现在 TOF MRA 上颈内动脉入颅段及颈内动脉虹吸部均显示不同程度血流信号减低，这是由于 TOF MRA 通过快速射频激励来实现背景抑制从而导致慢血流、湍流等血液被饱和所致。而与之对比 SilenZ MRA 采用的是动脉自旋标记成像原理，其背景抑制是通过标记、非标记两组图像减影来实现，这样就克服了 TOF MRA 所存在的慢血流、湍流等被饱和的问题。在临床病例对照组中可以看到，在 TOF MRA 上左侧颈内动脉虹吸部血流信号中断似乎提示相应血管闭塞，而在 SilenZ MRA 上则提示左颈内动脉虹吸部多发不规则狭窄改变但其内血流是连续的。颈内动脉虹吸部血管病变是国人最常见的颅内大血管病变，在中国其发病率高于颈内动脉分叉病变。此处 SilenZ MRA 精准显示了颈内动脉虹吸部狭窄程度，这对于下一步治疗方案的制定至关重要

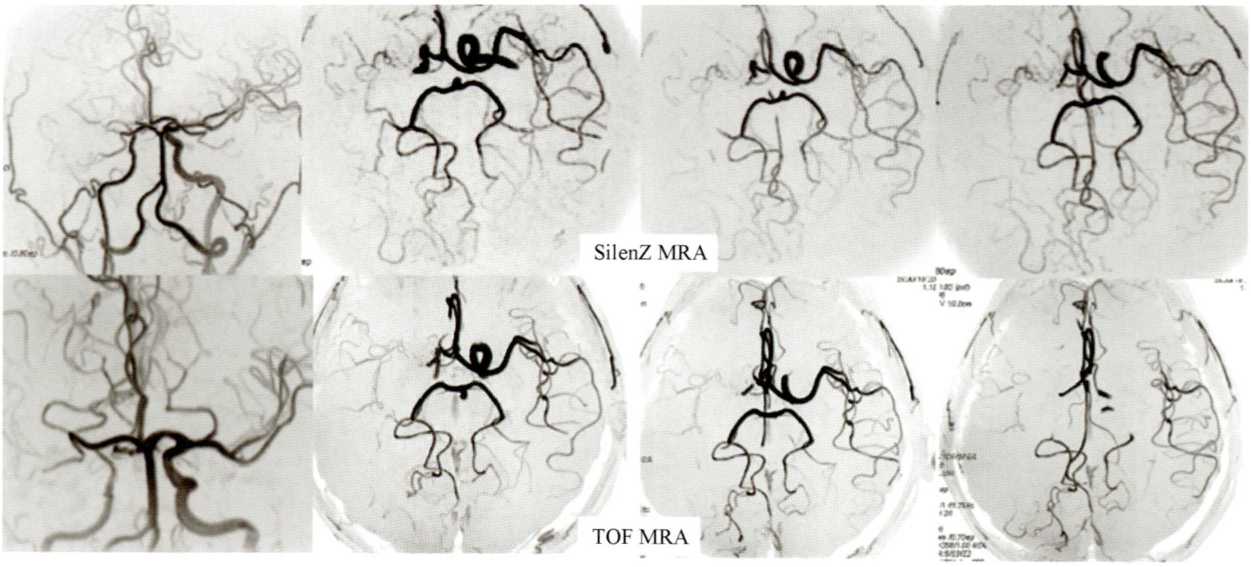

图 17-18　SilenZ MRA 在显示大血管闭塞后代偿血管中的优势。右侧大脑中动脉近端闭塞，上排图像是 SilenZ MRA 下排图像是 TOF MRA。对比上、下两排图像可以发现 SilenZ MRA 显示丰富的纤细侧支血管而在 TOF MRA 上则不能清晰显示。这说明 SilenZ MRA 更有利于显示颅内某大血管病变后结构性代偿的能力，这对于临床评估预后有重要指导价值

价残存瘤颈和载瘤动脉的血流状态都具有重要的临床优势。残存瘤颈通常很小，也存在着湍流或涡流等现象，SilenZ MRA 能够非常敏感地发现小的残存瘤颈或瘤体（图 17-19）。明确诊断有无残存瘤颈或瘤体具有重要临床价值，因为残存瘤颈特别是瘤体更容易发生破裂出血，所以一旦明确残存瘤颈或瘤体的存在则意味着需要第二次手术治疗。对于载瘤动脉而言，如果放置了辅助支架后会导致不同程度的磁化率差异和血流状态的改变。TOF MRA 成像一般回波时间在几个毫秒的数量级，这个回波时间内会带来因为磁化率干扰而引起的信号损失。SilenZ MRA 的回波时间趋近于零，可以最大限度地克服磁化率差别导致的信号损失。同时 SilenZ MRA 也可以克服由于支架导致的血流状态的干扰，因此 SilenZ MRA 可以更精准地评价载瘤动脉的血流状态，以及避免 TOF MRA 成像所显示的假性狭窄。

3. 更精准地诊断及评估脑血管畸形：脑血管畸形是导致自发性脑出血的原因之一。在常规磁共振成像及 TOF MRA 中可以根据流空或血管走行情况等明确脑血管畸形的存在。但对于临床治疗而言，更重要的问题不只是明确脑血管畸形的存在而是要明确脑血管畸形血管团的大小和范围。因为脑血管畸形本身存在血流方向复杂、血流状态改变等因素，在 TOF MRA 上很难准确描述脑血管畸形血管团的大小和范围。SilenZ MRA 不仅能精确地诊断脑血管畸形同时还能准确描述畸形血管团的大小和范围（图 17-20）。明确大小、范围对于临床治疗方案的制订至关重要，大小在两个厘米以上的脑血管畸形不适于采用伽马刀治疗。在脑血管畸形治疗后的疗效评估方面，SilenZ MRA 也同样具有重要的临床价值。

在 TOF MRA 上所显示的高信号考虑为辅助支架所产生的磁敏感伪影，因为磁化率不同导致局部磁场一定程度被破坏。TOF MRA 的回波时间通常在几个毫秒，在这个回波时间内对磁化率差异所导致的磁敏感伪影比较敏感。而 SilenZ MRA 采用的是零回波时间信号采集，可以最大限度地克服磁敏感伪影。另外，TOF MRA 上也存在因为支架导致血流状态改变而产生的信号干扰，这是血流信号减低的原因，而在 SilenZ MRA 因为可以有效克服 TOF MRA 无法准确显示慢血流和湍流的局限性，因此可以真实反映血流状态。该病例 TOF MRA 和 SilenZ MRA 都是无创的，但 TOF MRA 所显示的改变会给医患沟通带来障碍，而 SilenZ MRA 的显示结果对于医患沟通和准确评估患者预后显然更加有利（图 17-21）。

对于动脉瘤而言治疗后若发现残存瘤颈或瘤体则可能需要第二次治疗，否则该瘤颈或瘤体长期在血流冲击下有可能发生出血。明确是否存在残存瘤颈或瘤体是动脉瘤治疗后复查的一个重要任务。TOF MRA 的成像原理决定了它在评价残

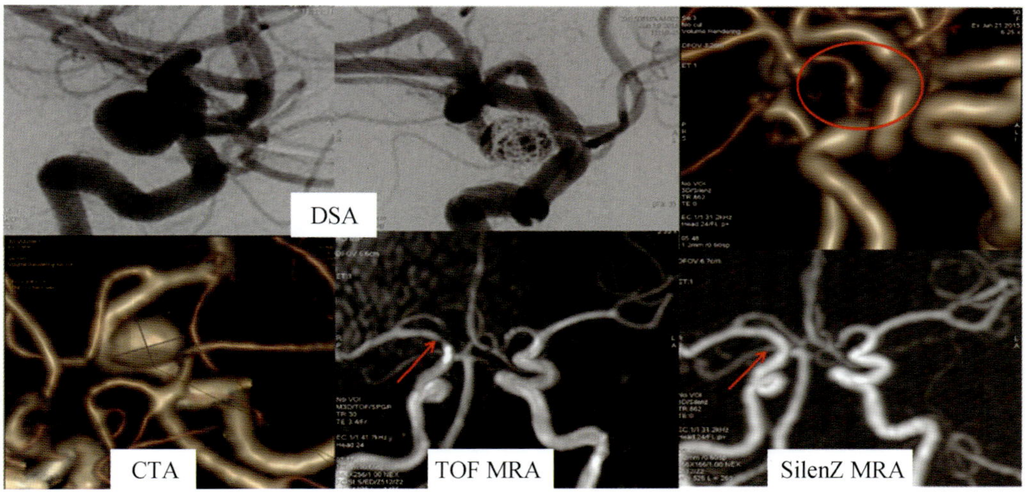

图 17-19　SilenZ MRA 在支架治疗后评估中的价值。右侧颈内动脉和大脑中动脉交接处动脉瘤经弹簧圈及辅助支架治疗后复查。DSA、CTA 清晰显示一卵圆形动脉瘤，经治疗后 DSA 显示相应动脉瘤内可见弹簧圈影，其内少许造影剂充填。该病例术后经 TOF MRA 和 SilenZ MRA 复查（下排图像）。在 TOF MRA 显示载瘤动脉可见一明显高信号影，远端血流信号纤细，而对应的 SilenZ MRA 则显示载瘤动脉血流信号完全正常

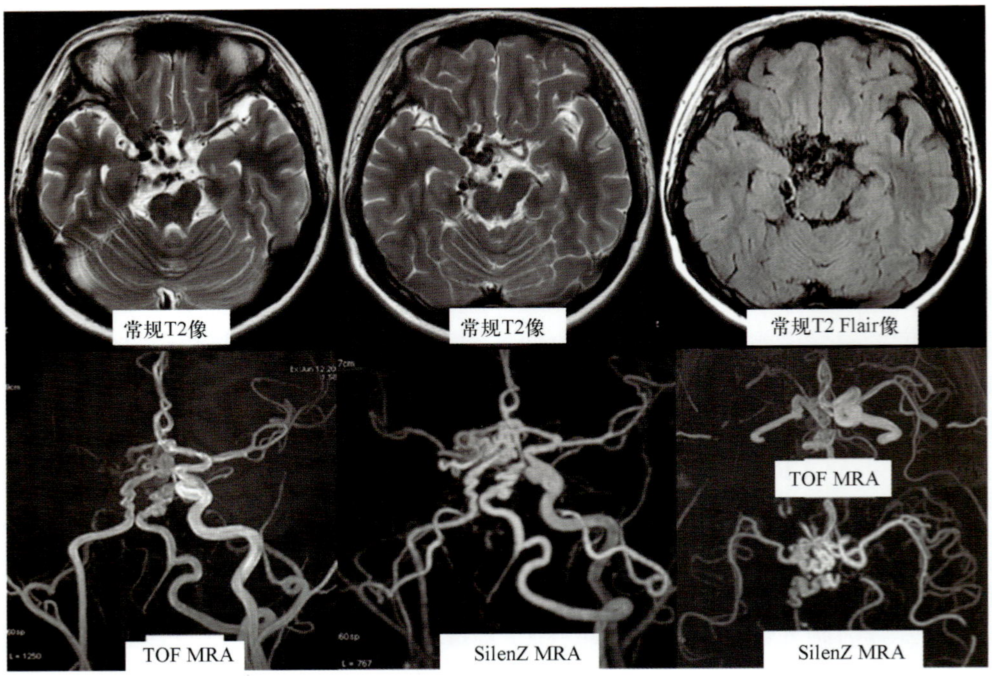

图 17-20 SilenZ MRA 精准评估畸形血管团的大小和范围。女，21 岁。在常规磁共振成像序列显示鞍区有迂曲流空血管征象，提示有血管畸形存在。在 TOF MRA 上显示右侧颈内动脉、椎基底动脉迂曲走行，右椎动脉较细，右侧大脑中动脉显示不清；在 SilenZ MRA 上清晰显示畸形血管团的大小、范围，且显示右侧大脑中动脉起源于畸形血管团，提示为过路型供血。对于该病例来说脑血管畸形的诊断并不困难，即便是在常规图像上也能诊断脑血管畸形。但影像学评价的真正任务是精准评价畸形血管团的大小和范围，这涉及下一步治疗方案的选择。畸形血管团大小在 2 个厘米以上者不适于伽马刀治疗。另外本病例在 SilenZ MRA 还清晰显示右侧大脑中动脉为过路型供血，这对于下一步治疗也至关重要，在进行相应畸形血管治疗中要谨防伤害右侧大脑中动脉，否则会导致右侧大脑半球缺血的发生

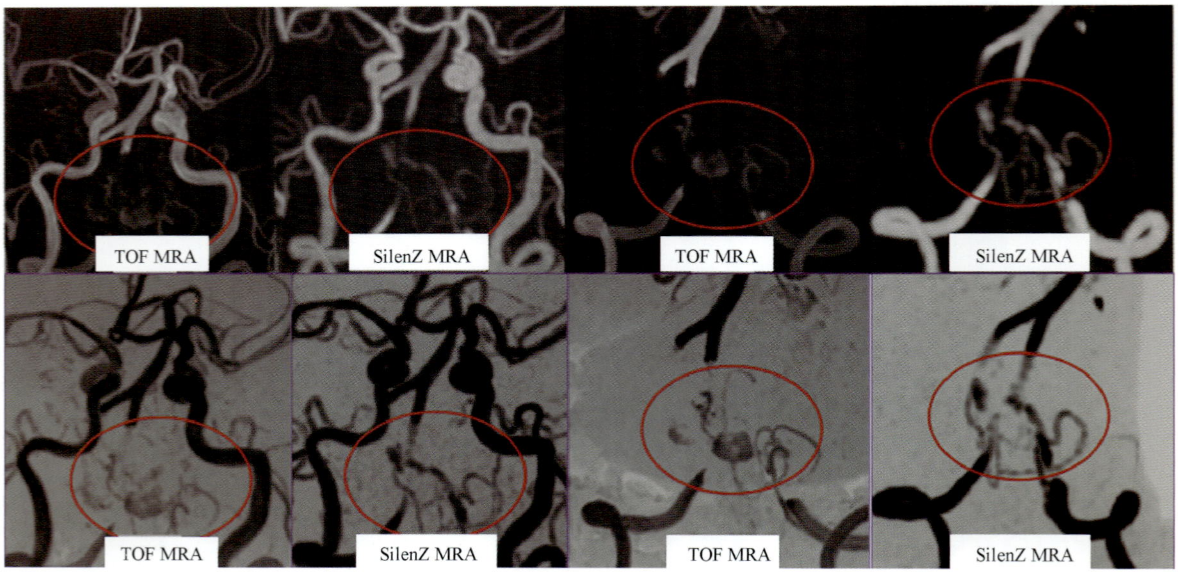

图 17-21 SilenZ MRA 在支架治疗后评估中的价值。这是一个双侧椎动脉瘤经过支架治疗后复查的病例。在 TOF MRA 显示双侧血流中断，未见明确侧支循环血流，也未见是否有残存动脉瘤颈。而在 SilenZ MRA 上清晰显示迂曲走行的侧支循环血流，同时可清晰显示右侧椎动脉残存动脉瘤颈，该征象的出现提示该病例必须进行第二次的治疗，因为残存瘤颈受血流冲击容易破裂出血。通过这个病例的对比充分表明 SilenZ MRA 在显示慢血流或复杂方向血流方面及残存瘤颈方面明显优于 TOF MRA

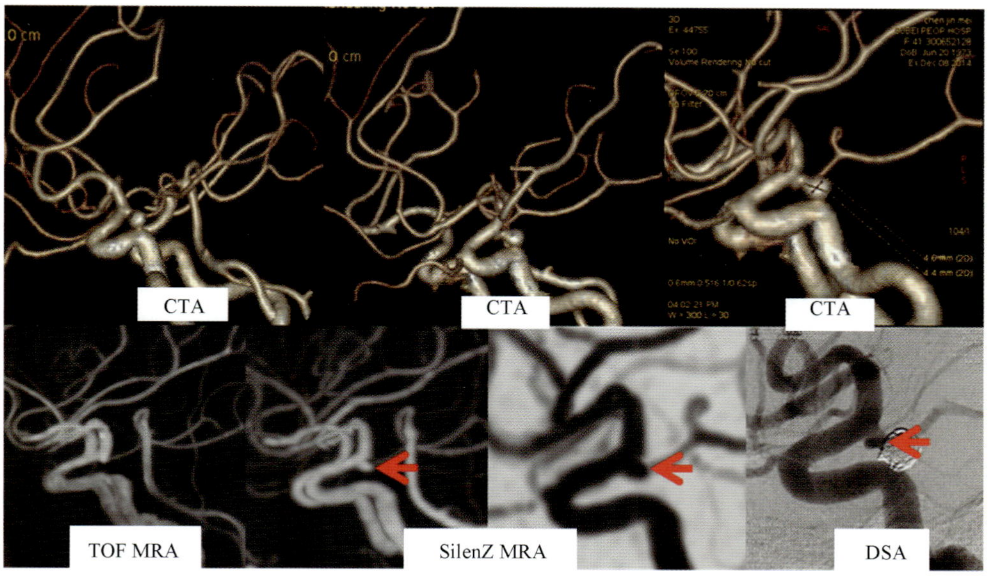

图 17-22 SilenZ MRA 精准评估动脉瘤治疗后残存瘤颈。这是一个颈内动脉瘤治疗后复查的病例。上排是 CTA 清晰显示颈内动脉动脉瘤，下排是治疗后复查的图像。在 TOF MRA 隐约可见一小的突起但无法明确是否是残存瘤颈，在 SilenZ MRA 图上清晰显示载体动脉上的向后突起，此征象提示动脉瘤栓塞术后有残存瘤颈存在，后进行 DSA 证实 SilenZ MRA 上所见突起为残存瘤颈

存瘤颈方面的局限性，因为在残存内存在明显的湍流而且血流方向更复杂，因此在 TOF MRA 通过快速重复的射频脉冲实现背景抑制的同时必然会导致瘤颈内血流信号不同程度地被抑制而无法显示。SilenZ MRA 采用动脉自旋标记的成像原理，只要被标记的血液可以流入在 SilenZ MRA 就可以显示出来，而且 SilenZ MRA 采用零回波时间信号采集从而最大限度的克服了湍流、涡流等所导致的散相位并因此造成的信号损失（图 17-22）。SilenZ MRA 对于残存瘤颈的显示和评估能力也说明了该技术在发现和明确小动脉瘤中的临床优势。在小动脉瘤内同样存在着血流速度和血流形式的复杂改变，这些变化都可能导致它们不能及早被 TOF MRA 发现。而小动脉瘤的早期发现和早期诊断在出血性脑卒中防治中无疑有着重要的临床意义。

（张英魁 黎丽）

参考文献

[1] Caplan，L. R. Caplan's stroke [M]. Cambridge University Press，2016.

[2] Nogueira R G，Jadhav A P，Haussen D C，et al. Thrombectomy 6 to 24 hours after stroke with a mismatch between deficit and infarct [J]. New England Journal of Medicine，2018，378（1）：11-21.

[3] Bang O Y. Multimodal MRI for ischemic stroke：from acute therapy to preventive strategies [J]. Journal of Clinical Neurology，2009，5（3）：107-119.

[4] Albers G W，Marks M P，Kemp S，et al. Thrombectomy for stroke at 6 to 16 hours with selection by perfusion imaging [J]. New England Journal of Medicine，2018，378（8）：708-718.

[5] Deibler A R，Pollock J M，Kraft R A，et al. Arterial spin-labeling in routine clinical practice，part 1：technique and artifacts [J]. American Journal of Neuroradiology，2008，29（7）：1228-1234.

[6] Deibler A R，Pollock J M，Kraft R A，et al. Arterial spin-labeling in routine clinical practice，part 2：hypoperfusion patterns [J]. American Journal of Neuroradiology，2008，29（7）：1235-1241.

[7] Deibler A R，Pollock J M，Kraft R A，et al. Arterial spin-labeling in routine clinical practice，part 3：hyperperfusion patterns [J]. American Journal of Neuroradiology，2008，29（8）：1428-1435.

[8] Lyu J，Ma N，Liebeskind D S，et al. Arterial spin labeling magnetic resonance imaging estimation of antegrade and collateral flow in unilateral middle cerebral artery stenosis [J]. Stroke，2016，47（2）：428-433.

[9] Alsop D C, Dai W, Grossman M, et al. Arterial spin labeling blood flow MRI: its role in the early characterization of Alzheimer's disease [J]. Journal of Alzheimer's Disease, 2010, 20 (3): 871-880.

[10] Yeh H L, Chen Y K, Chen W H, et al. Perfusion status of the stroke-like lesion at the hyperacute stage in MELAS [J]. Brain and Development, 2013, 35 (2): 158-164.

[11] Hernandez D A, Bokkers R P H, Mirasol R V, et al. Pseudocontinuous arterial spin labeling quantifies relative cerebral blood flow in acute stroke [J]. Stroke, 2012, 43 (3): 753-758.

[12] Zaharchuk G. Arterial spin labeling for acute stroke: practical considerations [J]. Translational stroke research, 2012, 3 (2): 228-235.

[13] Shi K, Lou X, Ma L. Comparison between CBF difference of ASL and parameters of DSC-MRI in the ischemia disease [C]. Proc. Intl. Soc. Mag. Reson. Med. 2014, 22: 4575.

[14] Alsop D C, Detre J A, Golay X, et al. Recommended implementation of arterial spin-labeled perfusion MRI for clinical applications: a consensus of the ISMRM perfusion study group and the European consortium for ASL in dementia [J]. Magnetic resonance in medicine, 2015, 73 (1): 102-116.

[15] Verma R K, Hsieh K, Gratz P P, et al. Leptomeningeal collateralization in acute ischemic stroke: impact on prominent cortical veins in susceptibility-weighted imaging [J]. European journal of radiology, 2014, 83 (8): 1448-1454.

[16] ZHANG L, ZHU P, LI H. The Value of SWI in Correlation Between Hemorrhagic Transformation After Acute Cerebral Infarction and Cerebral Microbleeds [J]. Journal of Clinical Radiology, 2012(7): 2.

[17] Ye J, Luo X, Qu J, et al. Follow-up assessment of coiled intracranial aneurysms using zTE MRA as compared with TOF MRA: a preliminary image quality study [J]. European Radiology, 2017, 27 (10): 4271-4280.

[18] Shang S, Ye J, Dou W, et al. Validation of Zero TE-MRA in the Characterization of Cerebrovascular Diseases: A Feasibility Study [J]. American Journal of Neuroradiology, 2019, 40 (9): 1484-1490.

第十八章

心脏磁共振常规成像解决方案简介

第一节　心脏磁共振成像概述

在所有磁共振成像检查中，心脏磁共振成像所面临的挑战是最大的。这里包括很多方面，如成像序列的选择、扫描过程中细节的把控、能否获得患者最大程度的配合、能否在有限的时间内获得更多对临床有帮助的信息等。以上这些都是使用者在进行心脏磁共振成像时不得不思考的问题。而且，在日常的临床工作中实际碰到的患者要么存在着明显的心律不齐，要么存在着明显的呼吸紊乱或屏气困难，而那些先天性心脏病患者又会存在着各种各样的形态学变异，这些都增加了心脏磁共振成像检查的难度。同时，也必须承认，迄今为止在大多数综合性医院磁共振心脏检查开展得都比较少，这会导致实际扫描中操作上的不熟练。客观的现实加上主观的因素都给心脏磁共振成像带来更多的挑战。

一、磁共振心脏检查面临双重运动挑战

这是心脏磁共振成像所面临的第一个巨大挑战。心脏位于胸腔内，坐落在膈肌上方。呼吸运动会导致心脏的位置发生周而复始的变化。在心脏磁共振成像过程中，如何克服呼吸运动所导致的伪影是操作者必须认真对待的一个问题。通常，可以通过屏气扫描来克服呼吸所带来的影响，但很多来进行心脏磁共振成像的患者可能存在着不同程度的心功能不全，这些会导致患者的屏气能力下降。不能屏气或屏气时间过短都会进一步影响图像质量。心脏的自身搏动通常具有很强的周期性，这种周期性运动在磁共振成像时如果不能很好解决将产生类似鬼影的伪影。在扫描过程中虽然可以通过门控技术可以在绝对运动中实现相对静止成像，但问题是很多心脏病患者又可能同时伴有各种各样的心律不齐，进而导致利用门控技术成像时出现数据采集错误。总而言之，在心脏磁共振检查中，如何克服这种呼吸运动和心脏搏动双重运动的影响是进行心脏磁共振成像首先需要克服的挑战。

二、心脏的特殊位置带来的挑战

心脏位于胸腔内紧邻含气的肺组织，二者间有明显的磁化率差别，且这种磁化率差别会导致局部主磁场均匀度遭到不同程度的破坏。心脏磁共振成像中的亮血电影序列是评价心肌功能的重要序列，但该序列本身对于磁场均匀度又有着非常苛刻的要求（图 18-1）。此外，在心脏磁共振成像中的其他序列如黑血序列也会因为磁化率差别产生明显的磁敏感伪影进而导致信号的丢失，给后续的观察和诊断都带来很多困扰。因此，在扫描过程中操作者需要充分了解这些挑战，在扫描中每一个细节上都需要格外用心。即便如此，

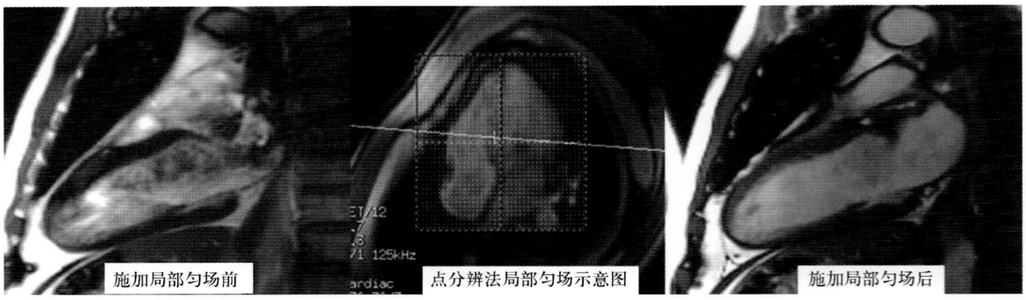

图 18-1 心脏亮血序列成像挑战。心脏亮血序列 FIESTA 序列对磁场均匀度要求非常高，如果扫描过程中未施加局部匀场则可能导致明显的磁敏感伪影，血流周围出现混杂的低信号。施加局部匀场后这种磁敏感伪影基本消失，表现为均匀明显的亮血效果。该序列如果出现混杂的低信号伪影有可能被误诊为反流，因为由于瓣膜关闭不全所导致的反流会表现为混杂的低信号

有时也难免会出现一些图像质量的问题，在判读和诊断过程中要了解这些可能的问题，避免陷入诊断的误区。

三、心脏磁共振成像的临床优势

心脏磁共振成像虽面临着诸多挑战，但这些挑战并没有阻挡其在临床的应用，反而临床对这种需求愈加广泛。从临床医生的层面来看，这些需求主要源于：①磁共振成像设备本身性能的不断提升，使得心脏磁共振成像变得比以前更容易实现，而且由于梯度性能的提高，一些特殊的心脏磁共振成像脉冲序列如用于磁共振心脏检查的亮血序列即真正稳态自由进动序列（GE 称为 FIESTA）的图像质量越来越好；②磁共振成像的多序列、多对比度成像机制是其他成像设备无法比拟的。磁共振血流的多种对比成像如黑血、亮血对比使得心脏磁共振成像可以提供更丰富的诊断和鉴别诊断信息：心脏磁共振成像的亮血电影成像能在完全无创下实现心脏收缩、舒张功能的评估；心脏黑血成像对于心肌形态以及心脏肿瘤的评估都能提供很好的天然对比；用于心肌活性判定的心肌首过灌注和心肌延迟强化不仅能够明确梗死心肌，同时也能更早地发现冬眠心肌；心肌延迟强化也是评估有无心肌淀粉样变性从而明确某些特发性心律失常病因的重要评估序列。与其他设备心肌存活性判定相比，心脏磁共振成像的心肌活性判定序列具有更高的空间分辨率。③心脏磁共振成像无电离辐射。相比于 X 线类设备，用于磁共振成像的能量源射频脉冲具有相对更低的频率和更长的波长，这使得受检者在进行磁共振成像时发生的仅仅是电磁辐射而不是电离辐射。这种无电离辐射的检查更有利于那些需要反复扫描的定量成像。正是因为这些突出的优势使得临床对心脏磁共振成像的客观需求变得更加突出。

四、心脏磁共振成像的检查前准备

因为心脏磁共振成像要面临的挑战更多，因此在成像之前的准备工作显得尤为重要。在检查前准备中充分的沟通非常重要，沟通包括了解患者的病史、临床需求，这样才能进一步明确检查目的。同时，要和患者及其家属进行沟通，强调检查过程中配合的必要性。线圈的摆放、门控的放置都特别重要，正式进床扫描前需要观察患者的呼吸状态并训练患者屏气。对于那些不能自主配合的患者需要训练家属协助患者进行屏气配合。在心脏磁共振成像扫描前，要充分了解患者的心律情况，包括心率的快慢以及心率是否规整。心率过快或同时伴有心律不齐会严重影响图像质量，必要时需要临床医生配合给予药物来控制患者的心律状态。在心脏磁共振成像过程中检查前准备得越充分，检查成功的概率就越高。强烈建议在正式检查之前认真做好每一个细节工作，不要急于求快，急于求快的工作模式往往会导致“欲速则不达”的结果。

（张英魁　郑志超）

第二节　心脏磁共振成像门控技术与参数设置

在心脏磁共振成像过程中，门控的选择及相关参数的设置对扫描的成败具有决定性意义。有关心电门控的具体分类及参数设置在第九章已详细介绍过，这里简单讨论一下心脏磁共振成像过程中门控使用的几个重要问题。

一、呼吸门控与心电门控的同步使用

如前所述，心脏磁共振成像面临着呼吸与心搏双重运动，所以在成像过程中要同时克服这两种运动的影响。对于呼吸运动而言，更多时候需要通过受检者屏气来克服呼吸运动所带来的伪影，但操作者也需要密切关注患者的呼吸状态来控制和指挥患者进行屏气。在心脏磁共振成像扫描前，合理的放置呼吸门控装置很重要。首先，要认真观察患者的呼吸模式以及呼吸过程中运动幅度最大的部位，把呼吸门控的波纹管绑缚在相应区域（图 18-2）。在绑缚呼吸门控波纹管过程中操作者要用手去体验一下波纹管的松紧度，如果过松，那么该波纹管探测呼吸运动的敏感度下降，这可能导致对呼吸运动及幅度探测不准。如果过紧则可能在呼吸门控界面观察时很容易使得吸气曲线达到平台期，这也会导致对呼吸状态判断的失误。在绑缚好呼吸门控波纹管后要指导和训练患者进行正确的吸气、呼气，建议操作者将手置于受检者腹部感受其在接收到呼吸指令后的吸气和呼气配合状态。这种呼吸训练对于后续扫描十分重要，因为在心脏磁共振成像中几乎所有序列需要患者屏气配合。操作人员在摆位和绑缚呼吸门控波纹管时切勿过度随意，应高度重视，避免后续扫描中出现一系列问题。

心脏磁共振成像过程中心电门控是决定心脏扫描图像质量的一个重要因素。作为使用者需要了解不同种类心电门控的选择技巧，还要了解各种门控参数的设置以及可能对图像产生的影响。除此以外还需要特别重视门控放置中的细节问题。在不同种类的门控选择中特别强调不能一味地追求操作简单、便利。指脉门控虽操作简单，但其数据采集由指端血管的机械搏动来控制，该搏动和心脏活动之间存在着明显的延迟，在进行心脏大血管成像时可能会因为这种延迟导致实际采集的图像变得模糊（图 18-3）。心脏大血管成像时更推荐采用门控效果更稳定的心电向量门控技术。在采用心电向量门控时，电极片的选择和贴放至关重要。在检查时需选择非金属的碳素电极片，金属电极片本身会产生明显的金属伪影而对成像带来干扰。在贴放时应注意将电极片贴放在肋间隙，避免贴放在肋骨上（图 18-4）。电极片贴放处要做适当的皮肤清洁，贴好电极片后建议用医用胶布进行固定，避免在扫描过程中发生电极片脱落而导致门控失效。心电向量门控对电极片间的相对关系要求很严，操作者需严格遵循操作规则。

二、几个重要的心电门控概念

在心脏磁共振成像中会使用到不同的脉冲序列，通过这些脉冲序列可以获取不同的对比度图像，而在进行这些序列成像的过程中所使用的心电门控的类型也不同。在进行心脏磁共振扫描的

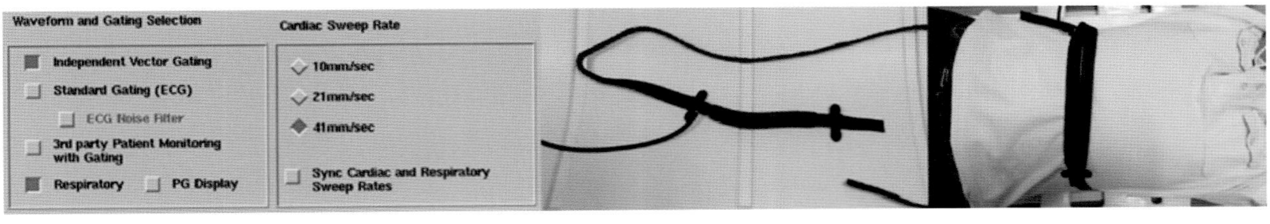

图 18-2　呼吸门控波纹管及固定示意图。波纹管固定位置选择在患者呼吸幅度最大的位置，保持波纹管松紧度适中，这样可以提高对呼吸探测的敏感度

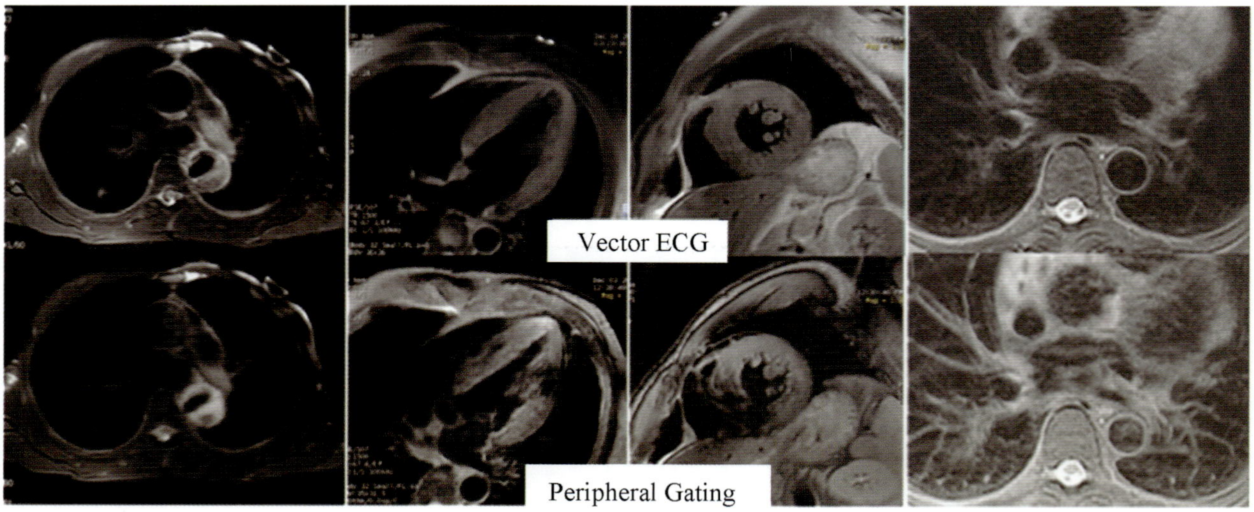

图 18-3 不同门控方式对图像质量的影响。上排图像是采用心电向量门控技术采集的黑血成像，而下排图像是采用指脉门控采集的黑血成像。因为指脉门控时所探测到的指脉搏动和心脏收缩舒张之间存在一定的时间差，导致黑血采集时发生错误。对比上下两排图像可以发现心电向量门控采集的黑血成像图像更清晰，血流信号更黑，而在指脉门控时则图像比较模糊，且血液信号抑制不彻底

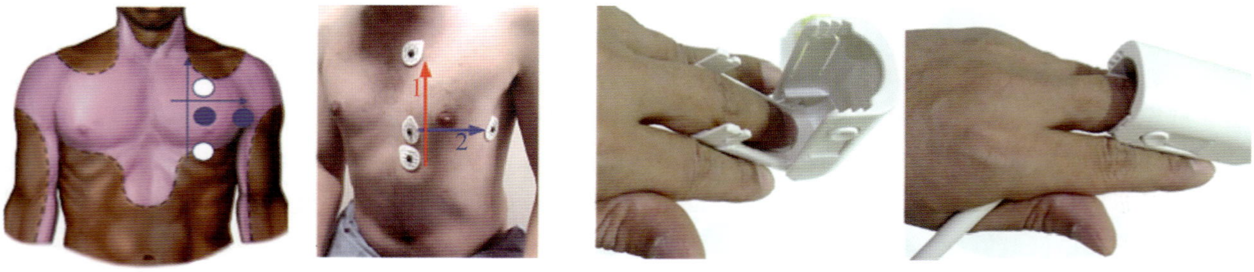

图 18-4 心电向量门控与指脉门控放置示意图。在心电向量门控电极片贴成丁字形，固定心电门控导线时两个白柱和两个黑柱相互垂直。固定指脉门控时一定是中指腹部贴近脉搏感受装置

过程中，清晰掌握有关心电门控的基本概念及其中几个重要参数是心脏磁共振成像扫描成功的前提和保障。在有关心电门控章节已经比较详细地讨论过这些概念，但在这里还是要提及其中几个重要的概念及门控参数。

1. 前瞻性门控与回顾性门控：门控从本质上讲就是要在绝对运动中寻求到相对静止。众所周知，运动在磁共振成像过程中会导致不同种类的运动伪影，运动伪影的出现显然会严重影响图像质量并对诊断和鉴别诊断带来困扰。总体来说在磁共振成像过程中有两大类最常见的运动：一类是流动包括血液流动、脑脊液流动等；还有一类属于位移运动如呼吸运动、心脏的收缩与舒张以及血管的搏动。一般的液体流动或血液流动在信号读出过程中会导致额外的相位信息累积，这种相位信息累积如果不通过特殊措施消除它，就会叠加到在相位编码梯度作用后所产生的相位记忆信息中，而相位编码后所产生的相位记忆信息中储存有相位编码方向上体素的空间信息，如果有额外的信息混入其中就会导致相位记忆信息错误，这是产生流动伪影的原因。这种由于液体流动而产生的流动伪影通过流动补偿梯度可以得到很好的解决或消除。而对于另一种由于呼吸运动或心脏收缩、舒张所导致的平移运动而言，因为这些运动会跨过几个不同的射频激励周期，所以这种运动无法通过类似流动补偿梯度的作用来克服。有趣的是，这些常见的生理运动通常都具有一定的周期性，这种周期性的运动会导致图像 K

空间采集过程中周期性的K空间数据波动，这种周期性的K空间波动在图像上表现为“鬼影”样的伪影。对于这种周期性生理运动所导致的运动伪影可以有两种处理方式：一种方式是制动，如在心脏和腹部成像中的屏气扫描，这种屏气扫描就是通过短暂地停止呼吸运动而确保图像数据采集过程中避免呼吸运动所导致的胸壁和膈肌的平移运动。但是受患者屏气时间长短的制约，屏气扫描通常适合快速扫描序列，另外受屏气时间长短的限制这种采用屏气扫描的序列所采集的图像的空间分辨率会受到明显限制。克服这种周期性运动的另一种方式就是采用门控技术。在不同的心脏磁共振成像序列因为临床目的不同所采取的门控技术也不同，其中必须清楚的是以下几个：

（1）心电触发技术：这种门控模式是以心肌电活动中的R波作为触发扫描的信号，在探测到这个触发信号后，系统会根据人为设定的“Trigger delay”来启动数据采集。这种心电触发模式用于双翻转及三翻转黑血成像以及心肌延迟成像。通过这种“Trigger delay”的设置，系统可以在规定的时间内进行数据采集。在心脏的舒张期心肌运动幅度更小，所以可以把数据采集设置在心脏舒张期进行，通过这种设置可以更好地减轻心脏周期性运动所带来的运动伪影（图18-5）。

（2）狭义的心电门控模式：这里所谈及的心电门控模式是与稍后提及的心脏电影模式相对而言的。当选择了这个心电门控模式时，系统会留出一个探测时间窗（Trigger Window）用以探测心电活动中的R波，在探测到这个R波后系统会开始一连串的数据采集。这个特指的心电门控采集方式可以理解为介于心电触发模式和心脏电影模式之间的一种门控采集方式。采用这种门控时一旦开始数据采集就和心脏电影模式一样，系统就会按着固定的重复时间连续的进行射频激励并采集相应的K空间数据，而且这种采集方式和心脏电影模式一样也可以通过K空间节段采集技术重建出不同的心动周期时相并以电影方式播放。不过，和心脏电影模式相比在探测R波这个时间窗内不进行数据采集，因此用这种采集模式不能观察全心动周期的时相。在较早版本的心脏电影模式的门控界面上点击Auto时就从心脏电影模式切换到了心电门控模式。心脏电影模式重建的时相数可以人为设置，而心电门控模式的时相数是系统根据心率和所选择的VPS所决定的。在新的扫描平台上这种心电门控模式被称为“前瞻性”模式，界面上称为“Prospective”（图18-6）。这里需要强调的是门控界面中的“Trigger Window”期间系统不进行数据采集，所以随着这个设置值的增大，允许扫描的层数或时相数会减少。

（3）心脏电影模式：这是通常用于心脏功能评估的亮血序列采集模式。在这种心脏电影模式的成像过程中系统按着固定的重复时间施加射频脉冲并采集K空间数据，虽然采集时不利用触发信号但采集过程中也同时记录心电门控数据。在图像重建过程中将采集到的K空间数据与采集过程中记录的心电数据进行比对，然后把不同心动

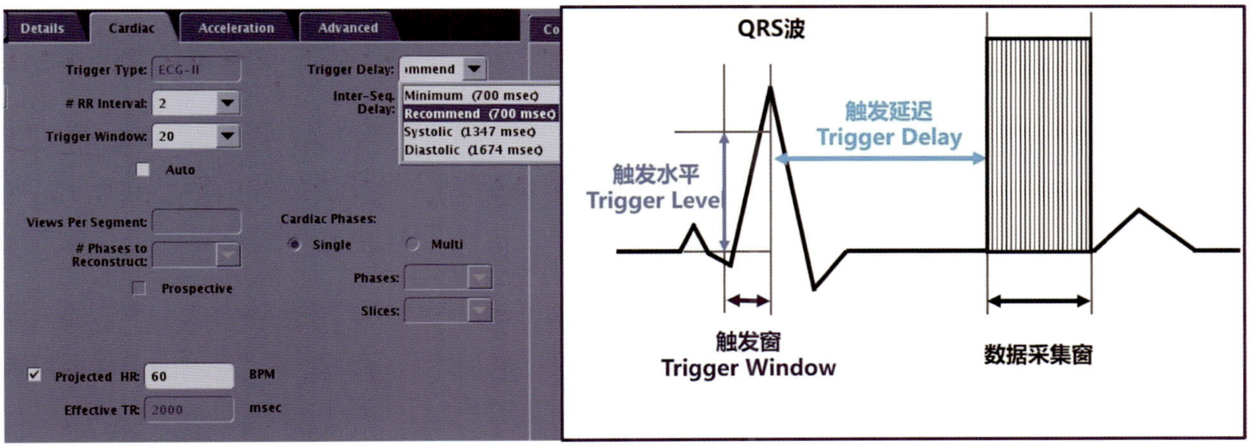

图18-5　心电触发模式示意图。首先要探测到触发信号，探测到触发信号后等待一定时间后开始启动数据采集。这种心电触发模式可以实现在特定的时间段内进行数据采集。心电触发模式是典型的前瞻性心电门控技术。它和心电门控模式的主要区别是可以选择特定的时间进行数据采集

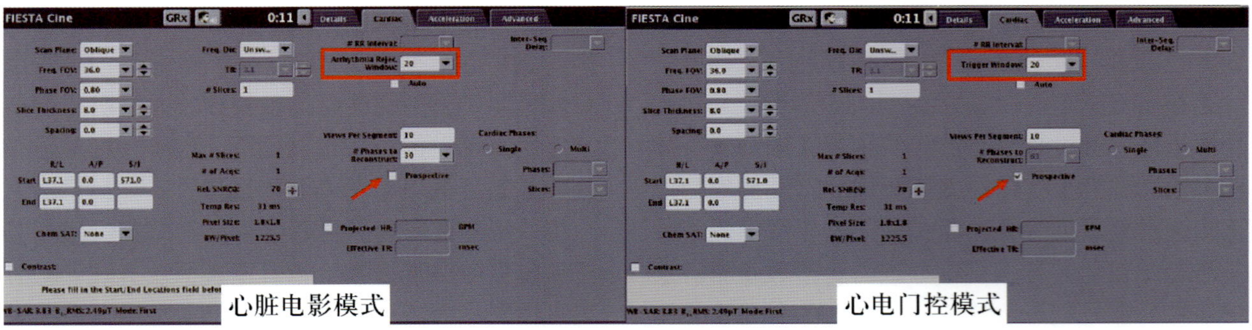

图 18-6 心脏电影模式与心电门控模式的切换与界面显示。当从心脏电影模式切换到心电门控方式时可以发现有几个方面的变化：在心脏电影模式中可以显示“心律不齐放弃窗”而在心电门控模式中该窗口显示为“触发窗”；在心脏电影模式中重建时相数人为规定，而在心电门控模式中时相数是由心率、扫描参数所决定。在心脏电影模式门控界面内选上“Prospective”则切换到心电门控方式

周期中处于相同心脏收缩、舒张期相的 K 空间数据进行重组，从而实现了在绝对运动中寻找到相对静止。心脏电影门控模式属于回顾性门控的代表，虽然数据采集过程是连续的，但因为数据采集时同时记录心电门控数据，所以在采集过程中也时刻监视着患者的心律变化情况。在门控参数界面中系统会自动选择“心律不齐放弃窗”，如果采集过程中有期前收缩等心律不齐表现，系统会自动放弃这部分数据而额外采集数据。用户可能会发现在采集过程中如果有心律不齐存在时，则界面上显示的扫描时间完成后系统仍继续扫描，这就说明有部分明显心律不齐的数据被放弃了。在心脏电影门控的高级选项中有个自动阈值选择，选择后系统会根据心律不齐出现的次数决定是否停止该序列扫描。不过需要强调的是，门控界面中的“Arrythmia Rejection Window”代表的是系统可以接受的心电触发信号范围，在这个窗之外所探测的触发信号被认为是心律不齐所致。在 GE 磁共振操作界面的用户选择窗口中可以选择对这部分数据的处理方式。如可以选择“关闭心律不齐放弃窗”，这时系统就会忽略心律不齐的影响因素；也可以选择“心律不齐放弃阈值关闭”，这种情况下系统会监测有无心律不齐，如果有，则放弃这部分数据并重新采集相应数据，但无论心律不齐的程度如何都会完成本次扫描；如果选择了“心律不齐放弃阈值打开”，那么系统除了会放弃在心律不齐期间所采集的数据外，而且一旦心律不齐超过一定阈值如 8 次，就会放弃整个扫描。在门控界面中，如果增加心律不齐放弃窗口的值，就意味着有心律不齐时可以采集更多的数据，但此时的图像质量会有所下降。

2. 心电门控中的重要参数：因为在不同的心脏磁共振成像脉冲序列中会采用不同的心电门控模式，所以在门控界面中显示的参数也有所不同。作为使用者需要了解这些参数的选择对于序列扫描、图像质量等可能产生的影响，因此需要深入理解每个参数在成像中的实际意义。了解和掌握这些门控参数对于心脏磁共振成像过程中的质量控制也极为必要，这里介绍两个比较重要的门控参数。

（1）前瞻性门控中的 R-R 间期数：用于显示心肌形态学的黑血序列采用的便是前瞻性门控技术。它的特点是先探测心电门控信号中的 R 波，然后以 R 波作为触发点并在人为规定的等待时间后（Trigger delay）启动数据采集。这种前瞻性门控中有一个重要的参数“R-R”间期数，简单地说这个 R-R 间期数就是完成图像 K 空间数据采集所需的心动周期数。每个 R-R 间期的长短由患者的心率来决定，心率快者 R-R 间期短，而心率慢者则 R-R 间期长。目前用于心脏大血管的黑血序列如双翻转或三翻转均基于快速自旋回波（FSE）序列。这种情况下 R-R 间期数会决定成像过程中 TR 时间的长短，这个 TR 时间不仅会影响到最后成像的时间，也会影响图像的对比度。根据心率水平，患者的每个 R-R 间期时间通常在 1 秒以下如 0.8 秒，所以如果选择一个 R-R 间期再结合相对短的 TE 时间其对比度倾向于 T1 权重，而如果为了更好地显示亚急性心内膜下梗死或炎性病变可以选择两个 R-R 间期，同时选择相对长一些的 TE 时间，这样在相应的图像中就会有更重的 T2

加权对比。前瞻性心电门控的心电触发技术和呼吸门控中的呼吸触发技术类似，TR 时间的长短由所选择的 R-R 间期数及每个 R-R 间期时间长短共同决定，在扫描这些序列的过程中应该根据患者的实际心率灵活调整 R-R 间期数，这样才能更好地保证图像对比度。

（2）心电门控和心脏电影模式中的 VPS 选择：虽然采用心电门控和心脏电影模式时具体的采集方式有一定差别，表现在前者在触发窗（Trigger window）时间窗内不采集数据，而是用于等待捕捉 R 波信号，因此心电门控模式采集时无法采集到整个心动周期时相；而采用心脏电影模式时则完全利用的是回顾性心电门控方式，数据的采集是连续的，所以在其电影回放时可以观察到整个心动周期各个时相。不过这两种不同的采集方式都有一个共同属性就是都采用 K 空间节段采集技术。K 空间节段采集也就是把一幅图像所需要的 K 空间数据分配到不同的心动周期采集，最后重建时把不同心动周期中同一期相的 K 空间数据用以整合重建，这就在绝对运动中实现了相对静止的采集（图 18-7）。

VPS（Views Per Segment）中的 View 其实就是 K 空间数据中的 K 空间线，因为磁共振成像过程中每一条 K 空间线包含的都是整幅图像的信息，所以每条 K 空间线都好像是一幅完整的图像。可能因为这个原因有时把 K 空间线也称为 View。在心电门控和心脏电影模式采集中把重建一幅图像的 K 空间数据分配到不同的心动周期来采集，那么在每个心动周期内采集多少条 K 空间线呢？VPS 其实就是指在每个心动周期内所采集的 K 空间线数目。如果心脏在收缩和舒张过程中能够保证绝对的心律规整，也就是无论在哪个心动周期内处于同一期相的心脏位置都是绝对相同的，那么就可以采集更多的 K 空间线。但实际的情况不是如此。其实在不同的心动周期时心脏的收缩和舒张总会有一定程度的差别，心律越规整这种差别就越小，而心律越不规整则这种差别就越大。在选择 VPS 时操作者必须考虑到这个因素的影响。理论上，在每个心动周期内采集的 VPS 越少，则因为心律差别导致的位置差异也可能更小。选择 VPS 的另一个考虑的因素是，不同心率的患者实际可以采集的 K 空间线数目是不同的。在心脏电影模式中，重建的时相数是人为规定的，可以选择 20 个时相也可以选择 30 个时相。我们选择的重建时相数越多，就意味着在每个心动周期或说 R-R 间期内要有更多的 VPS 组合，VPS 的数目越多，意味着总的 K 空间线就越多。现实的问题是：在一个心动周期内能够有如此充裕的时间来完成这些 K 空间线采集吗？如果没有，系统为完成这些采集在重建过程中就会采用插值处理的方法。实际工作表明，VPS 过高经常带来的一个问题就是重建的图像比较模糊。心脏电影成像采用的是真正稳态自由进动序列，这是一个超快速的梯度回波序列。在梯度回波序列中每一条 K 空间线都需要施加一次射频脉冲，然后进行不同的 K 空间编码获取不同的 K 空间线。在实际工作中如何确认所选择的 VPS 是否合理呢？有两点可以供读者借鉴：其一，操作者可以进行一个简单的门控模式切换即从心脏电影模式切换到心电门控模式，这时重建的时相数就是根据受检者心率和参数中设置的 VPS 而决定的。如果在这个模式下显示的时相数超过在心脏电影模式所输入的重建时相数，就说明这个 VPS 是比较合理的。如果在心电门控模式下能够重建的时相数明

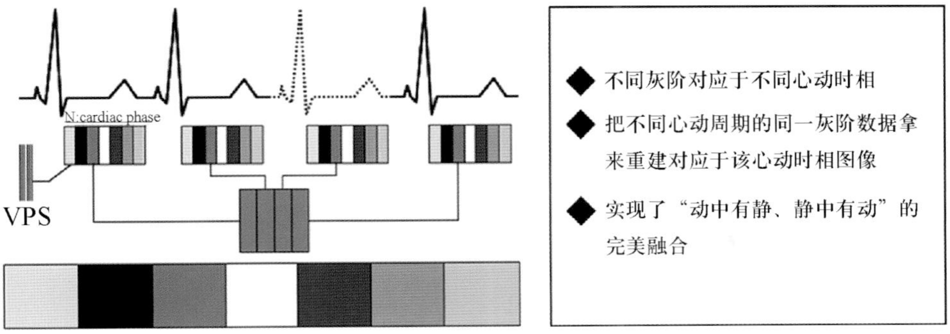

图 18-7　节段式 K 空间采集方式示意图。在每个心动周期内（R-R 间期）内连续的采集 K 空间数据，重建时把不同心动周期处于同一心动周期期相的 K 空间数据提取出来相互整合用以填充同一幅图像所需要的 K 空间数据

显低于在心脏电影模式下所输入的时相数，就意味着针对于当前心率状态下的 VPS 选择是不合理的。其二，也可以根据每次采集的扫描时间来进行估计。一般的经验是如果不采用并行采集这些技术，通常完成一次心脏电影采集的时间在 12 到 15 秒比较合理。虽然 VPS 越大完成全部 K 空间数据采集所需要的总的心动周期数越少，进而总的扫描时间也越短，但带来的一个突出问题是如果过多的 K 空间线不能通过实际采集完成而是通过插值实现，那么每个时相的图像都会变模糊。

（3）根据 VPS 计算时间分辨率：在心脏磁共振成像过程中，VPS 不仅用于心脏电影成像，在其他一些序列也会涉及。正确理解 VPS 的概念和它对图像的影响是进行心脏磁共振成像的一个前提和基础。前文说过，在梯度回波序列每条 K 空间线都是通过一次射频激励来实现的，所以这里的 TR 时间实际上类似于 FSE 序列中的回波间隔。根据系统所能获得的最短 TR 时间，这个 TR 时间与 VPS 的乘积就是在每个心动周期内采集一个时相 K 空间数据所用的时间窗。显然这个时间窗越短越好，这个时间窗也可以理解为心脏电影成像过程中的时间分辨率。这个时间窗越宽就意味着此期间内心肌运动的位移也越大，而这个时间窗越窄就意味着采集期间位移越小。在心脏电影或冠脉成像过程中为了尽可能地提高时间分辨率，一般会通过合理地设定扫描参数来获得尽可能短的 TR。

3. 不同门控类型的选择推荐：以 GE 磁共振平台为例，从宏观上看有几种不同类型的心电门控：指脉（peripheral gating，PG）、常规心电门控（standard ECG）和独立心电向量门控（independent vector gating，VCG）。

（1）指脉门控：在一般的肺部扫描等如单纯希望克服心脏运动伪影，可以采用指脉门控。指脉门控的好处是比较方便而且简单易行。但使用指脉门控时需要特别注意指脉门控的固定，需确保受检者的中指腹部紧贴脉搏探测装置。因为指脉门控是通过探测指端脉搏来实现数据采集与心跳运动的同步，所以使用指脉门控时需要固定好指脉门控而且叮嘱受检者不能弹动手指，否则会造成错误激发。另外，使用指脉门控时也需要注意受检者指脉搏动情况，如果受检者手茧过厚等都会影响指脉的敏感性。在老年人也需要注意有无动脉粥样硬化等，这些可能也会影响指脉门控的效果。指脉门控检测到的是外周血管的搏动，和心脏自身的活动之间有时间差。在专门的心脏成像扫描中还是强烈建议使用心电门控。

（2）常规心电门控：常规心电门控就是一般的心电门控。这种心电门控的电极片贴法和心电图检查有些类似。电极柱和电极片的连接有着比较严格的要求，这些对于初学者来说应用起来有一定困难。另外，因为这种常规心电门控在扫描期间很容易受射频电磁波干扰引起信号不稳定，所以这种门控模式几乎被心电向量门控所取代。

（3）心电向量门控：也称为独立向量门控。这种门控电极片贴法相对简单，但要注意局部皮肤清洁及避免贴在肋骨上。连接好后要观察一下几个不同向量门控的信号，选择最高的那个向量门控作为实际扫描中的心电门控。在电极片贴好后建议用医用胶布固定，避免扫描中电极脱落。在摆位时要避免门控电缆线形成环路。心电门控电极片安置区域可用一隔离垫覆盖。这些对于确保电极稳定以及扫描的顺利进行非常重要。

（黎丽　张英魁）

第三节　心脏磁共振成像基本脉冲序列与质控因素

在心脏磁共振成像过程中多序列多对比度是其一个重要的临床优势。这些序列根据临床应用可以归纳为三大类：心脏功能评估序列——亮血序列；心肌形态学评估序列——黑血序列；心肌存活性评估序列——首过灌注和延迟增强序列。这些序列是临床上进行心脏磁共振成像比较常用的序列。当然还有一些比较前沿的弛豫定量如 T1 mapping 或 T2 mapping 等不在本文讨论范畴。

一、心脏功能评估序列

心脏是人体内最重要的泵血器官。心脏通过

有规律地收缩和舒张完成其泵血功能，使得血液能够源源不断且周而复始地循环着。任何原因导致的心脏病变都可能直接或间接影响到心脏的收缩和舒张功能，因此在心脏磁共振成像中用于评估心脏功能的亮血序列是一个重要的成像序列。

1. 心脏亮血序列的成像原理基础：所有磁共振设备厂商均采用基于真正稳态自由进动的梯度回波序列进行心脏亮血成像，但命名却有所不同。在 GE 磁共振平台上这个序列称为 FIESTA（Fast Imaging Employing STeady-state Acquisition）。这是一个非常特殊同时对设备的各项性能要求也很高的一个成像序列。尽可能多地了解这个序列的成像原理基础无论对于扫描还是图像判读都非常重要。这里做简单总结和讨论。

（1）FIESTA 利用梯度回波序列实现了射频回波信号采集：FIESTA 等真正稳态自由进动序列是一个超快速的梯度回波序列，它采用系统极限短的 TR、TE 进行成像。因为其射频脉冲的重复时间非常短，所以在下一次射频激励时那些长 T2 弛豫属性的成分仍存留有一定的横向磁化矢量。FIESTA 序列对于这种横向磁化矢量予以保留，同时通过层面选定、频率编码和相位编码三个方向的平衡梯度设计实现了一种稳态。这种存留的横向磁化矢量在随后的射频脉冲作用下发生聚相位效应。对于 FIESTA 序列而言，从连续的时间轴上来看会有两类性质不同的回波信号：在前一次射频脉冲作用下产生的自由感应衰减信号 FID（SSFP-FID）和通过下一次射频脉冲聚相位作用产生的自旋回波信号 Spin echo（SSFP-Spin echo），其中 SSFP 为 Steady-State Free Precession 的缩写。通常情况下这两个不同性质的信号的相互分离的，在成像过程中既可以用不同性质的信号分别进行成像，也可以在特定条件下将两者融合形成一个更高的共振信号。图 18-8 中可以看到了两个不同性质信号的统一，而这种融合的信号反映的对比度是 T2/T1 对比。这种对比度属性决定了 FIESTA 这类序列的一个特点，即它既不是 T2 对比像也不是 T1 对比像，只有那些 T2/T1 比值更大的成分在这个序列上可以产生更高的信号，这就是为什么这个序列表现为血亮、水亮、脂肪亮的原因。

（2）稳态的形成与维持：在脉冲序列章节中已详细介绍过梯度回波序列实现稳态的几个条件：其一，是相对短的 TR，因为只有当 TR 比较短时下一次射频激励时仍能有一部分横向磁化矢量的存留；其二是组织成分本身具有长 T2 属性，那些短 T2 属性的成分在下一次射频激励时可能也已经完成了 T2 弛豫。对于 FIESTA 亮血序列而言，更短的 TR、TE 是形成稳态的基础也是维持稳态的基础。只有当 TR 足够短时才有足够的横向磁化矢量用于稳态形成，也只有当 TR 足够短时形成的稳态才不至于发生散相位而失去稳态。这种稳态的形成和维持是保证血流信号更亮的前提和基础。要想获得更短的 TR 首先得获得更短的 TE。在扫描过程中需要时刻牢记三个方向的梯度是相互协同也是相互制约的。当采用更

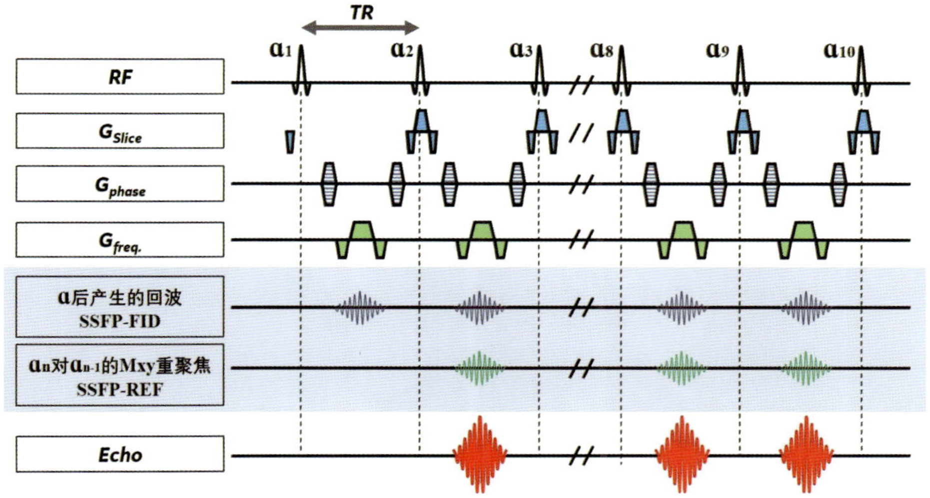

图 18-8　FIESTA 等真正稳态自由进动序列示意图。在连续几个射频脉冲作用达到稳态后两个不同性质的信号会相互融合形成一个更大的共振信号

小的 FOV、更薄的扫描层厚和更高的频率编码矩阵时都会导致 TR、TE 的延长，这些都可能破坏 FIESTA 序列稳态的建立和维持，导致血流信号不亮或出现低信号伪影。强烈建议大家在修改任何扫描参数时需要时刻注意 TR、TE 的变化，FIESTA 序列所能使用的 TR、TE 是由所有扫描参数及梯度性能决定的极限参数，在界面上是不能人为更改的，而且每当改变扫描参数中的某一个，这个极限参数都可能发生变化。如果为了达到某种假想的临床目的而修改了其中的一些参数如 FOV、层厚、矩阵等，操作者就应该事先考虑这些变化对 TR、TE 的影响以及这种影响可能带来的结果。总体而论，TR、TE 越短越好，但在临床实际工作中不可能做到，不过一个基本的原则是 TR 尽可能控制在 5 毫秒以下，否则很难达到更好的亮血效果（图 18-9）。

（3）获得稳态与维持稳态的基础：前文介绍了 FIESTA 等真正稳态自由进动序列利用的是两个不同性质的信号在特定条件下刚好相互融合重叠形成了一个相互叠加的共振信号。在这个真正稳态形成过程中优异的磁场均匀度是重要的前提和保证。任何导致磁场均匀度变差的因素都会导致两个不同性质的回波产生错位而无法融合。心脏与富含气体的肺相邻，肺内气体与软组织之间磁化率存在着很大差别，这种磁敏感差别会导致主磁场均匀度被明显破坏。在进行磁共振亮血成像序列扫描时能否获得优异的局部磁场均匀度是确保获得优异图像质量的前提和基础。在扫描方面有两点建议供读者参考：其一，精确地施加局部匀场。在心脏亮血序列扫描中局部匀场的作用非常重要，在施加这个匀场时要注意大小和精准定位，要在轴位、矢状位、冠状位三个方位观察，以心脏为中心。匀场容积的大小不宜过大，尽量以覆盖心脏为原则；其二，在预扫描过程中观察匀场效果。FIESTA 这个序列对中心频率偏移非常敏感，在预扫描时特别是开始扫描第一个亮血序列时建议从自动预扫描“Auto Prescan”开始，当这个自动预扫描结束后，点击手动预扫描“Manual Prescan”，这时会显示出预扫描的界面。在此界面观察中心频率与水峰是否重叠，如不重叠可手动调整中心频率的位置。在第一个亮血序列扫描结束后进入第二个位置的亮血序列时可以直接点击手动预扫描然后接受（界面中点击“Done”），这时便会自动采用上一个序列的预扫描数值。因为心脏亮血电影序列会进行几个不同定位的扫描，某些特殊位置扫描时也许相应的匀场值发生变化，此时可以重复第一次扫描的步骤，从自动预扫描开始，先确认中心频率的位置，若不理想可以考虑重新施加匀场并再次开始扫描（图 18-10）。如果在扫描亮血序列时操作不当就可能产生明显的磁敏感伪影（图 18-11）。

2. 心脏亮血序列的扫描方位与定位：为了更好地显示心脏的收缩、舒张功能及各个瓣膜的功能状态，心脏亮血电影序列需要进行多方位扫描。其中比较重要的如水平四腔心、短轴两腔心、长轴两腔心以及流入、流出道等（图 18-12）。

在心脏亮血序列定位方法中，对于初学者而言比较推荐采用静态定位扫描方法。这里所说的静态定位方法是采用静态定位像进行定位扫描。虽然各家厂商都推出了各自的实时定位方法，但对于操作不熟练的操作者而言这种操作往往会花费更多的时间。这种实时定位扫描序列通常都是一些扫描非常快的序列，其采用的多是系统最大的梯度性能，因此这种序列噪声很大。如果操作

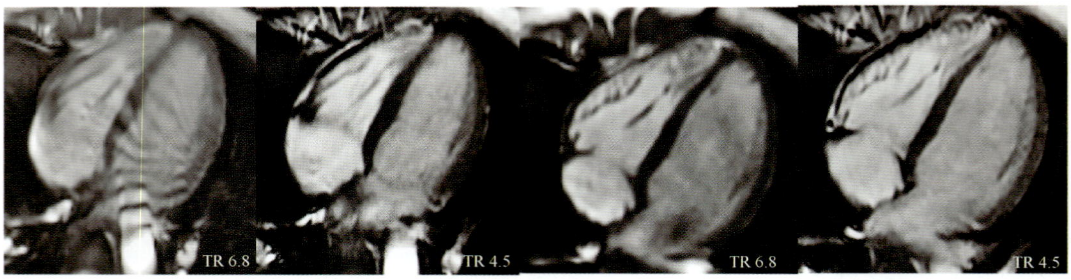

图 18-9 在 FIESTA 亮血序列扫描中，TR 时间的长短对于是否可以形成稳态和维持稳态都非常重要。这里展示了 TR 对图像质量的影响：当 TR 时间过长如 6.8 ms 时，稳态明显遭到破坏而表现为明显的混杂信号伪影；当 TR 降为 4.5 ms 时，图像信噪比更高，而且不存在伪影

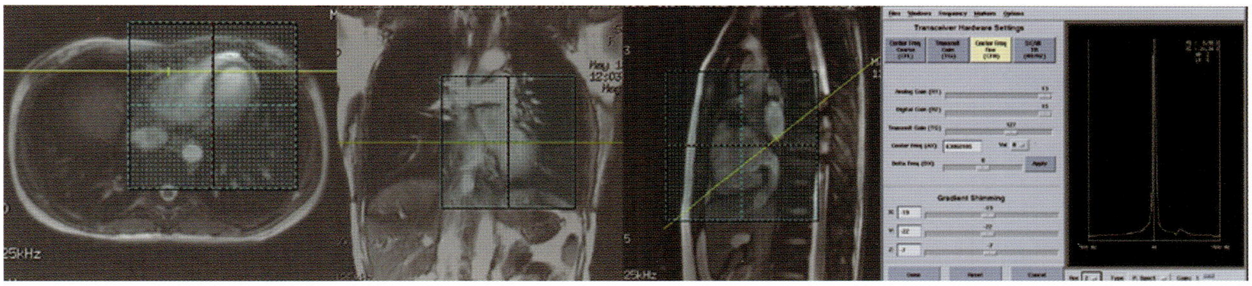

图 18-10　心脏亮血电影序列扫描中的局部匀场设置。在心脏 FIESTA 序列扫描时局部匀场对确保成功扫描至关重要，施加局部匀场后进行预扫描可见中心频率与水峰频率完全重叠。图像中蓝色方形框为匀场范围

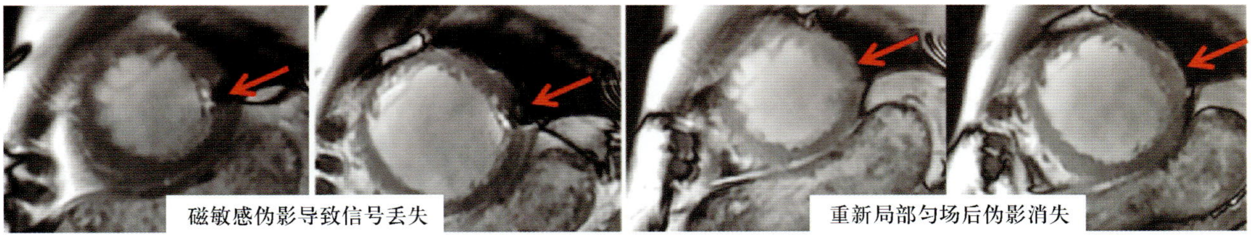

图 18-11　心脏亮血电影序列常见的磁敏感伪影。FIESTA 亮血序列对于磁场均匀度有非常苛刻的要求。在未施加精确局部匀场时，在心脏和肺部交界区可见因磁场不均匀所导致的信号丢失，施加局部匀场后心肌显示正常

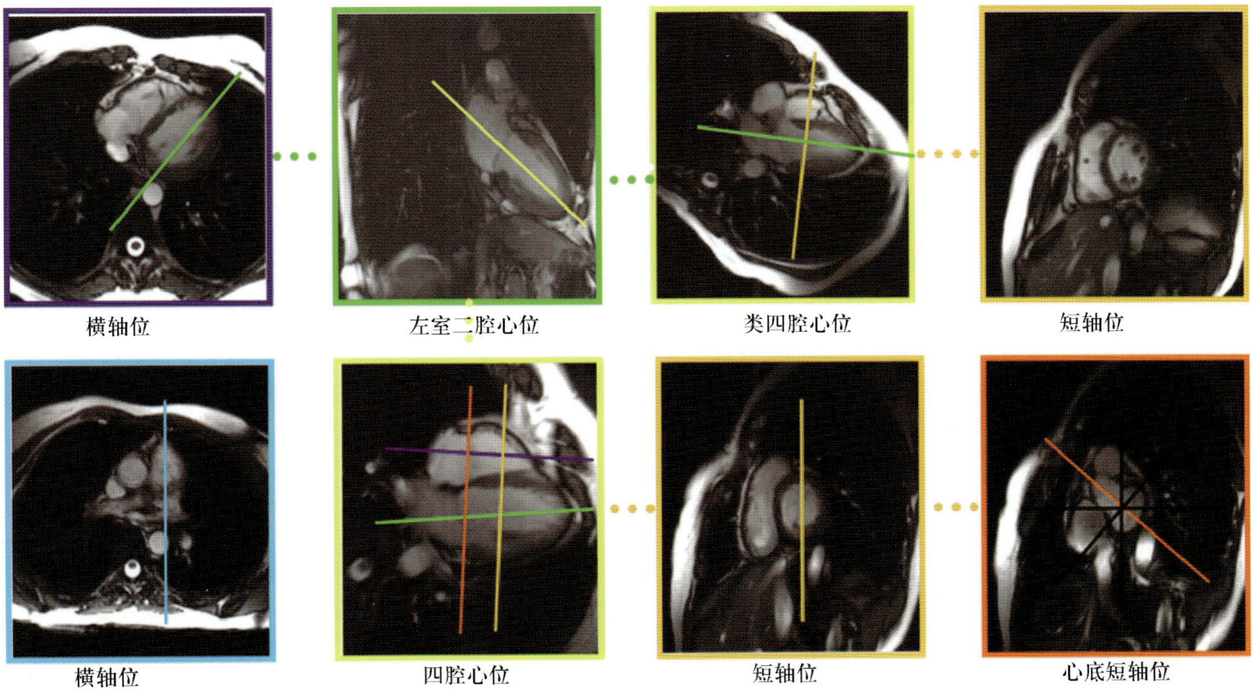

图 18-12　心脏亮血电影序列扫描定位示意图。在心脏电影序列扫描时通常以前一个序列扫描图像作为参考图像来依次进行下一个方位的扫描定位。其中，水平四腔心是非常重要的一个方位，也是其他方位定位的基础

者应用不熟练无疑会增加扫描时间，导致受检者遭受更多的噪声伤害。静态定位的一个好处是，对于初学者或者心脏检查相对少的一般综合性医院的操作者，这种定位方法相对更容易掌握，而且定位过程中有足够的时间进行思考。心脏亮血电影序列能用于评估心脏收缩和舒张功能，同时也能用于评估心肌梗死后所引起的反常心肌运动与室壁瘤（图 18-13）。

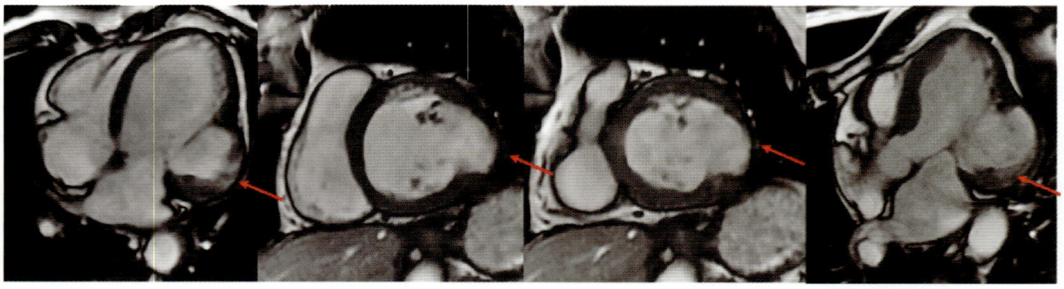

图 18-13 心肌梗死后左心室室壁瘤形成。FIESTA 序列显示左心室心底侧壁局部变薄，心腔向外突出。在动态电影观察时可以发现该室壁瘤在心室收缩、舒张时发生反常运动。不同方位的 FIESTA 亮血扫描显示局部心壁变薄，其内部分中等偏高信号最后证实是附壁血栓

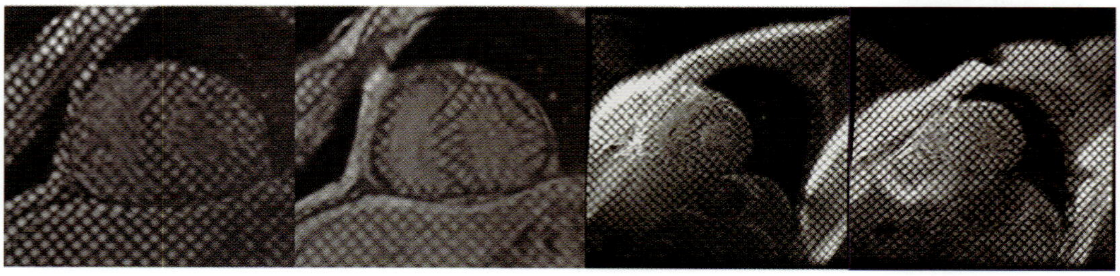

图 18-14 心肌标记成像是心脏电影成像的基础上合并使用网格标记的方法。这种标记在电影图像采集之前进行，理论上随着心肌的收缩、舒张该标记网格会随之发生相应变化。静态组织如邻近的胸壁、肝等标记格大小不变。对于运动受限的心肌或梗死的心肌该标记网格也不会发生明显的变化，正是根据这种网格大小的变化来判断心肌的运动功能

3. 心肌标记序列：这种心肌标记序列是在心脏电影图像采集之前先施加一个网格状饱和脉冲。随着心脏收缩与舒张该网格的大小应随之发生相应变化（图 18-14）。通过测量在心脏收缩、舒张过程中网格大小的变化以半定量的方式评价心肌的运动功能。因为饱和脉冲随着时间延长而逐步弛豫，所以这种网格标记在电影时相的后期就变得很不清楚。虽然这种心肌标记的方式理论上对于心肌收缩、舒张功能评估相当于提供了一个量化分析的方式，但其精准度和敏感度没有那么高。

二、用于评估心肌形态的成像序列

前面所讨论的 FIESTA 亮血序列在心脏磁共振成像过程中具有特别重要的临床意义，它能够很敏感地发现心脏运动功能的异常，也能显示瓣膜关闭不全所导致的反流。该序列对比度特殊，它既不是 T1 加权对比也不是 T2 加权对比，它所反映的是 T2/T1 对比。显然这种混杂的对比有时在显示病变上会有一定困难。在心脏磁共振成像中除了要观察心脏的运动和瓣膜等情况，同时也需要观察心肌的形态学改变，包括准确地评估心肌厚度改变、其内有无异常信号改变等等，这就需要用到一些更特殊的序列。同时，因为心脏是一个周而复始的泵血器官，心腔内充满着随着心脏周期运动而不断流动的血液。要想显示心肌形态或其内信号改变客观上必须解决两个问题：其一，如何在心脏的绝对运动中进行相对静止成像？其二，如何能把其中的血液作为一种对比衬托心肌的形态？这就是下面要讨论的心脏黑血成像。

1. 黑血成像的机制与序列基础：在讨论心脏专用的黑血成像脉冲序列之前，可以先回顾一下磁共振成像中血液的流空效应。血液流动在磁共振成像中是一种很重要的对比，利用这种对比可以进行亮血血流成像如 TOF MRA、PC MRA 等，也可以用来进行黑血成像。从脉冲序列成像过程中射频激励到信号读出整个过程来看，自旋回波序列可以产生流空效应，而梯度回波序列则更倾向于产生流入增强效应（图 18-15）。之所以会有这样的差别，这里还需要从回波产生的机制来分析。自旋回波序列家族回波信号的产生有两种机制在起作用：其一是射频聚焦脉冲；其二是读出梯度。虽然最后的信号是通过读出梯度来完成

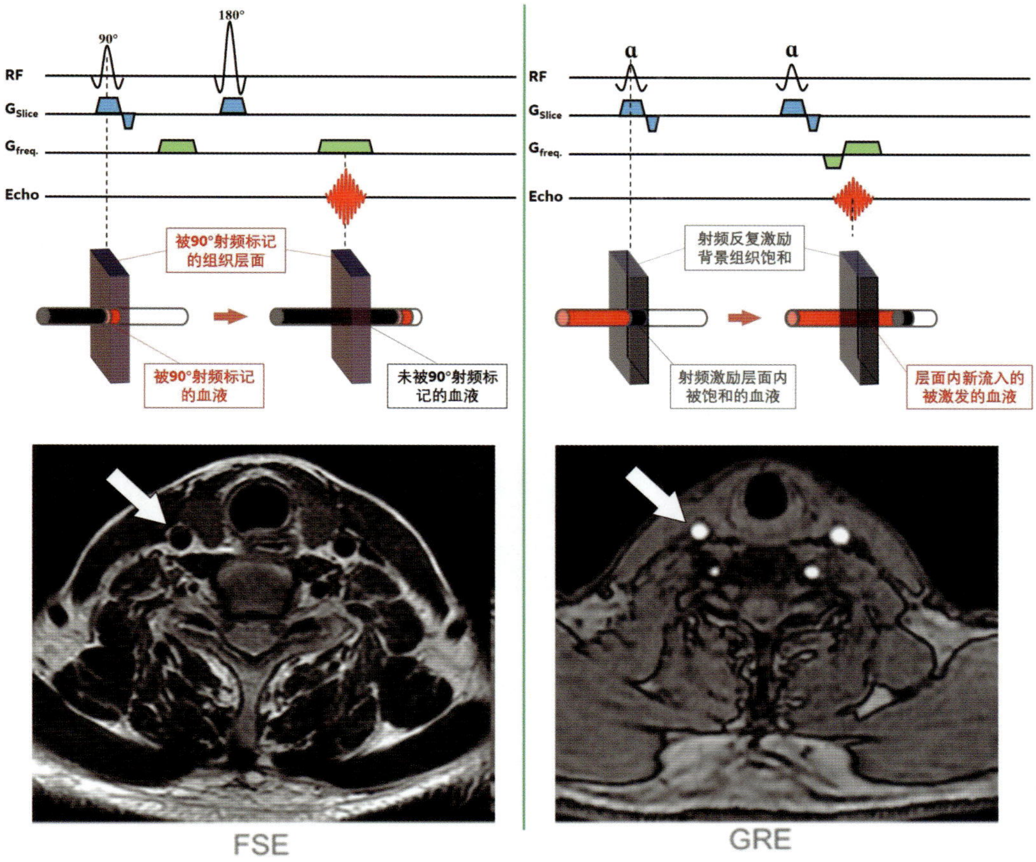

图 18-15　自旋回波序列家族的流空与梯度回波序列的流入增强效应。TOF MRA 所依赖的成像序列是梯度回波序列，这里除了利用快速射频激励等所导致的背景抑制也利用了梯度回波序列的流入增强效应。因为梯度回波序列在利用梯度场极性切换进行回波读取过程中不施加选层梯度，所以梯度回波序列和 FSE 序列一个重要区别是梯度回波具有流入增强效应，而 SE 序列家族则具有流空效应

的，但聚焦脉冲这里也发挥着重要作用。

这里简单说明一下为什么 SE 序列家族在信号读取过程中会产生血液流空效应。在 SE 序列其信号读出是在读出梯度作用下完成的，但在读出梯度前所施加的射频聚焦脉冲对于回波的形成也起着重要作用。一方面，这个射频聚焦脉冲可以消除各种偏共振效应所导致的信号衰减，同时因为这个聚焦脉冲配合有选层梯度，这对于流动的血液来说经历过射频激励的那部分血液在施加聚焦脉冲时可能已经离开了成像层面。选择的 TE 时间越长，这种流空带来的效应就越明显。在梯度回波序列因为没有聚焦脉冲的作用，而读出梯度读取信号时没有选层梯度相配合，这样读出梯度可以重聚信号的范围就很大，这是产生流入增强的基础。虽然 SE 或 FSE 序列理论上可以实现黑血成像，但这种黑血效应显然受血流速度制约，当血流速度较慢时就可能出现流空效应不明显的问题。如何确保在心脏黑血成像过程中获得更好的黑血效果呢？这就是下面要讨论的多反转恢复黑血成像脉冲序列（图 18-16）。

2. 多反转恢复快速自旋回波序列：在通常的 SE 或 FSE 序列，如果要获得好的流空效应往往需要较薄的扫描层厚和相对快的血流速度，同时对血流状态也有比较严格的要求。可以设想一下，如果在成像过程中系统施加一个非选择性的反转脉冲，这样流入到成像层面内的血液就可能有两种机制产生黑血效应：一种是流空效应，而另一种是流入层面内的血液经过一个反转脉冲作用。当被反转的血液流入到成像层面时如果刚好纵向弛豫恢复到零点（此时这部分血液就没有纵向磁化矢量），那么它们哪怕流得非常慢，慢到在层面内既能接受到射频激励作用也能接受到聚焦脉冲作用，但因为在射频激励时没有横向磁化矢量的产生，因此也就不会因为聚焦脉冲的作用

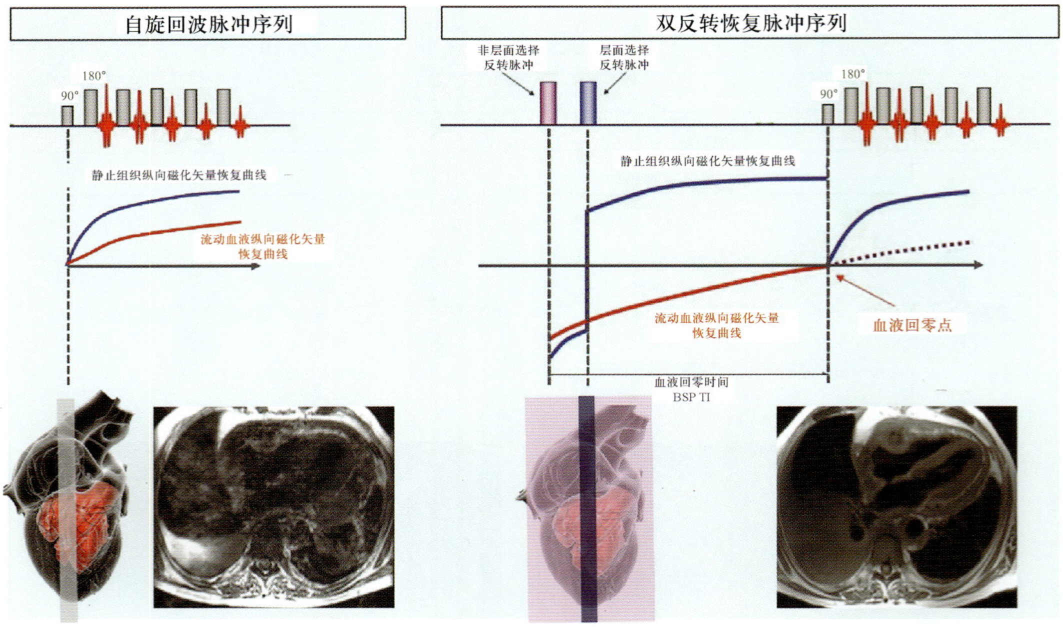

图 18-16 自旋回波脉冲序列和双反转恢复脉冲序列示意图。图中展示在心脏活动受限时 SE 序列的黑血效应明显下降，而在双反转恢复 FSE 黑血序列取得了较好的黑血效果

而产生一个回波信号，这样双重作用显然更有利于黑血成像。事实上，如果只使用一个非选择性的反转脉冲，通过合理的设定反转时间，也能实现成像层面内的黑血成像。但是当操作者在进行心脏黑血成像时操作者的真正成像目的不是为了黑血而黑血，更重要的目的是通过黑血而更好地显示心肌形态，这就是采用多反转脉冲的原因。在双反转恢复脉冲序列中，首先施加一个非层面选择的大范围反转脉冲，使得成像区域内的所有组织包括血液经历一次纵向磁化矢量的反转；随后，针对成像层面再施加一个层面选择性的反转脉冲，这时对于成像层面而言，短时间内施加了两次反转脉冲使得它们对于成像层面所产生的纵向磁化矢量的宏观作用相互抵消，因此该层面内的心肌等结构相当于未受到反转脉冲的作用（需指出的是为了确保心肌具有更高的信号，第二个反转脉冲的厚度要大于选择的层面厚度，比如 3 倍，但在长轴位扫描为了确保黑血效果更好这个层面因子要适当降低）。而成像层面外的血液却是经历了反转脉冲的作用，这个反转脉冲作用后这部分血液纵向磁化矢量会逐步经过 T1 弛豫过程慢慢恢复，在一个特定的时间点血液的纵向磁化矢量刚好恢复至回零点时，此时纵向上就没有磁化矢量的存在。任何一次射频激励所能产生的信号的大小其实都是瞬间纵向磁化矢量幅度的反映。如果在射频激励过程中不存在纵向磁化矢量，也就意味着不会有最后信号的产生。在反转恢复序列这个特定的时间点就是通常所说的回零时间（nulling time）。接下来需要思考的问题是对于流动血液而言，这个回零时间点是多少？同时还需要进一步解读心脏磁共振成像过程中实现黑血成像的相关脉冲序列及其成像原理。

3. 心脏磁共振成像黑血序列的 TI 时间及其影响因素：组织经历了一个 180° 反转脉冲作用后其纵向弛豫的回零时间遵循以下公式：$TI_{null}=T1_{blood}\times\{ln2-\ln(1+e^{-TR/T1})\}$，当 TR 远远大于 T1 时，该公式可简化为：$TI_{null}=T1_{blood}\times ln2$。因为血液的 T1 弛豫时间在 1.5 T 和 3.0 T 上分别是 1200 ms 和 1600 ms，所以对应于 1.5 T 和 3.0 T 的血液回零时间分别为 830 ms 和 1100 ms。但是请注意这个简化的公式是在 TR 远远大于 T1 时才成立，在心脏扫描过程中这个假设是不成立的。用于黑血成像的双反转或三反转（Double IR、Triple IR）使用的是前瞻性门控技术，其 R-R 间期通常选择 1 或 2，根据人群的平均心率 75 次 / 分钟，选择 1 个或 2 个 R-R 间期时 TR 时间分别是 800 ms 和 1600 ms，显然这个 TR 时间不是远远大于血液的 T1 弛豫时间而是接近或小于。因此在实际扫描序列中应该充分考虑到 TR 时间的影响。理解这个回零时间的计算公式对于实际扫描很重要，虽然不需要根据实际心率变化计算对应 TR 下的回零时间，但至少可以帮助大家理解为什么在心脏黑血成像中这个 BSP TI 会选择“Auto”，这样是为了确保在心率变化导致 TR 随之变化时系统自动计算对应的最理想的回零时间。

4. 心脏黑血成像 Double IR FSE：Double IR FSE 序列是用于心脏黑血成像的主要序列。这个序列的主序列是快速自旋回波序列。在主序列之前在施加大范围非选择性反转脉冲后立即施加一个层面选择性反转脉冲，这样成像层面的心肌相当于未经历过反转脉冲的作用。在这个序列使用中有几个参数需要特别注意：

（1）门控参数的选择：该序列使用的是前瞻性门控即心电触发门控模式。首先 R-R 间期数的选择需要结合临床的实际需要，如果为了突出心肌组织的 T2 对比加权，则可以选择 2 个 R-R 间期数；而如果要突出心肌的 T1 权重则可以选择 1 个 R-R 间期数。在门控中还有一个 Trigger Delay 需要选择，这个通常推荐选择舒张期（diastolic），因为在舒张期心肌的动度相对更低，而且这一期持续时间相对更长。因此选择舒张期更有利于获得更清晰的图像。

（2）血液回零时间 BSP TI 的选择：这里推荐选择扫描参数界面中的“Auto”，因为在实际扫描中受检者的心率可能会发生变化，这会导致 TR 随之发生变化。当选择“Auto”时系统会根据 TR 的变化灵活地调整 BSP TI 时间，这样能确保获得更好的黑血效果。因为在双反转恢复自旋回波序列中针对血液采用的是大范围非选择性反转脉冲，因此只要能确保选择合适的回零时间通常就可以获得比较理想的黑血效果。

（3）成像层面方位的选择与图像解读：相比于常规的 SE 或 FSE 序列，双反转恢复快速自旋回波序列有两种机制参与黑血形成即反转恢复加流空效应，这样使得双反转恢复序列的黑血效应更明显且对血流速度的依赖性降低。但是在一些特殊情况下，如果成像层面内的部分血液因为某种原因不能及时流出，那么这部分血液就可能发生弛豫而导致黑血效果变差。对于成像层面而言，其内流不出去的血液会受到连续两个反转脉冲的作用，这样相当于没有经历过反转脉冲的作用。基于这样的原因，一般在双反转黑血序列更推荐使用短轴位扫描。一般长轴位扫描的黑血效果会受血流速度或状态的影响，譬如在扫描长轴位双反转快速自旋回波序列时，可在心尖部见到因为血液湍流而呈现的高信号。了解影响黑血效果的机制对于图像解读非常重要，譬如当因为心梗或其他原因导致心肌运动功能降低时或因为局部心壁受损血流状态发生改变时都有可能导致相应区域血流信号增加。这也从另一个方面帮助磁共振医师推测或理解可能存在的心肌病变（图 18-17）。在双反转黑血成像过程中有一个理想的假设，即进行信号读取的心肌刚好是经历过两个反转脉冲的那部分心肌。但实际上在施加反转脉冲和进行信号采集期间可能会因为心肌运动而发生错位，这会导致部分只经历过一次反转脉冲作用的心肌在进行黑血成像信号采集时表现为低信号。因此，在短轴位黑血成像时会加大第二个反转脉冲的宽度，使之大于成像层面厚度，这样就可以在一定程度上避免这种心肌错层现象。但这也会导致一部分流入成像层面的血液也经历了第二个反转脉冲的作用，所以可能会导致血液信号无法被抑制。

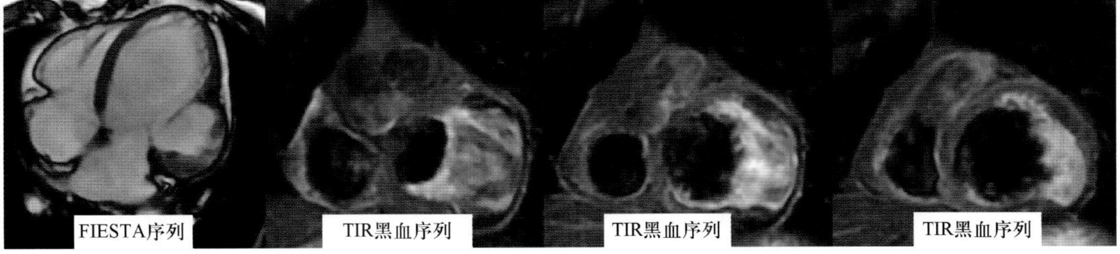

图 18-17　黑血成像序列除了能反映心肌形态外，根据其血流信号分析也能间接反映心肌功能。心肌梗死左心室室壁瘤，在 FIESTA 亮血序列可见一向外突出的室壁瘤，而相应区域在三反转恢复快速自旋回波序列（TIR 黑血序列）时血流信号因流动过慢而呈高信号改变。三反转黑血与双反转黑血相比多了一个短时反转脂肪抑制脉冲外，其他两个反转脉冲相同

（4）TE时间与回波链长度的选择：TE时间与回波链长度的选择对于黑血成像序列的图像质量有着重要的影响。因为在心脏磁共振成像中，黑血成像的主要临床目的是为了更好地显示心肌形态及其对比，所以在参数调节过程中应该予以充分的考虑。TE时间的选择会影响到黑血成像序列的对比度，当选择相对长的TE时T2对比权重更明显，此时对于显示心内膜下心肌梗死更有利。黑血成像的信号读出基于FSE序列，FSE序列的一个优点是成像速度明显较SE序列快，因为在一次射频激励过程中会施加多个聚焦脉冲采集多个回波信号。不过FSE序列的这种快也付出了一定的图像质量代价，其中最值得考虑的就是图像模糊问题。对于FSE序列而言，在进行多个回波采集过程中伴随而来的一个明显问题就是越靠后的回波其回波信号幅度越低，这是组织T2弛豫的必然结果。这种回波信号的降低导致相应K空间线的信噪比降低，如果信号低到被噪音埋没，那么此时所采集的K空间线就是无效的。在MRI成像过程中K空间线的覆盖面积决定图像的空间分辨率。所以在考虑一套成像参数的实际空间分辨率时，我们需要建立有效K空间覆盖面积的概念。对于具有短T2弛豫属性的组织，不难理解在比较靠后的回波中其信号已经衰减殆尽，此时所采集的K空间线对于这种弛豫属性的组织而言相当于无效K空间。充分考虑到这种由于组织T2弛豫衰减对于K空间线以及最后图像的影响，FSE序列在K空间采集和排列中做了很多优化与重组，但这些仍无法根除这种T2弛豫衰减对于图像质量的影响。一个有趣的现象是：FSE序列的空间分辨率或者说细节显示能力对组织的T2弛豫属性有高度依赖性，一般长T2弛豫属性的组织在FSE序列上显示的空间分辨率较短T2弛豫属性的组织更高。心肌组织具有相对较短的T2弛豫属性，因此在黑血序列成像时过长的回波链很容易导致心肌结构模糊，这点在成像过程中要予以充分考虑（图18-18）。基于以上考虑，在进行双反转黑血成像时根据所欲获得的对比度不同回波链长度也不同，当选择2个RR间期时回波链长度可以选择的长一些如6到8个，这时可以获得更好的T2加权对比；如果选择了1个RR间期，那么相应的回波链长度就尽量控制的短一些，如3到4个，这样可以获得更好的T1加权对比度。

5. 用于黑血成像的三反转或化学饱和脂肪

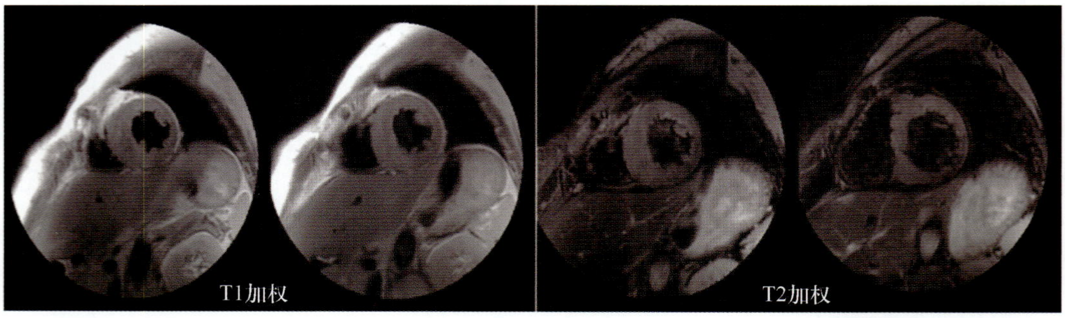

图18-18 黑血成像中不同对比度的参数选择。在心脏黑血成像时可以根据心电门控中R-R间期数的选择和参数中TE时间的选择改变图像的对比权重。1个R-R间期配合较短的TE获得T1权重更明显的图像对比；而2个R-R间期配合相对长的TE则可获得T2权重更明显的图像对比

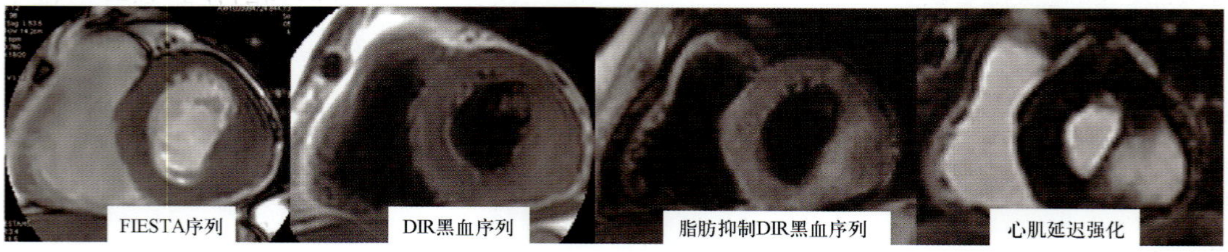

图18-19 脂肪抑制黑血序列可以突出病变对比。心脏不同序列相互结合更有利于左心室壁占位病变的诊断。双反转黑血成像显示左心室壁局灶性增厚，在脂肪抑制黑血序列上显示病变呈高低混杂信号，以低信号为主。延迟强化序列显示病变明显强化

抑制 FSE 序列：三反转黑血成像与双反转黑血成像的基本原理相同，只是三反转黑血成像针对成像层面多施加了一个短时反转脉冲，其结合使用的序列是 FSE-IR，将该序列的 TI 时间设为脂肪回零点。对于血液而言该反转脉冲不会有什么影响，但对于成像层面的心肌和脂肪会有很大影响，成像层面内的脂肪信号被抑制，心肌在该回零点进行射频激励会有部分信号损失。但三翻转能够抑制心包周围的脂肪，从而有助于明确有无心包积液的诊断。另外，进行脂肪抑制也可以通过在双反转黑血序列的基础上施加一个脂肪抑制脉冲来实现，这种化学脂肪抑制的方法较反转恢复的方法所获得的图像信噪比更高，但是心脏成像区域紧邻肺内气体，局部磁场均匀度较差，这给化学脂肪抑制带来非常大的挑战。

（张英魁　陈春林　付贵峰）

第四节　磁共振心肌存活性评估序列

在磁共振成像过程中无创性的多序列、多对比构成了心脏磁共振成像的重要临床优势。而在这些多序列、多对比的评估优势中，磁共振心肌活性评估序列具有更为突出的临床意义。相比于其他心肌活性评估手段，磁共振心肌活性评估具有相对更高的空间分辨率。心肌血供具有不均匀分布的特点，通常心内膜临近区域血供更丰富，而在缺血早期往往以心内膜最先受累。只有成像手段具有足够高的空间分辨率，才能够更敏感地发现这些早期改变。磁共振心肌活性评估序列由心肌首过灌注成像和心肌延迟强化两个部分组成。根据心肌在首过灌注和延迟强化的不同表现可以区分为：正常心肌、冬眠心肌、顿抑心肌、梗死心肌。对这些心肌性质的判定和评估对于治疗和预后评估都有特别重要的临床价值。

一、心肌首过灌注成像

心肌首过灌注成像（first pass perfusion）是快速注射对比剂后通过快速的多时相动态增强扫描来评估心肌组织微循环灌注水平的成像技术。梗死和冬眠心肌在首过期间都可以因为病变区域的血流减少而呈现低信号改变。

1. 首过心肌灌注成像的脉冲序列：这是一个超快速梯度回波序列，扫描中采用系统允许的最短 TR、最短 TE。该序列在开始进行信号采集前先结合一个非层面选择性的硬饱和脉冲，在该脉冲作用下启动一个层面的扫描。一层采集结束后再施加饱和硬脉冲开始下一个层面的采集。虽然这种快速采集模式无法直接使用心电触发模式，但心肌首过灌注成像却是在心电门控模式下进行，因为患者的心率不同，所以在一个 R-R 间期内可以采集的最大层数也不同。如果首过心肌灌注成像需要采集的层数多就得增加 R-R 间期的数目，这带来的一个问题是就是相同时相总的采集时间延长。在 GE 磁共振平台这个序列采用的是快速的 FGRE 序列，TR 为 2 ~ 3 ms，TE 约 1.3 ms。为了突出对比剂增强后心肌灌注的对比，这里结合了非选择性的饱和脉冲。饱和脉冲的作用是把心肌和心腔的本底信号抑制掉。这样对比剂进入心腔后会明显变亮。因为心肌内毛细血管网通透性高，在首过期间对比剂就可以进入正常的心肌组织而表现为信号明显增高。

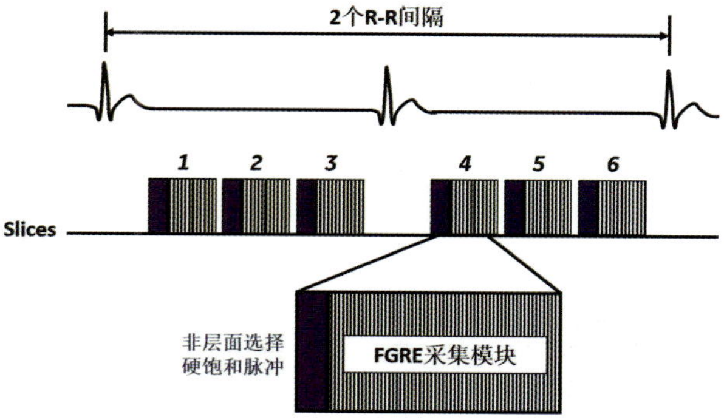

图 18-20　心肌首过灌注脉冲序列简化图

（1）心肌首过灌注成像的扫描方位和定位：心肌首过灌注成像的扫描方位和扫描定位都至关重要。在进行具体方位和层面定位过程中一定要认真阅读前面扫描的功能成像序列和形态学序列。其中特别要注意观察能敏感显示心肌运动功能状态的亮血序列。心肌缺血会导致心肌的收缩、舒张功能障碍，首过灌注成像的扫描层面必须覆盖运动功能异常的区域。通常首过灌注会复制心脏电影成像层面，一般扫描短轴位，但对于心尖部的缺血或梗死必须扫描至少一层的长轴位，这样才能更敏感发现心尖部病变。

（2）心肌首过灌注成像的测试扫描：心肌首过灌注成像对于对比剂的注射速度要求较高，因此该序列的扫描需采用高压注射器注射对比剂。为了确保扫描的成功并获得优异的图像对比，在进行正式的首过灌注成像扫描前建议先做一个测试扫描。该测试扫描所有参数和正式扫描序列相同，唯一的区别就是测试扫描序列采集的时相数少，比如采集 5 个时相。测试扫描可以帮助操作者明确几个方面的问题：其一，确定本底信号被充分抑制，这个是确保对比剂注射后获得优异对比的前提；其二，确定扫描范围是否合适，因为受总的时间限制心肌首过灌注的层数不能过多，一定确保扫描的范围能完全覆盖病变区域。如果明确测试序列没有问题，这时就可以进入到正式的心肌首过灌注成像扫描。

（3）静息态心肌首过灌注成像扫描：在这个序列正式开始扫描之前需要和患者再次沟通配合的重要意义，同时也要对患者进行呼吸训练。首过成像是一个快速的多时相扫描，总的扫描时间在 1 分钟左右。如此长的时间内患者无法全程屏气。这里嘱咐患者进行尽量小幅的呼吸非常重要。在正式注射对比剂之前先让患者四次深度吸气、呼气来充分提高肺泡内血氧饱和度。实际扫描中可以先嘱患者屏气，屏不住后可以小幅呼吸。在让患者进行屏气之前须先完成序列的预扫描，此时扫描开始键亮起，接着指导患者几次换气后屏气并正式启动扫描。扫描出图像后立即注射对比剂，因为从注射对比剂到其流入心腔尚需一段时间，所以也可以扫描和注射对比剂同步进行。首过成像过程中过高的对比剂浓度可能会导致心腔和心内膜之间的环形磁敏感伪影，所以在注射对比剂剂量和注射速度上也要适当控制。一般首过灌注成像时对比剂剂量 15 ml，注射速度 3 ml/s 左右，然后以相同流速给予 20 ml 等量盐水。

（4）负荷心肌灌注成像：前面所讨论的首过灌注成像是不进行特殊准备如运动或给予一些特殊药物直接进行的心肌灌注成像，这种首过心肌灌注成像可以理解为静息态首过灌注成像。如果在进行心肌灌注成像前经过运动或者给予一些特殊的药物如腺苷类或双嘧达莫类冠脉血管扩张药物（血管扩张剂）或者给一些能够增加正性肌力类药物如多巴酚丁胺后再进行首过灌注成像，这种首过灌注成像就称为负荷首过心肌灌注成像。临床上比较常用的是冠脉血管扩张剂，选择性冠脉扩张药物如腺苷可使正常冠脉血流量增加 4 到 5 倍，冠脉血流速度也会加快，而冠脉狭窄的区域则可能出现“盗血”现象，使得该区域心内膜下缺血程度加重，从而在影像上显示更加明显。负荷首过心肌灌注成像更容易发现静息状态下不能发现的缺血病灶。但是负荷法首过心肌灌注成像禁忌证较多，风险较大，因此要在生理指标实时监测和临床医生的指导下进行，临床上开展有一定局限。

二、心肌延迟增强扫描

单纯的心肌首过灌注成像能够提示有心肌缺血，但不能明确是否是梗死心肌，因此还需要

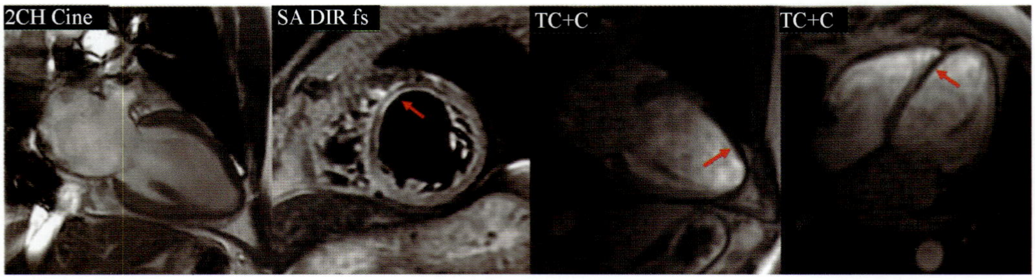

图 18-21 首过心肌灌注成像可以发现心肌缺血改变。FIESTA 电影成像显示心尖部及左室前壁心肌变薄，在双反转黑血成像显示部分区域心内膜下条形高信号，在心肌首过灌注成像显示室间隔、左室前壁心尖部心肌变薄呈低信号改变提示相应区域心肌缺血。但单纯首过不能明确是否为梗死心肌

进一步行心肌延迟增强扫描（myocardial delayed enhancement，MDE）。心肌延迟增强扫描通常是在首过快速注入对比剂后，接着继续给予一定量的对比剂，浓度为 0.05 ~ 0.1 mmol/kg，流速一般控制在 0.5 ml/s，同时等量、等速注入生理盐水。在对比剂注射完成后 5 ~ 15 分钟后可以开始进行心肌延迟增强扫描。扫描前的延迟时间之所以这么长，是由钆对比剂在心肌的药代动力学特点决定的。正常心肌具有发达的血管网和较快的血液循环速度，所以对比剂浓度在心肌组织内快速达到峰值后便开始廓清，但是梗死或炎症心肌组织内往往因为血管网的破坏造成对比剂灌注和廓清速度都变慢，或者心肌细胞坏死后被纤维组织替代，组织间隙增大对比剂浓度较高等原因，造成病变组织内对比剂清除速度比正常心肌明显变慢，清除速度的差异能更准确反映组织成分的差异，但是清除率的差异要形成明显的对比剂浓度差异需要一定的时间。通过回顾性的总结发现，一般延迟时间 7 ~ 20 分钟病变组织与正常心肌强化程度差异比较符合诊断要求，扫描过早时灌注速度差异会对强化差异产生更多影响，诊断结果往往比实际要高估，时间过长会因为病变组织内对比剂过度清除，诊断结果往往比实际要低估。另外启动时间过早也会因为心腔内的对比剂浓度过高而掩盖心内膜下的小病灶，造成诊断不准确。心肌延迟增强扫描使用的也是一个梯度回波序列，但在序列前使用一个反转脉冲。该反转脉冲的一个重要目的就是把正常的心肌信号抑制呈低信号，正常的心肌因为反转脉冲的作用表现为黑色的背景，这时梗死或瘢痕心肌与正常心肌的信号差异更为显著，进而提高病灶检出的敏感度（如图 18-22，图 18-23 所示）。

心肌延迟增强扫描一个很重要的影响因素就是正常心肌信号能否被抑制掉，所以反转恢复序列的 TI 时间选择很重要。在很多厂商的磁共振平台进行延迟增强扫描之前都可以先扫描一个测试反转回零时间的序列，如 GE 磁共振平台的 Cine IR 序列。这个序列是一个专门用于测定 TI 时间的。该序列在扫描过程中采集几个不同的 TI，在获得这组图像后进行对比观察，找出其中心肌信号最低的那幅图像所对应的 TI 时间作为延迟增强扫描时 TI 时间。很多厂商磁共振平台也可能还会提供了一个相位敏感的心肌延迟增强扫描序列（phase sensitive myocardial delayed enhancement，PSMDE）。该序列一个突出的优势就是对 TI 时间设置允许的范围更加宽泛，可以使得心肌延迟增强扫描能兼顾对比度和信噪比，更容易获得较满意的图像质量。

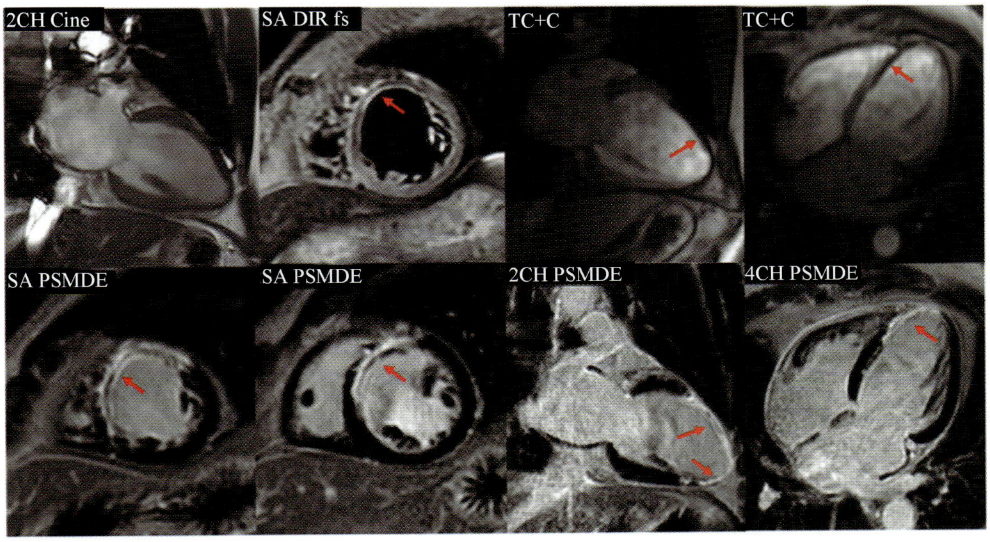

图 18-22 心肌首过灌注联合心肌延迟增强可以明确梗死心肌存在。FIESTA 电影成像显示心尖部及左室前壁心肌变薄，在双反转黑血成像显示部分区域心内膜下条形高信号，在心肌首过灌注成像显示室间隔、左室前壁、及心尖部心肌变薄呈低信号改变，提示相应区域心肌缺血。在心肌延迟增强扫描图像显示上述首过期间表现为低信号的区域在延迟增强扫描表现为明显的延迟强化，说明这些缺血的心肌已经发生梗死

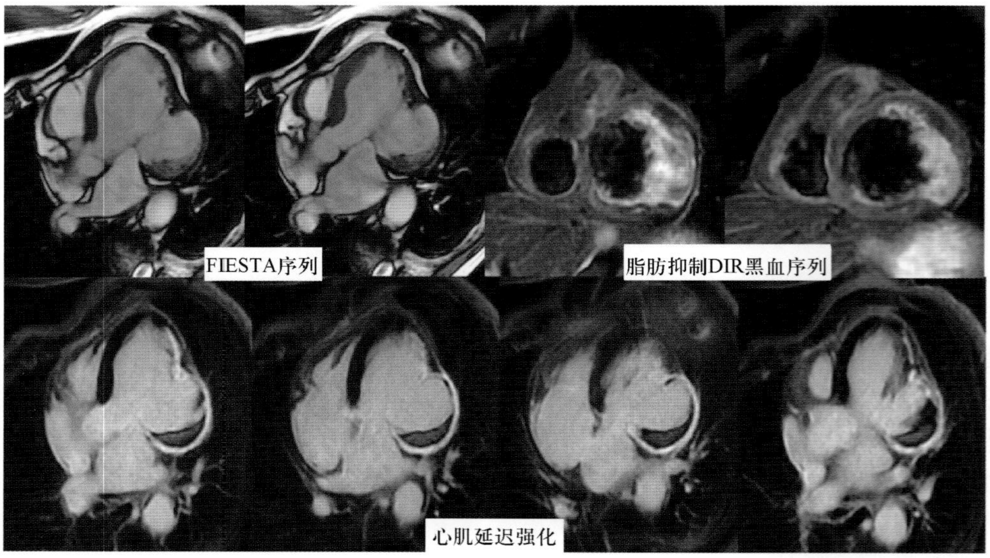

图 18-23　心肌梗死磁共振多模态评估。左室底部及外侧壁可见一明显的室壁瘤形成，双反转黑血成像可见局部高信号，提示血流速度慢或附壁血栓形成。心肌延迟增强扫描可见左室底部及外侧壁室壁瘤区域可见明显延迟强化，提示梗死，另外其内可见不强化的血栓形成

（张英魁　郑志超）

第五节　心脏磁共振成像临床应用中的现状与思考

心脏磁共振成像的多序列、多参数、多对比度成像在临床实际应用中具有非常突出的临床优势。磁共振亮血电影功能序列能在无创的前提下客观地评估心脏的收缩和舒张功能，这对于评估心肌缺血所导致的心脏功能受损非常敏感。心梗后所导致的心肌重构以及再灌注后心肌功能的恢复等通过心脏磁共振电影成像都可以给临床提供重要的影像学信息。心脏电影成像也是发现室壁瘤、心肌反常运动的重要手段。同时，各种原因导致的瓣膜或乳头肌功能障碍都会导致心室收缩和舒张过程中血流异常，通过观察心脏电影成像中的血流信号变化也有助于明确诊断。心肌形态学评估序列不仅可以为心肌形态学异常或肿瘤病变等提供形态学改变证据同时也可以提供某些信号改变依据。心肌活性评估序列首过灌注加心肌延迟增强扫描可以为发现和明确冬眠心肌、顿抑心肌以及梗死心肌提供敏感而又准确的影像学依据，这些对于预后和远期风险评估都提供了重要的参考依据，也是制订下一步治疗或预防方案的依据。尽管心脏磁共振成像有着非常明显的临床优势，但心脏磁共振成像的临床实际应用和开展推广却非常受限，总体来看主要有以下几方面原因。

一、心脏磁共振成像机遇与挑战并存

心脏磁共振成像在所有磁共振成像中堪称是难度和挑战最大的。来自于患者的因素如心脏磁共振成像所面临的双重运动对于心脏磁共振成像就构成了非常大的挑战。患者心功能不全所导致的血氧含量降低，或者心功能不全合并的胸腔积液等都可能导致患者的屏气能力下降，在这种情况下完全克服呼吸运动的影响就非常困难。心脏本身病变所导致的心律失常以及血流动力学异常改变、瓣膜功能不全等都使得心脏磁共振成像会受到各种伪影的干扰，加之心脏与肺之间的磁化率差异所导致的磁敏感伪影等也会导致心脏磁共振成像信号异常。这些挑战需要在开展心脏磁共振成像临床与科研工作中予以充分的考虑并制定相应的应对方案。然而在实际工作中却发现有些使用者对于这些挑战明显考虑不足，以极大的热情投入工作却在面对困难时束手无策。实际上

心脏磁共振成像不是单纯磁共振医生或技师的工作，更是一个多科室的团队工作。很多进行磁共振检查的心脏病患者可能状态都很差，特别是可能存在着心律不齐。这些患者需要在检查前适当给予药物控制心律才能够获得更好的图像质量。还有，一些先天性心脏病变因为正常的血流动力学被破坏，心脏的大小形态也具有更多的不确定性。在这种情况下更需要临床医生的配合和指导才能够更合理地确定扫描方位。对于先心病按着常规的定位很难满足临床的需求。在国外，心脏磁共振成像通常由心脏科临床医生自己来完成，在国内无法实现由心脏科医生来完成磁共振成像但确实需要临床和放射科密切配合，这样才能确保心脏磁共振成像工作的顺利开展。另外，对于心脏病患者，操作者很难实现像在志愿者身上那么充分自如的扫描时间，也无法获得志愿者那种配合的能力，所以在患者身上一味追求图像的完美不现实，此时一切检查的目的以解决临床问题为宗旨。

二、心脏磁共振成像所面临的时间挑战

应该说扫描时间长是心脏磁共振成像的一个客观问题。这里有几方面的原因：其一，磁共振成像的扫描序列多，而且因为很多序列需要患者屏气并结合门控技术，这些都使得磁共振的检查时间长。虽然可以通过删减序列或减少扫描层数来减少扫描时间，但这些都是以牺牲所获得的信息为代价。其二，患者的配合度也是影响扫描时间的一个因素。在那些配合度差的患者可能需要多次重复扫描，这就影响了扫描速度。如果患者的心律明显不齐，也会导致扫描不能顺利进行。在心脏磁共振成像之前的充分准备和适当处理至关重要。其三，操作不熟练也是导致扫描时间长的原因。心脏磁共振成像对于扫描细节要求很高，而很多综合医院心脏磁共振成像开展得较少，这会导致操作上的不熟练，同时也可能因为操作失误而导致图像质量差，这些也限制了心脏磁共振成像的顺利开展。

三、心脏磁共振成像对于操作者的更高要求

在实际工作中经常发现很多使用者忽略基础学习，包括脉冲序列的原理、扫描中需要注意的细节。虽然不学习脉冲序列也可以完成扫描，但在实际工作中需要更清晰地理解每个序列的原理、成像的特点、可以提供的诊断和鉴别诊断信息，这对于顺利完成心脏磁共振成像检查以及更好地解决临床问题是十分必要的。不深入学习这些基础知识而盲目上阵只会导致欲速则不达的结果。作为一名磁共振使用者，有些基础学习看起来是占用了一些时间，但这是保证工作中能做到事半功倍的前提和保证。感觉到的东西不一定能理解它，只有理解了的东西才能更深刻地感觉它。

四、合理选择成像设备

磁共振作为一种完全无创的成像设备无疑具有明显的临床优势，但这并不意味着任何临床项目在磁共振上开展都是最佳选择。譬如，冠脉成像。虽然磁共振也可以进行冠脉成像，但因为受到患者心律、扫描序列时间等因素限制，磁共振冠脉成像的效果可能还难以达到完全满足临床诊断的需求。在磁共振冠脉成像中因为会涉及节段K空间采集等技术的应用，在一个心动周期内完成K空间平面内多少条K空间线的采集是值得思考的。过多的K空间线采集理论上是可以缩短扫描时间，但这也会导致采集时间窗过长，过长的时间窗采集时冠脉的位移所导致的图像模糊是不可避免的。也正是因为这个原因，在本文中没有具体探讨磁共振冠脉成像的相关概念。

五、求真务实最大化发挥心脏磁共振成像临床性能

在心肌功能评估、心肌存活性判定等方面磁共振具有突出的临床优势，这些也是磁共振在临床上最切实可行的工作。现实工作中很多使用者总期望跟着文献跑而忽略了这些最需要做同时又最有意义的本职工作。当然，出于科研或其他目的学习新的技术进展是十分必要的，但还是要充分认识到现实工作中的条件和限制。很多文献中比较新的成像方法可能因为稳定性的原因而无法临床化。事实上临床化的东西并非不可以做科研。把科研方向融入到实际临床工作中才会更有

生命力，这一点不仅在心脏适用，在其他部位的检查和工作中也同样适用。

（张英魁）

参考文献

[1] Fratz S，Chung T，Greil G F，et al. Guidelines and protocols for cardiovascular magnetic resonance in children and adults with congenital heart disease：SCMR expert consensus group on congenital heart disease [J]. Journal of Cardiovascular Magnetic Resonance，2013，15（1）：51.

[2] Ginat D T，Fong M W，Tuttle D J，et al. Cardiac imaging：Part 1，MR pulse sequences，imaging planes，and basic anatomy [J]. American Journal of Roentgenology，2011，197（4）：808-815.

[3] Herzog B A，Greenwood J，Plein S. Cardiovascular Magnetic Resonance Pocket Guide. 2013 [J]. 2017.

[4] Saremi F，Grizzard J D，Kim R J. Optimizing cardiac MR imaging：practical remedies for artifacts [J]. Radiographics，2008，28（4）：1161-1187.

[5] Lanzer P，Barta C，Botvinick E H，et al. ECG-synchronized cardiac MR imaging：method and evaluation [J]. Radiology，1985，155（3）：681-686.

[6] Nacif M S，Zavodni A，Kawel N，et al. Cardiac magnetic resonance imaging and its electrocardiographs（ECG）：tips and tricks [J]. The international journal of cardiovascular imaging，2012，28（6）：1465-1475.

[7] Chia J M，Fischer S E，Wickline S A，et al. Performance of QRS detection for cardiac magnetic resonance imaging with a novel vectorcardiographic triggering method [J]. Journal of Magnetic Resonance Imaging，2000，12（5）：678-688.

[8] Niendorf T，Winter L，Frauenrath T. Electrocardiogram in an MRI environment：clinical needs，practical considerations，safety implications，technical solutions and future directions [M] //Advances in electrocardiograms-methods and analysis. InTech，2012：309-324.

[9] Carr J C，Simonetti O，Bundy J，et al. Cine MR angiography of the heart with segmented true fast imaging with steady-state precession [J]. Radiology，2001，219（3）：828-834.

[10] Zerhouni E A，Parish D M，Rogers W J，et al. Human heart：tagging with MR imaging—a method for noninvasive assessment of myocardial motion [J]. Radiology，1988，169（1）：59-63.

[11] Edelman R R，Chien D，Kim D. Fast selective black blood MR imaging [J]. Radiology，1991，181（3）：655-660.

[12] Shehata M L，Basha T A，Hayeri M R，et al. MR myocardial perfusion imaging：insights on techniques，analysis，interpretation，and findings [J]. RadioGraphics，2014，34（6）：1636-1657.

[13] Gerber B L，Raman S V，Nayak K，et al. Myocardial first-pass perfusion cardiovascular magnetic resonance：history，theory，and current state of the art [J]. Journal of Cardiovascular Magnetic Resonance，2008，10（1）：18.

[14] Kellman P，Arai A E. Imaging sequences for first pass perfusion—a review [J]. Journal of Cardiovascular Magnetic Resonance，2007，9（3）：525-537.

[15] Juan L J，Crean A M，Wintersperger B J. Late gadolinium enhancement imaging in assessment of myocardial viability：techniques and clinical applications [J]. Radiologic Clinics，2015，53（2）：397-411.

[16] Kim R J，Shah D J，Judd R M. How we perform delayed enhancement imaging：HOW I DO… [J]. Journal of cardiovascular magnetic resonance，2003，5（3）：505-514.

[17] Huber A M，Schoenberg S O，Hayes C，et al. Phase-sensitive inversion-recovery MR imaging in the detection of myocardial infarction [J]. Radiology，2005，237（3）：854-860.

第十九章

乳腺磁共振多模态解决方案简介

第一节　乳腺磁共振成像挑战与解决方案

在西方国家乳腺癌是女性最常见的恶性肿瘤，其发病率在整个恶性肿瘤中仅次于肺癌而居第二位。在我国女性乳腺癌的发病率也有明显的增长趋势，而且我国女性乳腺癌的发病年龄相对于西方国家要早 10 年左右。迄今为止，乳腺癌的发病原因尚不清楚，还做不到乳腺癌的有效预防，因此早期诊断显得尤其重要，临床上也提出了更高的要求。众所周知，早期乳腺癌即原位癌或大小在 2 cm 以内且不伴有腋下淋巴结转移的浸润性病例其五年生存率可达 90% 以上。因此，评价影像学检查手段的一个根本要求就是能否更敏感地发现早期乳腺癌。

在众多影像学设备中，目前普遍用于乳腺癌筛查的有钼靶、超声等。近年来随着磁共振成像设备的不断普及，特别是伴随着不断涌现出来的磁共振乳腺检查解决方案，使得磁共振在乳腺癌诊断和评估中的扮演越来越重要的角色。每一种检查解决方案都拥有不同的优缺点，如钼靶检查对于那些早期伴有钙化的乳腺癌病例是非常有效的筛查方法，但对于致密型乳腺而言，乳腺癌的肿块病变容易被乳腺本身的致密腺体结构遮挡而无法发现，此时超声检查有助于发现相应病变。与这些解决方案相比，磁共振成像具有无与伦比的软组织对比分辨率，而磁共振成像本身的多对比多序列成像也能提供更丰富的诊断和鉴别诊断信息。近年来，随着多对比度成像解决方案、扩散成像解决方案以及全新的乳腺动态增强扫描解决方案的不断成熟，使得磁共振乳腺检查方案不断完善，为乳腺癌的早期诊断提供了日益完善的解决方案。

一、传统乳腺 MR 检查的挑战

乳腺本身是富含脂肪的器官结构，而脂肪在 MR 常规序列如 T1、T2 加权像均表现为高信号，如果不能进行有效的脂肪抑制就无法发现早期的细微病变。对于扩散成像解决方案而言，如果不能有效地抑制脂肪信号就会导致严重的化学位移伪影及各种鬼影，同时还会导致严重的几何形变，这些会限制扩散成像解决方案在乳腺检查中的应用。乳腺的动态增强扫描面临同样的问题和挑战。均匀的脂肪抑制是获取高质量乳腺 MR 图像的前提，但由于双侧乳腺位于人体的偏中心部位，在这些部位恰恰是磁场均匀度相对较差的区域，这给乳腺特别是双侧乳腺的脂肪抑制带来了严峻挑战。基于以上原因使得 MR 在乳腺中的应用受到了很大局限（图 19-1）。

二、全新多对比度成像解决方案—IDEAL

在传统 MR 乳腺成像解决方案中受乳腺解剖

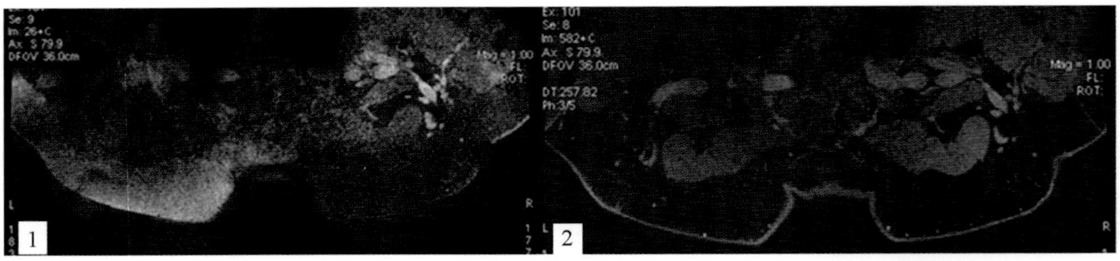

图 19-1 乳腺的双侧偏中心位置给脂肪抑制带来很大挑战。图 1 显示由于双侧乳腺位于人体偏中心部位，在传统 3D 动态增强扫描采用一般的化学脂肪抑制解决方案时无法获得均匀的脂肪抑制图像；图 2 示在 GE 最新推出的 VIBRANT 动态增强扫描解决方案采用双侧分别匀场，从而获取了双侧均匀的脂肪抑制。这对于发现乳腺内小的病变非常重要

部位的限制无法同时获取双侧均匀的脂肪抑制效果。尽管采用反转恢复解决方案的短时反转（STIR）可以获取双侧均匀的脂肪抑制效果，但该解决方案带来的一个新的问题就是信噪比的降低。这是因为在 STIR 解决方案尽管所选择的反转时间如 1.5 T MR 中 150 ms 时大多数脂肪成分回零点，但实际上在这个时间既不能保证所有的脂肪成分都回到零点，也不能保证只有脂肪类成分回零点。正是由于这个原因，STIR 脂肪抑制解决方案的信噪比低于化学脂肪抑制解决方案。同时，STIR 解决方案成像中有些出血病变或蛋白含量比较高的囊性病变因为其回零时间和脂肪组织接近，这会导致这些成分在 STIR 序列成像过程中表现为低信号，这对于病变的诊断和鉴别诊断也会带来困扰。能不能有一种更完美的解决方案呢? IDEAL 就是在这样的临床需求下诞生的一种基于水脂分离成像的多对比度成像解决方案。

IDEAL（iterative decomposition of water and fat with echo asymmetry and least-squares estimation）是由 Scott B Reeder 提出的新的水脂分离解决方案。该解决方案和传统的 DIXON 有相似之处，但又超越了 DIXON。其核心区别在于 IDEAL 采用了三点不对称回波方法。传统的 DIXON 解决方案采用两点法水脂分离解决方案，它对磁场均匀度仍有高度的依赖性，因此使得 DIXON 解决方案在临床应用受到局限。为了克服两点法 DIXON 解决方案的这个局限性，不少学者提出了三点法水脂分离解决方案，其中第三个回波用于克服磁场不均匀对水脂分离成像的干扰。但是一般的三点法 DIXON 采用的是对称回波解决方案，该解决方案的一个明显缺陷是其信噪比受体素内水脂比例的影响很大。当一个体素内水和脂的比例接近相等时，该体素的信噪比就非常低。为了克服这个缺陷，IDEAL 解决方案采用了三点不对称回波解决方案，这样既能保证成像效果不受磁场均匀度限制，同时又保证信噪比不受组织水脂比例的影响。更重要的是，IDEAL 解决方案一次成像能获取水像、脂像、水脂同相和水脂反相四种不同的对比度，进而提供了更多的诊断和鉴别诊断信息。IDEAL 解决方案为磁共振乳腺检查提供的不仅仅是一个理想的脂肪抑制解决方案，更重要的是其多对比度成像也可以更好地优化乳腺磁共振检查流程（图 19-2 和图 19-3）。严格意义上来说，IDEAL 成像解决方案不是一个传统的脂肪抑制技术，而是一个脂肪剔除的成像方案。

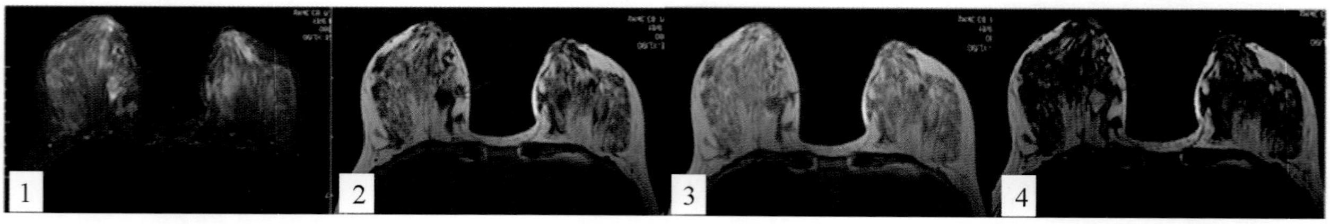

图 19-2 IDEAL 多对比度成像在乳腺癌病变中的价值。图 1 至图 4：右侧乳腺内可见一结节占位病变，由于该病变很小水分含量增多不明显，所以在图 1 T2 水像上该病变信号变化不明显；而在同层面图 2 脂像上在脂肪的衬托下该病变显示非常清晰。同、反相位显示在反相位上病变边缘信号衰减而勾画出病变轮廓

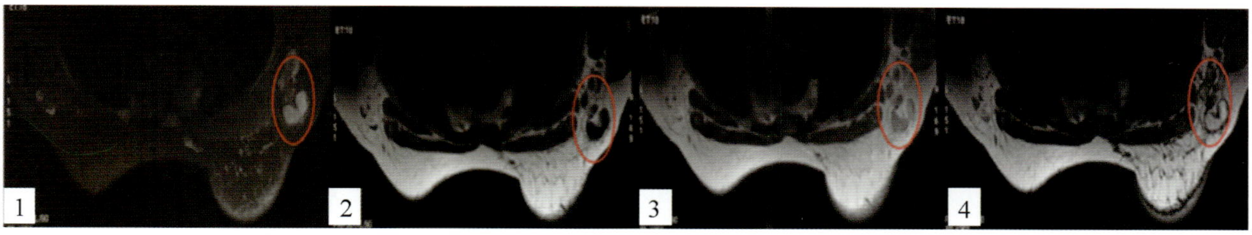

图 19-3　IDEAL 多对比度成像及其大范围均匀脂肪信号剔除更有利于发现肿大淋巴结。图 1 至 4 为 IDEAL 一次扫描四种对比度图像，分别为水像、脂像、水脂同相及水脂反相。该技术能清晰显示腋下淋巴结肿大，而且能清晰显示相应淋巴结皮髓质结构

三、乳腺扩散成像及波谱成像

1. 乳腺扩散成像：在所有成像技术中，扩散成像对磁共振成像软硬件平台提出的要求是最高的，特别是要求梯度系统具有足够高的梯度临床性能。这里有必要澄清的一点是，临床使用时梯度性能的实际值并不等同于梯度的标称值。这是因为实际的临床应用对梯度系统的稳定性和保真度等要求更高，这使得梯度的实际性能会受到一定程度的限制和约束。乳腺的扩散加权成像具有极为重要的临床价值，但由于其特殊的解剖部位使得扩散成像面临的挑战更大。目前大多数高场强磁共振成像系统具有优异的磁场均匀度和梯度临床性能，凭借其硬件上的优势使得高场磁共振的性能得以充分发挥，再结合诸如斜坡采样等技术的应用，乳腺磁共振扩散加权图像的质量也在不断提高。

2. 乳腺波谱成像：乳腺波谱成像的主要目的是帮助区分良、恶性肿瘤，它对技术的要求相比于中枢神经系统来说更具有挑战性。乳腺肿块经常是多个分布、相对较小、间隔较远且嵌入在脂

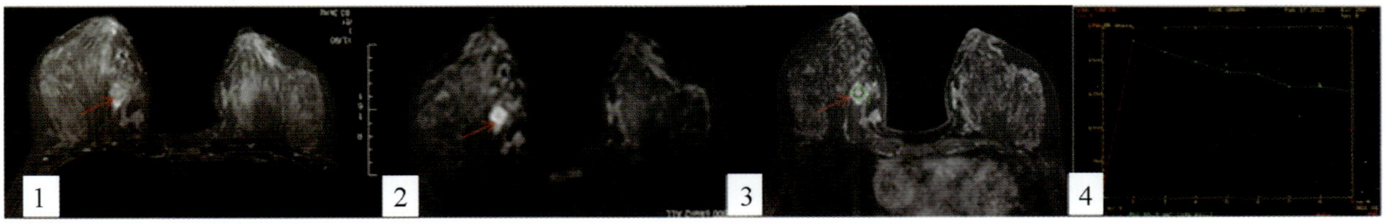

图 19-4　乳腺扩散加权成像对于发现小病灶更加敏感。图 1、图 2 显示：当乳腺内病变很小时其水分含量增多不明显，因而在 T2 脂肪抑制序列上病变信号变化不明显。但扩散成像探测的是病变内水分子的扩散行为，尽管病变内水分增多不明显，但由于病变内细胞密度发生变化从而导致细胞间隙变化，这些变化会使水分子的扩散受限。该例对比表明病变在 T2 脂肪抑制序列上表现不明显，但在扩散图像病变呈明显高信号表现。所以扩散成像更有利于早期乳腺癌的检出。图 3 为同一病例的动态增强扫描，图 4 为动态增强扫描相应信号强度变化曲线，表明病变呈快进快出表现，提示为恶性病变

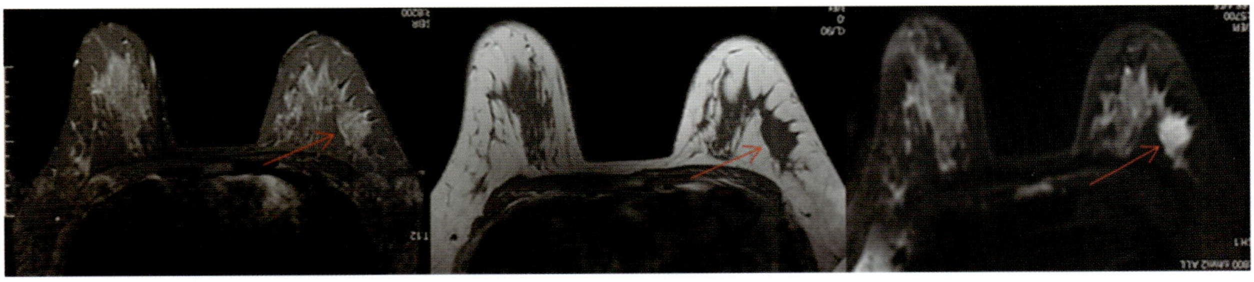

图 19-5　乳腺扩散加权成像可以更清晰地显示乳腺癌性病灶。图 1、图 2、图 3 表明左侧乳腺内肿块病变在 T2 脂肪抑制像、T1 像病变显示不清，但在扩散图像上病变呈明显高信号。该病例再一次说明乳腺扩散成像对发现乳腺内病变具有更高的敏感性

肪背景中，因此成功的脂肪抑制对于波谱成像至关重要。GE 磁共振平台上具有单体素乳腺波谱成像 BREASE（BREAst spectroscopy examination）技术。该技术采用多 TE 平均技术，能更好地克服脂肪成分污染。另外采用多 TE 平均的方法也在一定程度上能更好地显示病变内胆碱水平变化（图 19-6）。据报道，恶性乳腺病变的胆碱水平高于良性病变和正常的乳腺组织。此外，在对治疗有反应的病变中可发现胆碱水平的早期下降。尽管不同病变在乳腺波谱成像的结果具有一定的交叉性，但对于肿瘤病变仍具有一定的诊断和鉴别诊断价值（图 19-7 和图 19-8）。为了在日常检查中获得准确的结果，波谱扫描定位时务必要注意体素的大小和位置。一般建议乳腺波谱扫描在增强扫描之后进行，一方面是为了确定病灶的大小和位置从而选择适当的体素；另一方面是为了明确病灶的边缘，当边缘不规则难以放置和调整体素大小时，可以考虑在体素内部放置饱和带，以减少体素中脂肪的污染。此外，波谱检测的灵敏度还会受到病灶大小的限制（受检测的病灶至少

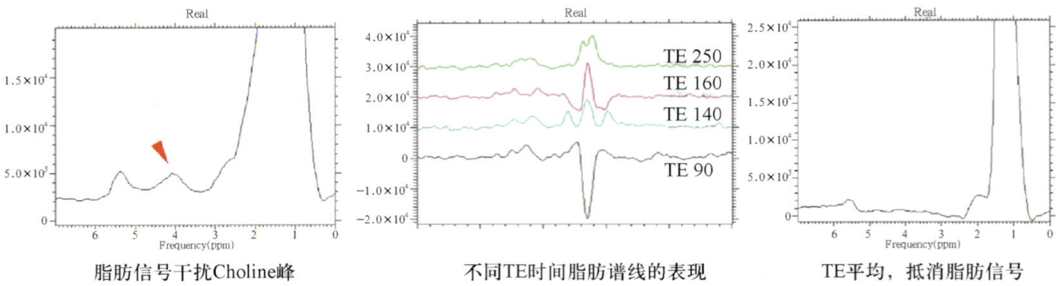

图 19-6　乳腺波谱成像采用多 TE 平均的方法能有效克服脂肪对胆碱信号的干扰，更好地显示病变内胆碱水平的变化

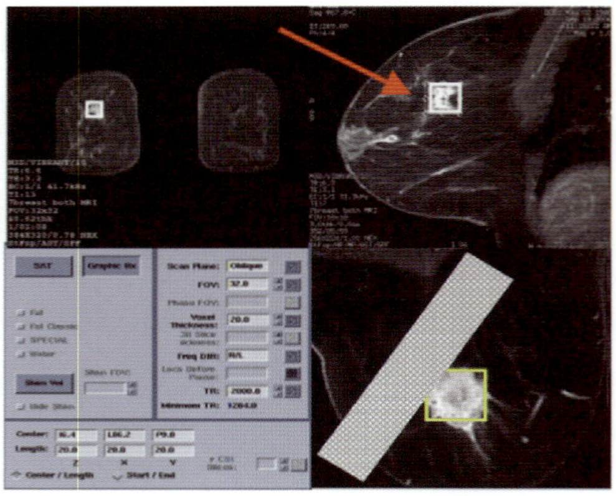

1.5Tesla

Voxel size	NEX	Scan Time
20×20×20 mm	32NEX	4:48 min
18×18×18 mm	56NEX	8:00 min
15×15×15 mm	82NEX	11:20 min
10×10×10 mm	128NEX	17:36 min

3.0 Tesla

Voxel size	NEX	Scan Time
20×20×20 mm	32NEX	4:48 min
18×18×18 mm	32NEX	4:48 min
15×15×15 mm	56NEX	8:00 min
10×10×10 mm	82NEX	11:20 min

图 19-7　乳腺波谱扫描利用增强后 VIBRANT 定位，并根据病灶大小来调整体素。对于边缘不规则的病灶可考虑在体素内放置饱和带。此外，为保持良好的信噪比，还应根据体素大小调整相应的 NEX

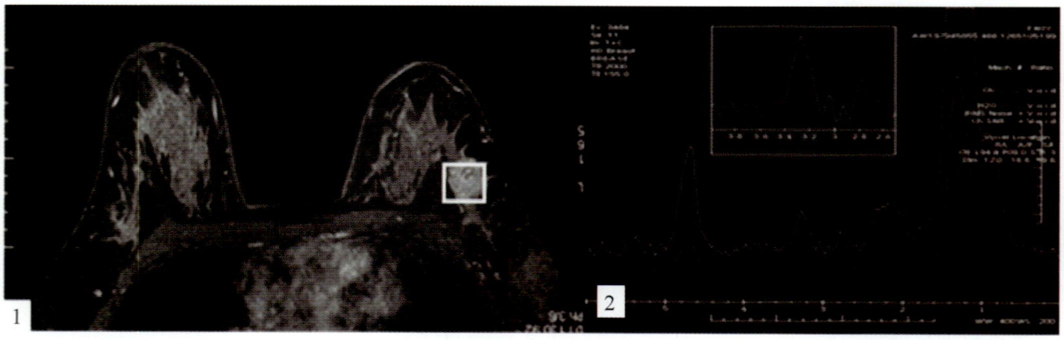

图 19-8　乳腺波谱成像对于乳腺癌诊断具有一定意义。图 1 乳腺动态增强扫描提示左侧乳腺内一强化比较明显的占位病变。该病变在乳腺波谱成像时显示病灶内 3.2 ppm 处的胆碱峰水平提高，这支持病变可能为恶性病变

达到 1 cm^3)，灵敏度不足可能导致假阴性结果的出现。为了保证良好的信噪比，扫描时应根据体素大小调整重复采集次数 NEX。需注意，NEX 的增加也会增加扫描时间，因此会增加与患者运动相关伪影出现的可能性。

（李琳琳　张英魁）

第二节　磁共振乳腺动态增强扫描

在所有乳腺磁共振检查技术中，动态增强扫描处于核心地位。若想获得完美的动态增强扫描图像，均匀的脂肪抑制至关重要。用于乳腺动态增强的成像技术在不同公司具有不同的商品名称。GE 的磁共振平台相对应成像技术是 VIBRANT。该技术采用双侧分别匀场，从而确保在大范围双侧乳腺同时评价时获得优良的图像质量和均匀抑脂效果。此外，VIBRANT 扫描能够提供很高的空间分辨率和时间分辨率，因而能更好地显示病变形态和病变的血供类型，同时还可以利用 VIBRANT 扫描图像进行厚层重建以清晰显示病变的供血血管。更为重要的是，VIBRANT 扫描有利于发现双侧多中心病变，而在约 5% 的乳腺癌病例可能合并对侧乳腺多中心病变，因此明确多中心病变对于治疗方案的制订有重要的指导意义（图 19-9）。

一、磁共振乳腺动态增强扫描成像解决方案

作为乳腺磁共振成像解决方案中最重要的核心，动态增强扫描可以更敏感地发现小的病灶，也可以更清晰地显示病灶的形态学特征如是否有分叶或者毛刺等，这对于鉴别肿块类病变的性质具有重要的临床价值。通过动态增强扫描也可以提供病变的血供类型，尽管血供类型在不同性质病变之间具有一定的交叉性，但具有典型快进快出的时间 - 信号变化曲线对于乳腺癌诊断仍然具有重要价值。乳腺是富含脂肪的器官，成功的脂肪抑制是实现动态增强扫描的一个重要因素。近年来各个大的磁共振设备厂商都推出了不同的乳腺快速动态增强扫描解决方案，尽管这些具体的成像方案对应的商品名称不同，但其基本理念和成像原理都很接近。这里以 GE 磁共振平台为例，介绍和讨论乳腺动态增强扫描中几个核心问题：

1. 动态增强扫描序列的选择：在 GE 磁共振平台上有 VIBRANT 和 VIBRANT Flex 两种不同的成像序列可用于乳腺动态增强扫描。虽然这二者在名称上很接近，但具体的成像核心技术是不同的，在临床上也各有不同的临床优势。

（1）VIBRANT（volume imaging Breast assessmeNT）。这是 GE 磁共振平台相对早期推出的乳腺动态增强扫描解决方案。VIBRANT 具有几个突出的技术核心：其一，从扫描细节上支持双侧分别匀场，这是突破双侧乳腺偏中心脂肪抑制瓶颈的一个关键。通过这种双侧偏中心匀场技术确保了双侧乳腺区域更均匀的磁场均匀度，这是实现均匀脂肪抑制的前提。VIBRANT 成像采用的是 SPECIAL 脂肪抑制，SPECIAL 即 SPECtral Inversion At Lipids，这是一种针对脂肪频率的反转恢复脂肪抑制方法，是化学位移法脂肪抑制与反转恢复法脂肪抑制的有机结合。既保留了化学

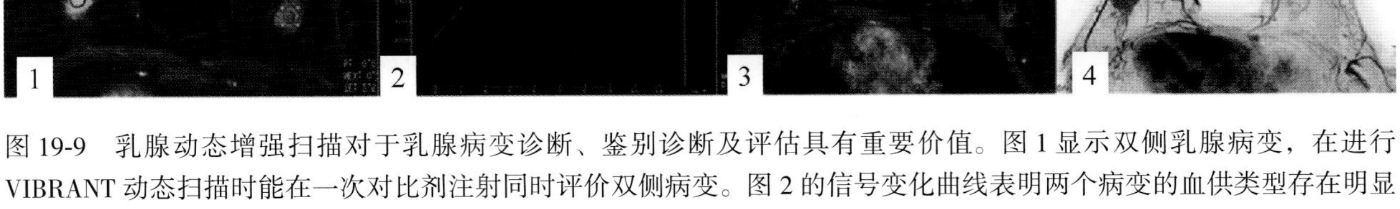

图 19-9　乳腺动态增强扫描对于乳腺病变诊断、鉴别诊断及评估具有重要价值。图 1 显示双侧乳腺病变，在进行 VIBRANT 动态扫描时能在一次对比剂注射同时评价双侧病变。图 2 的信号变化曲线表明两个病变的血供类型存在明显差别，这对进一步的鉴别诊断很有帮助。另一病例中，图 3 显示右侧乳腺病变在 VIBRANT 扫描强化明显，图 4 能清晰显示出病变的供血血管情况

位移法脂肪抑制的特异性和更高的信噪比，同时也通过反转恢复准备脉冲实现了三维容积成像过程中的短 TR 和相对短的扫描时间。不过，这里需要注意的是这种基于脂肪频率的选择反转首先需要系统能够准确区分水和脂肪中氢质子的共振频率差异，而二者之间的化学位移只有 3.5 ppm，对应于 1.5 T 或 3.0 T 磁共振成像设备而言这个化学位移所导致的频率差异分别约是 220 Hz 和 440 Hz。如此小的频率差异很容易在局部磁场不均匀干扰下导致水、脂信号无法区分。双侧分别匀场是确保成功实现针对脂肪频率选择反转的重要前提。其二，为了实现更充分的脂肪抑制，在 VIBRANT 成像过程中采用了节段式脂肪抑制技术，也就是在整个成像采集过程中多次施加反转脉冲，在每个反转脉冲后只采集一部分 K 空间数据，这样就避免了因为脂肪组织过度弛豫而导致脂肪抑制不彻底，从而确保了更加均匀的脂肪抑制效果。

（2）VIBRANT Flex：这是一种基于水脂分离解决方案的磁共振乳腺动态增强扫描解决方案。VIBRANT Flex 与 VIBRANT 的一个主要区别是它不再是采用通常的脂肪抑制方法，而是一种基于水和脂肪分离成像的解决方案。VIBRANT Flex 成像实现了一次成像具有水像、脂像、水脂同相和水脂反相四种不同的对比度图像，为诊断、鉴别诊断提供了更丰富的影像学依据。相比于 VIBRANT 而言，VIBRANT Flex 具有相对更高的信噪比和均匀度，而且更适合观察大范围、偏中心区域，这对于明确有无腋窝淋巴结转移等具有一定的临床优势。因为 VIBRANT Flex 一次成像要采集同相位和反相位两个回波，因此其 TR 时间相对更长，这意味着 VIBRANT Flex 的总的成像时间在相同分辨率时会长于 VIBRANT，但因为它一次可以提供四种不同对比度图像，因此从成像效率而言 VIBRANT Flex 显然高于 VIBRANT。在实际临床应用过程中有时为了追求更高的时间分辨率会采用 VIBRANT 扫描序列，这个可以坚持从解决实际问题的原则出发。但是笔者建议至少在平扫时要进行一期高分辨率 VIBRANT Flex 成像，这对于发现有无淋巴结转移非常有意义（图 19-10）。同时，增强扫描后也至少进行一期高分辨率 VIBRANT Flex 成像，有助于明确病灶的分叶、毛刺等形态学特征。

2. 动态增强扫描中的质控要素：在磁共振乳腺动态增强扫描序列中质量控制对于病变检出及影像判读都至关重要。这里包括合理的摆位、正确的匀场放置、增强前患者沟通以及对比剂的注射剂量及方式等都会从不同方面影响病灶的显示和观察。乳腺的血供一般来自于几个不同的血供来源，内乳动脉、肩峰动脉以及肋间动脉，其强化会从外周向中心逐渐渗透。观察早期的强化图像以及病变的强化率至关重要，为了能更好地通过动态信号变化分析组织的强化特点，并且对病变强化与背景实质强化（backgroud parenchymal enhancement，BPE）进行鉴别，所以要求在乳腺的快速动态增强扫描时要保证较快的时间分辨率，并且强烈建议使用高压注射器团注对比剂，可以确保对比剂稳定快速地进入血液，这是保证强化时间（time to enhancement，TTE），达峰时间（time to peak，TTP）和最大强化斜率（max slope）等量化分析参数准确性的重要前提。另外和早期强化特征同样重要的是对比剂的廓清速度，一般恶性病变廓清速度要快于良性病变，但速度都相对较慢，因此一般动态扫描的持续时间会达到 8 分钟左右，目的是让病变间廓清程度差异体现得更明显，并能准确重建出时间信号曲线。较长的

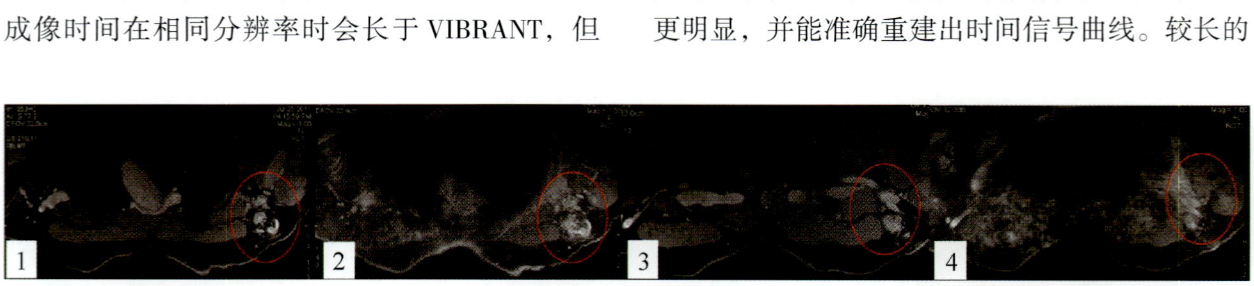

图 19-10 VIBRANT Flex 更有利于发现腋窝前哨淋巴结转移。乳腺癌右腋窝淋巴结转移，因为 VIBRANT Flex 采用水脂分离解决方案，因此其信噪比相比于 VIBRANT 更高，另外因为 VIBRANT Flex 采用水脂分离解决方案，在一定程度上克服了磁场不均匀所导致的 VIBANT 脂肪抑制不均匀。对比图 1、3 和图 2、4，VIBRANT Flex 较 VIBRANT 更清晰地显示腋窝淋巴结转移，这对于乳腺癌的 TNM 分期至关重要

持续时间允许操作者在满足时间分辨率要求下，提高空间分辨率，以便让病灶的结构细节显示更加清晰。对于多期增强扫描每个期相的扫描时间视临床需求可以灵活调整，如果偏重于强调空间分辨率，则可以将空间分辨率设得相对更高，每个期相扫描时间控制在1分钟左右；如果为了更好地反映病变的血供类型，则在客观上需要牺牲一定的空间分辨率，这样才能实现每个期相时间更短。又因为背景实质强化程度与女性生理周期有一定相关性，通常建议对于具有高危发病因素患者群而进行筛查的受检者建议在月经经期7到15天进行磁共振成像检查，这可以减少乳腺背景实质强化对诊断带来的干扰（图19-11和图19-12）。在实际操作中，通常乳腺动态增强扫描一般在注射对比剂后30秒启动扫描，并且在注射前先扫描蒙片，设置延迟时间是为了避免过多期相没有对比剂到达现象，扫描蒙片是为了更有利于计算病变的早期强化率。

3. 扫描方位的选择：为了更好地进行左右对比和发现多中心病灶，通常多期动态增强扫描首选轴位扫描。轴位扫描的一个好处是可以实现两侧同时对比观察，而且较双侧同时矢状位扫描相比需要层数更少，这样更有利于兼顾时间分辨率和空间分辨率。在多期动态增强扫描后建议加做矢状位高分辨率成像，这些对于病灶的定位、判断有无腋窝等前哨淋巴结转移更有利。

二、磁共振成像在乳腺癌分期中的应用

磁共振成像在乳腺癌诊断中的一个重要任务是对肿瘤病变进行更准确地临床分期。不同的分期不仅治疗方案不同而且预后也不同。由于MR具有更高的软组织对比分辨率，所以在肿瘤分期上具有一定的优势。对于肿瘤病变本身而言，IDEAL、DWI以及VIBRANT有利于发现早期病变或双侧多发病变。同时IDEAL等水脂分离成像技术能在更大范围内有效抑制脂肪信号，加之更高的信噪比，从而能在一定程度上克服乳腺专用线圈覆盖范围小的缺点。采用IDEAL等水脂分离技术能够很好地评价有无腋窝淋巴结（前哨淋巴结）肿大，这对于明确是否是早期乳腺癌至关重要。另外IDEAL等水脂分离成像技术独特的多对比度成像还能帮助更好地分辨淋巴结的细微结构，特别是有助区分淋巴结的皮髓质，这对于明确有无淋巴结门的破坏非常重要。大量的临床经验表明：单纯地根据淋巴结的大小判断是否存在

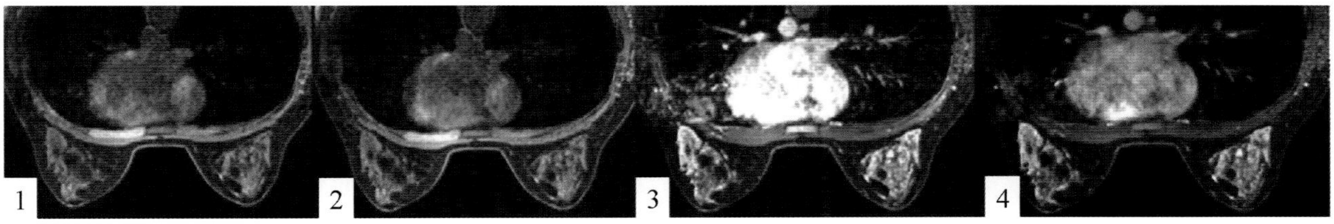

图19-11 乳腺动态增强扫描中的乳腺背景实质强化。乳腺背景实质强化（BPE）通常出现较晚且呈弥漫性分布，BPE的一个特点是持续时间很长，可以持续到动态增强晚期。另外，BPE一般遵循从外围向中心渗透特点

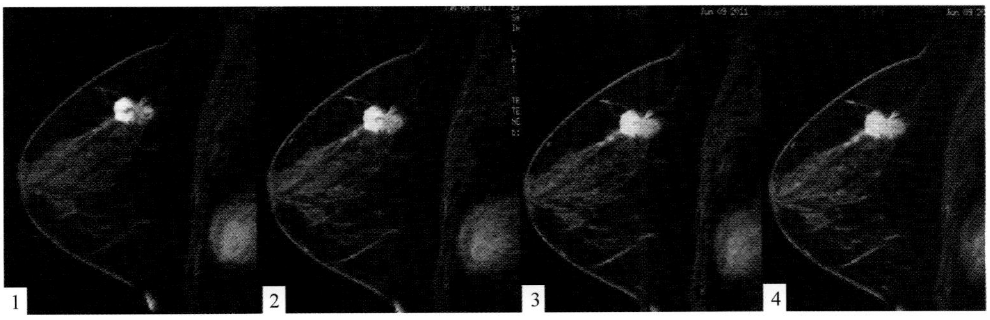

图19-12 乳腺癌早期就出现强化，这和乳腺背景实质强化不同。乳腺癌性病灶通常在动态增强扫描早期即出现明显的强化表现，典型的癌性病变具有逐渐消退的特点。鉴别BPE和癌性病灶应该在动态增强早期观察，到晚期BPE可能强化会更明显并因此掩盖癌性病灶的形态学特点

淋巴结转移无论是敏感性还是特异性都存在一定问题，如果能早期发现有无淋巴结门破坏将对淋巴结肿大的定性有重要意义（图 19-13 和图 19-14）。

乳腺癌的早期发现早期诊断是提高其五年生存率的关键。磁共振成像因为具有更高的软组织对比分辨率，因而更有助于发现早期病变。特别是随着 IDEAL、DWI 等的广泛使用，使得 MRI 乳腺解决方案越来越完善。当然在进行乳腺 MRI 检查过程中一定密切结合临床，同时要认真复习其他影像学资料，这样才能使乳腺 MR 检查能更有的放矢。在磁共振乳腺检查过程中不能只满足发现乳腺本身病变，更应为乳腺癌分期做进一步的工作。这是 MRI 乳腺检查的重要临床目的之一。

三、乳腺动态增强扫描成像中的参数设计与扫描方案

无论对于乳腺癌的诊断、鉴别诊断还是乳腺癌治疗方案的制定，乳腺动态增强扫描都具有特别重要的临床价值。从诊断角度来看，对于动态增强扫描所获得的图像既要评估其形态学特征，又要分析其血流动力学特征。对于形态学评估，更倾向看增强早期的形态学特征，这样既可以避免因为病灶廓清对其血供特征和早期强化率的误判，又可以避免因为背景实质强化而影响对于病灶的观察。形态学特征对于乳腺癌的诊断具有特别重要的临床价值，特别是对于导管内原位癌（ductal carcinoma *in situ*，DCIS）的诊断。因为 DCIS 本身属于缺乏血供，又可能伴有微钙化，所以对于 DCIS 诊断而言，血流动力学特征不是其诊断的主要依据。相比之下，DCIS 沿导管分布或沿段性分布的形态学特征更具有诊断价值。另一方面，对于浸润型乳腺癌而言，更高的空间分辨率可以更清晰地显示其分叶、毛刺等形态学特征，这对于其诊断具有重要价值。同时，更高的空间分辨率也有利于显示病灶周围的广泛导管内成分（extensive intraductal component，EIC），这种广泛的导管内成分意味着导管内癌细胞扩散，明确其范围是确定其手术切除范围的更可靠依据，否则盲目地保乳治疗术后会有更高的复发

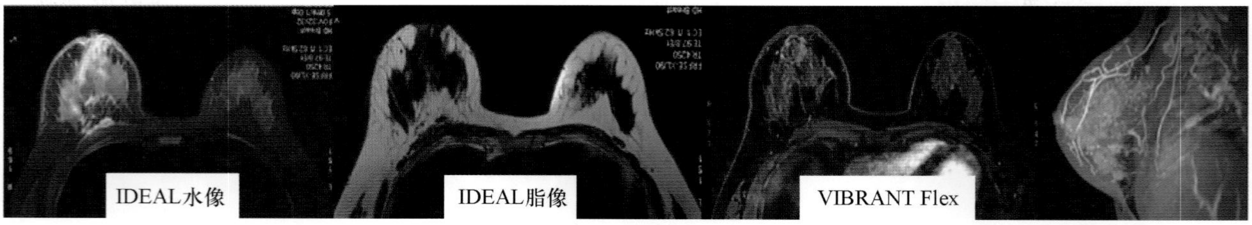

图 19-13 磁共振在乳腺癌 TNM 分期中的临床优势。右侧乳腺占位病变，在 IDEAL 水像、脂像提示右侧乳腺异常信号改变，病变侵及临近皮肤，IDEAL 脂像提示靠乳头侧脂肪信号中断，VIBRANT Flex 增强扫描显示不规则强化病变，临近皮肤明显增厚。因为 VIBRANT Flex 实现了水与脂肪分离成像，因此在其水像上能够更清晰地显示表皮厚度

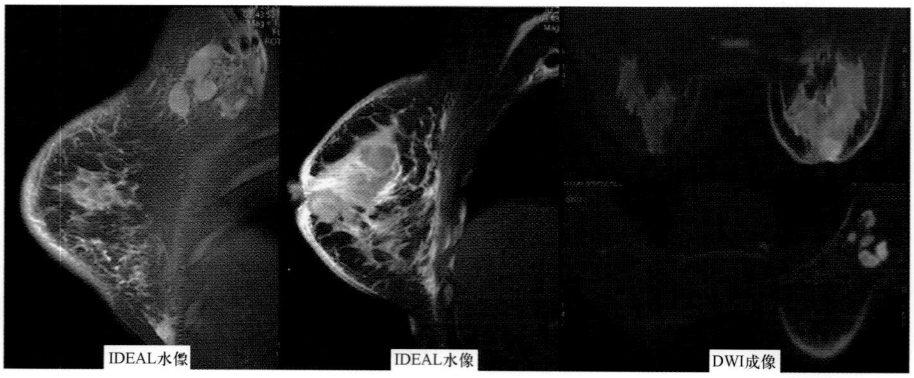

图 19-14 磁共振多模态评估在乳腺癌评估中的临床优势。IDEAL 水像、DWI 像清晰显示腋窝肿大淋巴结，同时 IDEAL 水像及 DWI 像显示乳头凹陷，并可见乳头旁占位病变。这些征象有助于明确乳腺癌的 TNM 分期

率。对于血流动力学特征的分析也是诊断和鉴别诊断的重要依据。虽然单纯从血流动力学特征来看良恶性肿瘤之间具有一定的交叉性，但更多的恶性肿瘤具有快进快出的血流动力学特征，而更多的良性病变具有渐进型的血流动力学特征。因为对于乳腺病变动态增强扫描的这种多元化的需求，在日常临床工作中磁共振动态增强扫描过程中参数设置通常是在空间分辨率和时间分辨率之间的折中方案。当然，对于乳腺动态增强扫描也可能部分医院更倾向于保证更高的空间分辨率，而有些医院则更倾向于获得更高的时间分辨率。这种个性化的取舍取决于诊断医生更期望获得的信息。近年来一些更快速的扫描序列的问世，如基于K空间的节段采集和分享的DISCO等成像序列，能更好地满足乳腺动态增强扫描的复杂需求。

（李琳琳　张英魁）

第三节　乳腺磁共振成像的适应证

随着磁共振成像设备的不断普及，磁共振成像在乳腺方面的应用也随之普及和不断深入。对于乳腺影像学检查而言，影像设备的优选问题是一个值得思考和客观评估的问题。这里专门讨论一下在乳腺疾病特别是乳腺癌诊断和临床治疗中磁共振成像的临床优势和适应证，确保在日常工作中能通过合理的设备选择提高早期乳腺癌的诊断率，这对于提高五年生存率至关重要。而对于临床诊断已经明确的病例，磁共振成像对于手术方案和治疗方案的制订也具有重要的临床价值，清晰掌握磁共振成像在乳腺病变应用中的临床优势是更好发挥磁共振乳腺成像临床价值的前提和基础。

一、磁共振成像在乳腺病变应用中的定位

相比于其他乳腺影像检查设备，磁共振成像具有无电离辐射和更高的软组织对比分辨能力，特别是磁共振成像优异的软组织对比分辨能力可以发现很多在其他成像设备上没有发现的隐匿性乳腺癌。迄今为止，钼靶加上超声检查仍是作为乳腺癌的首选筛查设备，无论从性价比、可操作性等方面来评估，这些都是更可行的方案。作为一名一线临床医生，应该更好地把握磁共振成像在乳腺病变中的诊断优势，同时更好地把握乳腺磁共振成像的适应证，这样才能最大化发挥磁共振在乳腺病变中的应用价值，也只有这样才能做到乳腺癌的早发现、早诊断，同时也能为制订更正确的临床治疗方案提供更可靠的影像学依据。

二、乳腺磁共振成像的适应证

理解乳腺磁共振成像的临床优势是更好把控乳腺磁共振成像适应证的基础。概括起来，以下几个方面更适合进行乳腺磁共振成像检查：

1. 高危人群筛查：毋庸讳言，钼靶加乳腺超声是乳腺癌筛查的首选设备。但对于乳腺癌高危人群而言，采用磁共振设备进行筛查非常必要。譬如，具有乳腺癌家族史的人群、曾经患有一侧乳腺癌的患者、致密型或多量腺体型人群，包括进行过乳腺成型手术的人群。这些人群更适合或者说更有必要进行磁共振成像以发现早期乳腺癌。在中国女性人群，致密型或多量腺体型乳腺占有很大的比例。钼靶成像相当于把一个三维的乳腺结构显示为一幅二维图像，致密型或多量腺体相互重叠，这就很可能掩盖小的乳腺癌病灶。相比之下，磁共振成像具有更高的软组织对比分辨率，而且又是二维断层成像，这些更有利于发现早期的乳腺癌病灶。顺便强调一下，虽然磁共振成像不能像钼靶成像那样敏感地发现微钙化改变，而这种微钙化又是导管内原位癌DCIS的主要表现。但对比研究发现在这些钼靶表现微钙化的病例，进行磁共振成像动态增强扫描时均可以明确相应区域肿瘤病变。因为钙化发生在肿瘤病变之后，所以磁共振不能显示钙化这一缺点并不影响磁共振成像对于发现DCIS的敏感性，而且文献报道，对于高级别的DCIS病变，磁共振成

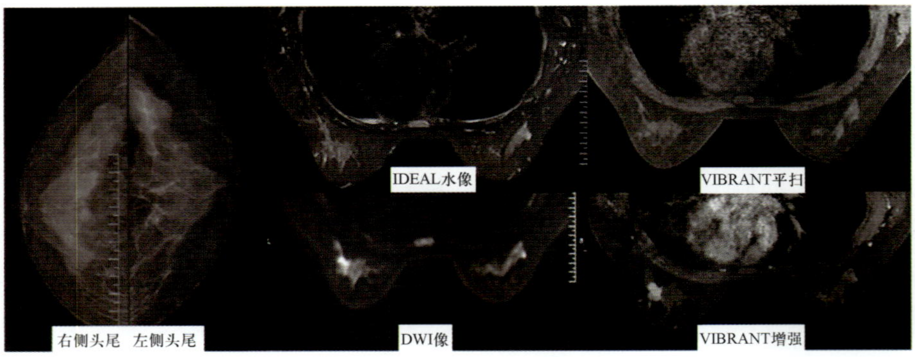

图 19-15 左侧乳腺浸润性癌。钼靶检查呈致密型腺体表现，未见明确病变。MRI 检查 DWI 像显示左侧乳腺内一个高信号病灶，形态欠规则，动态增强扫描病灶强化较明显，略呈分叶状改变

像较钼靶具有更高的敏感性，而这部分病例又恰恰是临床上更关注的病例（图 19-15）。

2. 明确有无双侧同时乳腺癌：对于一侧明确为乳腺癌的病例，手术治疗前需要进一步明确有无双侧同时乳腺癌病灶。文献报道有 3% ~ 5% 的乳腺癌患者可能存在着双侧同时乳腺癌。术前明确对侧乳腺是否存在癌灶对于手术方案的制订特别重要。

3. 明确多中心或多灶性乳腺癌：对于多中心或多灶型乳腺癌，钼靶或临床触诊更容易明确相对表浅部位的病灶，而对于较深部位的病灶可能遗漏。因此在手术前建议进行磁共振成像评估。磁共振动态增强扫描能更敏感地发现和明确多中心或多灶型的乳腺癌，这对于能否进行保乳治疗至关重要。

4. 为保乳手术提供必要的影像学依据：为了提高乳腺癌患者的生活质量，保乳手术更容易被患者接受，但这种手术方式却具有相对更高的复发率。这是因为其他影像学评估以及临床触诊所判断的乳癌切缘可能在切缘处癌细胞并非是阴性的，而且对于多灶或多中心乳腺癌患者，尽管切缘可能是阴性的，但未被切除的癌灶也必将导致手术后的复发。对于一些浸润性比较明显的乳腺癌，很可能存在着广泛性导管内成分（EIC），其实这些导管内存在着癌细胞在导管内的扩散。如果按着一般的手术切除原则即在明确的癌块基础上扩大 2 到 3 个厘米切除乳腺癌病灶，则很可能存在着未被彻底切除干净的导管内扩散甚至多中心或多灶型的其他癌灶，这些为局限性乳腺癌切除术后的复发埋下了隐患，这也是保乳治疗复发率高的原因。对于那些拟行保乳手术治疗的患者，术前进行磁共振成像能够更准确地评估病灶的范围和数目，这些对于能否施行保乳手术及手术范围的制定都是特别重要的影像学依据。

5. 乳腺癌新辅助化疗评估：对于病灶比较大或者有明显浸润的乳腺癌病例，必要的新辅助化疗能够使得病灶缩小，这可以为进一步的手术切除或保乳治疗奠定基础。同时，准确地评估新辅助化疗的疗效也相当于在体评估和筛选敏感的化疗药物，这对于术后进一步的化疗也有重要指导意义。在新辅助化疗疗效评估方面，单纯地根据形态学评估可能会低估疗效，因为在用药早期在细胞坏死的同时也可能也伴随着水肿等改变，所以病变大小变化可能不明显，但此时伴随着细胞间隙的变大，水分子的扩散行为可能会发生变化。磁共振成像既有多序列多对比的形态学评估，同时又有扩散加权成像及血流动力学评估的动态增强扫描，这些信息能够更准确地评估新辅助化疗药物的疗效。

6. 乳腺癌术后或放疗后复查：乳腺癌手术治疗后或放疗后会导致乳腺纤维化和瘢痕形成，这些会导致乳腺形态和质地的改变。这为钼靶或临床触诊明确有无乳腺癌复发带来严重干扰。磁共振成像具有更高的软组织对比分辨率，特别是结合高分辨率动态增强扫描能够更精准地评估乳腺癌术后或者放疗后有无复发。对于这类患者乳腺磁共振成像具有重要的临床价值。

7. 明确腋窝淋巴结转移的隐匿性乳腺癌：有些乳腺癌可能在乳腺本身病变不明显时就首先发现腋窝淋巴结转移，对于这些患者采用磁共振成像可能有助于明确乳腺内隐匿性乳腺癌病灶。这对于进一步的治疗具有重要的指导意义。

三、磁共振乳腺成像的规范化问题

磁共振成像在乳腺病变的诊断和治疗评估中有比较突出的临床优势，但在临床实际应用中也会面临着很多问题。因为乳腺在磁体内处于双侧偏中心区域，这给乳腺磁共振成像带来很大的挑战。

1. 规范化的操作：作为磁共振使用者，无论是扫描人员还是诊断人员，首先需要充分了解和掌握磁共振乳腺成像的挑战以及解决方案，要严格遵循乳腺磁共振成像过程中的扫描细节，如对于脂肪抑制不均匀的病例，要手动确认中心频率和脂肪抑制效果；对于乳腺动态增强扫描要合理使用双侧分别匀场技术。在乳腺成像过程中要合理设定频率相位编码方向以避免心脏运动所导致的运动伪影对于左侧乳腺的观察。在摆位过程中要注意乳腺和线圈之间的关系，尽量避免挤压乳腺形成皱襞，这些会导致乳腺成像中的高亮信号出现。因为乳腺成像相对时间比较长，患者又是俯卧位，这些给患者的配合带来一定挑战，摆位过程中一定注意人性化操作，让患者尽可能处于最舒适体位，也要告诉患者良好配合对于正确诊断的重要性。

2. 规范化的序列选择：乳腺磁共振成像因为需要扫描的序列比较多所以扫描时间相对比较长，但须知这些序列对于乳腺病变的发现和诊断都具有重要的临床价值。在乳腺成像过程中不能盲目地删减序列，而且在乳腺磁共振成像过程中需要坚持平扫与动态增强扫描相结合的原则。乳腺动态增强扫描对于发现病变、明确病变范围及导管内侵犯、明确双侧同时乳腺癌病变及多灶、多中心型乳腺癌等都具有特别重要的临床价值。即便是对于乳腺成形术术后复查的病例，动态增强扫描也是明确是否有并发乳腺癌的重要手段。单纯的乳腺平扫会丢失很多重要的乳腺病变信息，所以作为磁共振使用者必须掌握一个原则：乳腺磁共振成像必须平扫加增强扫描同时进行。对于不理解的临床医生需要进行充分沟通，否则在开展工作过程中会因为病变遗漏或误诊而导致临床医生对于磁共振乳腺应用的误解。这将对开展乳腺磁共振成像的深入应用带来不利局面。

3. 充分考虑乳腺本身生理特点：乳腺和子宫类似，在育龄女性会随着女性月经周期的变化而发生相应的结构变化。其中，在增强扫描过程中所出现的背景实质强化会对诊断或者小病灶检出带来干扰，特别是对于初学者而言会影响诊断的信心。在分析和阅读乳腺磁共振的图像过程中，对于育龄女性要充分了解受检者月经周期相关信息，这对于明确是否是背景实质强化有重要参考价值。背景实质强化通常具有双侧对称特点，而且通常在增强晚期更明显。对于乳腺癌术前评估可能很难通过预约择期检查，而对于乳腺癌高危人群进行筛查的受检者，可以预约到经期后一周后进行磁共振成像检查，此时背景实质强化相对更轻微。

在乳腺磁共振成像过程中坚持规范化的操作和扫描流程是充分发挥磁共振成像临床优势的前提和基础。作为磁共振医技人员，要充分掌握并严格遵守乳腺扫描过程中的操作细节。同时，也要深入学习乳腺磁共振相关的成像原理和技术，这些对于开展乳腺磁共振成像的临床应用及临床科研都具有重要的指导意义。

（李琳琳　张英魁）

参考文献

［1］Lee C H，Dershaw D D，Kopans D，et al. Breast cancer screening with imaging：recommendations from the Society of Breast Imaging and the ACR on the use of mammography，breast MRI，breast ultrasound，and other technologies for the detection of clinically occult breast cancer［J］. Journal of the American college of radiology，2010，7（1）：18-27.

［2］Mann R M，Kuhl C K，Kinkel K，et al. Breast MRI：guidelines from the European society of breast imaging［J］. European radiology，2008，18（7）：1307-1318.

［3］Partridge S C，DeMartini W B，Kurland B F，et al. Quantitative diffusion-weighted imaging as an adjunct to conventional breast MRI for improved positive predictive value［J］. American journal of Roentgenology，2009，193（6）：1716-1722.

［4］Baltzer P A T，Dietzel M. Breast lesions：diagnosis by using proton MR spectroscopy at 1.5 and 3.0 T—systematic review and meta-analysis［J］. Radiology，2013，267（3）：735-746.

［5］JIN G，CAI Y，AN N，et al. Multiphase contrast-enhanced

MR imaging with VIBRANT for breast lesions[J]. Chinese Journal of Medical Imaging Technology, 2007, 5.

[6] Saranathan M, Rettmann D W, Hargreaves B A, et al. Variable spatiotemporal resolution three-dimensional dixon sequence for rapid dynamic contrast-enhanced breast MRI [J]. Journal of Magnetic Resonance Imaging, 2014, 40 (6): 1392-1399.

[7] Hambly N M, Liberman L, Dershaw D D, et al. Background parenchymal enhancement on baseline screening breast MRI: impact on biopsy rate and short-interval follow-up [J]. American Journal of Roentgenology, 2011, 196 (1): 218-224.

[8] Hyun S J, Kim E K, Moon H J, et al. Preoperative axillary lymph node evaluation in breast cancer patients by breast magnetic resonance imaging (MRI): Can breast MRI exclude advanced nodal disease? [J]. European radiology, 2016, 26 (11): 3865-3873.

[9] Houssami N, Hayes D F. Review of preoperative magnetic resonance imaging (MRI) in breast cancer: should MRI be performed on all women with newly diagnosed, early stage breast cancer? [J]. CA: a cancer journal for clinicians, 2009, 59 (5): 290-302.

[10] Kuhl C K, Schrading S, Bieling H B, et al. MRI for diagnosis of pure ductal carcinoma in situ: a prospective observational study [J]. The Lancet, 2007, 370 (9586): 485-492.

[11] Rosen E L, Smith-Foley S A, DeMartini W B, et al. BI-RADS MRI enhancement characteristics of ductal carcinoma in situ [J]. The breast journal, 2007, 13 (6): 545-550.

[12] Rieber A, Brambs H J, Gabelmann A, et al. Breast MRI for monitoring response of primary breast cancer to neo-adjuvant chemotherapy [J]. European radiology, 2002, 12 (7): 1711-1719.

[13] Ellis R L. Optimal timing of breast MRI examinations for premenopausal women who do not have a normal menstrual cycle [J]. American Journal of Roentgenology, 2009, 193 (6): 1738-1740.

第二十章

腹部磁共振成像解决方案概述

第一节　腹部磁共振成像临床优势与规范化流程

腹部磁共振检查是磁共振检查中非常有挑战的一个部位，但同时也是衡量一台磁共振扫描系统性能好坏的重要临床评判标准。近年来随着磁共振成像设备整体性能的不断提高，磁共振在腹部的应用越来越广泛。在磁共振日常扫描和诊断过程中，磁共振扫描的规范化是确保腹部磁共振诊断敏感性和特异性的前提和保证。本节从实际工作中扫描者常遇到的问题出发，简单讨论一下腹部磁共振检查的临床优势和规范化问题。

一、腹部磁共振检查的临床优势和挑战

磁共振的多序列多对比度成像是任何其他影像设备都无法比拟的临床优势。由于每个序列均可以从不同方面反映组织和病变的内在特性，所以合理组合腹部成像的扫描序列就能为最终的临床诊断提供更多的诊断和鉴别诊断信息（图 20-1）。此外，磁共振成像无与伦比的软组织对比分辨率也为很多病变的早期发现、早期诊断奠定了基础（图 20-2）。

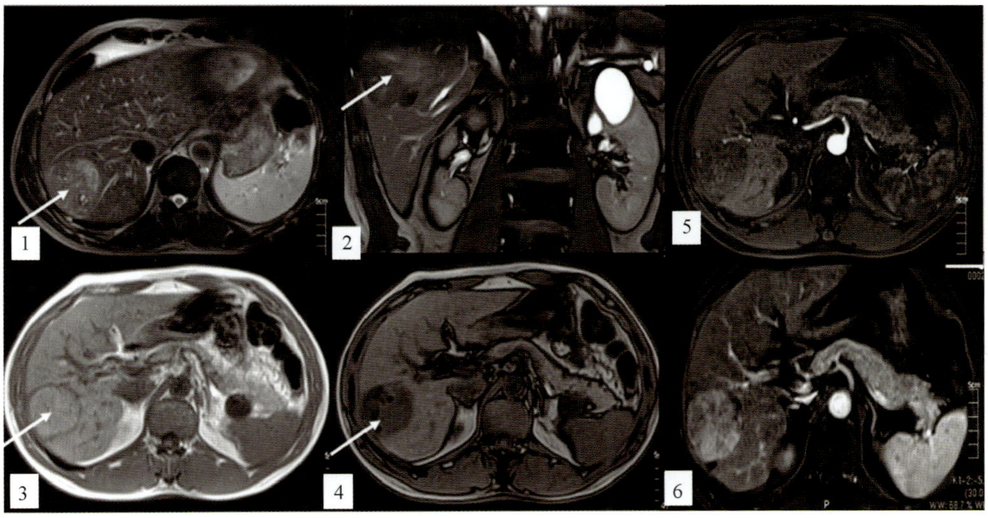

图 20-1　磁共振多模态评估在肝脏占位病变中的优势。图 1 为腹部 T2 脂肪抑制序列；图 2 为稳态自由进动序列；图 3、图 4 为双回波同反相位序列；图 5、图 6 分别为动态增强扫描序列的动脉早期、动脉晚期。该病例术后病理证实为肝癌

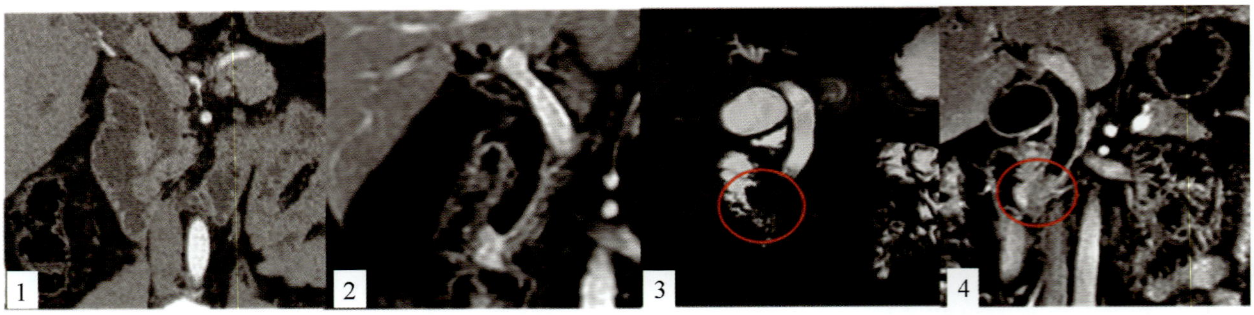

图 20-2 磁共振多模态评估在胆道系统病变中的应用。图 1 为 CT 增强扫描冠状位重建；图 2 为高分辨率 LAVA 增强扫描；图 3 为 MRCP 水成像；图 4 为高分辨率 LAVA 增强扫描。图 1、2 的对比说明尽管目前多排 CT 扫描具有足够高的空间分辨率并可以进行任意面重建，但因其软组织对比远远不如磁共振成像，所以在显示胆管病变中磁共振增强扫描明显优于 CT 增强扫描。图 3、4 说明对于胆道梗阻的患者，磁共振检查不仅能显示梗阻的部位，结合高分辨率 LAVA 增强扫描还能清晰显示梗阻的原因

图 20-1 所示病例充分展示了磁共振腹部多序列多对比度成像的临床优势。图 1 中 T2 加权像上所显示的肝右叶占位病变呈中等偏高的信号表现，但在病灶内可见相对低信号区，这个相对低信号区可能是由什么原因引起的呢？其一，病灶内有明显的瘢痕形成或细胞密度过大，导致 T2 弛豫缩短；其二，这是一个脂肪抑制序列，病变内如含有丰富的脂质成分也可以因为脂质信号被抑制而表现为低信号。经图 3、4 化学位移双回波成像证实，相应区域在同反相位成像中反相位信号较同相位明显衰减，这就足以说明 T2 加权像上的病灶内低信号改变是由于脂肪变性所致。图 2 的稳态自由进动序列是一个比较特殊的序列，这个序列的对比度取决于 T2/T1 的比值，虽然其对比度具有很大的不确定性，但这一序列具有水亮、血亮、脂肪亮的特点，因此这一序列有助于区分是增殖为主的病变（如肝癌、局灶性结节增生 FNH 等）还是富含血液（如血管瘤）或富含水（如囊肿）的病变。此病例中，病灶在 FIESTA 序列呈低信号表现，提示是一个实性的以增殖为主的病变。进一步的动态增强扫描显示病变表现出明显的快进、快退强化征象，术后证实为肝细胞癌。

二、腹部磁共振成像扫描的规范化流程

上述实例表明磁共振成像在腹部诊断中具有显著的临床优势，其独有的多序列多对比度成像能从不同方面解析病变的性质；而其优异的软组织对比分辨率能更敏感地发现病变。在临床实际工作中，腹部磁共振成像扫描也会遇到很多挑战，这是因为高场强的磁共振成像对运动伪影相对敏感，所以如何克服运动伪影是腹部磁共振检查中的一个挑战。另外，由于磁共振成像中可能由于医技人员对序列的临床诊断价值缺乏足够的理解和认识，以至于盲目地减少一些扫描序列，这给诊断和鉴别诊断带来很多障碍。不规范的操作是腹部磁共振检查图像质量下降的主要原因。

1. 规范化的操作：应用高场强磁共振进行腹部检查，规范化操作是成功的关键。这里包括患者的呼吸及屏气训练、检查前与患者及相关临床科室的有效沟通、详细阅读其他影像学设备检查资料等。其中针对患者的呼吸及屏气训练尤为重要，这是因为良好的呼吸状态是获得优异呼吸门控相关序列图像的前提。而患者能否配合屏气是获得优异屏气相关序列图像的基础。在高场强磁共振成像中由于 SE 或 FSE T1 加权像呼吸运动伪影严重，所以通常采用屏气的梯度回波序列来获取 2D 或 3D 的 T1 加权像。考虑到患者屏气的配合能力和空间分辨率的需求，一般在屏气序列通常会使用 SENSE 类并行采集技术如 ASSET 或基于 K 空间水平的并行采集技术如 ARC 等。当使用 SENSE 类并行采集技术时，在客观上要求最大化确保额外的 ASSET 校准序列扫描与实际采集的屏气 T1 加权成像序列扫描在呼吸的同一时相下屏气进行，这对于患者和操作人员都提出了很高的要求。如果在检查前不进行充分的屏气训练，检查过程中操作人员不严格遵守这些操作规范，都会导致明显的 ASSET 相关伪影或因患者不能配合屏气所带来的运动伪影。另外，采用并行采集技术时对线圈单元之间的空间对应关系也提

出了较高的要求，如果摆位时线圈未对齐，也会导致并行采集伪影的发生。当采用 ASSET 并行采集技术时，在相位方向上的 FOV 会有一定程度缩小，在这种情况下如果采用过小的 FOV 或者使用相位编码方向的部分 FOV 采集，就可能导致特殊类型的卷褶伪影（图 20-3 和图 20-4）。

如图 20-5 所示，腹部磁共振成像扫描中规范化操作尤为重要。这里以冠状位 FIESTA 扫描为例。FIESTA（快速稳态自由进动成像）是一个非常特殊的序列。为了维持信号稳态该序列要求采用系统所能实现的最短 TR 和最短 TE。因为 TR 极短，所以该序列所采集的回波信号实际上可以理解为由两个不同性质的回波信号所合成，即前一个射频脉冲产生的自由感应衰减信号（SSPF FID）和后一个射频脉冲所产生的射频回波信号（SSFP SE）。该序列对磁化率差别非常敏感，因此在进行该序列肝脏冠状位扫描时要求采用局部匀场技术以克服磁化率差别所导致的伪影。如果不遵循操作规范而未施加局部匀场就会导致肝脏和膈顶交界区信号丢失并会影响病变检出。

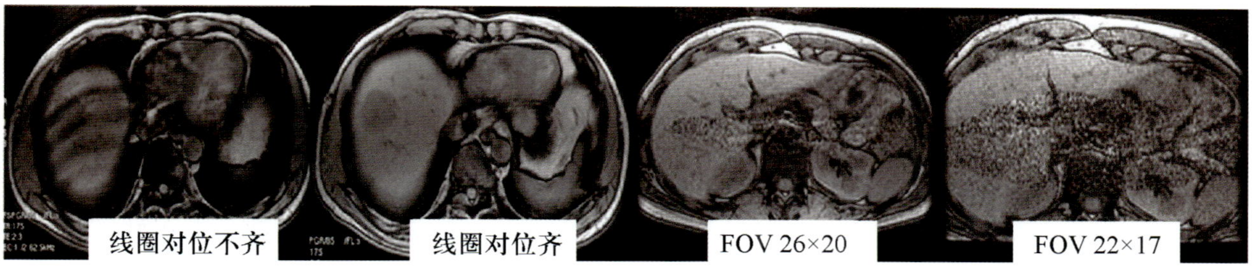

图 20-3　操作不当导致的伪影（并行采集相关）。腹部扫描过程中对线圈摆位具有很高的要求，如果线圈的前后片未对齐就可能导致伪影产生。不过在新的 GE 磁共振平台因为具备一体化线圈自动选择功能，这种情况通常不会发生。这里也展示了采用 ASSET 并行采集技术时采用较小的 FOV 并同时使用相位编码方向的部分 FOV 技术，导致图像中心区域出现明显的噪声现象，这可以理解为一种特殊类型的卷褶伪影

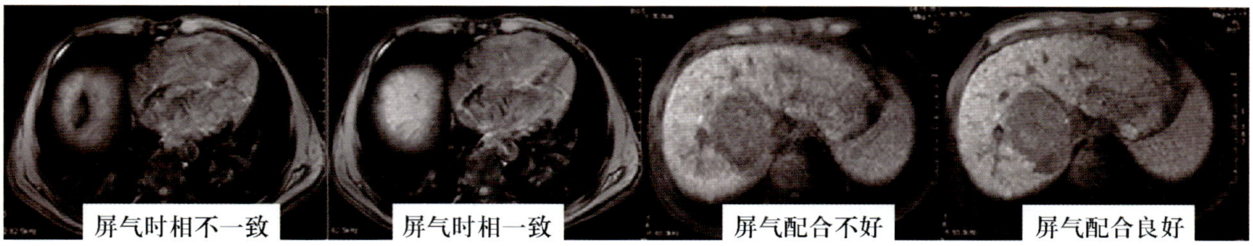

图 20-4　屏气不当导致的伪影（屏气时相与屏气状态）。ASSET 并行采集技术是基于图像水平的并行采集技术，需要额外的校准序列来计算线圈的灵敏度范围。当进行腹部扫描时在客观上要求用于校准扫描的序列和实际采用 ASSET 的序列要尽可能保持相同的屏气时相。如果不一致就会产生信号丢失类伪影。前两幅图展示的是屏气时相不一致所导致的信号丢失，重新校准后图像恢复正常。对于屏气序列而言良好的屏气是克服呼吸运动伪影的前提。后两幅图展示了屏气状态对图像的影响，当屏气状态欠佳时就会导致图像模糊

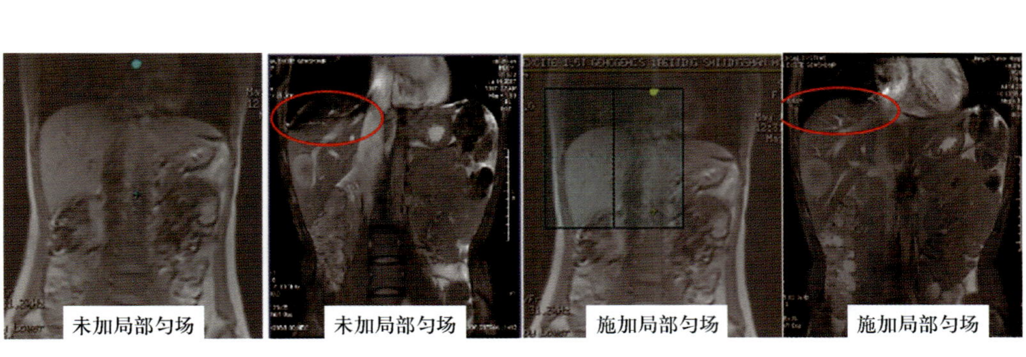

图 20-5　操作不当导致的伪影（局部匀场相关）。在扫描冠状位 FIESTA 序列时施加和未施加局部匀场时扫描图像的对比。对比发现当未施加局部匀场时在肝脏膈顶和肺交界区出现明显的带状伪影，局部信号丢失

2. 正确使用局部匀场技术：局部匀场能够确保匀场容积（shim volume）范围内磁场均匀度更优异，但在腹部扫描时使用局部匀场时要注意在不同的序列有不同的要求。前述的稳态自由运动序列对磁化率差别非常敏感所以该序列扫描需要在肝脏和膈顶交界区施加小范围匀场。但是这种匀场方式不能简单地复制到其他序列，切记局部匀场在改善匀场容积内局部磁场均匀度的同时也会牺牲匀场容积外之磁场均匀度，所以一味地调小匀场范围有可能导致匀场容积范围外脂肪抑制不均匀甚至发生水脂抑制错误。总的原则是在一般的脂肪抑制序列可以不强求使用局部匀场技术，此时系统针对整个扫描 FOV 进行匀场。盲目地使用局部匀场特别是调小匀场容积范围很可能适得其反。

三、合理使用门控技术

呼吸运动是人体的一个生理运动。因为这类运动不仅会导致运动物体如胸壁或上腹部器官在成像过程中产生相位信息错误，同时在不同 TR 时间内的射频激励期间数据采集过程中还伴有运动物体的初始位置不同。单纯的相位信息错误可以通过补偿梯度来消除，但成像物体在不同 TR 期间这种初始位移差异是无法通过梯度补偿来纠正的。要想克服这类运动伪影最简单的方法就是制动。但受屏气时间、图像对比度等制约，屏气更适合用于 T1 加权对比成像，虽然也有采用屏气单次激发 FSE 来进行 T2 加权像采集的，但因为其回波链过长导致图像模糊且对比度很差。因为很多生理性运动都具有一定的周期性规律，这使得操作者能够通过某种技术实现在每个 TR 期间采集时运动物体处于相同的初始位移点，这就是在前面章节曾经讨论过的呼吸门控技术。门控技术从本质上说就是在绝对运动中寻找相对静止，常用的门控技术有呼吸门控和心电门控。对于腹部特别是上腹部成像而言，合理使用呼吸门控技术是获得优异图像质量的基础。有关呼吸门控的详细内容在第九章中已有深入的讨论，这里只介绍呼吸门控使用过程中几个特别需要注意的关键点。

1. 呼吸训练是确保呼吸门控效果的基础：虽然采用呼吸门控理论上可以实现从绝对运动中寻找到相对静止，这样就可以实现在每个 TR 期间内运动的物体具有相同的初始位移点。但需要说明这种情形是建立在呼吸频率和呼吸幅度恒定不变的前提下。事实上，在生理性呼吸运动中，很难保证呼吸频率和幅度的一成不变。为了保证利用呼吸门控技术采集到的图像具有更优异的图像质量，在采用呼吸门控进行成像过程中要对患者进行充分的训练和沟通，这样才能最大化保证呼吸频率和幅度的更加稳定。在扫描过程中部分患者有时可能会发生呼吸频率和幅度剧烈变化，这时要在适当的时候通过呼吸指令来调节受检者的呼吸节律。

2. 合理使用呼吸间期数：合理使用呼吸门控的一个前提是正确理解呼吸门控界面中每个参数的实际意义（图 20-6）。在使用呼吸门控技术进行 T2 加权成像或 DWI 成像过程中，TR 时间由

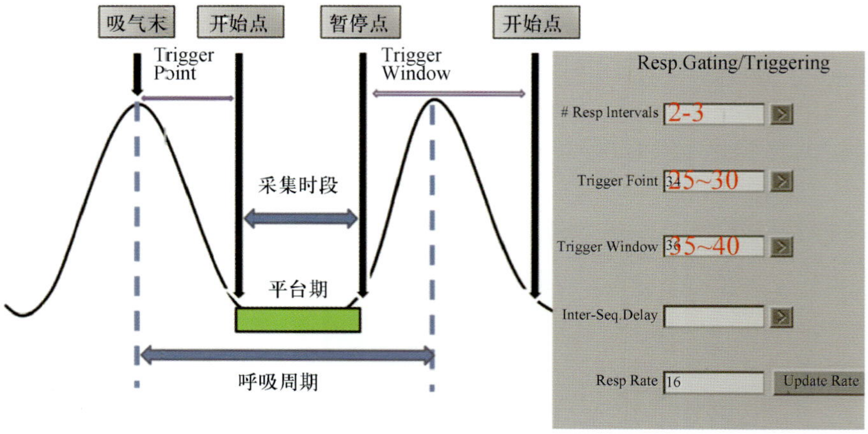

图 20-6 呼吸门控参数示意图及相关说明。在呼吸门控过程中以吸气末作为计时探测点，吸气末探测点到扫描开始点之间的时间段为触发点 Trigger Point，相邻两个呼吸波之间的时间称为呼吸周期。#Resp intervals 为呼吸间期数；一次扫描暂停点到下次扫描开始点之间的时间段为触发窗 Trigger Window；触发点和触发窗的数值代表的是百分比，具体说就是一个呼吸周期时间的百分比

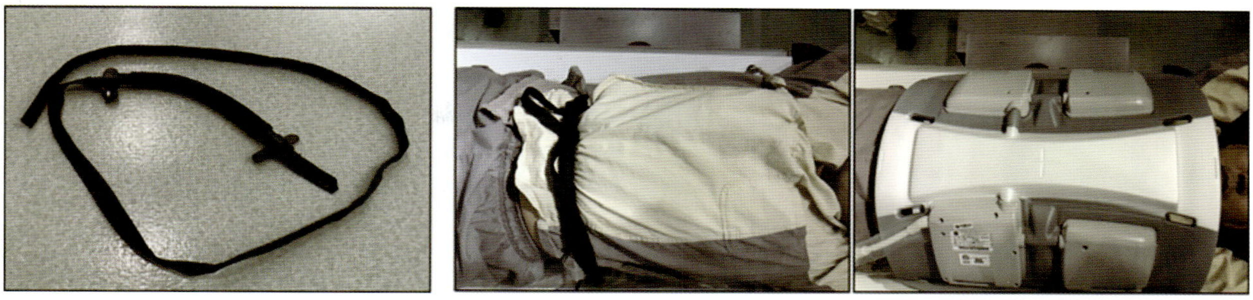

图 20-7　呼吸门控波纹管及其放置。呼吸门控波纹管是一个可以随着呼吸运动拉伸的呼吸探测装置。在放置波纹管时要选择呼吸幅度度最大的区域，这样可以更敏感地探测到呼吸。另外，波纹管要保持一定的紧张度，太松会导致浅的呼吸可能探测不到

呼吸门控参数来决定，可表达为 $TR=\frac{60\ s}{\text{呼吸频率}}\times$ 呼吸间期数。由于每个人的呼吸频率不同，这就意味着呼吸周期的时间也不同。在呼吸门控参数界面中每个呼吸周期的时间用呼吸间期来表达。在采用呼吸门控的扫描序列中选择的呼吸间期数（#resp intervals）决定了 TR 时间的长短，同时也决定了可以采集的最大层数。在临床实际工作中，可能受患者呼吸频率的影响会导致一个 TR 时间内所允许的最大扫描层数无法满足实际需要的采集层数，在这种情况下建议操作者要观察呼吸频率适当增加呼吸间期数，这样才能保证有足够长的 TR 时间，这是获得 T2 权重对比的关键。有些操作者盲目降低回波链长度来满足采集层数需求，这是不可取的，一方面过低的回波链长度也可能导致 T2 对比不够，另一方面这时的 TR 时间可能也不是足够长。使用呼吸门控技术一定要理解门控参数对于图像可能产生的影响，同时也要合理设定序列中的扫描参数，使之能与门控参数达到最合理的搭配。

3. 门控安置细节决定结果：在摆位过程中安置门控的每个细节都可能会影响到采用门控技术相关序列最终的图像质量。在 GE 磁共振平台上通常采用波纹管呼吸门控技术，在安放波纹管中操作者要注重每一个细节。首先，要观察吸气、呼气时幅度最大的区域，波纹管应该放置在该区域。其次，安置波纹管后要观察在呼吸过程中相应呼吸波形的变化。如果波纹管过松，会导致对探测呼吸不敏感。另外，波纹管安置后最好在其两侧放两个海绵垫，这样可以尽可能避免线圈对于波纹管的挤压（图 20-7）。

（张英魁　陈夏眉）

第二节　腹部磁共振成像序列选择与规范化

磁共振成像在腹部疾病诊断中的优势在于其多序列多对比度成像能为诊断和鉴别诊断提供更丰富的信息。每一个序列均有不同的诊断和鉴别诊断价值，所以在扫描中切忌根据自己的主观经验任意删减序列，这样做不仅会影响最终的诊断结果，还有可能导致误诊或漏诊。本节将和大家一起讨论几个重要序列的合理使用并进行简单解读。

一、T2 加权对比度图像的采集方式

这里涉及序列选择和合理设定参数两个方面的内容。在序列选择方面不同公司可能会有不同的推荐，不同客户也可能有不同的习惯或选择，但无论从实际图像质量还是对病变检出敏感性上都强烈推荐呼吸门控 FSE T2（RT Ax T2）加权像。该序列被认为是腹部扫描中的黄金序列。与屏气单次激发 FSE 序列相比，呼吸门控触发的 FSE 序列的回波链长度更合理因而可以获取更优异的 T2 对比度图像。单次激发 FSE 序列由于回波链过长图像明显模糊因此不利于发现细小病变（图 20-8）。是否采用脂肪抑制取决于具体扫描部位，肝磁共振扫描中通常会施加脂肪抑制，这是

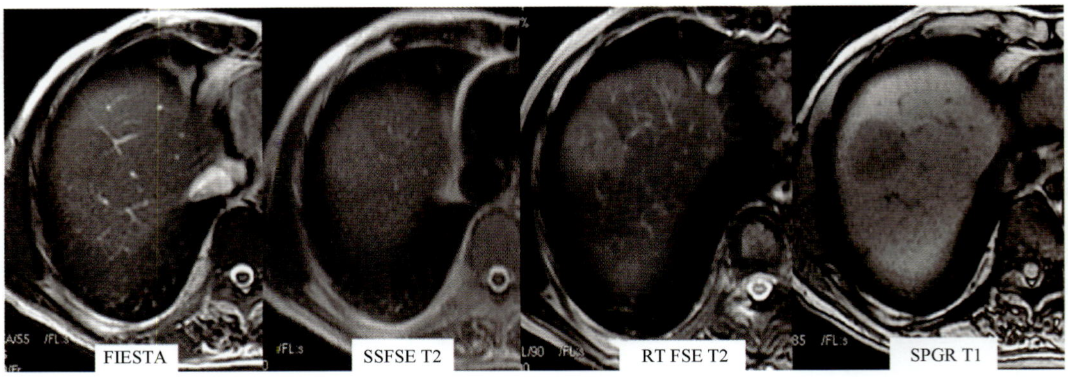

图 20-8 不同成像序列在发现肝内占位性病变敏感性对比。这里展示了几个序列的对比，对比发现肝右叶病变在 RT FSE T2 和 SPGR T1 显示更清晰，而在屏气单次激发序列（SSFSE）及稳态自由进动序列（FIESTA）上显示不清晰

因为肝是人体内最主要的脂肪代谢器官，如果不施加脂肪抑制会导致 T2 加权像上本底信号过高，这显然会降低病变和正常肝组织之间的对比度，此时就犹如要在茫茫雪地中去寻找一颗白色的珍珠。当施加了脂肪抑制后正常肝组织本底信号变低，病变与正常肝组织之间对比增加，显然更有利于检出细微病变。在胰腺和肾上腺等扫描时则建议采用非脂肪抑制 FSE T2 加权序列，这样更有利于显示相应脏器轮廓改变以及病变与邻近脂肪之间的关系及周围淋巴结的显示。

对比以上序列不难发现，病变在呼吸门控触发的 FSE T2（RT FSE T2）上病变显示更清晰，这是因为在呼吸门控 T2 加权序列由于回波链长度更合理从而能获取更优异的 T2 对比度图像，而在单次激发 FSE 序列，由于过长的回波链导致图像模糊及信号衰减，从而导致 T2 对比度降低且图像模糊。因为单次激发 FSE 类序列可以采用屏气完成，相对扫描速度快，因此在某些医院被操作者作为推荐或首选，但显而易见该序列会导致许多细微病变漏诊。过长的回波链意味着靠后的回波信号会很弱，这些回波放在 K 空间中心部会导致图像信噪比降低，如果放在 K 空间边缘部则可能会因为信号过低而导致有效 K 空间面积减小，这会导致图像模糊。可见，过长的回波链长度无论对于图像的信噪比还是空间分辨率而言都是非常不利的。需要强调的是，在肝硬化背景下的早期癌变经历了从再生结节到不典型增生结节再到癌变结节这样的演变，癌变结节内可能有明显的纤维化成分或细胞增殖程度明显，同时也存在着一定程度的水分增多。纤维成分或细胞密度增加呈现短 T2 的弛豫属性而水分增多呈现长 T2 的弛豫属性，这两者之间具有相互抵消的倾向性，最终的结果是降低了病变与邻近肝组织之间的对比，这种情况下如果采用屏气法的单次激发序列会更容易导致小病变的漏诊。这里读者也可以发现相应结节病变在梯度回波 T1 加权像上显示更清楚，这是因为无论水分增多还是细胞密度过大或纤维增多都会导致 T1 弛豫时间延迟。因此对于肝硬化结节癌变而言，T1 加权像对于检出小病灶具有一定的临床优势。

二、呼吸门控触发 FSE T2 加权像质控因素探讨

在腹部磁共振扫描过程中呼吸门控触发 T2 加权像是最重要的序列之一，也是最容易出现质控问题的序列。这一序列会涉及很多参数，如回波链长度、信号接收带宽以及采集矩阵等，关于参数优化与调整我们放在本章第四节予以讨论。这里主要介绍呼吸门控参数设定和扫描时间控制两个方面。在呼吸门控参数设定中需注意适当调整呼吸间期数以确保满足扫描层数需求。为保证呼吸平稳，在摆位过程中要适当训练患者呼吸。在扫描时间方面建议大家不要盲目减少激励次数，这样不仅会降低图像的信噪比同时还会增加图像的伪影，因为患者呼吸频率变化以及血管、胆管等搏动都可能会导致图像中出现运动伪影。近年来 GE 磁共振平台推出了 PROPELLER 螺旋桨采集技术可以最大限度地减少运动伪影和血管搏动伪影对图像的影响（图 20-9）。另外，在非螺旋桨采集时建议采用并行采集技术（ASSET）同时将激励次数加倍，这样在扫描时间不变的

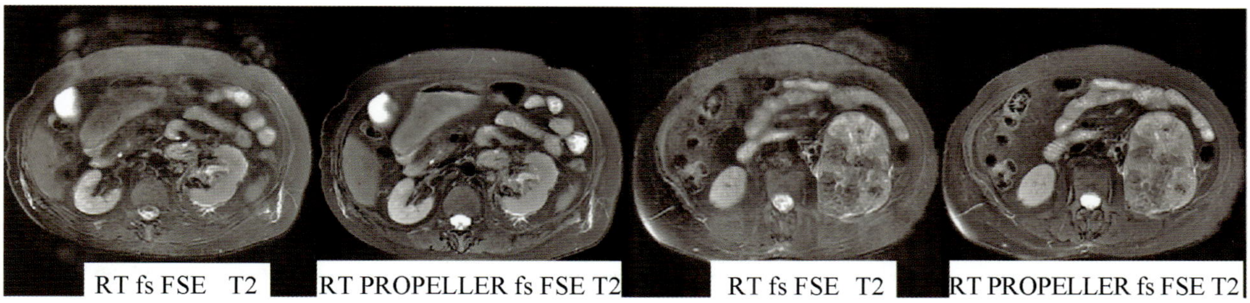

图 20-9　呼吸不规律所产生的呼吸运动伪影。当受检者呼吸频率及幅度不规则时就意味着在每个 TR 期间内采集时运动着的物体处于不同的初始位置，其本质上等同于在绝对运动中并未找到真正的相对静止。这会导致图像中会有明显的运动伪影。对于肠道类蠕动因为是随机的，与呼吸运动并非同步，因此在图像采集过程中初始位置会有随机分布。在 PROPELLER 采用 K 空间旋转采集从而实现了 K 空间中心的过采样，结合后处理重建从而最大化地克服各种运动伪影

前提下同样可以有效地减少运动伪影包括胆囊蠕动伪影。值得提醒的是，采用 ASSET 并行采集技术后不要再使用部分 Phase FOV，否则会导致图像中间出现明显的噪声或 ASSET 相关卷褶伪影。

三、扩散加权成像与质控因素

扩散加权成像所探测的是水分子的扩散行为。与其他序列相比，腹部扩散加权成像能更敏感地发现病变。

1. 扩散加权成像与梯度性能：扩散加权成像对磁共振成像系统特别是梯度系统提出了更高的要求和挑战。一提到梯度性能大多数读者可能第一时间会想到有关梯度的两个工程指标：最大梯度场强和梯度爬升率（切换率）。然而，受限于梯度系统本身性能以及病人安全等因素的限制，在实际工作中所能使用的最大梯度场强以及最大梯度爬升率往往和在购买设备时厂家所提供的这些指标存在一定差距。因此，使用者在知道了信号采集的接收带宽和对应的频率编码方向上的 FOV 其实就可以计算出该成像序列所使用的读出梯度场强，通过计算读出梯度的场强可以计算出临床上所能达到的最大梯度场强。附：梯度场强计算公式：$2\Delta v=(\gamma/2\pi)\times G_x\times L_x$（$2\Delta v$ 为信号接收总带宽，Gx 为读出梯度，Lx 为读出梯度方向的 FOV，$\gamma/2\pi$ 为一个常数）。所以，当知道对应于某一个接收带宽时系统所对应的最小 FOV 后，使用者就能计算出系统所能达到的最大读出梯度场强。通过计算不同序列的对应值发现：一般常规序列所使用的梯度场强通常很低，如一般 FSE 序列类对应的梯度场强通常都在 10 个毫特斯拉左右；而在扩散加权成像、腹部动态增强扫描序列、对比剂增强血管成像等序列中，系统会采用最大的梯度场强和切换率以确保更短的 TR、TE 的极限扫描参数。通过计算这些序列对应的最大梯度场强大家也会注意到，部分厂商临床可以达到的最大读出梯度值可能会明显低于其标称梯度值甚至只能达到标称值的一半。因此作为临床应用人员应该清楚了解“标称梯度”和“临床梯度”这些不同的概念。梯度系统所能实现的最大梯度场强是影响扩散加权成像图像质量的一个重要因素，因为这个梯度临床性能值能够影响回波间隔并进而影响扩散成像的几何形变等。此外，梯度的保真度也是影响扩散加权成像图像质量的重要因素之一。特别是在扩散加权成像过程中通常会采用斜坡采样技术（ramp sampling），该采样方式是在梯度爬升和下降过程中进行数据采样。根据回波间隔计算公式 $t_{esp}=2T_{ramp}+\dfrac{Nx.f}{2\Delta v}$ 可知，斜坡采样相当于把用于等待的梯度爬升和回落时间（$2T_{ramp}$）充分利用起来，进而极大地缩短了回波间隔，同时也等同于梯度临床性能值的提升。但在斜坡采样期间所采集的数据无法直接进行傅里叶变换，对这些采样数据须先进行网格化处理，这个插值处理过程对梯度系统本身的稳定性提出了较高的要求。了解这些扩散加权成像图像质量的影响因素更有利于正确客观地理解和评估扩散加权图像质量。

2. 腹部扩散加权成像的采集方式与参数选

择：这里首先要讨论的是在屏气采集、自由呼吸采集和呼吸触发采集几种不同采集方式中该如何选择？显然，屏气法可以在更短的时间内完成图像采集且一般运动伪影更小，但这种方法受屏气时间的限制不可避免地降低了图像的信噪比，也不适合高 b 值扩散成像。自由呼吸采集最大的问题是存在比较明显的运动伪影。相比之下，笔者更推荐采用呼吸门控触发的扩散加权成像。这种方式操作者可以适度地增加激励次数因而也可以进行更高 b 值的扩散加权成像，这对于提高扩散加权成像的病变检出能力具有重要意义。采用呼吸门控触发方式对于患者的呼吸状态有更高的依赖性，平稳规律的呼吸至关重要。

3. 合理的 b 值选择：以往受磁共振成像设备整体性能的限制，腹部扩散加权成像通常都采用比较低的 b 值，这对于检出病变和定性诊断都不利。在目前的磁共振平台腹部扩散成像的 b 值通常可以选择在 800 s/mm^2 以上，对于一些微小病变的检出建议采用更高 b 值，有时甚至选择 2000 s/mm^2 以上。当然高 b 值一方面会导致图像更严重的几何形变，而另一方面也会导致图像信噪比的降低。当采用高 b 值扩散成像时一定要增加激励次数以确保足够的信噪比。

图 20-10 所示对比表明，常规 T2 加权图像及对应扩散加权图像显示肝右叶占位病变，但在扩散加权图像上能显示常规 T2 加权图像上无法显示的微小转移灶；同样，对经常发生低血糖且临床怀疑胰岛细胞瘤的年轻女性行腹部磁共振检查，同样可见常规 T2 脂肪抑制加权图像上未见明确病变，但在对应扩散加权图像上可清晰显示胰头区小病灶。

四、其他序列解读

1. 屏气双回波成像：腹部所采用的屏气双回波成像也可以理解为化学位移成像。其基本原理是利用水和脂肪（甘油三酯）在共振频率上有 3.5 ppm 的差别（在体温 37 度时这个化学位移会有轻度变化，在此不做详细讨论以避免问题过于复杂化）。对于梯度回波序列而言，在某一特定回波时刻水、脂共振刚好处于同相位或反相位。以 1.5 T 为例，根据 Larmor 方程计算出水与脂肪中氢质子的共振频率差别相当于 220 Hz，周期为频率的倒数，即水脂处于同相位的周期约为 4.5 ms，在 t=0 的时刻，水脂处于同相位，4.5 ms 后也就是 360° 相位差后再次处于同相位，180° 相位差即 2.25 ms 后水脂处于反相位。利用这种同反相位图像可以帮助诊断者明确病变内是否有脂类物质存在（图 20-11）。

2. LAVA Flex 水脂分离解决方案：一次成像具有四种对比度包括水像、脂像、同相位、反相位。该技术为 3D 容积采集，不仅可以通过同反相位图像明确有无脂肪变性，同时通过观察水像、脂像也能明确块状脂肪成分，这对于血管平滑肌脂肪瘤的诊断和鉴别诊断非常有意义。需要特别指出的是，反相位不是脂肪抑制，纯粹的脂肪信号在反相位上信号并不低。只有在同一个体素内既含有水又含有脂质时才能在同反相位上显示出信号改变。诊断医师必须在相同窗宽、窗位下同时观察同、反相位图像才能判断病变内是否含有脂质成分。判断病变内是否含有脂质成分对于鉴别诊断非常重要（图 20-12）。一般对于肝而言，当一占位病变中如果含有脂质则该病变更倾

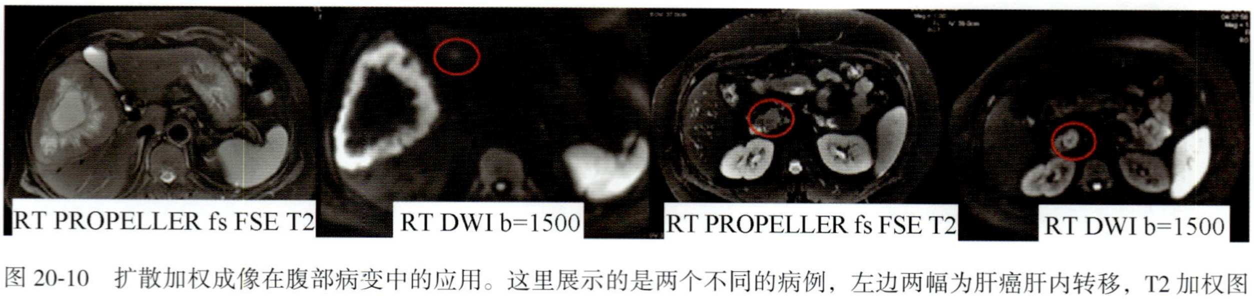

图 20-10 扩散加权成像在腹部病变中的应用。这里展示的是两个不同的病例，左边两幅为肝癌肝内转移，T2 加权图像上肝脏左叶病灶肉眼难以观察到，DWI 序列上可以清楚显示高信号病灶。右两幅为胰头小的占位病变，胰岛细胞瘤。T2 加权上病灶信号与正常胰腺组织无明显差别，DWI 上病灶呈明显高信号，对比发现 DWI 成像较 T2 加权像能够更加清晰地显示微小病变

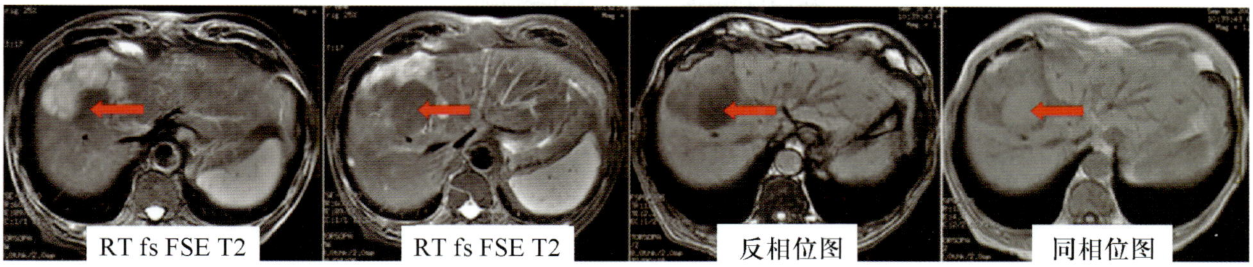

图 20-11　双回波成像在肝占位病变中的应用。肝占位病变常规 T2 像及同一层面同反相位图像。在常规 T2 脂肪抑制序列，在肝右叶病变中可见一卵圆形低信号区，该低信号可能是脂肪成分被抑制掉，也可能是病变内瘢痕形成；观察同反相位图像可以发现该卵圆形区在同反相位有明显的信号反差，与同相位相比该区域在反相位明显信号衰减。这说明相应卵圆形病灶信号改变为含脂成分所致

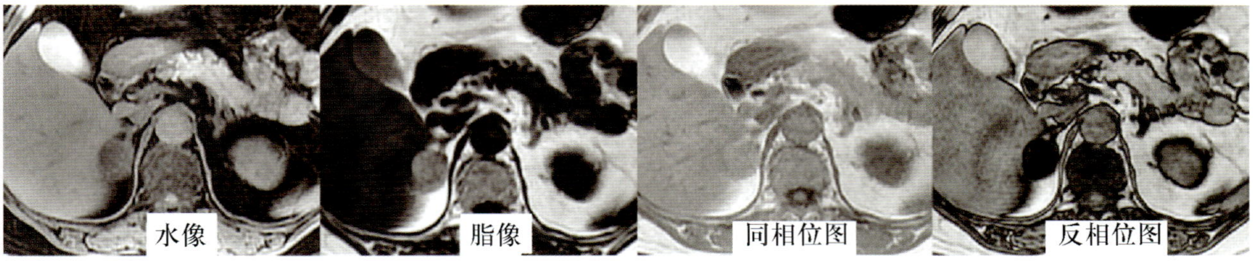

图 20-12　LAVA Flex 多对比度成像在肾上腺病变中应用价值。LAVA Flex 一次成像可以形成四种不同的对比度图像：水像、脂像、同相位和反相位图像。这里可以发现右侧肾上腺类圆形占位，脂像上病变较高信号，同反相位对比观察可以发现反相位上信号较同相位信号明显减低。这些征象提示该肾上腺病变为一富含脂质成分病变，这对于肾上腺瘤诊断特别有意义

向于肝癌。LAVA Flex 的脂像对于鉴别成熟或者说块状脂肪很有帮助（图 20-13）。

3. 冠状位 FIESTA 或 SSFSE：这里讨论一下 FIESTA 序列。FIESTA（fast imaging employing steady-state acquisition），也称为快速稳态自由进动成像。这个序列在不同厂商具有不同的商品名称如 True FISP，Balance FFE 等。该序列的对比度既不是 T1 也不是 T2，其信号特点有三亮：血亮、水亮、脂肪亮。如果在该序列采集过程中使用脂肪抑制技术，则只有水亮和血亮。事实上，尽管该序列在发现病变上可能存在不足，但在鉴别诊断上非常重要（图 20-14）。

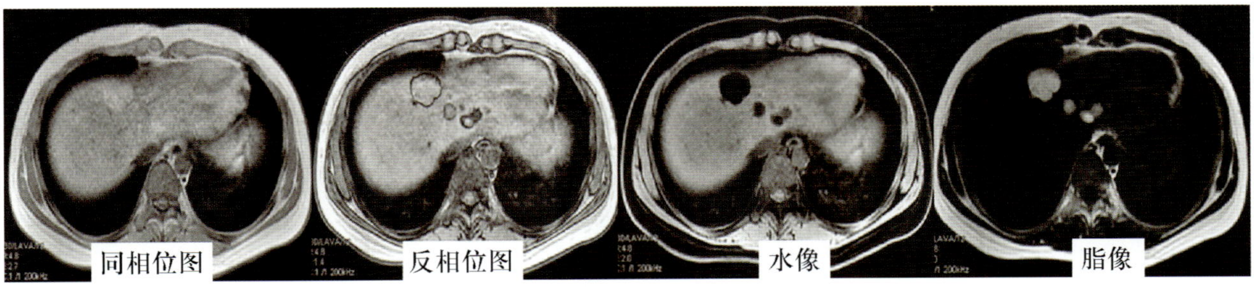

图 20-13　LAVA Flex 多对比度成像更容易识别成熟脂肪。LAVA Flex 一次成像可以形成四种不同的对比度图像：水像、脂像、同相位和反相位图像。这里在同相位图像隐约可见一个类圆形高信号灶，在反相位图上可见数个类圆形周边具有勾边征的病灶，在水像上这些类圆形病灶表现为明显低信号，而在脂像则表现为明显高信号。临床证实为肝内多发错构瘤

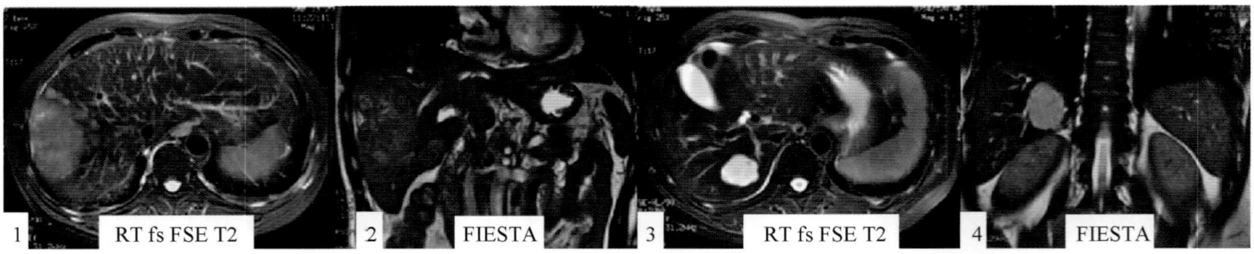

图 20-14 FIESTA 序列在肝占位病变的辅助诊断价值。这里展示的是两个不同的肝内占位病变病例。其中，图 1、2 所示为肝癌性病变，在 T2 像高信号，但 FIESTA 像上病变信号不高，临床证实为肝癌；而图 3、4 所示为肝血管瘤病变，T2 像高信号，FIESTA 像上病变显示很亮的信号，临床证实为肝血管瘤。这里展示的病例说明：因为 FIESTA 像特点是水亮、血亮、脂肪亮，所以只有富含水或富含血的病变才能在该序列上表现为高信号。因此通过这个序列能够识别出病变是以细胞增殖为主（如肝癌、肝腺瘤、肝局灶性结节增生等）的病变还是以含水（如囊肿）或含血（如血管瘤）为主的病变

（张英魁　黎丽　陈琳）

第三节　腹部动态增强扫描

尽管磁共振平扫能提供丰富的诊断和鉴别诊断信息，但对于很多占位病变如肝癌、肝血管瘤或肝硬化不典型增生结节的最后诊断和鉴别诊断仍需要进一步的动态增强扫描。事实上，磁共振腹部动态增强扫描技术也是衡量磁共振整体性能的重要标准之一。由于受病人屏气时间的限制，腹部动态增强扫描往往要求系统使用尽可能短的 TR 和 TE，这实际上对梯度系统的性能提出了更高的要求。随着磁共振整体性能的不断提高，各个厂商磁共振平台都相继推出了各自的腹部动态增强扫描技术。虽然它们的名称不同，但基本原理类似。另外，借助于并行采集技术以及特殊的 K 空间填充方式，近些年腹部动态增强扫描技术有了很多新的突破。本文以 GE 磁共振平台的 LAVA 和 LAVA Flex 等动态增强扫描技术为例，讨论有关磁共振腹部动态增强扫描的相关内容。与传统的动态增强扫描技术相比，LAVA 实现了更均匀的脂肪抑制、更高的时间分辨率和更高的空间分辨率成像。这些使磁共振动态增强扫描进入了一个全新的时代。LAVA Flex 则是基于水脂分离解决方案。

一、有关多动脉期动态增强

这里首先介绍为什么要进行多动脉期成像。所谓多动脉期成像是指在一次屏气内完成多期采集，而不是动态增强扫描重复了几遍。多动脉期成像的意义在于捕捉病变的动脉期强化特征，至少要捕捉到动脉晚期的强化征象（图 20-15）。事实上，有些肝内占位病变可能在动脉晚期才有强

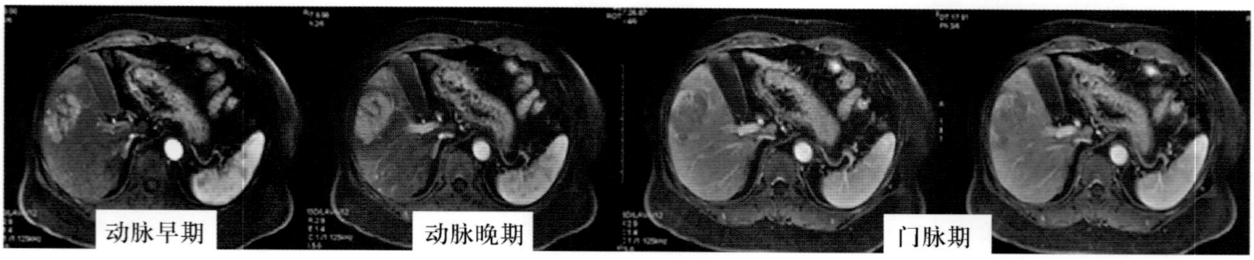

图 20-15 肝多动脉期增强扫描在肝占位病变中的诊断价值。肝内占位病变采用多动脉期增强扫描，显示病灶在动脉早期开始强化，动脉晚期强化更明显；门脉期病灶强化消退。提示病变以肝动脉供血为主，这对于进一步的鉴别诊断具有重要意义

化改变，发现这种动脉晚期的强化对于最后的诊断和鉴别诊断都至关重要。受患者屏气时长的制约，多动脉期成像强调更多的是时间分辨率，进而会在一定程度上降低空间分辨率，如适当地降低采集矩阵、适当地增加采集层厚进而减少采集层数、采用部分 K 空间填充技术等。根据病人实际情况，操作者可在时间分辨率和空间分辨率之间进行适当取舍。此外，为了进一步缩短多动脉扫描时间，一般会在参数设置上采用更高的并行采集因子，因此这种情况下操作者一定慎用部分 Phase FOV 以避免相关伪影出现的可能。

大范围的动态增强扫描对于显示病变和临近血管的关系以及大血管是否受累都有特别重要的意义（图 20-16）。因此在腹部动态增强扫描过程中进行冠状位大范围扫描具有重要的临床价值。另外，高分辨率的动态增强扫描也可以用于发现一些细微病变如胆管内占位病变。MRCP 可以明确有无梗阻及梗阻的部位但对于梗阻原因的判定上有很大的局限性。采用高分辨率 LAVA 增强扫描在鉴别胆管内病变性质，具有重要的临床意义。结合 MRCP 及 LAVA 增强扫描来明确壶腹区占位病变，效果往往更佳。尽管现在由于各个医院的患者急剧增多导致扫描时间一再压缩，但这里还是提倡并鼓励把动态增强扫描技术进一步拓展，这对于提升磁共振腹部应用的临床价值极为必要。

传统的 MRCP 水成像能够明确有无梗阻及梗阻的部位，但无法明确梗阻的原因。LAVA 动态增强扫描技术因为兼具高时间分辨率和空间分辨率，因此在明确胆管梗阻原因中具有重要的意义。另外，壶腹周围癌的不同病理分型所对应的治疗方案和预后也都不同，利用 LAVA 动态增强可有效提高壶腹区病变诊断的准确性，临床意义重大（图 20-17）。

二、多期动态增强扫描质控问题

在肝脏多期动态增强扫描过程中，质量控制

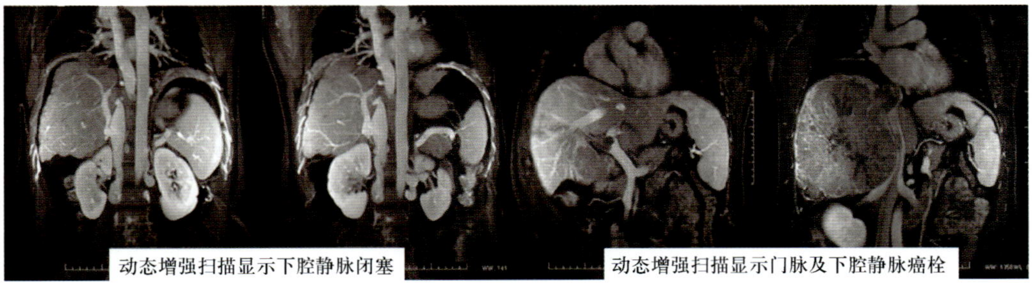

图 20-16　大范围动态增强扫描在显示血管闭塞及门静脉、下腔静脉癌栓中的价值。这里展示的是两个不同的病例。其中第一个病例临床表现为肝硬化、腹水，冠状位大范围动态增强扫描显示下腔静脉闭塞，同时可以显示明显扩张的奇静脉，对于这些血管的显示要求动态增强扫描序列必须能够实现大范围均匀的脂肪抑制或剔除，这里采用的是 LAVA Flex 水脂分离成像技术。另一个病例是肝内巨块型肝癌，在冠状位大范围 LAVA Flex 动态增强扫描显示门脉及下腔静脉内癌栓形成

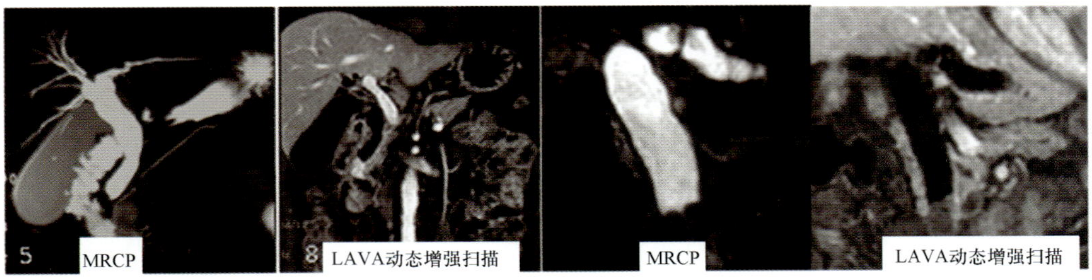

图 20-17　LAVA 高分辨率动态增强扫描在胆管占位病变中的诊断和鉴别诊断价值。这里展示两个临床上表现为梗阻性黄疸患者的 MRCP 和高分辨率 LAVA 增强扫描图像。其中第一例 MRCP 显示肝内外胆管扩张，LAVA 增强扫描显示胆总管下端软组织强化病变，病理证实为胆总管下端癌；另一例 MRCP 显示胆总管梗阻扩张，梗阻远端呈鸟嘴样改变，但 LAVA 动态增强扫描证实为泥沙样结石。说明该例梗阻性胆管扩张是由于泥沙样结石所导致

会对病变的显示以及最后的诊断产生明显影响。增强扫描的质控涉及很多方面，包括对比剂的用量、是否使用高压注射器、注射的速率、注射后扫描启动时间等。动脉到达时间既要考虑年龄因素也要考虑性别差异对循环的影响。同时能否获得患者的良好配合也是至关重要的制约因素。在进行动态增强扫描前必须和患者或患者家属深入沟通，以及强调屏气配合的重要性。对那些主观配合有问题的患者可以考虑让患者家属协助配合。扫描过程中要认真观察患者的呼吸波形及屏气效果，这些对于获得优异的动态增强扫描图像都至关重要。对比剂注射建议采用高压注射器，在注射对比剂之前完成预扫描，这样才能在预定时间内启动扫描。对于肝动脉期的时间判定可以采用经验法，也可以采用对比剂示踪技术。因为启动扫描之前需要嘱咐患者屏气，所以如果采用对比剂示踪技术则需要留出时间进行指令沟通。如果采用高压注射器注射，流速可以控制在 2 ~ 3 ml/s。由于肝动脉晚期具有比较重要的意义，如果是扫描单动脉期不建议启动过早。如果能进行多动脉期扫描，相对灵活度会更大些。此外，在进行正式对比剂增强扫描之前，建议采用相同序列进行蒙片扫描，确定扫描范围以及图像是否有采集因素导致的伪影。同时蒙片还可以用于后续减影观察蒙片稍高信号病灶在门脉期有无廓清等。总之，在腹部动态增强扫描时严格的质量控制是确保成功的保障。

（黎　丽）

第四节　腹部磁共振成像规范化参数总结

磁共振扫描工作中质量控制与质量保证是确保正确进行临床诊断的前提。对于磁共振医技人员而言，遵循规范化的扫描参数是保证图像稳定的根本。这在客观上要求操作人员不要随意修改扫描参数，因为任何参数对图像的影响都是双方面的。为了更好地理解扫描参数的重要性，本节就几个常见参数进行简单讨论。

一、信噪比与对比噪声比

信噪比（signal to noise ratio，SNR）与对比噪声比（contrast to noise ratio，CNR）是衡量图像质量的常用指标。很多医技人员会把 SNR 放在最重要的高度，实际上影响病变检出的重要因素是 CNR。在各个厂商的磁共振扫描操作界面上都会有 SNR 这个显示，但需注意这个 SNR 是相对 SNR 而不是绝对 SNR。所以这个数的绝对值并不是衡量图像好坏的客观标准。与 SNR 相比，CNR 相对隐蔽。CNR 为导出参数，是由一级扫描参数决定，如 TR、TE、ETL 以及接收带宽（bandwidth）等。在 FSE 序列中，回波链的长度和接收带宽共同决定回波间隔和最大、最小 TE，再结合相应的 TR 从而决定图像对比度。在参数调节时切不能只关注 SNR 数值的变化，否则就会一叶蔽目不见森林。

二、回波链长度 ETL 选择

回波链长度在快速自旋回波序列是影响图像对比度以及空间分辨率的一个重要因素。在选择回波链长度时一定兼顾采集层数、最大及最小 TE 等，这样才能获得好的对比度及空间分辨率。一般选择的 TE 时间理想状态下应该尽可能位于最大、最小 TE 中间。过长的回波链长度可能会导致最大 TE 过大，这时采集的回波信号很弱，如果放在 K 空间边缘部可能会因为信号过低而导致有效 K 空间面积减少，进而导致实际的空间分辨率降低；而如果将这部分回波放在 K 空间中心区域则会导致图像信噪比下降。当然，对于 ETL 的选择也不能过短。在扫描过程中如果发现患者因为呼吸频率过快导致在相应选择的呼吸间期数内无法满足扫描层数需求时，正确的做法应该是适当增加呼吸间期数，切不可通过降低回波链长度来适应层数的需求。回波链长度的降低固然会在一定程度上缩短扫描时间，但同时也会带来图像对比度的改变，进而影响诊断效能。这种做法在临床实操中，切不可取。

三、接收带宽 Bandwidth

扫描界面上所看到的 Bandwidth 指的是接收带宽而不是射频带宽。这个带宽和扫描层厚没有直接关系。Bandwidth（BW）由读出梯度的强度来决定，代表信号读取的频率范围。由于 SNR 与 BW 的平方根呈反比，所以很多操作人员为了提高 SNR 一味地降低 BW。但降低 BW 会增加回波间隔，从而在相同回波链时最大、最小 TE 都会增加，这不仅会影响图像对比度并导致图像模糊，还会延长 TE 进而降低 SNR。由此可见，一味地降低 BW 来提高 SNR 是极不可取的。另外，BW 还会影响化学位移伪影的程度，BW 越窄化学位移伪影越重。BW 也会影响对运动伪影的敏感性，带宽越窄对运动越敏感。综上，在高场强 MR 腹部扫描应适当使用更宽的带宽，这样不仅可以减轻化学位移伪影，同时也能在一定程度上克服运动伪影。参数的优化调节是一个相当复杂的综合平衡过程，在此不进行深入的讨论，但需注意：切勿单纯地调节一个参数而不顾及此参数变化所关联的其他参数变化，因为这些都有可能导致图像对比度变化而影响病变的检出。

综上所述，腹部磁共振检查凭借其多序列、多对比度优势能为腹部病变特别是肝脏病变提供丰富的诊断和鉴别诊断信息，结合动态增强技术使得磁共振成像能胜任肝脏等病变的一站式检查。在磁共振成像诊断和鉴别诊断过程中，不同序列所提供的信息相互验证相互补充，这有助于提升影像科医生的诊断信心。另一方面，由于腹部磁共振检查存在其特殊性，所以对相应操作人员也提出了更严格的要求。只有操作的医技人员严格遵守规范化的扫描方案才能更好地发挥磁共振成像诊断的临床优势。在腹部磁共振成像中处处体现着细节决定成败。理解每一个序列的临床价值、理解每一个参数对图像的深层次影响、理解每一个细小操作环节对图像质量的制约、不断学习、认真思考，才能把腹部磁共振成像做得日臻完美。

（张英魁　黎丽）

参考文献

[1] Mitchell D G, Bruix J, Sherman M, et al. LI-RADS (Liver Imaging Reporting and Data System): Summary, discussion, and consensus of the LI-RADS Management Working Group and future directions [J]. Hepatology, 2015, 61 (3): 1056-1065.

[2] Ehman R L, McNamara M T, Pallack M, et al. Magnetic resonance imaging with respiratory gating: techniques and advantages [J]. American journal of Roentgenology, 1984, 143 (6): 1175-1182.

[3] Augui J, Vignaux O, Argaud C, et al. Liver: T2-weighted MR Imaging with Breath-hold Fast-Recovery Optimized Fast Spin-Echo Compared with Breath-hold Half-Fourier and Non-Breath-hold Respiratory-triggered Fast Spin-Echo Pulse Sequences [J]. Radiology, 2002, 223 (3): 853-859.

[4] Schwartz L H, Seltzer S E, Tempany C M, et al. Prospective comparison of T2-weighted fast spin-echo, with and without fat suppression, and conventional spin-echo pulse sequences in the upper abdomen [J]. Radiology, 1993, 189 (2): 411-416.

[5] Hirokawa Y, Isoda H, Maetani Y S, et al. MRI artifact reduction and quality improvement in the upper abdomen with PROPELLER and prospective acquisition correction (PACE) technique [J]. American Journal of Roentgenology, 2008, 191 (4): 1154-1158.

[6] Bittencourt L K, Matos C, Coutinho A C. Diffusion-weighted magnetic resonance imaging in the upper abdomen: technical issues and clinical applications [J]. Magnetic Resonance Imaging Clinics, 2011, 19 (1): 111-131.

[7] Rinella M E, McCarthy R, Thakrar K, et al. Dual-echo, chemical shift gradient-echo magnetic resonance imaging to quantify hepatic steatosis: implications for living liver donation [J]. Liver Transplantation, 2003, 9 (8): 851-856.

[8] Abdominal MRI at 3.0 T: LAVA-flex compared with conventional fat suppression T1-weighted images

[9] Bhosale P, Ma J, Choi H. Utility of the FIESTA pulse sequence in body oncologic imaging [J]. American Journal of Roentgenology, 2009, 192 (6_supplement): S83-S93.

第二十一章

盆腔磁共振成像解决方案与解读

第一节　盆腔磁共振成像临床优势与规范化流程

随着磁共振成像设备的不断普及以及成像性能的不断提高，磁共振成像在盆腔疾病中的应用越来越广泛。磁共振成像在盆腔疾病的应用除了诊断和鉴别诊断外，还肩负着肿瘤病变的精准分期和疗效评估。特别是对于诸如直肠癌、子宫内膜癌、宫颈癌、前列腺癌等肿瘤性病变，磁共振成像的主要目的不是为了诊断，而更重要的是肿瘤分期，因为精准分期以及明确肿瘤与邻近器官之间的毗邻关系是进一步精准治疗的重要影像学依据。

一、盆腔磁共振成像临床优势与挑战

与其他成像设备相比，磁共振成像在盆腔检查中有很多独特的优势，如磁共振成像是一种无电离辐射的成像技术，因此它对于育龄阶段女性盆腔检查而言是优选的检查手段。磁共振成像的多序列、多对比以及任意方位成像的特点对于盆腔病变的诊断、鉴别诊断以及精准的肿瘤分期都能提供更丰富的影像学依据。相比于其他成像技术而言，磁共振成像具有更优异的软组织对比分辨能力，通过观察其在不同序列上的不同信号变化，可以对病变的病理改变做出更准确的推断，这对于病变的诊断和鉴别诊断无疑也具有重要意义。基于磁共振无电离辐射损伤这一临床优势，结合日臻完善的各种从形态学到功能学的成像技术的不断进步，磁共振成像已经成为盆腔病变精准治疗和精准疗效评估中重要的影像学评估手段（图 21-1 和图 21-2）。因为无电离辐射，所以更适合长期动态观察，也更适合多期动态增强扫描以精准评估肿瘤类病变的血流动力学特点。正是因为磁共振成像这些突出的临床优势，使得

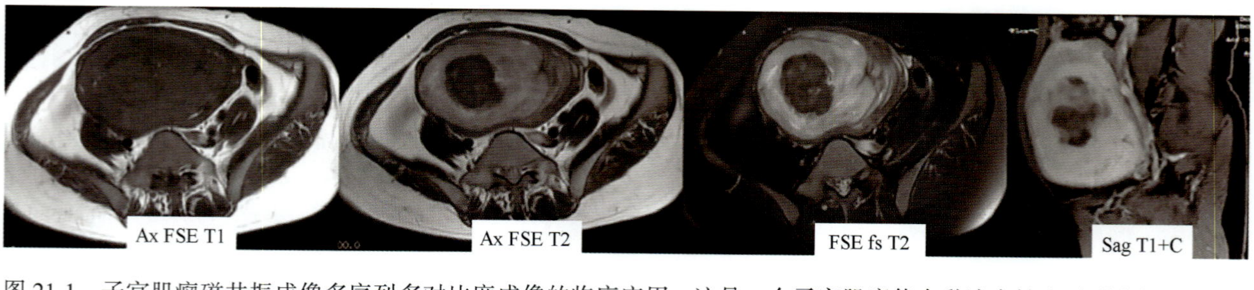

图 21-1　子宫肌瘤磁共振成像多序列多对比度成像的临床应用。这是一个子宫肌瘤伴有黏液变性和透明变性的病例，不同的扫描序列可以提供不同的信号改变信息。该病例增强扫描提示病变大部分明显强化，而平扫时 T2 加权像上的低信号区域在增强扫描时无强化，提示透明变性。病变在增强扫描明显强化意味着该病变比较适合子宫动脉栓塞治疗

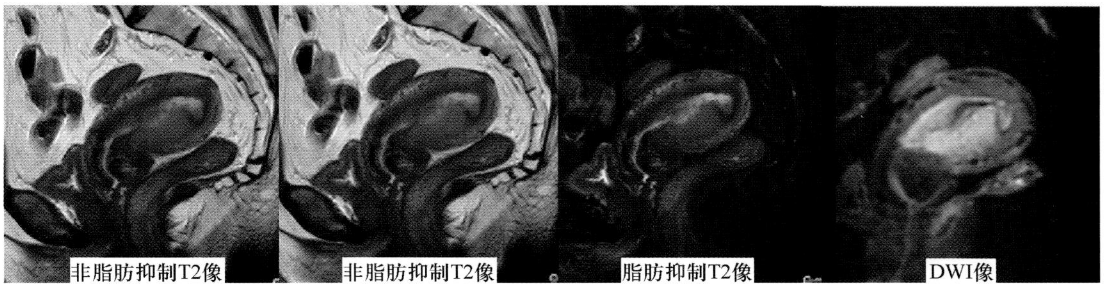

图 21-2　子宫内膜癌磁共振成像多序列成像临床应用。T2 加权成像在子宫内膜腔内可见中等偏高信号病灶，但病变信号较宫腔液体信号稍低。该病例 T2 加权像正常子宫内膜区域可见明显低信号结合带，而在病变区 T2 加权像显示结合带低信号消失，提示病变已经浸入肌层。DWI 像提示病变浸润较深，边界模糊。这些征象对于 FIGO 分期有指导意义

磁共振成像在盆腔病变中的应用越来越广泛。理论上，盆腔部位的器官受呼吸运动的影响相对较小，这给盆腔磁共振成像带来很多方便，但当盆腔病变范围累及到中腹部时还是会受到呼吸运动伪影和血管搏动伪影的干扰使得图像质量变差甚至影响病变的检出。此外，在盆腔检查中还有一类生理运动会对成像带来比较大的挑战，这就是膀胱、肠道等结构的不自主蠕动。这类运动不像呼吸和心搏具有明显的规律性，这种不自主的蠕动无法通过门控类技术实现在绝对运动中寻找到相对静止，因此对于这类运动需要操作者通过合理地设定扫描参数以及必要的额外准备才能更好地克服伪影的影响并确保优异的图像质量。对于直肠类检查，磁共振成像面临的另一个挑战是肠道气体所带来的磁敏感效应。这种磁敏感效应可能会严重影响基于 EPI 信号读取的扫描序列的图像质量，如 DWI 成像可能会因为磁敏感伪影的影响而产生严重的变形。在进行盆腔磁共振成像前，使用者应该充分了解可能面临的各种挑战，同时应该采取必要的防范措施以确保获得更优异的图像质量，这是提高病变检出和正确的诊断、鉴别诊断的前提。

二、盆腔磁共振成像的规范化流程和检查前准备

虽然盆腔磁共振成像受呼吸运动影响相对较轻，但在盆腔磁共振成像过程中能够影响图像质量的因素依然很多且很复杂。在盆腔磁共振成像中充分的检查前准备是获得优异图像质量的前提。在盆腔磁共振成像过程中有几个重要的质控因素需要特别注意：

1. 充分的检查前沟通：特别是女性盆腔磁共振成像前必须详细询问病史、临床症状以及育龄女性的月经周期情况，这些都关系着优异图像的获取和图像信息的解读。显然月经早期不适合进行子宫磁共振成像，因为残存的血块会产生明显的磁敏感伪影。男性盆腔检查特别是前列腺方面检查，需要询问患者近期是否有其他检查史，特别是有无前列腺穿刺检查史。因为穿刺检查可能会导致前列腺内出血，这会影响磁共振成像的图像质量，并因此影响病变检出及评估。检查前沟通也包括必要时和临床医生的沟通，要充分了解临床医生关注的问题，这有助于制定满足临床需求的扫描方案。

2. 充分的检查前准备：在盆腔检查之前应叮嘱患者排尿，膀胱内过多的尿液会导致膀胱过度充盈而蠕动增强，这是盆腔检查过程中一个常见的运动伪影来源。膀胱过度充盈也会向后挤压子宫并使得膀胱子宫之间的脂肪间隔变薄或受压显示不清，而该脂肪的存在是判断子宫病变是否侵犯邻近脂肪的重要依据，这对于病变的进一步分期以及预后判断都具有重要意义。另外，因为磁共振成像扫描时间相对较长，膀胱内大量尿液的潴留也将使患者舒适度降低而影响患者的配合程度。对于膀胱、肠道本身的磁共振成像而言，也可以采用一定的解痉剂，这样可以比较有效地抑制膀胱、肠道等的不自主运动从而减少相关的运动伪影。另外，对于肠道磁共振成像如直肠等，检查前充分的肠道准备以及注入适量的耦合剂等都是提高图像质量的有效方法。女性盆腔检查前也可能根据检查需要做一些特殊的准备工作等。这些检查前准备工作在不同的医院可能遵循不同的流程或者有不同的习惯，但无论如何，尽可能

通过这些准备提高图像质量是十分必要的。

3. 合理的参数设定：在盆腔检查过程中为了减少膀胱、肠道等不自主运动所导致的运动伪影对图像的影响，可以通过合理地设定相位编码方向将伪影对图像观察的影响程度降到最低。在进行矢状位成像时可以将相位编码方向设置为上下方向，而在进行轴位成像时可以将相位编码方向设置为左右方向。通过这样的调整可以最大化避免膀胱和肠道的蠕动以及接近中腹部的腹壁呼吸运动所带来的运动伪影与所要观察的器官结构相互重叠，从而将这些伪影对诊断的干扰程度降至最低。

（李琳琳　张英魁）

第二节　盆腔磁共振成像常用脉冲序列与解读

和其他部位磁共振成像相似，在盆腔磁共振成像过程中序列的选择对于病变的诊断、鉴别诊断以及治疗方案的制订都具有重要的影响。不同的序列具有不同的诊断价值，作为磁共振设备使用人员需要了解序列选择的基本原则，这样才能把磁共振成像的临床优势充分发挥出来。

一、用于盆腔成像的常用扫描序列

1. FSE T2 加权序列：和其他部位的磁共振成像一样，在盆腔磁共振成像过程中 T2 加权序列具有特别重要的临床价值。这个序列不仅是发现病变较为敏感的序列，同时也能为诊断、鉴别诊断提供重要的影像学依据。在女性盆腔磁共振成像中，子宫病变如子宫肌瘤、腺肌症在 T2 加权像就有不同的信号改变。子宫肌瘤通常表现为低信号，而子宫腺肌症在 T2 加权像则通常表现为混杂稍高信号。因为子宫内膜、子宫肌层的组织结构不同，它们在 T2 加权像上也有各自的信号特征。子宫内膜与子宫肌层之间的结合带通常表现为环形的低信号带。该低信号带对于明确子宫内膜癌的浸润深度特别重要。在盆腔 T2 加权成像中有几个方面需要强调。

（1）是否采用脂肪抑制：在肝磁共振成像过程中脂肪抑制是特别重要的，这是因为肝本身是人体内脂肪代谢的重要场所，因此肝细胞内通常含有一定的脂质成分。由于 FSE 序列中 J 耦合效应的减弱导致 FSE T2 加权像上脂肪成分表现为偏高信号，这会导致肝背景信号增高。肝背景信号的增高无形中降低了肝实质背景与病变之间的对比，所以充分均匀的脂肪抑制对于发现肝内小病变至关重要。在盆腔磁共振成像中，盆腔脏器如直肠以及子宫与周围的脂肪构成了一种天然对比，这对于明确直肠、子宫等病变与邻近组织之间的相互关系非常有意义。脂肪组织的高信号也会衬托出其内是否有肿大或增多的淋巴结，这对于这些部位肿瘤病变的分期具有重要意义。基于这样的原因，一般在盆腔磁共振成像过程中 T2 加权像通常推荐非脂肪抑制序列（图 21-3）。非脂肪抑制序列也更有利于显示腹膜这一类细微结

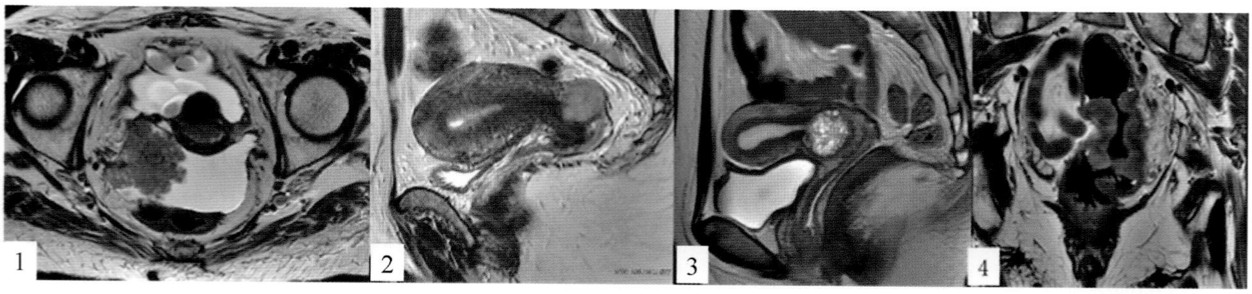

图 21-3　非脂肪抑制 T2 加权像在盆腔病变中的应用。T2 加权像不仅能够清晰显示病变，同时也能更清晰地显示病变与邻近组织之间的关系。图 1 膀胱占位病变，病变与膀胱内液体高信号形成鲜明对比；图 2 与图 3 两个不同病例的对比可见二者子宫颈部病变 T2 信号强度不同，前者提示增殖性病变而后者提示囊肿性病变可能；图 4 为直肠内占位病变，在非脂肪抑制 T2 加权序列清晰显示病变范围，同时因为邻近脂肪呈高信号也能更好地显示病变与邻近脂肪关系

构，这些结构的显示对于肿瘤病变的分期、术式选择都是重要的影像学依据。特别对于直肠癌病变而言，病变是否侵及直肠系膜筋膜对于术式选择、预后评估都具有重要的指导价值。当然，非脂肪抑制序列中因为脂肪呈相对较亮的信号，这在一定程度上降低了病变与邻近组织之间的对比度，必要时可以采用相对更长的 TE 时间或者加扫脂肪抑制序列，这对于前列腺病变具有一定意义（图 21-4）。在序列选项中通常会选择快速恢复快速自旋回波序列以确保在相同的 TR 时间内获得更好的 T2 对比度，这对于提高非脂肪抑制序列的 T2 对比度很有意义。

（2）扫描视野与空间分辨能力：盆腔磁共振成像面临的一个很大挑战就是如何获得更高的显示和分辨细微病变的能力，譬如肠壁、腹膜类结构的清晰显示都是依托于成像设备的空间分辨能力。之所以强调空间分辨能力而不是简单地提及空间分辨率，是因为空间分辨率容易被简单地解读为成像像素和体素的大小。事实上，对于一幅可视化图像而言，除了需要考虑体素大小以外，还要考虑相同大小的物体在图像上显示的实际大小。显然，基于人眼的分辨能力，在图像上显示的越大就能更容易被识别。譬如，一个大小为 5 毫米的细微结构，保持成像的像素、体素相同，如果成像时分别采用 10 cm 和 20 cm 的视野，而最后把这个不同的成像视野铺满在相同的显示屏幕上，显然采用 10 cm 视野时较采用 20 cm 视野时相应物体“显示”的大小增加了一倍。因此，空间分辨能力不是单纯的体素大小所描述的空间分辨率。如果保证有足够的信噪比和对比度，FOV 15 cm、采集矩阵 256×256 的成像较 FOV 30 cm，采集矩阵 512×512 的成像空间分辨能力会更高。当然，随着 FOV 的变小图像的信噪比会下降，这在客观上要求成像的时间会更长。在盆腔成像，特别是 T2 加权成像，常常会进行小视野高分辨率成像，这对于显示细微病变以及精准分期有重要价值（图 21-5）。

2. 盆腔扫描的 T1 加权成像：因为盆腔扫描基本不受呼吸运动的影响，所以盆腔磁共振成像可以采用 FSE T1 加权成像。尽管在 T1 加权成像上诸如子宫类病变的对比通常不是很明显，但 T1 加权成像对于发现盆腔以及邻近骨结构是否有侵犯或转移很有价值。T1 加权成像通常采用大 FOV 成像，这可以更全面的评估盆壁骨质结

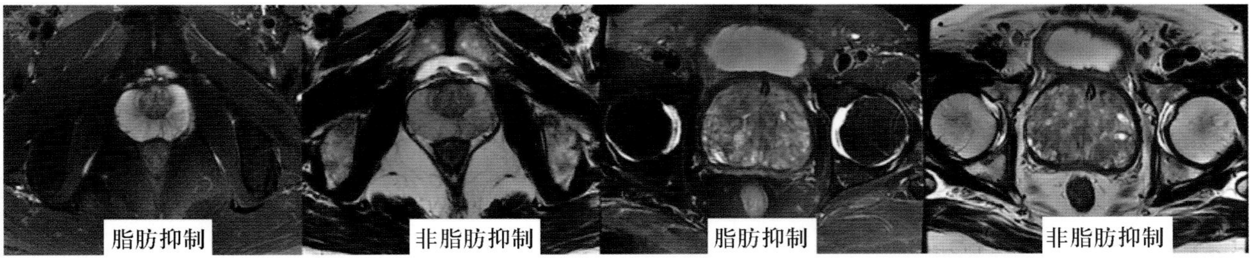

图 21-4　脂肪抑制与非脂肪抑制序列对比。以前列腺为例，在脂肪抑制序列上前列腺外周带与中央带对比相比于非脂肪抑制序列更明显，但在脂肪抑制序列上前列腺后方脂肪呈低信号，相比于非脂肪抑制序列而言，在显示前列腺与邻近脏器关系上显然变差

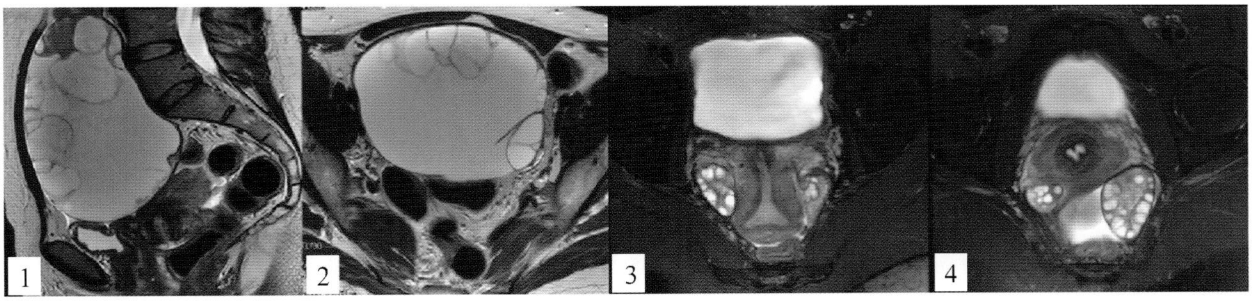

图 21-5　高分辨率成像在盆腔病变中的应用。图 1、图 2 为高分辨率 T2 加权像清晰显示囊性病变内的纤细分隔，这对于囊性病变的鉴别诊断是一个重要依据；图 3、图 4 清晰显示子宫旁卵巢内卵泡结构，识别卵巢结构在女性生殖系统肿瘤的定性、定位诊断中具有特别重要的诊断价值

构。除了 FSE T1 加权成像外，也可以扫描或加扫梯度回波双回波序列。观察双回波的同、反相位图像，对于明确是否有邻近骨质结构转移以及明确盆腔脂肪内的淋巴结有很高的诊断价值（图 21-6）。T1 加权成像对于明确病变内是否有出血或脂肪变也能提供重要的诊断信息，因为出血或脂肪在 T1 加权像上可以表现为高信号改变。

3. 扩散加权成像：相比于上腹部器官如肝、胰腺等部位扩散加权成像而言，盆腔器官如直肠、前列腺、子宫附件等扩散加权成像受呼吸运动影响较小，但这些器官的扩散加权成像因为受成像器官特殊的解剖特点和生理特点的影响面临着不同的成像挑战。受成像器官大小的影响，这些部位的扩散成像对于空间分辨能力都提出了较高的要求，特别是如何进行小视野成像是一个较大的挑战。另外，诸如子宫、直肠其解剖长轴均与人体长轴近似平行。要想更清晰地显示这些病变的侵袭范围，最理想的扫描方位是矢状位和冠状位，但矢状位、冠状位扩散加权成像时通常受梯度线性限制和涡流影响会有更大的几何形变。如何克服几何形变是实现这些部位高清扩散成像的一个挑战（图 21-7）。扩散加权成像在盆腔病变特别是肿瘤性病变的诊断、鉴别诊断都具有重要的临床价值，更重要的是盆腔 DWI 成像对于明确病变的浸润范围、浸润深度等能提供更精准的影像学改变依据，这对于临床治疗方案的制订至关重要。譬如，在对子宫内膜癌或宫颈癌进行成像时，DWI 成像更有助于明确浸润深度，这对于精准的 FIGO 分期无疑具有特别重要的意义，而精准的分期不仅是精准治疗的基础，也是判断预后的基础（图 21-8）。对于直肠癌而言，DWI 成像特别是矢状位或冠状位 DWI 成像能够更精准地显示病变范围，而病变下缘距离肛管之间的距离不仅是直肠癌高位、中位、低位分类的依据，更是决定能否进行保肛治疗的依据。对于前列腺癌而言，高 b 值的 DWI 成像更是发现早期前列腺癌的敏感手段（图 21-9）。总之，尽管盆腔 DWI 成像会面临很多的挑战，但它已经构成盆腔磁共振成像解决方案的一个不可或缺的部分。近年来，一些新的扩散加权成像技术如小视野高清 DWI 成像或多次激发 DWI 成像等都为盆腔 DWI 成像提供了更加可行的成像方案。

4. 增强扫描序列：虽然盆腔增强扫描序列不像在肝等部位磁共振成像强调的那么重要，但实际上增强扫描总能够提供更多的诊断和鉴别诊断信息。同时，增强扫描也是制订治疗方案和疗效评估的一个有效手段。譬如，对于子宫肌瘤而言，增强扫描强化明显的病例更适合进行子宫动

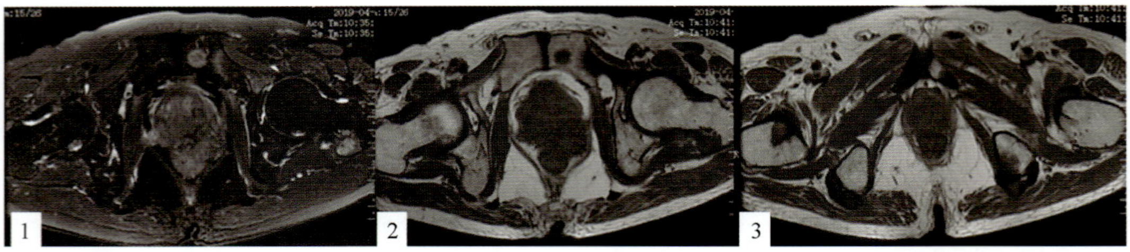

图 21-6 前列腺癌伴多发骨转移。在图 1 脂肪抑制 T2 加权像可见高信号转移灶，而在图 2、图 3 的 FSE T1 加权像可以发现左侧耻骨，左侧坐骨结节大转子内可见多发低信号改变，因为正常骨髓内含有丰富的黄骨髓，在 T1 加权像呈偏高信号，这更有利于发现骨质内转移病灶

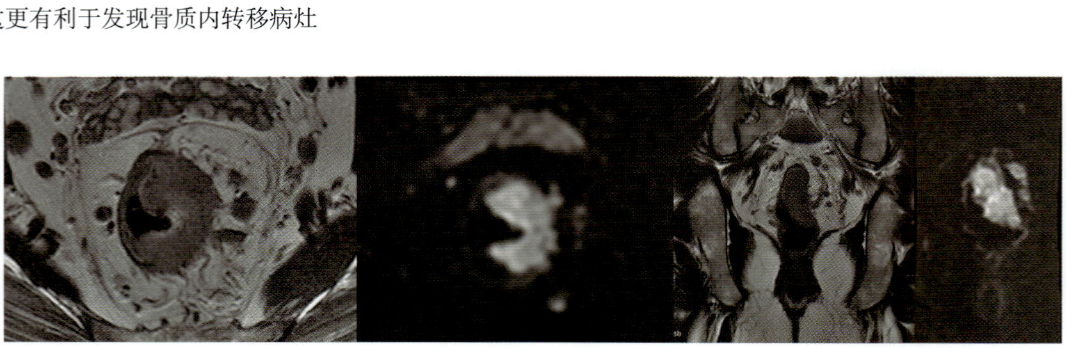

图 21-7 直肠癌高分辨率成像及扩散加权成像。小视野 FOCUS 斜冠状位 DWI 成像更清晰地显示病变边界和范围，且该 DWI 成像显示的病变无变形，可以和常规 T2 像相媲美

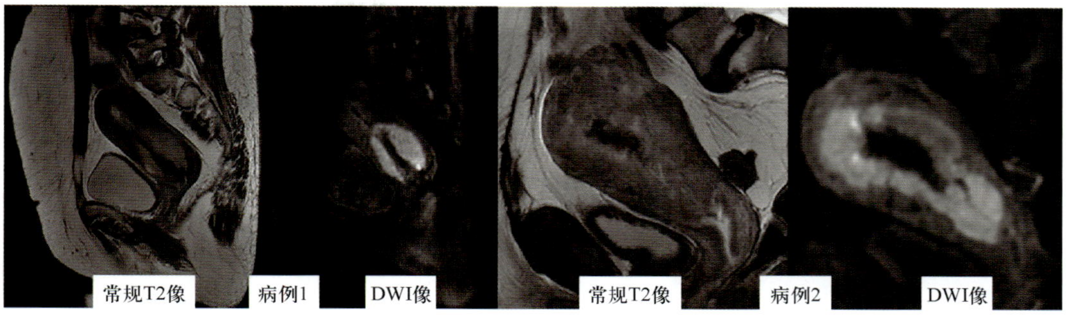

图 21-8　DWI 成像在子宫病变中的临床优势。这是两个不同的病例。病例 1 为宫颈癌，病灶在 T2 上与正常子宫组织信号差别较大，可看出病灶浸润子宫肌层且超过 1/2，但未突破浆膜层，病灶在 DWI 上信号更高，显示范围更为清晰；病例 2 为子宫内膜癌侵及宫颈，病灶在 T2 上与子宫信号差别不明显，某些层面似乎突破了浆膜层，但在 DWI 上可清晰显示病灶仍局限在肌层内。这两个病例都显示 DWI 成像较 T2 加权像能更清晰地显示病变的浸润深度，浸润深度是子宫内膜癌分期的重要依据，不同的分期意味着预后不同

图 21-9　高 b 值扩散成像在前列腺癌诊断中的价值。在前列腺癌特别是小的前列腺癌病变检出及诊断中 DWI 成像特别是高 b 值成像具有更高的敏感性和特异性。因为前列腺周围带由多个大腺体构成，腺体内通常含有液性分泌物。在常规的 T2 加权像上发生在周围带的癌变通常表现为低信号，该低信号在腺体高信号衬托下可以形成较好的对比，但当前列腺增生比较明显，周围带明显变薄时，发生的小的癌变与邻近组织对比不佳，此时 DWI 成像特别是高 b 值 DWI 成像具有很高的诊断价值

脉栓塞治疗，而治疗后的强化程度是判断子宫动脉栓塞后是否取得疗效的重要影像学依据。随着动态增强扫描技术的不断进步，多期动态增强扫描也是盆腔增强扫描的常用扫描策略。一方面，通过观察多期动态增强扫描可以更精准地评估肿瘤病变的强化类型，而且也可以为肿瘤精准分期提供重要的影像信息；另一方面，也可以通过动态增强扫描来定量分析肿瘤的微循环改变信息，譬如对肿瘤的毛细血管通透性等的定量评估可以作为判断新辅助化疗是否可以取得疗效的一个前瞻性依据。因为盆腔器官受呼吸运动影响比较小，而同时磁共振成像又是一种安全的无电离辐射成像，因此盆腔多期动态增强扫描在扫描期相、总的扫描时间上都有更大的灵活度。扫描方向取决于所要观察的器官结构，子宫、直肠等通常进行矢状位扫描，前列腺或膀胱则可以选择轴位扫描。具体的扫描方案制定需要结合病变的生长特点、平扫时病变的显示情况以及需要解决的临床问题来综合分析。

（1）三维容积脂肪抑制动态增强扫描序列：随着成像设备梯度性能的提高，很多厂商都可以提供三维容积脂肪抑制动态增强扫描序列。这个序列在不同的厂商有不同的商品名称，如 LAVA，VIBE，THRIVE 等。这里以 GE 磁共振平台的 LAVA 为例进行简单的说明。LAVA 动态增强扫描序列是 GE 磁共振成像设备 HD 平台后推出的一个三维容积动态增强扫描序列，它采用 SPECIAL 脂肪抑制技术。为了实现更均匀的脂肪抑制，该技术采用了节段式多个脂肪抑制脉冲的容积成像，这样就确保了在三维容积成像过程中取得大范围更均匀的脂肪抑制效果。同时 LAVA 依托于并行采集技术、部分 K 空间技术等实现了更快速的容积成像。LAVA 中所采用的 SPECIAL 脂肪抑制是一种反转脉冲和频率选择饱和脉冲有机结合的脂肪抑制方法，既能选择性地实现脂肪抑制，同时又能保证更高的信噪比。迄今为止，

LAVA 容积动态增强扫描在盆腔磁共振成像时仍是比较常用的一个成像方案，特别是当对时间分辨率要求很高时，该序列仍可能是首选的增强扫描解决方案（图 21-10 和图 21-11）。

（2）水脂分离成像动态增强扫描解决方案：水脂分离成像在不同公司对应的商品名称不同，如 mDixon，VIBE Dixon 等，但成像原理相似。在 GE 磁共振平台上该技术的代表是 LAVA Flex，它和 LAVA 的一个重要区别是不再使用脂肪抑制脉冲而是通过同反相位成像经计算而实现了水与脂肪信号的相互分离。LAVA Flex 成像技术的一个优点是一次成像可以提供四种不同的对比度图像：水像、脂像、水脂同相位和水脂反相位。相比于 LAVA 而言，LAVA Flex 因为一次要采集同相位和反相位两个回波，所以其成像时间较 LAVA 长一些，但双回波成像也带来一定程度的信噪比的提高。另外，水脂分离解决方案能更好地解决偏中心区域的脂肪抑制问题（图 21-12）。

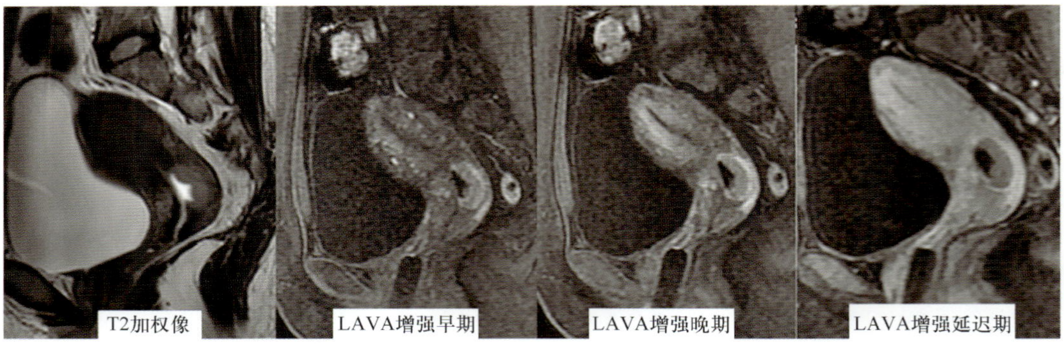

图 21-10 动态增强扫描在宫颈癌中的应用。宫颈占位病变，LAVA 多期动态增强扫描可以显示病变的强化程度和类型。相比正常宫颈强化来说，宫颈癌肿块呈快进快出，延迟期低于正常宫颈强化信号

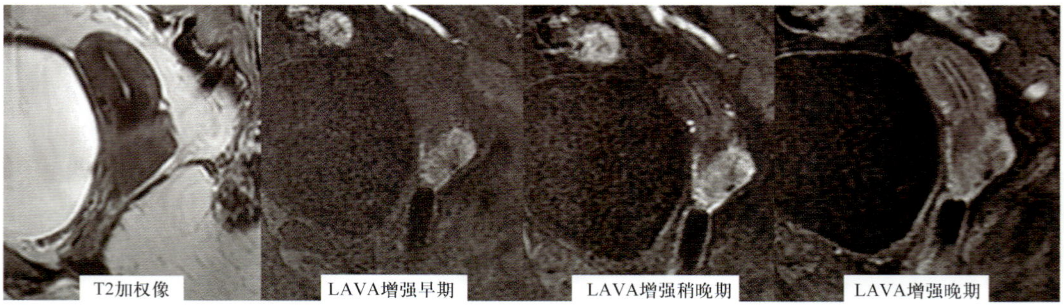

图 21-11 动态增强扫描在宫颈癌中的应用。宫颈部占位病变，LAVA 多期动态增强扫描显示增强早期病变开始强化，肿块内部强化不均匀，部分突破宫颈浆膜层向外膨隆

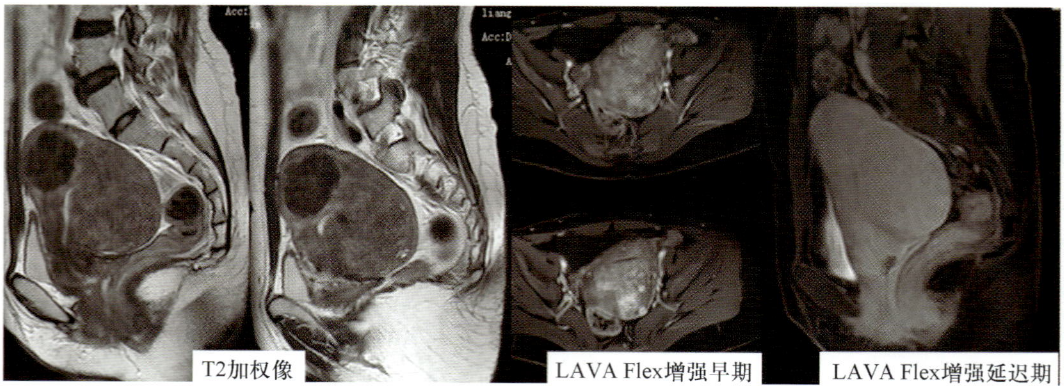

图 21-12 LAVA Flex 多期动态增强扫描在子宫病变中的应用。子宫腺肌症合并子宫肌瘤 LAVA Flex 动态增强扫描，病变在增强早期呈不均匀强化，延迟期显示病变明显强化

二、盆腔磁共振成像的序列组合与参数优化

在临床实际工作中盆腔磁共振成像的应用越来越广泛，这主要是因为盆腔磁共振成像能够提供更多其他成像设备无法比拟的诊断和鉴别诊断信息，也能为制订临床治疗方案以及疗效评估提供精准的影像学评估。有些肿瘤病变如子宫颈癌、子宫内膜癌以及直肠癌等进行磁共振成像的主要目的不是用于早期的诊断，因为这些肿瘤病变可以通过其他方法如宫腔镜、直肠镜等检查明确诊断，并可通过活检而明确病理类型。进一步进行磁共振多序列评估的重要目的是明确肿瘤浸润的范围从而进行精准分期，这些临床需求客观上对于磁共振成像检查提出了很高的要求。在临床实际工作中，作为磁共振使用者应该充分了解每个序列的临床优势，在工作中要充分发挥这些序列的优势以提供尽可能多的影像学信息，这对于进一步的病变分期、治疗方案制订以及疗效评估都具有深远影响。在盆腔磁共振成像过程中有几点需要特别强调：

1. FSE T2序列使用需要注意的事项：在盆腔磁共振成像过程中，FSE T2序列是一个特别重要的序列。首先根据其信号改变可以作为某些病变的诊断、鉴别诊断的依据，如子宫肌瘤和子宫腺肌症在T2加权像上信号就会有一定区别，通常子宫肌瘤信号更低。同时，在T2加权像上通常也能清晰显示子宫的分层结构，这对于判读子宫内膜癌的浸润深度非常有价值，而精准地判断其浸润深度不仅是分期的依据，也是临床预后判断的依据。T2加权像的另一个重要意义是用于评估病变与邻近组织的相互关系。为了更好地显示病变与邻近组织的相互关系，盆腔T2加权成像更需要非脂肪抑制序列，因为中等偏高的脂肪信号与病变之间构成了一个良好的天然对比。当病变如直肠癌突破肠壁向外浸润时，就可能在周围的脂肪中形成絮状索条影。非脂肪抑制的T2加权像也更有利于发现增多或肿大的淋巴结，这对于分期以及预后判断无疑具有重要意义。在进行T2加权成像过程中，回波链长度和TE时间的选择都非常重要。回波链长度的一个使用原则是切忌过长，过长的回波链长度不仅会导致图像的对比度变差，同时也会降低图像的可识别的空间分辨能力。TE时间的选择需要结合到具体的扫描部位，前列腺扫描通常需要更长一些的TE时间，这样才能更好地突出病变与邻近组织的对比。

2. 合理地选择脂肪抑制方式：当在T1加权成像上发现高信号时，我们就需要区分这个高信号是什么成分导致的信号改变。出血成分、脂肪成分甚至高蛋白含量的囊液成分都可能表现为T1加权像的高信号改变。在进行脂肪抑制成像时需要牢记：不同的脂肪抑制方式不仅会对脂肪抑制的程度以及脂肪抑制的均匀性带来不同，同时也可能会对诊断带来不同的鉴别诊断信息。这里需要特别注意所使用的脂肪抑制方式是否是选择性地抑制脂肪成分。盆腔病变的成分相对比较复杂，如可能有出血成分，也可能有脂肪成分，还可能有高蛋白含量的囊性病变等。在选择脂肪抑制序列时必须要考虑其是否是选择性的脂肪抑制方式。这里需要指出的短时反转脂肪抑制序列STIR就是一个非选择性的脂肪抑制方式。很多T1弛豫时间和脂肪成分接近的成分在STIR序列上都可能表现为低信号，如陈旧性出血成分，蛋白含量高的囊液成分等，所以当在T1像发现一个高信号时如果在STIR序列上表现为低信号不一定都是脂肪成分，这时强烈建议采用选择性脂肪抑制方式进行成像，如化学位移脂肪成像或水脂分离成像等进一步加以区分。T1加权像上的高信号特别是卵巢类病变中的高信号病灶，绝不能因为在进行STIR脂肪抑制扫描时信号被抑制就判断为脂肪成分，这会导致错误的诊断和鉴别诊断。因此，STIR序列不太适合盆腔脂肪抑制扫描（图21-13）。

3. DWI成像中的b值选择与扫描方位选择：相比于其他序列而言，DWI成像能够准确地显示病变的大小和范围。因此，DWI成像在盆腔病变特别是肿瘤病变中更适合用于判断病变的浸润深度和范围。为了更清晰、直观地显示病变的浸润深度或范围，DWI成像的扫描方向至关重要。在直肠、子宫等器官矢状位扫描应该是更合适的扫描方位，但通常这个方向的梯度涡流会比较大，这对于DWI成像带来了很大挑战。必要时适当降低b值或减少相位编码线数目是一个折中的解决办法。新的成像解决方案如GE推出的小视野高清弥散成像（FOCUS DWI）是一种更适合的解决方案。FOCUS DWI采用二维射频激发技术，避免了传统DWI成像通过部分相位方向FOV采集所

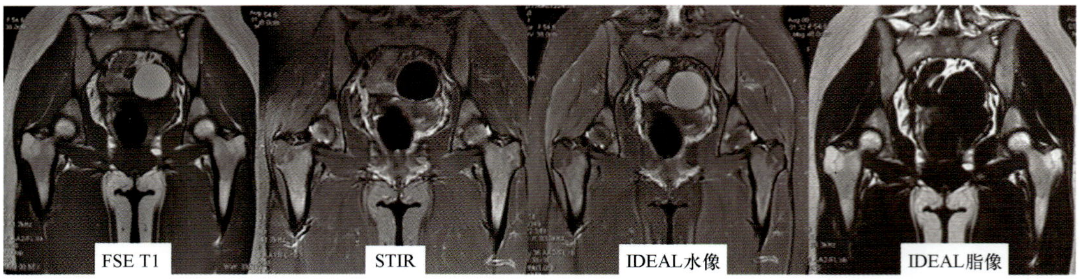

图 21-13 不同脂肪抑制技术应用中的注意事项。盆腔 T1 加权像显示左侧卵巢类圆形高信号，提示可能为出血或脂肪成分，在 STIR 短时反转脂肪抑制序列中该病变呈低信号，容易误解为脂肪。但在 IDEAL 水脂分离成像的水像中病变呈高信号，而脂像中病变呈低信号，这说明该类圆形病变并非脂肪成分。结合 T1 加权像所见，提示该病灶可能为含血类病灶，因为其 T1 弛豫时间和脂肪接近，所以在 STIR 序列上呈低信号改变。该病例说明因为女性盆腔病变成分常常比较复杂，含血或含脂病变均有可能存在，应采用化学脂肪抑制或 IDEAL 水脂分离成像来进一步明确病变性质

面临的卷褶伪影问题。在进行小视野 DWI 成像时要采用合理的扫描时间，因为 FOV 的变小会带来信噪比降低，如果成像的信噪比过低，显然也会导致图像的对比度降低，这不利于病变的观察。b 值的选择也要具体问题具体分析，虽然 b 值越高通常对于病变检出的敏感性也越高，但对于肠道病变而言，相对低的 b 值也可以通过叠加的 T2 透射效应而可能更清晰地显示病变的范围。而前列腺成像则需要比较高的 b 值成像，通常在 b 值为 2500 或 3000 时检查小癌变的敏感性更高，特异性也更好。在高 b 值成像中必须采用更长的扫描时间才能保证足够高的信噪比（图 21-14）。

4. 多序列组合是解决临床问题的关键：虽然每个成像序列具有各自的临床优势，但实际工作中需要做到多序列相互组合才能给出更客观、更准确的评估。工作中要避免过度突出某一个序列的作用，需要对几个序列的信息综合分析才能做出更准确地评估和判断（图 21-15）。

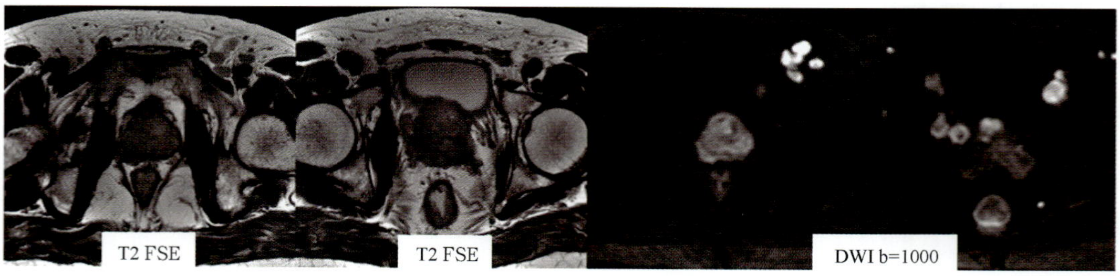

图 21-14 扩散加权成像在前列腺癌诊断中的临床优势。在前列腺癌特别是小的前列腺癌病变检出及诊断中 DWI 成像能够敏感地显示病灶以及周边的淋巴结转移，这对于分期及进一步治疗都具有重要意义

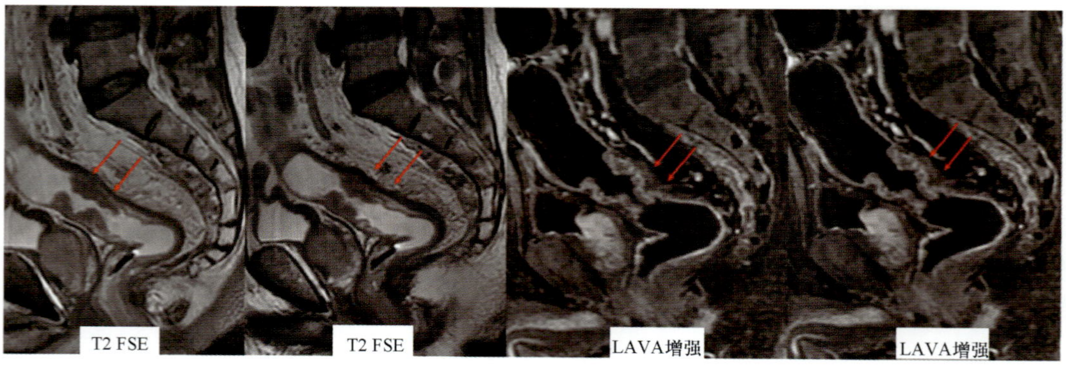

图 21-15 LAVA 增强扫描在直肠癌评估中的临床价值。直肠癌病变，矢状位 T2 加权成像清晰显示直肠内占位病变，但在 T2 加权像上无法明确病变是否侵袭到肠壁外直肠系膜中，在矢状位 LAVA 增强扫描不仅能清晰显示直肠壁病变，同时也显示直肠周围系膜中浸润改变，这对于肿瘤病变 TNM 分期提供了更明确的影像学依据

（李琳琳 张英魁）

参考文献

[1] van Griethuysen J J M, Bus E M, Hauptmann M, et al. Gas-induced susceptibility artefacts on diffusion-weighted MRI of the rectum at 1.5 T-Effect of applying a micro-enema to improve image quality [J]. European journal of radiology, 2018, 99: 131-137.

[2] Rao S X, Zeng M S, Chen C Z, et al. The value of diffusion-weighted imaging in combination with T2-weighted imaging for rectal cancer detection [J]. European journal of radiology, 2008, 65 (2): 299-303.

[3] Samji K, Alrashed A, Shabana W M, et al. Comparison of high-resolution T1W 3D GRE (LAVA) with 2-point Dixon fat/water separation (FLEX) to T1W fast spin echo (FSE) in prostate cancer (PCa) [J]. Clinical imaging, 2016, 40 (3): 407-413.

[4] Yamashita Y, Torashima M, Hatanaka Y, et al. Value of phase-shift gradient-echo MR imaging in the differentiation of pelvic lesions with high signal intensity at T1-weighted imaging [J]. Radiology, 1994, 191(3): 759-764.

[5] Zamani F, Goodarzi S, Hallaji F, et al. Diagnostic value of pelvic MRI for assessment of the depth of myometrial invasion and cervical involvement in endometrial cancer: comparison of new versus old FIGO staging [J]. Iranian Journal of Radiology, 2012, 9 (4): 202.

[6] Turkbey B, Rosenkrantz A B, Haider M A, et al. Prostate imaging reporting and data system version 2.1: 2019 update of prostate imaging reporting and data system version 2 [J]. European urology, 2019, 76 (3): 340-351.

[7] Schwartz L H, Seltzer S E, Tempany C M, et al. Prospective comparison of T2-weighted fast spin-echo, with and without fat suppression, and conventional spin-echo pulse sequences in the upper abdomen [J]. Radiology, 1993, 189 (2): 411-416.

[8] Tan C H, Wang J, Kundra V. Diffusion weighted imaging in prostate cancer [J]. European radiology, 2011, 21 (3): 593-603.

[9] Kim S H, Lee J M, Gupta S N, et al. Dynamic contrast-enhanced MRI to evaluate the therapeutic response to neoadjuvant chemoradiation therapy in locally advanced rectal cancer [J]. Journal of Magnetic Resonance Imaging, 2014, 40 (3): 730-737.

[10] Sala E, Rockall A, Rangarajan D, et al. The role of dynamic contrast-enhanced and diffusion weighted magnetic resonance imaging in the female pelvis [J]. European journal of radiology, 2010, 76 (3): 367-385.

[11] Takeuchi M. Case Study| FOCUS DWI [J].

[12] Peng Y, Li Z, Tang H, et al. Comparison of reduced field-of-view diffusion-weighted imaging (DWI) and conventional DWI techniques in the assessment of rectal carcinoma at 3.0 T: Image quality and histological T staging [J]. Journal of Magnetic Resonance Imaging, 2018, 47 (4): 967-975.

第二十二章

脊柱与骨关节磁共振成像解决方案与技术解读

第一节　脊柱与骨关节磁共振成像临床优势与规范化流程

磁共振无与伦比的软组织对比分辨能力使得它在脊柱与骨关节成像中占有特别重要的地位。对于脊柱骨关节退行病变而言，椎间盘、关节软骨以及半月板等退变不仅是导致临床症状的主要原因。同时，对于它们的评估也是决定进一步治疗方案的重要依据。对于关节评估而言，虽然关节镜能够作为软骨或半月板评估的一个手段，但其属于有创检查。相对于其他成像技术而言，磁共振成像能在完全无创的前提下评价椎间盘、关节软骨、半月板以及关节周围软组织等，这对于发现早期的椎间盘病变、软骨损伤、半月板撕裂以及韧带损伤等提供了直接的影像学依据。特别是，近年来随着各种新的成像技术推出，对于关节软骨等的显示能力进一步提高，加之各种磁共振成像的定量技术如 T1Map 或 T2 Map，使得磁共振成像能在一些形态学发生改变之前明确关节软骨损伤改变，这些对于早期的干预治疗无疑具有重要的临床意义。

一、脊柱与骨关节磁共振成像的临床优势及挑战

充分了解脊柱与骨关节磁共振成像的临床优势及挑战无论对于磁共振医技人员还是相关临床医生而言都具有深远的现实意义。这对于充分挖掘磁共振成像在脊柱骨关节中的应用以及尽可能地提供对治疗具有指导价值的影像学依据都有深远的意义。在临床实际工作中对不同的影像学手段之间进行优化选择是非常必要的。虽然由简到繁是一个基本原则，但如果能充分了解每一种成像技术的临床优势，再结合临床检查的目的和需要，进行更合理地选择也可以避免走不必要的弯路。特别是对于那些需要尽早治疗的疾病而言，早发现、早诊断、早治疗也是改善临床预后的一个重要环节。

1. 磁共振成像完全无创且相对简便易行：磁共振成像相比于其他成像设备而言更安全无创而且简便易行。在脊柱骨关节成像中，磁共振成像能够在一次成像过程中提供更多的临床信息，如椎间盘是否突出或膨出？椎体骨质是否有破坏？关节软骨、韧带以及周围软组织是否有损伤？因为磁共振成像能在完全无创的前提下提供更加丰富的影像学信息，而这些信息对于临床症状解读、治疗方案制订以及预后评估等都具有特别重要的意义。迄今为止，脊柱与骨关节磁共振成像已经成为脊柱骨关节疾病诊断和治疗中不可或缺甚至首选的影像学检查和评估手段。

2. 磁共振成像具有更高软组织分辨能力：与 X 线、CT 等设备相比，磁共振成像不仅无辐射，而且还具有其他设备无法比拟的软组织对比分辨能力。对于脊柱病变而言，磁共振成像能够早期发现椎间盘退变、突出或膨出等改变，这一方

面缘于磁共振成像具有更高的软组织对比分辨能力，而另一方面也缘于磁共振成像中能够进行任意方位成像。在脊柱磁共振成像中矢状位成像实现了一次成像可以观察多个椎体和椎间盘，这就避免了其他成像设备只能选择性的进行几个椎间盘成像的局限。以腰椎成像为例，尽管椎间盘突出通常多见于腰 3/4、4/5、腰 5/ 骶 1，但实际上这不等于其他椎间盘不会发生病变。另外，有很多椎体肿瘤病变可能也表现为类似间盘突出或膨出的症状，这种临床症状的非特异性可能会导致临床上按着椎间盘病变的思路进行了小范围椎间盘扫描。对这类患者进行磁共振成像就可以避免这种局限。一次成像更多椎体、椎间盘的观察使得影像诊断的准确性也会提高。显然，多个椎体的病变和一个椎体的病变诊断思路是有区别的。对于骨关节成像如软骨损伤而言，磁共振成像具有不同的成像序列来显示软骨的异常改变，特别是各种高分辨率成像解决方案能够发现非常细微的软骨异常。软骨的异常改变是导致关节不稳以及关节疼痛的主要原因。早期发现软骨的异常改变对于早期的干预治疗有重要指导意义。对于关节软骨损伤的评估也是决定是否进行人工关节置换的一个重要依据。除了能敏感地显示关节软骨的异常，磁共振成像还能敏感地发现半月板以及关节周围软组织及韧带等损伤，这些软组织结构在其他成像技术是难以或无法显示的。膝关节半月板的损伤是导致膝关节活动障碍和疼痛的主要原因，明确半月板损伤以及损伤的程度，是下一步治疗的指导依据。韧带损伤也是导致关节活动异常或关节结构不稳的一个原因，某些外伤可能导致韧带的完全或不完全撕裂，早期明确韧带损伤或损伤程度，是进行韧带修复或重建的重要依据。磁共振成像可以采用不同的成像序列来提供不同的对比度，这有利于发现关节软骨损伤以及半月板或韧带损伤，同时磁共振成像也可以进行任意方向二维成像或直接进行三维容积成像，更有利于发现细微关节软骨或软组织损伤。磁共振成像不仅有着天然的更高软组织对比分辨率的临床优势，在磁共振成像过程中还可以根据不同的临床需求通过参数设计来实现或突出某种对比度，这无疑使得磁共振成像在脊柱骨关节病变的诊断和鉴别诊断中具有更大的临床优势，同时也为广大磁共振成像医务工作者提供了更多的临床和科研的切入点。近年来，关于骨关节成像也涌现出很多新的成像技术，这些都进一步推动了磁共振成像在脊柱骨关节中的临床应用（图 22-1、图 22-2 和图 22-3）。

3. 磁共振成像能够更敏感地发现骨小梁骨折类改变：之所以在这里突出强调这一点，是因为大多数人对于磁共振在骨关节应用中存在着某些误区或者理解上存在着某种片面性。在讨论骨质结构时应该严格区分骨皮质和骨松质。骨皮质含有大量的钙而其中水分含量极低，这样的致密骨在磁共振上产生的信号非常弱，因此在常规的磁共振成像上骨皮质表现为黑色的低信号。磁共振成像对于显示骨皮质骨折不敏感。也是因为这个原因形成了一个片面的认识，即磁共振对于骨折类改变不敏感。事实上，任何原因所导致的骨折类改变都会伴有不同程度的松质骨改变。松质骨含有大量的骨小梁，其内含有较多量的脂肪，也

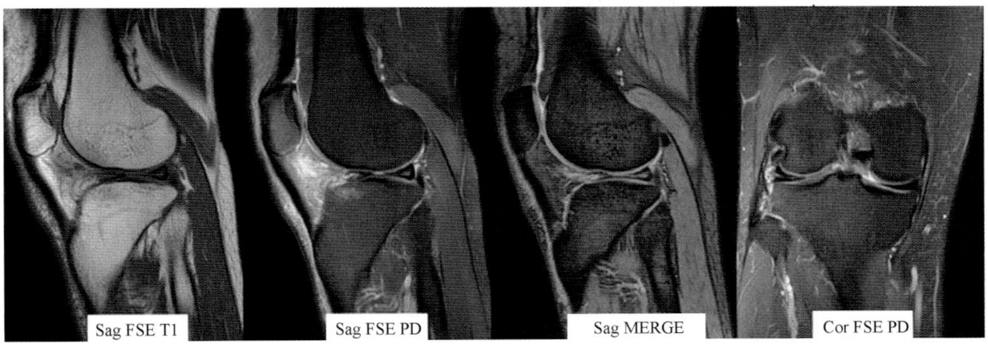

图 22-1　磁共振多模态评估在膝关节外伤中的应用。右膝关节外侧半月板前后角撕裂，在 Sag T1 加权像于右侧膝关节外侧半月板前后角内可见条形稍高信号，于同层面脂肪抑制 PD 加权像上外侧半月板前后角呈高信号。该半月板异常在 MERGE 序列上显示更清晰的条形高信号。脂肪抑制冠状位 PD 加权像可见外侧半月板内条形高信号延伸至上关节缘，提示半月板撕裂Ⅲ级。另外，在矢状位 PD 图像上还可以显示髌骨下方脂肪囊内条索形高信号，提示水肿改变

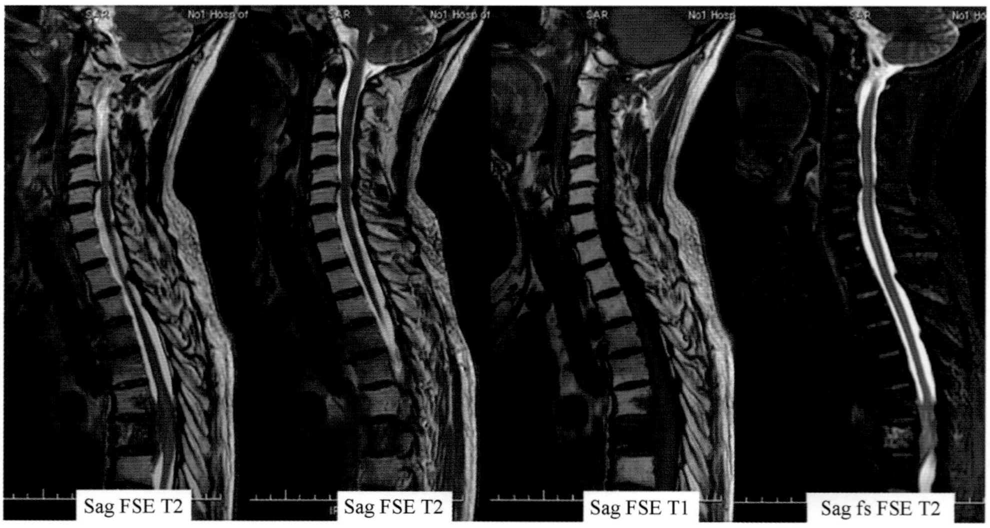

图 22-2 大范围颈胸椎成像评估前列腺癌骨转移。前列腺癌术后 2 年，颈胸椎一次大范围成像既能显示颈椎椎体骨质增生、部分椎间隙变窄，同时又能显示胸 4、胸 5、胸 6 及胸 7 椎体异常信号改变，且胸 7 后方椎管内侵犯。胸 4、胸 5、胸 6 椎体病变在 T1 及 T2 像呈低信号改变，提示成骨性转移，胸 7 椎体病变在脂肪抑制 T2 像可见片状高信号，提示部分溶骨改变

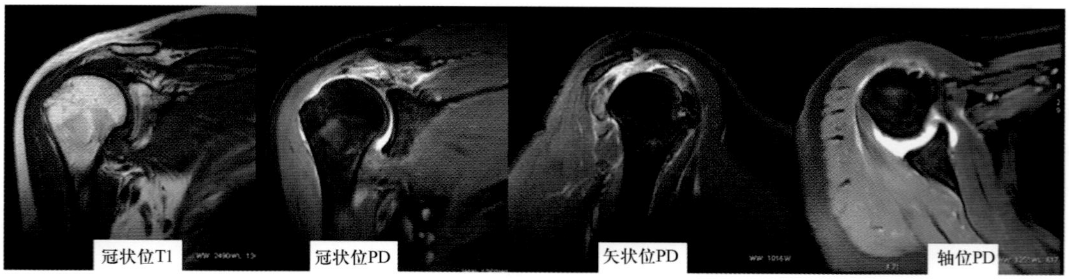

图 22-3 磁共振多模态评估在肩关节外伤中的应用。肩关节外伤，磁共振成像冠状位 PD 像清晰显示冈上肌韧带断裂，局部混杂高信号及关节腔内积液改变。正常韧带在磁共振 PD 加权像应表现为低信号改变

富含血液供应。在一些致伤原因不明显的情况下所导致的骨损伤，常常先导致松质骨损伤改变，这些改变在 X 线等成像设备上表现不明显，也常常被漏诊，这就是临床上提及的隐匿性骨折。但隐匿性骨折伴随的早期骨损伤在磁共振成像时却可能有非常明显的信号改变。这是基于磁共振成像本身具有更高的软组织对比分辨能力，以及松质骨内大量的脂肪成分所构成的良好天然对比（图 22-4、图 22-5 和图 22-6）。这一特点使得磁共振成像在发现早期股骨头坏死、骨转移以及创伤性骨关节炎等方面具有突出的临床优势。

临床实际工作表明，很多外伤原因不明显但具有明显运动障碍的患者在常规 X 线检查可能没有阳性发现，但在磁共振检查时却可以显示较明显的骨髓水肿等改变，骨髓水肿的出现可能意味着骨小梁骨折的出现。骨髓水肿是导致运动障碍的主要原因，但此时患者的骨皮质可能是没问题的，这种情形在常规 X 线检查可能会考虑隐匿性骨折，但在磁共振成像却可以明确骨髓损伤改变。

二、脊柱与骨关节磁共振成像的规范化扫描问题

磁共振成像在脊柱与骨关节病变诊断中具有重要的临床应用优势，而这些临床优势是建立在规范化扫描基础之上的。规范化扫描包括很多方面，如准确的摆位和固定、正确的线圈选择、合理的序列选择和参数设置以及操作中的许多细节等，这些因素都会影响到最后的图像质量。在脊柱与骨关节扫

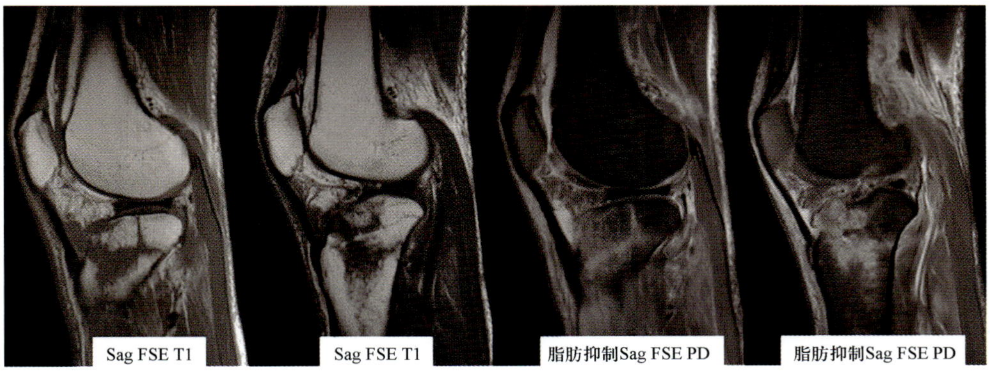

图 22-4　磁共振成像更敏感地显示骨髓外伤改变和骨小梁损伤。外伤后磁共振成像检查，胫骨骨髓内可见 T1 加权像低信号和 PD 像上高信号改变。关节周围软组织可见索条异常信号，并伴随关节周围积液改变。对于评估骨关节损伤而言，磁共振成像能够提供更准确地评估损伤受累范围

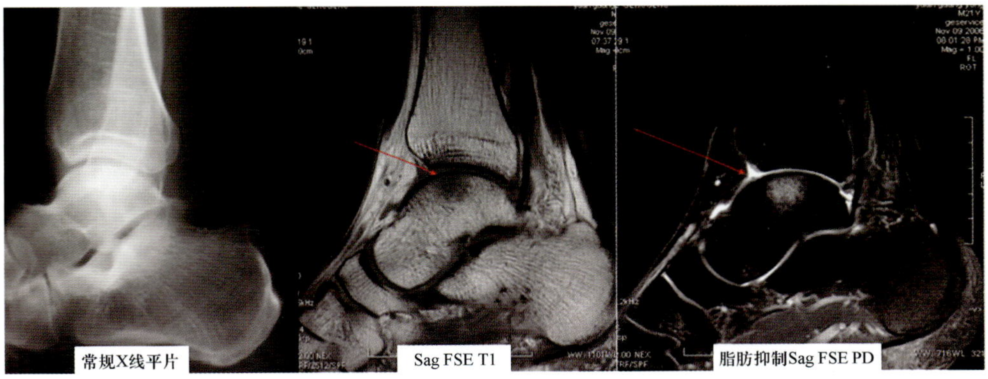

图 22-5　磁共振成像更敏感地明确创伤性骨关节炎。男，行走困难 2 周，常规踝关节 X 线侧位片未见明显骨质结构异常。在踝关节磁共振矢状位 FSE T1 加权像及脂肪抑制质子密度加权像（PD 像）上显示踝关节旁距骨内可见片状 T1 像低信号和质子密度像高信号改变，这可能是剧烈行走或运动所导致的创伤性骨关节炎，其病理改变实质为骨小梁损伤或骨折

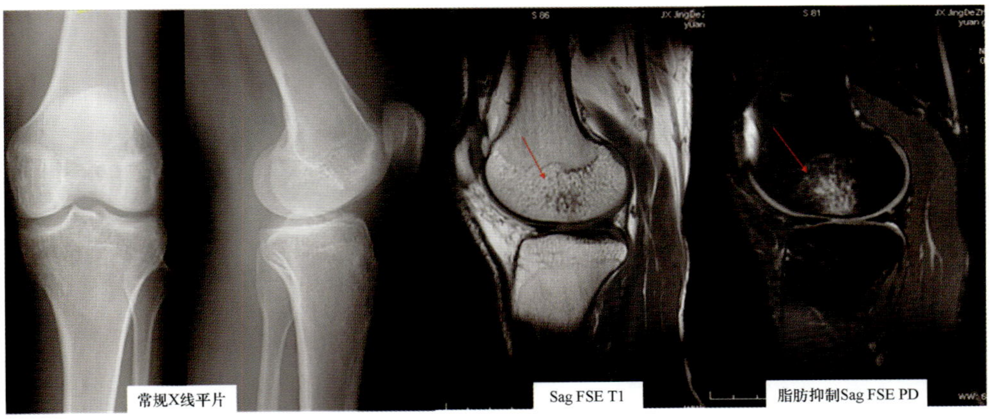

图 22-6　磁共振成像明确股骨骨髓损伤。女，行走困难 1 周，常规膝关节正侧位 X 线平片未见明显异常，在磁共振成像矢状位 T1 像可见股骨少许低信号改变，而在矢状位脂肪抑制 PD 像可见股骨内片状高信号改变，提示相应骨髓水肿改变。这种骨髓水肿改变是导致症状的主要原因，早发现及早治疗有利于预后转归

描过程中，有时为了显示某些特殊结构，可能还需要患者配合保持某种特殊体位，这些在客观上要求操作人员要充分了解临床医生的需求，这样才能确保磁共振扫描能够真正解决临床问题。

1. 准确的摆位和固定是确保优异图像质量的前提：在脊柱与骨关节扫描过程中，摆位和固定的意义非常重大。当进行脊柱扫描时，一定要根据临床需求将相应椎体范围设定在扫描中心区域，同时正确选择扫描区域对应的线圈中心和线圈单元。进行脊柱扫描的患者可能会存在很明显的疼痛症状，特别是那些椎间盘突出的患者可能会存在着放射性腿部疼痛。摆位时采用相应的扫描垫保持膝关节处于屈曲状态，这样可以明显减轻腹肌张力、缓解疼痛症状并因此获得更好的配合度。在进行骨关节扫描之前，如果未将其尽可能地置于磁体中心，那么将会给扫描过程中的脂肪抑制带来很大影响，尤其是对于一些成像范围较小的小关节来说。很多骨关节扫描都面临着其在磁体内处于偏中心区域，这种偏中心不仅是左右偏中心，也存在着上下偏中心。在摆位过程中要通过合理调整患者的体位尽可能让需要扫描的骨关节居中，同时也可用各种扫描垫适当垫高相应关节，使其尽可能处于磁体中心水平。因为进行骨关节磁共振成像的患者多半伴有较明显的骨关节疼痛症状，而磁共振成像扫描时间相对比较长，为了获得患者更好的配合，合理固定和人性化摆位是实现扫描中制动的关键因素。在摆位过程中一定要尽最大可能让患者处于最舒服的体位，同时通过合理的固定确保即便出现不自主运动也能将其控制在尽可能小的幅度范围内。骨关节扫描过程中给予适度的保暖措施也是必要的，特别是脚部，寒冷可能会导致不自主的运动。

2. 精准的线圈对位和选择：在进行脊柱扫描时，需要选择正确的线圈，包括线圈的中心和所使用的线圈单元数。这不仅会直接影响扫描图像的信噪比，同时也可以避免线圈选择错误带来的相关伪影。当选择的线圈单元过多并明显超过成像的视野时，视野外开放的线圈单元所采集的信号就可能卷褶到视野内而形成周边信号伪影。在骨关节扫描前的摆位还存在着扫描的骨关节部位和所使用线圈的物理对应关系，要尽可能确保被扫描的骨关节处于使用线圈的物理中心。如果线圈对位不准，尽管扫描时可以通过定位像调整成像中心，但这些改变不了线圈的物理覆盖范围。必要时要重新进行线圈摆位。通常骨关节扫描视野比较小，而同时需要的空间分辨率又很高，如何确保更高的信噪比非常重要。需要牢记的是，线圈的物理覆盖范围有明显的限度，超出了这个限度即便在成像视野内也难以达到诊断需求。线圈选择不当还可能成为某些伪影的来源，如在脊柱扫描过程中，如果线圈选择不匹配或过大还可能导致周边信号伪影的产生，作为磁共振使用人员对这些需有深入的了解（图 22-7）。

3. 骨关节偏中心扫描时的局部匀场问题：在进行骨关节磁共振扫描时因为受磁体内扫描空间的限制，很多要扫描的骨关节会处于磁体内偏中

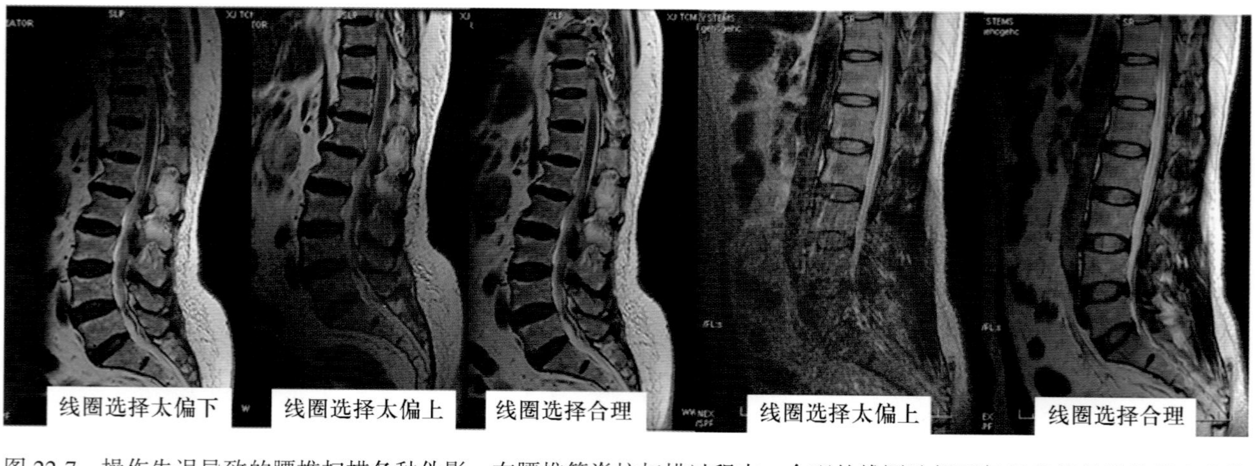

图 22-7　操作失误导致的腰椎扫描各种伪影。在腰椎等脊柱扫描过程中，合理的线圈选择不仅是获得足够信噪比的前提，同时也可以避免相关的伪影。当线圈选择太偏下或太偏上时，不仅会导致缺乏线圈区域信噪比过低，同时也使得那部分不在扫描视野内开放的线圈单元所采集的信号错误卷褶到图像中形成周边信号伪影

心区域。这种偏中心区域会导致几个方面的问题：其一，主磁场均匀度在偏中心区域往往会变差，这和磁力线的空间分布特点息息相关；其二，在偏中心区域梯度的线性度也会有所下降，这些给骨关节磁共振成像带来一定的挑战。骨关节磁共振成像过程中脂肪抑制是一个很基本的需求，尽管短时反转脂肪抑制可以用于骨关节脂肪抑制成像，但其非特异性的脂肪抑制特性以及相对低的信噪比对骨关节高分辨率成像造成一定局限。事实上，化学位移法脂肪抑制是骨关节扫描过程中比较常用的脂肪抑制方法。为了实现更均匀的脂肪抑制，在扫描过程中通常会采用局部匀场技术。关于局部匀场技术，需要特别强调的是它是一种改变局部而牺牲其他区域的技术。在偏中心的骨关节脂肪抑制成像时要牢记：需要改变的是局部匀场的位置，将局部匀场放置在所成像的关节区域，但强烈建议不要改变局部匀场的大小。有些操作者一味调整局部匀场的大小，结果导致成像范围内部分区域脂肪抑制效果变差。

4. 正确的频率编码方向是克服流动伪影的关键：在进行脊柱和骨关节磁共振扫描过程中，脑脊液和血管的流动伪影如果处理不当就会严重污染所要观察的组织结构，这些流动伪影或是导致图像模糊，或是掩盖一部分所要观察的解剖结构。如何去除这些流动伪影是扫描过程中必须加以思考和解决的。由于脊柱和大部分四肢骨关节沿着人体长轴走行，相应的脑脊液或血管也主要按着人体长轴走行。流动伪影出现在相位编码方向上，这对于脊柱骨关节成像提出了一个挑战。按着一般的参数设置原则通常会把频率编码方向设置在成像区域的解剖长轴方向，而将相位编码方向设置在相应的短轴方向。这样做有几个方面的好处：其一，当相位编码方向在短轴方向时为采用相位编码方向部分 FOV 技术奠定了基础，无疑采用相位编码方向的部分 FOV 可以减少扫描时间。其二，通常线圈单元在人体的前后或左右方向呈对称分布，而在头脚方向即解剖长轴方向不存在这种对称关系。当把频率编码方向设置在解剖长轴方向时，相位编码方向就在前后或左右方向，这时可以通过并行采集技术减少扫描时间。其三，当把频率编码方向设置在解剖长轴时就无需选择非相位卷褶技术，采用这个技术或是导致扫描时间延长或是一定程度上信噪比降低。基于以上原因大家更倾向于把相位编码方向设置在扫描部位的解剖短轴上，但在脊柱与骨关节扫描时这种设置会带来明显的流动伪影，而这些流动伪影会干扰细微病变的显示。理论上讲，如果采用流动补偿也可以解决部分血流或脑脊液流动伪影的问题，但事实证明流动补偿只是对于缓慢且匀速的流动有更好的效果。如果相应的血流在心脏收缩、舒张过程中存在着明显的搏动，这时采用流动补偿技术作用甚微。因为搏动会带来另一问题就是在不同的射频激励期间血管的初始位置存在差异。综上所述，在脊柱与骨关节磁共振成像过程中，在参数设置上推荐将频率编码方向设置在短轴方向，而将相位编码方向设置在长轴方向，这种设置在 GE 磁共振平台称为频率相位颠倒（swap phase and frequency，SPF）（图 22-8 和图 22-9）。

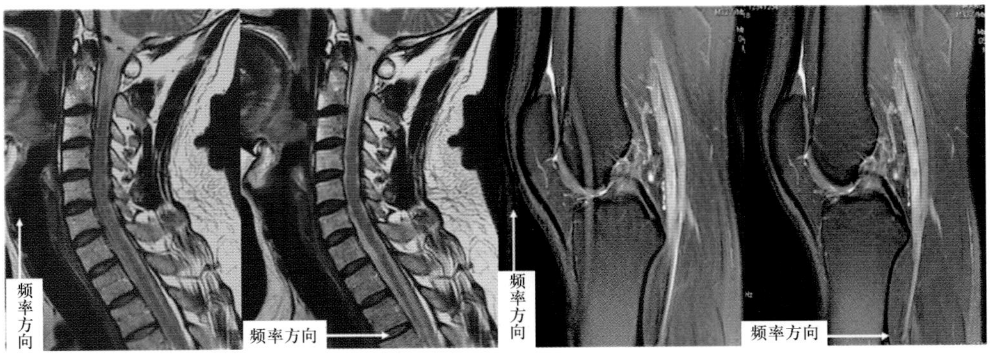

图 22-8　颈椎及膝关节成像过程中流动伪影及克服策略。在颈椎和膝关节扫描时如果将频率编码方向设置在成像区域解剖长轴方向上就会带来明显的流动或搏动伪影。颈椎扫描时当相位编码方向在前后方向时脊髓显示模糊，椎体内可见细纹状伪影；而相位编码上在头脚方向时脊髓和椎体显示清晰。膝关节图像对比可见当相位编码方向在前后方向时可见明显的血管搏动伪影，部分骨质结构即半月板被掩盖显示不清；而当相位编码方向在上下时则搏动伪影消除，骨质显示清晰

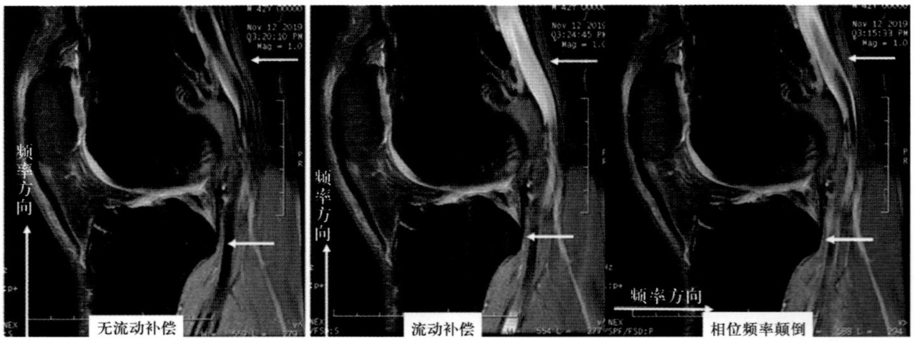

图 22-9 膝关节成像过程中流动、搏动伪影及相应克服策略。在膝关节成像过程中血管的流动及搏动伪影会严重干扰邻近骨质结构的观察。虽然理论上流动补偿可以让流动的血液信号重聚，但因为血流方向比较复杂，血流速度也不是匀速的，所以单纯的流动补偿不能从根本上克服流动伪影，加之大血管还存在搏动，这种搏动伪影是流动补偿无法克服的。相比之下，采用相位与频率颠倒是最有效的解决方式

（张英魁　龙惠）

第二节　脊柱与骨关节磁共振成像常用序列与技术解读

前文详细讨论了脊柱与骨关节磁共振成像的临床优势与规范化问题。事实上，脊柱与骨关节磁共振成像的规范化问题还涉及序列选择、参数优化等更深层次方面。本节将从这几个方面进行介绍。尽管部分内容在参数优化讨论中已提及，这里再次讨论，以确保本章节内容的完整性和系统性。

一、脊柱与骨关节磁共振成像常用序列与选择

在脊柱与骨关节磁共振成像过程中，合理的序列选择是建立在对序列的充分理解和掌握的基础之上的。

1. 脊柱磁共振成像过程中的序列选择：在脊柱磁共振成像过程中，根据不同的临床目的在序列组合上就会有所不同。譬如，在观察一般的间盘病变时常规会选择矢状位 FSE T1、矢状位 FSE T2 以及轴位 FSE T2 序列，其中因为高场磁共振的 T1 对比度较差，可以选择反转恢复 FSE 序列（T1 Flair）进行 T1 对比成像。SE 或 FSE 非脂肪抑制 T1 加权像可用于评估皮下脂肪组织和骨髓。血液系统疾病通常会伴随发生红骨髓与黄骨髓的转化。恶性病变引起的溶骨性骨质破坏、急慢性放化疗后相应的骨髓逆转化和黄骨髓浸润在常规 T1 加权像上通常较 T2 加权更敏感。故骨关节系统磁共振成像至少要有一个扫描方位的 T1 加权像。需要明确骨质改变特别是有外伤或怀疑骨质破坏的患者常规要增加脂肪抑制 FSE 序列，结合脂肪抑制序列能够更加敏感地明确有无新鲜骨折或骨质破坏改变，这对于明确损伤程度和进一步的精准诊断和治疗都是非常重要的依据（图 22-10）。脂肪抑制序列可以有不同的选择，如化学位移法脂肪抑制序列、短时反转恢复脂肪抑制以及水脂分离成像解决方案。化学位移法脂肪抑制是选择性的脂肪抑制技术，具有信噪比高的优点，同时也只有脂肪成分才会被抑制。但这种方法对磁场均匀度要求较高，在磁场均匀度相对差的区域，如颈椎、胸椎可能会导致脂肪抑制不均匀甚至会发生抑制错误等问题。短时反转脂肪抑制（STIR）序列对磁场均匀度要求低，更适合大范围、偏中心和磁场均匀度较差区域的脂肪抑制成像。但 STIR 序列的脂肪抑制是非选择性的，任何组织或病变如果其 T1 弛豫时间和脂肪组织接近，在 STIR 序列就会被抑制，如出血或蛋白含量高的囊肿等，这种非选择性脂肪抑制会带来病变分析中的错误解读。另外，STIR 序列成像也会导致含水组织的一部分信号损失，因此 STIR 序列通常信噪比偏低，这在客观上限制了高分辨率成像的可能。相比于化学位移法脂肪抑制和 STIR

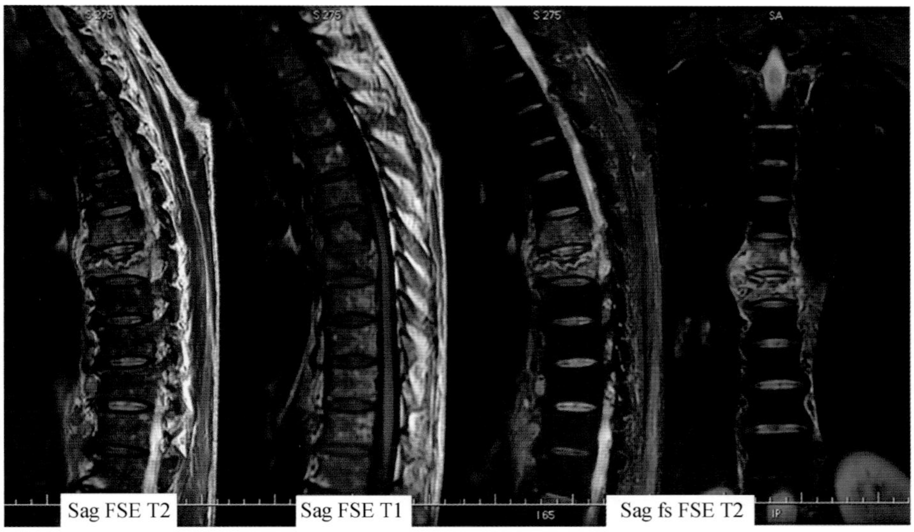

图 22-10　胸椎结核病变及椎旁脓肿。与非脂肪抑制的常规 T2、T1 加权像对比，采用脂肪抑制的矢状位和冠状位 T2 加权像更清晰地显示中段胸椎相邻两个椎体高信号，其中一个椎体呈压缩改变。同时可以清晰显示两个椎体旁的椎旁软组织脓肿改变，这对于明确胸椎结核病变非常重要

序列，水脂分离成像解决方案如 IDEAL 或更新版本上的 FSE-Flex 具有信噪比高、选择性脂肪抑制和对磁场均匀度要求相对低的几个优点，其中 IDEAL 采用三点不对称回波水脂分离解决方案，具有相对更强的克服磁场强度不均匀的能力。水脂分离解决方案一次成像提供四种不同的对比度：水像、脂像、水脂同相位和水脂反相位，这给诊断和鉴别诊断提供了更丰富的影像信息。合理地选择序列是发现病变、诊断病变的前提。

2. 骨关节磁共振成像过程中的序列选择：相比于脊柱成像而言，在骨关节磁共振成像过程中序列的选择更加复杂。根据临床成像目的的不同，序列的选择也不同。作为磁共振成像设备使用者不仅要充分了解临床检查的目的和需求，更要充分了解骨关节磁共振成像中不同序列的各自临床特点。

（1）脂肪抑制 FSE 质子密度加权成像：这是骨关节磁共振成像中一个最常用的基本序列。FSE PD 像具有相对长的 TR 和相对短的 TE，这是获取质子密度加权对比的基本参数要求。脂肪抑制质子密度加权像更有利于显示关节软骨结构以及骨髓内损伤水肿等改变。关节软骨的显示存在着明显的 TE 时间依赖性，这是因为关节软骨存在着大量的大分子结构如蛋白多糖等，这些大分子结构对于水分子具有一定的束缚作用。这种结构特点使得关节软骨具有相对较短的 T2 弛豫属性。如果 TE 时间过长则关节软骨信号会明显降低。当采用质子密度加权成像并结合脂肪抑制技术时，关节软骨可以和邻近骨质形成较明显的对比而表现为高信号。如果不施加脂肪抑制技术，则相比于富含脂肪的松质骨而言软骨表现为相对低信号，这显然对于发现软骨病变是不利的。事实上，脂肪抑制质子密度加权成像是显示关节软骨、半月板等结构的优选序列。在低场磁共振因为受磁场强度限制不能采用化学位移法脂肪抑制，所以不能实现脂肪抑制质子密度加权成像。因此在低场磁共振通常会采用梯度回波序列来显示关节软骨和半月板等结构。但在高场磁共振，不推荐采用 2D 脂肪抑制梯度回波序列来进行骨关节成像，因为梯度回波序列对磁化率效应比较敏感，不利于显示骨髓水肿改变。因为骨髓内磁化率效应比较明显，这会导致水肿区信号衰减（图 22-11）。

（2）脂肪抑制 FSE T2 加权序列：通常在骨关节磁共振扫描时 FSE T2 加权序列不作为首选序列，但它可以作为一个补充序列。该序列与 FSE PD 序列的区别是采用更长的 TE 时间，因此所获得的图像对比度含有更明显的 T2 加权对比权重。如前所述，因为关节软骨、半月板等具有相对短 T2 的弛豫特性，所以在长 TE 的 T2 加权像上不利于显示关节软骨和半月板等结构，这对于发现关节软骨损伤以及半月板撕裂是不利的

（图 22-12）。正是基于这个原因，一般 FSE T2 序列不作为骨关节磁共振成像的首选序列，但该序列相比于质子密度加权（PD）序列而言，肌肉等软组织信号更低，这对于显示肌肉等软组织损伤更有利。因此，在骨关节损伤的患者，扫描一个脂肪抑制 FSE T2 序列对于明确软组织损伤有诊断价值。在质子密度加权像肌肉等软组织信号相对较高，容易掩盖软组织损伤改变（图 22-13）。

（3）常用三维容积软骨成像序列：退行性骨关节炎中关节软骨损伤是导致关节功能障碍的重

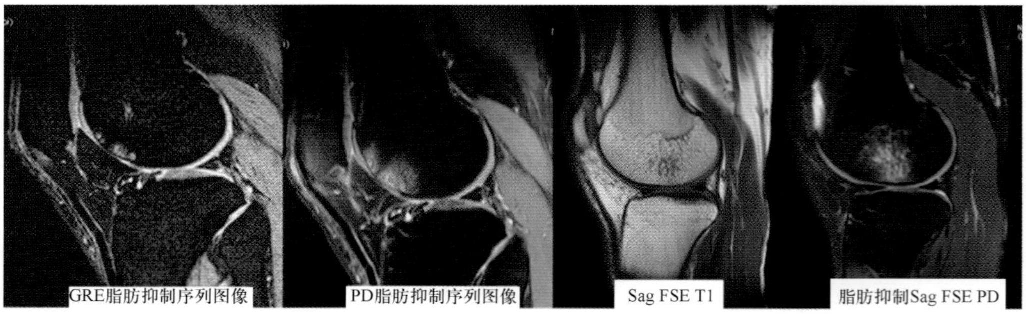

图 22-11 不同成像序列在骨关节成像中的应用对比。在骨关节损伤后所导致的骨髓水肿方面，质子密度加权脂肪抑制序列上病灶大小明显大于梯度回波序列，这一方面是因为相近的扫描时间时梯度回波序列的信噪比更低，加之骨髓或损伤区磁敏感效应的影响会导致更明显的信号衰减，因此在反映骨髓损伤方面脂肪抑制质子密度加权成像明显优于脂肪抑制梯度回波序列。另一个序列是 FSE T1 和脂肪抑制质子密度加权成像的对比，虽然在非脂肪抑制的 T1 加权像上亮的脂肪信号形成了较好的天然对比，但在显示骨髓损伤上不如脂肪抑制质子密度加权成像敏感

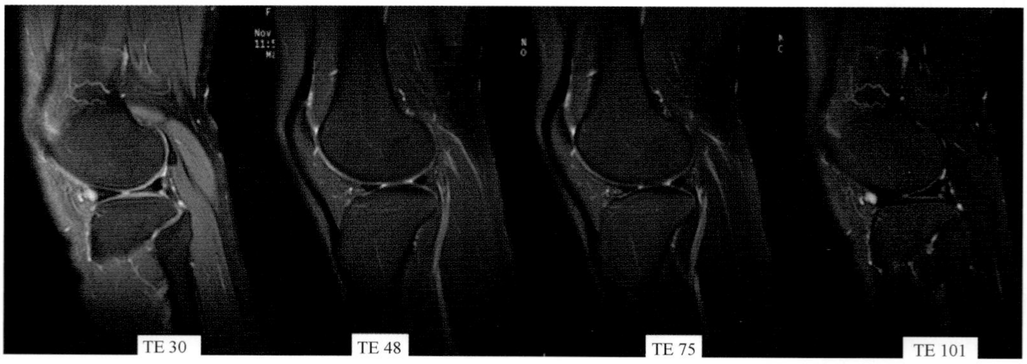

图 22-12 不同 TE 时间下软骨半月板的显示对比。FSE 序列采用不同的 TE 时间可以获得不同的对比度和显示效果。当 TE 时间较短时软骨和半月板显示较清晰，随着 TE 时间延长软骨和半月板信号逐渐减低，肌肉信号也逐渐降低

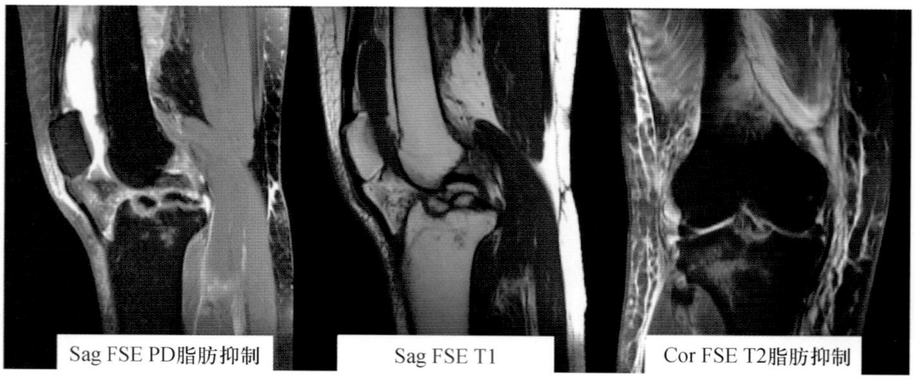

图 22-13 不同对比度成像在膝关节外伤中的应用。膝关节外伤，采用脂肪抑制 FSE T2 成像能更清晰地显示肌肉软组织损伤所导致的条索形高信号改变。对于有关节外伤病史者，加扫一个辅助的冠状位 T2 脂肪抑制成像对于明确软组织损伤很有意义

要原因，关节软骨是否损伤以及损伤的程度也是进一步治疗如人工关节置换的重要影像学依据。对于关节外伤而言，明确有无关节软骨损伤也是预后评估的一个重要依据。因为关节软骨通常较薄，关节软骨中软骨基质中的水分子又是处于被束缚状态，其中的水分子和软骨基质相结合而成为结合水。结合水具有明显短T2弛豫特性。在骨关节磁共振成像过程中，关节软骨成像序列具有以下几个共性：其一，TE时间较短，只有在TE时间较短时关节软骨才能避免过多的信号衰减，这是关节软骨成像的第一个先决条件；其二，通常都结合脂肪抑制，这是因为相对于关节软骨而言富含脂肪成分的松质骨无论在T1加权像、PD加权像还是T2加权像都表现为较高的信号，这种高信号对于软骨信号产生了“抑制”作用，大大降低了关节软骨和邻近松质骨的对比；其三，通常都需要较高的空间分辨率，只有在高空间分辨率时才能清晰显示精细的关节软骨，这也是发现关节软骨早期病变的前提。脂肪抑制和高空间分辨率都会导致整体图像的信噪比下降，这对于骨关节成像是一个非常大的挑战。为了更清晰地显示关节软骨结构，各个厂商推出了不同的三维容积成像序列，这为高空间分辨率软骨成像奠定了基础。这里以GE磁共振成像平台为例，简单介绍几个常用的三维容积软骨成像序列：

1. 脂肪抑制3D FSPGR容积成像序列：FSPGR是一个快速扰相梯度回波序列。在讨论梯度回波脉冲序列时提及，扰相梯度回波序列（SPGR）在下一次射频激励前通过不同的扰相方式去除上次射频激励所残存的横向磁化矢量，因此扰相梯度回波序列更有利于进行T1对比加权成像。正是基于这个原因诸如动态增强扫描的序列、对比剂增强血管成像序列等都是基于扰相梯度回波序列。同时为了加快扫描速度，3D FSPGR还会结合使用了一些特殊的成像技术，如比较大的接收带宽，部分激励技术等。脂肪抑制3D FSPGR是常用的关节软骨成像方案之一，其脂肪抑制的效果至关重要。该序列可以采用直接的化学位移法脂肪抑制，这种脂肪抑制方法利用水和脂肪之间进动频率的差异所导致的拉莫尔频率不同，并针对脂肪频率点施加饱和脉冲从而实现脂肪信号的抑制。在新的平台也可以采用水激励技术，这种技术是通过复杂的复合脉冲最终实现脂肪信号的抑制。相比之下，采用水激励技术时脂肪抑制更彻底，从而提高关节软骨对比（图22-14）。

2. 脂肪抑制3D MERGE：MERGE是一个多回波融合梯度回波序列。在成像过程中该序列在不同的回波时间点采集多个不同的回波，对这些回波赋予相同的相位编码梯度幅值，从而实现多对比融合的目的。该序列的优点是可以在使用比较宽的接收带宽时仍能获得T2*权重比较大的对比图像，这就避免了为了获得权重更大的T2*加权图像而一味降低接收带宽所导致的磁敏感伪影。另外，多个回波相互融合也在一定程度上提高了图像的信噪比。MERGE序列中所能采集的回波数是由所使用的接收带宽来默认决定的。这个序列既可以用于2D成像，也可以用于3D成像。2D MERGE通常用于颈椎成像，主要用于显示脊髓内病变所导致的异常信号改变（图22-15）。2D MERGE不能施加脂肪抑制，因此不太适合用以观察关节软骨结构。与2D MERGE相比，3D MERGE可以结合脂肪抑制技术，同时又

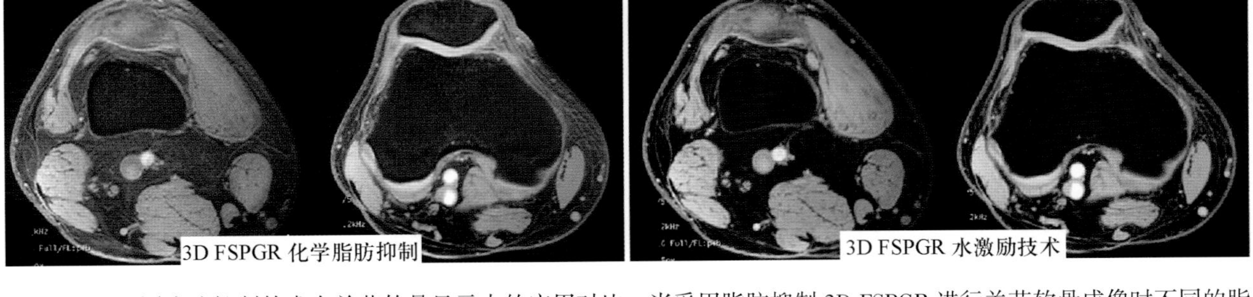

图22-14　不同脂肪抑制技术在关节软骨显示中的应用对比。当采用脂肪抑制3D FSPGR进行关节软骨成像时不同的脂肪抑制方法达到的脂肪抑制效果有所不同。相比之下，水激励技术脂肪信号被抑制的更彻底，从而软骨对比较传统的化学法脂肪抑制更好

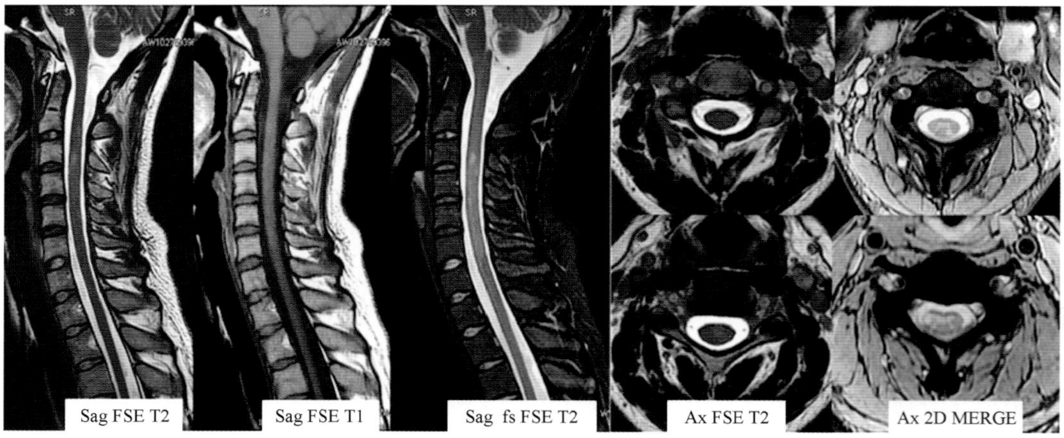

图 22-15 2D MERGE 在脊髓病变中的应用。在矢状位 FSE T2 加权像颈 3、颈 4 椎体水平脊髓内隐约可见稍高信号改变，脂肪抑制矢状位 FSE T2 高信号改变相对清晰。轴位 FSE T2 脊髓内未见明确高信号改变，而同层面 MERGE 成像可见明显与脊髓灰质相连的高信号病灶。脊髓灰质较邻近白质水分含量稍高，但这种微弱差别所导致的高信号随着 TE 时间延长而明显衰减。在梯度回波序列因为在较短的 TE 时间便可以获取 T2* 对比图像，这更有利于显示正常的脊髓灰质以及脊髓灰质病变所导致的高信号，MERGE 序列不仅可以获得更高权重的 T2* 对比，且采用多回波融合技术可以获得更高的信噪比

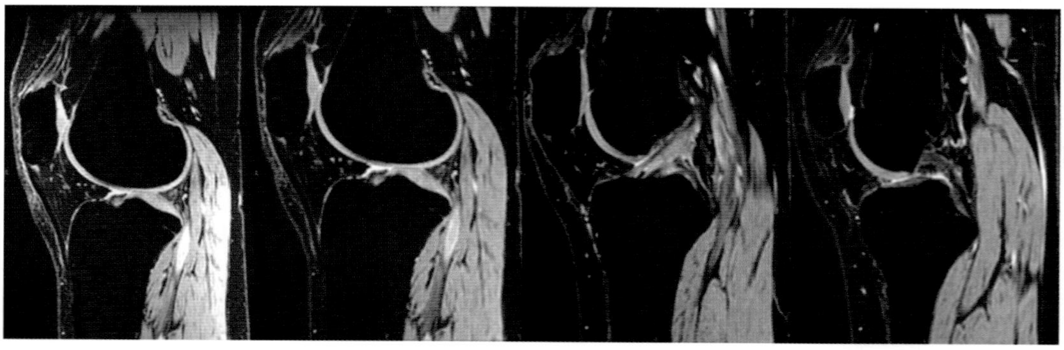

图 22-16 3D MERGE 结合水激励技术在软骨成像中的应用。水激励法 3D MERGE 膝关节软骨成像，水激励是通过一组复杂的复合脉冲实现只激励水而将脂肪信号剔除，所获得的图像具有优异的软骨显示效果

具有高的信噪比，从而为高分辨率软骨成像奠定了基础。3D MERGE 成像可以采用化学位移法脂肪抑制，也可以采用水激励技术。两种方法都可以获得较好的软骨对比度，因此在临床上可以用 3D MERGE 结合脂肪抑制来进行容积软骨成像（图 22-16）。

能够用于关节软骨成像的容积采集序列还可以有其他选择，如 GE 磁共振平台的 3D CUBE 序列等。不过相比于上述两个序列，3D CUBE 基于 FSE 序列，因为其回波链相对较长，在软骨显示上不如采用梯度回波的序列。磁共振使用者在具体临床工作中可以根据临床检查目的的不同进行不同的尝试对比，在此不再赘述。

二、脊柱与骨关节磁共振成像常用序列参数优化

在脊柱与骨关节磁共振成像中参数优化具有特别重要的临床意义。前述磁共振成像在脊柱与骨关节应用中的临床优势都是建立在合理的参数优化基础之上的。因为在脊柱与骨关节磁共振成像中快速自旋回波是一个重要的组成序列，所以其相关参数优化就格外重要。这里以脊柱与骨关节磁共振成像中 FSE 序列几个相关参数进行讨论。

1. 回波链长度与图像对比度及空间分辨率：

对于FSE序列而言，回波链长度无疑是一个特别重要的成像参数。对于大多数磁共振使用者而言，回波链长度是决定扫描时间的一个重要变量。只要扫描的层数允许，在同样的重复时间（TR）内，回波链长度越长，相应的成像时间就会越短。也正是基于这样的认识，在脊柱与骨关节磁共振成像过程中调整回波链长度成为很多使用者调整扫描时间的常用手段。事实上，在FSE序列中的回波链长度，不仅会影响扫描速度，同时也是影响图像对比度和空间分辨率的一个重要参数。在锁定其他参数不变而只是调整回波链的长度时，就可以改变所获得图像的对比度和空间分辨率。为了更好地理解这些问题，这里有必要复习一下有关FSE序列的基本知识（图22-17）。

在FSE序列的回波链中每个回波都被赋予不同的相位编码梯度幅值并被填充到K空间平面中的不同位置。K空间平面中不同位置的K空间线对图像的贡献是不同的。K空间中心部主要决定图像的信噪比和对比度，而K空间边缘部则主要决定图像的空间分辨率即图像的细节显示能力。FSE序列中不同回波对应的回波时间不同，而在这个回波时间跨度内因为组织的T2弛豫衰减导致每个回波的信号幅度不同。这就意味着K空间平面中不同位置的K空间线除了所使用的相位编码梯度不同外，其回波信号的本底信号强度也不同，这就和SE序列形成了很大区别。在SE序列中，每个TR时间内采集一个回波，而后这些回波被赋予不同的相位编码梯度幅值并因此填充到K空间平面中不同的位置，但这些回波本身的本底信号强度是相同的，叠加了相位编码梯度后每个回波信号的强度会发生不同的变化，相位编码梯度幅值越大，相应的回波信号就会变得越低。这就是说在K空间边缘部或说高频K空间区域K空间线的能量变低，而在K空间中心部相对相位编码梯度幅值较弱，因此相应的回波信号在该梯度作用后减弱不明显，因此K空间中心部K空间线的能量相对更高。这就是为什么K空间中心部会是决定图像对比度和信噪比的主要因素。不难发现，在SE序列调制K空间线能量的因素只有相位编码梯度幅值一个因素，但在FSE序列调制K空间线能量的因素除了相位编码梯度幅值外还有相应回波所对应的回波时间。显然对应的回波时间越长，回波本身的本底信号就越弱。这就导致在FSE序列中调制K空间能量的因素变得更加复杂。当谈及K空间平面中不同位置K空间线对于图像的不同贡献时，需要建立一个概念：有效K空间覆盖面积决定图像的空间分辨率，这个概念非常重要。可以想象一下：当回波链长度很长时，后面的回波会变得越来越弱。如果这部分回波放在K空间的中心部，会导致图像的对比度和信噪比降低；如果放在K空间的边缘部，则有可能在回波时间和相位编码梯度幅值双重调制下相应K空间线能量很低而被淹没在背景噪声之中，这会导致有效K空间覆盖面积的减小（图22-18）。这里需要强调一点的是，在讨论回波链长度对于图像的影响时应该建立在整个回波链长度所对应的信号采集时间跨度之上，显然影响这个时间跨度的不仅仅是回波链长度，相邻两个回波之间的时间间隔也是另一个重要的影响因素。这点接下来会进一步讨论。

2. 回波间隔与图像对比度及空间分辨率：如前所述，在讨论FSE序列回波链长度对图像的影响时需要同时考虑到另一个重要参数：回波间隔。回波间隔是指回波链中相邻两个回波之间的时间间隔，显然这个时间间隔越短，相同的回波链长度时信号采集的时间跨度就越短，这样因为

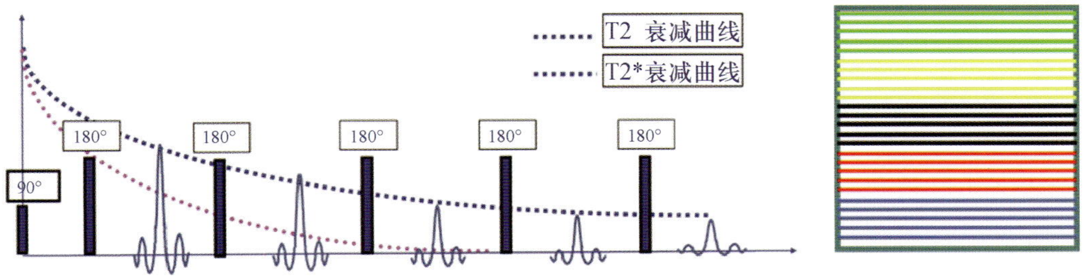

图22-17　经典FSE序列示意图。FSE是一个90°激励脉冲后跟随多个180°聚焦脉冲，这个聚焦脉冲的个数就是回波链长度。这里要注意越靠后的回波其回波信号幅度因为T2弛豫衰减会逐渐降低，回波链越长，信号降低越明显

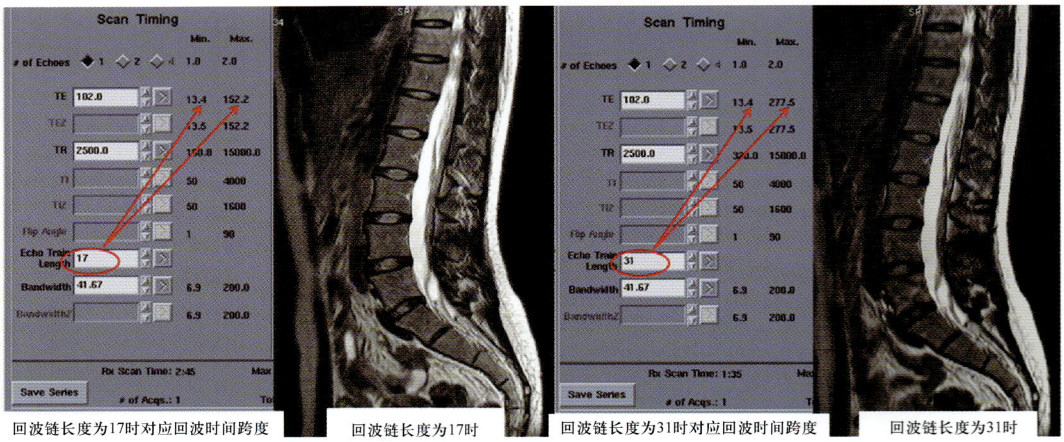

图 22-18　回波链长度在骨关节成像中的对比。其他参数不变，当采用不同的回波链长度时对应的信号采集时间跨度不同，如回波链长度为 17 时对应的回波采集时间是从 13.4 ms 到 152.2 ms，此时获得的图像对比度和信噪比都很好，椎间盘信号很亮，椎体边缘锐利；当回波链长度增加到 31 时对应的信号采集时间跨度是 13.4 ms 到 277.5 ms，此时对应的图像信噪比和对比度均较回波链长度为 17 时变差，椎间盘信号减低变黑，椎体边缘变模糊

不同回波的回波时间所导致的 T2 弛豫差别就越小。影响回波间隔的主要因素有：接收带宽、频率编码矩阵、梯度切换性能。

（1）接收带宽与回波间隔：接收带宽决定了在频率编码方向单个信号点的采样时间，这个时间也可以理解为相邻两个采样点之间的间隔时间。频率编码矩阵决定了整个信号读出的时间（图 22-19）。因为接收带宽同时又决定了读出梯度的强弱，接收带宽越宽，读出梯度场强就越强，反之亦然。通常的信号读取是在梯度爬升到所使用的读出梯度场强后进行，在信号读取后该梯度又回落到初始关闭状态。在 FSE 序列回波链读取过程中，梯度爬升和回落的时间也是构成回波间隔的一部分。对于固定的梯度切换性能而言，读出梯度越强需要爬升和回落的时间就越长。所以，在一定限度内增加接收带宽过程中回波间隔会逐渐变短，但达到某一个拐点后回波间隔不降反升，这说明由于接收带宽增宽所导致的信号采样时间变短小于更高的读出梯度场强所导致的梯度爬升和回落时间的延长，即后者对回波

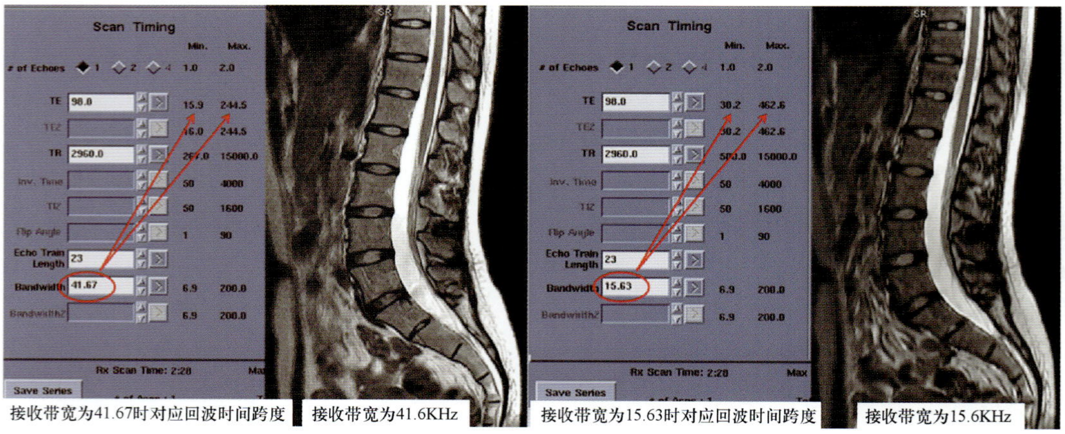

图 22-19　不同接收带宽在腰椎成像中的图像对比。其他参数不变，当采用不同的接收带宽时对应的回波间隔变化以及由回波间隔所导致的回波时间跨度及图像的变化。当接收带宽为 41.67 kHz 时对应的回波时间跨度为 15.9 ms 和 244.5 ms，此时椎间盘信号较亮，椎体边缘锐利；而当接收带宽为 15.63 kHz 时对应的回波时间是 30.2 ms 和 462.6 ms，此时椎间盘信号减低边缘模糊，椎体边缘也变模糊。这里注意，当接收带宽变窄时第一个回波时间变化反映出回波间隔的变化。因为在成像过程中采用了模糊伪影去除这个选项，第一回波后移 1/3，所以两个带宽对应的回波间隔时间分别约是：10.5 ms 和 20.1 ms

间隔的延长占优势。由此可见，在磁共振成像过程中任何一个参数都是一把双刃剑。

（2）正确理解扫描界面中的相对信噪比：之所以有一部分磁共振使用者会人为地降低接收带宽，是因为界面中的相对信噪比与接收带宽的平方根呈反比。但需要注意的是，扫描界面中的信噪比是一个相对值而不是一个绝对值。这个相对信噪比相当一把尺子，它会提醒操作者当操作者改变了某些参数时信噪比和最初信噪比之间的相对比例。如果把这个相对信噪比绝对化就会导致参数调整过程中的盲目性。系统在计算这个相对信噪比变化时只能计算诸如接收带宽、扫描视野、层厚、采集矩阵和激励次数等对图像信噪比的影响，而对于信号采集的回波时间则未能计算进去。事实上，当回波时间延长时由于信号的弛豫衰减会导致信噪比降低，所以当接收带宽变窄时界面上所看到的相对信噪比提升很可能已经被回波时间延长所导致的信噪比降低所淹没。同时，由于回波链中比较靠后的回波信号过低，这就可能导致有效 K 空间覆盖面积的减少，因此导致图像模糊（图 22-20）。当回波链长度不变时，接收带宽变窄对于图像的影响和单纯回波链长度变长是相近的道理。

（3）正确理解采集矩阵与空间分辨率的关系：在讨论图像的空间分辨率时很容易理解为采集矩阵越大图像的空间分辨率也越高。在采集矩阵中因为频率编码方向矩阵对扫描时间的影响是间接的，在一定程度上频率编码矩阵的增加不会导致扫描时间的延长，于是很多操作者便会通过提高频率编码方向上采集矩阵来期望提升图像的空间分辨率。理论上随着采集矩阵的升高，像素会变小，从而体素也会变小。这在客观上提供了更高细节显示的可能，但事实上真正能为肉眼所识别的细节显示能力又建立在足够的信噪比和对比度上。前文提及频率编码方向上的采集矩阵也就是信号读出的点数会影响到回波间隔中总的信号采集时间，所以随着频率编码矩阵的提高通常会伴随着回波间隔的延长，这个回波间隔的延长就会导致在相同的回波链长度时信号采集的时间跨度变大，而这个时间跨度的变大意味着靠后的回波信号会很弱，这部分回波如果放在 K 空间边缘部则可能导致 K 空间有效覆盖面积的减少，从而导致图像变得模糊。加之由于信号采集时间跨度的变大也会导致图像信噪比的降低，几个因素协同作用，最后导致肉眼可以识别的细节显示能力降低（图 22-21）。简单地说，对于 FSE 序列而言，由于不同回波之间存在着信号的 T2 弛豫衰减，这种信号衰减使得每条 K 空间线最后的能量受相位编码梯度幅值和信号弛豫衰减双重影响，特别是对于诸如软骨、肌肉、韧带等本身具有短 T2 弛豫属性的组织而言这种信号弛豫衰减的影响变得更加突出。对于 FSE 序列而言它的空间细节分辨能力

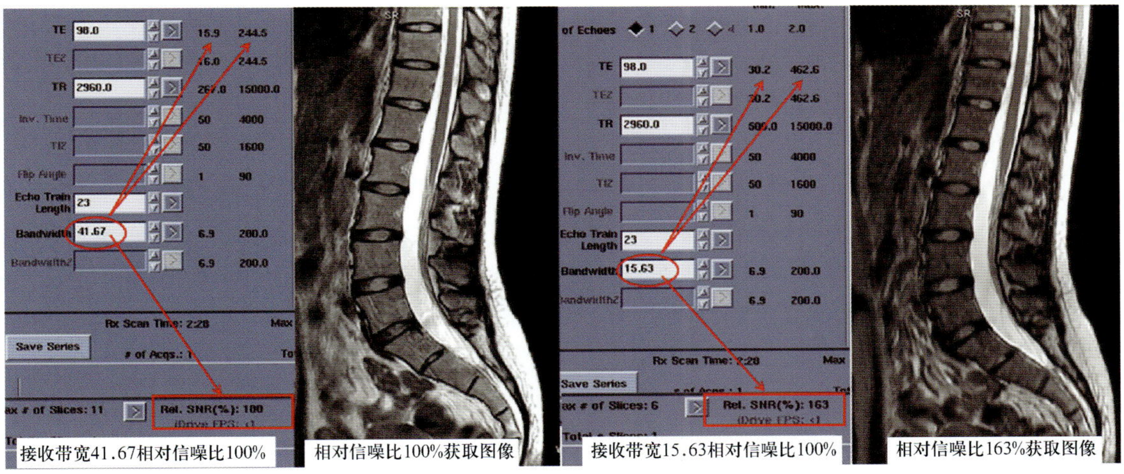

图 22-20　当采用不同的接收带宽时对应的相对信噪比发生变化。当接收带宽从 41.67 kHz 降为 15.63 kHz 时相对信噪比从 100% 变化到 163%，这个变化遵循相对信噪比与接收带宽的平方根呈反比这一规律。但图像对比显示，在相对信噪比为 100% 时椎体、椎间盘信噪比、对比度及锐利度均明显优于相对信噪比为 163% 时的图像，导致这个改变的内在原因是接收带宽的变化导致回波间隔和回波采集时间跨度的变化。遗憾的是这个回波采集时间跨度的变化不能反映到相对信噪比的变化中

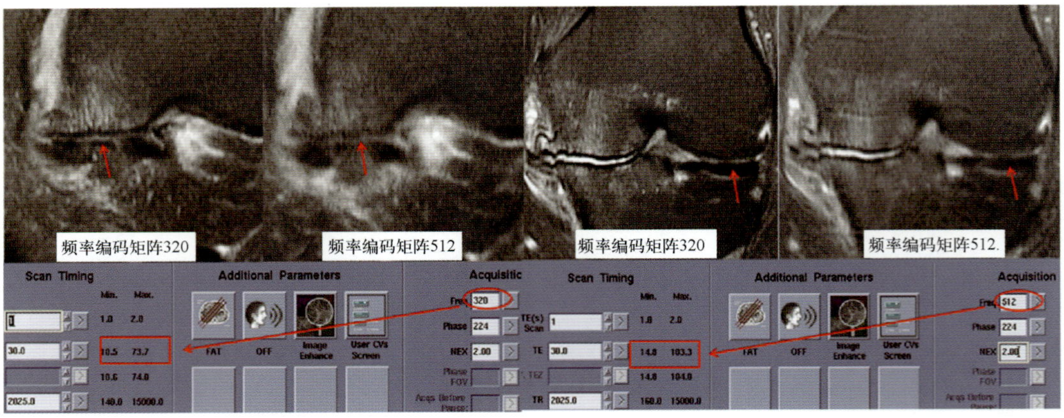

图 22-21 频率编码矩阵对图像空间分辨率和对比度的影响。当其他参数不变而单纯地增加频率编码矩阵时，通过对比可以发现，采用 512 矩阵的图像较采用 320 矩阵的图像的空间细节显示能力明显变差，频率编码为 512 矩阵的图像明显模糊且信噪比变差。这里需要注意当频率编码矩阵从 320 增加到 512 时回波间隔时间从 10.5 ms 增加到 14.8 ms，所以当回波链长度锁定到 7 时，对应的信号采集时间跨度从 10.5 ms 至 73.7 ms 变化为 14.8 ms 至 103.3 ms，这个变化导致图像变模糊，因此肉眼可以识别的空间分辨率变差

在一定程度上也取决于组织本身的 T2 弛豫属性，T2 弛豫时间特别长的组织，在同样的信号采集时间跨度内的信号衰减要明显小于 T2 弛豫属性短的那部分组织，这其实也是单次激发 FSE 序列回波链特别长时仍能进行高分辨率水成像的原因。

（郭红梅 张英魁）

三、脊柱与骨关节磁共振成像中的水脂Ⅰ类化学位移效应

在讨论脊柱与骨关节磁共振成像过程中有必要单独讨论一下Ⅰ类水脂化学位移效应。这是因为在脊柱与骨关节磁共振成像中如果对Ⅰ类水脂化学位移伪影缺乏足够的认识就可能会导致某种信息的误判。虽然在化学位移一章中已经详细讨论了Ⅰ类水脂化学位移伪影，但是为了保持内容的完整性同时为了强调参数设置可能带来的Ⅰ类水脂化学位移伪影，本节将再次予以简单讨论。

1. 水和脂肪Ⅰ类化学位移的产生机制和描述方式：化学位移Ⅰ类水脂化学位移效应是由于水和脂肪中氢质子周围分子环境不同而导致共振氢质子核周围的电子云密度不同。这种电子云密度可以理解为一种磁屏蔽效应。显然电子云密度越大产生的磁屏蔽效应就越强。因为电子云密度不同也会使得共振氢质子核进入外加磁场后实际感受的“叠加磁场”强度有所不同，从而导致它们的进动频率不同。由于这种电子云密度差别所带来的水和脂肪中氢质子共振频率的差异是 3.5 ppm，用 ppm 表示是一种无量纲的描述方式。针对于具体的磁共振场强，也可以根据拉莫尔方程换算成用 Hz 数描述为有量纲的频率差异，如在 1.5 T 磁共振成像设备水和脂肪的Ⅰ类化学位移约是 220 Hz，而在 3.0 T 磁共振成像设备上其化学位移约是 440 Hz。两种不同的描述方式在具体临床应用中有各自的优点，如在波谱成像过程中用 ppm 来描述更有利于不同代谢物的界定，因为不同物质的化学位移差别用 ppm 来表示是一个恒定的值，用这种描述方式对于明确代谢物的种类更方便。而在实际脉冲序列实施过程中精准计算出频率差别的 Hz 数对于脉冲序列设计更有参考意义。随着场强升高，不同物质之间化学位移差别的 Hz 数也增加，这对于波谱成像以及化学位移法脂肪抑制更有利。

2. 水脂Ⅰ类化学位移效应引起的化学位移伪影：磁共振成像是以水中氢质子的共振频率作为中心频率来进行参考定位的。相比于水中的氢质子而言，脂肪中的氢质子的进动频率要慢 3.5 ppm，在 1.5 T 上脂肪中氢质子较水中氢质子慢 220 Hz，而在 3.0 T 上则慢 440 Hz。在前面讨论磁共振空间定位时提及过，磁共振成像是通过施加频率和相位编码梯度来实现体素的空间定位的。水和脂肪中氢质子这种因为化学位移效应而导致的进动频率差异在一般的成像序列会被解读为频率编码方向上不同体素产生的信号，而在 EPI 信号读取则为被解读为相位编码方向上不同

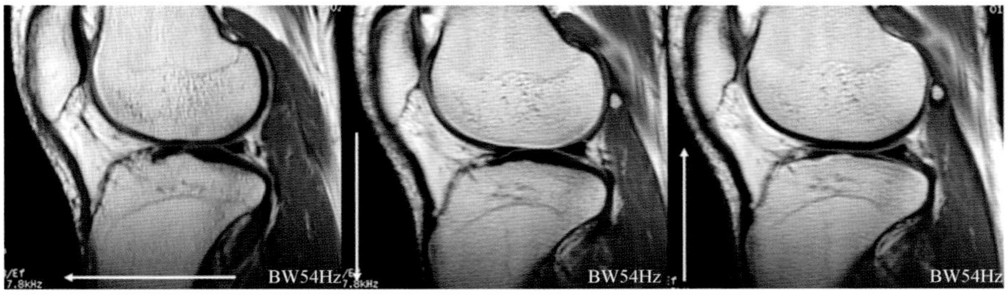

图 22-22　膝关节成像Ⅰ类化学位移伪影影响。这是 1.5 T 磁共振膝关节成像，当采用比较窄的接收带宽时可以产生明显的Ⅰ类化学位移伪影。箭头方向代表频率编码梯度场强更高的方向，脂肪往低频方向移动，导致高频方向信号减低（水脂相减），低频方向信号增高（水脂叠加）。需注意，脂肪信号化学位移所导致的条形高信号和低信号带很容易被误读为软骨变薄或骨皮质增厚

体素产生的信号。因为是以水中氢质子的共振频率作为参考点，所以水和脂肪的Ⅰ类化学位移伪影从宏观上表现为脂肪信号向频率编码梯度场强低的一侧的“被”移动。这种脂肪信号的移动会产生两种效应，即和水信号叠加的方向产生条形高亮信号，而与水信号相分离的区域残留一个低信号缺失带。脊柱与骨关节磁共振成像时在水和脂肪交界面处都有可能产生这种Ⅰ类化学位移伪影，这种伪影或可能被错误解读为关节软骨的变薄，或可能被错误解读为骨皮质的增厚（图 22-22）；在脊柱磁共振成像则可能被错误解读为韧带的肥厚，或被错误解读为终板炎。所以在进行骨关节磁共振成像过程中一定要注意接收带宽、频率编码矩阵等参数，尽可能将水和脂肪的Ⅰ类化学位移伪影降至最低。

通过以上分析不难发现，脊柱骨关节磁共振成像并不像大家想象中的那么容易。在实际工作中质量控制与质量保证涉及很多环节，如序列的选择、精准的摆位以及参数优化等。只有深入理解这些质控中的影响因素才能真正发挥出脊柱骨关节磁共振成像的临床优势。

（张英魁　李金锋　王永昊）

第三节　骨关节磁共振成像新技术简介

随着磁共振成像设备的不断进展，很多新的磁共振成像技术也不断涌现出来。任何一种新技术的出现既是依托于硬件平台的进步，同时又是基于临床需求的推动。尽管前文已经比较详细地讨论了脊柱与骨关节磁共振成像的临床优势，但在实际临床工作中，在显示骨关节的精细结构方面特别是关节软骨方面仍然面临着一定挑战。在前述的关节软骨成像技术中为了突出显示软骨结构，通常都会采用脂肪抑制技术，但当关节软骨损伤时可能会合并不同程度的关节内积液，这些液体在这些软骨成像序列同样可以表现为亮的信号，这种亮的液体信号在一定程度会掩盖软骨结构的显示。

一、关节软骨的构成与磁共振成像挑战

关节软骨顾名思义就是覆盖在关节表面的一层软骨。对于滑膜关节而言，关节腔就是由关节软骨与关节囊所围成的一个密闭的腔。关节囊分为内外两层，外层是致密纤维结缔组织，而内层就是滑膜层，具有分泌滑液的功能，滑液具有润滑作用，可以减少关节活动时关节面之间的摩擦力。关节面是骨与骨相互接触处的光滑面，关节面的表面覆盖有一层软骨结构，称为关节软骨。关节软骨可以是透明软骨，也可以是纤维软骨。大多数运动关节关节面所覆盖的软骨为透明软骨。以透明软骨为例，关节软骨内含有大量的软骨间质，软骨间质主要成分是软骨蛋白多糖。它以透明质酸为主干，借助于透明质酸上所连接的蛋白短链与硫酸软骨素 A、硫酸软骨素 C 以及硫酸角质素等相连构成瓶刷状大分子称分子筛，再结合大量的水形成固态结构。因为透明软骨中的大量水分子被束缚在软骨间质中的分子筛上，从

而形成结合水。结合水可以理解为一种固态水，固态水中的水分子相对固定，从 T1 弛豫角度来看这部分水分子的氢质子运动频率过慢，因而具有相对长 T1 弛豫属性，而从 T2 弛豫角度来看这部分水分子中的氢质子周围会存在一个相对更恒定的晶格场，因此其 T2 弛豫更快，具有短 T2 弛豫属性。对于磁共振成像而言，关节软骨的这种结构特点使得它们在磁共振成像过程中具有明显的 TE 依赖属性，很显然，当 TE 时间较长时其信号就会很弱。正是因为这样的原因近年来各大磁共振厂商都在开发超短 TE（UTE）或者零 TE（ZTE）成像技术。在这些成像技术中 TE 时间都在微秒级，而零 TE 成像的 TE 时间在 10 个微秒以内，达到这个量级的回波时间可被认为是零 TE 成像。这里对 GE 公司最新推出的零 TE 及其临床初步应用做简单介绍。

二、零 TE 技术成像原理及临床应用

零 TE 即 ZTE（Zero TE）技术是 GE 公司推出的一个静音扫描序列。该序列采用放射状 K 空间填充方式，结合微幅梯度切换工作方式，在获得 ZTE 的基础上也实现了静音扫描的目的。该序列从成像序列上看是基于梯度回波序列，但从严格意义上来说，该序列信号在信号读取过程中采集的不是回波信号而是自由感应衰减信号（free induction decay，FID）。能够用于该序列成像扫描的线圈具有快速的开关切换功能，这就实现了在射频激励后快速进行信号采集。具体的序列原理这里不做详细讨论。这里重点来讨论这种成像技术在骨关节软骨成像中的应用。

1. ZTE 是直接成像技术，不需要进行减影：这是 ZTE 与 UTE 的一个成像方式的差别。因为 ZTE 不进行减影，所以在其获得的图像中几乎所有结构均可以显示。软骨具有特别短的 T2 弛豫属性，但在 ZTE 成像时因为 TE 时间短到几乎可以忽略不计，这样就确保了软骨结构得以清晰显示。

2. ZTE 精准评估关节软骨损伤及程度：因为 ZTE 成像技术不采用减影技术，所以其图像中会显示更多的结构，这和 UTE 形成了一定的差别。ZTE 在显示关节软骨及关节软骨损伤方面具有明显的临床优势。ZTE 成像不仅能够捕捉到软骨等具有超短 T2 弛豫属性的物质结构信息，同时也能显示出关节软骨邻近骨质损伤改变。对于退行性骨关节炎而言，精准评估关节软骨有无损伤以及损伤的程度对于制定进一步的治疗方案具有重要的指导意义。非脂肪抑制的 ZTE 成像，所获得的图像对比度是质子密度加权对比，关节软骨呈中等偏高的信号，其下方的骨皮质呈低信号，在低信号的骨皮质衬托下可以很好的显示关节软骨是否连续或是否有磨损或断裂（图 22-23、图 22-24 和图 22-25）。在退行性骨关节炎中，关节软骨损伤是一个主要的病理改变，同时也是导致

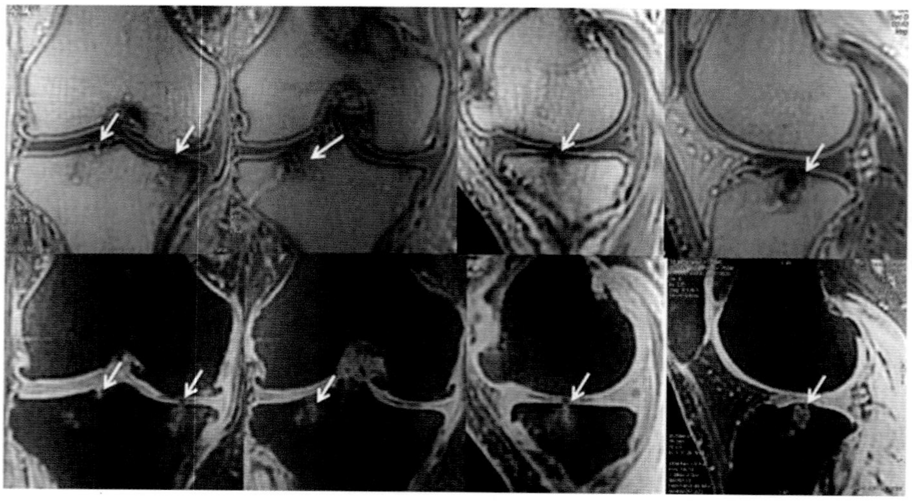

图 22-23　ZTE 成像在显示软骨损伤中的临床优势。退行性骨关节炎，在非脂肪抑制 ZTE（上排图像）及脂肪抑制 ZTE 骨关节成像能够精准评估膝关节胫骨平台关节软骨磨损、断裂以及关节软骨下水肿改变，并可以显示关节软骨细小破裂口。这种精准的软骨显示和评估功能对于临床进一步治疗具有重要的指导意义

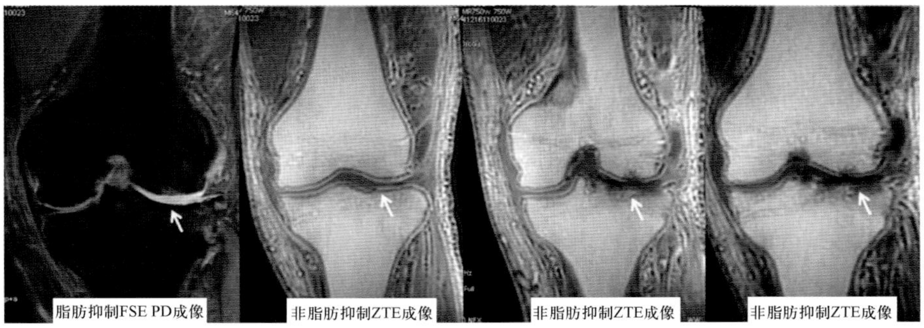

图 22-24　ZTE 成像在显示膝关节软骨损伤中的临床优势。退行性骨关节炎，在常规脂肪抑制 FSE 质子密度加权像显示胫骨外侧髁关节间隙呈明显高信号，在非脂肪抑制 ZTE 成像显示胫骨外侧髁面部分关节软骨明显磨损，相应软骨信号显示缺如，显然这个区域关节软骨缺损会导致局部关节运动功能减弱并引起疼痛

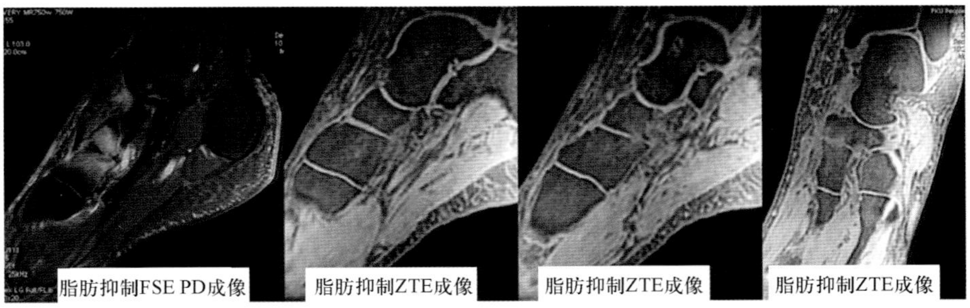

图 22-25　ZTE 成像在显示痛风软骨损伤中的应用。男性痛风患者，在脂肪抑制 FSE PD 加权像显示部分趾骨内高信号，相应关节间隙变窄。在脂肪抑制 ZTE 成像显示相应关节软骨破坏，并可见穿越关节软骨沉积物，提示痛风结石存在

临床症状的主要原因。正常的关节在关节软骨以及关节囊滑膜层分泌的滑液共同作用下减少了关节运动时产生的摩擦。关节软骨本身含有大量的软骨蛋白多糖和与硫酸软骨素等构成的分子筛结合的固态水以及软骨间质中的胶原纤维，这些使得软骨具有一定的弹性，可以减少关节活动时的撞击。当关节软骨出现损伤或磨损断裂时，关节软骨对于长骨的保护和润滑作用减弱或丧失，这会导致关节结构不稳，关节活动度受限以及关节活动疼痛等症状。早期精准评估关节软骨损伤及损伤程度对于临床早期的干预治疗有指导意义，同时准确评估软骨损伤的程度也是决定进一步治疗如人工关节置换的重要指征。

（黎丽　张英魁）

参考文献

[1] Dean Deyle G. The role of MRI in musculoskeletal practice: a clinical perspective [J]. Journal of Manual & Manipulative Therapy, 2011, 19 (3): 152-161.

[2] Berquist, T. H. MRI of the musculoskeletal system [M]. Lippincott Williams & Wilkins, 2012.

[3] Modic M T, Weinstein M A, Pavlicek W, et al. Nuclear magnetic resonance imaging of the spine [J]. Radiology, 1983, 148 (3): 757-762.

[4] Haughton V M. MR imaging of the spine [J]. Radiology, 1988, 166 (2): 297-301.

[5] Gold G E, Suh B, Sawyer-Glover A, et al. Musculoskeletal MRI at 3.0 T: initial clinical experience [J]. American Journal of Roentgenology, 2004, 183 (5): 1479-1486.

[6] Peh W C G, Chan J H M. Artifacts in musculoskeletal magnetic resonance imaging: identification and correction [J]. Skeletal radiology, 2001, 30 (4): 179-191.

[7] Chiang I C, Chuang W S, Hang I T, et al. Benefits and pitfalls of iterative decomposition of water and fat with echo asymmetry and least-squares estimation (IDEAL) imaging in clinical application of the cervical spine MR [J]. Clinical Radiology, 2019, 74 (1): 78. e13-78. e21.

[8] Wu J, Lu L Q, Gu J P, et al. The application of fat-suppression MR pulse sequence in the diagnosis of bone-joint disease [J]. 2012.

[9] Gold G E, Chen C A, Koo S, et al. Recent advances

in MRI of articular cartilage [J] . American Journal of Roentgenology, 2009, 193 (3): 628-638.

[10] Yoshioka H, Stevens K, Hargreaves B A, et al. Magnetic resonance imaging of articular cartilage of the knee: Comparison between fat-suppressed three-dimensional SPGR imaging, fat-suppressed FSE imaging, and fat-suppressed three-dimensional DEFT imaging, and correlation with arthroscopy [J] . Journal of Magnetic Resonance Imaging: An Official Journal of the International Society for Magnetic Resonance in Medicine, 2004, 20 (5): 857-864.

[11] Weiger M, Brunner D O, Dietrich B E, et al. ZTE imaging in humans [J] . Magnetic resonance in medicine, 2013, 70 (2): 328-332.

[12] Weiger M, Stampanoni M, Pruessmann K P. Direct depiction of bone microstructure using ZTE imaging [C] // Proc Intl Soc Mag Reson Med. 2011, 19: 563.

第二十三章

精选实战解读 100

当各位读者阅读本书前 22 章的内容时难免会有些困惑或不理解的地方。尽管本书作者在编著过程中尽量用更通俗的语言来阐述那些非常枯燥、复杂的磁共振成像原理和技术，但我们深知有很多知识点可能还是无法让大家更容易理解和接受。为了让大家能更好地理解和掌握一些重要的原理或临床解决方案的实际应用，本章节精心选择了 100 个不同题材的话题，以 PPT 形式进行讲解并转化成视频形式，相信大家在聆听这些讲解的 PPT 时会有一些新的理解和收获。在题材选定过程中尽可能充分考虑读者在磁共振成像原理学习过程中的一些知识盲区，同时也选择一些硬件相关的内容进行讲解，这些硬件相关知识对于大家理解具体的磁共振成像应用很有指导意义。针对每一个视频做了一页专门的内容导读，通过这些导读内容大家可以初步了解该视频讲解的题材和重点内容。尽管在录制过程中作者最大限度的追求完美，几乎每个视频都是反复录制三到五遍，但其中仍然有些口误或讲解错误的地方，望大家在聆听过程中批评指正。另外，受作录制设备及其他因素的限制，录制讲解中也可能有很多不尽如人意之处，希望大家给予理解。

所有导读文字内容由张英魁撰写，语音讲解也是由张英魁独立制作完成。请大家扫描导读中二维码，便可开启阅读之旅。

张英魁

精选实战解读视频资源使用说明

在观看视频之前，请您先在封二找到微信二维码直接用微信扫码激活，激活后自动跳转到完整的资源列表，可选择视频观看。激活后每次观看可直接扫描下面的资源码即可。

精选解读之一：

磁体设备相关概念（1）

磁体设备相关概念（1）

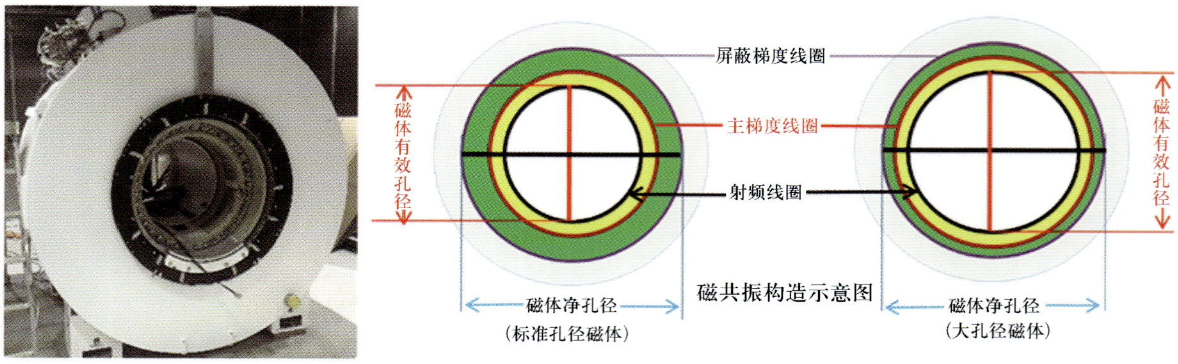

磁体实物及剖面示意图

内容导读：在磁共振原理学习过程中，硬件相关设备及其基本概念具有重要的实际意义。在所有硬件设备中磁体是构成磁共振设备的核心。作为一名磁共振设备使用人员，应该了解和掌握评估磁体性能的一些基本概念。同时也需要了解有关磁体设计中的一些重要相关理念。本讲座中重点讲述了有关磁体孔径如磁体净孔径、磁体有效检查孔径等基本概念，同时通过剖析磁体内射频发射线圈、主梯度线圈和屏蔽梯度线圈之间的关系，深入探讨了磁体孔径设计中的影响和限制因素。了解这些才能让大家更客观地评估与磁体相关的基本概念。通过聆听本讲座希望大家能够建立一些重要的基本概念：磁体净孔径、磁体有效检查孔径、射频屏蔽、主梯度线圈和屏蔽梯度线圈以及它们之间的相互关系。只有对磁共振硬件设备有更多的理解，才能更好地理解一台磁共振设备的临床性能。

精选解读之二：

磁体设备相关概念（2）

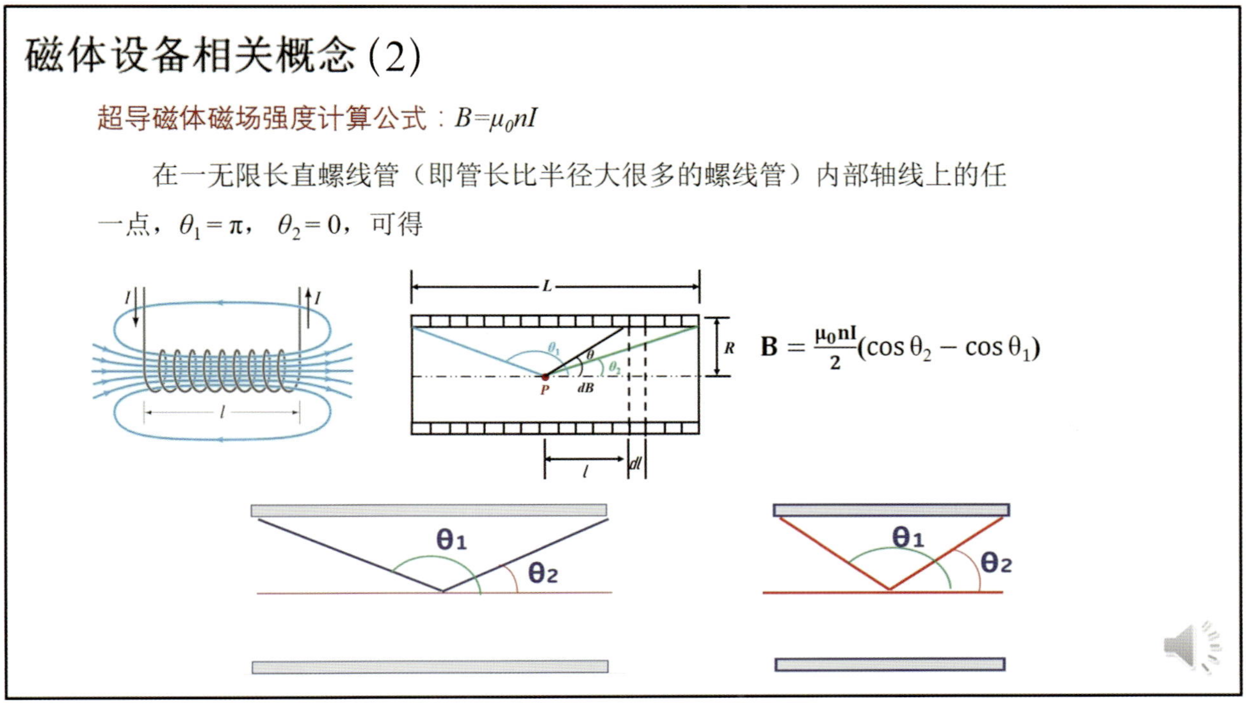

内容导读：磁场均匀度是评估一台磁共振设备中磁体性能的最重要指标之一。优异的磁场均匀度是获得优异的磁共振图像的基础和保证。磁共振成像中的化学位移法脂肪抑制、磁共振波谱成像等都依赖于更优异的磁场均匀度。腹部大范围脂肪抑制是实现腹部一站式检查的基础，而一台磁共振能实现多大范围的冠状位或矢状位脂肪抑制成像也是评估该设备磁体性能的一个重要指标。本讲座中重点和大家讨论了磁体长度和磁场均匀度之间的关系以及相应的计算公式。通过这些讲解相信能让广大读者更客观的理解磁场均匀度及其影响因素，这对于大家正确理解和评估磁体设备的性能会有所帮助。感觉到的东西不一定能够理解它，只有理解的东西才能更深刻地感觉它。这里给大家引用的公式来自于大学物理学教科书上的相关公式，借助于这个公式能让我们真正学会透过现象看本质。

精选解读之三：

梯度线圈相关概念——主动屏蔽梯度线圈

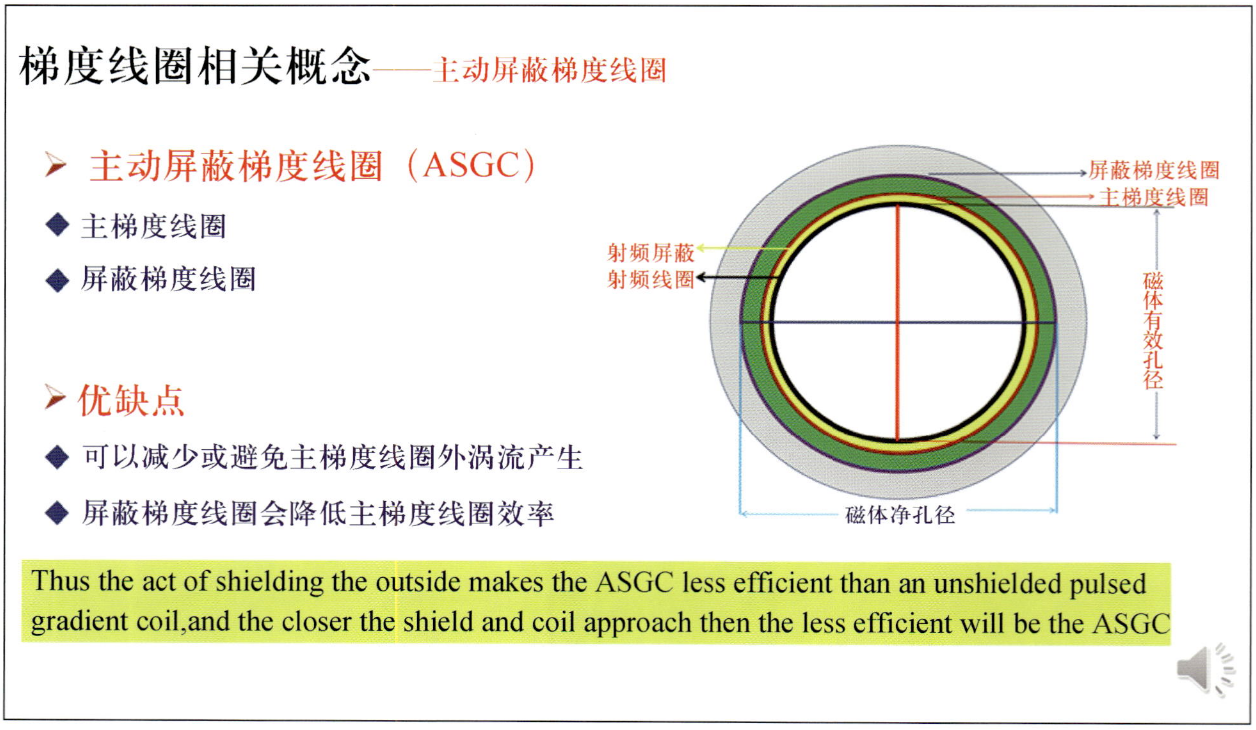

内容导读：主动屏蔽梯度线圈是梯度线圈的通用设计模式。这种主动屏蔽梯度线圈包括两个部分：①主梯度线圈，用以产生各种成像所需梯度，如空间编码梯度、流动补偿梯度、扩散加权梯度等的主梯度线圈；②屏蔽梯度线圈，在主梯度线圈的外侧并与主梯度线圈相互平行。屏蔽梯度线圈和主梯度线圈内所施加的电流方向相反，这样屏蔽梯度线圈可以抵消主梯度线圈在其外侧所产生的梯度磁场。两个线圈相距越远，主梯度线圈在屏蔽梯度线圈处感应产生的梯度磁场就越弱，这就意味着屏蔽梯度线圈只需要施加相对较小的电流便可抵消主梯度线圈所产生的磁场。如果两个线圈距离较近时就意味着屏蔽梯度线圈需要施加相对较高的电流才能抵消主梯度线圈所感应的磁场。因为屏蔽梯度线圈与主梯度线圈的电流方向相反，所以屏蔽梯度线圈内的电流越大，对主梯度线圈所造成的功率损耗就越大。大孔径磁共振为了实现更大的磁体有效检查孔径，通常就是通过缩小两个梯度线圈之间的距离。这对于大孔径磁共振的梯度性能提出了很大的挑战。本讲座的目的就是带领大家通过了解主动屏蔽梯度线圈的构成以及大孔径磁共振的设计理念，从而更客观地理解大孔径磁共振的梯度性能所面临的挑战。

精选解读之四：

梯度线圈相关概念——梯度性能评估

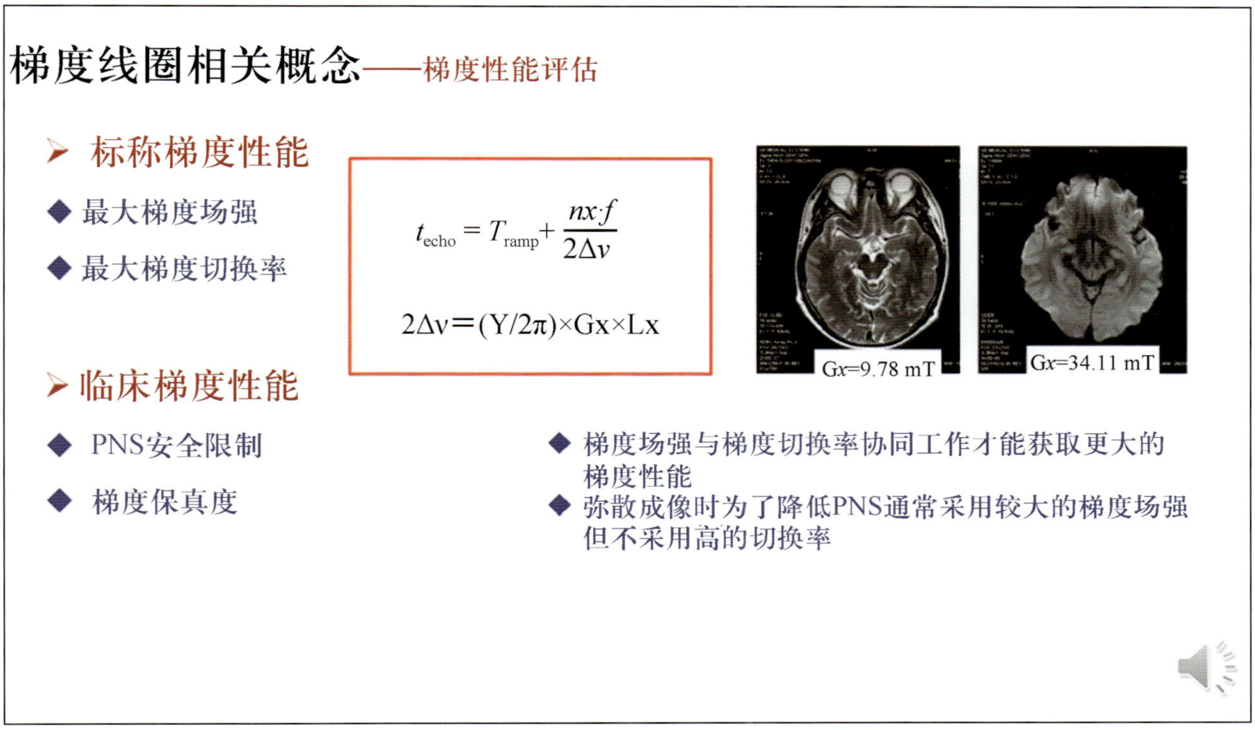

内容导读： 在临床实际工作中，一台磁共振的实际梯度性能是决定图像质量和能否实现很多高级功能成像的基础。在谈及梯度系统的功能时，必须对梯度的标称性能和临床性能加以区分。标称梯度性能简单地说就是设备标书上所描述的梯度性能，包括最大梯度场强和最大梯度切换率；而梯度临床性能简言之就是临床工作中可以实现的梯度性能。在本讲座中，通过实际计算可以很清晰地了解到在一般的临床序列对于梯度性能的要求并不是很高，而在扩散加权成像一般对梯度性能有更高的要求。受梯度系统保真度、扫描过程中梯度系统所产生的周围神经刺激征（PNS）等限制，实际所能达到的最大临床梯度性能和标称梯度性能之间会存在着一定程度的差距，临床梯度性能值可以根据所使用的扫描参数计算出来，同样通过极限扫描参数也可以计算出最大的临床梯度性能。本讲座就是要带领大家学会如何通过扫描参数来客观地评估梯度系统实际的临床梯度性能。

精选解读之五：

磁共振探测对象基本概念

磁共振探测对象基本概念

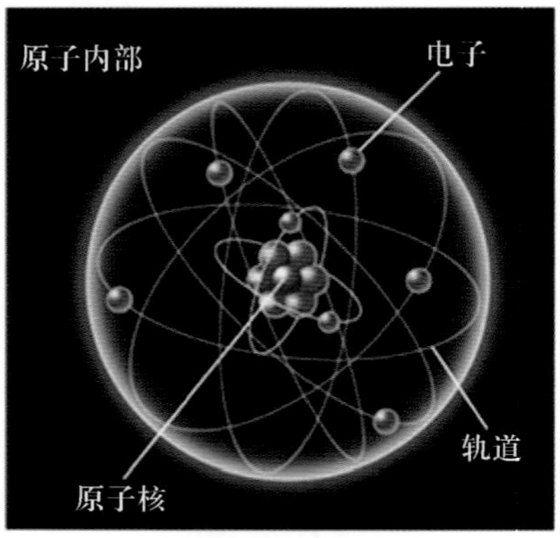

原子示意图

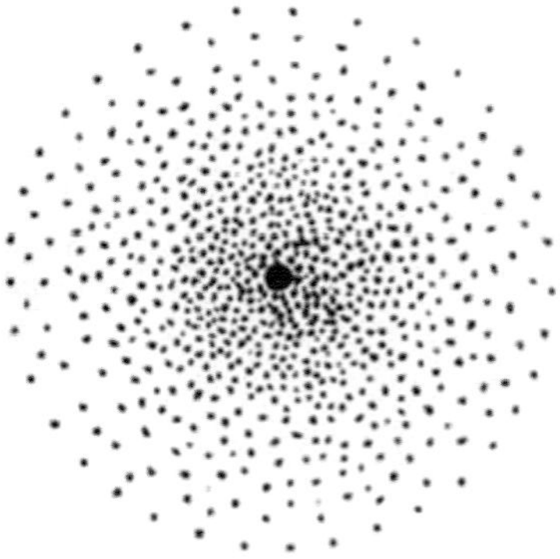
电子云示意图

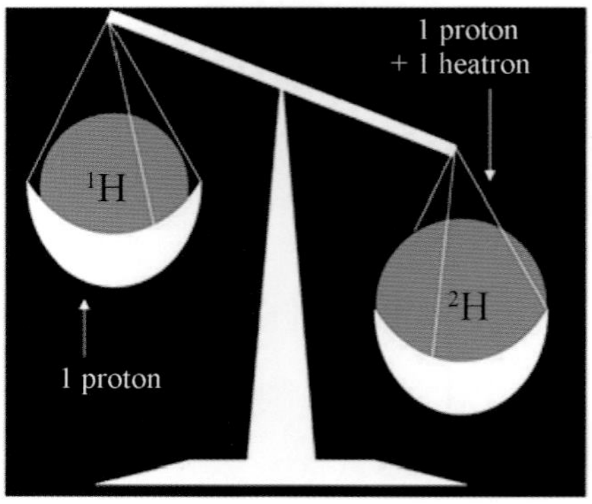

同位素示意图

内容导读：在磁共振成像原理学习过程中，总有很多看起来特别微不足道的小概念困扰着我们。似乎它们离我们实际工作很远，不学习也不至于影响到什么大局。譬如，用于磁共振成像的探测对象是什么？什么是电子云？是水分子中所有的氢原子核都能用于磁共振成像的探测对象吗？事实上，如果对这些概念能有比较清楚的理解，对于学习更深奥的成像原理是非常有益的。了解电子云的概念有助于理解化学位移和基于化学位移的各种成像原理或现象：磁共振波谱成像、Ⅰ类、Ⅱ类水脂化学位移伪影或效应、化学位移法脂肪抑制等。本讲座给大家介绍了有关原子核、元素、同位素等基本概念，介绍了质子、中子等概念，了解这些能让读者更轻松地踏入学习磁共振成像原理的殿堂。不积跬步，无以至千里，不积小流无以成江海。

精选解读之六：

宏观磁化矢量与拉莫尔方程

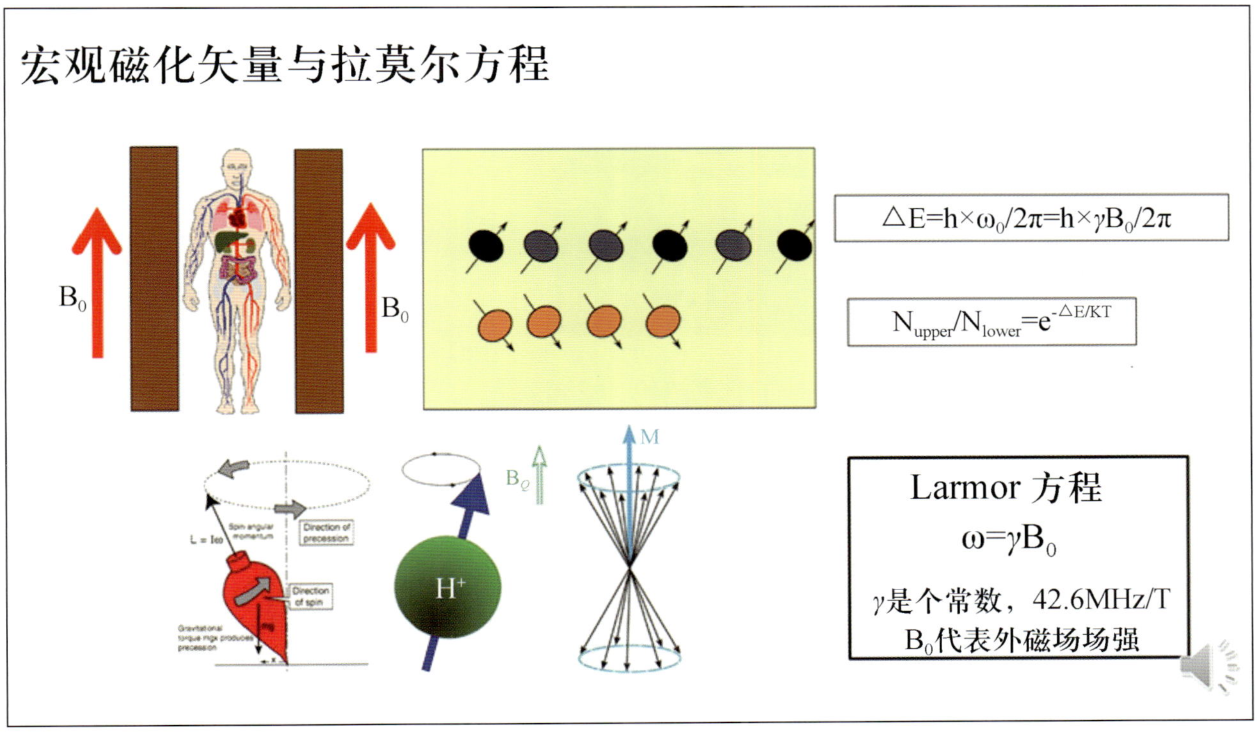

内容导读：宏观磁化矢量的产生是核磁共振成像的前提和基础。从本质上讲，宏观磁化矢量的产生就是人在磁场内被磁化的过程。不同的组织在磁场内被磁化的程度不同，这就是所说的磁化率差别。磁化率的不同既是产生磁化率伪影的原因，也是进行磁敏感加权成像的前提和基础。人体被磁化的程度和磁共振设备场强成正相关，这里通过两个公式量化讨论了这个问题。了解这些对于理解为什么场强越高组织的 T1 弛豫时间越长非常有帮助。本讲座详细讲解了宏观磁化矢量的大小和场强之间的关系，同时也介绍了拉莫尔方程。拉莫尔方程是磁共振成像过程中的一个灵魂公式，它贯穿了磁共振成像过程中的每个环节。深入学习和理解拉莫尔方程能够解决在磁共振学习中的很多问题：如何计算同、反相位时间？为什么化学位移会导致伪影产生？梯度场为什么会实现空间定位？在磁共振成像原理学习过程中，最基础的通常就是最重要的。

精选解读之七：

从射频脉冲频率看磁共振检查安全

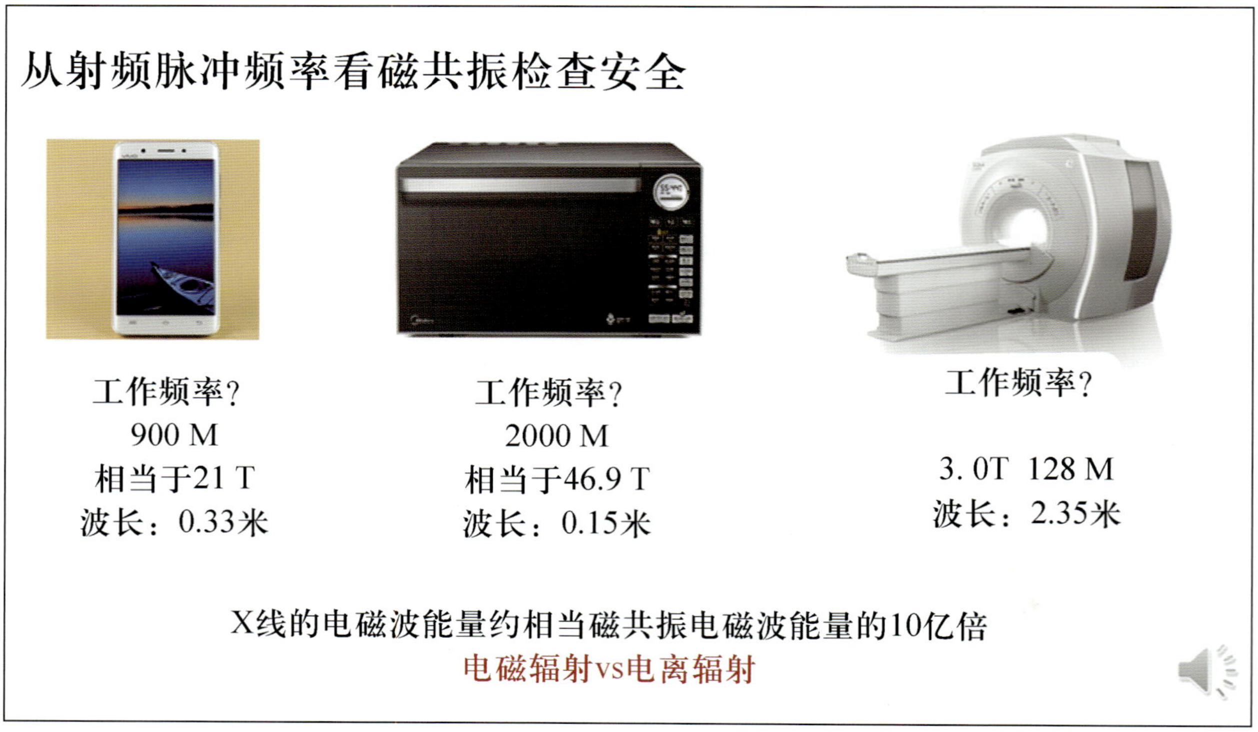

内容导读：总有人会问磁共振成像原理那么复杂到底该怎么学习？我的回答是：把那些不是问题的问题问一下，然后再试着寻找到答案，总有一天你会实现从必然王国到自由王国的飞跃。如果说任何一种成像设备和人体直接的相互作用归根结底都是能量的转化与守恒过程，那么在磁共振成像过程中这种能量是什么？这就是本讲座讨论的射频脉冲。射频脉冲为什么被称为射频脉冲？因为迄今为止临床上所使用的磁共振成像设备依据于拉莫尔方程其射频脉冲的频率刚好在无线电发射频率范围，因此所谓射频脉冲其实就是无线电发射频率脉冲。本讲座中通过和生活中的情形进行对比从电磁波的频率、波长等角度来讨论磁共振成像设备的安全性，相信通过本讲座的学习能让大家更量化地理解磁共振成像设备的安全，这样我们的安全才更有理有据。请大家牢记：如果说磁共振成像没有辐射是不准确的，而更准确的说法是磁共振成像发生的是电磁辐射而非电离辐射。所以磁共振成像是一种无电离辐射的检查。

精选解读之八：

射频脉冲临床应用实例

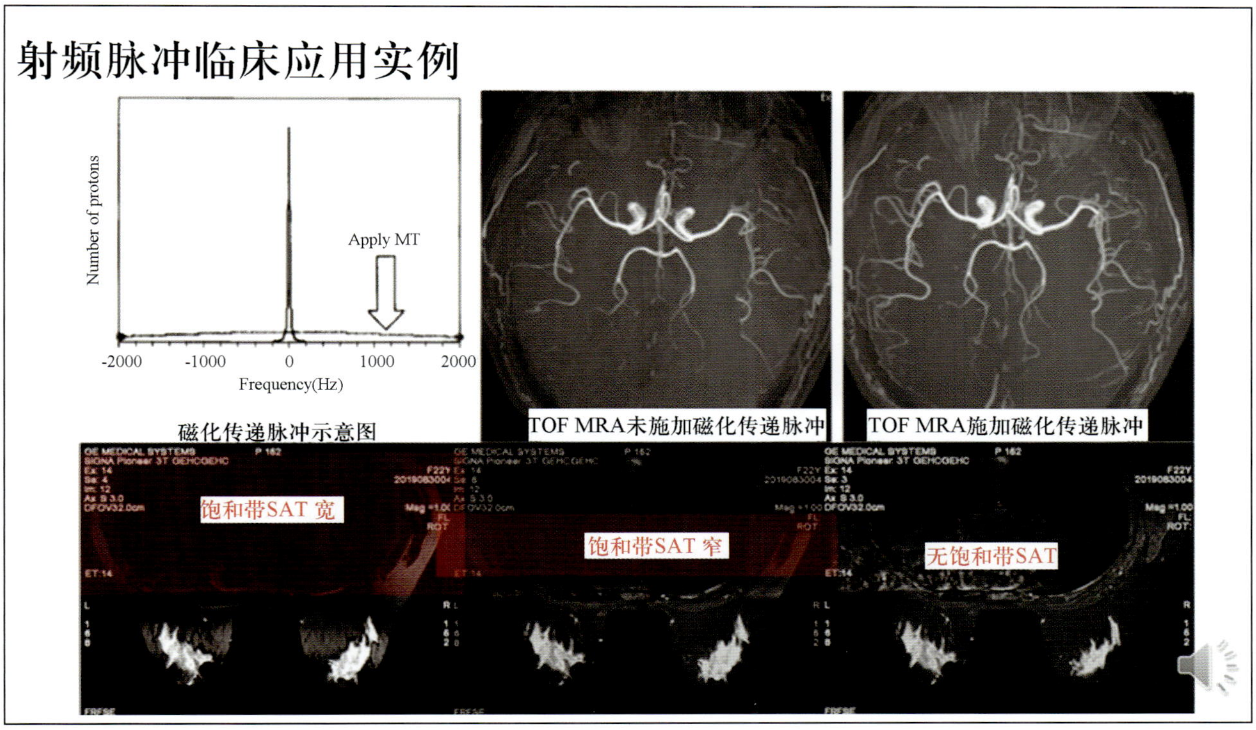

内容导读：对于不同射频脉冲类型的掌握在临床实际工作中有很重要的临床意义。在头部 TOF MRA 血管成像过程中通过施加磁化传递脉冲可以明显提高血流和背景组织之间的对比，这里就需要大家了解磁化传递脉冲的属性。磁化传递脉冲是一个偏共振脉冲，它明显偏离根据拉莫尔方程计算的中心频率，所以血液中的氢质子几乎不受其影响。但背景组织中那些大分子中的氢质子因为具有极短的 T2 弛豫属性因而具有更宽的共振频率范围，所以磁化传递脉冲可以激发它们，这是实现背景抑制的基础。本讲座也强调了不同射频脉冲之间的相互影响，如进行空间饱和的脉冲通常没有太明确的边界，因此它可以影响或说干扰 STIR 序列中的反转脉冲，相互干扰的结果导致 STIR 序列的脂肪无法成功被抑制。学习原理必须落地于实际工作，实际工作中又不断验证我们学习的原理。这样才能做到学以致用。

精选解读之九：

K 空间相关基本概念（1）

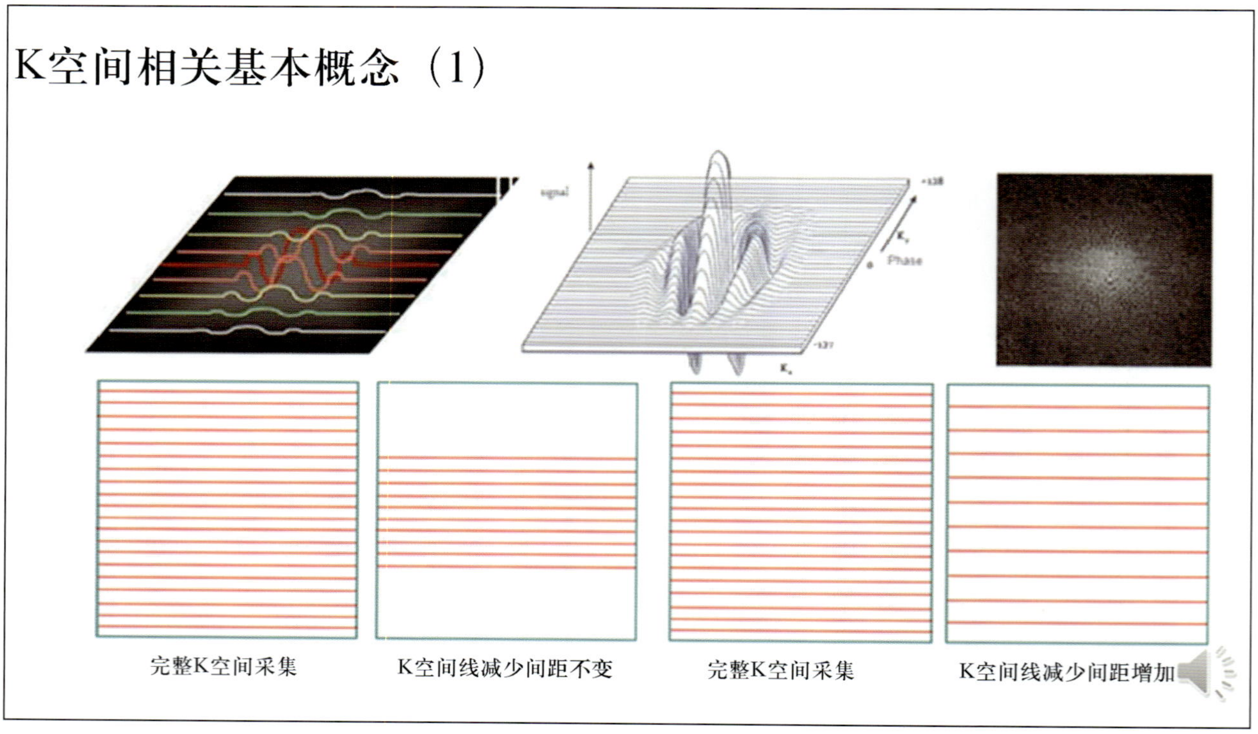

内容导读：在磁共振成像原理学习过程中 K 空间一直被赋予某种神秘色彩，的确我们看不到它也摸不着它，然而它却时时刻刻在影响着图像。在磁共振成像过程中，可以通过特殊的 K 空间采样来打造出特殊的图像效果，而学习 K 空间也是学习各种高级应用的基础和一把钥匙。其实，从本质上讲 K 空间中的每一条线就是一个个不同的能量波，从这样的角度来理解 K 空间能更好地帮助我们来理解很多序列的特点。如单次激发 FSE 图像中为什么会有很重的模糊效应？而该序列为什么又能用于基于重 T2 对比的胆胰管水成像？FSE 序列回波链长度为什么不能过长？学习 K 空间必须牢记 K 空间的几个重要属性：K 空间中心部分主要决定图像的对比度和信噪比；K 空间的边缘部分主要决定图像的空间细节显示能力。同时，还要建立有效 K 空间覆盖面积是决定空间分辨率的基础，而相邻两条 K 空间线之间的间距决定图像的成像视野等。通过本系列讲座，希望能帮助大家理解这个神秘的 K 空间。

精选解读之十：

K 空间相关基本概念（2）

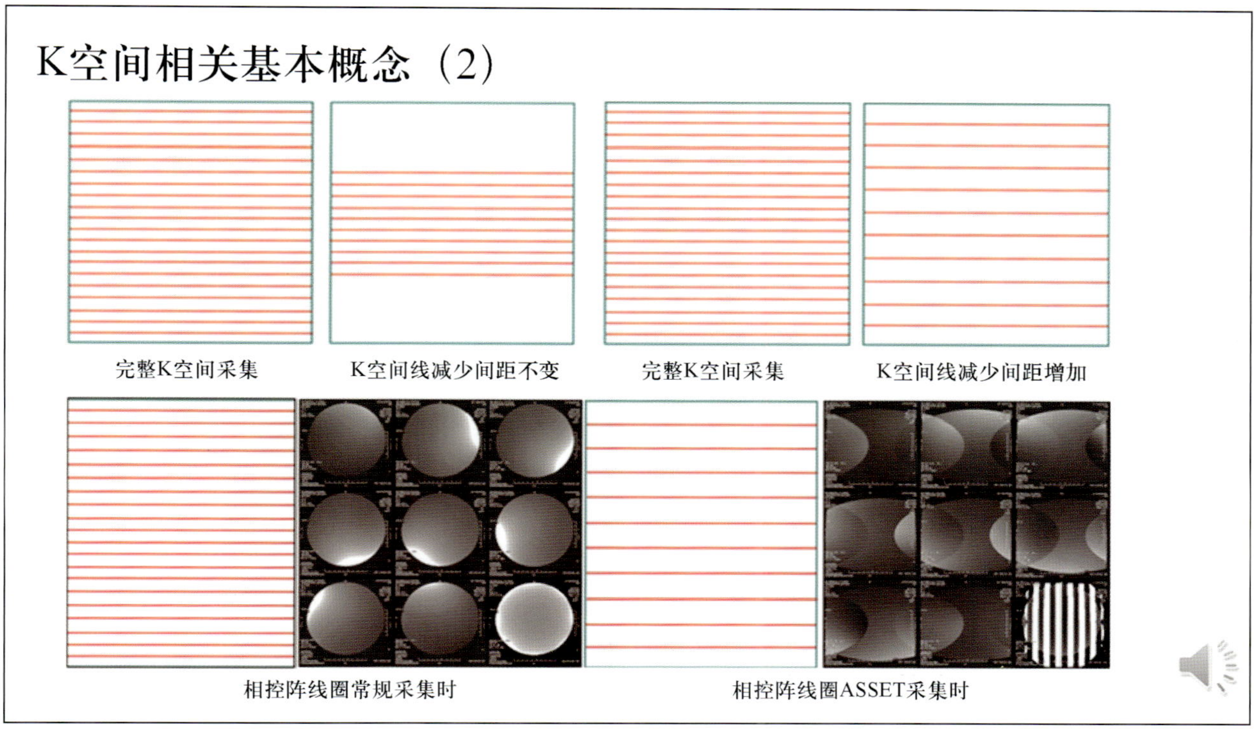

内容导读：K 空间的覆盖面积决定图像的空间分辨能力，而 K 空间线之间的间距也就是相邻两条 K 空间线之间的距离决定图像的 FOV 大小。这些概念有些抽象，但它对于理解很多磁共振成像过程中的现象都特别有用。举一个实际的例子：当把一幅 256256 矩阵的图像的相位编码线减少到 128 条时，可以有两种不同的做法：①只是减少相位编码线而不改变成像的 FOV，这时从 K 空间的纬度来看就是直接减少 K 空间外围部的 K 空间数目，而不改变相邻 K 空间线之间的距离，这时大家发现 K 空间线的覆盖面积比原来小了一半，表现在图像上就是图像变模糊了；②采用并行采集技术如 ASSET，并把加速因子调到 2，这就意味着采用 K 空间隔行采集，最后保证 K 空间的覆盖面积不变，但相邻两条 K 空间线之间的间距增大一倍，这时图像的空间分辨率不变但成像的 FOV 减少一半。如果能从这样的角度理解和学习 K 空间会使得很多图像问题得到更好的理解。这就是学习 K 空间的乐趣所在。

精选解读之十一：

K 空间相关基本概念（3）

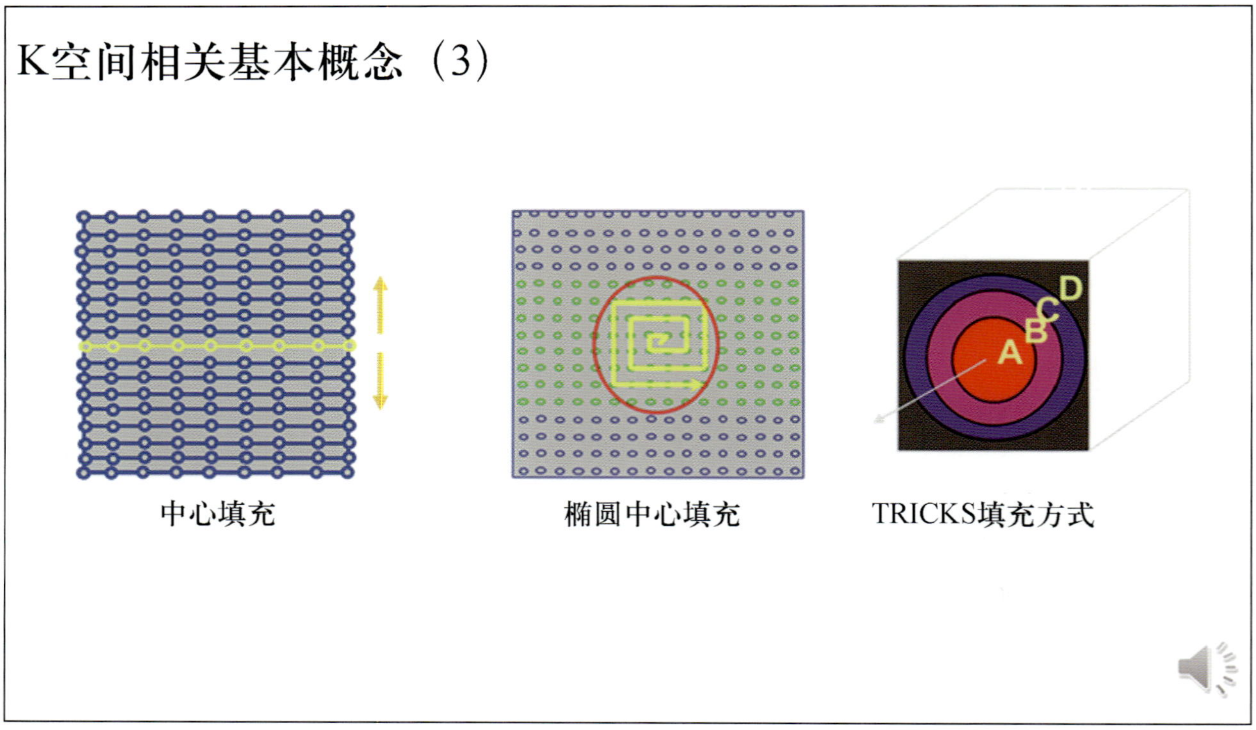

内容导读： 在对比剂增强血管成像过程中，合理的 K 空间填充方式选择是获得优异图像质量的基础。对比剂增强血管成像利用的基本原理是血管内血液中的对比剂能够缩短血液的 T1 弛豫时间，这样就和邻近的组织之间形成了良好的对比。但血液中对比剂必须在峰值浓度时才能获取更好的对比度，同时由于血液循环这些动脉血中的对比剂会很快进入到静脉血，所以为了获得扫描早期更佳的动脉显示效果并避免静脉回流带来的污染，采用 K 空间优先填充技术是极为必要的。本讲座旨在帮助大家理解每种 K 空间填充的时间点以及在实际扫描中如何根据要解决的临床问题采用更合理的扫描策略。学习磁共振成像原理是为了更好地解决临床问题，而了解所要解决或者面临的临床问题并寻求更合理的磁共振成像解决方案则是登上了更高的一个台阶。

精选解读之十二：

K 空间相关基本概念（4）

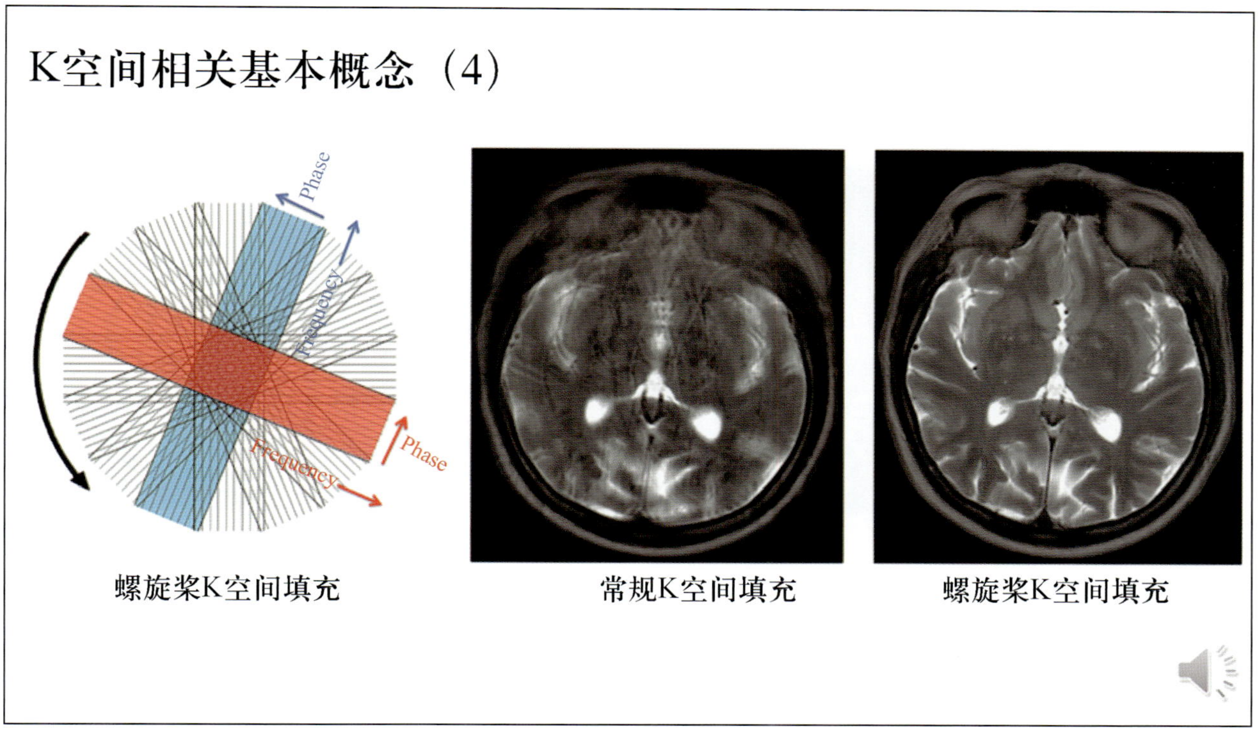

内容导读：螺旋桨式 K 空间填充是一种特殊的 K 空间填充方式，它基于快速自旋回波的回波链采集技术。而在采集过程中这组回波链又以一定的角度进行旋转。回波链的长度构成了螺旋桨桨片的宽度，显然回波链长度越长，桨片就越宽，这样在螺旋桨旋转过程中桨片中心区域相互重叠的面积就越大，这对于保证图像具有更高的信噪比和更好的运动伪影校正效果都更有利。但过长的回波链长度不利于图像的对比度。螺旋桨采集技术可以理解为动与静的完美融合，其中每组回波链的采集都是在静的状态下采集，而对于整个 K 空间而言回波链的组与组之间又是以一定角度旋转，动中有静而静中又有动。K 空间螺旋桨采集也可以理解为介于直线型笛卡尔 K 空间采集与放射状 K 空间填充之间的一种特殊的 K 空间填充。当回波链长度为 1 时就是放射状采集，而当回波链长度等于相位编码梯度矩阵时则此时就是直线型笛卡尔 K 空间填充。K 空间螺旋桨采集方式实现了 K 空间中心过采样，这为高信噪比和运动伪影校正奠定了基础。

精选解读之十三：

K 空间相关基本概念（5）

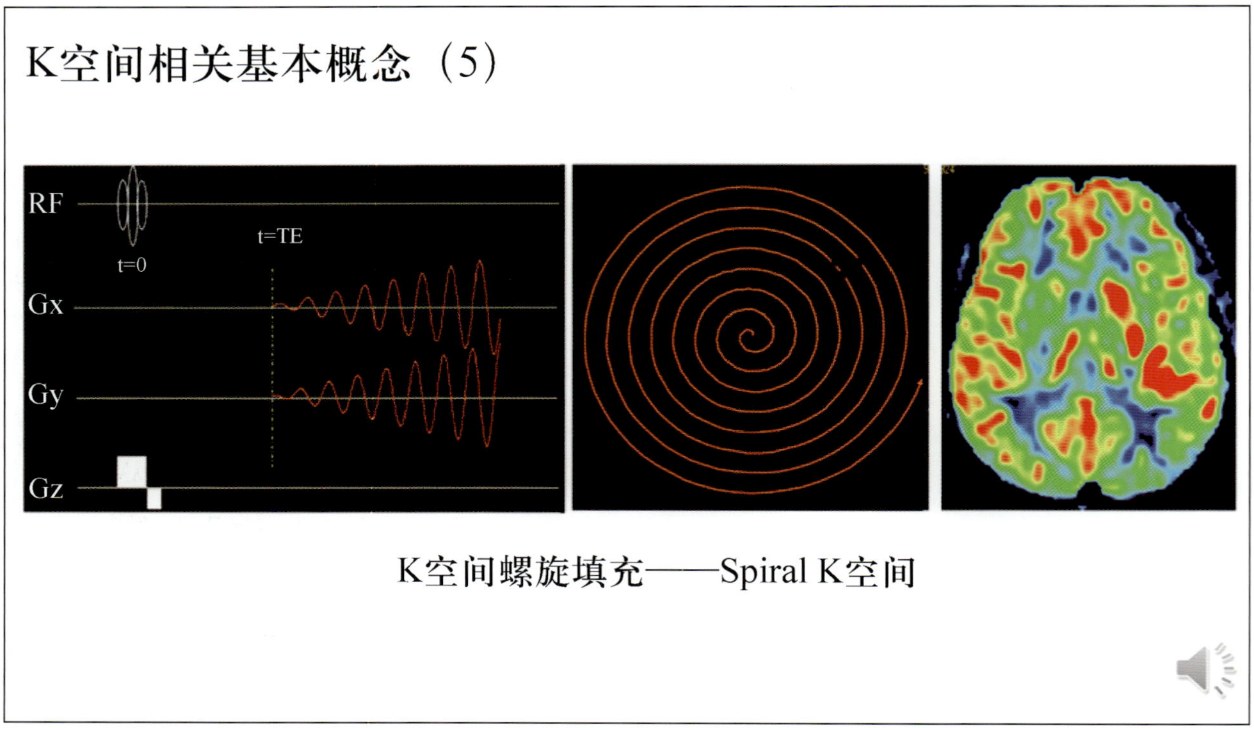

内容导读： K 空间螺旋填充和 K 空间螺旋桨采集是两种不同的 K 空间填充方式。K 空间螺旋填充也称 Spiral K 空间填充方式，其 K 空间轨迹符合阿基米德螺旋。阿基米德螺旋在生活中的例子就是当一只蚂蚁在一个钟表的秒针上由原点向外匀速爬行，而秒针同时匀速旋转，这样在秒针旋转一周时蚂蚁的运动轨迹就是阿基米德螺旋。可见生活中的阿基米德螺旋是两种运动的合成运动轨迹。在磁共振成像过程中为了实现这种阿基米德螺旋 K 空间填充，采用两个梯度同步驱动并按特殊方式变频变速，最后实现了这种 Spiral K 空间填充方式。这种 K 空间填充方式是迄今为止效率最高的 K 空间采集方式，具有更高的信噪比和对运动具有较强的克服能力等临床优势，在 GE 的 3D ASL 采用的就是这种 Spiral K 空间填充方式，依托于这种 K 空间填充方式，实现了采用 FSE 信号读取的容积灌注成像解决方案。本讲座详细讲述了 Spiral K 空间填充方式。

精选解读之十四：

纵向弛豫相关基本概念及影响机制

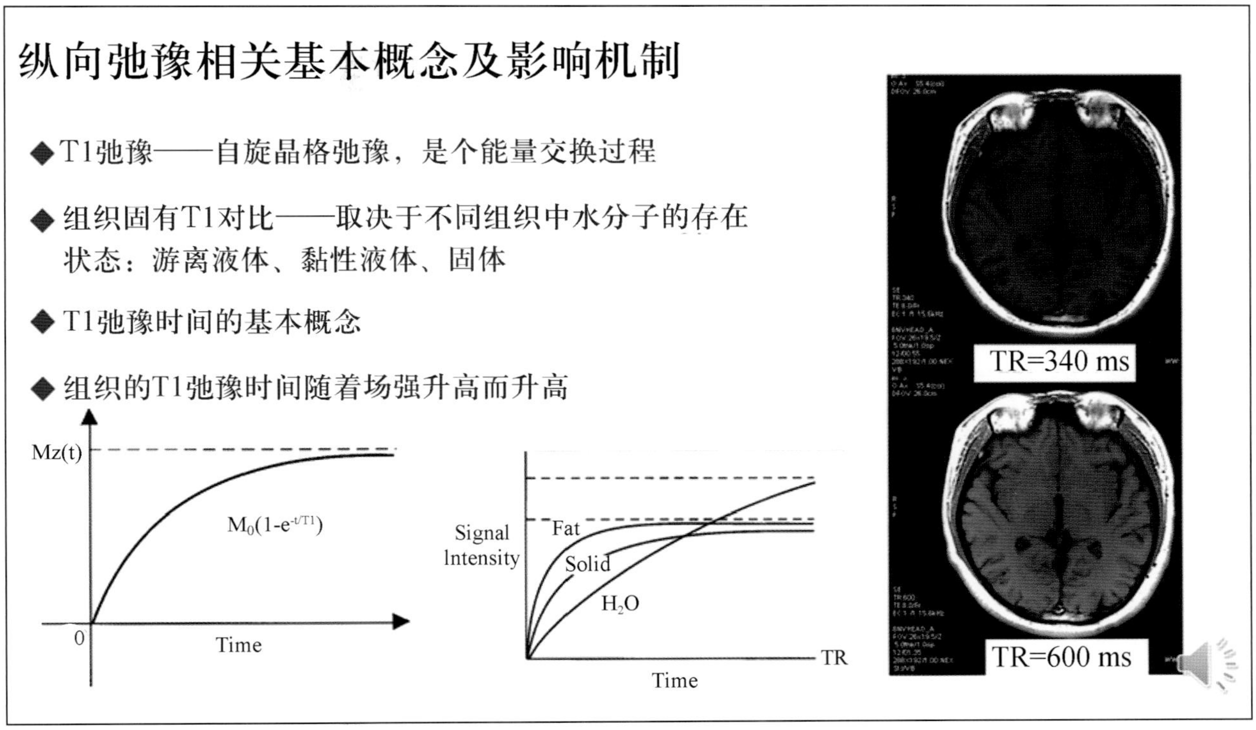

内容导读：相比于其他成像设备如 X 线或 CT，磁共振成像的一个重要特征就是实现了从组织吸收成像到组织特性成像，而这里所说的特性就是组织的弛豫特性。任何一种成像过程其实都遵循着能量的传递和守恒定律。在核磁共振过程中射频脉冲作用期间，成像区域共振氢质子实现了从低能级向高能级的跃迁；而当射频脉冲停止后，这部分吸收了射频能量的氢质子将释放能量重新回归到低能级，这个过程就是纵向弛豫过程。纵向弛豫也称自旋 - 晶格弛豫，其最大的特点就是伴随着和周围环境之间的能量交换过程，这是纵向弛豫和横向弛豫的一个重要区别。本讲座将和大家详细介绍 T1 弛豫时间的定义，这个定义是根据 T1 弛豫的指数化衰减公式推导而来，了解公式更有利于理解 T1 弛豫。谈到 T1 弛豫必须牢记一点，T1 弛豫的程度直接决定了磁共振成像过程中初始横向磁化矢量的大小并进而影响图像的信噪比。

精选解读之十五：

横向弛豫相关基本概念及影响机制

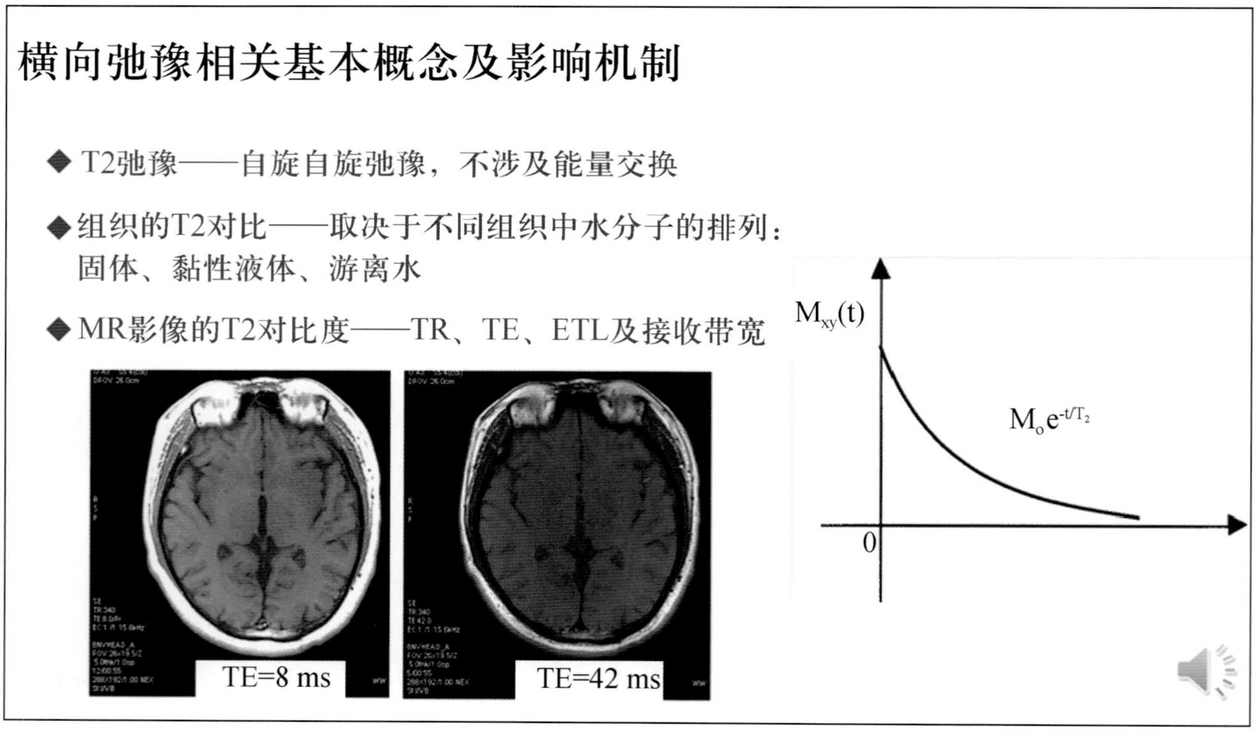

内容导读：射频脉冲也可以理解为一个交变的磁场，也称 B1 场。B1 场对于原本位于纵向方向的磁化矢量即纵向磁化矢量有两个方面的作用：其一，B1 场对于纵向磁化矢量而言相当于另一个“静磁场”，因为它们的频率是相同的，这样在绝对运动中存在着相对静止。这种相对静止使得纵向磁化矢量又开始围绕着射频磁场开始一个新的进动，这个进动的结果就是横向磁化矢量的产生。其二，因为这些横向磁化矢量是以由 B1 场所决定的相同拉莫尔频率进动，这其实使得这些磁化矢量实现了相位相干。当射频场一旦关闭后，这两个作用瞬间消失，这就使得这些处于横向的磁化会发生两个方面的变化：其一，释放共振过程中吸收的能量，这个过程就是纵向弛豫的过程；其二，横向磁化矢量的失相位，这个失相位过程就是横向弛豫的过程。横向弛豫与纵向弛豫的一个主要区别是这个过程不伴有和周围环境之间的能量交换的过程，其弛豫的快慢取决于组织本身的排列状态，信号采集的回波时间是影响 T2 弛豫的主要因素，也是决定 T2 对比权重的基础。

精选解读之十六：

磁共振成像基本脉冲序列——自旋回波序列

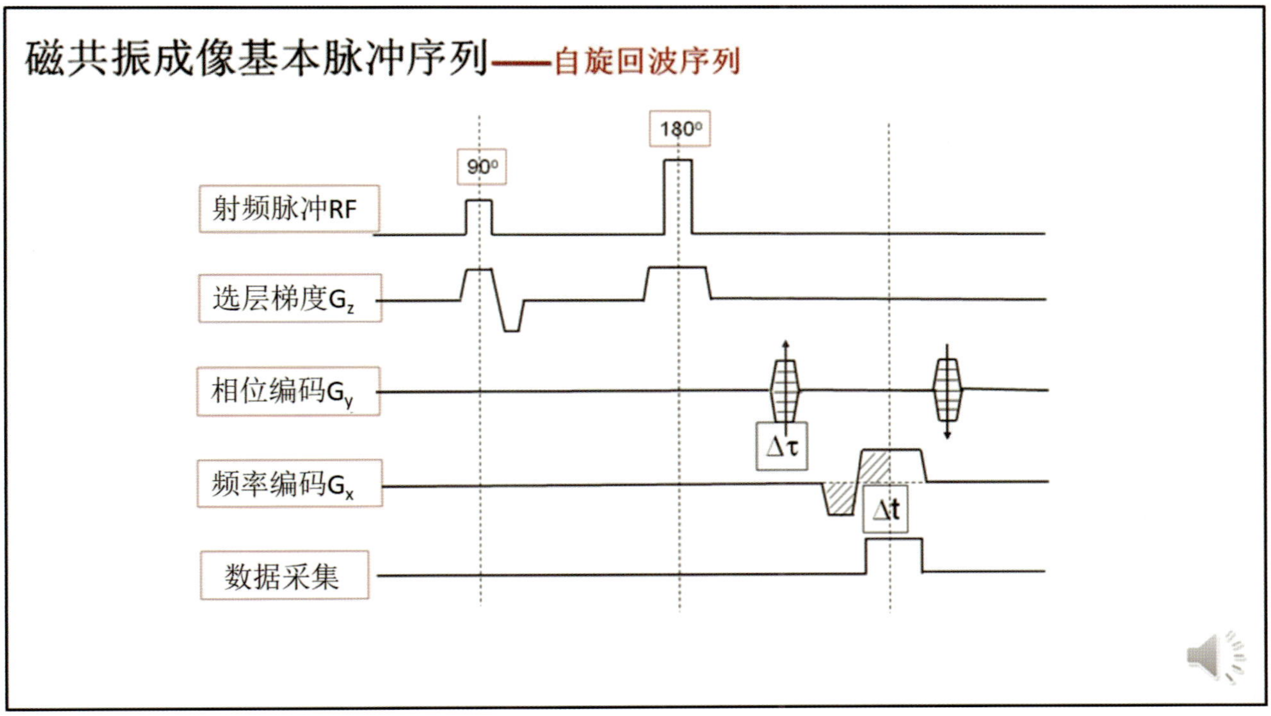

内容导读：自旋回波序列及其家族是磁共振成像中特别重要的脉冲序列家族。对于自旋回波序列这个序列的深入理解有益于对于其他脉冲序列的学习和理解。自旋回波序列一个重要的特点是其回波形成过程中有聚焦脉冲的参与，通过合理设置该聚焦脉冲与回波信号采集之间的时间关系，可以最大化消除空间上有规律变化的磁场不均匀所造成的信号衰减，因此该序列家族能更真实地反映组织的 T2 弛豫属性。本讲座中重点讲述了自旋回波序列家族的时序关系，同时也特别强调了尽管自旋回波序列中有聚焦脉冲的参与，但最后回波信号的读取仍是通过读出梯度来完成。聚焦脉冲与读出梯度间相互协调使得回波信号最大化克服空间上有规律分布的磁场不均匀对于信号的干扰。在实际成像过程中也可以在序列设计时人为造成由聚焦脉冲决定的回波时刻和读出梯度决定的回波时刻之间的不匹配，这是在基于自旋回波序列家族实现同反相位成像及水脂分离成像的基础。

精选解读之十七：

磁共振成像基本脉冲序列——快速自旋回波序列

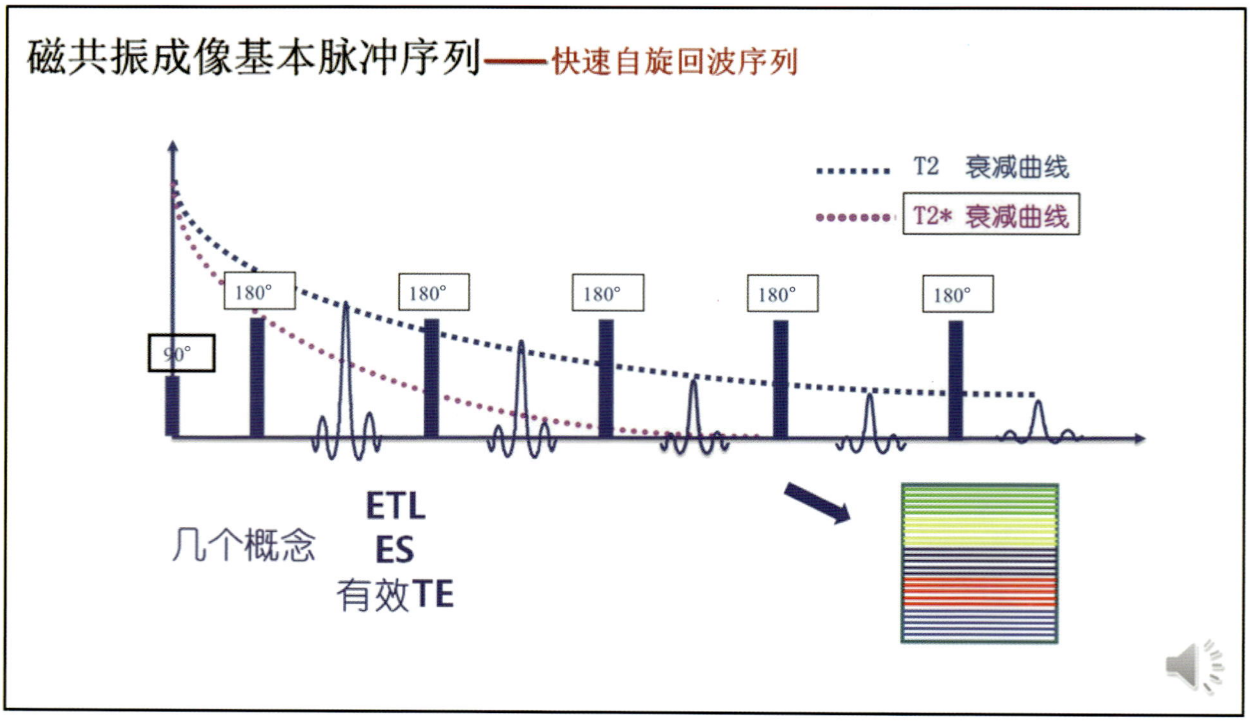

内容导读：因为自旋回波序列在每个重复时间内只能采集一条K空间线，所以其成像速度慢，在临床上可行性很低。在实际磁共振成像过程中，通常采用快速自旋回波序列来用于临床成像。快速自旋回波就是在一个重复时间内采集多个回波信号，通过对多个回波赋予不同的相位编码梯度幅值从而获得多条K空间线，这就大大减少了采集完整K空间线所需要重复的TR数目。不过，本讲座中也提示大家快速自旋回波序列的“快”也会带来一些问题：在多个回波采集过程中，组织经历了一个T2弛豫衰减的过程，这会导致不同回波信号的幅度不同。也就是在FSE序列中每条K空间线的初始能量不同，这会带来一系列潜在的问题，包括对对比度、信噪比、空间分辨率的影响，特别是当回波链长度过长的时候。通过讲解有效K空间覆盖面积这一概念，希望能够帮助大家更好理解使用FSE序列时如何更合理的使用回波链技术。

精选解读之十八：

磁共振成像基本脉冲序列——梯度回波序列

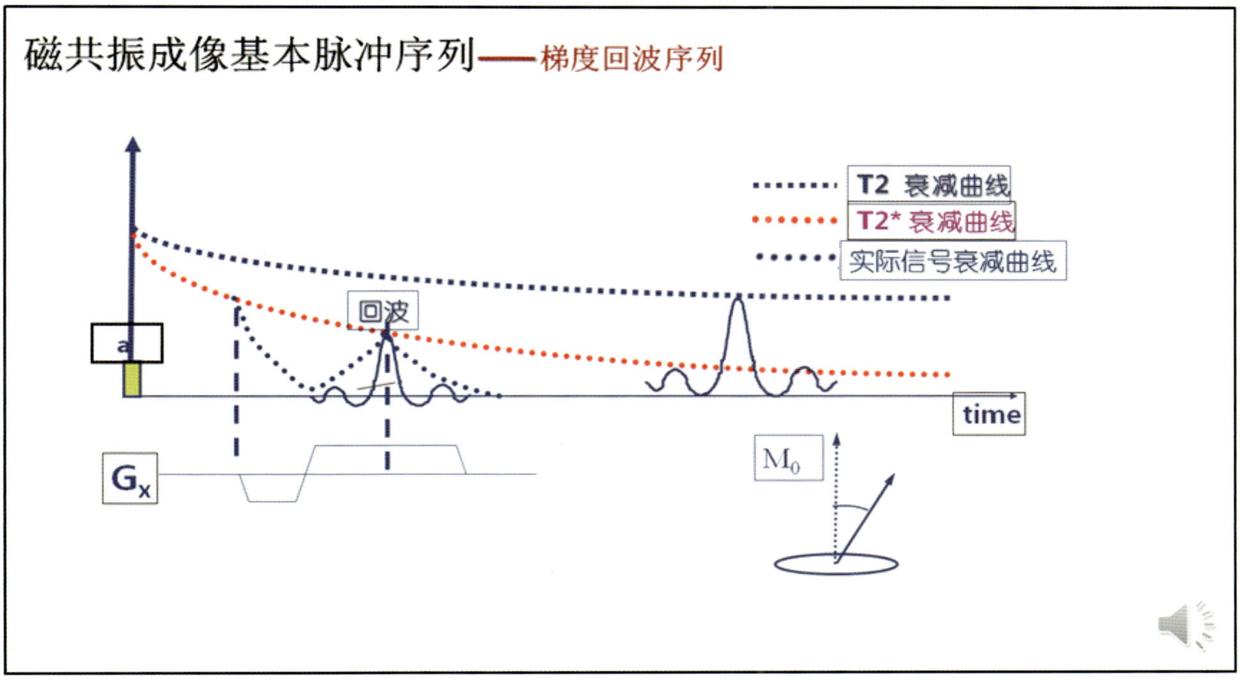

内容导读：与自旋回波序列相比，梯度回波序列在回波信号的形成过程中没有聚焦脉冲的参与，因此它不能消除空间上有规律变化的磁场不均匀对于回波信号所带来的影响。在探讨自旋回波序列与梯度回波序列的本质差别时，使用者应该立足于从回波信号如何形成的这一维度，这样才能更准确地把握住二者之间的本质差别。因为梯度回波序列不能消除空间上有规律的磁场不均匀对于回波信号的干扰，这就决定了梯度回波序列更有利于突出组织之间的磁化率差别对比，这是梯度回波序列用于磁敏感加权成像的基础；但另一方面，梯度回波的这个特性也决定了梯度回波序列的信号衰减较自旋回波序列家族更快。大家在学习脉冲序列的过程中要尽量避免一味关注优点或缺点这样的传统思维模式，而是要牢牢掌握每个不同脉冲序列的特点，掌握这些特点并把它们用于解决临床问题的具体方案中，这样才真正达到学习的目的。

精选解读之十九：

磁共振成像基本脉冲序列——反转恢复序列

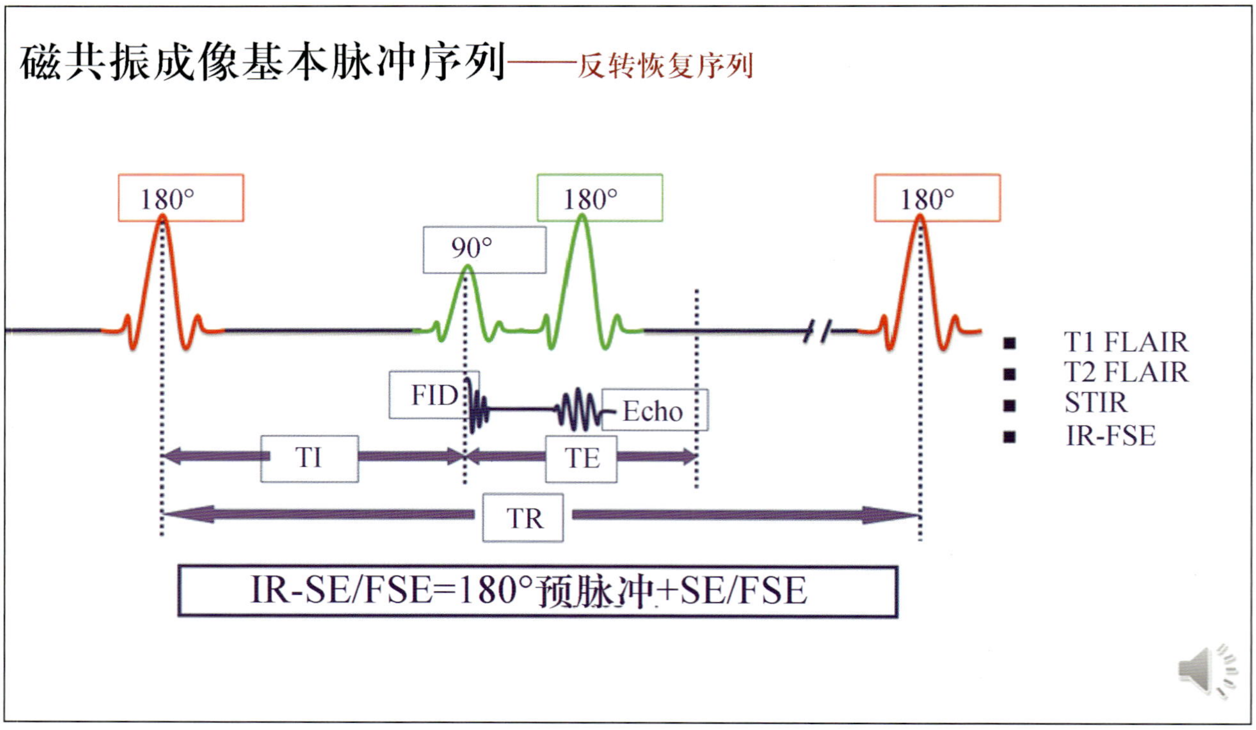

内容导读： 严格地说反转恢复脉冲序列并不是一类独立的脉冲序列，把它们定义为“杂交”或“混血”脉冲序列更合理。英文中将这类序列称为“Hybrid”序列。反转恢复序列可以基于自旋回波序列家族基础之上的，如大家熟知的 STIR、T2 Flair、双反转或三反转心脏成像黑血序列等；也可以是基于梯度回波序列的，如用于头部扫描的磁化准备梯度回波序列等。本讲座在讲述反转恢复脉冲序列时重点强调和提醒各位使用者，这种反转恢复序列中的反转模块实际上反映的是组织的 T1 弛豫对比，而其信号采集宿主序列中的扫描参数决定了其不同的加权对比。无论最后看到的图像是何种加权对比，必须考虑反转模块对于图像对比度的影响，这种混合对比机制是解读反转恢复序列信号表现时必须加以充分考虑的。通过这样的方式才能更好地理解为什么在 T2 Flair 中病变的非自由运动水可以表现为高信号。记住：每种信号表达都是对弛豫属性的一种客观反映。

精选解读之二十：

理解脉冲序列是规范化扫描基础（1）

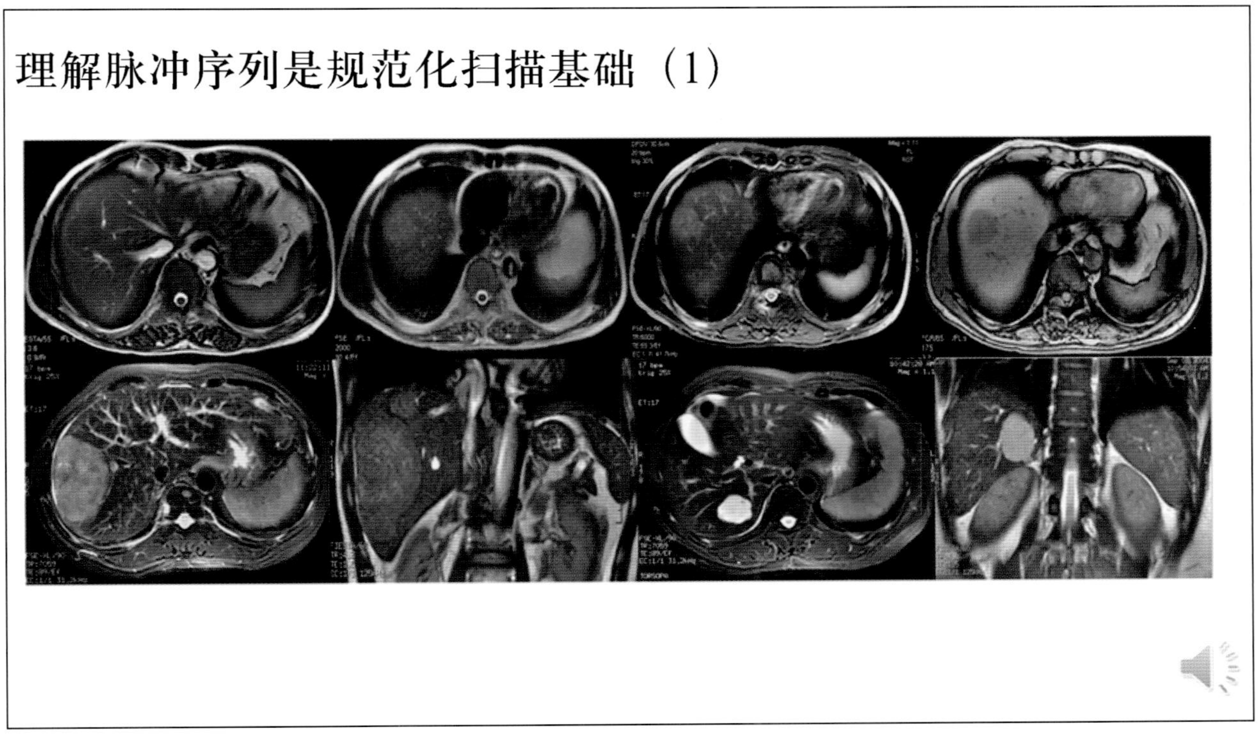

内容导读：磁共振成像的一个突出的临床优势是它的多序列、多对比和多参数成像。通过不同脉冲序列的组合可以为诊断和鉴别诊断提供更丰富的影像学信息，这不仅是实现精准诊断的基础，同时也是实现精准治疗和精准评估的基础。本讲座通过腹部成像过程中不同序列的对比，包括它们对于病变的检出能力，它们反映的信号强度和病变本身的病理改变之间的关系都进行了讨论。理解脉冲序列也包括理解那些对于脉冲序列对比度产生重要影响的内在扫描参数，因为只有做好质量控制才能有质量保证，这也是使用磁共振设备的一个挑战，应对这种挑战也是磁共振操作中最具有含金量的特殊价值。通过这里的对比不难发现：呼吸门控触发的脂肪抑制 T2 加权像较屏气单次激发 FSE 能更敏感地显示病变，因此应作为首选序列。另外，在肝硬化基础上癌变结节病变屏气 T1 加权图像在显示病变方面有一定优势：因为增殖性病变细胞密度增大会导致 T2 缩短，而病变中水分增多会导致 T2 延长，两种效应可能相互抵消而导致病变显示不清。但无论细胞密度增大还是水分增多都会导致 T1 弛豫时间延长，因此在 T1 加权像两种变化相互协同导致 T1 延长。

精选解读之二十一：

理解脉冲序列是规范化扫描基础（2）

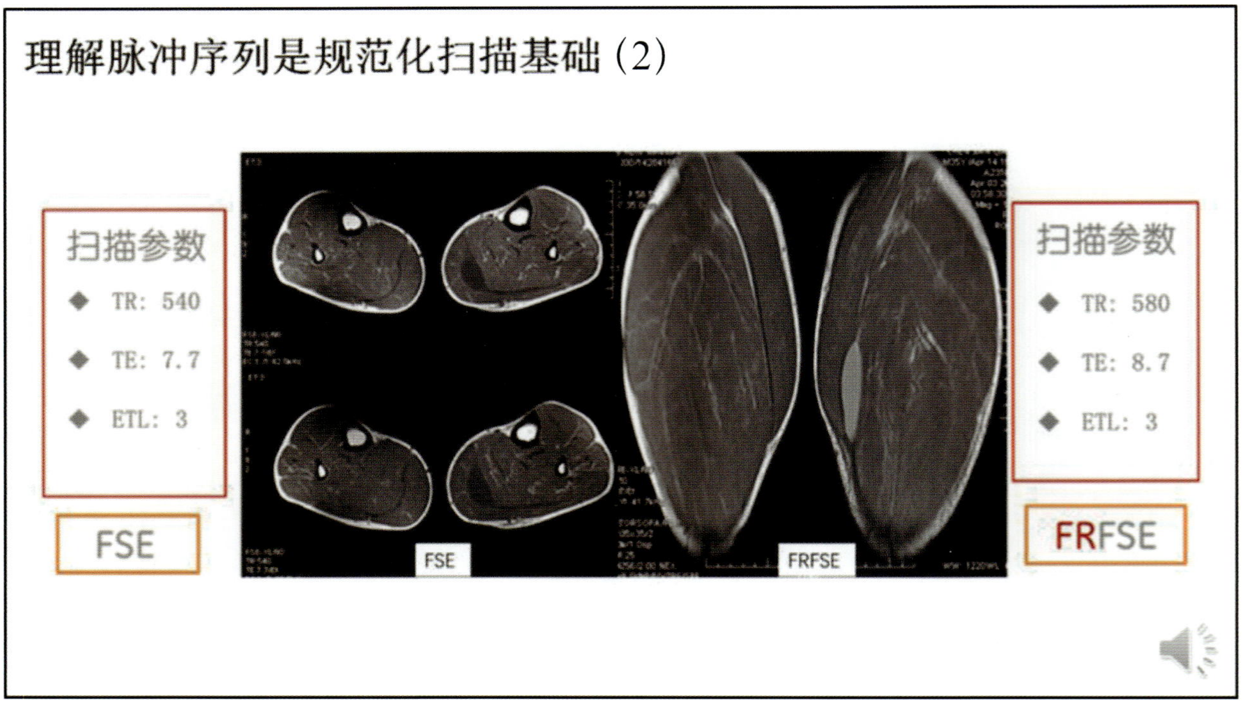

内容导读：学习磁共振成像脉冲必须要了解和掌握每个脉冲序列的具体成像细节和它们对于图像对比度所产生的影响。这里通过一个实际临床病例来讨论快速自旋回波和快速恢复快速自旋回波序列的区别以及它们在临床实际应用中的差别。尽管在这里扫描快速自旋回波（FSE）和快速恢复快速自旋回波（FRFSE）所采用的扫描参数几乎相同，而且这些参数理论上都是标准的T1加权对比度成像参数，然而实际结果两个序列却有截然不同的影像学表现。在FSE序列病变表现为低信号，提示病变内水分含量的增多；而在FRFSE序列则表现为高信号。对于一个扫描参数为T1加权对比度的成像序列而言，其上的高信号理论上提示出血或脂肪沉积或高蛋白含量。为什么几乎相同的扫描参数呈现的信号却有这么大的差别？其实，真正的原因是使用了FRFSE序列进行T1加权对比扫描，而FRFSE中快速恢复模块恰恰消除了组织间T1弛豫差别对比，即便很短的TR重复时间不同组织在快速恢复模块作用下也几乎完成了其纵向弛豫过程。这个对比告诉我们磁共振成像过程中往往是细节决定成败。

精选解读之二十二：

理解脉冲序列是规范化扫描基础（3）

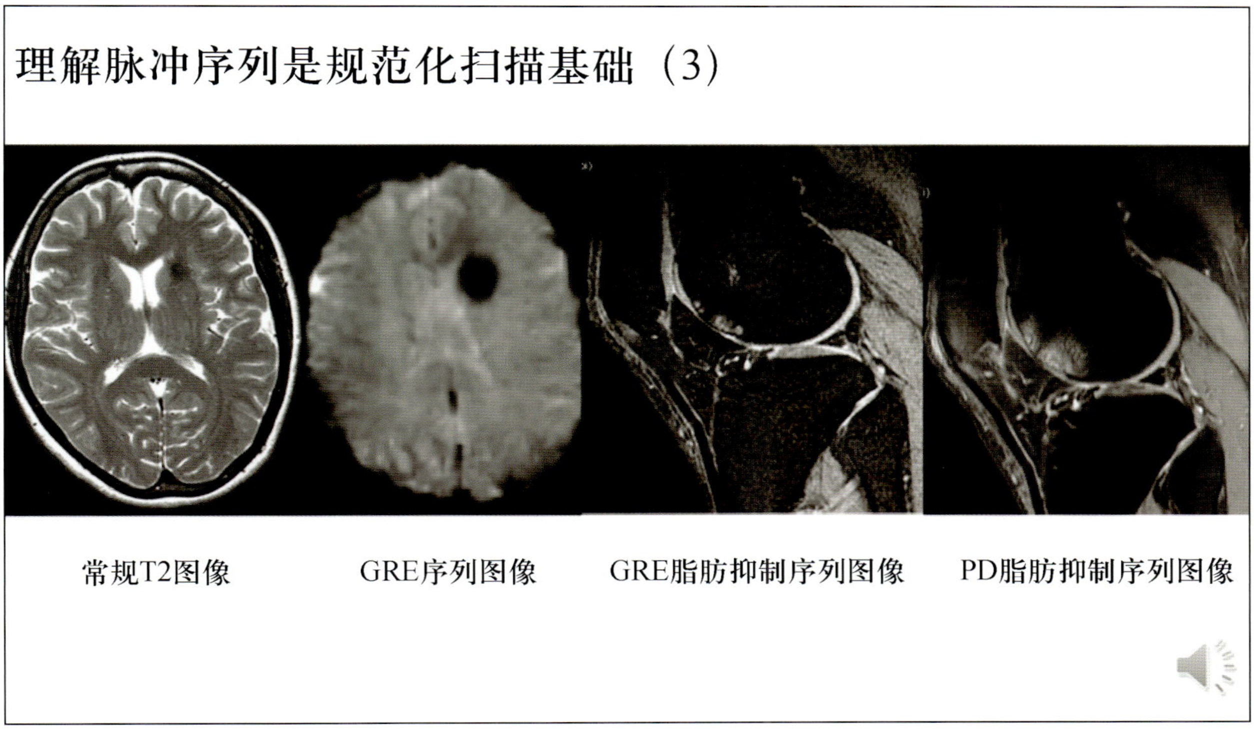

内容导读：在讨论脉冲序列时反复强调自旋回波和梯度回波序列的差别，更重要的是从根本上搞清楚二者的各自特点，这样才能在临床上充分发挥每个序列的特点，并利用这些特点来解决相关的临床问题。在头部图像对比中可以发现，对于发现陈旧性出血病灶，梯度回波序列明显较快速自旋回波序列更敏感，这是因为含铁血黄素所导致的磁场不均匀对于回波信号的干扰在梯度回波序列中被充分显现出来，而在快速自旋回波序列被聚焦脉冲回波链最大化予以消除，显然对于诊断出血类病变梯度回波序列更有临床优势。但在膝关节成像中，可以发现同样的骨髓损伤病灶在梯度回波序列的表现范围要远远小于基于快速自旋回波的质子密度加权像，这是因为骨髓内的磁敏感效应导致梯度回波序列上的病变信号明显衰减而显示不出来，但在质子密度加权像中，多个聚焦脉冲能够消除磁敏感效应影响而最大化地保留了骨髓损伤导致的信号异常。两个简单的对比再一次说明：序列没有优点、没有缺点，只有特点。

精选解读之二十三：

磁敏感成像在肿瘤病变中的应用

磁敏感成像在肿瘤病变中的应用

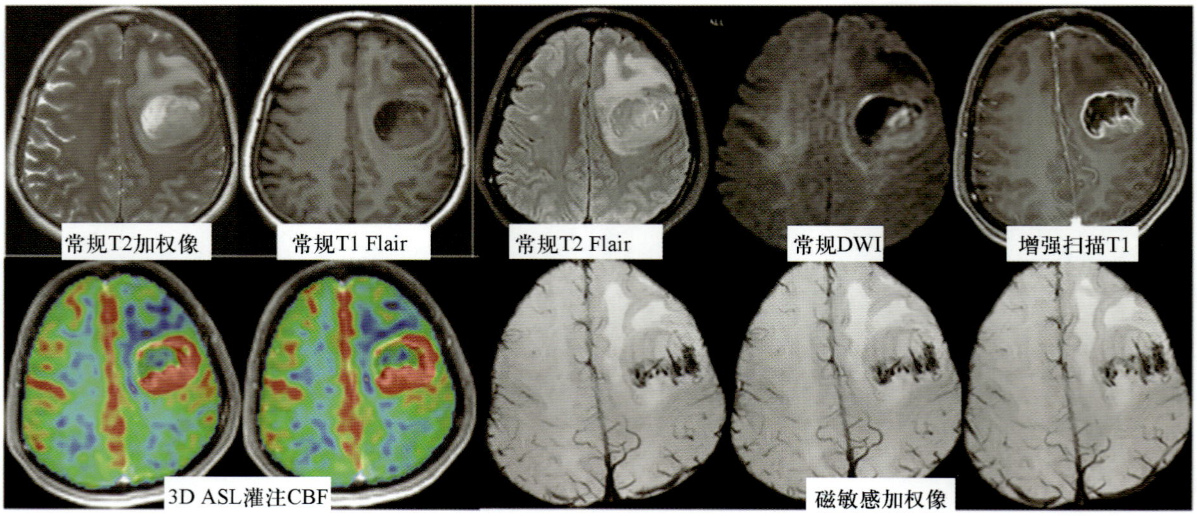

内容导读：这里借助于磁敏感加权成像在肿瘤病变中的应用，再深化理解一下学习脉冲序列的重要意义。这是一个胶质瘤病变，在常规平扫及增强扫描显示左侧额顶叶可见一环形囊实性病变，增强扫描提示环壁强化。在 ASL 灌注成像上显示囊壁不规则增厚区呈明显高灌注改变，提示局部有丰富的肿瘤新生血管。该病例 ASL 高灌注区在磁敏感加权成像上显示为成簇的低信号，这些低信号的走行及分布提示为肿瘤新生血管。尽管通常认为磁敏感加权成像可以用于显示静脉类血管结构，因为静脉内相对有浓度更高的脱氧血红蛋白。虽然肿瘤的新生血管属于动脉来源，但因为肿瘤新生血管发育不成熟，不规则的血管壁厚度、不成熟的管腔结构都导致肿瘤血管的携氧能力较差，而肿瘤区域又属于代谢旺盛的区域，对氧的需求更大。这些因素导致肿瘤新生血管内脱氧血红蛋白浓度的升高。结合 ASL 灌注成像的 CBF 改变和磁敏感加权成像所显示的肿瘤新生血管，可以更有理由推测尽管肿瘤区域有丰富的新生血管和血供，但局部仍处于相对乏氧状态，这说明肿瘤的恶性程度很高。可见，不同的脉冲序列相互结合可以从多维度来理解胶质瘤病变的生物学行为。

精选解读之二十四：

磁共振成像基本参数与导出参数

磁共振成像基本参数与导出参数

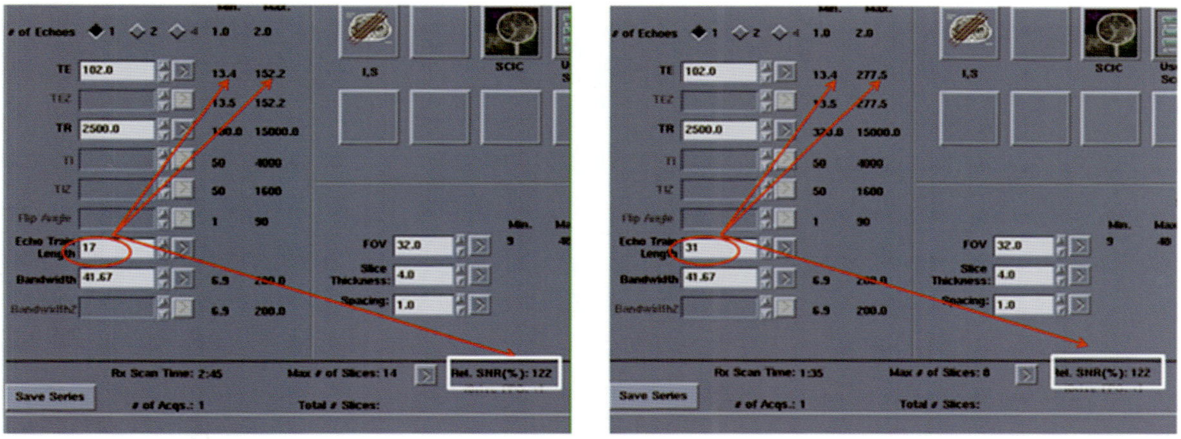

内容导读：在磁共振成像原理的学习过程中，对于成像参数的学习和理解占有特别重要的地位。磁共振成像的一个重要特性就是不再是简单的组织吸收成像，而是能够反映组织弛豫特性的成像。组织的弛豫特性能够反映组织的细微病理改变，同时基于组织弛豫特性成像也是磁共振成像具有更优异的软组织对比分辨能力的基础。然而，在磁共振成像过程中如何能够更真实地反映组织本身的弛豫特性所产生的对比？换言之，如何能够将组织本身的弛豫对比转化为图像中肉眼可见的信号对比？这实际上是磁共振成像过程中特别重要的质控方面内容。磁共振成像过程中的质控是多维度的，包括患者的配合、正确序列的选择和组合，同时更涉及每个序列扫描时所采用的扫描参数，这会对最后的图像产生截然不同的影响。尽管磁共振的多参数成像使得磁共振成像学习起来更复杂，但首先必须建立起基本参数和导出参数这些基本概念，这是深入学习参数的基础。基本参数与导出参数之间的关系就是明线与暗线之间的关系，任何基本参数上的一个变化都将导致导出参数上的相应变化，掌握好二者之间的相应关系才是学会磁共振成像参数的重要目的。

精选解读之二十五：

磁共振成像回波链长度与图像质量（1）

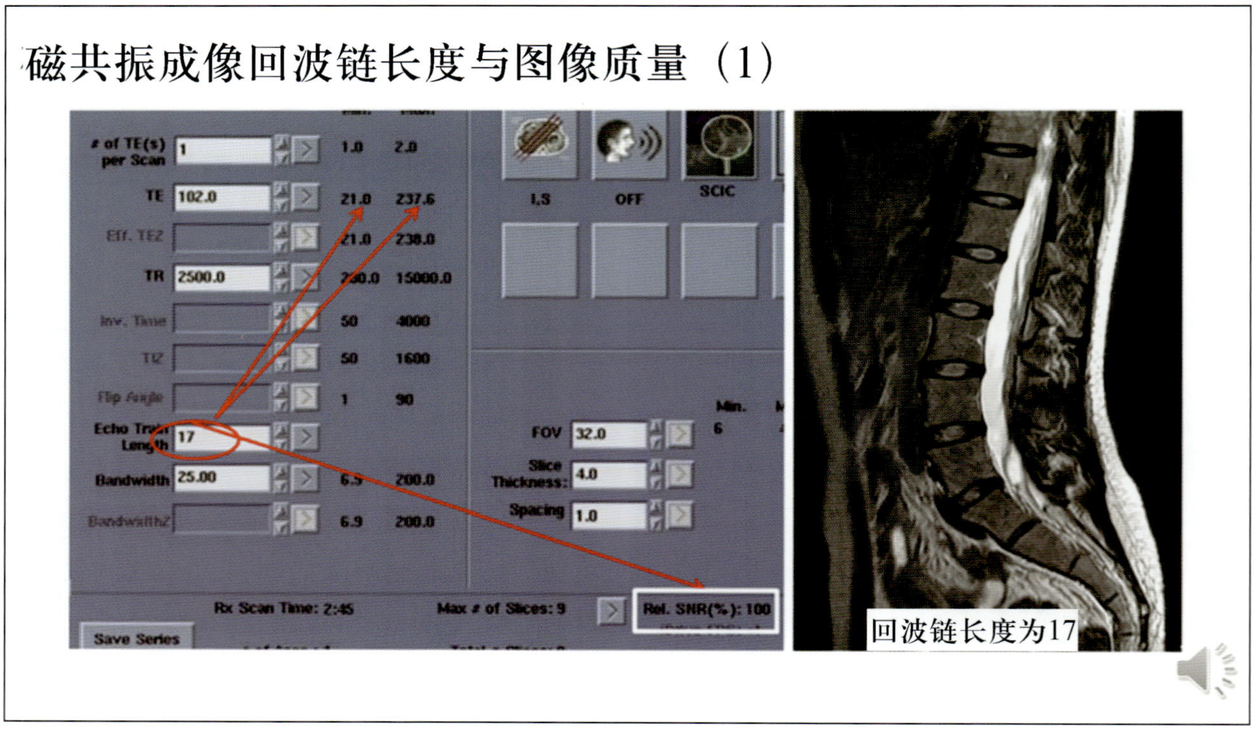

内容导读：在进行快速自旋回波序列扫描过程中，合理设置回波链长度是确保获得优异图像对比度和空间分辨率的基础。因为调整回波链长度扫描界面上的相对信噪比不变，而通过增加回波链长度可能会导致扫描时间缩短，这种时间的缩短可以用来增加激励次数从而换来界面上更高的信噪比，这些看起来似乎合情合理。但实际的图像却往往事与愿违。这里，请大家注意在TE时间后有两个值，这两个值代表的就是成像时所使用的回波链长度所决定的回波信号采样的时间跨度。FSE序列一个主要问题就是在不同回波采集过程中会存在着组织的T2弛豫衰减，这种衰减会导致靠后的回波其信号强度很低。这种信号强度低的回波放在K空间中心部会导致图像的信噪比变差，而如果放在K空间外围部则可能在更强的相位编码梯度作用下原本就很低的信号因为相位编码梯度导致的进一步失相位而信号变得更低，这种低的信号很容易淹没在噪音中而导致K空间外围线等效于减少，这种有效K空间覆盖面积的减少就会导致图像的空间分辨能力下降，图像变模糊。所以合理的回波链长度是确保优异图像质量的前提。该处展示的图像回波链长度合理，图像具有优异的对比度、信噪比和空间分辨率。

精选解读之二十六：

磁共振成像回波链长度与图像质量（2）

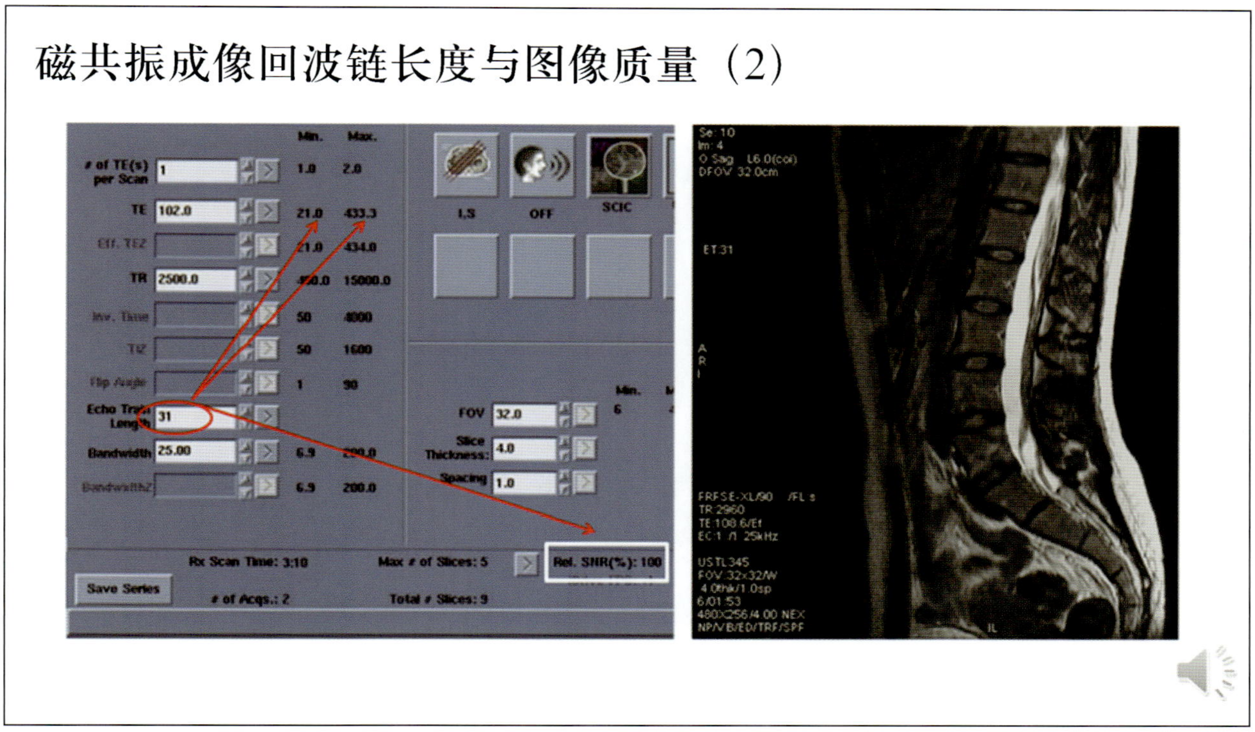

内容导读：在参数调整界面中很多磁共振扫描人员更在意的是界面中“相对信噪比”这个参数的变化。注意这个“Rel.SNR”代表的是相对信噪比，它的实际意义就是当你在一套扫描参数上进行修改，系统会自动计算你的修改导致 SNR 发生了怎样的变化，它以原有参数为 100%，然后在这个基础上进行对比。既然是个相对值，就不能用一个数作为标准来衡量图像的好坏。还有一点，在系统计算这个相对信噪比变化时并不能对所有的变量进行计算，如 TE 时间的变化就无法计算。这里展示的这幅图像可以发现相对信噪比是 100%，但扫描出来的腰椎图像椎体边缘模糊，椎间盘信号较低且模糊，整个图像的对比度也较差。这里唯一的变化是将回波链长度从精选二十五中的 17 改为 31，请大家注意 TE 旁边两个数值的变化：从“21 到 237.6”变化到这里的“21 到 433.3”。这个回波链采样时间跨度的巨大变化正是导致图像变差的根本原因。这个例子告诉我们当在调整一个基本参数时必须深入考虑这个参数的变化会导致导出参数发生哪些变化，否则就会陷入盲目性。

精选解读之二十七:

磁共振成像参数中的信噪比

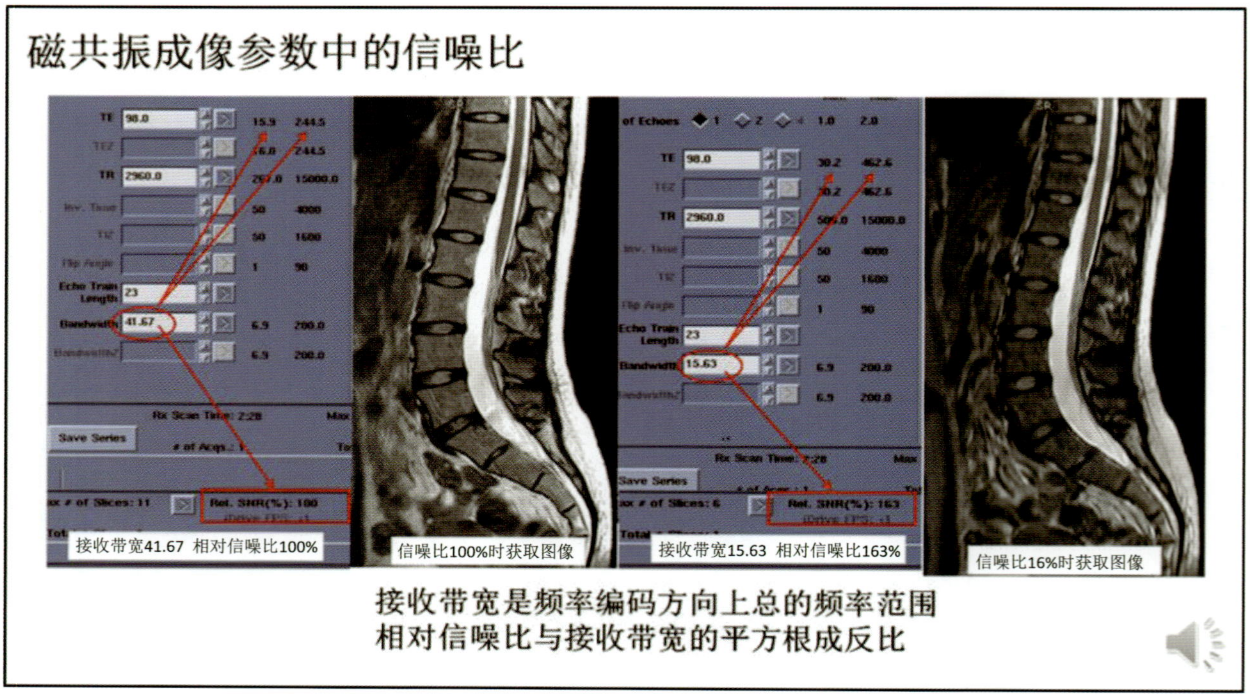

内容导读：信噪比简单地说就是成像过程中信号与噪声之间的比值。必须强调信噪比这个参数对于图像质量而言具有重要的影响，它同时也是决定图像的对比度和空间分辨率的重要参数。就好比在黑夜里无法辨认物体的具体细节一样，一幅信噪比特别差的图像中很多细节信息会淹没在茫茫噪声之中。但是，又必须强调：信噪比又可以分为绝对信噪比和相对信噪比，绝对信噪比由硬件及扫描参数所决定，而参数界面上的信噪比代表的恰恰是相对信噪比。相对信噪比代表的是相对于某一套扫描参数而言，当我们调整了其中部分扫描参数后，调整后信噪比与调整前信噪比之间的百分比，因此这不是一个绝对值。还要注意系统在计算相对信噪比变化时只能计算一部分参数所导致的变化如 FOV、层厚、矩阵、接收带宽等，对于这些参数变化所导致的其他参数变化无法予以计算。本例中显示的图像变化说明当为了追求更高的相对信噪比而盲目地降低接收带宽时，导致回波间隔明显延长并从而导致 FSE 序列回波链长度对应的信号采集时间跨度明显变大，从而导致实际扫描的图像的信噪比、空间分辨率以及对比度都明显变差。

精选解读之二十八：

磁共振成像频率编码与扫描时间（1）

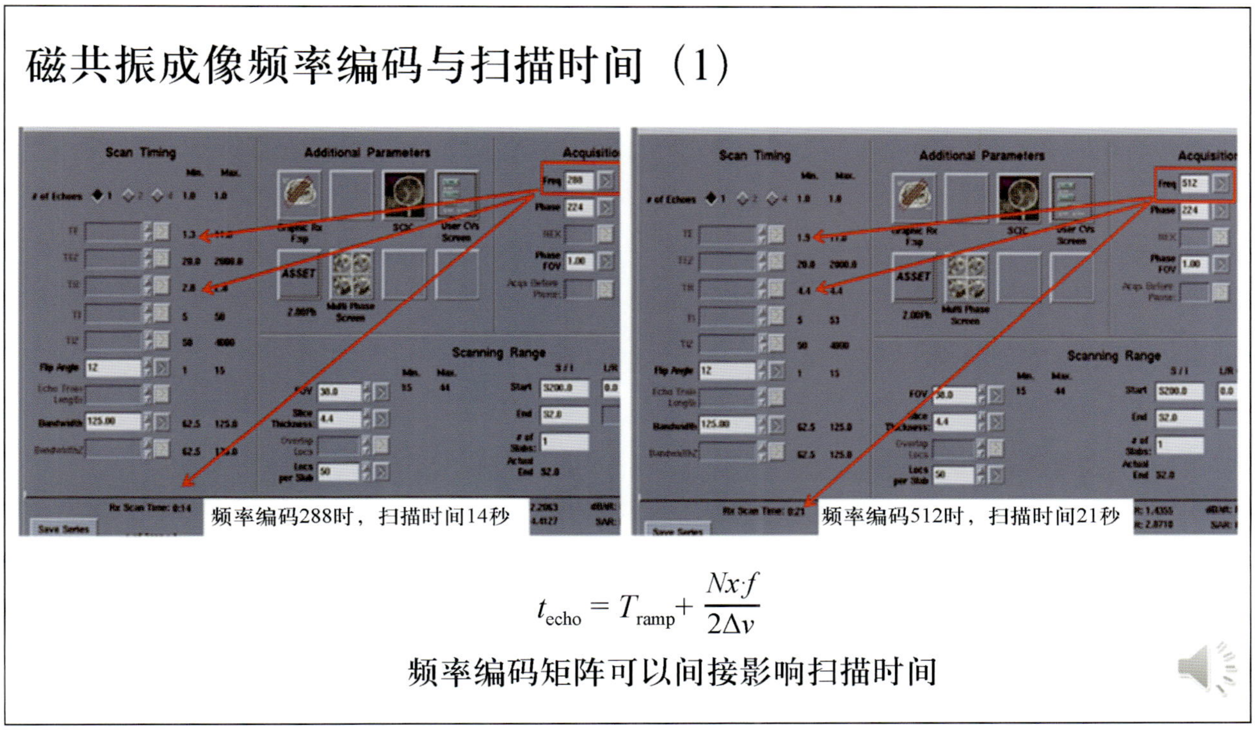

内容导读：在我们讨论磁共振成像的扫描时间时很容易理解采集矩阵中的相位编码矩阵会直接影响扫描时间，这也是我们工作中经常用来平衡扫描时间的一个手段。相位编码数决定 K 空间平面中 K 空间线的数量，进而决定完成这些 K 空间线采集所需要的重复时间（TR）的数目。然而，大家通常会产生频率编码矩阵不会影响扫描时间这一主观认识。事实上，频率编码也会间接的影响扫描时间，因为这种影响相对更隐蔽而常常被忽视。在实际成像过程中频率编码矩阵对于扫描时间以及回波间隔的影响不仅会导致扫描时间的延长，还会导致图像对比度的巨大变化。本讲座通过计算最短 TE 时间的公式来详细讲解了在采用极限参数的 3D 动态增强扫描序列等序列中，当频率编码矩阵改变时相应的扫描时间也会随之延长。这里的对比显示当频率编码矩阵从 288 增加到 512 时，扫描时间从 14 秒延长到 21 秒。当我们在学习磁共振成像参数时必须建立大局观，而且要密切注意参数之间的相互关联，这样才能更客观地评价参数变化的联动效应。

精选解读之二十九：

磁共振成像频率编码与扫描时间（2）

磁共振成像频率编码与扫描时间（2）

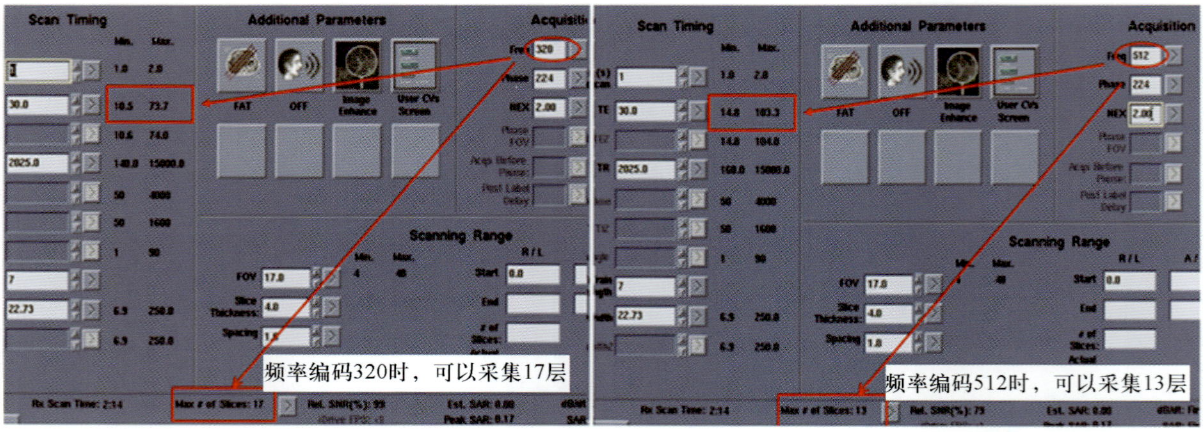

$$t_{\text{echo}} = T_{\text{ramp}} + \frac{Nx \cdot f}{2\Delta v}$$

频率编码矩阵可以间接影响扫描时间

内容导读：在那些使用极限扫描参数的序列中，如 3D LAVA 动态增强扫描、对比剂增强血管成像等，因为使用了系统所允许的最短 TR 和最短 TE，所以当频率编码矩阵增大时，信号的采集时间延长，并因此导致 TE 延长，进而导致最短 TR 也随之延长。这个最短 TR 的延长会导致扫描时间延长。在 FSE 序列，因为通常 TR 有足够的冗余，所以在频率编码矩阵增大时通常扫描时间不会改变。但事实上，当频率编码矩阵增大时会导致回波间隔 ESP 的延长，ESP 的延长会导致回波链长度对应的信号采集时间跨度变大，也就是回波链中最大 TE 延长，这会导致同样 TR 时间内可以采集的最大层数减少。如果我们要保持相同的扫描层数势必要延长 TR 时间，这样就会导致扫描时间的延长。在本讲座对比的例子中，当把频率编码矩阵从 320 增加到 520 时，最大采集层数从 17 层减少到 13 层，如果要扫描 17 层就必须延长扫描时间。导致这个变化的根本原因从 10.5 ms 延长到 14.8 ms，从而最大 TE 也从 73.7 ms 延长到 103.3 ms。这个例子说明在 FSE 序列频率编码矩阵也会影响扫描时间。

精选解读之三十：

磁共振成像频率编码与空间分辨率

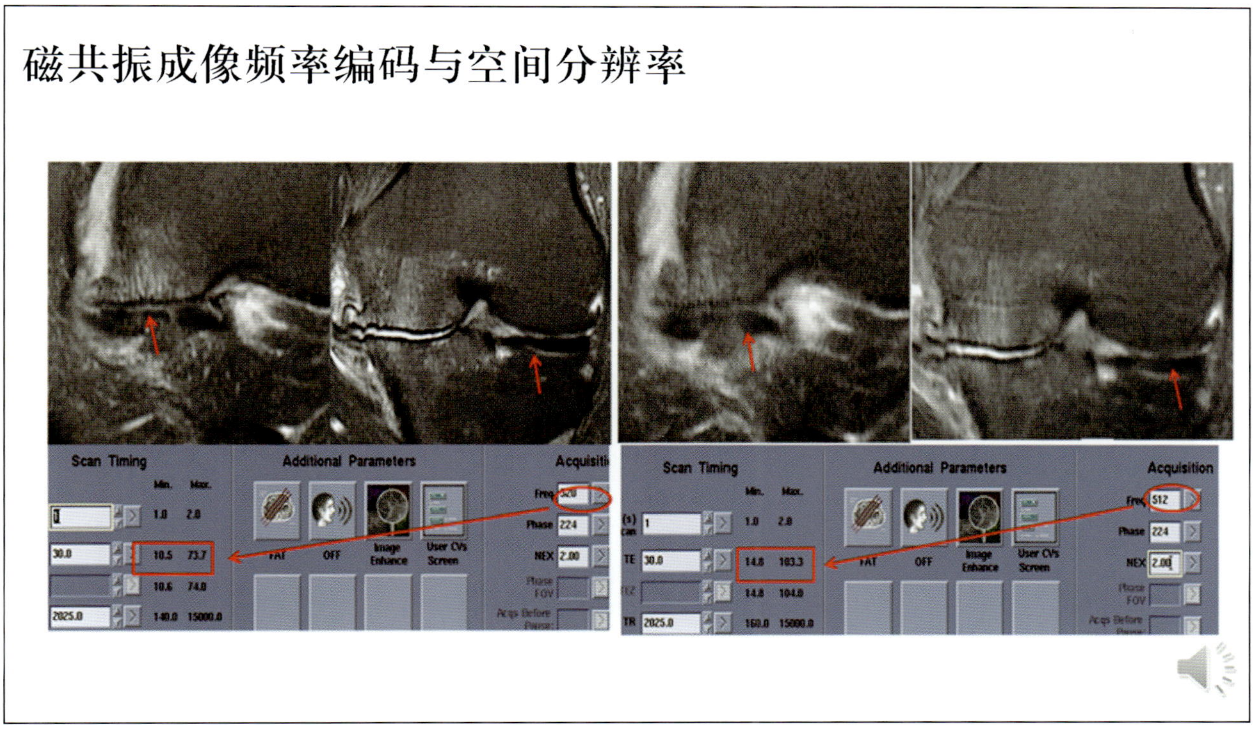

内容导读：在讨论到图像的空间分辨率时，通常会认为图像的采集矩阵越大图像的空间分辨率就越高。从理论上来说，当采集矩阵增大时图像的像素就会更小因而其体素变小。因为提高频率编码矩阵对扫描时间的影响不那么直接，所以很多磁共振使用者常常会提高频率编码矩阵旨在提高图像的空间分辨率。然而，是不是体素小了图像的空间分辨细节能力就提高了呢？这里以 FSE 序列质子密度加权像为例进行对比。在进行膝关节成像过程中，当把频率编码矩阵从 320 提高到 512 时，对比的结果发现实际采集到的图像在频率编码为 320 时空间分辨细节能力更高，而当频率编码为 512 时整个图像的空间分辨细节能力明显下降，图像也变得更模糊。导致这种变化的根本原因是，当频率编码矩阵增大时回波间隔延长，相应回波链长度对应的信号采集时间跨度变大，这种变大导致其有效 K 空间覆盖面积减少，加之频率矩阵的增大也导致图像的信噪比下降，如果扫描时间不变就会导致组织细节淹没在噪声之中。本讲座用实例说明在谈到空间分辨率时不是矩阵越大图像的空间分辨能力就越强，数字有时只是个游戏。

精选解读之三十一：

磁共振胆胰管水成像质控与完善

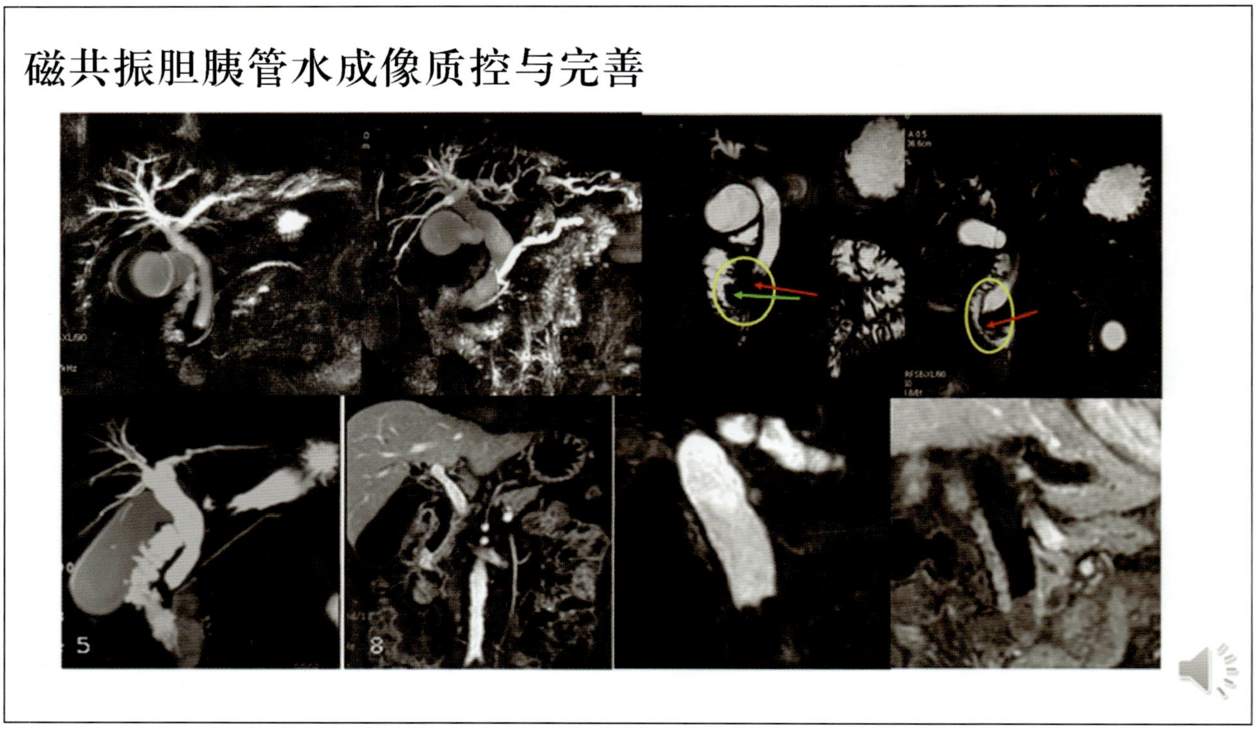

内容导读： 磁共振胆胰管水成像（MRCP）是一种完全无创的成像技术，MRCP 成像取代了以往临床上所开展的经皮肝穿胆胰管成像，这不仅减少了患者进行经皮肝穿的痛苦，也避免了肝穿导致的并发症。MRCP 利用液态水具有长 T2 弛豫属性的特点而进行重 T2 加权对比成像，在 MRCP 成像时采用更长的 TE 时间，很多背景组织在更长 TE 时业已衰减，而液态水仍保留足够的信号幅度并从而形成了足够的对比。在 MRCP 成像过程中，因为大多数临床病例具有胆道梗阻，因此胆道与胆囊具有一定代偿性蠕动增强，如何减少蠕动伪影是质控中一个重要问题。另一方面，单纯的 MRCP 成像能够明确有无梗阻以及梗阻的水平，但对于梗阻原因的判断仍有限度。这里进行的图像对比是改良法 MRCP 及高分辨率 LAVA 动态增强扫描在梗阻原因判断中的临床价值。在 MRCP 即将上床扫描前肌肉注射 654-2 一支，可以配合的患者饮水 300 到 500 毫升。654-2 可以减轻胆囊、胆管蠕动明显减轻蠕动所造成的运动伪影。少量饮水尽可能让壶腹部充盈，这样可以和软组织病变形成对比，而进一步动态增强扫描时也可以更好的衬托强化病变。增强扫描对于鉴别梗阻原因有重要临床价值，肿瘤病变可以有不同程度的强化，而结石类病变不会强化。

精选解读之三十二：

心电门控中的心电触发模式

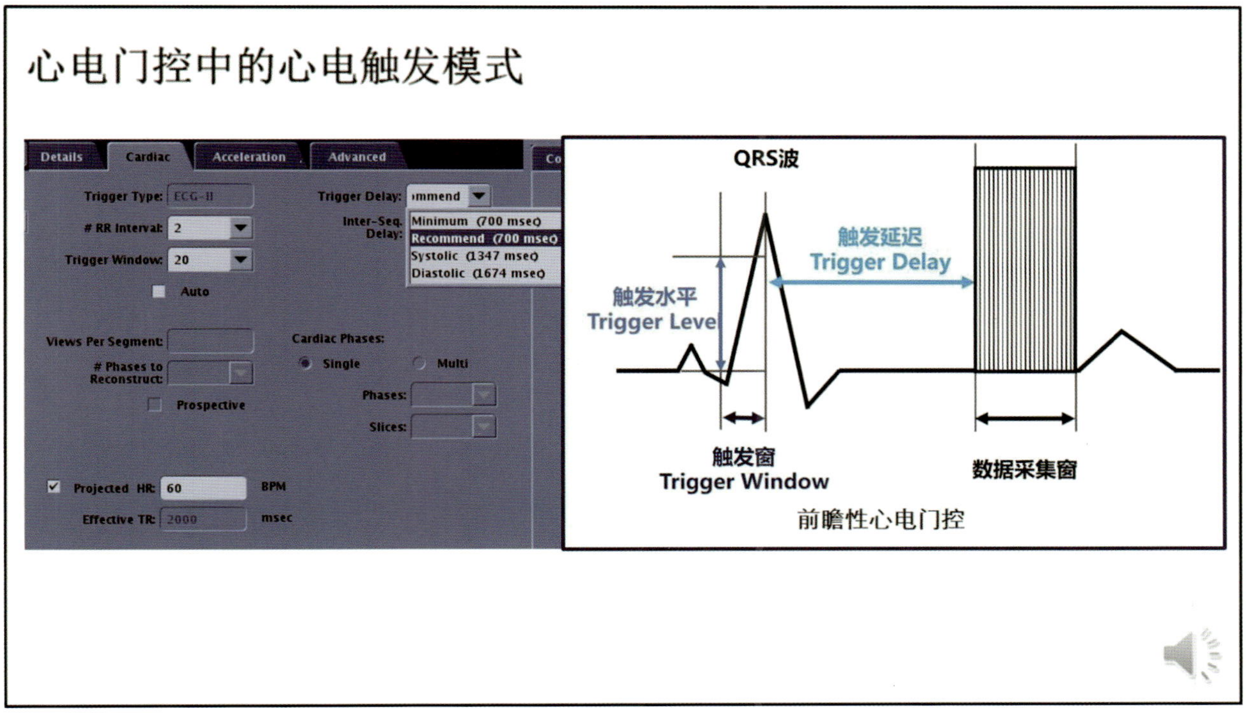

内容导读：心脏磁共振成像是所有磁共振成像项目中挑战最大的。心脏磁共振成像面临着呼吸运动和心脏收缩、舒张的双重运动。对于心脏自身周而复始的生理性运动而言，门控技术是行之有效的解决方案。所谓门控，简单地说就是在绝对运动寻找到相对静止，这样就力争实现了心脏运动与数据采集的同步化。因为心脏本身可以理解为一个电学器官，其生理性活动和心肌电活动之间相互耦合，因此可以通过监测心电信号来实现数据采集。在临床实际工作中，为了实现不同的临床目的可以采用不同形式的心电门控。心电触发模式是典型的前瞻性心电门控，它以心肌电信号作为触发信号，在特定的时间点启动数据采集。在心电触发模式，操作者可以通过触发延迟人为设定数据采集时间，通常数据采集放在舒张期采样，这个期相心肌动度最小。了解心电触发模式的原理以及临床应用具有重要的临床意义。

精选解读之三十三：

心电门控中的心电门控与电影模式

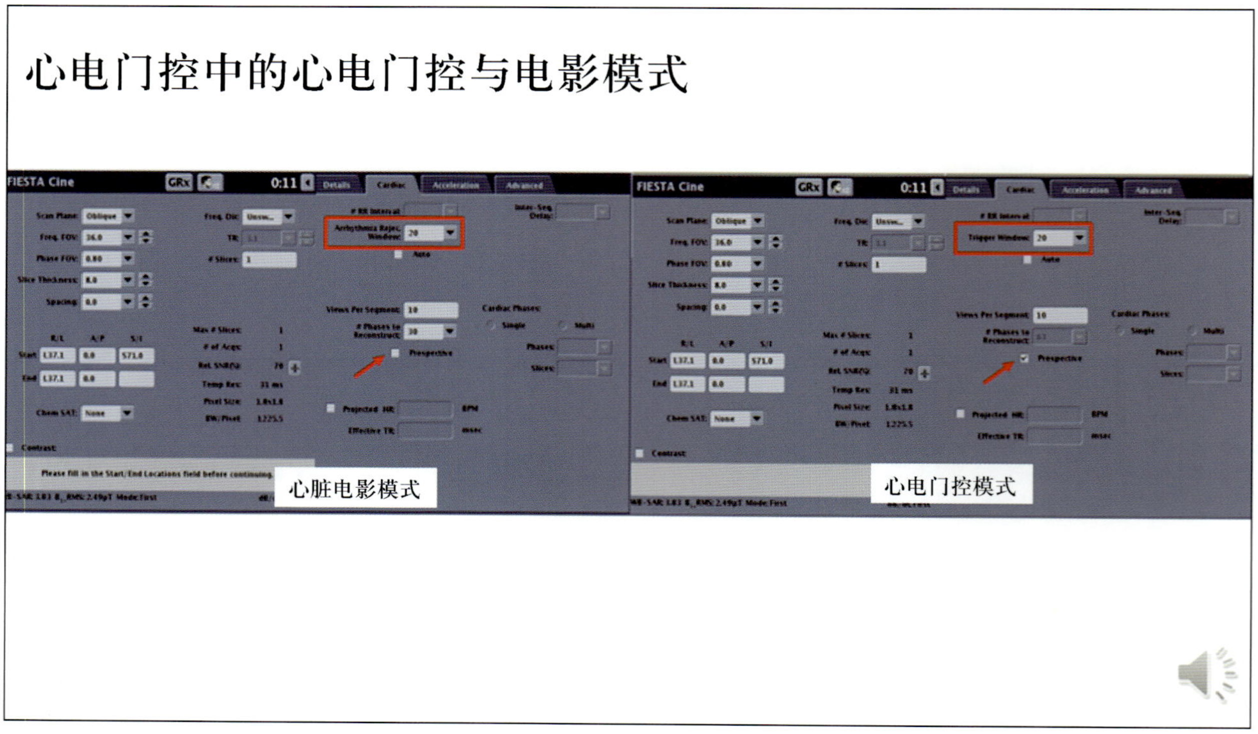

内容导读：如果说心电触发模式是最经典的前瞻性心电门控模式，那么心脏电影模式就是经典的回顾性心电门控模式，而这里所说的心电门控模式或者说狭义的心电门控模式是介于前瞻性心电门控和回顾性心电门控模式之间的一种门控模式。虽然这几种不同模式都属于广义的心电门控模式，但在GE 磁共振设备上“cardiac gating”（心电门控）被予以特定的含义。心脏电影模式是用于心脏电影采集（Cine）时的门控，该门控的特点是不以具体的心电信号作为触发信号，而是以固定的 TR 重复激励，但在数据采集时同时记录心电数据。在图像重建过程中将采集的数据与门控数据进行回顾比对，将不同心动周期中相同时间段采集的 K 空间数据进行组合而重建图像，这就实现了在绝对运动中寻找到相对静止时刻。而这里说的狭义心电门控也是以固定的 TR 重复激励，但和电影模式相比它留出一个时间段来探测 QRS 波群中的 R 波，因此这种门控模式采集的心脏时相不是全心动周期的。这种门控可以和电影模式通过界面相互切换，并用以评估电影采集中 VPS 是否合理。

精选解读之三十四：

心电门控中不同选择不同图像质量

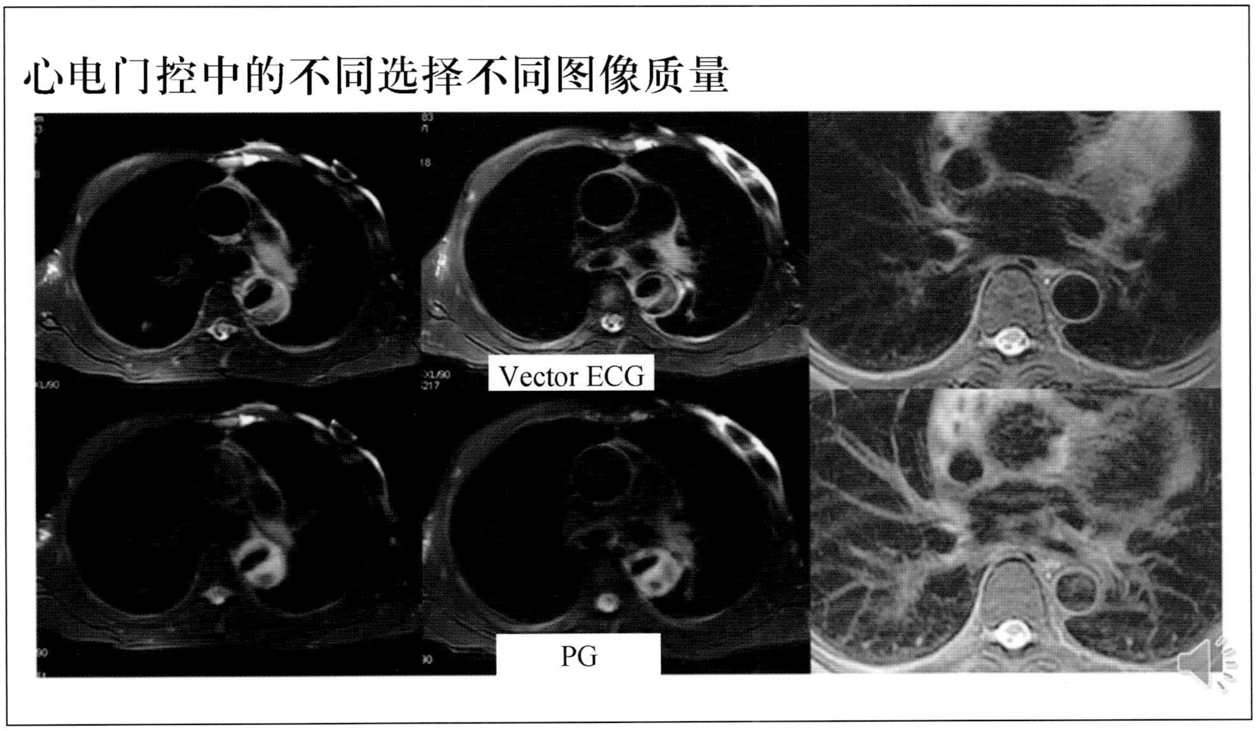

内容导读：在使用心电门控技术时，除了前瞻性心电门控、回顾性心电门控以及介于二者之间的狭义心电门控等不同选择上，在门控的选择中还有根据不同门控装置选择不同的门控类型。这里展示的对比图像是采用心电向量门控和指脉门控的对比。首先需要明确：心电向量门控是通过电极片直接探测心肌活动电信号，并以此电信号与数据采集相耦合；而指脉门控是通过指脉探测装置探测心脏收缩、舒张过程中指端血管的机械性搏动来作为数据采集的耦合装置。该病例对比表明：当采用心电向量门控时主动脉的夹层动脉瘤的真、假腔显示更清晰，而当采用指脉门控时则相应图像模糊且在腹主动脉段采集可见明显的湍流信号。导致这种图像质量差别的原因是因为心电信号与主动脉大血管搏动具有更好的耦合关系，而指脉的血管机械搏动和主动脉大血管之间有时间延迟，这导致心脏大血管活动和数据采集时间点有错配现象，原本应该在舒张期采集的数据可能发生在收缩期采集，从而导致图像模糊，真假腔对比变差。

精选解读之三十五：

呼吸门控参数解读

呼吸门控参数解读

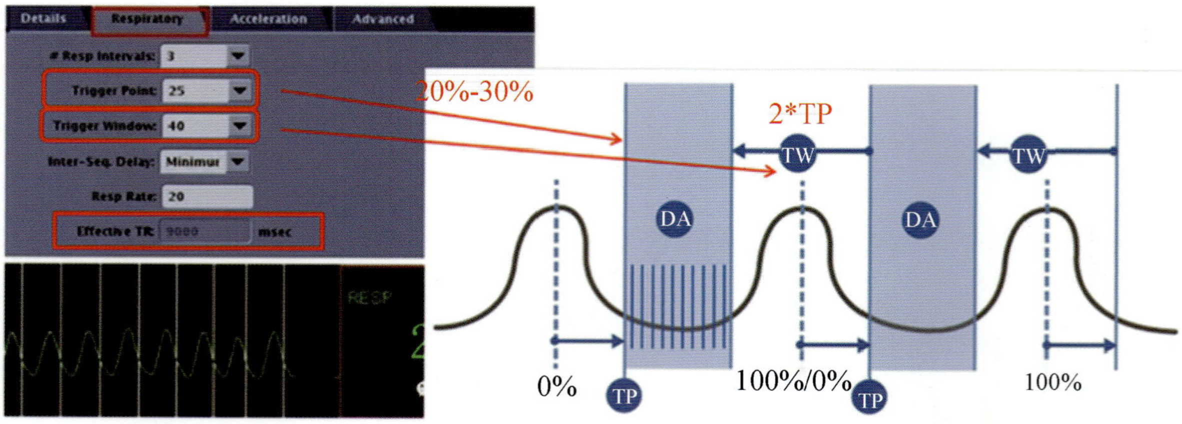

呼吸门控参数窗口　　　　呼吸门控概念示意图

内容导读：在腹部成像过程中呼吸门控技术是避免呼吸运动伪影的一个重要解决方案，通过呼吸门控技术实现了在绝对运动中寻找到相对静止时刻而进行成像。当然，由于受呼吸周期时间的限制，呼吸门控触发采集更适用于 T2 加权像对比成像，且呼吸门控触发 FSE T2 脂肪抑制序列也是腹部 T2 加权像的首选序列。本讲座主要介绍了呼吸门控中几个重要参数。在实际扫描过程中，合理设定呼吸门控参数是获得优异图像质量的前提。这里重点强调了呼吸间期数是控制有效 TR 时间的因素，当呼吸频率过快或过慢时要适当调整呼吸间期的数量，这样既能保证满足临床成像层数的需求，又能保证合理的时间内获得优异对比度的图像。特别指出的是，当呼吸频率较快时一定要适当增加呼吸间期数来满足临床需求，而不要盲目通过降低扫描参数中的回波链长度来增加相应呼吸间隔数下的最大采集层数。另外，要了解触发点、触发窗的具体含义，这些对于理解呼吸门控参数设置也具有重要的指导意义。

精选解读之三十六：

磁共振成像过程中的硬件相关伪影

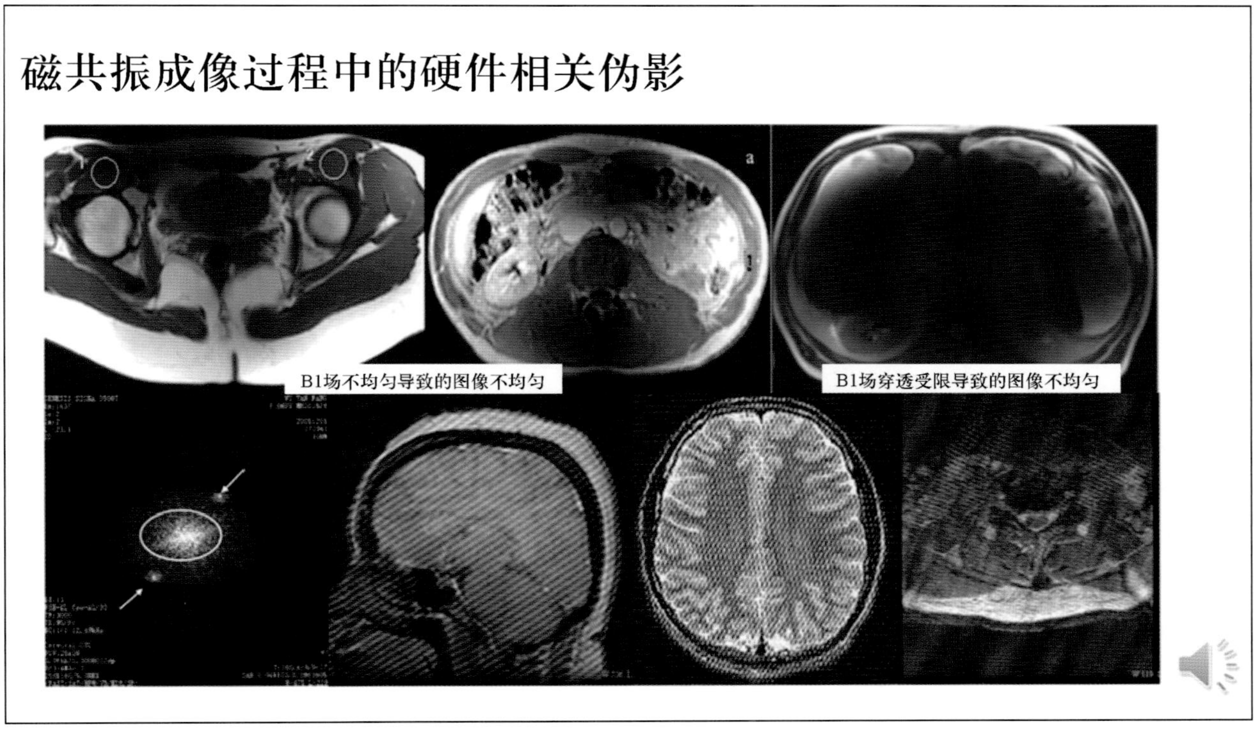

内容导读：在磁共振成像过程中识别伪影和消除伪影是工作中一个重要组成部分，也是质控工作中的一个重要内容。所谓伪影，就是由各种原因所导致的或是重叠在正常组织结构图像中的异常信号影，或是导致正常组织结构信号丢失或几何畸变等。从产生伪影的机制来看，伪影大体上可以分为系统或环境相关伪影；或由于扫描操作不当或扫描参数设置错误等导致的与扫描相关的伪影。作为磁共振使用者首先要学会识别伪影，同时也要学会判断伪影的来源，特别是要识别出那些非扫描相关的系统伪影，这样才能够从客观上寻找导致伪影的原因。非扫描相关类伪影原因很多，作为磁共振诊断或操作人员要初步了解这些系统或环境相关伪影的大致特点，同时也要了解由于磁共振本身一些物理特性所导致的图像异常，如电磁波波长过短所导致的穿透受限、射频场不均匀所导致的图像不均匀以及梯度或射频故障所导致的相关伪影，这样才能和相关人员及时沟通尽快解决。对于扫描相关伪影要理解伪影形成的机制及相应的操作相关或参数设置相关等问题，这样才能更好地消除各种主观因素所导致的伪影。

精选解读之三十七：

磁共振成像过程中伪影的辩证思考

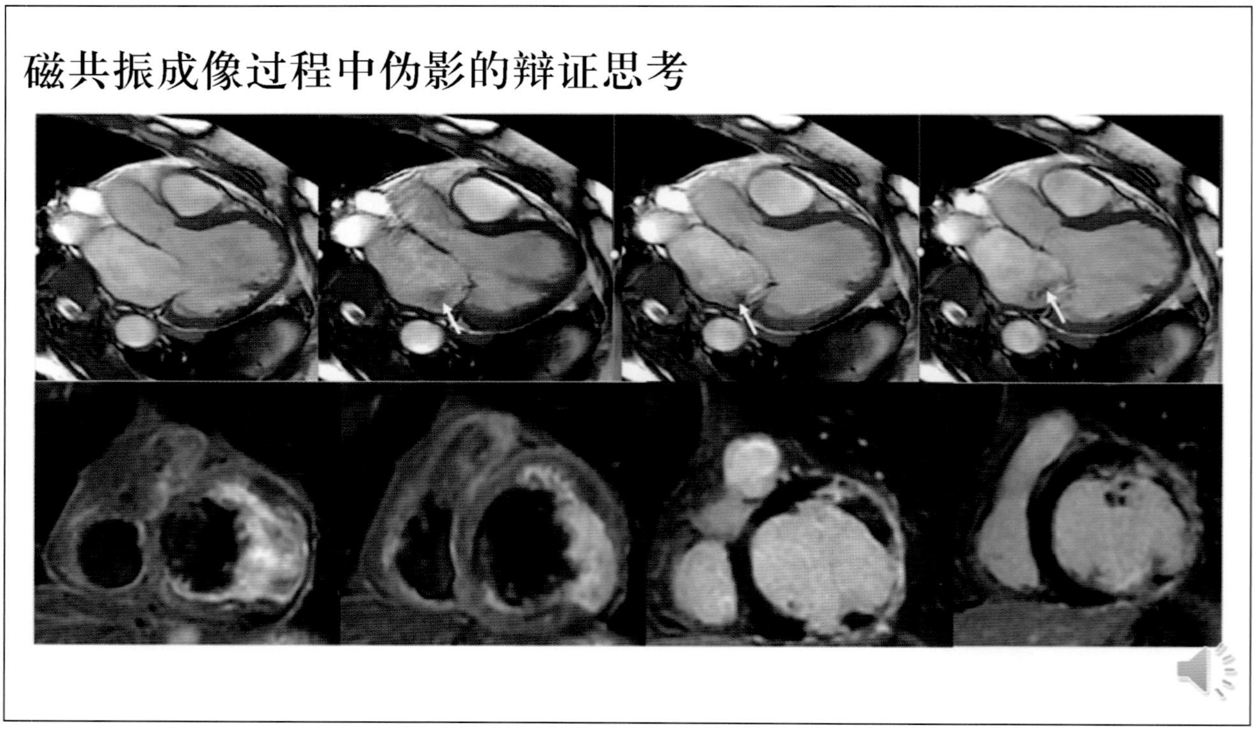

内容导读：在磁共振成像过程中伪影会造成正常组织结构的干扰甚至信号丢失，有些伪影还有可能被误读为某种病变，所以识别伪影并尽可能消除伪影是磁共振成像质量控制工作的一个重要组成部分。但在日常临床工作中也应该注意在某些病理情况下，某些序列的正常或理想上应该表现的信号也会发生变化，这些不合乎正常表现的信号也许正是病变所导致的功能异常的体现。所以，在临床工作中使用者需要对异常的磁共振信号进行辩证思考，并通过这样的思考来推断可能发生的病理改变。如通常情况下心脏亮血电影序列应该表现为较均匀的高信号，但在有瓣膜关闭不全存在反流时，血液流动的稳态被打破而表现为低信号；再比如通常在多反转黑血序列上心腔的血液是黑的，因此可以很好地衬托心肌形态，但在心肌梗死导致心肌运动异常时可能导致心室壁运动障碍并从而导致临近血流无法流空而表现为亮信号。在这两种情况下，这些异常信号所见刚好为我们做出正确诊断提供了必要的影像学信息。

精选解读之三十八：

磁共振成像过程中的流动伪影与克服策略（1）

磁共振成像过程中的流动伪影与克服策略（1）

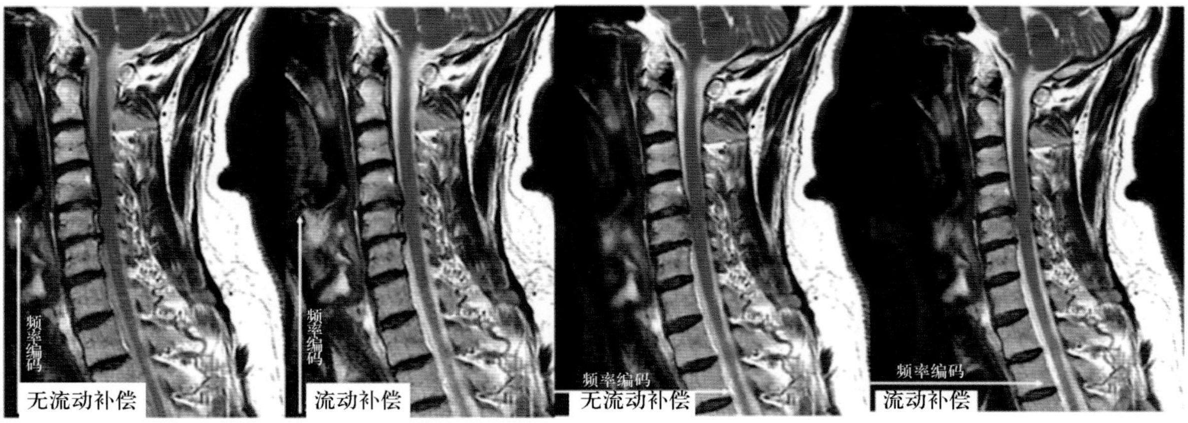

脊柱成像频率与相位颠倒是更加行之有效的流动伪影解决方案

内容导读：在颈椎等脊柱成像过程中，如果不能消除脑脊液流动伪影将在椎体、脊髓内产生很多波纹状伪影。这些波纹状伪影不仅会导致图像模糊，而且还可能造成小病变被掩盖并因此导致漏诊。如何最大化消除脑脊液流动伪影是颈、胸、腰椎成像过程中必须解决的问题。这里展示的几幅图像是不同参数扫描后图像对比：当频率编码方向在头脚方向而未施加流动补偿梯度时，颈段椎管内脑脊液信号不亮，这提示脑脊液流动导致信号失相位，同时在椎体和脊髓内可见明显波纹状伪影，椎体及脊髓显示模糊；保持频率编码方向仍在头脚方向但在频率编码方向施加流动补偿梯度，此时可见椎管内脑脊液信号明显较未施加流动补偿时为亮，这说明频率编码方向的流动补偿重聚了因为流动导致的失相位，从而提高了脑脊液信号亮度，但在椎体和脊髓内仍可见波纹状伪影。当把频率与相位编码方向进行交换时，发现椎体及脊髓内脑脊液流动伪影明显减轻，如果施加沿着频率方向的流动补偿则施加组脑脊液信号略高。这里可以发现将频率编码与相位编码方向进行颠倒交换是最行之有效的消除脑脊液流动伪影的方案。

精选解读之三十九：

磁共振成像过程中的流动伪影与克服策略（2）

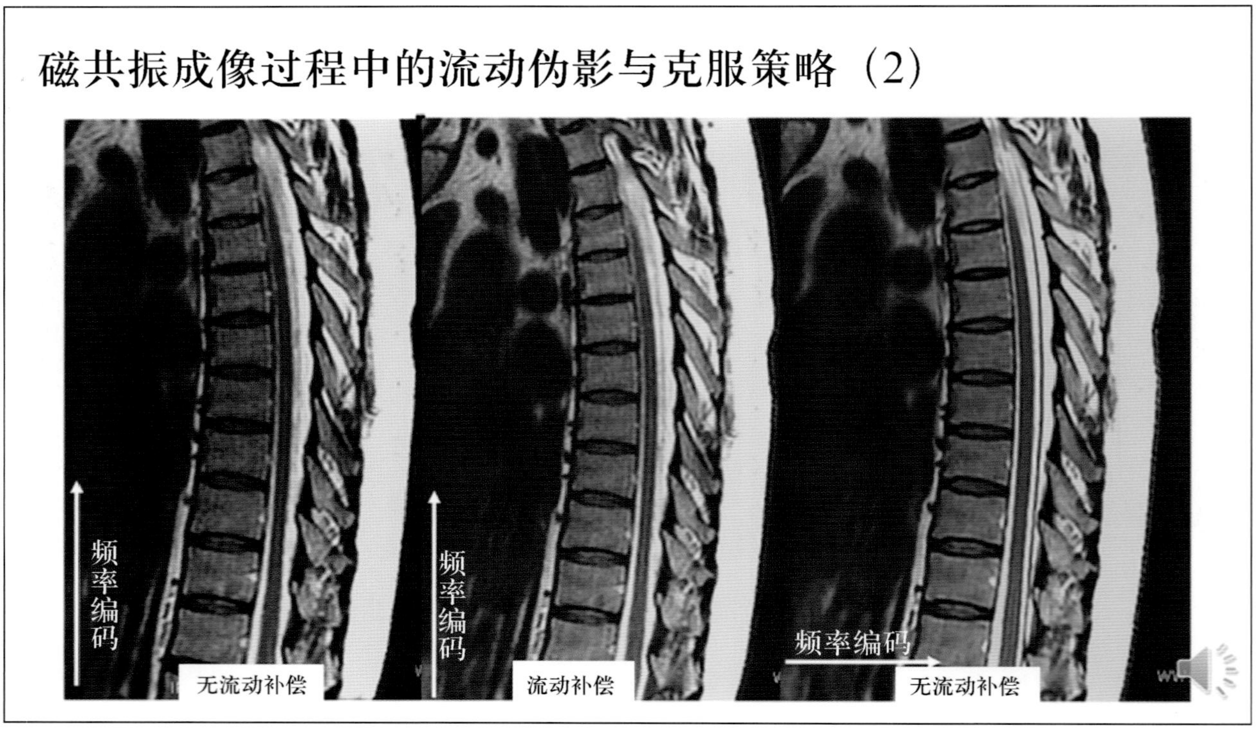

内容导读：这里展示的是胸椎扫描时的流动伪影及相应的克服策略。同样可以发现只有将频率编码方向与相位编码方向进行颠倒才是最有效地克服脑脊液流动伪影的扫描策略。在脊柱扫描时，解剖长轴在头脚方向，所以理论上应该将频率编码方向设置在头脚方向。但因为椎管内有脑脊液流动，而这种流动会导致流动伪影的产生。这里需要注意的是频率编码方向的流动液体会在频率编码过程中积累一定的相位差，因为流动质子在频率编码梯度的相位准备梯度期间所发生的相位累积无法在读出梯度作用期间被抵消，因此如果不使用流动补偿梯度就会导致明显的相位信息错误，这种错误就被解读成图像中的流动伪影。理论上施加流动补偿可以消除这种相位信息错误，但因为脑脊液的流动同时又具有搏动性质，这就使得流动补偿不能完全消除脑脊液流动伪影。这里，人为将频率编码与相位编码方向进行颠倒，这样脑脊液流动方向与相位编码方向一致，这样流动伪影就重叠在脑脊液自身信号中，从而避免了对邻近椎体及脊髓的影响。另外，因为在采集 K 空间中心线时相位编码梯度为零或很低，所以对于流动不敏感。

精选解读之四十：

磁共振成像过程中的流动伪影与流动补偿（1）

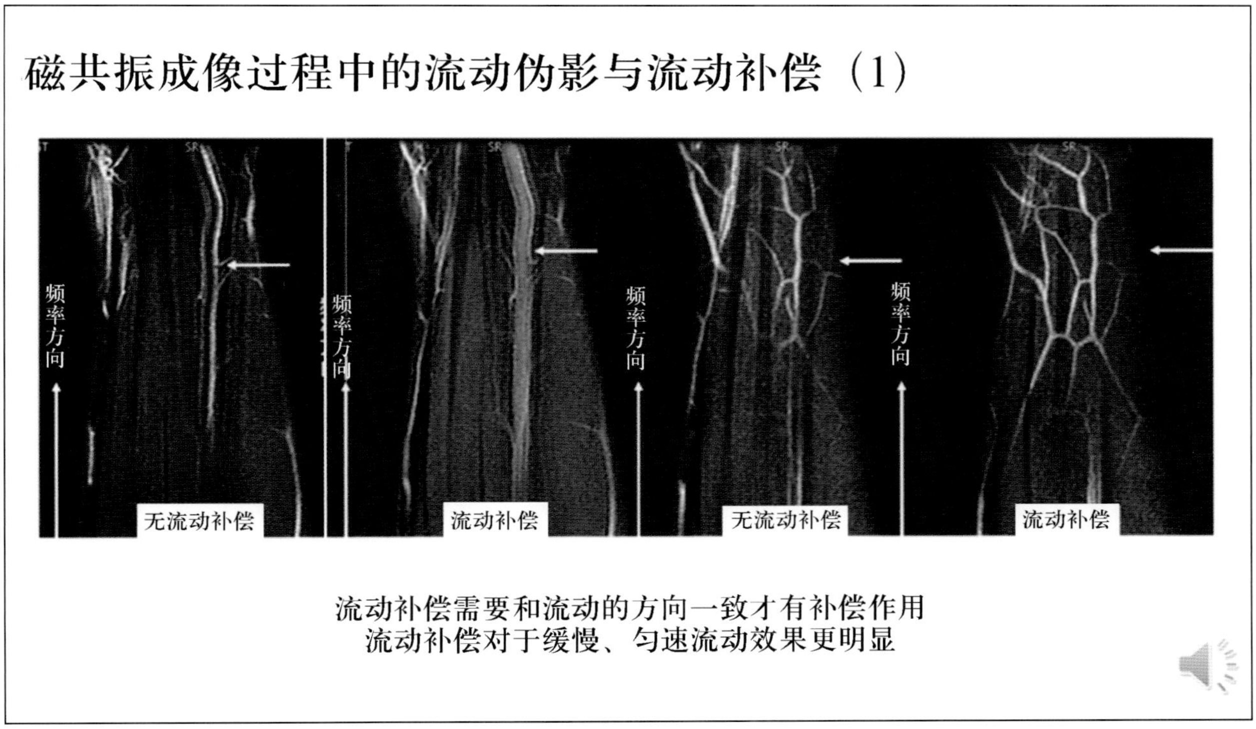

内容导读：在通常的信号读取过程中采用频率编码梯度波形是 1∶2 设计，这种波形设计可以在信号读出过程中消除静止组织在相位准备梯度作用期间所产生的相位信息变化，这种频率编码梯度设计也可以理解为零阶梯度磁矩归零（zeroth gradient moment nulling）。这种频率编码梯度组成无法消除流动质子在两个梯度叶之间的相位信息累积，因此流动的液体可以表现为流动伪影。所谓流动补偿（flow compensation）也称为Ⅰ阶梯度磁矩归零（first gradient moment nulling），采用 1∶2∶1 梯度波形设计，可以消除匀速流体的相位累积信息。但这种流动补偿无法消除复杂流动形式所产生的流动伪影。这里对比可以发现通过施加流动补偿可以消除流动导致的流动伪影并使得相应血流信号更高，这是因为流动补偿消除了流动导致的相位发散，也消除了流动导致的相位信息累积。但是使用流动补偿时需要牢记：①流动补偿只有和流动方向一致时才具有作用；②通常的流动补偿只是对于匀速流动的流动才有更好的补偿作用。

精选解读之四十一：

磁共振成像过程中的流动伪影与流动补偿（2）

磁共振成像过程中的流动伪影与流动补偿（2）

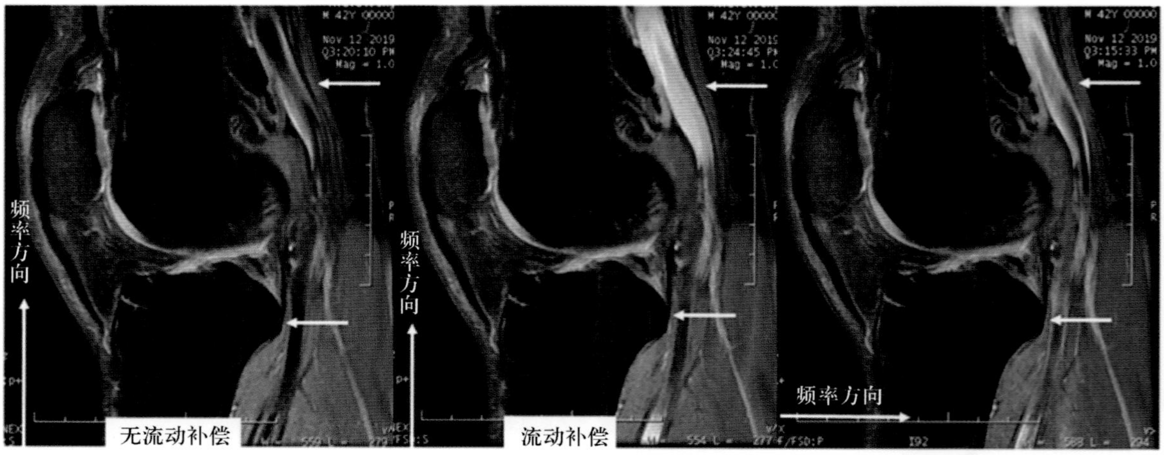

流动补偿对于慢速、匀速流动效果很好
膝关节成像频率与相位颠倒更有意义
我们不能改变伪影的存在，但可以改变它存在的方式

内容导读：在膝关节等骨关节成像过程中，血液的流动和搏动是产生伪影的主要原因之一。当把频率编码方向设成膝关节的解剖长轴时，相位编码方向就与相应的血流走行方向相垂直。对比一下施加流动补偿前后的图像：施加流动补偿后粗大的静脉血管血流信号明显提高，这说明流动补偿可以消除静脉血流所导致的相位发散，这种相位重聚使得其血流信号明显提高，而对于管径稍细的动脉而言血流信号稍有提高，但仍可见明显的流动和搏动伪影，注意此时伪影较施加流动补偿前显得更明显，这是因为流动补偿导致的相位重聚使得动脉血流信号稍提高，但因为流动补偿又无法彻底消除动脉血流的流动和搏动伪影，所以随着血流信号提高伪影影响也更明显。当把频率编码方向改为解剖短轴时，此时相位编码方向与血流方向趋于相同方向，此时尽管静脉和动脉内的血流信号都呈流空低信号，但因为流动导致的流动伪影（沿着相位编码方向）与血管自身方向一致，因此在邻近的组织结构内几乎没有流动伪影存在。这个例子告诉我们：很多时候无法改变伪影的存在与否，但可以改变伪影的存在形式，以不影响临床诊断为第一目的。

精选解读之四十二：

磁共振成像过程中的搏动伪影与克服策略

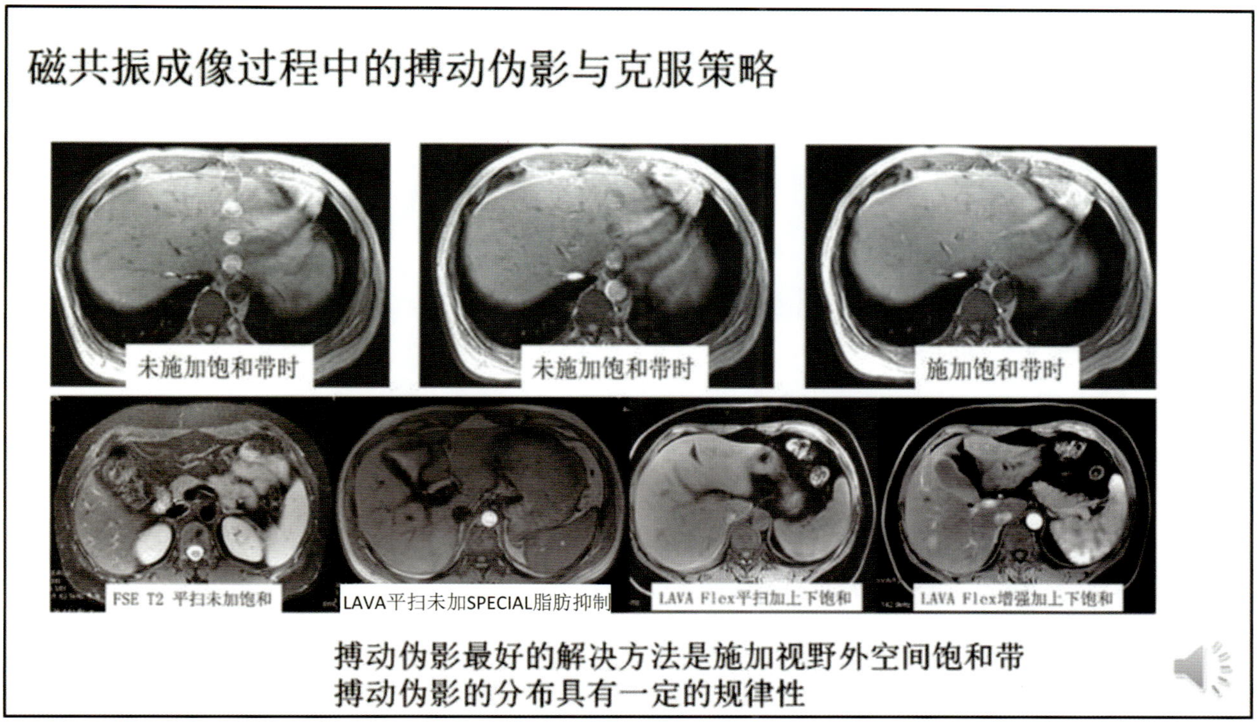

内容导读：因为人体内具有不同种类的血管，它们随着心脏的收缩、舒张其内血流也呈现出不同的形式。管径较大的动脉会随着心脏的周期运动而发生搏动现象。譬如主动脉等大血管也被称为弹性贮器血管，这类血管通过自身的搏动其实也保证了远端组织器官能够在心脏周期活动中保持有相对稳定的血流。但血管搏动所导致的伪影和单纯血液流动产生的流动伪影有一定区别：单纯的流动伪影在其流动方向上施加流动补偿可以最大化的消除流动伪影；而搏动伪影则不是通过施加流动补偿就可以消除的，这是因为搏动会导致血管管壁等在不同的射频激励期间初始位置不同，而这种初始位置不同通过补偿梯度无法消除其伪影。这里展示的图像对比说明施加空间饱和带是消除搏动伪影影响的最有效方法，因为空间饱和带将血流抑制成低信号，所以其搏动产生的伪影也不会对邻近结构产生影响。搏动伪影的严重程度和血流本身信号强度高度相关，如果血流本身呈低信号则即使搏动导致伪影出现，但其对邻近组织结构影响可以忽略不计。

精选解读之四十三：

磁共振成像过程中的化学位移伪影

磁共振成像过程中的化学位移伪影

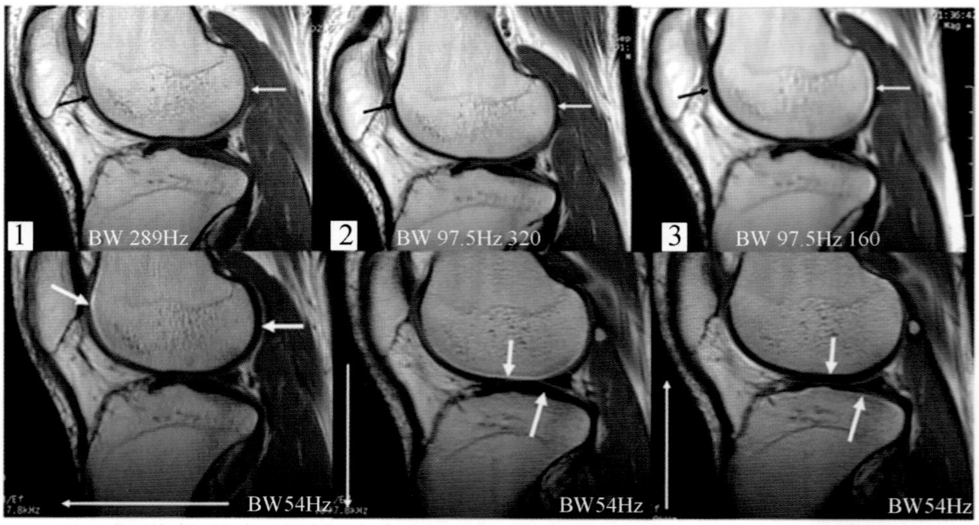

化学位移伪影就是脂肪信号的板块式移动，通常在频率编码方向
化学位移伪影具有很强的参数依赖性和场强依赖性

内容导读：磁共振成像是通过梯度编码的方法实现体素的空间定位。磁共振成像信号有两大来源：一个是水，一个是脂肪。因为水和脂肪中共振氢质子周围电子云密度不同而导致这两种不同分子中的氢质子核经历了不同的磁屏蔽作用，进而导致它们在外加磁场中感受到的“叠加磁场强度”产生了微小差别，这个微小差距就是所说的化学位移。这种化学位移效应导致两种不同种类分子中的氢质子核进动频率稍有不同。因为梯度空间编码也是通过梯度场作用导致不同体素的氢质子核进动频率或相位不同，因此这种化学位移导致的频率差异如果不能有效克服就会混淆为梯度编码中的错误空间位置，这就是所说的化学位移伪影。水和脂肪之间的化学位移伪影可以分为Ⅰ类和Ⅱ类。Ⅰ类化学位移伪影发生在水和脂肪交界面，表现为脂肪信号呈板块式向低频方向移动。在通常序列中的Ⅰ类化学位移伪影出现在频率编码方向，而在EPI信号读取时则出现在相位编码方向。本讲座讲解了Ⅰ类化学位移伪影的表现和相关影响因素。

精选解读之四十四：

磁共振成像过程中的卷褶伪影

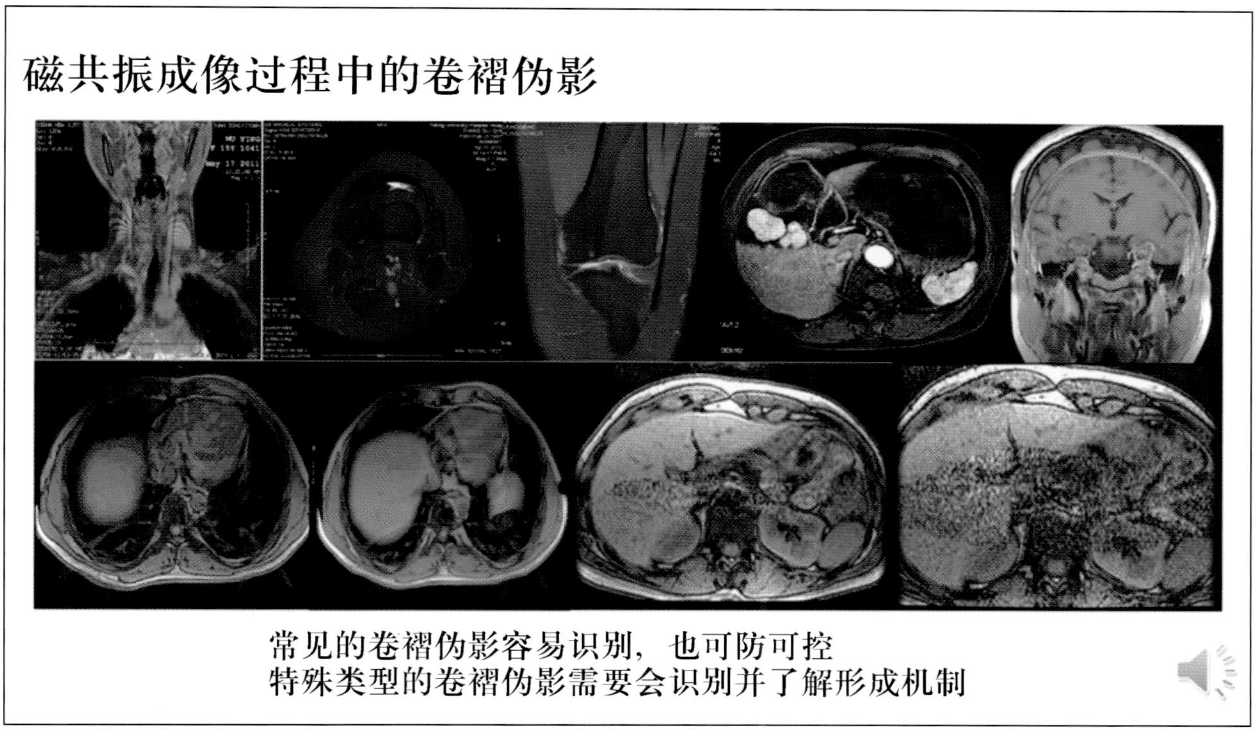

内容导读：卷褶伪影是日常工作中比较常见的一类伪影。典型的卷褶伪影是由于成像 FOV 较被成像的物体小，这样在不施加防相位卷褶时就会导致相位编码方向上的图像卷褶。因为各个厂家都会在频率编码方向上默认采用过采样并通过滤波处理消除频率方向的卷褶，所以通常观察到的卷褶伪影出现在相位编码方向。典型的卷褶伪影容易理解，也容易消除。但工作中还有一些不容易理解或发现的卷褶伪影，如 3D 扫描中的层面间卷褶伪影，采用并行采集技术时出现的相应的以噪声增大为表现的卷褶伪影，扫描肢体关节时邻近组织结构的卷褶伪影等等。这些卷褶伪影相对比较隐匿，工作中要理解这些伪影的产生机制，同时要了解如何避免这类卷褶伪影的发生，这是磁共振成像过程中的一个重要的质控内容。大范围硬脉冲激发、梯度线性度性能下降以及大体线圈过大的激发范围等都可能是导致卷褶伪影的原因，理解成像机制是理解伪影产生机制的基础。

精选解读之四十五：

磁共振成像过程中的磁敏感伪影与磁敏感效应

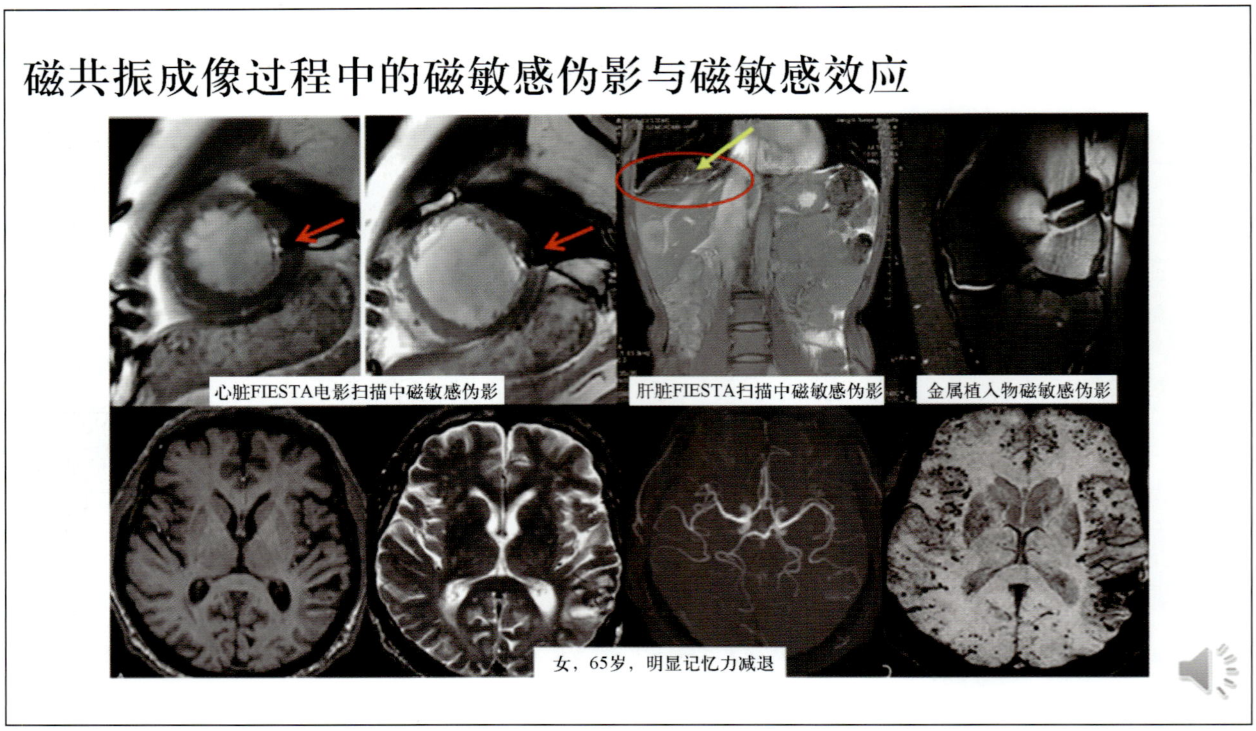

内容导读： 当人体进入主磁场后，主磁场与人体之间的相互作用以人体被磁化拉开了帷幕。一种组织被磁化的程度称为其磁化率属性，不同组织具有不同的磁化率属性。这些具有不同磁化率属性的组织进入主磁场后因磁化率不同就形成了组织之间的磁化率差别。这种磁化率差别可以导致主磁场均匀度被破坏，进而导致成像过程中的磁敏感伪影。譬如，在真正稳态自由进动序列中就可能因为磁敏感伪影导致信号丢失。这种磁化率差别也可以作为一种成像对比，通过特殊的磁敏感加权成像而用以发现相应病变。各种原因如外伤、高血压脑出血以及淀粉样变性等都可以因为出血病灶导致局部明显的磁化率差别，这种磁化率差别会破坏局部磁场均匀度，这在磁敏感加权成像上表现为信号弛豫衰减过快并和周围组织形成对比。由此可见，在磁共振成像过程中很多效应既可能是导致伪影的原因，也可以是被利用的对比，这种对立统一的辩证关系构成了磁共振成像中丰富多彩的影像表现。

精选解读之四十六：

磁共振成像从傅里叶变换到截断伪影

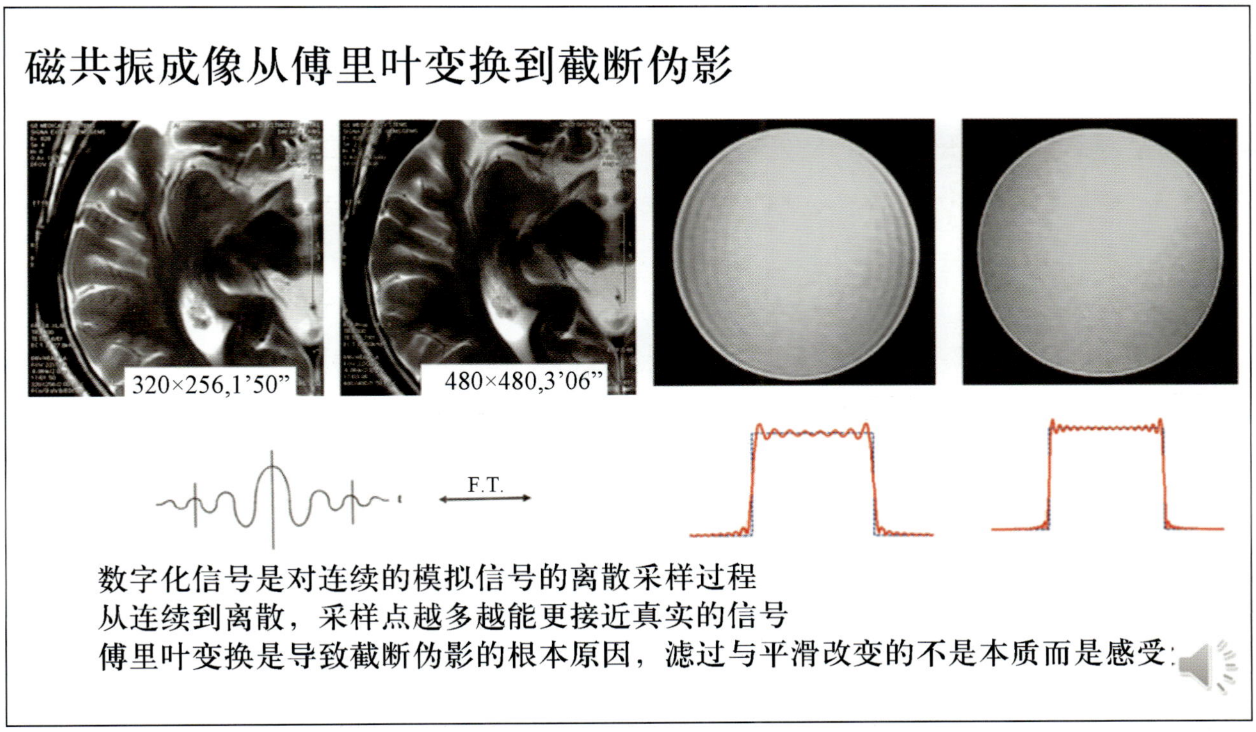

内容导读： 当我们对一种伪影困惑不解时就需要了解伪影产生的根本原因是什么？截断伪影是磁共振成像中比较常见的一类伪影，它常见于信号差别比较大的组织交界面附近，可以看到一连串的波纹状伪影。其实，产生这种伪影的根本原因是傅里叶变换过程中采样点不足。傅里叶变换的过程其实就是将连续的模拟信号通过采样而实现离散的数字化过程。在那些信号差别大的交界面因为采样点不足无法真实再现模拟信号的真实表现，最后在重建图像上表现为波纹状伪影。波纹状伪影的间隔和采样矩阵有相关性，随着采样矩阵的增大波纹就变得更细。傅里叶变换对于方波信号的采样不足是产生截断伪影的原因，当采样频率增加大一定程度时就能更接近实际的模拟信号变化，这时就表现为截断伪影的减轻或消失。聆听本讲座，了解一下发生在傅里叶身上的故事会更好的理解甚至宽容截断伪影的存在。

精选解读之四十七：

磁共振成像的脂肪抑制

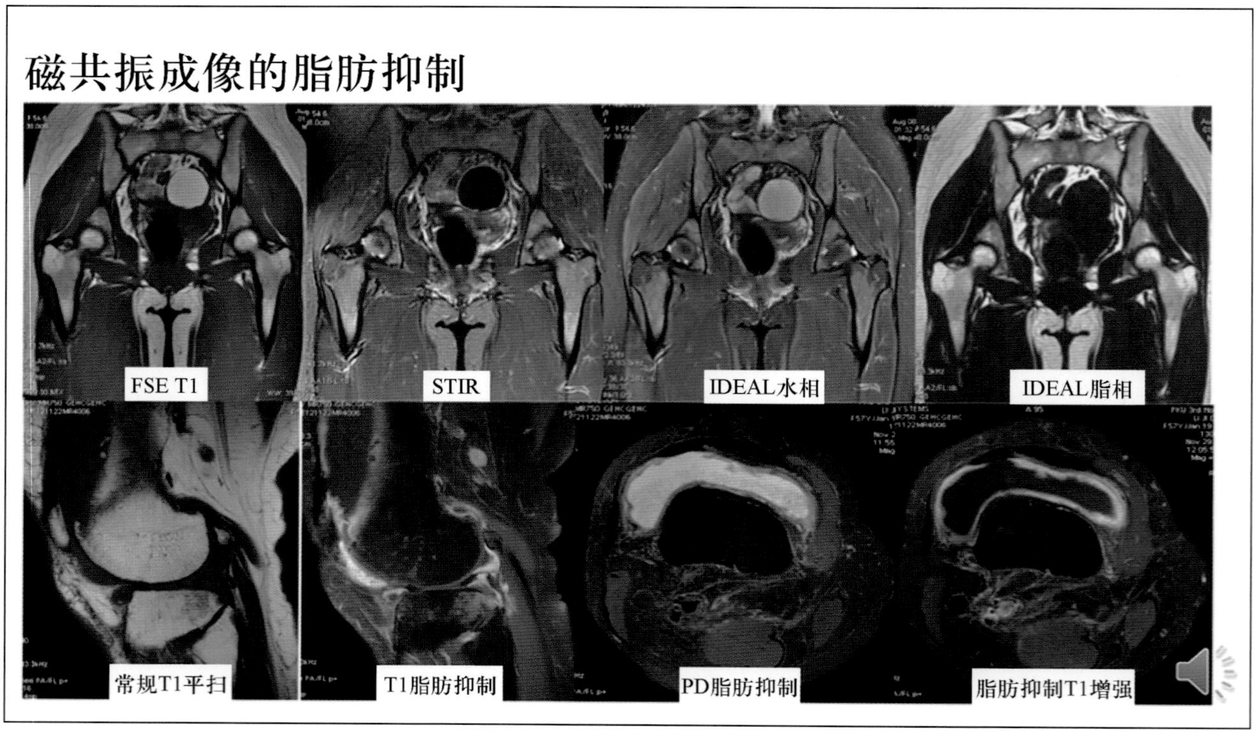

内容导读：磁共振成像中有两大信号来源：一个是水，一个是脂肪。因为脂肪具有短 T1 和中等长 T2 弛豫属性，在 T1 加权像表现为亮的信号，在 T2 加权像特别是 FSE 序列 T2 加权像上，因为 J 耦合作用的减弱也表现为较亮的信号。当脂肪这种高信号对于病变显示不利或需要通过一种方法鉴别一个高信号是否是脂肪成分时，脂肪抑制便是一个常用的成像技术。根据脂肪抑制所依赖的机制不同可以分为：基于组织 T1 弛豫时间的短时反转脂肪抑制、基于化学位移效应的化学位移法脂肪抑制及水脂分离解决方案或水激励技术等。不同脂肪抑制方法有不同的临床优势也面临不同的挑战，在临床实际工作中要充分了解和理解每种脂肪抑制方法的特点，这是进行信号解读的基础。本讲座通过实际病例解读来探讨不同脂肪抑制技术的临床应用。

精选解读之四十八：

水脂分离解决方案及应用（1）

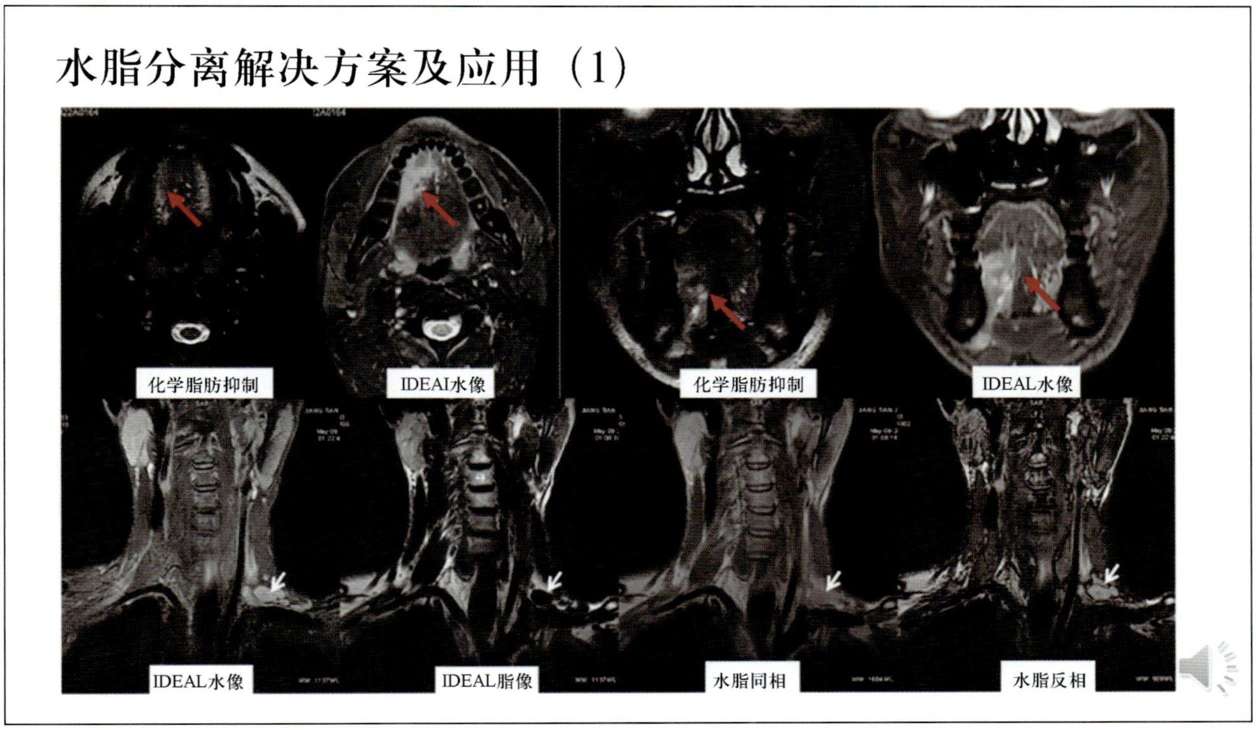

内容导读：水脂分离成像解决方案是基于水和脂肪之间的化学位移而进行的水与脂肪信号相互分离的一种成像解决方案。该解决方案一次成像可以提供四种不同的对比度：水像、脂像、水脂同相、水脂反相。严格地说，水像不是简单的脂肪抑制，而基本是一种脂肪信号的剔除。在 GE 磁共振平台上有两种不同的水脂分离解决方案：一种是三点不对称回波水脂分离解决方案 IDEAL，一种是两点法的 Flex 成像技术。这里展示的是 IDEAL 在舌部和颈部应用。上排是舌癌病变，在常规化学脂肪抑制受磁场均匀度限制无法实现成功的脂肪抑制，因此未能显示右侧舌根部病变，依托于三点不对称回波 IDEAL 水脂分离能有效克服磁场不均匀的干扰，在其水像上清晰显示右侧舌根部占位病变。冠状位成像上 IDEAL 水像也清晰显示舌部病变，而化学脂肪抑制未能显示病变。下排图像显示在 IDEAL 一次成像四种对比度，清晰显示左锁骨上肿大淋巴结。这个区域受磁场均匀度限制很难成功实现均匀的化学脂肪抑制。

精选解读之四十九：

水脂分离解决方案及应用（2）

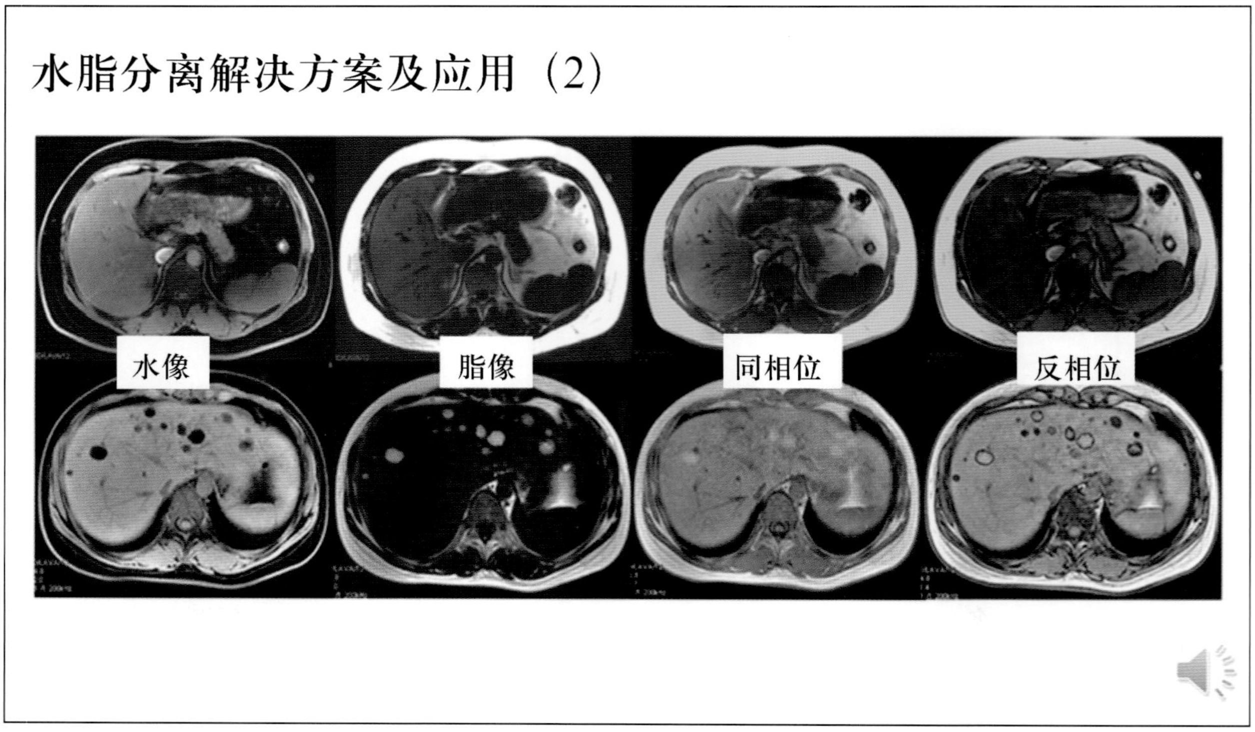

内容导读：这里展示的是基于两点法的水脂分离解决方案 LAVA Flex 成像。一次成像提供四种对比度：水像、脂像、水脂同相和水脂反相。上排图像通过四种不同对比度明确诊断肝内弥漫性脂肪变性，特征性表现为脂像上信号较高，而同、反相位相比，反相位信号明显衰减。下排病例通过四种不同对比度可以明确诊断肝内多发脂肪占位病变，特征性表现是脂像呈明显高信号，边界清晰；同、反相位对比：同相位上病变呈高信号改变，反相位上病变仍呈高信号，且病变周边部可见明显的勾边效应。脂像上信号改变和反相位上病变周边勾边效应及病变本身仍呈高信号，这些对于明确为多发块状脂肪（成熟脂肪）病变有重要意义。

精选解读之五十：

基于 PDFF 的脂肪定量

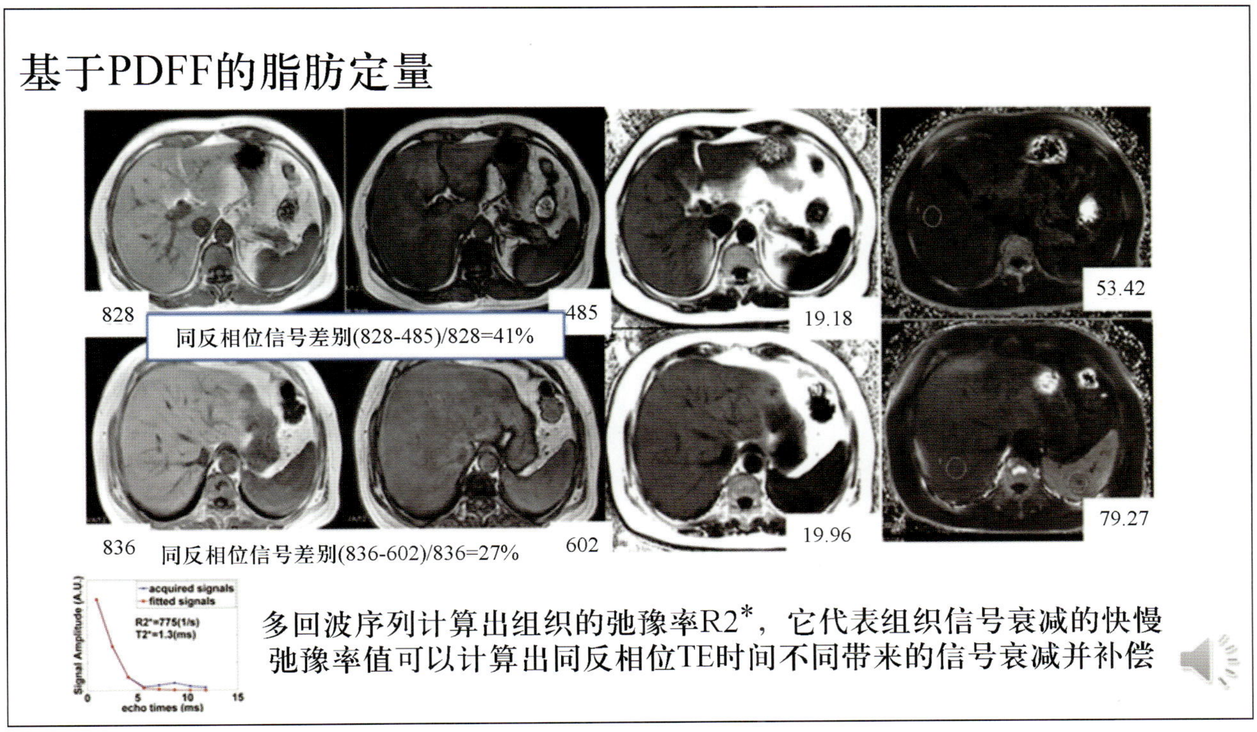

内容导读：肝细胞内脂肪含量的精准定量可以作为各种原因导致肝损伤的一个量化评估标准。血脂水平和肝脂肪变性之间不是简单的平行关系；肝穿活检虽然理论上是金标准，但因为肝内脂肪浸润的不均匀分布特点使得肝穿具有严重的采样误差。在磁共振肝脂肪定量中最常用的是基于化学位移的同反相位成像，但必须指出同、反相位成像因为两个回波存在着回波时间差异，因此很容易受 $T2^*$ 弛豫衰减的影响。因此，同、反相位成像对于肝内脂肪含量的评估属于定性而不是精准定量。受很多因素的限制同、反相位这种方法被称为基于信号水平的脂肪定量。与同、反相位相比 IDEAL IQ 或类似技术采用多回波成像，通过拟合的弛豫率曲线算出信号衰减的速率并以此校正由于回波时间差所导致的信号衰减，同时 IDEAL IQ 后处理采用多峰模型，这样才能更客观地评估总的脂肪含量。在成像参数上采用基于 TR 的优化翻转角，最大化消除 T1 弛豫偏差影响。基于这些因素 IDEAL IQ 被称为基于质子密度的脂肪定量——PDFF。这里的病例对比清晰表明 IDEAL IQ 实现更精准的脂肪定量。

精选解读之五十一：

基于 PDFF 的脂肪定量及 R2*（1）

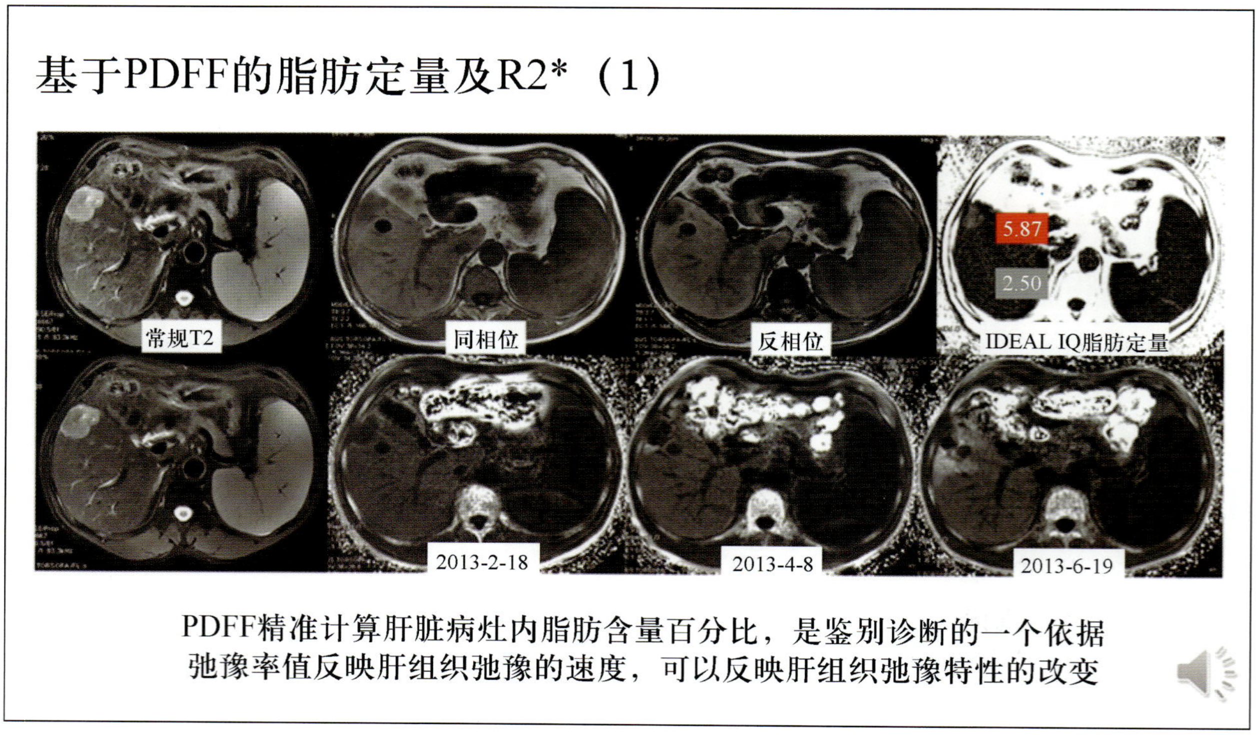

内容导读：基于 PDFF 的精准脂肪含量定量能更加明确肝内占位病变是否存在脂肪沉积及其百分比。同时，用于校正组织弛豫率所造成信号衰减的 $R2^*$ 图也能评价肝细胞肝癌在射频消融治疗过程中所导致的肝周损伤。虽然同反相位图上提示病灶在反相位上较同相位信号有所衰减，但单纯的同、反相位图信号差别会受很多影响，例如弛豫率因素的影响而不能客观准确反映脂肪变性的程度。该病例经 IDEAL IQ 脂肪分数图测得肝右叶占位病变内脂肪百分比为 5.87%，而邻近肝实质脂肪百分比为 2.5%，这对于进一步的肝癌诊断有一定的诊断价值。该病例在射频消融治疗后复查显示该病灶周围肝实质内 $R2^*$ 图表现为高信号，且范围逐渐增大，提示为射频消融后导致的肝周损伤所伴发的炎症纤维化。纤维类成分具有短 $T2^*$ 弛豫特性，因此 $R2^*$ 图表现为高信号改变。

精选解读之五十二：

基于 PDFF 的脂肪定量及 R2*（2）

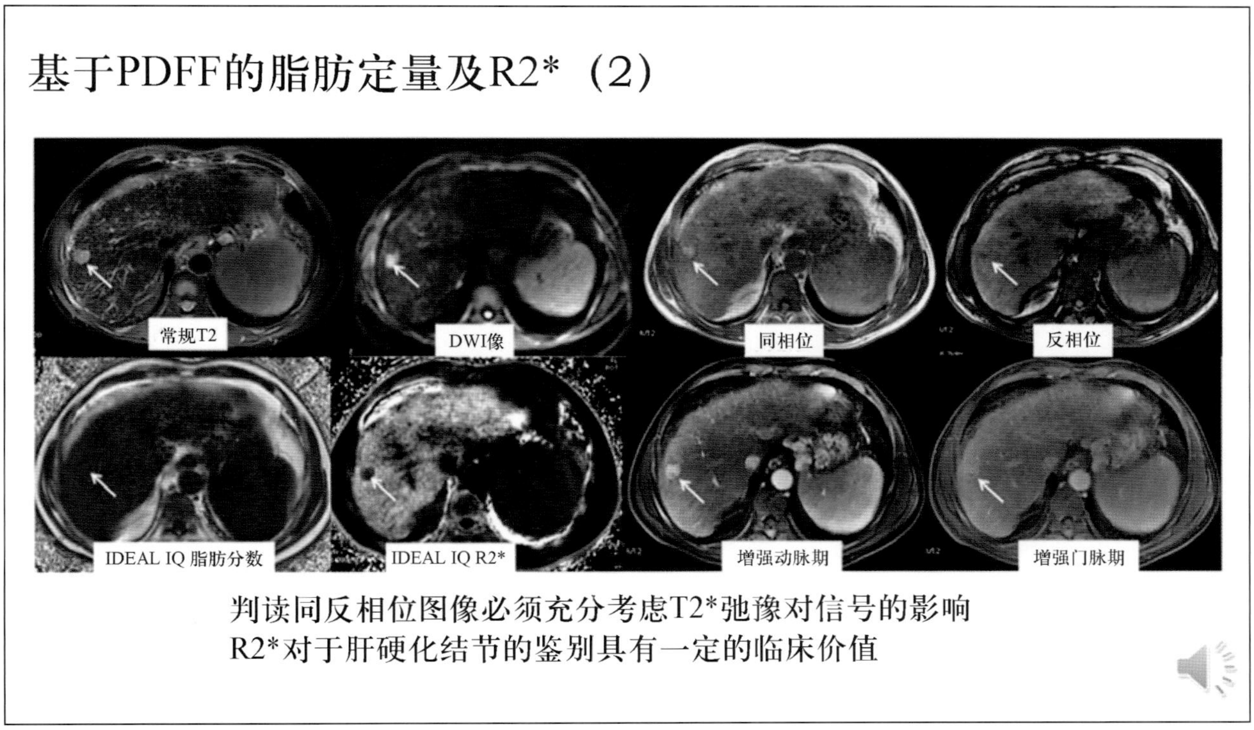

内容导读：肝硬化基础上会有很多不同性质的结节病变，如肝硬化再生结节、不典型增生结节以及癌变结节等。在这些不同性质的结节中会伴随着不同血供类型的变化，如癌变结节从门脉供血逐步转化为动脉供血，这是通过动态增强扫描发现和明确肝细胞肝癌的病理基础。同时，对于逐步癌变的结节而言其内细胞组成也会发生一定变化，如 Kupffer 细胞的减少会导致癌变结节吞噬铁的能力下降。该病例于肝右叶可见一小结节，T2 加权像及扩散加强像表现为高信号。在同相位上病变呈高信号改变，而反相位上近似等信号改变。同相位这种高信号改变很容易联想到病灶内出血或含一定脂质成分或蛋白含量高的囊肿。在 IDEAL IQ 的脂肪分数图上明确结节内无脂质成分增多，而在 $R2^*$ 图上结节呈低信号而邻近肝实质呈较高信号改变。这提示该病例在肝硬化基础上合并一定的铁过载，而结节内因为 Kupffer 细胞减少而吞噬铁颗粒能力减低。因为肝实质内存在一定程度铁过载，因此从反相位到同相位时背景组织信号衰减明显，但因为结节内铁含量低，所以信号衰减相对较少，因此在同相位上病变呈高信号改变。动态增强扫描证实相应结节是小肝癌。

精选解读之五十三：

基于Ⅱ类化学位移的同反相位成像及解读（1）

基于Ⅱ类化学位移的同反相位成像及解读（1）

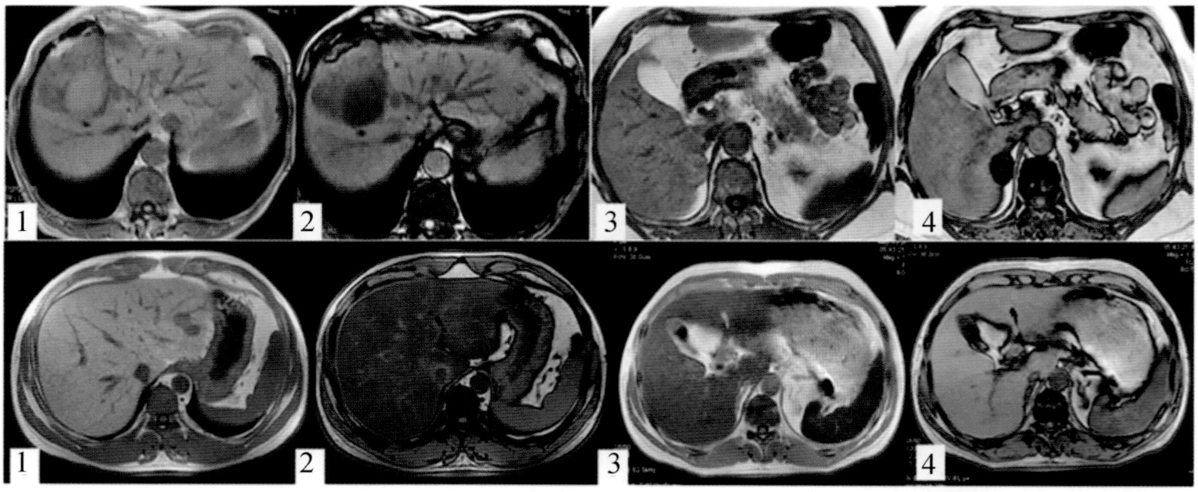

Ⅱ类化学位移现象发生在同一体素内既含水又含脂肪成分
解读同反相位图像一定要兼顾T2*弛豫可能导致的信号衰减

内容导读：基于Ⅱ类化学位移效应的同反相位成像在临床上具有重要的诊断和鉴别诊断价值。对于肝内占位病变而言，通过同、反相位成像如能明确病变内存在有增多的脂质沉积，对于肝细胞肝癌的诊断是一个重要的生物学标志。对于肾上腺腺瘤而言，同、反相位成像可明确病变内明显的脂肪沉积，表现为反相位上病变较同相位对比信号明显衰减，这对于发现病变及定性诊断都特别有意义。在判读同反相位图像信号强度对比时，一定要牢记的是同、反相位回波时间不同，同相位时间长于反相位，这可能会导致在某些情况下从反相位到同相位时存在着明显的信号衰减，这会导致同反相位信号差变小，甚至同相位信号低于反相位。当同相位信号低于反相位时，用同、反相位成像就无法明确是否存在有脂肪变性。事实上这也是采用同、反相位成像诊断肝脂肪变性所存在的一个挑战。本讲座通过病例对比讨论使用同、反相位时进行信号解读需要了解的知识点。上排：图 1、图 2 为肝癌内脂肪变性，图 3、图 4 为肾上腺腺瘤；下排：图 1、图 2 为弥漫性脂肪肝，图 3、图 4 为肝内铁过载。

精选解读之五十四:

基于Ⅱ类化学位移的同反相位成像及解读（2）

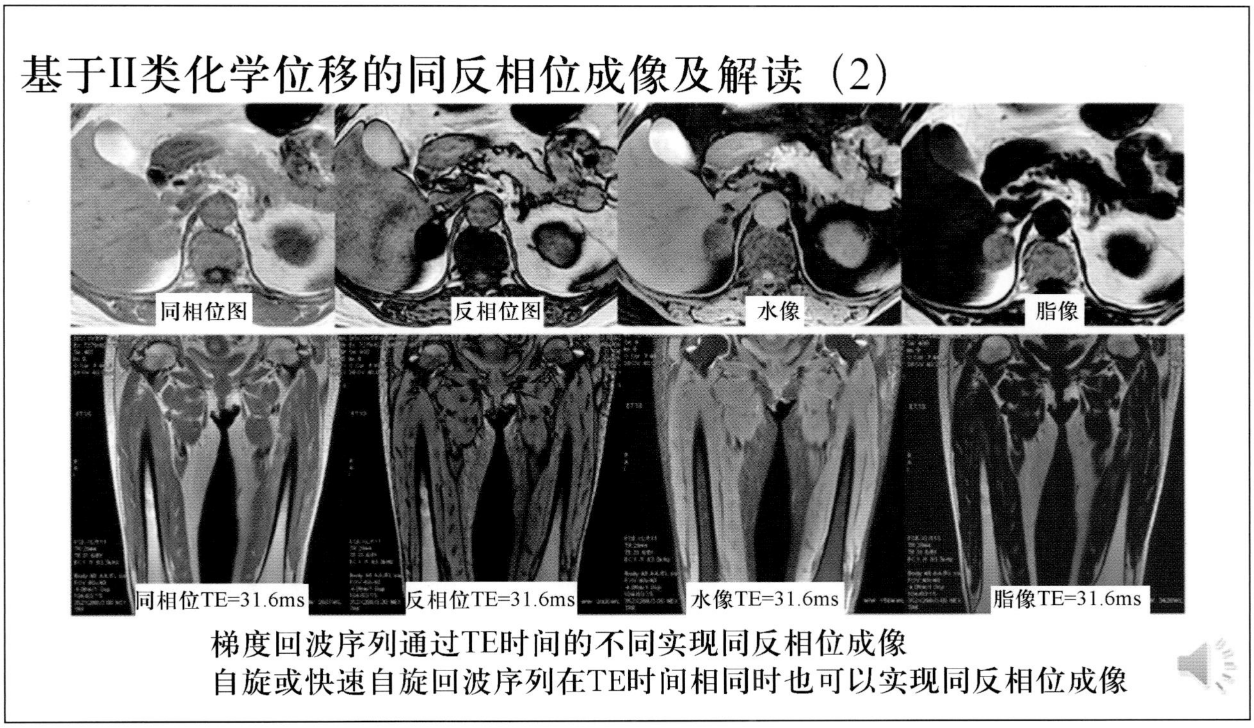

内容导读: 水脂分离成像解决方案是目前常用的同、反相位成像序列。在这个序列中，一次成像提供四种不同的对比度，同相位、反相位图像可以用来判读信号有无衰减。通常，如果有脂肪浸润则显示反相位信号较同相位衰减，但如果存在铁过载时则可能同相位较反相位信号低。水脂分离解决方案中的脂像也可以作为评估有无脂肪沉积的佐证。上排图像肾上腺腺瘤，反相位较同相位信号衰减明显，脂像上显示右侧肾上腺病变呈较高信号。一般提到同、反相位成像都会想到采用梯度回波序列并利用不同的回波时间来进行成像。因为在自旋回波序列家族通常聚焦脉冲会消除水和脂肪之间的化学位移所导致的相位差。但在自旋回波序列家族中通过合理调整聚焦脉冲和读出梯度回波采集之间的时间关系，人为造成二者之间的时间错位，这样在自旋回波序列中也可以引入梯度回波对比成分，这就是基于自旋回波序列家族实现水脂分离的理论基础。下排图像是基于 FSE 的 IDEAL 水脂分离成像，在 IDEAL 序列采集三个不同的时间点，但系统在记录 TE 时间时记录其平均值。

精选解读之五十五：

波谱成像中的体素与信噪比

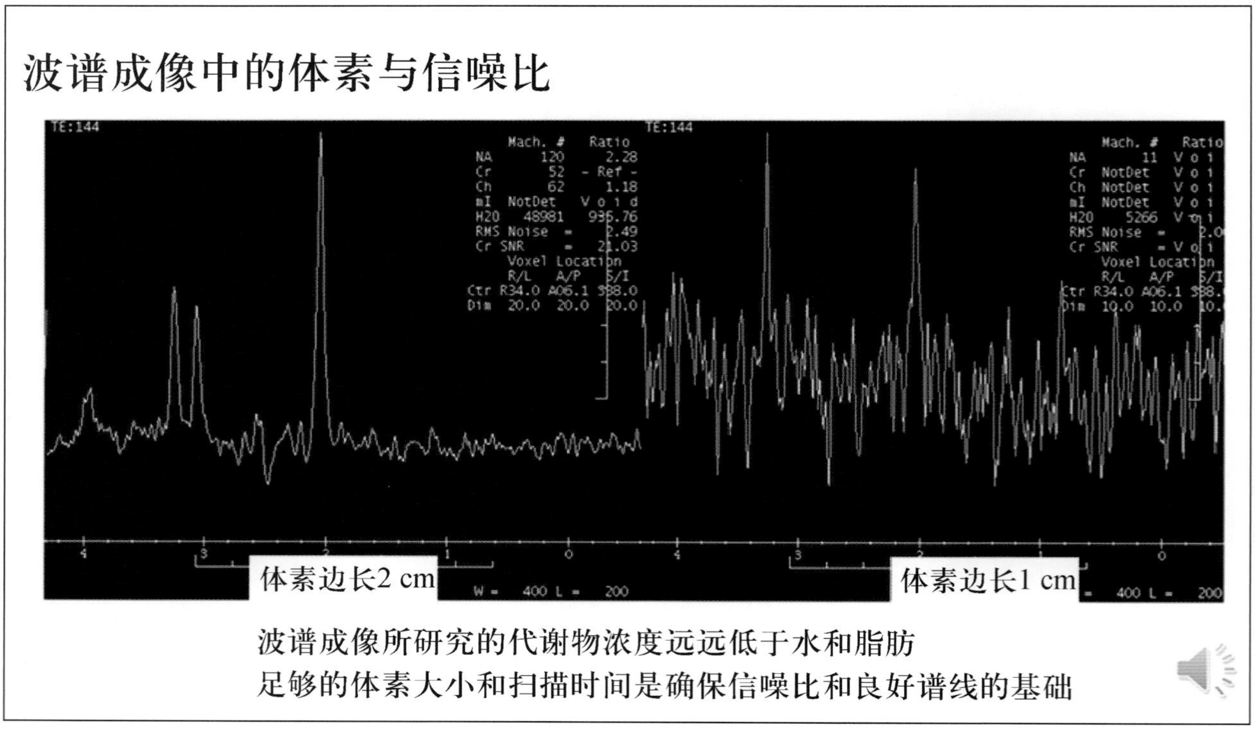

内容导读：波谱成像可以理解为化学位移成像的代表。在波谱成像中探测的不是水和脂肪中的氢质子而是一些微量代谢物中的氢质子。相比于水和脂肪而言，这些代谢物的含量非常低，约是水和脂肪含量的十万分之一。所以临床上进行波谱成像有几个重要的制约因素：其一，波谱成像是化学位移成像，在波谱成像中不施加频率编码梯度，这时所看到的谱线中的频率完全是代谢物和某种参照物之间（四甲基硅烷）的化学位移，所以波谱成像对磁场均匀度有着极为苛刻的要求；其二，因为这些代谢物浓度过低，所能提供的信号非常弱，所以波谱成像对主磁场强度有很高的依赖性，一般在 1.5 T 以上；其三，波谱成像中对水和脂肪的成功抑制是扫描成功的前提；其四，波谱成像对于体素和扫描时间具有高度依赖性。事实上在临床实际扫描中有时所研究的病变很小，很多操作者不自主的调整波谱体素的大小，这实际上会导致波谱信噪比急剧下降，带来的结果就是谱线基线不稳，很多微量代谢物谱线会淹没在杂乱的基线中。调整体素大小要建立体积的概念，如当体素的边长从 2 cm 调整为 1 cm 时，体积下降到原来的 1/8，这会导致信噪比明显下降。这种扫描得到的谱线几乎没有实际诊断价值。

精选解读之五十六：

波谱成像中的乳酸双峰与 J 耦合

波谱成像中的乳酸双峰与J耦合

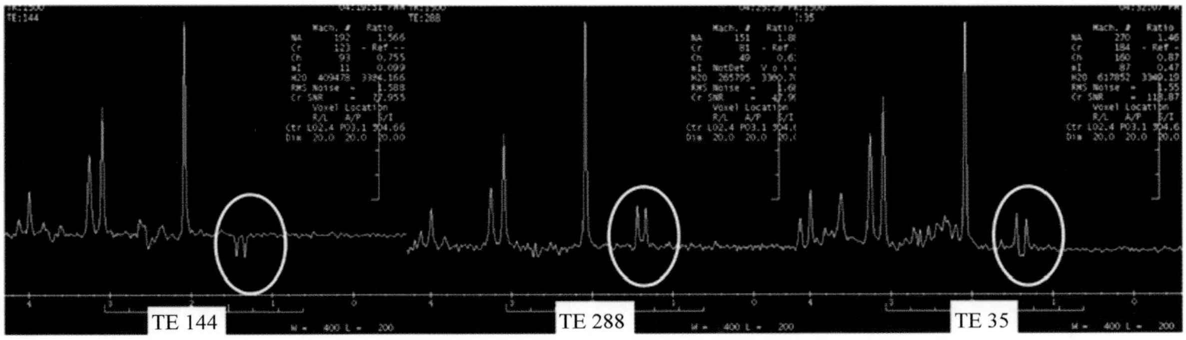

FSE序列中的J耦合公式$S=S_0e^{-t/T2}\cos(n\pi f_J t_{esp})$

简化后波谱成像中的J耦合公式$S=S_0e^{-t/T2}\cos(\pi f_J TE)$

内容导读：任何一种现象的背后都隐藏着一定的内在机制，对于这种内在机制的不断探索是磁共振成像原理学习过程中的漫长而又艰巨的旅程。在波谱成像过程中大家会发现在特定时间采集时病变中的乳酸双峰会有不同的取向，TE 144 时双峰倒立，TE 288 时双峰正立，TE 35 时双峰也是正立的。对于这个现象的理解就需要我们学习有关 J 耦合的基本知识。虽然波谱成像主要基于化学位移现象，但 J 耦合在波谱成像中也有重要的影响。J 耦合是发生在一个分子不同基团或同一基团不同氢质子之间的相互作用。波谱成像中通常见不到乳酸，只有在病理情况下由于无氧酵解的作用才会产生乳酸。乳酸分子内部就存在这种 J 耦合作用，而这种 J 耦合作用导致乳酸峰分裂，理论上可以分裂为四个峰，但受信噪比的限制通常可以看到两个。J 耦合还有一个作用就是对信号进行调制，包括大小也包括方向，此处笔者借用描述 J 耦合的一个通用公式并将之简化到波谱时的情形，借助这个公式可以帮助大家理解针对一个特定的 TE 时间乳酸峰的方向。对于这个问题的理解也许不是必须的，然而如果能够给出合理的解释也会更容易理解这些现象。

精选解读之五十七：

波谱成像特殊代谢物与肿瘤恶性度

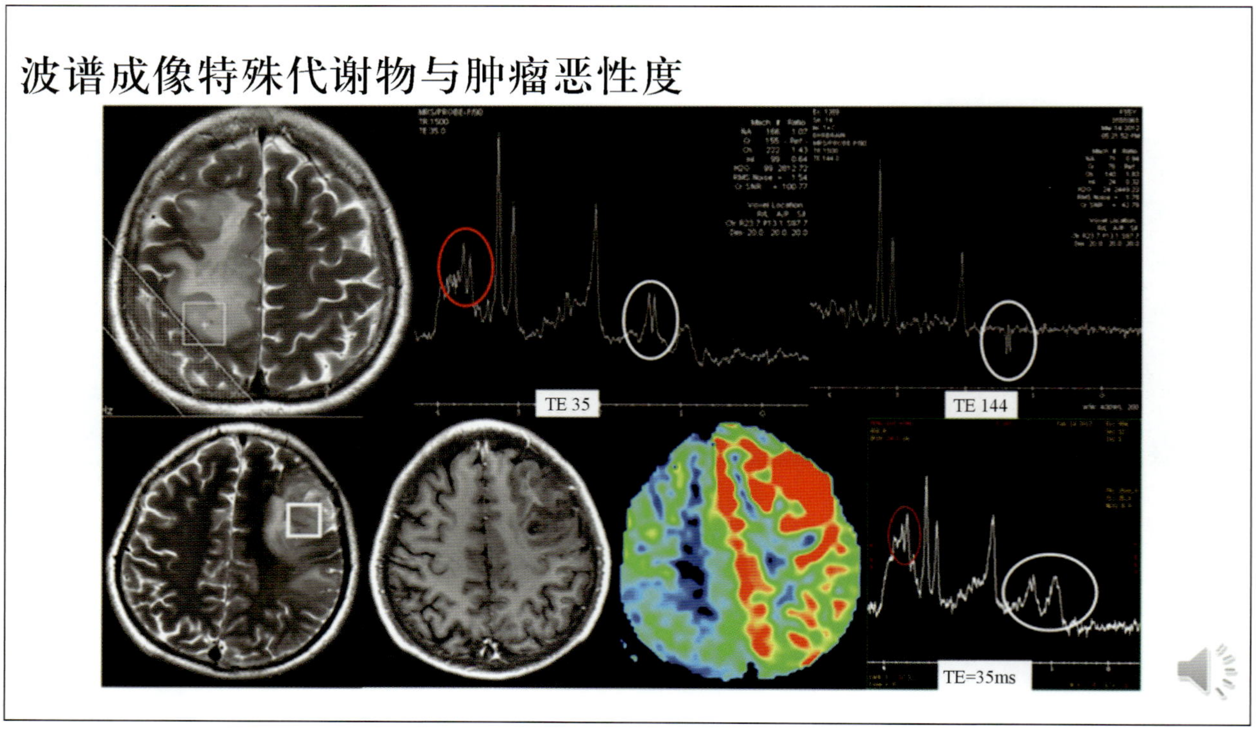

内容导读：在波谱成像的实际临床应用中需要了解一些特定代谢物的特殊临床意义，同时也要了解在什么样的扫描参数下才能更好地显示这种代谢物。对于肿瘤病变而言，胆碱峰（choline）与N乙酰天门冬氨酸（NAA）之间的相对比例关系对于肿瘤病变的诊断具有很重要的价值，另外能否显示NAA峰也是鉴别脑内、脑外肿瘤病变的一个依据。但对于胶质瘤病变而言，其他一些代谢物的出现也具有很重要的临床意义，如乳酸峰、肌醇峰。乳酸峰的出现可以间接提示肿瘤的代谢生长很快，局部血供相对不足而导致的无氧酵解加强，而肌醇峰和胶质增生相关，这个峰的出现往往意味着肿瘤具有相对较高的恶性程度。对于乳酸峰而言，不同的TE时间既会影响其峰高度，同时也会影响其方向；而对于肌醇峰而言则是在短TE时才能得以显示。这里展示的两个胶质瘤病变临床证实都是高级别的，下面的病例在灌注上也呈明显的高灌注改变，提示大量肿瘤新生血管。两个病例在TE 35时均可以显示肌醇峰的存在。

精选解读之五十八：

TOF MRA 成像质量因素（1）

TOF MRA成像质量因素（1）

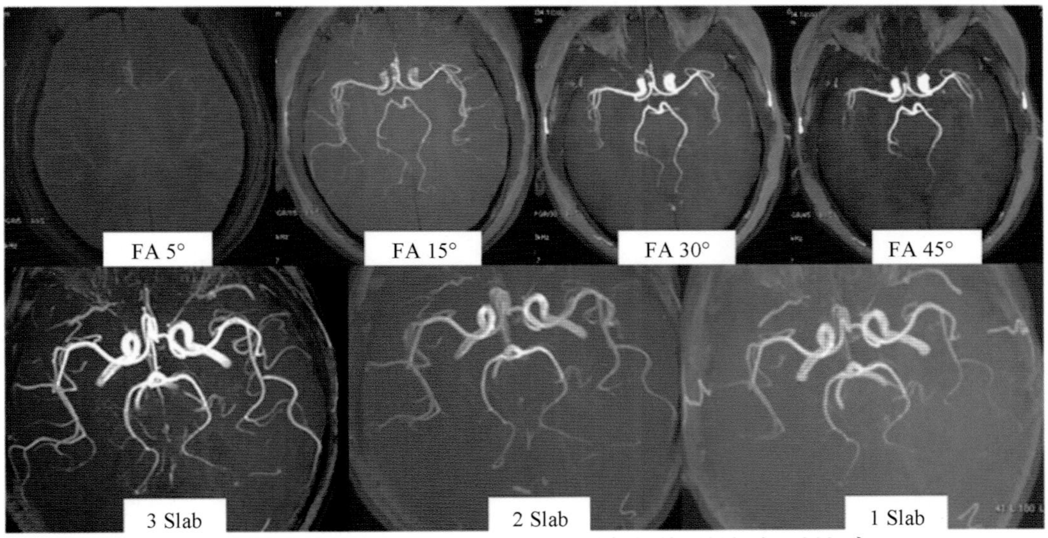

TR与翻转角相互配合实现最大信噪比和对比度

多块重叠是TOF MRA推荐的成像方式

内容导读：TOF MRA 是非对比剂增强磁共振血管成像技术中应用最广泛的成像方法。TOF MRA 成像的基本原理就是利用在快速重复的射频脉冲作用下背景组织逐步被饱和，而每次射频激励期间都有成像范围外的新鲜血液流入，从而形成了血流与背景组织之间的对比。因为使用的射频激励脉冲重复时间 TR 很短，所以针对于 TOF MRA 这样一个梯度回波序列而言需要考虑如何使得血流能够产生更高的信噪比，这里最优化的翻转角遵循恩施特法则。在考虑使用翻转角时要兼顾背景组织和慢血流两个方面的饱和问题。过小的翻转角就会导致背景组织饱和差，而过大的翻转角又会导致慢血流被饱和，前者血流与背景组织之间对比差，后者导致小血管分支显示差。这里的上排图像对比显示随着翻转角增大，大血管内血流信号变亮，因为这些血管中流入的是新鲜血液；而小血管分支显示变少，因为其内存有上一次激发未流出去的慢血流。在最优化翻转角时血管分支最丰富，尽管此时血流信号不是最亮的。下排图像对比了同样扫描覆盖范围时采用的块数越多（此时块厚度最薄）血管分支越丰富，提示此时血流被饱和的程度最轻。

精选解读之五十九：

TOF MRA 成像质量因素（2）

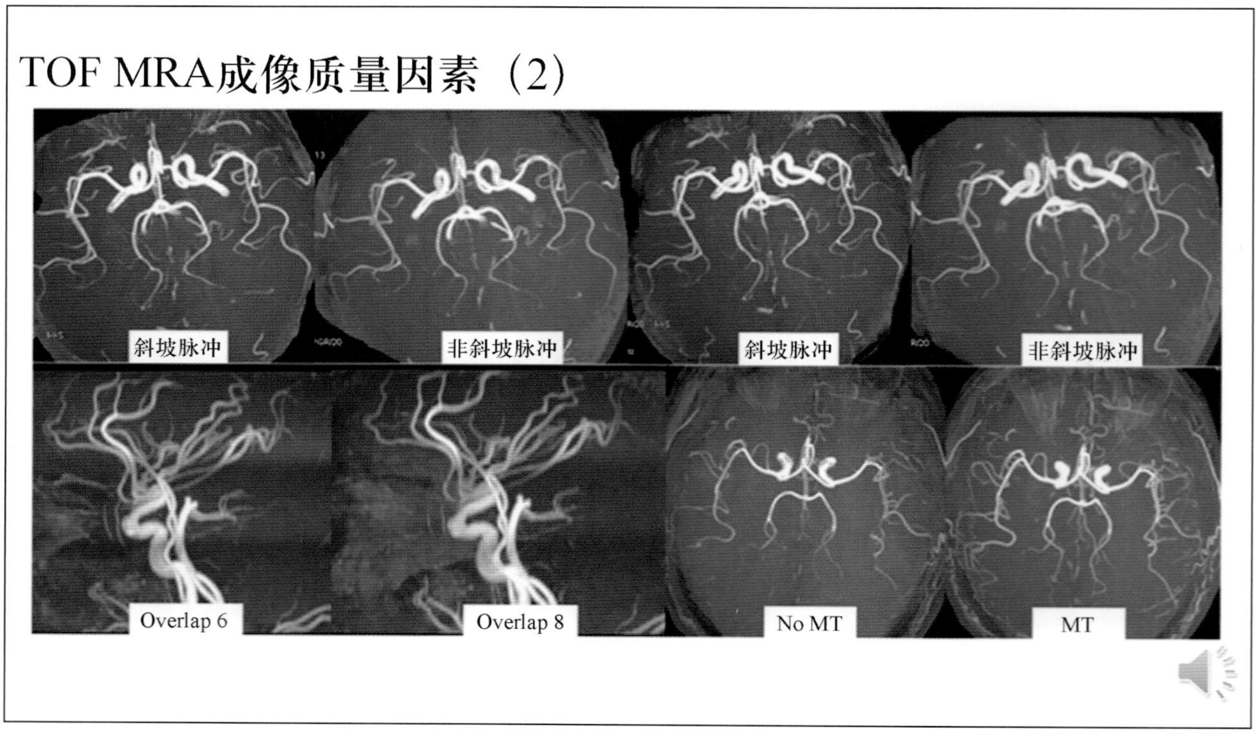

内容导读：在 3D TOF MRA 成像过程中为了更好地显示血流信息，始终需要考虑一个问题：如何让背景组织被饱和的更充分和如何让血流尽可能避免被饱和。这其实是很矛盾的事情。当射频激励脉冲以更短的间歇期进行重复时，背景组织发生纵向弛豫的量就很少，也就是饱和会很充分。但 TR 时间更短又会导致成像块内尚未流出去的慢血流被饱和，这样对于小血管的分枝显示是不利的。为了解决这个问题可以通过以下方法：其一，斜坡脉冲是一种特殊设计的激励脉冲，流入端相对较小的翻转角，这样流出端曾被激励的血液有较多的纵向弛豫同时再辅以较流入端处更大的翻转角从而提高小血管血流显示；其二，减少成像块的厚度，这样尽可能保证下次射频激励来临时成像块内被激发的血液最大化能流出去，但块与块之间必须有足够的重叠，否则会产生明显的百叶窗伪影；其三，施加额外的饱和手段来增加对背景组织的饱和而对血流没有饱和作用，磁化传递脉冲就是这样一种偏共振频率的饱和脉冲，它可以激发远离共振频率的固态物质中的氢质子并从而间接实现背景组织抑制。

精选解读之六十：

PC MRA 成像质量因素

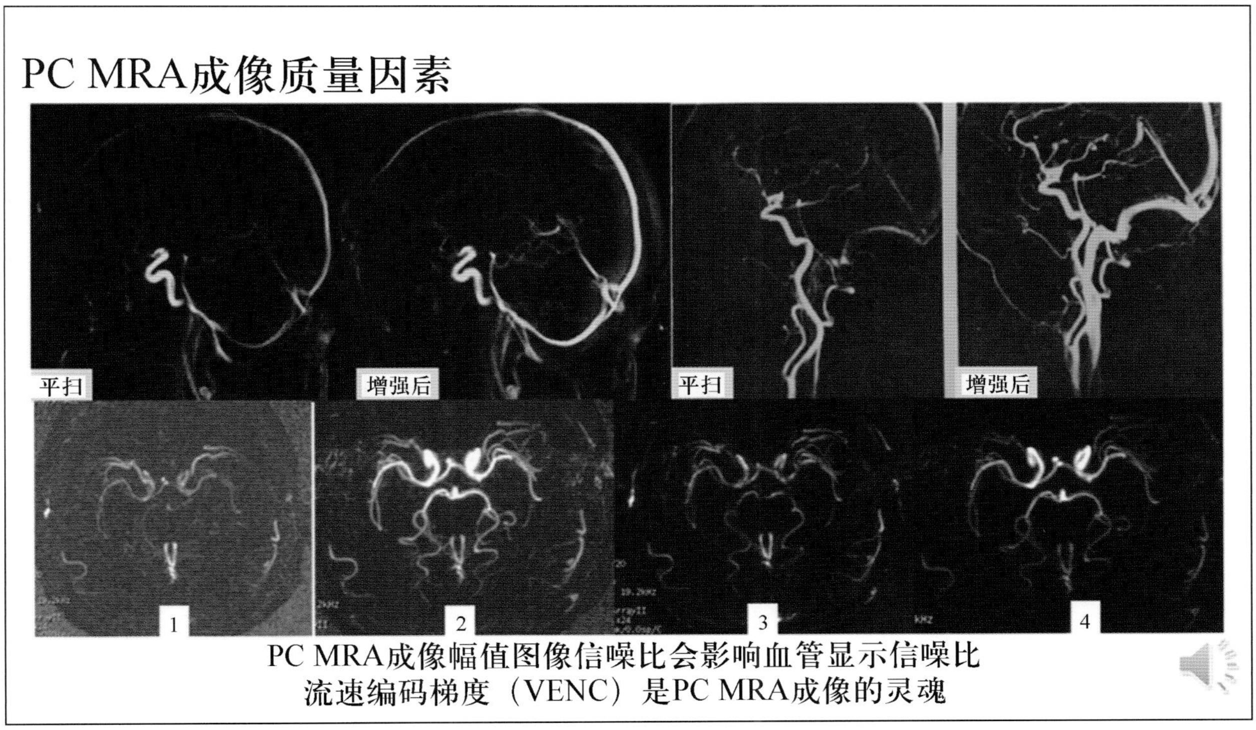

内容导读：在非对比剂增强磁共振血管成像技术中除了 TOF MRA 外，另一个比较常用的技术就是相位对比法 MRA（PC MRA）了。PC MRA 是通过施加一对比较强大的流动编码梯度，这样在这对梯度工作期间，流动血液与背景组织之间形成了一定的相位对比，利用这种相位对比来显示相应的血流信息。为了更好地实现背景抑制，PC MRA 通常采集两遍，且在两遍采集过程中所使用的流动编码梯度采用刚好相反的极性。当我们用这两组图像进行减影时可以更好地实现背景抑制并突出血流对比。PC MRA 中的影响因素相对更复杂，这里展示两个主要因素：其一，是幅值图像的信噪比：虽然血流速度相同时在相同的流速编码下引起相位信息差是一样的，但如果血流的幅值信号高则 PC MRA 上血流显示就更好。这个通过对比增强前后 PC MRA 上血流显示就可以理解，临床上可以考虑增强后加扫 PC MRA 对于显示更多的血流非常有意义。另一个重要影响因素就是流速编码梯度，这个选择会决定哪种流速的血流信号最亮，因此我们可以通过选择不同的流速编码梯度来突出所欲显示的血管类结构。掌握这些原理在 PC MRA 成像中才能更灵活地满足临床需求。

精选解读之六十一：

基于 ASL 的 SlienZ MRA 成像精准评估介入治疗后改变

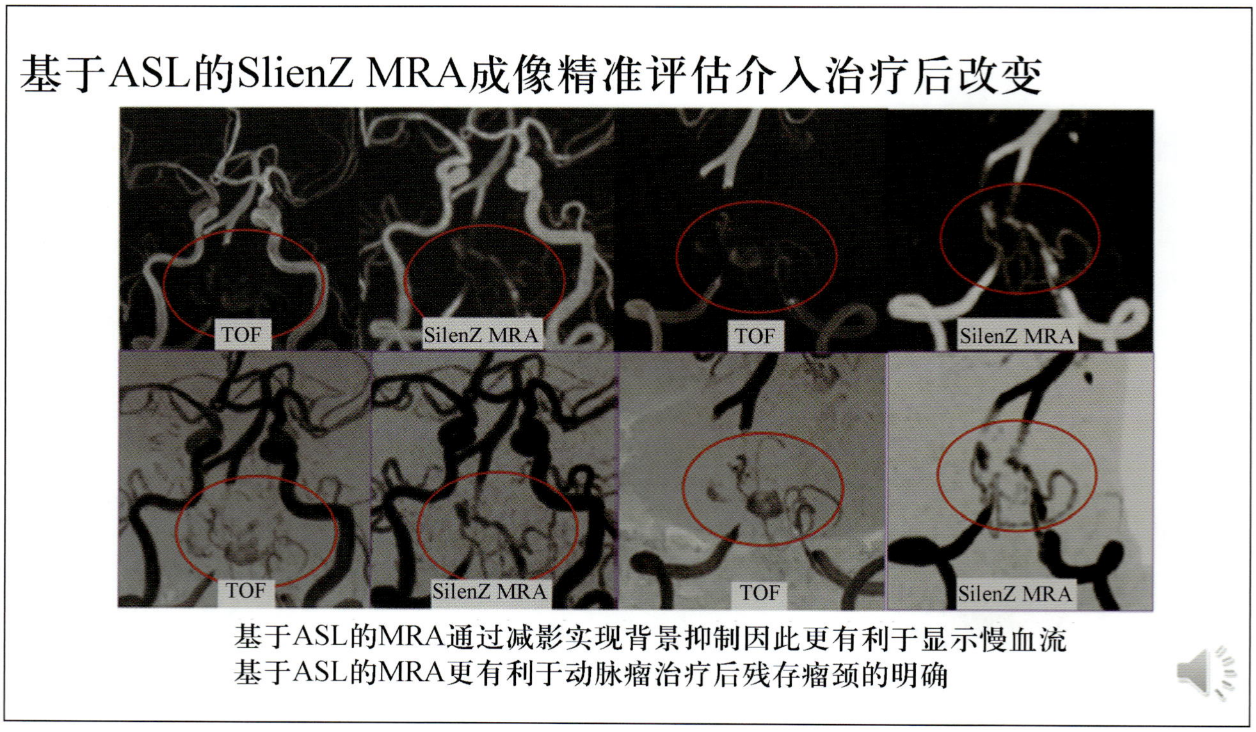

内容导读：基于 ASL 的 MRA 血管成像是利用动脉血中的水分子作为内源性示踪剂来进行血管成像的一种技术。这是近年来推出的一种新的头部非对比剂增强血管成像解决方案。在 GE 的磁共振平台该技术具有以下几个特点：其一，采用 ASL 成像原理，一次成像可以实现大范围冠状位或矢状位成像，观察范围大，成像效率高；其二，基于 ASL 成像基础，背景抑制通过减影实现，避免了 TOF MRA 中快速的射频激励导致的湍流、涡流、慢血流的饱和现象；其三，ZTE 成像，回波时间短到几个微秒可以忽略不计，因此称为零回波时间成像，可以最大化克服各种原因导致的磁敏感伪影，这一技术在 GE 磁共振平台称为 SilenZ MRA。SilenZ MRA 的这些技术特点使得它更适合用于评估动脉瘤等治疗后的疗效评估。这里展示的病例通过与 TOF MRA 对比发现，基于 ASL 的 SilenZ MRA 可以更真实地显示侧枝代偿血管、双侧椎动脉内缓慢流动的血流以及右侧椎动脉动脉瘤治疗后的残存瘤颈，这些对于疗效评估以及下一步的治疗方案指定具有重要的指导意义。动脉瘤治疗后残存瘤颈的存在是临床再次介入治疗的一个重要指征。

精选解读之六十四：

TRICKS 血管成像技术临床应用

TRICKS血管成像技术临床应用

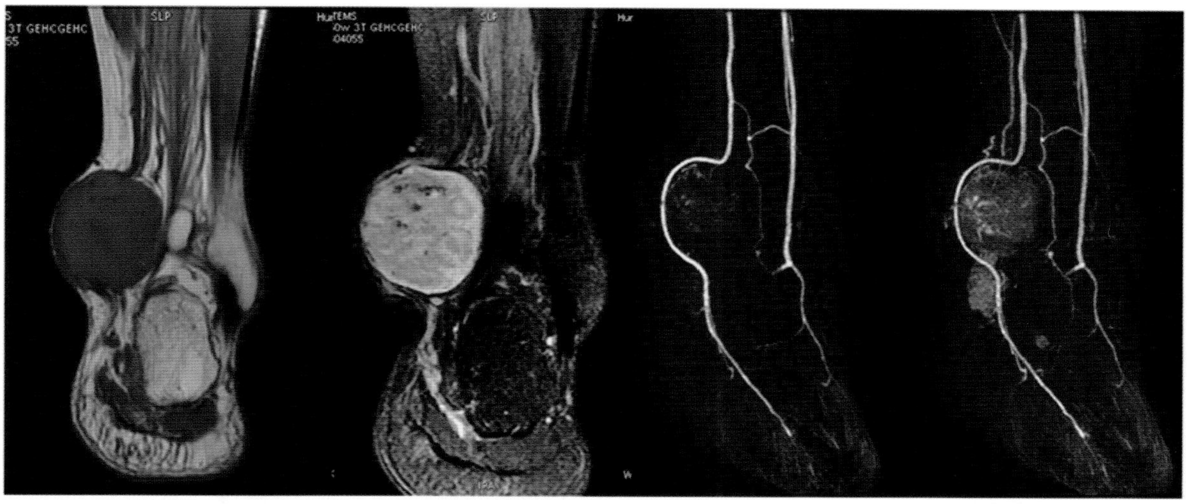

TRICKS--Time Resolved Imaging of Contrast Kinetics

内容导读：对比剂增强血管成像（ceMRA）技术也是磁共振血管成像技术的一种。和非对比剂增强血管成像技术如 TOF MRA 等相比，ceMRA 和其他造影剂增强血管成像技术如 CTA 或 DSA 一样显示更多的是血管解剖路径信息，这一点上和 TOF MRA 等形成了较为鲜明的对比。因为 ceMRA 可以更准确地反映血管的解剖路径，所以临床上也可以通过 ceMRA 来明确各种血管病变如狭窄、动脉瘤等。一般的 ceMRA 为了更好地显示血管形态或在动脉期避免静脉污染，需要结合一些特殊的对比剂跟踪或监视技术，这对于操作者而言提出了相对较高的要求。TRICKS 也称对比剂动力学时间分辨成像，它采用特殊的 K 空间填充能通过快速重复的多期扫描实现对比剂在血管内的动态变化显像。在那些不需要屏气的部位，TRICKS 是一种非常简单、实用的对比剂增强血管成像技术。TRICKS 在不同部位应用中要根据具体的临床需求不同采用不同的扫描策略，如下肢血管成像主要需要解决的问题是延迟充盈和不对称充盈，扫描总时长需要控制 3 分钟以上。在颈部血管成像需要解决的问题主要是避免静脉污染，所以总时长 1 分钟左右，但必须保证时间分辨率足够高，通常控制在 3 到 4 秒。

精选解读之六十五：

DWI 成像中的 T2 透射效应与冲蚀效应

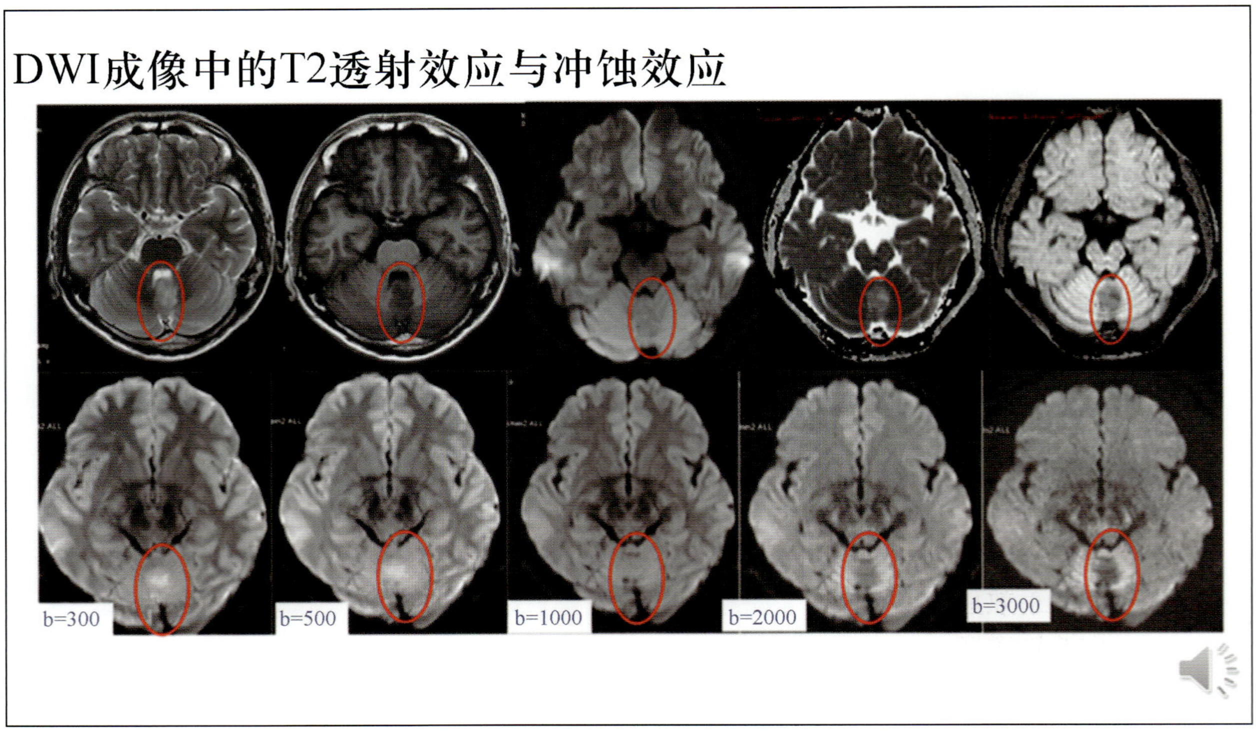

内容导读：扩散加权成像是可以在活体上探测水分子扩散行为的成像技术，它可以很敏感地探测病变导致的扩散异常，在临床上具有非常广泛的应用范围。在使用 DWI 成像过程中需要注意几个特殊效应，如 T2 透射效应、冲蚀效应等。因为 DWI 成像从大的对比上看属于 T2 加权对比图像，同时又有扩散梯度所决定的扩散对比，所以其信号是两种对比的合成。随着 b 值的升高，扩散权重会越来越突出。当选择的 b 值中等或偏低时，T2 对比对于图像的贡献就比较大。所谓 T2 透射效应就是由于病变的长 T2 特性导致扩散本不受限的病变在扩散加权图像上表现为高信号，这在缺血性脑卒中时要格外注意，在血管源性水肿区可能因为水肿导致高信号，但此时扩散可能不受限。T2 冲蚀效应可以理解为 T2 透射效应的一个特殊类型。肿瘤或多发脱髓鞘病变水分含量增多但扩散却呈更自由改变，也就是病变具有长 T2 信号改变但在扩散对比上呈低信号，两种综合的结果是病变被掩盖，这个在临床上要特别加以注意，以免造成漏诊。此处病例通过不同 b 值扩散成像对比可以显示在不同 b 值成像 T2 透射效应的不同表现以及随着 b 值增高 T2 透射效应逐渐减弱。

精选解读之六十六：

DWI 成像中的 T2 冲蚀效应与黑朦效应

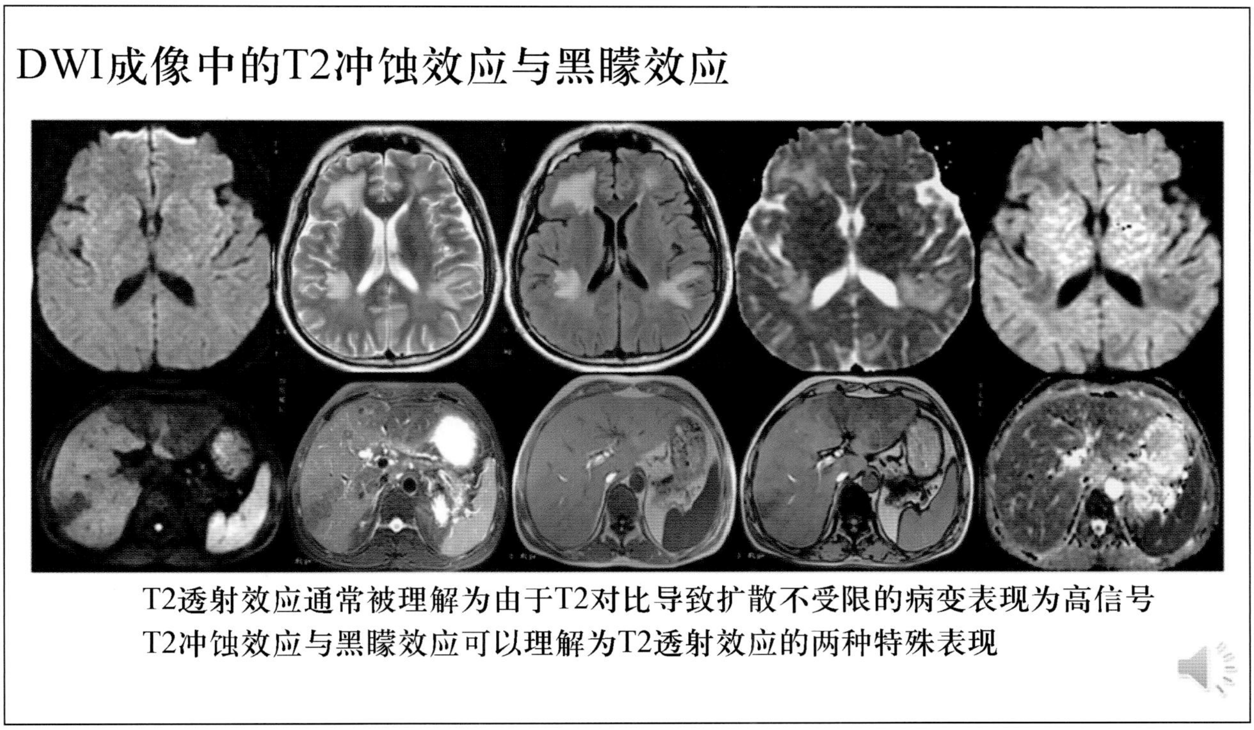

内容导读：在临床上使用 DWI 成像技术进行信号解读时必须了解那些可能导致图像信号改变的影响因素。DWI 之所以称之为扩散加权成像是因为该图像信号中除了扩散对比外还有其他对比也在影响图像的表现。这里要继续解释说明的是冲蚀效应和黑朦效应，这些效应会导致扩散加权成像信号的改变，如果不了解可能会做出错误判读。冲蚀效应其实可以理解为一种特殊类型的 T2 透射效应，当病变导致局部水分增多 T2 弛豫时间延长时，T2 加权效应表现为高信号；但这些病变同时又导致水分子扩散更自由，如脱髓鞘病变或各种原因所致血管源性水肿等，这就导致扩散对比导致的病变呈低信号，一高一低相互抵消，病变被冲蚀掉，这就是冲蚀效应。这种冲蚀效应在中等 b 值如 1000 时比较常见，升高 b 值就会发现病变渐渐呈低信号改变了。黑朦效应是各种原因导致的本底信号减低或不均匀，如铁沉积会导致本底信号减低，不均匀脂肪浸润会导致信号不均匀，因为 DWI 成像是脂肪抑制像，不均匀的脂肪浸润会导致本底信号不均匀。DWI 成像是基于 EPI 信号读取，所以对铁沉积的磁敏感效应非常敏感。了解每一种效应的成像机制，对于信号解读、分析至关重要。

精选解读之六十七：

DWI 成像中的不同 b 值成像（1）

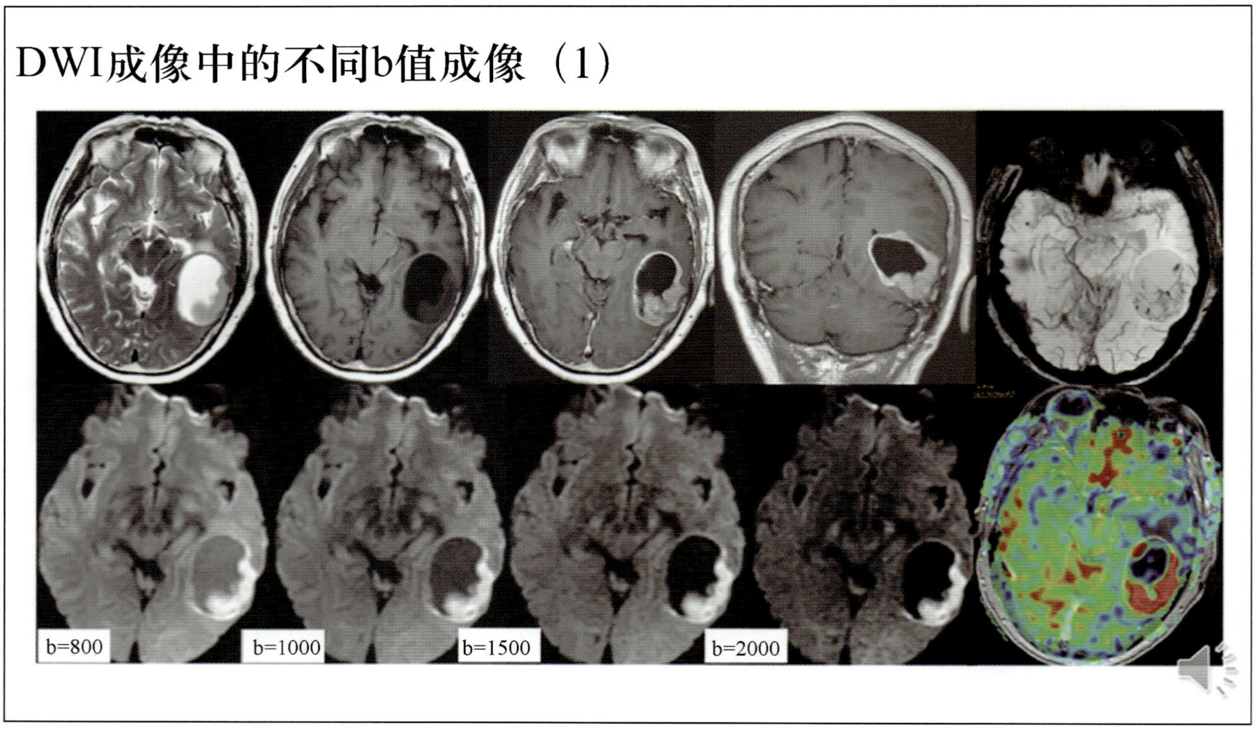

内容导读：在 DWI 成像过程中，b 值是决定扩散对比权重的重要因素。当选择不同的 b 值时不仅病变的表现会所有不同，而且图像对比的掺杂因素也相对复杂。譬如在中等偏低的 b 值时图像对比中混杂更多的 T2 透射效应和微循环血流的假性随机扩散效应，这些效应的存在对于诊断和鉴别诊断的影响也是一分为二的。随着 b 值的增高，DWI 图像中的对比就越来越接近扩散对比，这更有助于明确病变本身的扩散效应。对于肿瘤病变而言，高 b 值成像时能更真实地反映肿瘤内部水分子扩散行为，这对于具有明显异质性的肿瘤如胶质瘤病变而言有助于明确其中恶性程度更高的部分。当然，高 b 值会导致图像的信噪比下降以及图像的几何畸变更明显等，在临床上应根据实际需求灵活选择不同 b 值进行扩散成像，这样才能更好地发挥 DWI 成像的临床价值。本病例中囊壁不规则增厚部分随着 b 值增高信号逐步变高亮，提示其中水分子明显扩散受限，ASL 灌注成像该区域呈明显高灌注，提示该区域肿瘤活性较高。

精选解读之六十八：

DWI 成像中的不同 b 值成像（2）

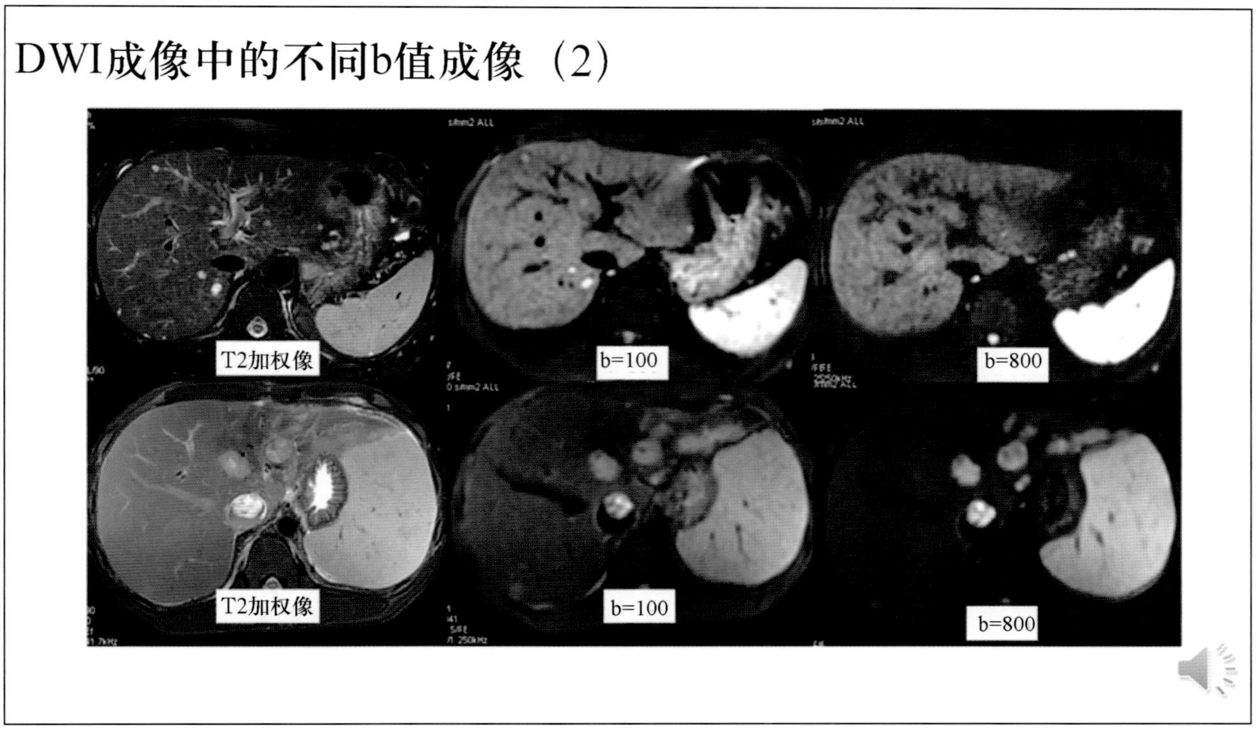

内容导读：在磁共振成像临床实际工作中，对于参数选择总是令大家倍感困惑的一个地方。譬如当进行扩散加权成像时到底用高 b 值还是低 b 值？到底哪个 b 值更好？这些是很多用户不停地问、不停地想的问题。坦率地说，直到现在也没有一个简单而又明了的答案。从扩散加权成像的对比机制来看，随着 b 值的提高扩散对比的权重也就越来越大，这对于那些以增殖为主的实性病变而言检出可能就更敏感，也有助于判断一个具有明显异质性分化的肿瘤中活性部分。但对于一些囊性病变而言，在低 b 值成像时叠加上 T2 透射效应可能更有利于发现或明确病灶，从低信号背景中寻找亮的信号更符合人眼的观察习惯。譬如，对于一些可能导致囊性转移的癌变而言，通过较低 b 值成像将血流信号抑制，这时转移病变会突出显示。尽管较低的 b 值扩散成像中具有较重的 T2 透射效应，但这种 T2 透射效应的叠加对于病变检出是有利的。一些肠道类病变，在较低 b 值成像时也对明确病变范围很有帮助。较低的 b 值，如 b 值选择为 100 成像时可以明显抑制肝实质等血流信号，这种对于肝背景抑制的效果对于显示病变很有意义。

精选解读之六十九：

DWI 成像中的不同方向成像

DWI成像中的不同方向成像

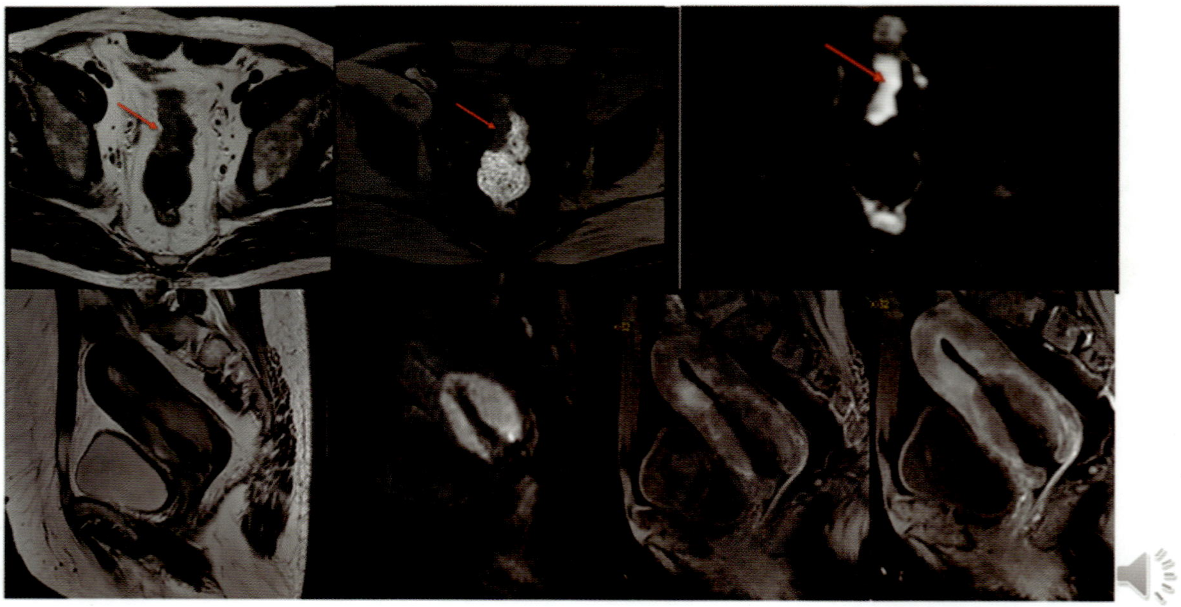

内容导读：在 DWI 成像过程中除了需要讨论不同 b 值的选择问题，还需要思考 DWI 成像的层面方向选择问题。相比于常规的磁共振成像序列如 T1、T2 等成像，DWI 成像通常对于病变的显示更敏感。DWI 成像在肿瘤病变中的应用不仅仅是用于诊断，其实更重要的任务是用于肿瘤的精准分期。精准明确肿瘤的浸润深度和范围对于肿瘤分期、临床方案的制定都具有重要的指导意义。在直肠癌病例，能否选择保肛手术的一个重要依据就是直肠癌变距离肛管的距离。在子宫内膜癌癌变的浸润深度不仅是 FIGO 分期的重要依据，也涉及手术后进一步治疗方案的制定。可见，明确肿瘤病变的范围、深度对于肿瘤分期、精准治疗都至关重要。为了更好地显示肿瘤病变的浸润深度、范围，就需要一些特殊的扫描方向，如对于直肠病变而言，矢状位或斜冠状位 DWI 成像对于明确癌变至肛管的距离更有利，而对于子宫类病变，矢状位 DWI 成像更有利。在临床上什么样的层面方向扫描更有利于观察病变取决于发病的器官及肿瘤的生长方向。因为在非轴位扩散加权成像可能会面临更大的涡流效应和几何畸变等限制，合理的 b 值和参数设置是确保成功的关键。

精选解读之七十：

磁共振不同序列精准诊断半月板软组织损伤

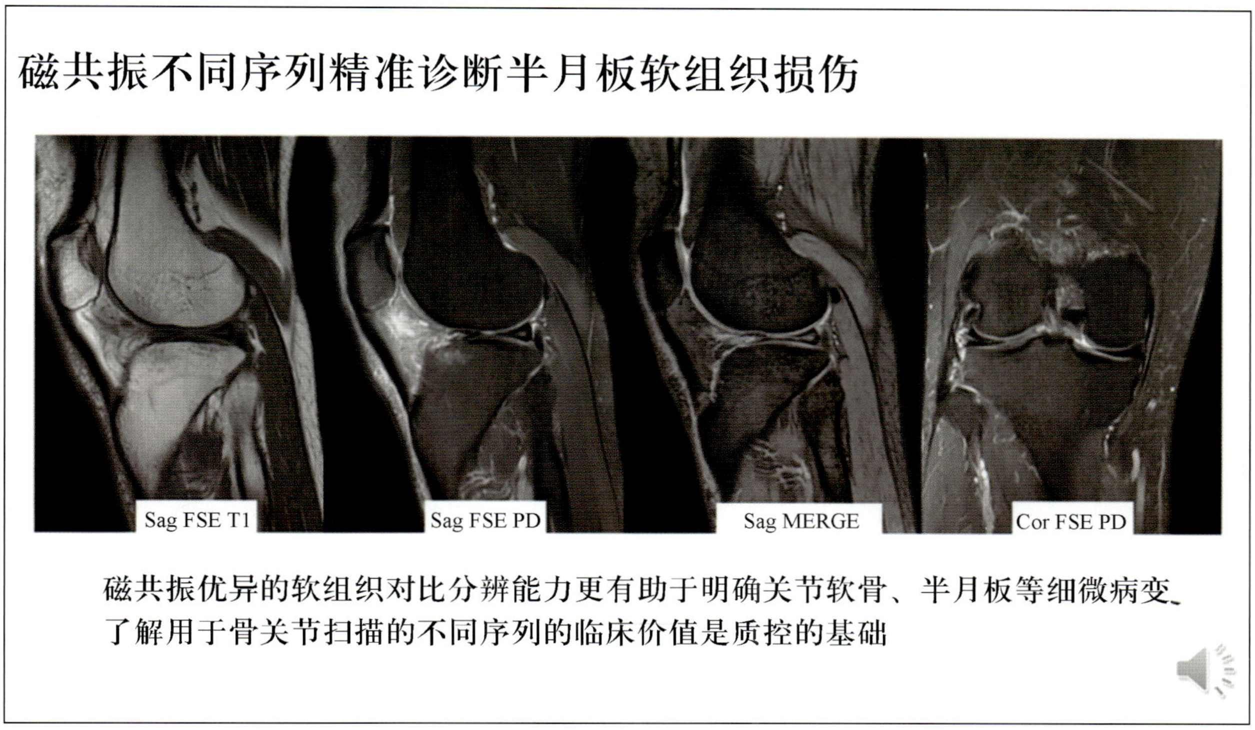

内容导读：脊柱骨关节磁共振成像是日常磁共振临床工作中特别重要的一个部分。和 X 线或 CT 相比，磁共振成像是从吸收特性成像转变为组织特性成像，这决定了磁共振成像具有更高的软组织对比分辨率。对于很多退行性骨关节炎而言，关节软骨的损伤程度既是导致临床症状的主要原因，也是决定进一步治疗方案的客观依据。磁共振成像借助于多种不同的成像序列可以比较敏感地显示关节软骨的损伤程度。而对于膝关节疼痛或活动受限者，半月板有无损伤及损伤类型、程度都具有特别重要的临床意义。磁共振成像中的脂肪抑制质子密度加权像是显示关节软骨、半月板及软组织的常用序列，因为 PD 像的一个成像特点是 TE 时间相对短，这对于显示软骨、半月板更有利。另外，一些新的成像序列如多回波融合梯度回波序列 MERGE 等也是显示软骨、半月板特别有价值的成像序列，特别是再结合上特殊的脂肪抑制技术，就能获得更优异的对比度。学习和掌握每种序列在骨关节应用中的特殊价值是做好磁共振脊柱骨关节扫描的重要基础。

精选解读之七十一：

磁共振脊柱大范围成像精准评估转移病变

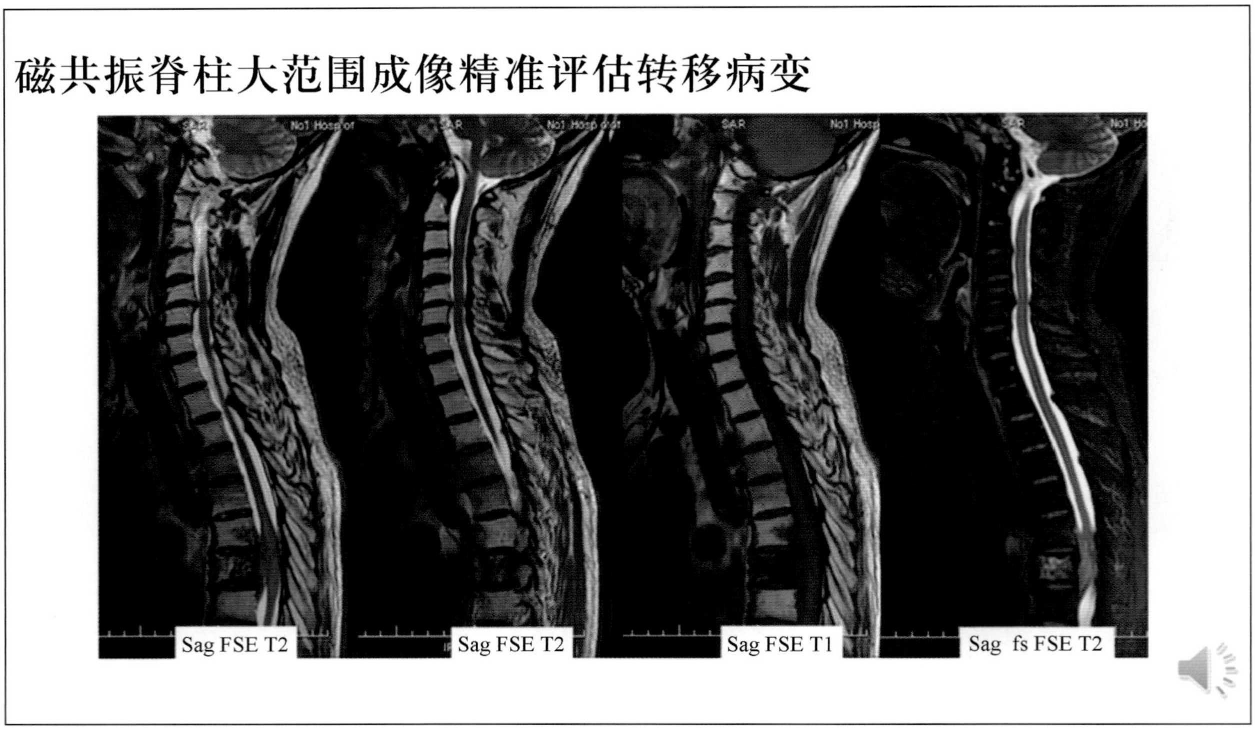

内容导读： 椎体内骨髓丰富的血供为肿瘤转移细胞提供了生长基础，也成为很多肿瘤远处转移的一个常见部位。早期明确椎体内转移病变不仅对于原发性肿瘤病变的TNM分期很重要，同时也是决定治疗方案的重要依据。在明确肿瘤病变的脊柱转移方面，磁共振成像有着明显的临床优势。磁共振成像的任意方位成像实现了脊柱大范围成像，这对于发现和诊断转移病变都更有价值。同时，磁共振成像的多序列、多种技术相结合也为转移病变的发现和诊断提供了更多的影像学信息。无论是成骨性转移还是溶骨性转移都会在磁共振成像的不同序列中导致明确的信号异常改变，如成骨性转移在T1加权像上的低信号改变，溶骨性转移在T1、T2加权像都可以有较明显的信号改变。椎体骨髓内的脂肪信号在T1加权像构成和转移瘤病变的一个对比基础，而在T2加权像则脂肪抑制成像对于明确转移所导致的溶骨性改变更有价值。多序列、多对比、多技术相互融合，再结合一次成像的大范围成像对于发现脊柱椎体转移病变具有突出的临床优势。

精选解读之七十二：

磁共振成像更敏感明确创伤性骨关节炎（1）

磁共振成像更敏感明确创伤性骨关节炎（1）

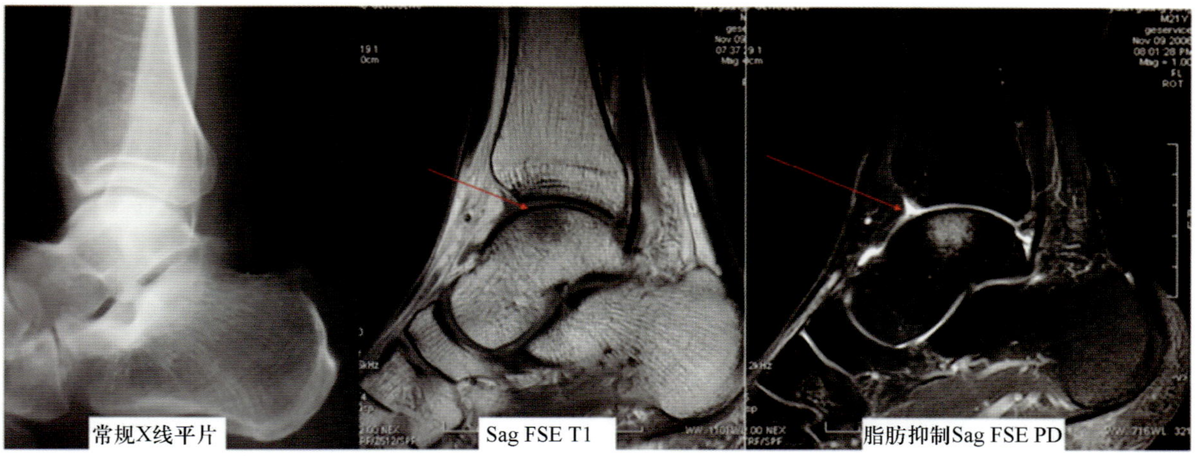

磁共振更高的软组织对比分辨率可以更敏感的发现骨髓异常
磁共振可以发现更多的其他检查为阴性的“隐匿性骨折”

内容导读：在磁共振骨关节应用中也存在一些认识上的误区。从组织构成上看骨可以分为骨皮质和骨松质。其中松质骨也就是骨髓。因为骨皮质主要由大量钙化的无机物和矿物质构成，其中的氢质子含量极低，因此在磁共振成像时骨皮质表现为很低的信号。磁共振成像对于显示骨皮质的骨折很不敏感。正因如此，会有一些临床医生误认为磁共振对于骨外伤类病变不如常规的 X 线检查。事实上，对于骨外伤类病变，磁共振成像其实可以很敏感地发现外伤导致的松质骨损伤。很多骨外伤类病变也许没有导致骨皮质骨折，所以在 X 线检查时可能是正常的，但此时可能在外力作用下导致松质骨内骨小梁损伤，这种损伤导致骨髓水肿。磁共振成像以其优异的软组织对比分辨率和多序列、多技术融合的成像优势可以更敏感地发现这些在 X 线平片上未见异常的骨髓损伤。这些骨髓损伤会导致明显的临床症状，早发现、早诊断就能更早地给予合理的治疗。该病例展示的是一个创伤性骨关节炎病例，X 线平片未见异常，但磁共振成像清晰显示距骨内骨髓损伤，这对于临床治疗有重要指导价值。

精选解读之七十三：

磁共振成像更敏感明确创伤性骨关节炎（2）

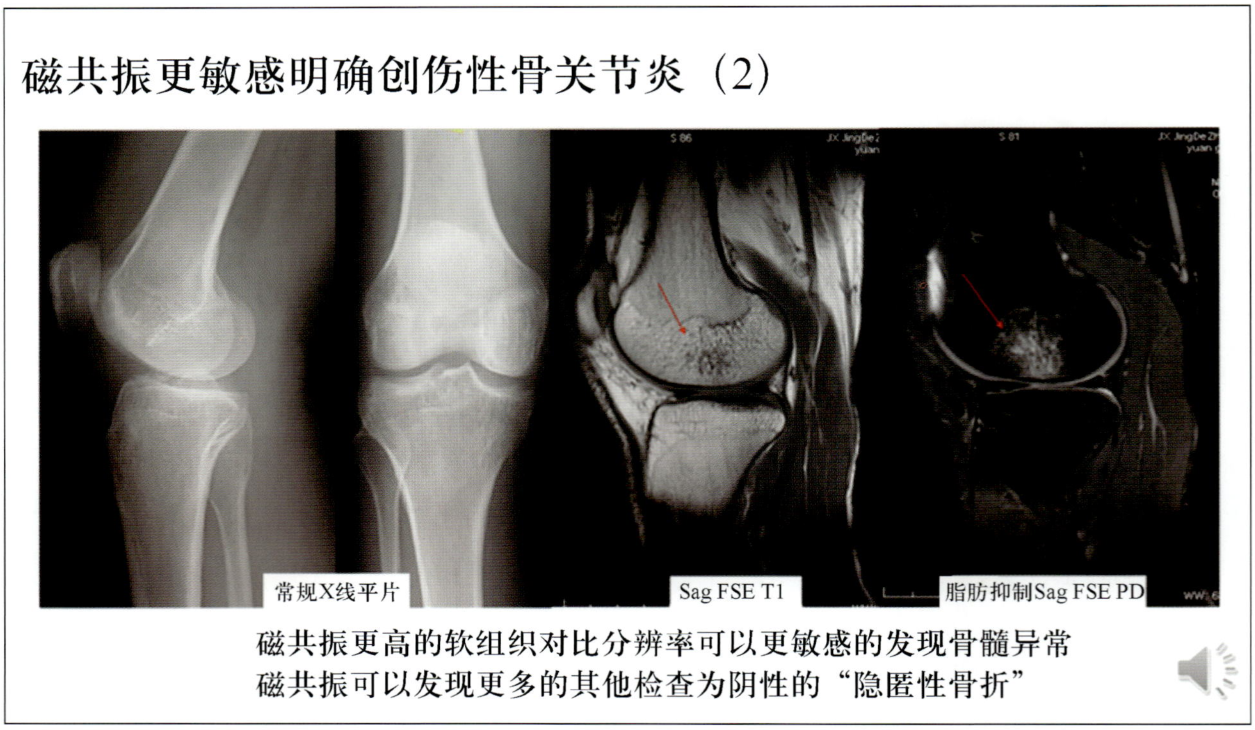

内容导读：外伤导致的骨关节损伤中如果没有致密骨的骨折在 X 线平片上就没有阳性表现。但在磁共振成像的多序列成像中则可以发现外伤导致的松质骨内的骨髓损伤。骨髓损伤很可能就是松质骨内的骨小梁骨折或损伤，这种骨髓损伤可能会导致很明显的临床症状，尽早发现并适度制动可以防止进一步的骨髓损伤的加重。在显示骨髓损伤改变中脂肪抑制质子密度加权像有很明显的临床优势。从对比度上看，中等偏高的脂肪信号被抑制后更有利于显示骨髓损伤所导致的水分增多所引起的质子密度加权像上的高信号改变；从参数上看，质子密度加权像的相对短 TE 也兼顾了半月板等结构的显示观察。通常在骨关节扫描中的质子密度加权序列的 TE 选择会稍有所延长，如 TE 时间可以选择在 30 到 40 ms 之间，这种选择也考虑到突出骨髓损伤导致的水分增多与背景组织之间更好的对比度。如果在 T2 加权像上过长的 TE 时间不利于水分微量增多的检出敏感性。脂肪抑制梯度回波序列在显示骨髓损伤方面不如脂肪抑制质子密度加权像敏感，考虑可能是骨髓内较明显的磁敏感效应导致骨髓损伤的高信号衰减较快所致。

精选解读之七十四：

磁共振脊柱骨关节成像中的序列选择

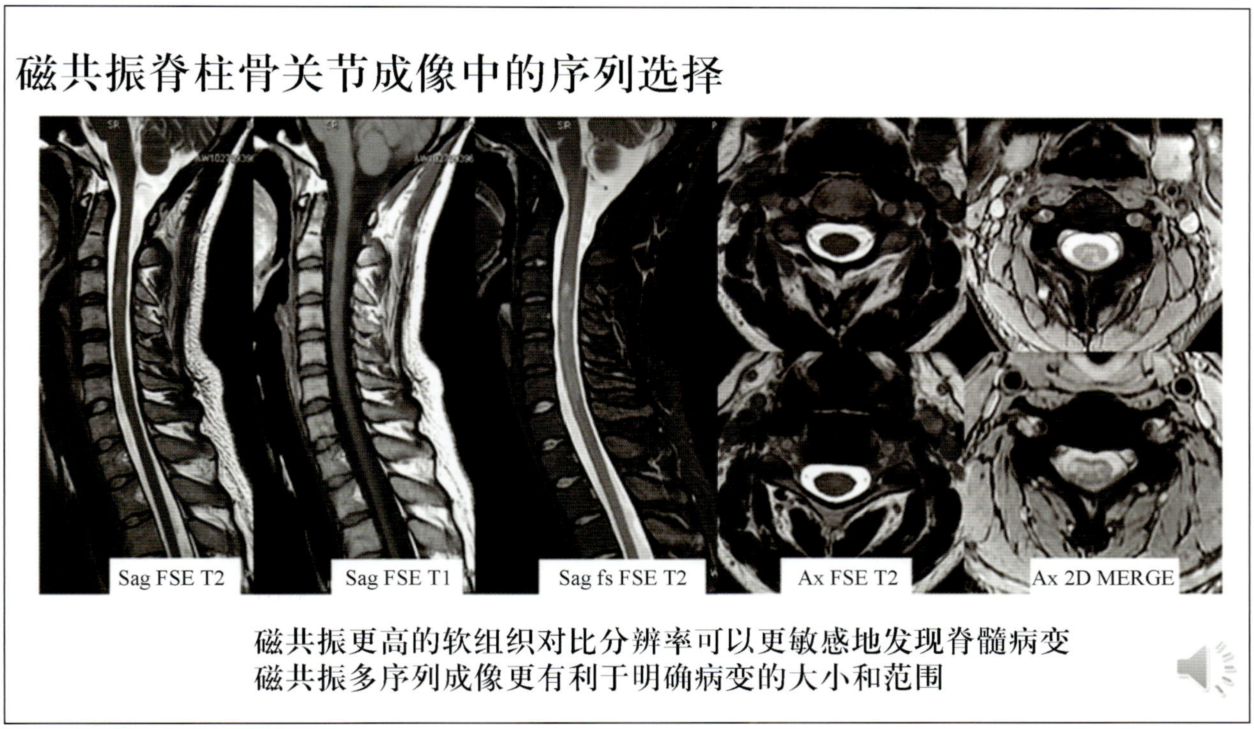

内容导读：对于一个具体的脉冲序列学习除了了解该序列的成像机制外，更多的需要了解该序列属于哪一家族？成像对比度有哪些特点？这些特点在临床具有哪些特殊的诊断价值？最后，最该牢牢记住的是该序列最该用于解决哪些临床问题。在磁共振脊柱成像过程中有时需要解决的是明确脊髓内有无异常病变。因为脊髓体积相对较小，对成像的空间分辨率和软组织对比分辨率要求都很高。尽管磁共振成像具有无与伦比的软组织对比分辨能力，但在明确细微的脊髓病变时仍需要在序列和参数上做特别细致的优化。这里展示的是一个脊髓灰质病变，在非脂肪抑制矢状位 T2 加权像颈段脊髓内隐约可见条形稍高信号影，脂肪抑制 T2 加权像病变较非脂肪抑制 T2 加权像显示清晰，这是较高的脂肪信号被抑制后一定程度上提高了病变和正常脊髓之间的对比度。轴位 FSE T2 加权像未见明显异常，而对应的 MERGE 成像上可见明确的斑片状异常信号改变，同时也能清晰显示脊髓灰质的“H”形结构。因为脊髓病变内水分含量增多没那么明显，TE 时间长信号衰减明显，而 MERGE 是多回波融合梯度回波，高信噪比加上相对短的 TE 使病变得以清晰显示。

精选解读之七十五：

ZTE 成像明确关节软骨精细改变（1）

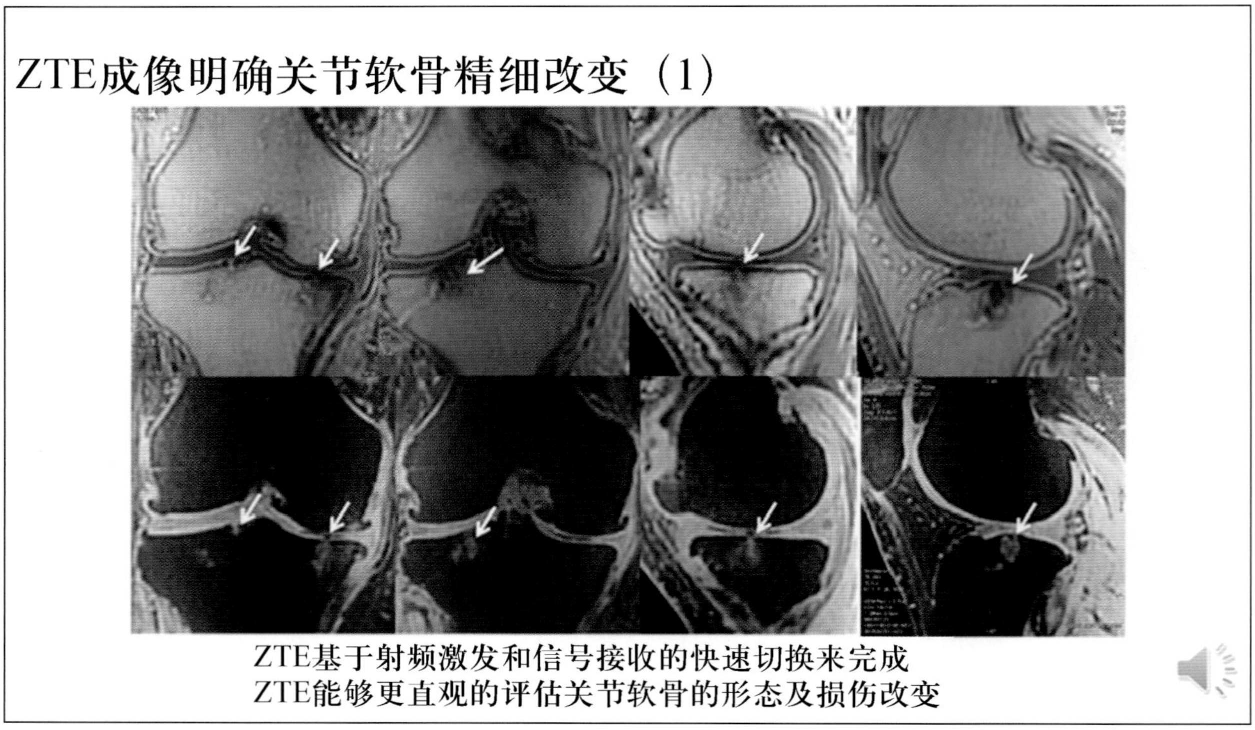

内容导读：关节软骨是覆盖在关节面的特殊软骨组织，通常为透明软骨。软骨间质由无定形基质和包埋在基质内的纤维组成。无定形基质的化学成分主要为软骨蛋白多糖，它以透明质酸为主干，通过其上的许多蛋白短链与硫酸软骨素 A、硫酸软骨素 C 和硫酸角质素等形成瓶刷状大分子即分子筛，再结合大量的水构成固态结构。了解关节软骨的这一结构特点对于磁共振成像其实有特别重要的指导意义。因为关节软骨中的水以固态水形式存在，所以具有特别短的 T2 弛豫属性，这对于进行关节软骨成像和设计扫描参数都必须加以考虑。临床上有很多用于显示关节软骨的成像序列，而这里介绍的 ZTE 成像方案因为 TE 时间短到可以忽略不计，因此即便在不施加脂肪抑制时关节软骨也会表现为较高的信号，特别是在骨皮质的衬托下，在 ZTE 扫描序列上正常关节软骨表现为很明确的连续的线型信号。这里展示的病例是一个退行性骨性关节炎病例，在非脂肪抑制和脂肪抑制 ZTE 成像序列上可以清晰显示部分关节软骨磨损信号减低，并可见部分软骨断裂及其下方的骨髓内异常信号改变。这些征象有助于精准评估关节软骨损伤的程度及进一步治疗方案的制订。

精选解读之七十六：

ZTE 成像明确关节软骨精细改变（2）

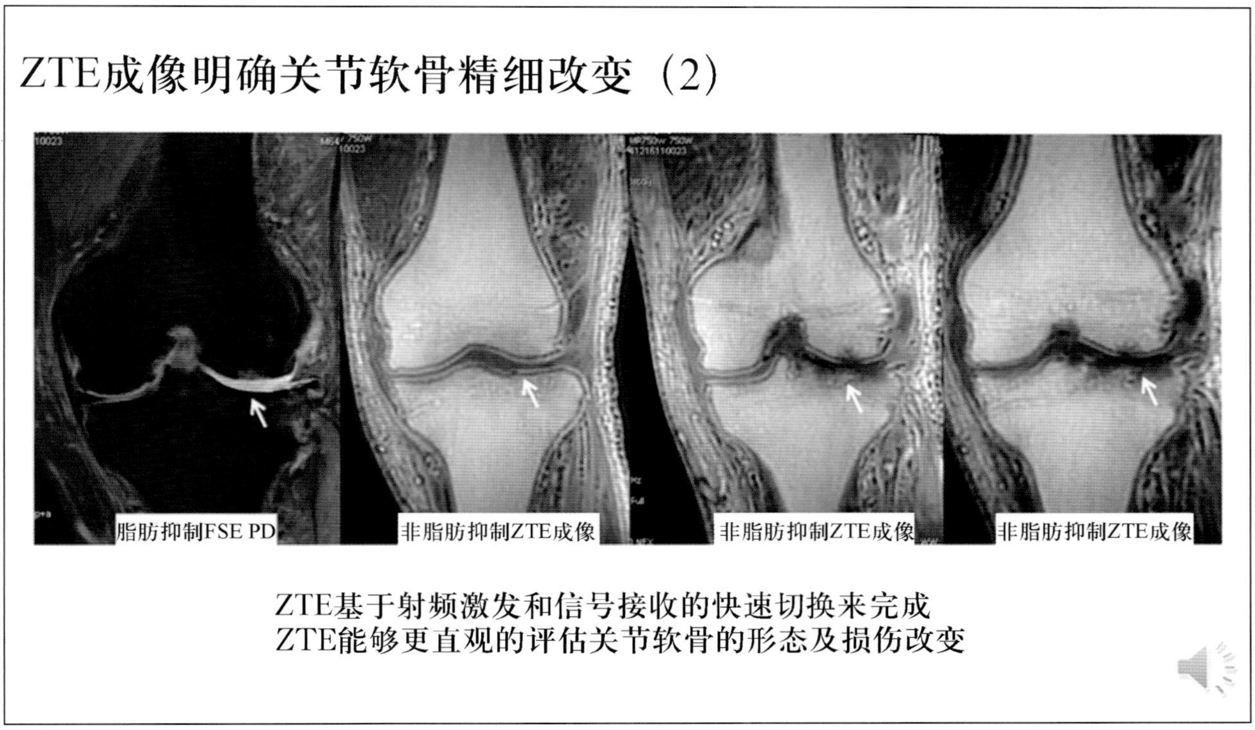

内容导读：关节软骨由软骨基质和其中的软骨细胞组成。其中，软骨基质中无定形基质的主要成分是软骨蛋白多糖，通过其透明质酸和硫酸软骨素 A、C 及硫酸角质素构成分子筛并网络大量水分子构成固态结构，这个固态结构与不同类型的纤维共同构成了关节软骨的间质。关节软骨在关节运动中具有重要的功能，它可以减少构成关节的骨与骨之间的相互摩擦，同时关节软骨还具有一定的弹性，具有关节运动中的抗震作用。退行性骨关节炎的一个重要改变就是关节软骨的损伤，并因此导致关节功能障碍和活动受限。当关节软骨损伤上关节运动将会导致构成关节的骨与骨直接摩擦，而且也丧失了关节软骨对骨的保护作用。这里展示的病例通过与脂肪抑制质子密度像对比，ZTE 成像能清晰显示胫骨平台部分关节软骨磨损、消失，相对应的股骨部分关节软骨也呈少许低信号改变，提示磨损。在 PD 图像上因为相应区域关节腔内水分高信号影响，无法清晰显示关节面软骨。而此处的 ZTE 成像关节腔液体呈低信号，可以清晰显示关节面软骨磨损改变。

精选解读之七十七：

磁共振灌注成像解决方案

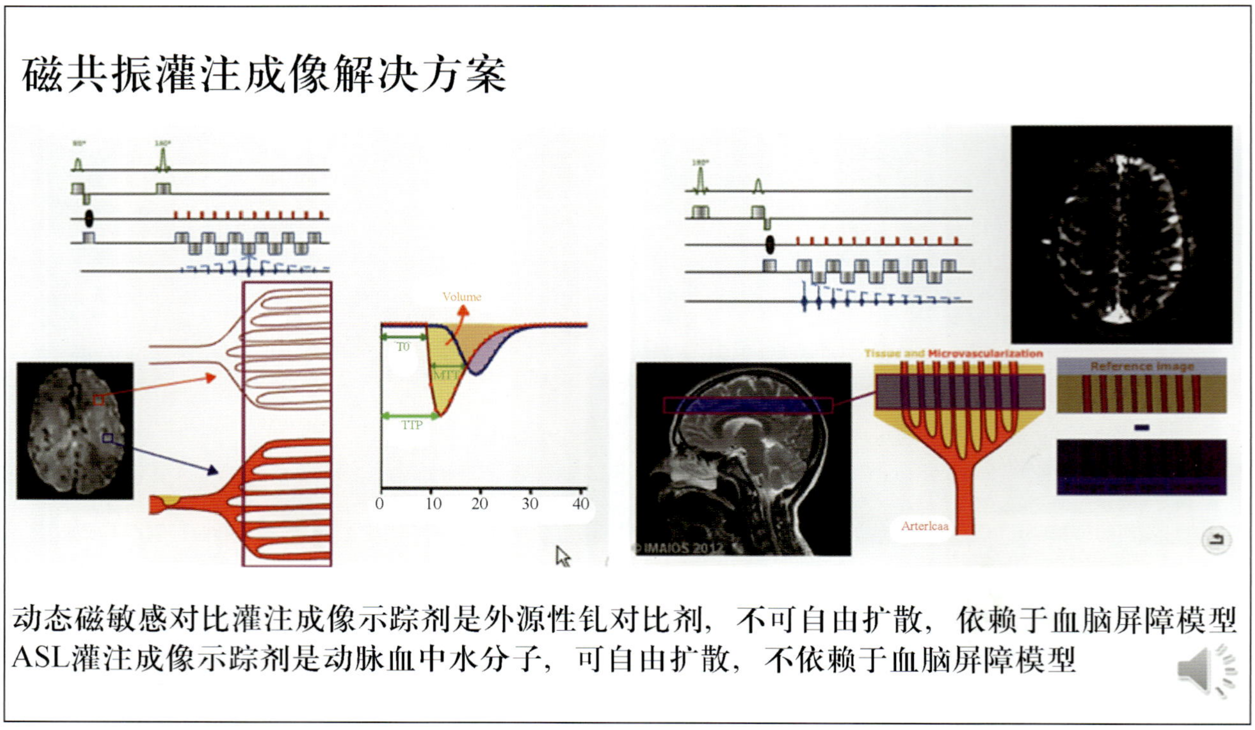

内容导读：这里讨论的磁共振灌注成像解决方案是指用于头部的灌注成像解决方案。头部的灌注成像临床解决方案可以分为两大类：采用外源性对比剂的动态磁敏感对比灌注成像解决方案和采用内源性示踪剂的动脉自旋标记灌注成像解决方案。动态磁敏感对比灌注成像（dynamic susceptibility contrast，DSC）所依赖的模型是血脑屏障，因为外源性对比剂钆剂分子量比较大，不能自由通过血脑屏障，所以当对比剂通过脑组织的微循环时对比剂停留在血管内并形成了与血管外组织间隙之间的磁敏感差别。通过对这种磁敏感差别的分析来反映组织内微循环灌注。而ASL灌注成像采用的示踪剂是动脉血中被磁化标记的水，水分子分子量小，可以较自由地通过血脑屏障。是否依托于血脑屏障既是构成两种灌注成像机制的主要差别，也是导致两种灌注不同临床应用的重要原因。在后续的病例分享中会深入讨论这些话题。这里需要补充强调的是：灌注和增强扫描反映是不同的病理改变信息：灌注成像反映的是微循环血流信息，而增强扫描反映的是血脑屏障是否存在或完整。

精选解读之七十八：

ASL 技术解读（1）：标记脉冲类型

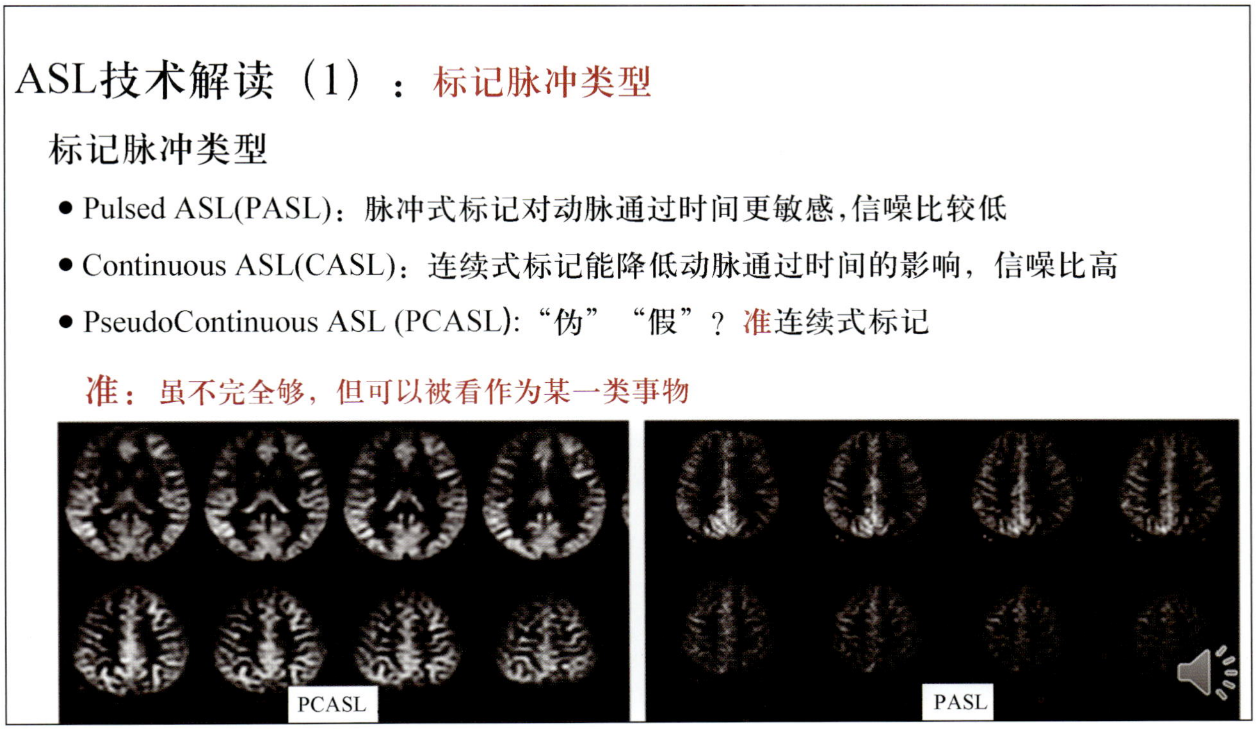

内容导读：在 ASL 灌注成像解决方案的学习过程中，标记脉冲的类型是其中一个特别重要的内容。标记脉冲类型可以分为三种类型：①脉冲式标记，这是最简单的标记脉冲类型也是传统 ASL 灌注成像所采用的标记脉冲类型。这种标记脉冲类型的特点是每次标记持续时间短，标记的范围宽。因为标记范围宽所以会产生比较明显的磁化传递效应和对周边的影响。该标记类型标记效率低，通常用于 2D ASL 灌注成像；②连续式标记脉冲类型：这种标记脉冲类型理论上对动脉到达时间等不敏感，但因为 SAR 值等限制，并未真正常规使用；③准连续式标记脉冲类型：可以理解为脉冲式标记类型和连续式标记类型的有机结合，既具备连续式标记脉冲类型的大范围成像和高信噪比的优点，同时又避免了连续式标记脉冲类型的 SAR 值问题。在国际共识中将准连续标记脉冲（pseudocontinuous ASL，PCASL）定位为 ASL 实际执行方案中连续式标记脉冲类型的最佳执行解决方案。PCASL 采用的标记脉冲带较窄，因此可以精准界定标记持续时间，这对于后续的定量研究非常重要。这里建议 ASL 使用者一定要了解所使用的 ASL 解决方案的标记脉冲类型等技术细节，这些对于临床及科研工作都很重要。

精选解读之七十九：

ASL 技术解读（2）：动脉到达时间与血流毁损梯度

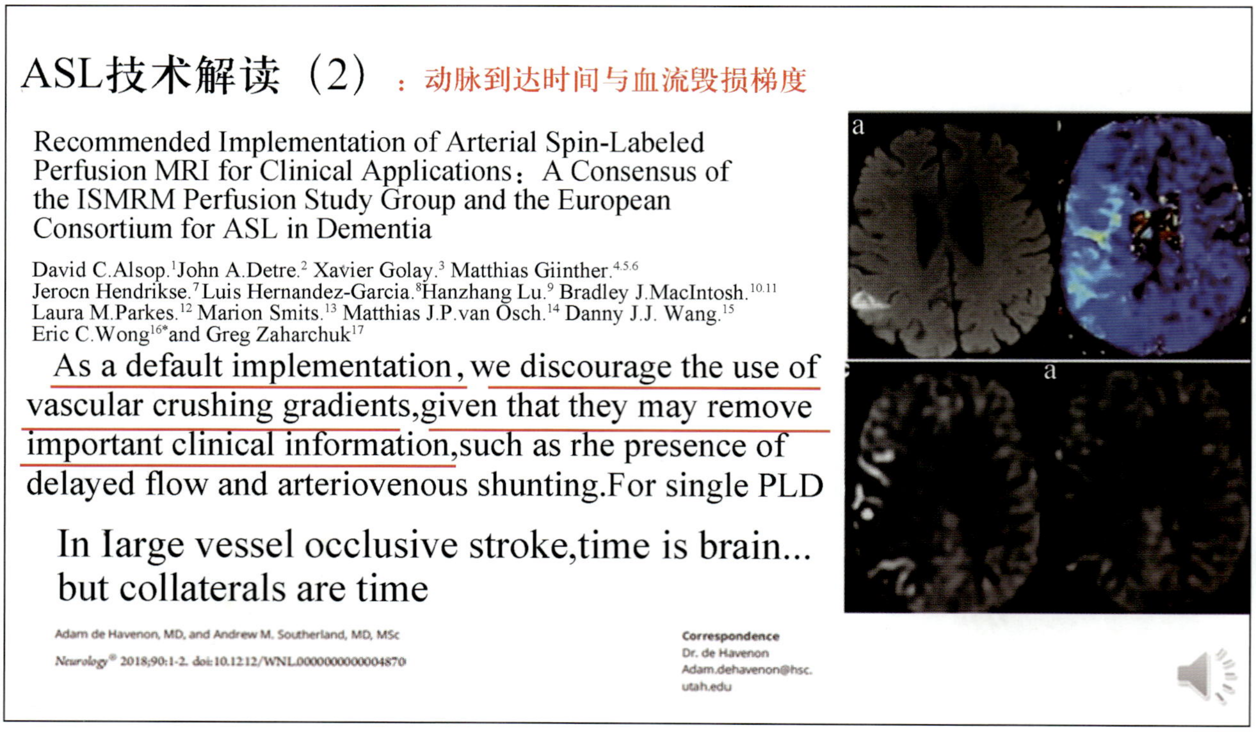

内容导读：在使用 ASL 灌注成像过程中需要对 ASL 成像方案中一些重要的概念有比较深入的了解，这样才能更好地判读这些征象的实际临床意义。由于受血流速度和标记后延迟时间的影响，在 ASL 灌注成像采集过程中，有一部分被标记的血液未能完成与组织的交换而是停留在大血管内，以往将这种停留在大血管内的这些高信号称为动脉到达伪影。从局部测量的角度来看，这种血管内高信号有可能导致所画感兴趣区内的血流量产生一定的误差，但简单地称之为伪影也不确切。因为这种停留在大血管内的高信号实际上蕴含着重要信息，如代偿的侧支循环或动静脉短路的血管等。有些 ASL 执行方案通过施加血流毁损梯度来消除这种所谓的“动脉到达伪影”，从而使之无法显示侧支循环血流信息，这是得不偿失的。在有关 ASL 的国际指南中明确指出“作为默认的执行方案，我们不鼓励使用血流毁损梯度，因为它们会消除重要的临床信息……”。在 2016 中文版 ASL 专家共识中也将这种“动脉到达伪影”称为“大血管内高信号”。这不是一个叫法的改变，而是认识上的一个重要突破。

精选解读之八十二：

增强扫描与灌注成像反映的是不同的病理改变（2）

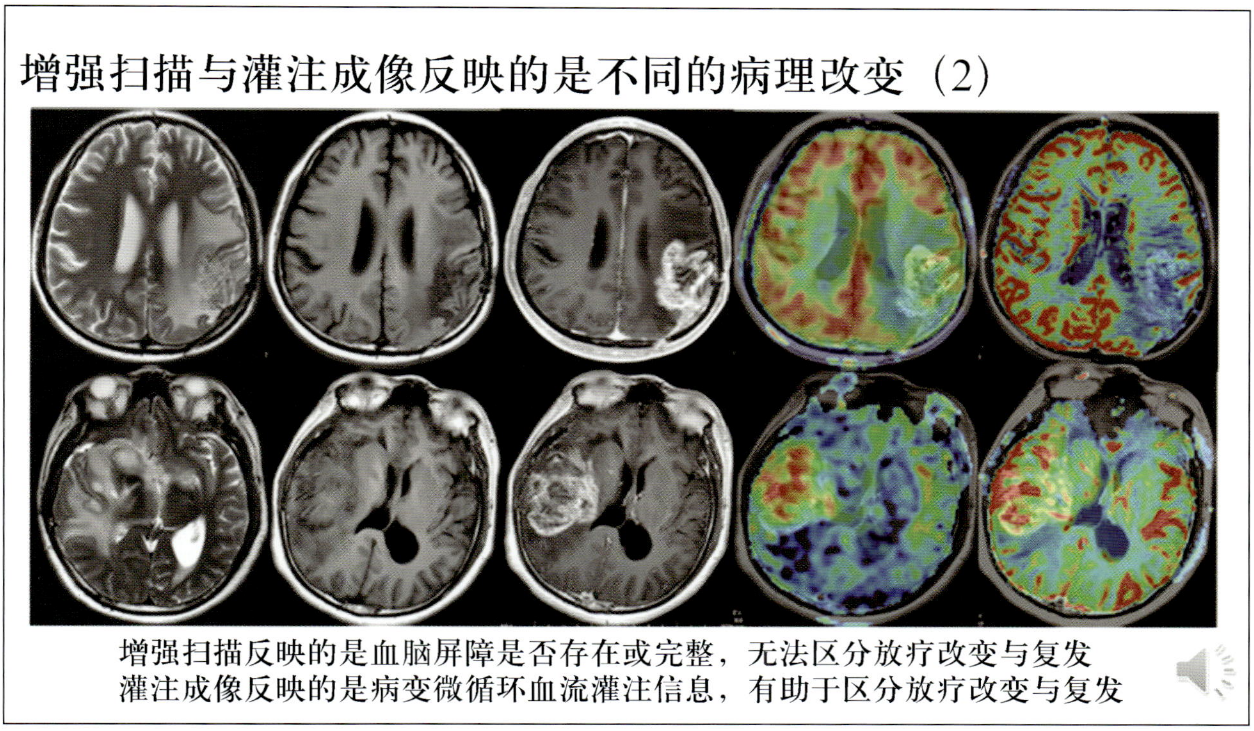

内容导读：这里展示的两个病例都是胶质瘤术后并进行放射治疗后复查的患者。在增强扫描后两个病例都表现为明显的强化表现。如果停留在这个检查阶段那报告的结果只能是胶质瘤放疗后复查，因为单纯根据增强扫描无法鉴别是单纯放疗后改变还是放疗后复发，这二者都可以导致血脑屏障破坏，在增强扫描上因而都可以表现出明显的强化。显然仅有增强扫描是不够的。这两个病例进一步进行了ASL 及 DSC 灌注成像，上排病例在两种灌注成像上表现为低灌注，而下排病例在两种灌注成像上表现为高灌注。这表明上排病例符合单纯放疗后改变，而下排病例提示强化区有新生血管，提示有肿瘤复发。增强扫描能够反映的是病变区是否有血脑屏障或血脑屏障是否完整，而灌注成像反映的才是病变的微循环改变，是否有无新生血管这是判断肿瘤有无复发的一个重要的生物学标志。当肿瘤复发后局部代谢旺盛导致该区域缺氧，缺氧会刺激血管内皮增长因子 VEGF 的分泌，从而促进肿瘤新生血管的形成。两个病例的结果再一次表明：增强扫描和灌注成像反映的是不同的病理改变，也具有不同的临床诊断价值。

精选解读之八十三：

ASL 灌注成像中不同 PLD 的临床解读

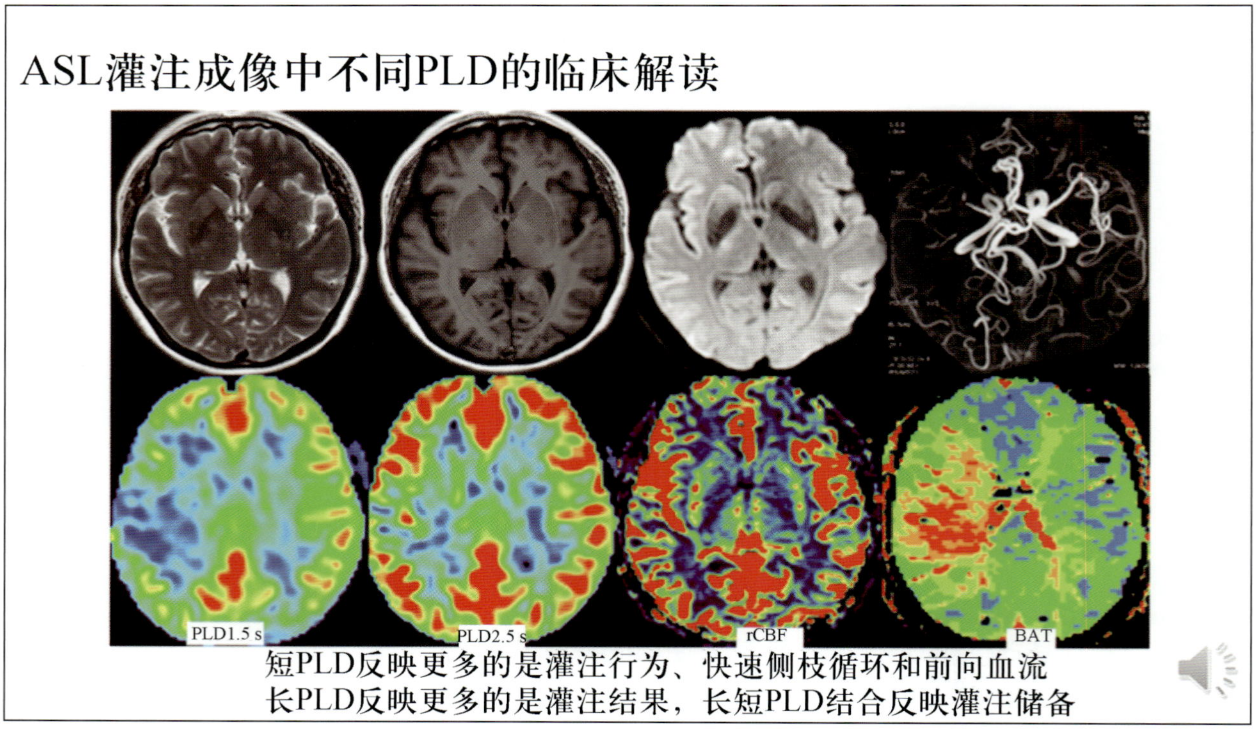

内容导读：临床上有一半以上的短暂脑缺血发作（TIA）的患者可能存在着潜在大血管问题，这可能也是为什么在重复发作的 TIA 患者 90 天内可能会发生远期不良事件。这些患者因为自身有足够的代偿可能在常规的磁共振成像序列如 T1、T2 或 DWI 成像没有异常发现，但在血管成像或 ASL 灌注成像则可以发现血管狭窄或闭塞以及在短 PLD 的 ASL 灌注成像时的相对低灌注。对于 ASL 灌注而言，不同的 PLD 可以反映不同的临床信息。这里可以发现对于右侧大脑中动脉重度狭窄或闭塞病例在相对短的 PLD 如 1.5 s 时可以发现右大脑中动脉供血流域的相对低灌注，而在更长的 PLD 即 2.5 s 时两侧代偿对称。这提示该病例有足够的血流代偿。在 DSC 灌注成像上因为是 1 分钟的积分结果，所以其 rCBF 是正常的，但在反映血流速度的对比剂到达时间（BAT）上 ASL 显示相对低灌注区域显示对比剂到达时间明显长。综合这些所见征象可以简单地总结为：在 ASL 灌注成像中短 PLD 反映更多的是血流灌注行为包括血流速度快慢、血流路径长短，而长的 PLD 反映更多的是灌注结果。后面的病例展示还会提示我们短 PLD 也能反映快速侧支循环代偿及部分前向血流信息。

精选解读之八十四：

灌注成像：不同信号读取方式不同临床应用价值

灌注成像：不同信号读取方式不同临床应用价值

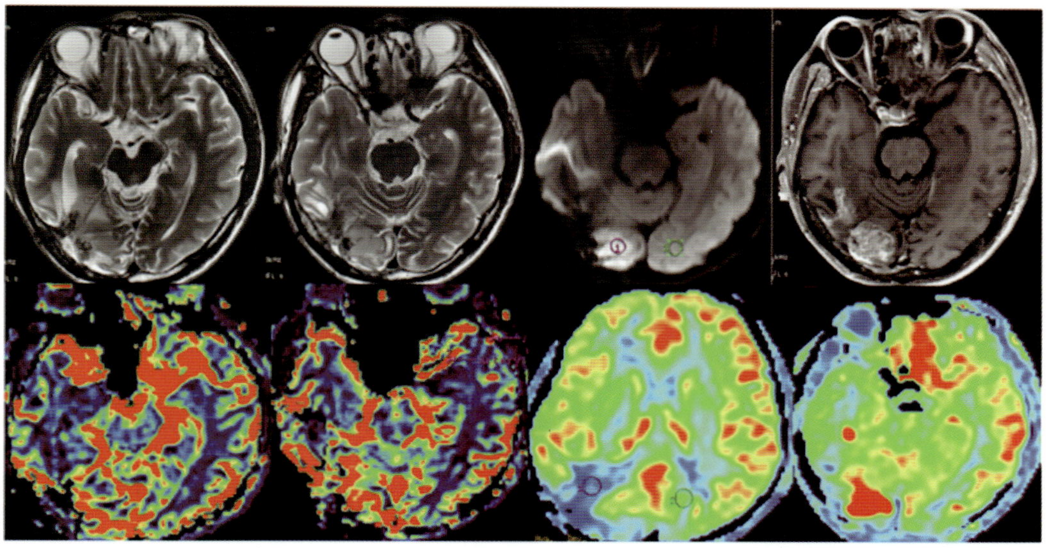

不同的信号读取方式使得DSC和3D ASL灌注临床应用也不同

内容导读： 采用 FSE 的 3D ASL 信号读取方式，可以最大化消除成像区域内各种原因所导致的磁敏感伪影或金属残留伪影。这对于肿瘤类病变的术后复查有特别重要的临床价值。对比剂动态磁敏感灌注成像中为了突出对比剂所导致的磁敏感差别采用基于 EPI 的信号读取，而且通常会采用梯度回波 EPI（GRE-EPI）。这种信号读取方式对于成像区域内的各种导致磁场不均匀的因素都极为敏感。这里展示的是一个右侧枕叶胶质瘤术后复查的病例，常规成像序列 T2 加权像显示病变区少许低信号改变，同时可见一类圆形稍长 T2 信号病灶，DWI 成像显示少许信号丢失，增强扫描病灶强化。DSC 灌注成像上因受磁敏感伪影影响病变灌注无法准确评价；而在基于 FSE 信号读取的 ASL 灌注成像提示实性病灶明显均匀高灌注改变，提示肿瘤残存或复发。同时 ASL 灌注也可清晰显示手术残留低灌注区，提示术后改变。对比可见不同的信号读取方式在临床应用价值上具有很大的差别。

精选解读之八十五：

灌注成像：不同灌注模型不同临床应用价值

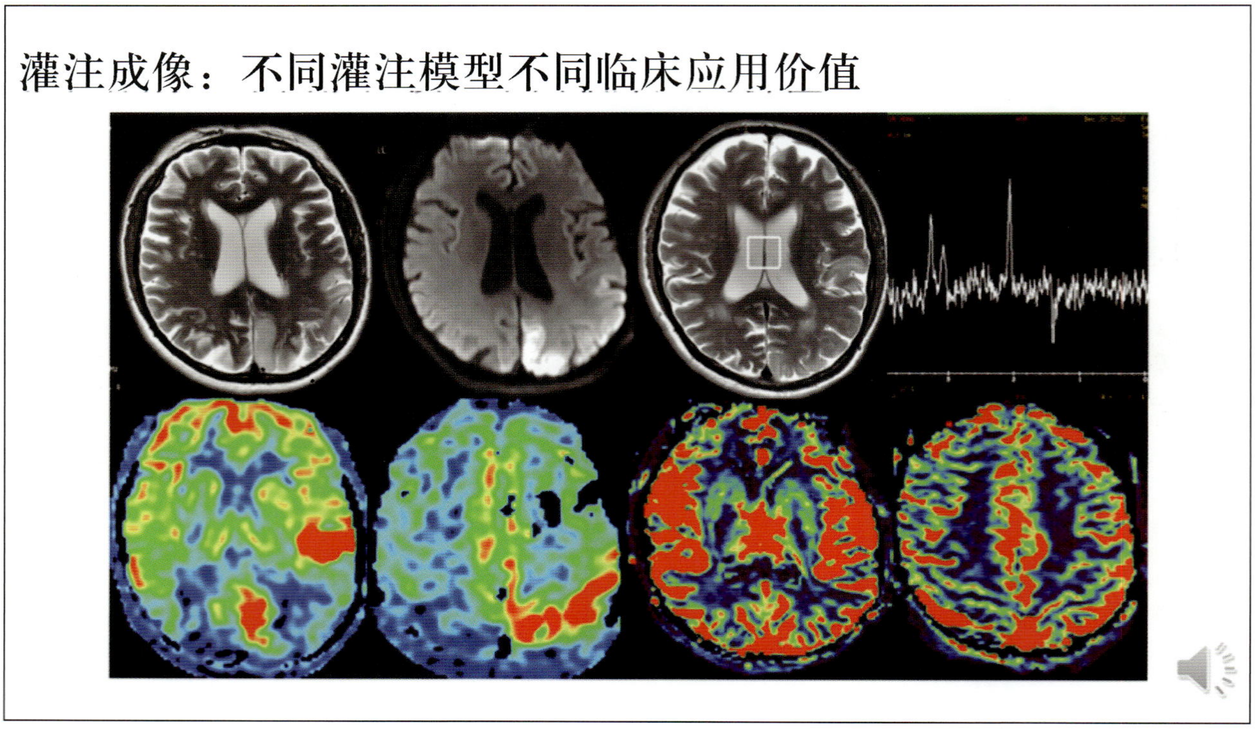

内容导读：ASL 灌注采用的是动脉血中的水作为内源性示踪剂来进行灌注成像研究，而 DSC 采用的是外源性对比剂钆剂作为示踪剂。水分子相对小，可以通过血脑屏障，而钆剂分子量大不能通过正常的血脑屏障。因此 ASL 灌注不依赖于血脑屏障模型，也就是说在 ASL 灌注成像其灌注结果不受血脑屏障情况影响；而 DSC 灌注模型只有在血脑屏障完整时才成立，一旦血脑屏障破坏就会严重影响其灌注结果的准确性。这里展示的是一个线粒体脑肌病（Melas）病例。该病是一种遗传性疾病，表现为线粒体结构和（或）功能异常不能进行正常的三羧酸循环，因此其无氧酵解明显增强并导致乳酸堆积。乳酸堆积的结果导致小动脉扩张及相应脑区的高灌注。在 ASL 灌注成像可见左侧大脑散在分布的明显高灌注改变，但该高灌注改变在 DSC 灌注表现不明显，这是因为能量代谢障碍导致血脑屏障功能受损，从而导致 DSC 灌注时对比剂通过期间不能建立起足够的磁敏感差别。可见，不同的灌注模型在临床应用上也会产生非常不同的临床价值。

精选解读之八十六：

ASL 灌注成像在大血管狭窄评估中的价值

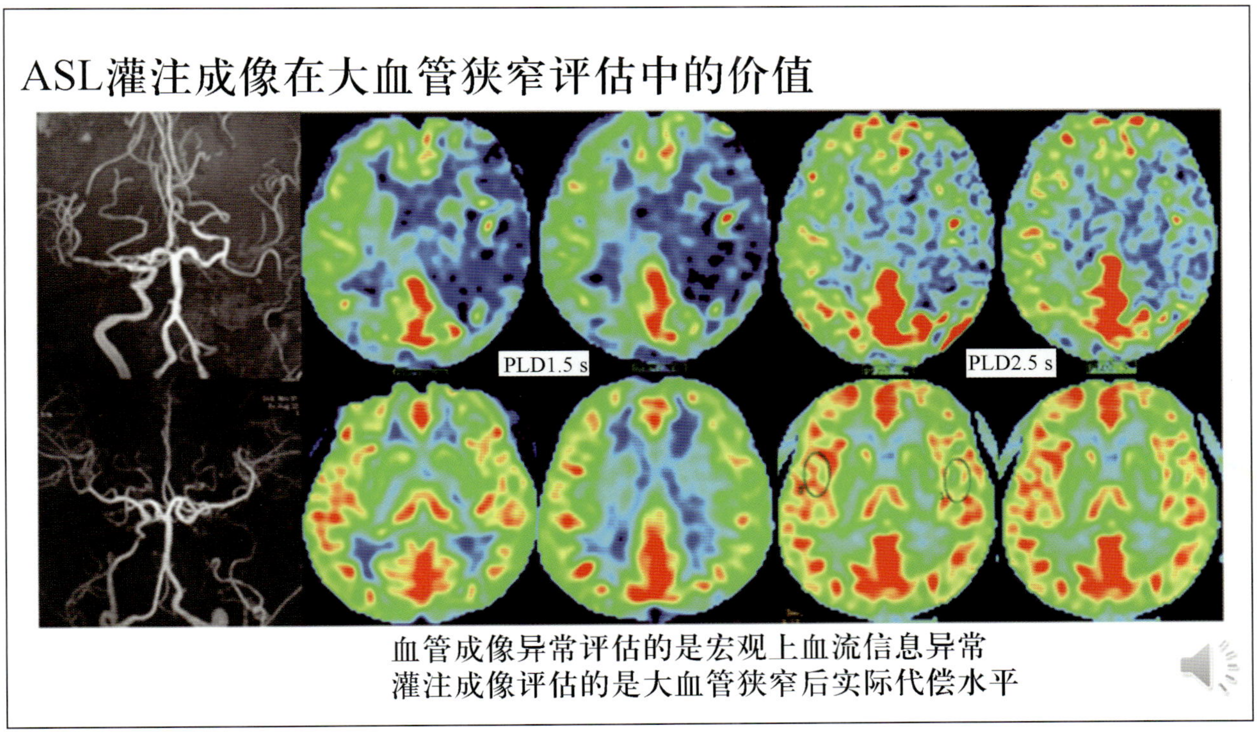

内容导读：磁共振血管成像如 TOF MRA 等可以很明确地诊断颅内大血管的重度狭窄或闭塞改变，但从临床治疗的角度仅有这些形态学信息还不够。对于大血管狭窄或闭塞而言，其自身的代偿水平不仅会影响其在未治疗的情况下远期不良事件发生的概率，同时也会影响经过干预治疗如内膜剥脱或支架治疗后预后或发生高灌注出血的风险。这里展示的两个病例在磁共振血管成像时都显示为左侧颈内动脉显示不清，但在 ASL 不同 PLD 灌注成像时两者表现截然不同：上排病例无论在 PLD 1.5 s 还是 PLD 2.5 s 都显示左侧大脑中动脉供血流域低灌注改变，PLD 2.5 s 时部分代偿；而下面病例在两个不同的 PLD 灌注成像都表现出完全代偿。这提示下面病例应该有比较完整的 Willis 环，因此可以实现快速代偿。这种灌注评估对于远期风险评估及干预治疗风险评估都有重要价值：上排病例如不治疗则不良事件风险很大，若治疗也存在着大血管再通后高灌注甚至出血可能。自身代偿较差会导致狭窄或闭塞血管远端区域血管系统不同程度的损伤，当主干血管再通后远端血管能否正常输送血流及能否承受相应血流压力都值得思考；下排病例则较乐观，不治疗风险也相对小，治疗后预后也会更好。重要的是，快速的 Willis 环侧支循环代偿对于维持原有血管通路的正常功能很有意义。

精选解读之八十七：

ASL 灌注成像与磁敏感成像联合评估大血管狭窄后代偿

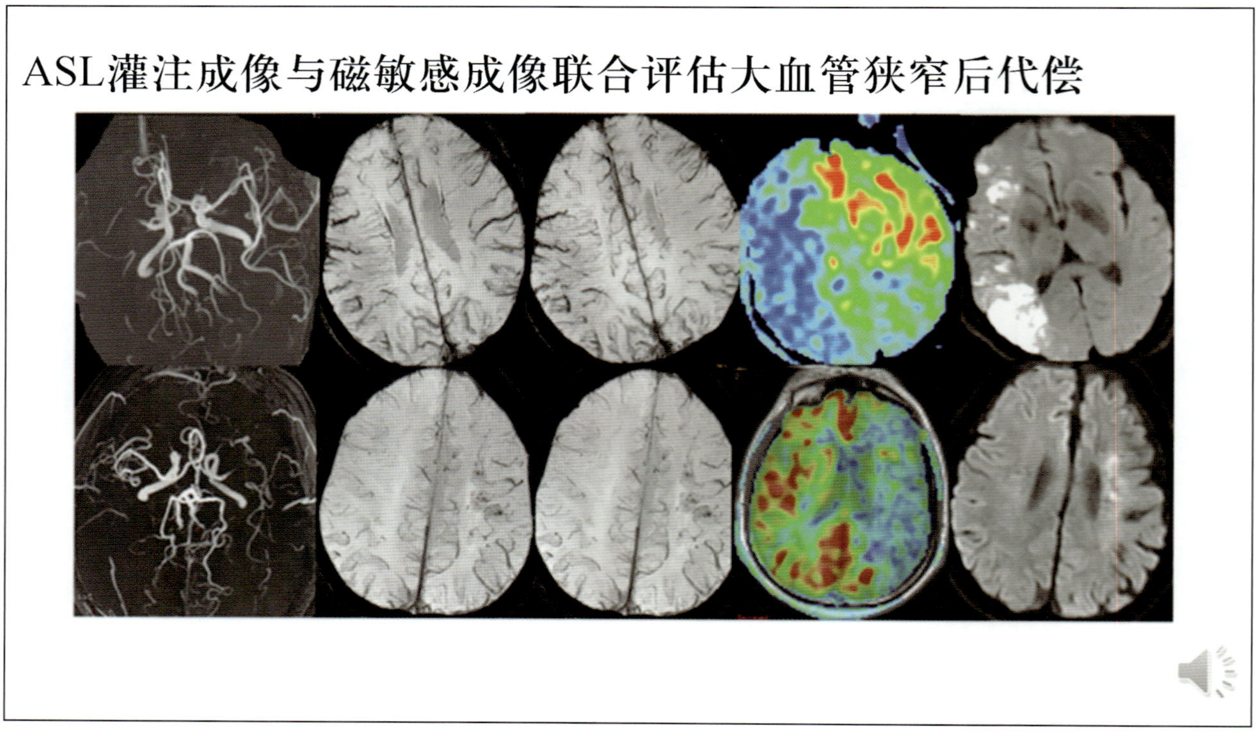

内容导读：大血管狭窄后的代偿评估无论对于远期不良事件的发生概率还是进一步干预治疗的风险评估都有重要的临床价值。当大血管狭窄后人体会启动自身的各种代偿，如结构代偿即各级侧支循环代偿、功能代偿即小血管扩张及代谢代偿。代偿的不断升级也意味着代偿能力的逐渐耗竭。磁共振成像对于颅内大血管狭窄或闭塞后的多技术联合评估能够提供丰富的影像学信息。这里展示的两个病例都是大脑中动脉的狭窄或闭塞，进行磁敏感加权成像时上排病例显示右侧大脑中动脉供血组织内可见明显的呈梳状排列的低信号细线影，也就是明显的毛刷征，这提示大血管狭窄后相应区域血供代偿不足后启动了组织代谢代偿，组织的氧代谢增强，相应区域血管内血液中脱氧血红蛋白浓度升高；下排病例在大血管狭窄远端组织内可见簇状血管影像，也提示为显示增多的静脉或者小动脉，这些征象也表明启动了组织代谢代偿。这两个病例在 DWI 图像都表现出不同程度的梗死灶，也是表明逐步失代偿的征象。

精选解读之八十八：

ASL 灌注成像与 DWI 成像联合评估缺血半暗带与预后

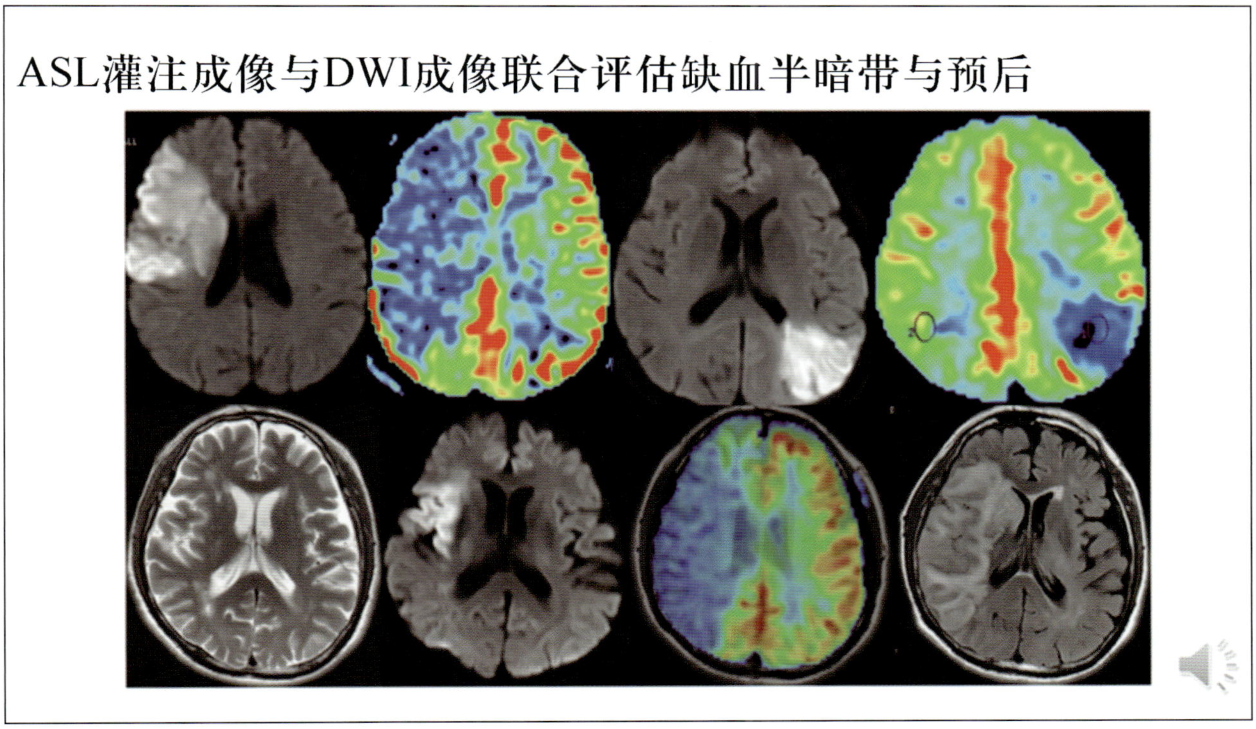

内容导读：随着对缺血性脑卒中治疗理念的不断进步，现在已经进入到了从单纯时间窗评估到组织窗评估的时代。特别是对那些超出了时间窗的患者，经过组织窗评估还可以赢得进一步治疗的机会。在组织窗评估中影像学肩负着很重要的使命，而磁共振多模态评估手段也为组织窗评估带来更多的临床优势。在磁共振评估中，联合 ASL 灌注成像和 DWI 成像能评估是否有缺血半暗带，这不仅是决定是否进一步治疗的重要依据，而且通过评估缺血范围对于预后判断也至关重要。DWI 成像梗死核心的容积也是决定是否溶栓治疗的一个指征。这里展示的是几个不同的病例，上排两个病例一个通过联合评估提示有缺血半暗带，而另一个则没有缺血半暗带。有缺血半暗带即提示存在治疗的机会，但另一方面也预示有进一步恶化的可能。下排病例就是一个初次在 ASL 灌注和 DWI 成像提示有明显的半暗带存在，但两周后转化为大面积脑梗死。这说明缺血半暗带经过积极的治疗并非都能得以成功挽救。

精选解读之八十九：

ASL 灌注成像评估大小血管病变

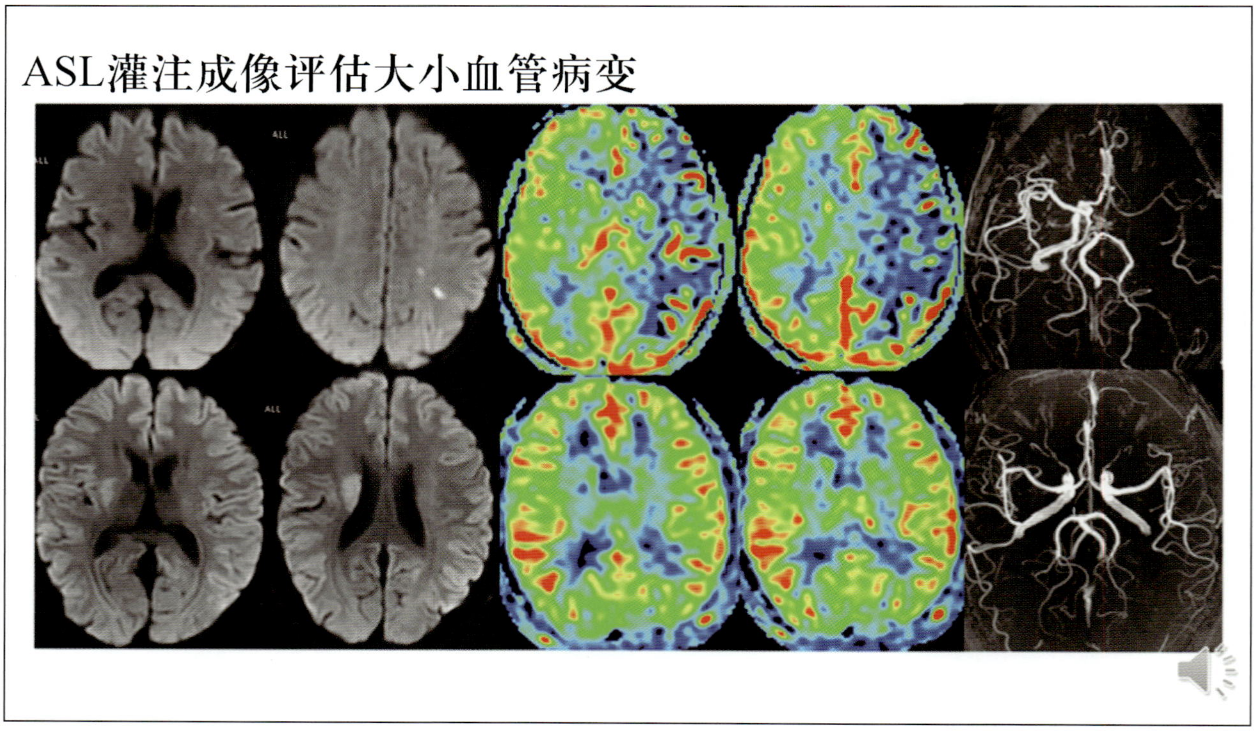

内容导读：在磁共振成像日常临床工作中很多进行头部磁共振检查的患者可能会发现一个或数个大小在 2 cm 之内的梗死灶，这些病灶或是新鲜的，或是陈旧的。于是，临床上通常见到腔隙性脑梗死或腔隙灶这类影像报告。但是从病因上来看，这个诊断可能是错误的。因为腔隙性脑梗死或腔隙灶被划分为小血管病，而腔隙性脑梗死更严格地说应该是由于相应区域小血管自身的玻璃样变或纤维素样坏死导致小血管闭塞并进而导致腔隙性梗死的发生。但事实上，临床上很多影像上表现为腔隙性脑梗死或腔隙灶的致病原因并非小血管自身，而是源于大血管狭窄导致代偿不足或穿支动脉口粥样硬化或载体动脉粥样硬化累计相应穿支动脉开口等而导致这些多发或单发的小梗死灶发生，这时其病因就是大血管病变范畴。鉴别大、小血管病变具有重要的临床意义，因为它们的病理改变不同治疗方法也不同。这里显示的两个病例虽然在 DWI 成像显示为多发或单发腔梗，但 ASL 灌注成像及 TOF MRA 提示上排病例是大血管病变，而下排病例是小血管病变。这里的病例也说明单纯根据影像学形态改变诊断腔隙性脑梗死是不准确的。

精选解读之九十：

ASL 灌注成像精准评估缺血性脑卒中治疗后高灌注（1）

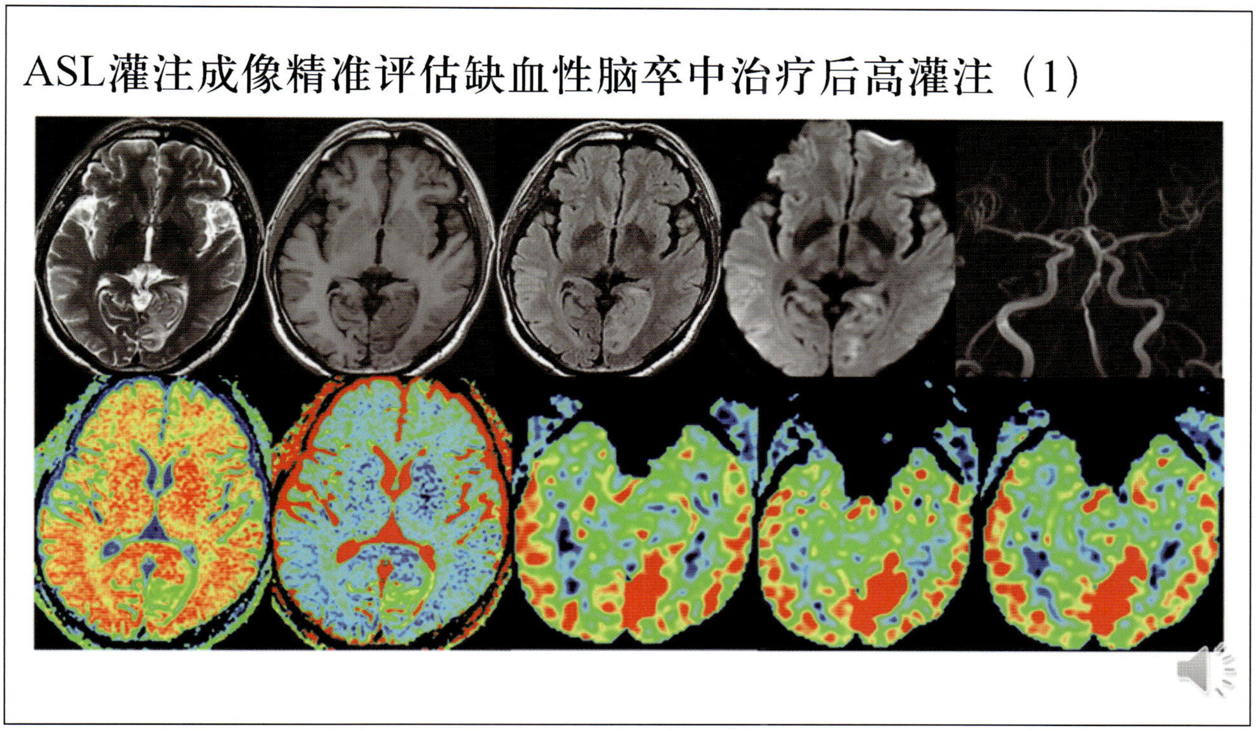

内容导读：缺血性脑卒中治疗过程中的磁共振多模态评估对于实现精准治疗特别重要。磁共振多模态评估能够评估缺血性脑梗死在治疗过程中的各种转化，这对于疗效判断、预后评估都具有特别重要的指导意义。特别是随着 ASL 技术的不断推广，还能评估在缺血性脑卒中治疗过程中所出现的治疗后高灌注，这种高灌注的出现具有重要的临床意义，它和缺血性脑卒中治疗后的出血转化具有很强的相关性，而出血转化又是缺血性脑卒中治疗过程中最可怕的临床转化，它会导致致死、致残率都明显提高。如果能够发现治疗过程中出现的高灌注，及时调整治疗方案就可能避免这种出血转化的发生。缺血性脑卒中治疗过程中的高灌注出现提示闭塞大血管再通或经侧支循环代偿导致缺血远端组织内出现血流灌注，但因为大血管闭塞导致其供血流域组织内的小血管平滑肌受损，丧失了收缩、舒张的血流调节功能，所以一旦主干血管再通或经侧支代偿恢复缺血区血供，因为相应小血管血流调节功能失调就导致血液不停灌入组织，最后形成高灌注。高灌注也提示可能存在着梗死区域功能性毛细血管床密度减低，从而导致血液也无法完成交换。当出现高灌注后如果继续扩容、抗凝等治疗就可能发生出血转化。文献报道：治疗后出现高灌注其出血转化的概率是没有高灌注的约 3.7 倍。

精选解读之九十一：

ASL 灌注成像精准评估缺血性脑卒中治疗后高灌注（2）

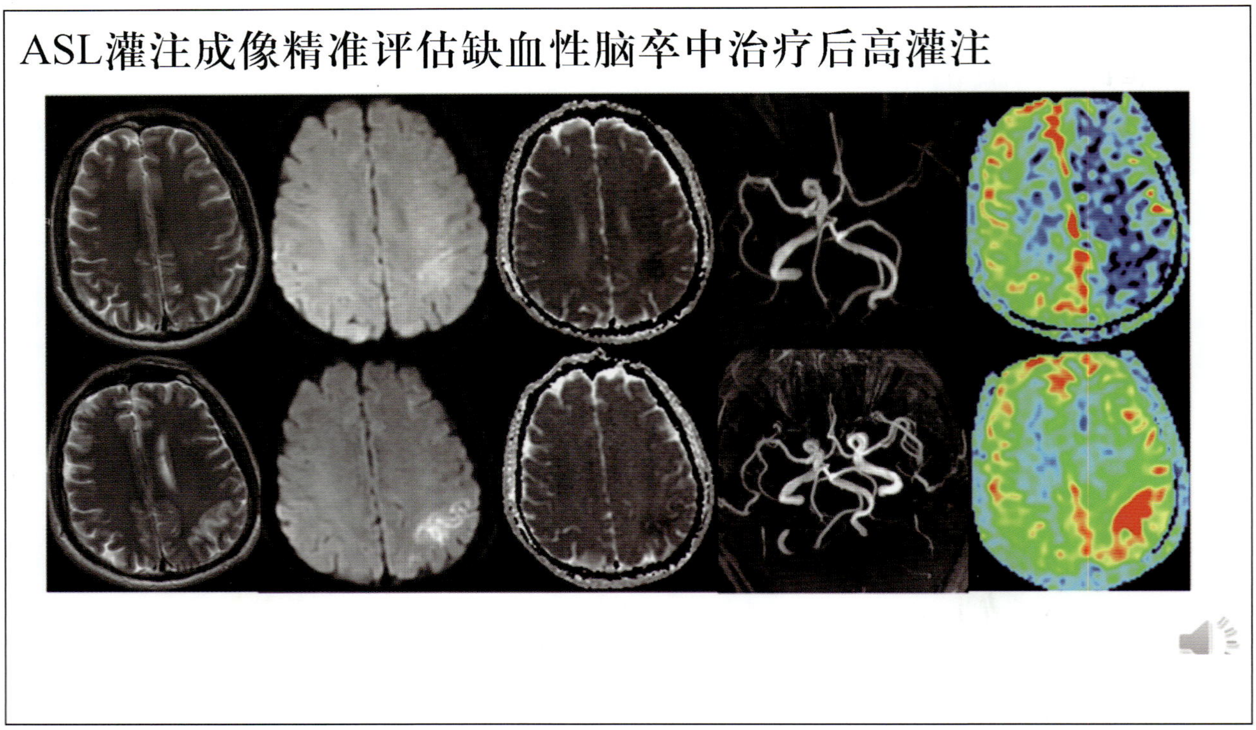

内容导读：对于处于溶栓时间窗内的缺血性脑卒中进行静脉溶栓，或者虽然超过溶栓时间窗但组织学评估有明显半暗带的患者进行机械取栓后，磁共振多模态评估对于疗效评估以及进一步治疗方案的制订都至关重要。在磁共振的多模态评估方案中，磁共振血管成像可以很直观地告诉闭塞大血管是否再通，但是这个信息还远远不够。在缺血性脑卒中的临床治疗中，特别需要建立再通不等于再灌注这一重要概念。其实再通不等于再灌注是一个相互的关系，一方面是说即便大血管再通了，远端缺血脑组织的血流供应也未必能得到真正的再灌注，这里面的因素比较多，譬如因为大血管急性闭塞导致其远端供血流域组织缺血缺氧，这些组织内的血管结构同样也会因为缺血缺氧而发生坏死，坏死的细胞就可能导致相应血管腔闭塞，综合的结果就是功能性毛细血管床密度的减低，所以即便大血管再通了，但组织可以表现为无复流现象；再通不等于再灌注的另一个方面的含义是再灌注也不等于再通。很多时候即便大血管没有再通，但因为侧支循环代偿也可能导致相应缺血组织中恢复灌注。这里展示的病例治疗前后对比发现治疗后大血管再通，而且远端大多数区域组织恢复正常再灌注，但其中有斑片高灌注，注意这个区域刚好对应于 DWI 上高信号区，提示该区域虽然恢复血流，但局部小血管调节功能受损。

精选解读之九十二：

ASL 灌注成像与 DWI 成像联合应用鉴别真假卒中

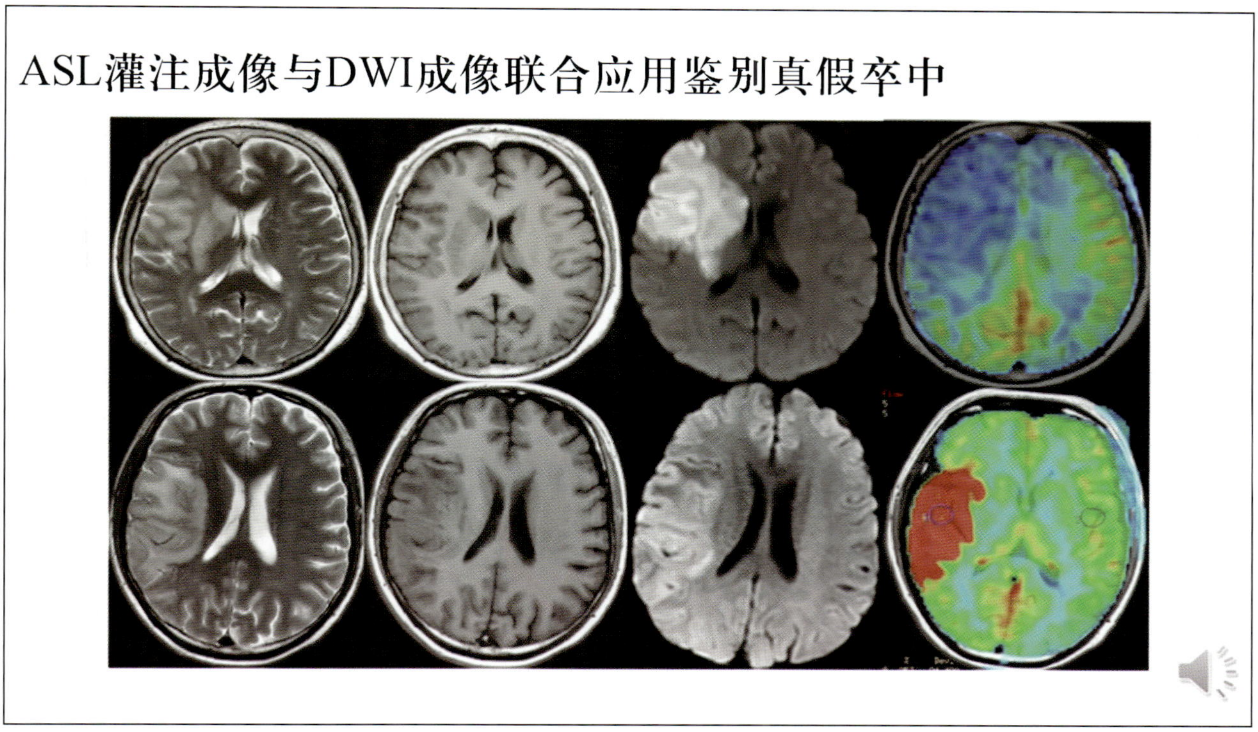

内容导读：在临床实际工作中，有些不是脑血管病的疾病但其临床表现可能和缺血性脑卒中非常类似，以至于这些患者可能被错误溶栓或其他治疗。这种临床表现酷似缺血性脑卒中但实际上又不是真正脑血管病的疾病被称之为假性卒中。显而易见对于真假卒中的鉴别诊断在临床上具有重要意义，也是实现正确治疗的基础。这里展示的是两个不同的病例，上排是缺血性脑卒中，下排是线粒体脑肌病。两个病例的常规 T2 像都表现为长 T2 信号改变，T1 像轻度到较明显长 T1 信号改变。在 DWI 成像两者表现差别较大，上排图像 DWI 病变区呈明显高信号，灰白质同时受累，而下排图像 DWI 稍高信号，部分区呈稍低信号。更重要的是，ASL 灌注的 CBF 图像上两者截然不同：上排病例表现为明显的低灌注改变，而下排病例表现为明显的高灌注。注意这是在首次发病就诊发现这种高灌注改变显然不支持缺血性脑血管病，这里不要和缺血性脑卒中治疗后高灌注混淆，缺血性脑卒中治疗后的高灌注首先有明确治疗病史和首次低灌注改变。这里通过 DWI 图像和 ASL 灌注图像可以明确下排病例不是真正的脑血管病，有利于避免错误的溶栓治疗。

精选解读之九十三：

磁共振灌注成像鉴别不同肿瘤病变

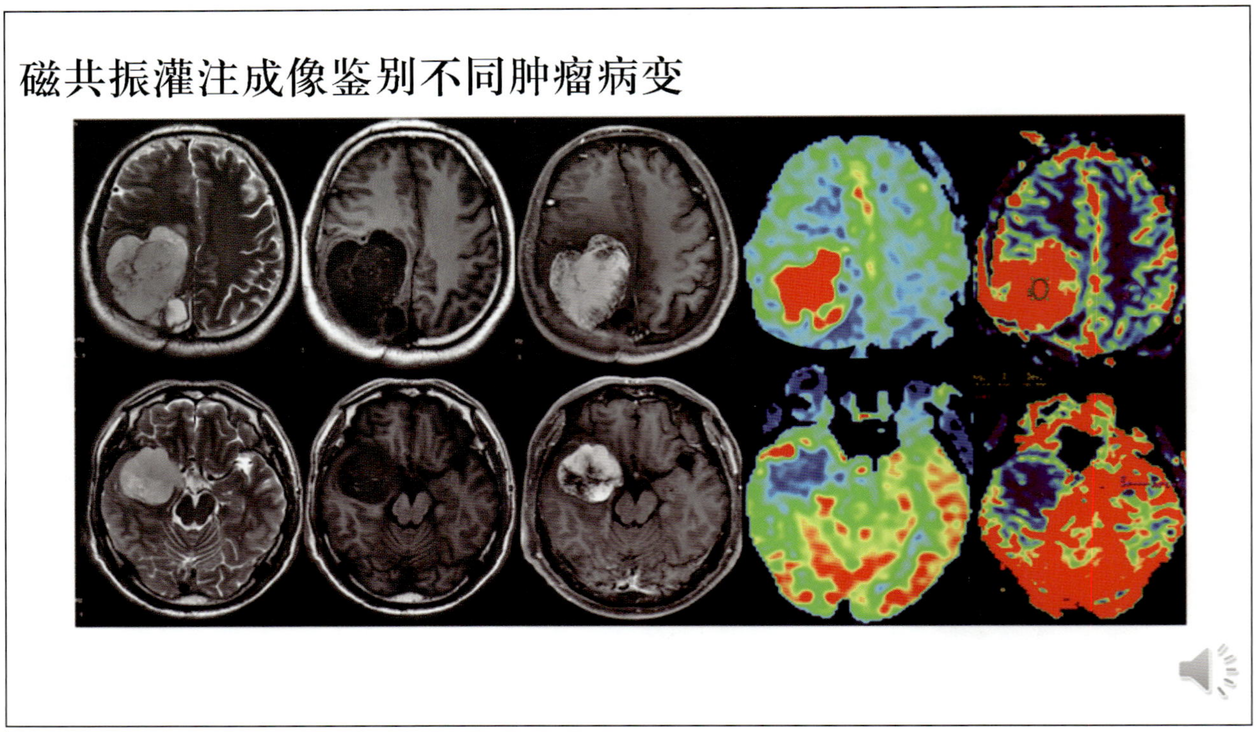

内容导读：对于颅内肿瘤病变的诊断和鉴别诊断是磁共振成像检查的一个重要目的，同时也是进行正确治疗的前提和基础。这里展示的是两个颅内脑外肿瘤病变，初步临床诊断都考虑脑膜瘤，进行磁共振检查的目的是进行术前评估。两个病例在常规 T2、T1 像表现很类似，增强扫描也都表现为较明显的强化。从这些影像学信息中看不出两者有太大的区别。但在进行灌注成像时包括 ASL 灌注成像及 DSC 灌注成像两个病例具有完全不同的灌注表现：上排病例病变表现为明显的高灌注，而下排病例则表现为明显的低灌注。脑膜瘤一般呈中等高或高灌注，这取决于其具体的病理类型，血管内皮细胞型的脑膜瘤可以表现明显的高灌注，但即便其他类型的脑膜瘤也不会表现为明显的低灌注。显然下排病例灌注成像不支持脑膜瘤诊断。后经临床证实下排病例为颅内脑外海绵状血管瘤。颅内脑外海绵状血管瘤病理上属于异常扩大的血窦，该肿瘤的一个典型特点是 DSA 上的淡染，提示其很少的肿瘤动脉血供。所以，该肿瘤的典型表现呈低灌注改变。这里正是基于灌注表现的截然不同，才考虑更多的鉴别诊断。这种术前正确诊断至关重要，因为海绵状血管瘤血窦内压力很高，一旦手术风险极高。

精选解读之九十四：

磁共振不同灌注方法在肿瘤病变中应用对比（1）

磁共振不同灌注方法在肿瘤病变中应用对比（1）

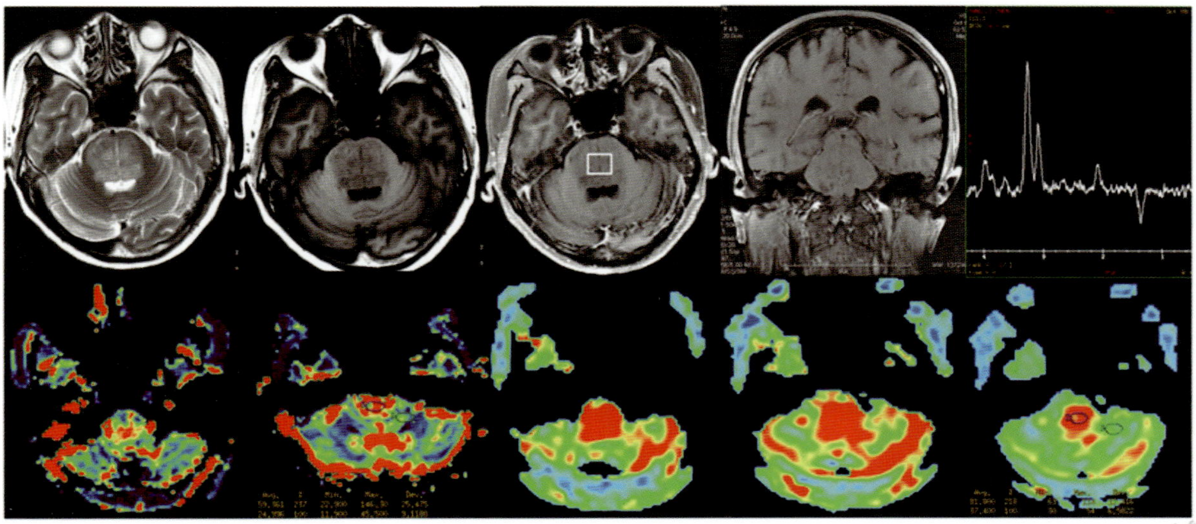

内容导读：在磁共振灌注成像解决方案中有基于外源性对比剂的 DSC 动态磁敏感灌注成像和基于内源性示踪剂即动脉血中水分子的 ASL 灌注成像。相比之下，DSC 灌注成像通过信号拟合可以计算出多个参数如 rCBV、rCBF、MTT 等。而 ASL 灌注成像一般只能计算出 CBF 一个参数。实际应用中会有很多人问 ASL 一个参数能满足临床需求吗？回答这个问题得从 ASL 灌注 CBF 的真正意义说起。在 ASL 灌注成像中，因为被标记的水分子可以自由扩散通过血脑屏障，所以在灌注成像采集时理论上有 90% 的水会扩散到组织中，所以 ASL CBF 反映的是更接近一个真实的灌注过程，而且这种示踪剂特性也不受血脑屏障的影响。DSC 灌注则是完全依赖于血脑屏障模型，血脑屏障一旦破坏，MTT 就会延长，这时根据中心容积定理计算的 rCBF 就会被低估，也是这个原因 DSC 灌注在肿瘤病变中主要用 rCBV 这个参数，但这个参数依然也会受血脑屏障的影响。这些构成了 DSC 灌注在肿瘤病变应用中的一个瓶颈。这里展示的病例是 DSC 灌注和 ASL 灌注的一个对比，因为 GE ASL 灌注基于 FSE 信号读取，所以能有效克服脑干区域明显的磁敏感伪影而精准展示出脑干肿瘤均匀的高灌注；相反，DSC 灌注受磁敏感伪影明显干扰，对于肿瘤灌注显示欠佳。

精选解读之九十五：

磁共振不同灌注方法在肿瘤病变中应用对比（2）

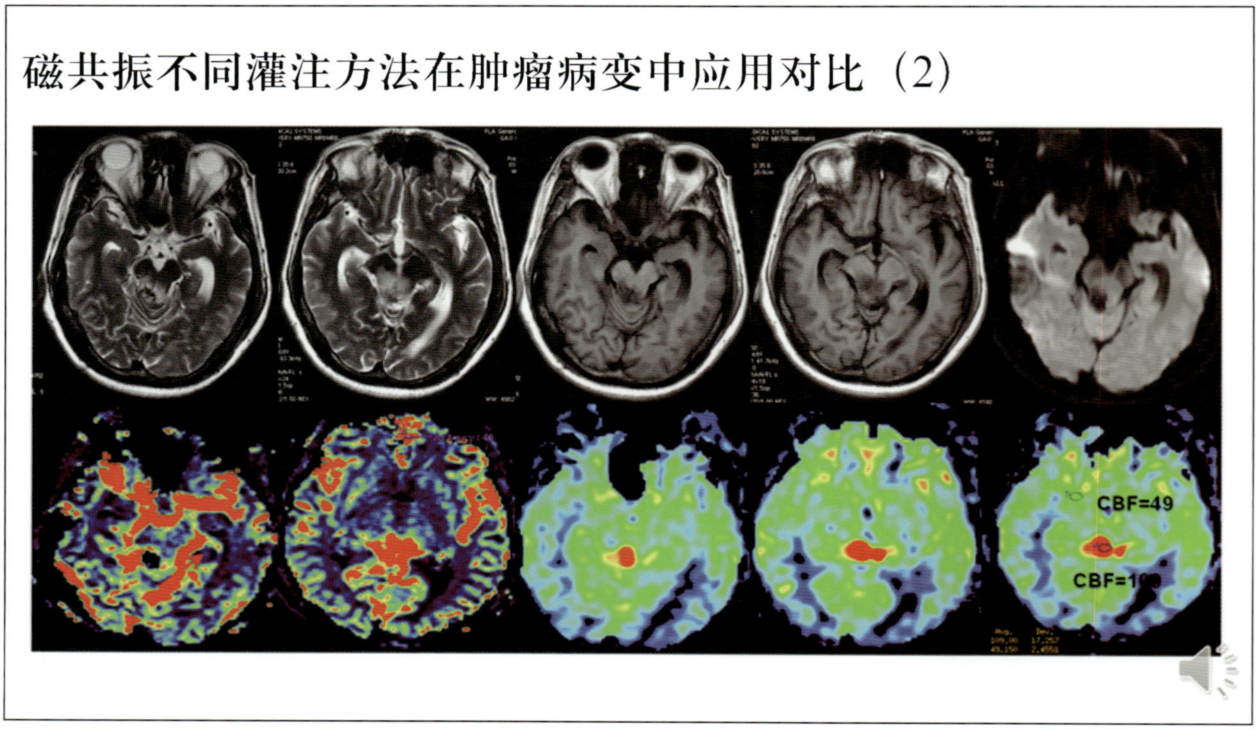

内容导读：有些肿瘤病变可能会合并出血、囊变等病理改变，特别是当合并出血改变时会给影像学评估带来一些挑战。因为出血中的含铁血红蛋白或含铁血黄素具有一定的顺磁性效应，这种顺磁性效应会破坏局部的磁场均匀度，这种磁场均匀度的破坏会对基于 EPI 信号读取的序列产生更明显的磁敏感效应影响。在头部灌注成像解决方案中，依托于外源性对比剂的动态磁敏感对比灌注成像本身对于磁敏感效应就极为敏感，当局部磁场不均匀时既会对灌注分析本身带来混淆，同时也会导致局部信号丢失，这对于肿瘤血供评价显然是特别大的挑战。GE 3D ASL 采用的是 FSE 信号读取，能在最大程度上克服磁场不均匀对于信号的干扰。这里展示的病例是脑干区肿瘤，T2 加权像显示病变内可见少许低信号，提示出血改变。DWI 成像显示局部信号丢失。在 DSC 灌注上局部信号明显丢失呈空洞改变，而在基于 FSE 序列信号读取的 3D ASL 病变表现为明显的高灌注。这对于客观评估肿瘤的 WHO 分级及生物学行为提供了重要的依据。该病例提示了在灌注成像过程中不同的信号采集模式也决定了它在临床应用中的适用范围。

精选解读之九十六：

磁共振灌注成像胶质瘤病变精准 WHO 分级（1）

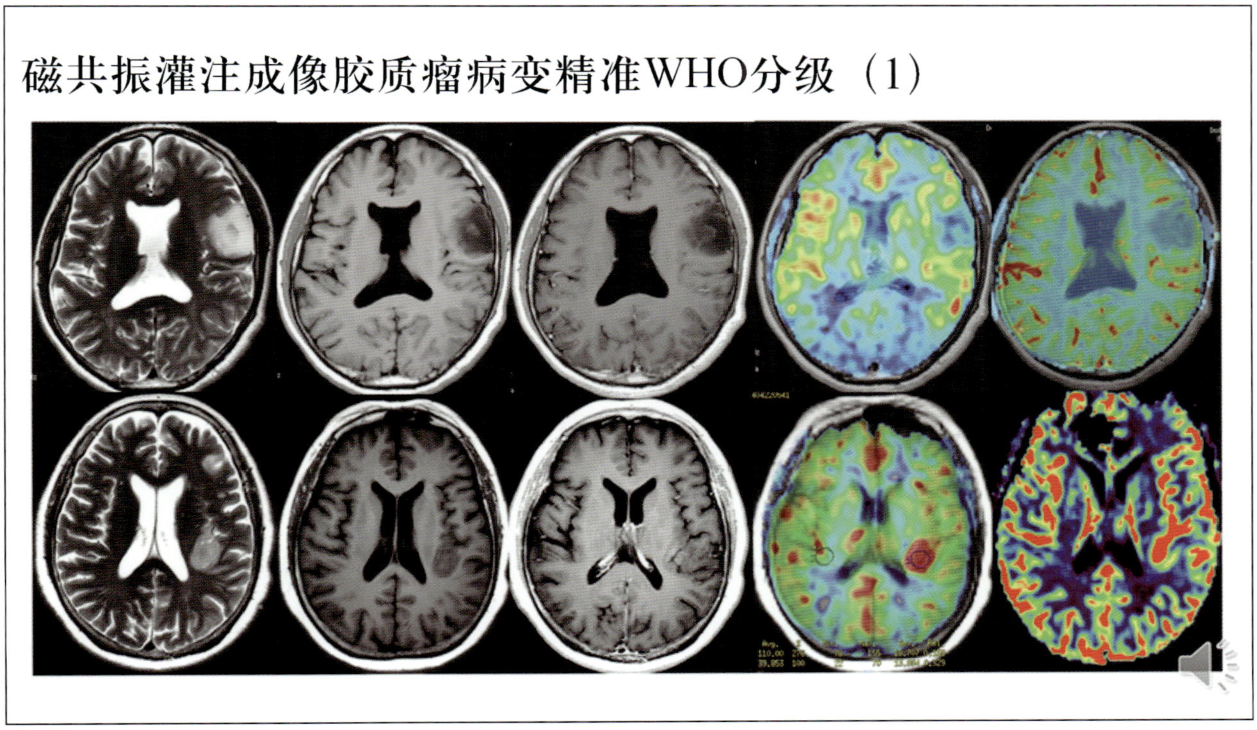

内容导读：胶质瘤更精准的 WHO 分级对于临床治疗方案制定及预后判断都有重要价值。传统的胶质瘤 WHO 分级的影像学依据是利用增强扫描来观察病变是否强化及强化的程度。因为磁共振增强所使用的对比剂钆剂分子量比较大，无法通过正常的血脑屏障。当肿瘤病变分化比较差时会明显血脑屏障，这样对比剂就可以通过血脑屏障进入到邻近组织中，并因此表现为病变强化。但实际工作中发现利用增强扫描的强化征象来评估胶质瘤 WHO 分级会有很大的误差，大约有 1/4 等高级别胶质瘤可以没有明显的强化，也有约 1/4 的低级别肿瘤可以表现为明显的强化。灌注成像因为能更客观的反映肿瘤病变的微循环灌注水平，这个灌注水平的改变与胶质瘤 WHO 分级之间有更好的相关性。这里展示的两个胶质瘤病变在增强扫描上都没有明显的强化表现，但在 ASL 及 DSC 灌注成像上，上排病例为明显低灌注改变，下排病例则为明显高灌注改变。术后病理证实：上排病例为Ⅱ级星形细胞瘤，下排病例为间变型胶质瘤，WHO Ⅲ到Ⅳ级。

精选解读之九十七：

磁共振灌注成像胶质瘤病变精准 WHO 分级（2）

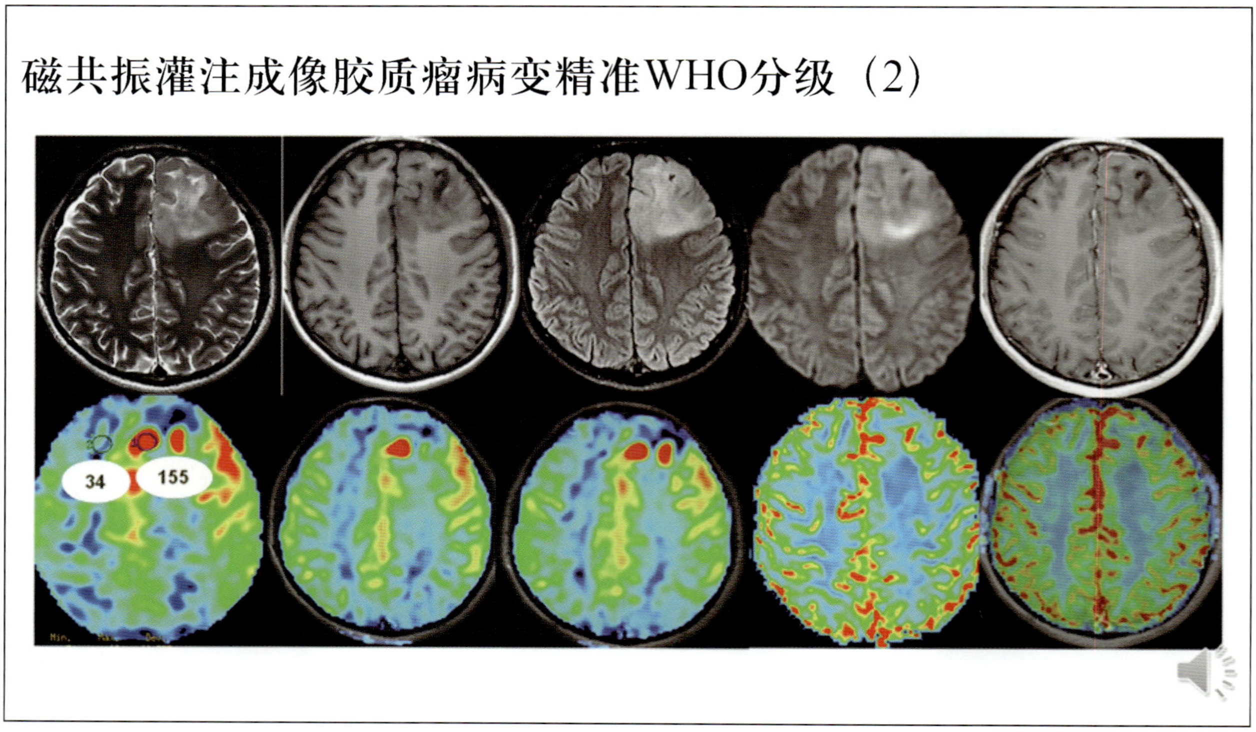

内容导读：胶质瘤病变具有明显异质性病理的特点，也就是对于一个胶质瘤病变而言，其内部不同区域可能分化上存在着很大差别。部分区域可能表现为分化较好的低级别偏良性特点，而部分区域又可能表现为分化比较差的高级别特点。胶质瘤的病理分级及其预后都以病变内恶性度最高的区域来界定。胶质瘤这种异质性的病理特点使得有些对其进行 WHO 分级的手段受到一定限制。如波谱成像，特别是单体素波谱成像可能因为其采样误差而导致误判；即便是针吸病理穿刺也同样存在着采样误差的问题。磁共振灌注成像特别是 ASL 灌注成像能够对整个肿瘤病变进行全面分析，同时 ASL 灌注又不受肿瘤血脑屏障的影响，因此可以更准确地进行胶质瘤评估。准确评估胶质瘤 WHO 分级并确定其中高活性靶区对于放射治疗剂量的适形调整也有特别重要的意义。这些也可能为胶质瘤靶向治疗奠定更好的治疗基础。这里展示的病例是右额叶占位病变，在增强扫描病灶未见明显强化。ASL 灌注的 CBF 图上可见两个明显高灌注区。术后证实为间变性胶质瘤 WHO Ⅲ级。这里可以发现胶质瘤病变的异质性分化特点，同时也说明在胶质瘤的生物学行为判定方面灌注成像较增强扫描更准确。

精选解读之九十八：

磁共振灌注成像胶质瘤病变精准活性靶区判定与 MRS 对比

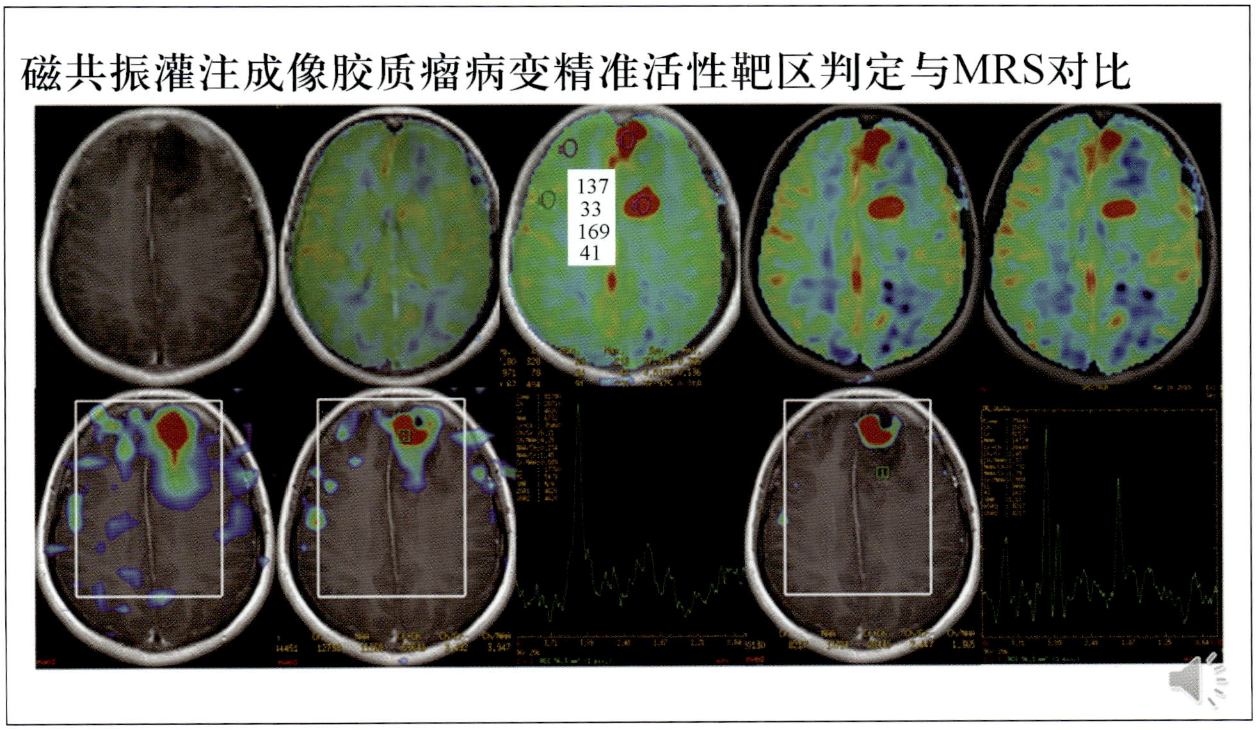

内容导读：对于胶质瘤活性靶区的判定既是胶质瘤精准 WHO 分级的依据，也是判断预后和制订治疗方案的依据。同时这种高活性靶区的判定对于精准放射治疗或者穿刺活检都具有特别重要的指导意义。在胶质瘤活性靶区判定上可以采用磁共振灌注成像，也可以采用磁共振波谱成像。理论上在那些分化比较差的区域神经元破坏比较严重，而肿瘤细胞增殖又比较明显，共同作用的结果是 Choline/NAA 的比值明显升高。但实际上这里会涉及两个制约因素：正常神经元破坏和肿瘤细胞明显增殖，这在胶质瘤活性转化早期可能不会同时变化那么明显。但在肿瘤活性从低级别向高级别转化过程中新生血管的形成是更密切相关的。这里展示的是同一个病例，用 ASL 灌注和 MRS 进行对比分析，在 ASL 灌注上可以看到两个高活性靶区，而在 MRS 则显示了其中一个活性靶区。这说明 ASL 灌注较 MRS 相对更敏感。ASL 和 MRS 对比的这一结果也说明对于那些原本呈良性的低级别胶质瘤，在观察其活性动态变化过程中采用 ASL 灌注成像可以更敏感地显示肿瘤活性的升高。

精选解读之九十九：

磁共振灌注成像胶质瘤病变放疗改变与复发

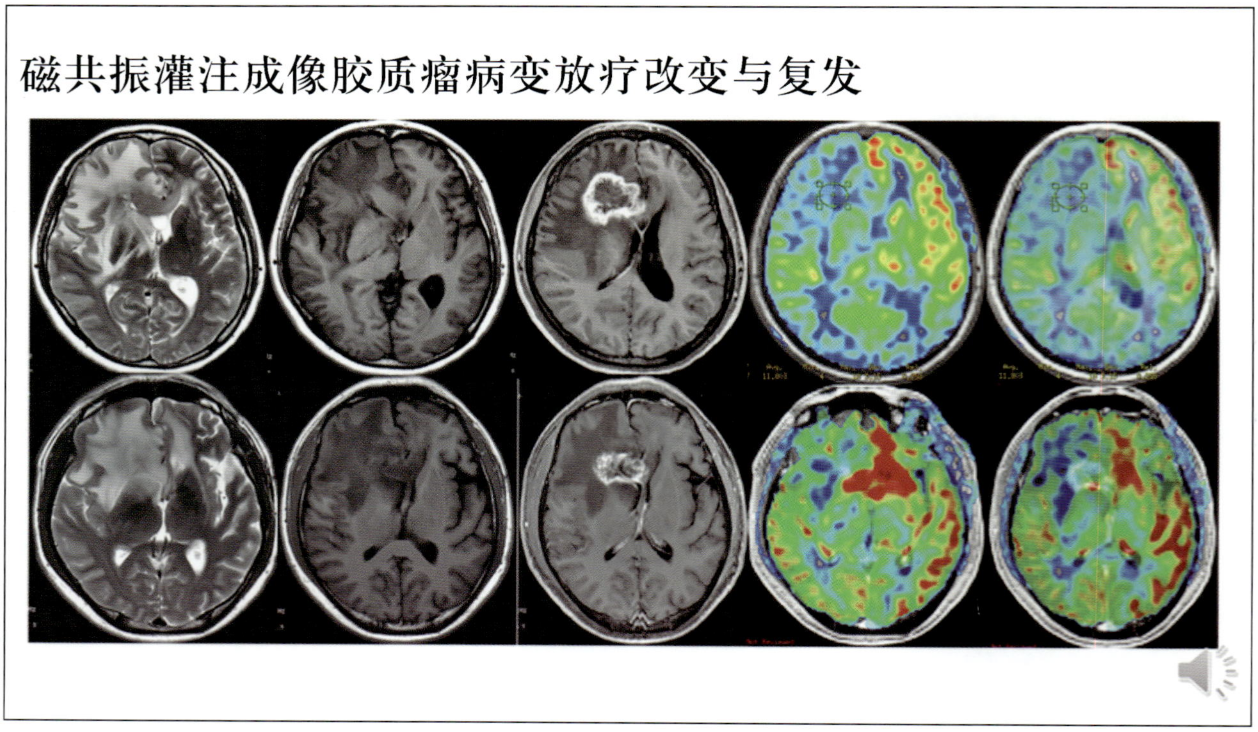

内容导读：胶质瘤放射治疗后会导致放射性脑坏死，在增强扫描上会表现出明显的强化征象。而放疗过程中有肿瘤残存或复发也会伴有明显的血脑屏障破坏并进而表现为增强扫描上的明显强化。很显然，根据增强扫描后的强化改变是无法鉴别放疗后改变还是放疗后复发或残存的。单纯的放疗后改变是放疗导致的脑组织坏死，不会伴有新生血管的增多，而复发或残存会因为肿瘤的生长旺盛故对氧的需求量大，随之带来的乏氧会刺激血管内皮增长因子的分泌增多并从而促进肿瘤新生血管的形成增多。灌注成像和增强扫描反映的是不同的病理改变，它能更客观地反映组织内微循环灌注的改变。因此，放疗后改变和放疗后复发或残存在灌注上的表现会有不同。单纯的放疗后改变通常表现为低灌注，而放疗后复发或残存则表现为高灌注。这里展示的是两个胶质瘤病变进行放疗后复查，在增强扫描上二者都表现为环状强化。但在灌注成像上，上排病例表现为明显的低灌注，而下排病例在强化灶附近可见明显的高灌注，这提示残存或复发。可见，灌注成像和增强扫描反映的病理信息不同，在临床上应用的价值也不同。

精选解读之一百：

磁共振灌注成像胶质瘤病变治疗疗效评估

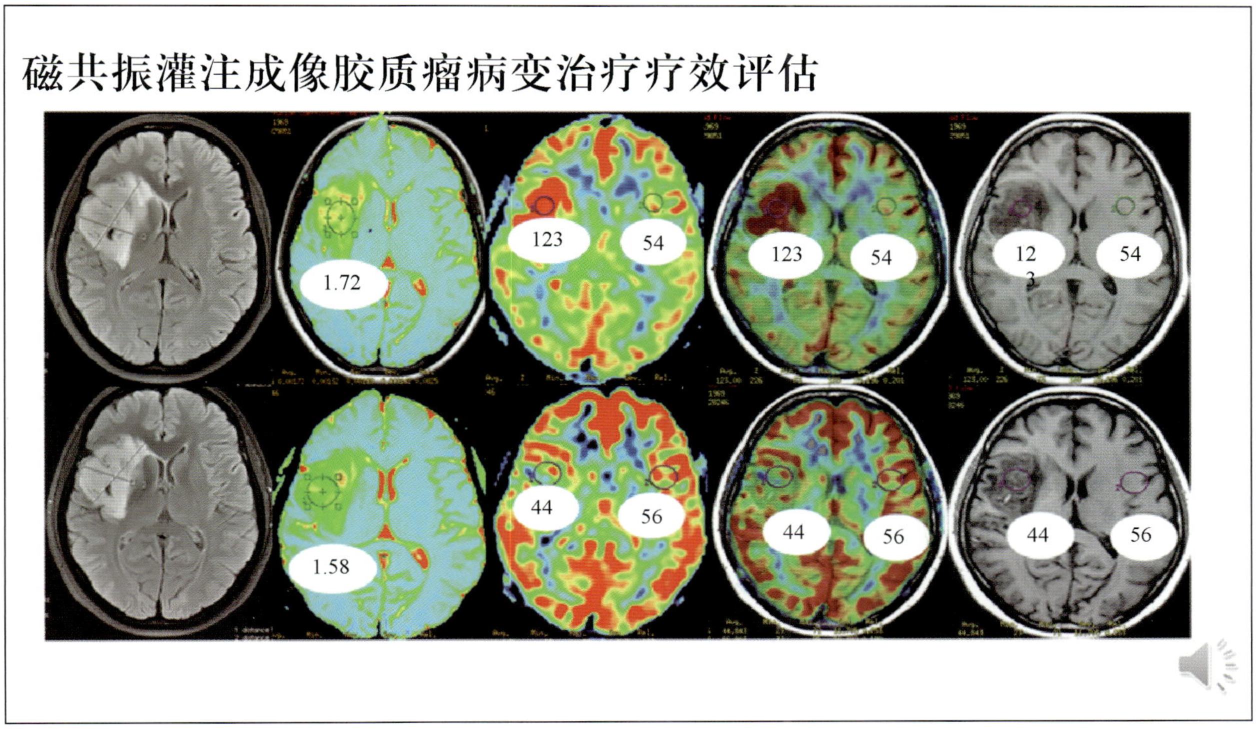

内容导读：胶质瘤治疗已经从单纯的手术治疗转变为多元化治疗。对于那些比较顽固的胶质瘤病变，可能对于放疗和一般的化疗都不敏感。对于这类肿瘤病变也可以用抗血管生成类药物治疗。贝伐珠单抗是一种抗 VEGF 的药物，它可以通过抑制血管内皮增长因子来减少肿瘤的新生血管形成。这类药物可用于各种转移瘤的治疗中。对于一些比较顽固的胶质瘤，采用贝伐珠单抗来减少肿瘤的新生血管形成并从而达到抑制肿瘤生长的目的。对于使用该药物的疗效评估，常规的成像序列上理论上是通过肿瘤的大小、形态的变化来评估，但这些指标较灌注改变而言会有所延后。采用磁共振灌注成像可以直接评估肿瘤区域灌注改变，这对于贝伐珠单抗药物疗效的评估就更直接。这里展示的是一个胶质瘤病例经贝伐珠单抗治疗后复查的患者，在常规成像序列及 DWI 成像的 ADC 图上都显示肿瘤的大小及扩散行为变化不明显，但对比上、下两排的 ASL 灌注 CBF 图，发现治疗后的下排图中的 CBF 较治疗前的上排 CBF 图中血流量值明显下降，这说明药物已经达到了抑制肿瘤血管形成的效果。这是评估药物早期疗效的重要指标。